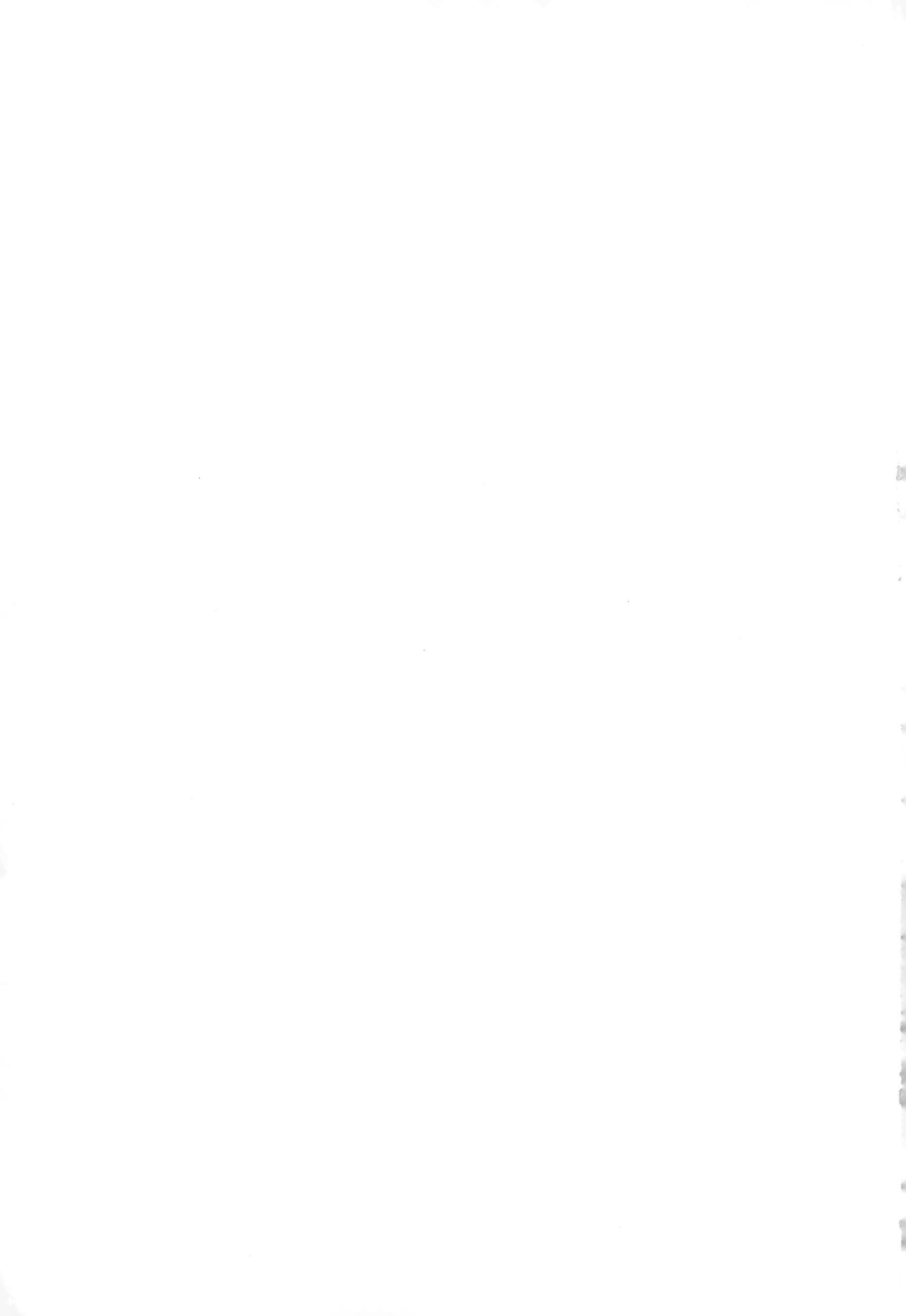

郑玉巧育儿经

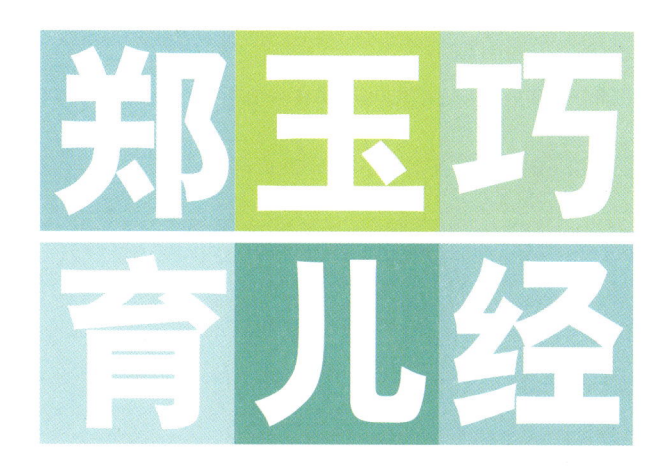

·幼儿卷·

二十一世纪出版社
全国百佳出版社

图书在版编目(CIP)数据

郑玉巧育儿经.幼儿卷/郑玉巧著.-- 全新修订彩色版.-- 南昌：二十一世纪出版社，2013.1（2017.10重印）
ISBN 978-7-5391-7984-1

Ⅰ.①郑… Ⅱ.①郑… Ⅲ.①婴幼儿—哺育—基本知识 Ⅳ.① TS976.31

中国版本图书馆CIP数据核字(2012)第162817号

郑玉巧育儿经·幼儿卷（全新修订彩色版）	郑玉巧 著
策　　划	张秋林
编辑统筹	林　云
责任编辑	杨　华　孙蕾蕾
特约编辑	王　娜
装帧设计	胡小梅
出版发行	二十一世纪出版社（江西省南昌市子安路75号　330009）www.21cccc.com　cc21@163.net
出 版 人	张秋林
经　　销	新华书店
印　　刷	深圳市鹰达印刷包装有限公司
版　　次	2008年11月第1版　2013年1月第2版　2017年10月第43次印刷
印　　数	647001-672000
开　　本	720mm×960mm　1/16
印　　张	29
字　　数	600千
书　　号	978-7-5391-7984-1
定　　价	49.80元

赣版权登字—04—2012—516
如发现印装质量问题，请寄本社图书发行公司调换，服务热线：0791-86524997

前 言

■ 郑玉巧

做临床医生30年，经历了许许多多，感悟无数，有治愈疾病后的喜悦，更有获得赞誉后的欢心。然而，喜悦和欢心只是彼时彼刻，长留于心的是孩子们灿烂的笑脸，是爸爸妈妈们怀抱可爱宝贝时，在脸上荡漾的溢于言表的甜蜜幸福的欢笑。面对生机勃勃的新生命，总是有发自内心深处的爱涌上心头，让我常有揽之入怀的冲动，我太喜欢这些孩子们了。

养育孩子是陪伴着孩子，和孩子一起成长的美妙过程，将会留下数不尽的美好回忆，父母一切的付出都是那样的值得……

可是，在养育孩子的征途上，有些父母难免会遇到这样和那样的问题，有困惑、有无奈、有焦急、有无助、有劳顿、有奔波……快乐的育儿生活被形形色色的小问题搅得一团糟。

几十年的潜心钻研和丰富的临床经验告诉我，崭新的生命本无病，除了先天和遗传性疾病，很多"病"源自不正确的养护；很多困惑和问题却是孩子在生长发育过程中的"正常现象"；很多令父母焦急，希望有最好的医疗、最高级的药物治疗的"病"，不过是新生命在完善自我的正常经历的过程，是父母通过正确的养护、精心的喂养，加之正确的育儿理念和科学的育儿知识，就可以"无药而治"的。

无药而治是儿科医生所追求的最高境界：能不使用药解决的问题，绝不用药；能用一种药物治愈的疾病，绝不使用两种；能局部用药的绝不使用到全身；能通过口服给药的，绝不通过肌注和静脉；能食疗不药疗；能通过物理方法解决，不通过化学方法解决；能靠医生望、触、叩、听诊断，绝不使用医疗器械，尤其是对孩子有伤害的检查。

新手父母在养育孩子过程中，遇到的很多"个性化问题"，都存在于"普遍性问题"中，很多"个性"问题都有其"共性"。坐诊的医生很希望也很愿意给前来就诊咨询的新手妈妈一一解答，细细分析。然而，时间有限，现有的医疗资源不允许医生这么做，否则的话，会有很多父母抱着孩子焦急地等在候诊大厅，甚至要预约到一周后、一月后……

我能为新手爸爸妈妈写一本既通俗易懂又很实用的育儿科普书吗？中国有很多顶级医生，我的医术和能力与众多我敬佩的前辈老师差之千里。但我还是下定决心去做，这个决心是天真可爱的孩子们给的；是信任我的新手爸爸妈妈们给的；是那些不辞辛苦、远道而来带孩子找我看病的父母们给的；是众多读过我的科普文章的读者给的；是网上上万名向我咨询问题的网友们给的。我要把我的所学所用，把我几十年积累的宝贵经验，贡献给千千万万的新手爸爸妈妈；用我的普通、细致、丰富、实用的育儿知识回报信赖我的新手爸爸妈妈；用我的爱心和真心撰写一部能真真切切、实实在在帮助更好的养育孩子的书：新手爸爸妈妈们，这是我的夙愿，是我撰写这部育儿经的内心冲动和心路历程。

从准备怀孕到产后，短短的十几个月，写了30多万字，是否会增加准爸爸妈妈的阅读负担？我这样问过自己。我希望给准父母提供更加实用、周到和有效的帮助，让准父母留住孕育新生命的喜悦，丢掉担忧。怀孕是准爸爸妈妈最快乐的一件事，不是病理现象，所以准父母出现的问题，除了极少数需要医疗介入的情况，对于更多的不适现象、困惑、担忧以及早孕反应、孕吐、胎教、营养素补充、检查、分娩等，我尝试从疾病以外的角度，给准父母讲清道理，让他们有准备地迎接，理性地面对，快乐地经历孕育宝宝的过程。

新生儿、0-12个月的婴儿、1-3岁的幼儿的养育，写了100多万字，新手爸爸妈妈哪有这么多时间阅读？但我知道，这100多万字都是我非常想和新手爸爸妈妈说的话，我更知道新手爸爸妈妈需要我在他们耳边唠唠叨叨。我不是在写作，而是在和新手爸爸妈妈们交谈，谈他们的孩子，谈他们的喜悦和困惑，把我几十年积累的与医学有关的育儿经验告诉新手父母。不但告诉他们实实在在的育儿方法，还要让他们树立一种正确的育儿理念，让这种理念贯穿养育孩子的全过程。不能让新手爸爸妈妈看了这本育儿的书，而多了很多麻烦，有了很多担心。我要让新手爸爸妈妈更轻松、更自然、更健康地养育他们的孩子。

衷心感谢新手爸爸妈妈们能读这本拙著。作为一名儿科医生，我只能说自己尽力了，把爱心献给了宝宝和养育宝宝的新手爸爸妈妈。书中尚存很多瑕疵，难免会有这样和那样的不足，甚至是错误，恳请新手爸爸妈妈批评指正。

2011年8月于北京

目 录

第一章 12-13 个月的宝宝

第 1 节　成长和发育特点……………………………12
第 2 节　体格与体能发育……………………………15
第 3 节　智能与心理发育……………………………23
第 4 节　营养与饮食…………………………………33
第 5 节　睡眠和尿便管理……………………………40
第 6 节　生活中的护理………………………………43

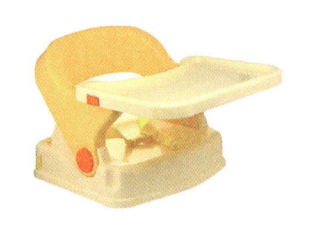

第二章 13-14 个月的宝宝

第 1 节　成长和发育特点……………………………56
第 2 节　体格和体能发育……………………………58
第 3 节　智能和心理发育……………………………61
第 4 节　营养需求与饮食安排………………………71
第 5 节　睡眠变化和尿便管理………………………79
第 6 节　日常生活护理………………………………83

第三章 14-15 个月的宝宝

第 1 节　成长和发育特点……………………………92
第 2 节　体格和体能发育……………………………95
第 3 节　智能和心理发育……………………………99
第 4 节　营养需求和饮食管理………………………107
第 5 节　睡眠、尿便和不同季节护理要点…………112

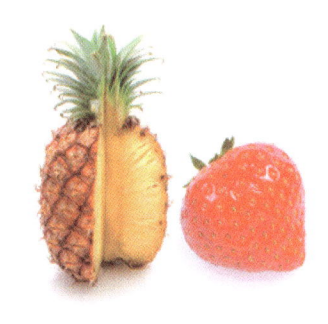

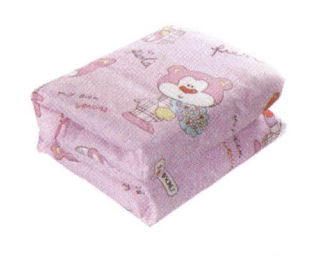

第四章 15-16 个月的宝宝

第 1 节	成长和发育特点	118
第 2 节	体格和体能发育	121
第 3 节	智能和心理发育	126
第 4 节	营养与饮食	136
第 5 节	睡眠、尿便、防意外	144

第五章 16-17 个月的宝宝

第 1 节	成长和发育特点	150
第 2 节	体格和体能发育	152
第 3 节	智能和心理发育	158
第 4 节	营养均衡与合理膳食	166
第 5 节	睡眠与尿便管理	172

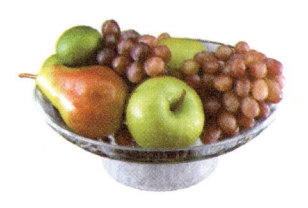

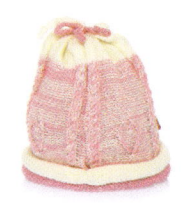

第六章 17-18 个月的宝宝

第 1 节	成长和发育特点	176
第 2 节	体格和体能发育	178
第 3 节	智力和心理发育	180
第 4 节	营养与饮食	186
第 5 节	睡眠、尿便、防意外和免疫接种	190

第七章 19-21 个月的宝宝

第 1 节	成长和发育特点	196
第 2 节	体格和体能发育	200
第 3 节	智能和心理发育	204
第 4 节	营养需求和饮食安排	223
第 5 节	睡眠、尿便、不同季节和意外防护要点	234

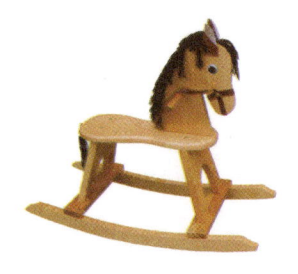

第八章 22-24个月的宝宝

第1节　成长和发育特点……………………248
第2节　体格和体能发育……………………252
第3节　智能和心理发育……………………258
第4节　营养和饮食管理……………………274
第5节　睡眠、尿便和意外防护……………281

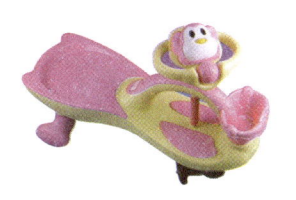

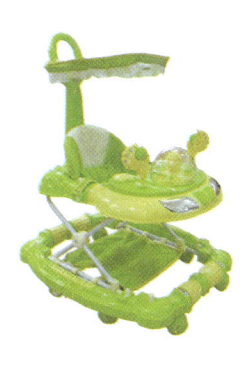

第九章 25-30个月的宝宝

第1节　成长和发育特点……………………294
第2节　体格和体能发育……………………296
第3节　智能和心理发育……………………302
第4节　营养与饮食管理……………………325
第5节　睡眠和尿便管理……………………331
第6节　防蚊、防痱、防晒，防意外、入托和疫苗接种…334

第十章 31-36个月的宝宝

第1节　成长和发育特点……………………342
第2节　体格和体能发育……………………345
第3节　智能和心理发育……………………349
第4节　营养需求与饮食安排………………366
第5节　睡眠、尿便、接种疫苗……………375

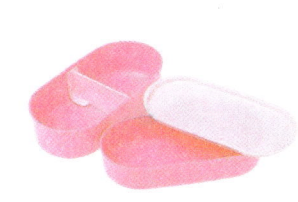

第十一章 幼儿疾病预防与护理

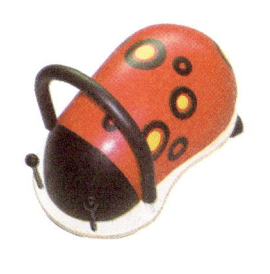

第1节　宝宝感冒怎么办……………………384
第2节　宝宝腹泻怎么办……………………394
第3节　宝宝发热怎么办……………………400
第4节　宝宝便秘怎么办……………………402
第5节　宝宝呕吐怎么办……………………404
第6节　宝宝腹痛怎么办……………………407

第 7 节	宝宝咳嗽怎么办	409
第 8 节	宝宝患了气管炎、肺炎怎么办	411
第 9 节	宝宝常见皮肤问题	415
第 10 节	宝宝常见五官问题	422
第 11 节	营养素补充问题	426
第 12 节	营养不良和肥胖	433
第 13 节	心理问题	437
第 14 节	其他问题	441
第 15 节	急症处理	444

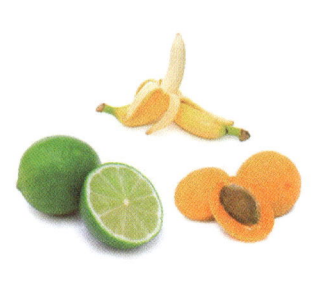

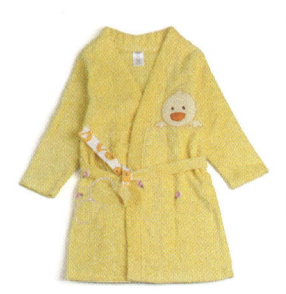

附录一	男童身高曲线图	449
附录二	女童身高曲线图	450
附录三	男童体重曲线图	451
附录四	女童体重曲线图	452
附录五	男童头围曲线图	453
附录六	女童头围曲线图	454
附录七	扩大国家免疫规划疫苗免疫程序	455
附录八	食物营养成分表（以 100g 食物计算）	457
附录九	矿物质功能、需要量及来源	459
附录十	维生素功能及来源	460
参考文献		461
后记		462

宝宝/李曦冉

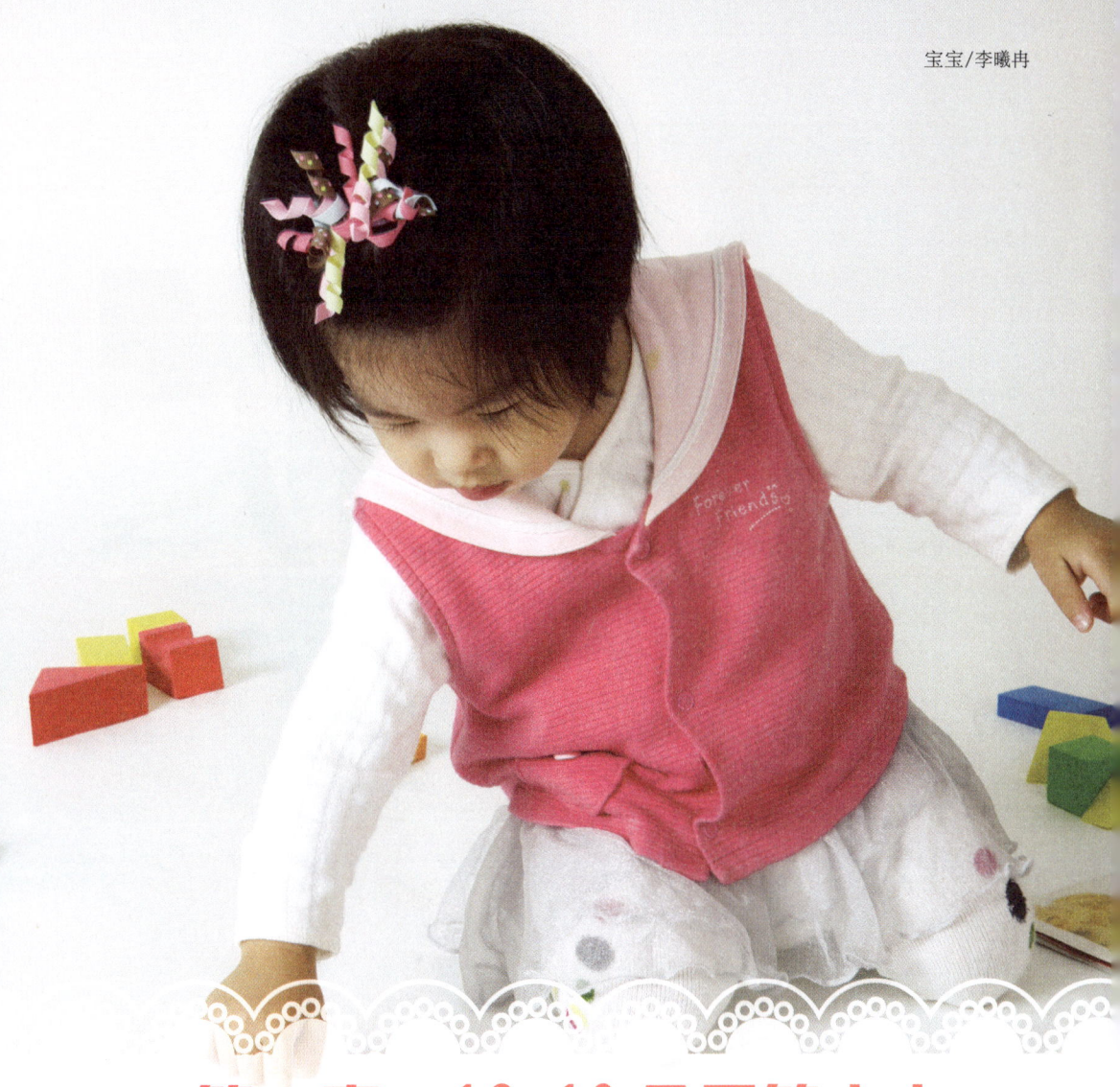

第一章　12-13个月的宝宝

牵着爸爸妈妈的手，宝宝开始迈出人生第一步；

多和宝宝进行有效交流，是促进宝宝语言发育的最佳途径；

适宜的照明对宝宝的视觉和色觉发育很重要；

从以乳类为主要食物来源逐渐过渡到以谷物、蔬菜、蛋肉奶为主要食物来源；

母乳喂养最好能坚持到宝宝2岁……

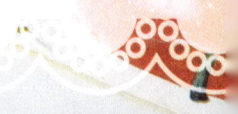

第1节 成长和发育特点

1. 继续陪伴父母走过幼儿的养育阶段

《胎儿卷》讲述的，是从妈妈怀孕到妈妈分娩这一段时间胎儿的孕育、娩出问题；《婴儿卷》讲述的，是从宝宝出生那一刻起到宝宝满12个月这段时间婴儿的养育问题；《幼儿卷》讲述的，是从宝宝第13个月起到宝宝满36个月这段时间内幼儿的养育问题。这三卷的内容，既相互联系，相互渗透，又相互独立。

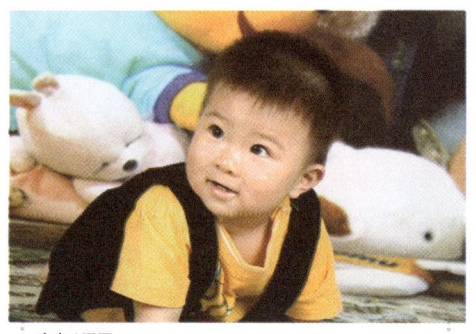

宝宝／双双
这个月起，我开始学走路了，摔倒了我不怕，爬起来继续练习。

❖ 继续陪伴父母走过幼儿的养育阶段

胎儿、婴儿、幼儿既是连续不断的生理和心理发展过程，又存在着显著的差异。在过去的365天里，宝宝在爸爸妈妈的陪伴下，一天天地成长起来。在接下来的幼儿阶段，爸爸妈妈在养育宝宝的征途中可能会遇到哪些问题呢？爸爸妈妈应该如何养育跨进入幼儿期的宝宝呢？养育幼儿宝宝和养育婴儿宝宝有何不同呢？宝宝在整个幼儿成长过程中会有哪些令爸爸妈妈惊异的表现呢？宝宝可能会出现哪些让爸爸妈妈着急的异常情况呢？在以下的章节中，我将继续与爸爸妈妈、爷爷奶奶、外公外婆，以及所有为养育宝宝不辞辛苦的看护人一起，共同陪伴着宝宝健康成长。

妈妈在阅读《幼儿卷》时，仍然有必要看一下《婴儿卷》，甚至《胎儿卷》。这样不但可回味养育宝宝的甜蜜过程，更重要的是不要让过去的疏忽重演。比如，宝宝的偏食、厌食问题，可能是在婴儿时期慢慢形成的。有一些问题更易出现在婴儿期，在《婴儿卷》中就格外加以强调，并作为重点来写了。类似这样的问题，《幼儿卷》中就没有重复讲述，需要爸爸妈妈"往回看"。

有些问题，在婴儿期和幼儿期都是比较重要的，在《婴儿卷》中已经比较详细地讲述了，在《幼儿卷》中就没再讲述。因此，爸爸妈妈要继续参考《婴儿卷》中的有关章节。如"哭的语言"、钙和维生素D的补充问题、厌食问题、纸尿裤问题、训练尿便问题等。

2. 幼儿期与婴儿期的差异

爸爸妈妈可能还清晰的记得宝宝每个月，甚至每天的变化，身高、体重、模样、能力，一天一个样，一月一个样。

到了幼儿期，宝宝变化就没那么显著了，吃喝拉撒睡琐琐碎碎的事也没有那么多了。爸爸妈妈已经积累了许多育儿经验，遇到一些问题，不再那么着急了。

宝宝开始有了用语言表达的意愿，嘴里叽里咕噜嘟囔着，爸爸妈妈不知道宝宝在说什么。能够有意识地叫爸爸妈妈的宝宝多了起来。语言发育快的宝宝，能够说出一两个有意义的字词。但多数宝宝还不能用最简单的语言表达自己的意愿，甚至还会看着妈妈叫爸爸，或看着爸爸叫妈妈。不必着急，宝宝的语言发育有快有慢，多数宝宝1岁半以后才开口说话。

宝宝可以借助身体语言和父母交流，比如要去外面玩，会用手指着门；要喝奶，就会指着奶瓶。

在今后的养育过程中，父母会有些轻松的感觉。但是，父母会慢慢地感到，随着宝宝年龄的增加，宝宝越来越"不听话了"；越来越不能遵循"妈妈的意愿"了。这些都是正常的，是宝宝成长的过程，妈妈应该高兴呀。如果宝宝还像婴儿期那么"听话"；还像婴儿期那样遵循"妈妈的意愿"，那孩子可能真的有问题了。

❖ 体重增加缓慢

体重增长速度减缓，甚至在未来的几个月里，体重都没有显著的增加。

这是因为，进入幼儿期，宝宝已经不是以乳类食品为主了，肌肉和骨骼生长更迅速，皮下脂肪不再像婴儿期那样饱满丰富。从外观看来，宝宝不再那么"肥"了。俗话说婴儿肥，就是婴儿特有的那种圆滚滚的肥。

随着月龄的增加，宝宝运动能力增强，睡眠时间减少，醒着的时候基本都是在运动，一刻也不停歇。吃饭的时候总是不停地玩耍，不再像婴儿时期，乖乖地坐在那里吃饭。

如果宝宝过生日时的体重是10公斤，一个月过去了，宝宝体重可能仍然是10公斤，即使长了，也仅仅是几两而已，不能就此认为宝宝生长发育有问题。只要给宝宝提供了合理的饮食结构，保证宝宝营养供应，宝宝身体就会健康地生长，妈妈不要着急。如果宝宝体重不增反降，要带宝宝看医生。

因为体重增长不那么显著了，测量体重时要注意当时的状态。比如上次是吃饱饭后、排便前、衣服穿的比较多时称量的，而这次是饿着、排便后、衣服穿的比较少时称量的，尽管体重增加了，却反映不出来。所以，要在同等状态下称量体重。

如果使用指针式体重秤，称量前要把指针调试到"0"的位置。如果使用数字电子体重秤，要使孩子一动不动地安静片刻，数字开始连续闪动，这时显示的数值比较准确。如果有怀疑，可称量两次，如果数字一致，提示称量准确。如果用站立式电子体重秤，宝宝站立的位置会影响体重称量，要让宝宝站在正确的位置。

❖ 精细运动能力飞速发展

宝宝到了幼儿期，大运动能力的发育，进入了缓慢而平稳的发展时期。精细运动能力的发育，进入了飞速发展阶段。如果爸爸妈妈仔细观察，会发现宝宝有了很多令父母惊奇的能力，尤其是手的精细运动能力进步更快。

宝宝体能的发展促进了大脑的发育。宝宝运动能力的提高，可以让他做想做的事情，探索他尚不熟悉的世界。通过一次次地尝试，一次次地探索，一次次地试验，认识他周围的世界。丰富多彩的经历，对宝宝的发育是非常重要的，父母要给孩子创造更多的机会，让宝宝去尝试，去实践。

❖ 生病频率高，但大多是小恙

随着宝宝月龄的增加，爸爸妈妈会更多地带宝宝做户外活动，不再满足在小区走走，要到比较远的地方去郊游。还会带宝宝去一些公共场所，比如动物园、游乐场、电影院、戏院、百货商场、超市等。

第一章 12—13个月的宝宝

可能还会带宝宝到有小朋友的家中做客，带宝宝到亲子课堂，和更多的宝宝玩耍，或参加一些开发潜能的训练班。

让宝宝走出家门，到大自然中去，到社会中去，这是非常好的。让宝宝充分接触大自然，接触不同的人和事，是对宝宝智力最好的开发。因此，宝宝生病的频率可能高了，但大多是小恙，爸爸妈妈无须大动干戈，给宝宝吃很多的药，一次次地跑医院。带宝宝外出时，卫生、冷暖等问题是爸爸妈妈应该特别上心的。

3. 体能发育稳定，智能发育快速

1岁以后的幼儿，体格发育进入相对稳定时期，智能进入快速发育期。所以，常有父母感觉孩子比以前"闹人"了。十几天前，宝宝还喜欢安稳地躺在妈妈的怀抱里，现在却要离开妈妈的怀抱，要去探索未知世界了。

幼儿的平衡能力是协调行走的关键。无论幼儿何时开始学习走路，经过6个月的努力，绝大多数都能比较顺畅地独立行走，并基本能够接近成人的步伐。

赤脚走路可以促进脚掌、脚踝和腿部的肌肉发育。如果家里是地暖，可以让宝宝光着脚练习走路。夏季在木地板上赤脚走路，宝宝脚部不会受凉。如果家里是石板地或地板砖，要在地板上铺上儿童专用垫子或拼接板。

❖ **宝宝有了自己的主见**

随着幼儿月龄的增加，生理成熟度越来越高，心理也不断发育起来，体能和智能的发展突飞猛进，使养育宝宝的过程变得越来越丰富有趣了。

潜能开发和早期教育始于婴儿期，甚至可以追溯到胎儿期。从幼儿期开始，教育已经提上了父母的重要议事日程。

宝宝不想吃的东西，妈妈很难再按照自己的想法喂给孩子。宝宝不喜欢的东西，会毫不犹豫地扔到地上。妈妈越是不让动什么东西，宝宝越要去拿。

1岁以后的幼儿，越来越表现出自己的主见。逐渐显现出独立的思想和意愿。如果父母没有学会尊重孩子，孩子就会反抗。你的宝宝真的发生了翻天覆地的变化，"乖宝宝"不见了。父母好不容易掌握的养育方法，一下派不上用场了，父母突然觉得一切都变得复杂起来。于是，有的妈妈问：宝宝怎么越大越不好带了？其实，不是宝宝不好带了，而是宝宝更有能力，在认识、情感、心理上更进了一步。

4. 成长发育关键期

❖ **语言理解关键期**

幼儿对语言的理解能力，远远高出父母的估量。父母和医生都应该学会顾及幼儿的感受，不能随心所欲地去谈论幼儿的某些问题。

婴幼儿在语言理解和语言运用方面，存在着较大的个体差异。有的宝宝，一岁左右就能够说出一两个成人听得懂的字词，有的宝宝却只能无指向的叫爸爸妈妈。大多数宝宝，一岁半左右说出人生中的第一句话——这是语言发育的里程碑。

这个年龄段的幼儿，多数能够听懂爸爸妈妈对他说的某些话的意思。但幼儿还不能用语言来回应父母，常常通过动作、手势、声音等表示他的意思。幼儿通过肢体语言，能做出一两个让父母明白的示意。

尽管宝宝还不能用语言和父母进行沟通，但与婴儿期相比，幼儿与父母交流的时间明显增多了。这个时期的幼儿，更多的时间是在独自探索，自己玩自己的。但

和大孩子不同的是，当他自己玩的时候，父母或看护人必须在他的身边。否则，他就不能安心地自己玩耍。宝宝还不能独立和小朋友在一起过家家或玩耍。

❖ 添加固体食物关键期

早在婴儿期，妈妈已经尝试着给宝宝吃一部分软固体食物了。现在，宝宝进入幼儿期，如果妈妈还不敢给宝宝吃固体食物，不但会使宝宝乳牙萌出时间推迟，还会影响宝宝的咀嚼和吞咽能力的发育，尤其是吞咽和咀嚼协调能力的发展，导致日后吃饭困难。

另外，宝宝咀嚼和吞咽的协调能力，与宝宝语言发育关系密切。如果添加固体食物过晚，咀嚼和吞咽的协调能力不好，语言发育也会受到一定程度的影响。

吃是人类的本能，到了添加固体食物的月龄，就要勇敢地给宝宝吃。要敢于尝试，不要总是怕字当头，不尝试，怎么能断定孩子不行呢？孩子所拥有的潜能是父母难以想象的，如果父母总是缩手缩脚，不给孩子锻炼的机会，就会阻碍孩子发挥自身巨大的潜力。

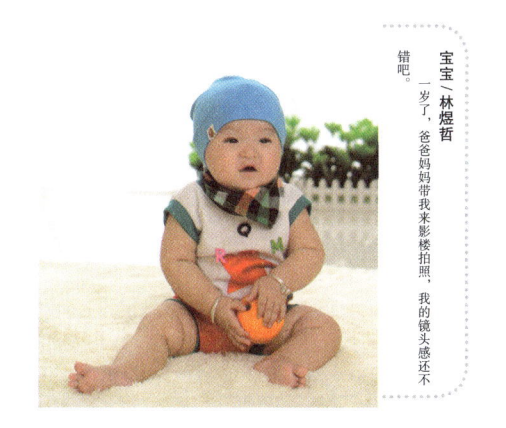

> 宝宝／林煜哲
> 一岁了，爸爸妈妈带我来影楼拍照，我的镜头感还不错吧。

第 2 节　体格与体能发育

5. 宝宝生长发育指标

❖ 第 13 个月 - 满 15 个月宝宝体重

男婴体重均值 10.49 公斤，女婴体重均值 9.80 公斤。

男婴体重低于 8.55 公斤或高于 12.86 公斤，为体重过低或过高。

女婴低于 8.10 公斤或高于 11.95 公斤，为体重过低或过高。

妈妈是否发现？婴儿期，体重和身高值是每个月有一个正常范围，到了幼儿期，却是三个月有一个正常范围了。

0-12 个月的婴儿每月有一个正常范围，1-2 岁的幼儿，每三个月有一个正常范围，到了 2-3 岁的幼儿，就是六个月有一个正常范围了。

这就间接地给妈妈一个提示，随着宝宝年龄的增加，宝宝身高和体重变化没那么大了，也就是说，体重和身高增长速度有所减缓了。

常有妈妈向我询问，1 岁以后，孩子的身高和体重好像都没怎么长，是有什么病，还是喂养的有问题？妈妈已经习惯了，孩子的身高和体重，每个月都应该有显著的增长。

实际上，1-2 岁这一年，宝宝体重增长 2-3 公斤，平均到每个月，一个月才增长 0.2 公斤左右，称量起来，这个月和上个月相比，就好像没长似的。

宝宝体重的增长并非那么均匀。夏季体重增长可能会减缓，秋季体重增长可能会增速。所以，宝宝某一个月体重好像没怎么增长，但吃喝拉撒睡都很正常，妈妈不必过多担忧。

好动或吃饭不太好的幼儿，体重增长的可能不那么理想，但如果身高增长很理想，就说明宝宝发育没有问题。父母也就不用着急了。

到了幼儿期，从外观上看，宝宝会显得比较瘦，肥嘟嘟的脸蛋不见了，婴儿期的"满月脸"逐渐消失了。这是因为宝宝告别了婴儿肥阶段，皮下脂肪减少，开始长肌肉了。

如果宝宝在婴儿期有倒睫的话，随着肥嘟嘟的婴儿脸的消失，倒睫就会不治而愈。

❖ 警惕幼儿肥

并不是所有的宝宝到了幼儿期都没了婴儿肥。有的宝宝婴儿肥非但没有消失，反而越来越胖了。这样的宝宝多是食欲特别好，热量的摄入远远大于热量的消耗，宝宝就会从"婴儿肥"到"幼儿肥"了。

通常情况下，父母非常重视孩子吃饭少的问题。如果宝宝吃得比较少，体重偏轻，体形偏瘦，父母就会很着急。较少有父母担心宝宝吃的多，体重超标。

在工作中，也常常遇到这样的情况：宝宝本来不瘦，体重在正常范围内，甚至还高于同龄儿的平均体重值。可是，如果宝宝看起来没有其他孩子胖，父母照样着急，千方百计地喂孩子。结果，搞得孩子见饭就躲，喂得孩子直干呕，甚至把吃进去的饭都吐出来。到头来，宝宝不是成为肥胖儿，就是成为厌食儿。父母不要这么对待孩子，不能这样"疼爱"孩子。

如果宝宝吃得多，看起来胖乎乎、圆滚滚的，父母就非常欣慰，感觉对得起孩子。婴幼儿期的宝宝，胖嘟嘟的确实招人喜欢，胖孩子常常受到人们的称赞，父母也颇觉满足，宝宝吃得越多爸爸妈妈越高兴。但爸爸妈妈没想到，如果宝宝成了肥胖儿，带给宝宝的就不是健康了。儿童肥胖形成得越早，对儿童的危害性越大，儿童成人病也会找上孩子。所以，不是把宝宝喂养得越胖越好，父母应该喂养出一个健康的孩子，而不是一个肥胖的孩子。

❖ 第13个月－满15个月宝宝身高

男婴身高均值78.3厘米，女婴身高均值76.8厘米。

男婴身高低于72.9厘米或高于83.6厘米，为身高过低或过高。

女婴身高低于71.9厘米或高于82.0厘米，为身高过低或过高。

1-2岁宝宝的年平均身高增长标准为：女孩10厘米左右，男孩13厘米左右。

当宝宝满13个月的时候，如果女孩身高低于70厘米，男孩身高低于71厘米，被视为身高过低。如果女孩身高高于79厘米，男孩身高高于81厘米，被视为身高过高。

随着生活条件的提高，孩子身高普遍比过去高。父母很少担心孩子身高过高，多是担心孩子身高过矮。身高过矮，应该及时看医生，身高太高，也需要看医生。

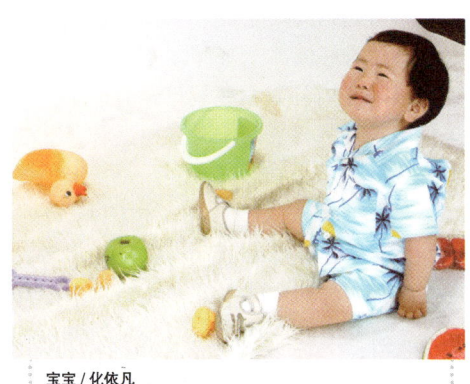

宝宝 / 化依凡
我不要这些玩具，我要妈妈！

身高与遗传关系非常密切，如果父母都不是高身材，孩子身高比同龄孩子高的可能性不大。如果父母都是高身材，孩子身高多比同龄孩子高，甚至高出很多的可能性极大。随着孩子年龄增加，遗传因素对孩子身高的影响会越来越明显。

身高受很多因素影响，个体差异比体重要大。只要宝宝身高在正常范围内，妈妈不要因为自己孩子比其他孩子矮而担心。

❖ 宝宝的头小吗

宝宝在婴儿期的时候，头围增长非常显著，头和身体相比，头部显得很大。进入幼儿期后，头围的增长就没有那么明显了，相对于身高的增长，头部似乎不再长了，甚至显得比以前还小了。实际上，宝宝的头围并没比以前小，宝宝的头还是在不断地增长着，只是速度放缓了，头和身体比例越来越匀称了。

通常情况下，新生儿头部占身长的四分之一；到了2岁，头部占身长的五分之一；到了6岁，头部只占身长的八分之一了。可见，年龄越小，头部越大。

❖ 囟门与缺钙没有必然联系

满13个月的宝宝，囟门可能已经闭合。但是，有的宝宝满13个月时，还能明显地摸到囟门，甚至还能看到囟门搏动。这并不意味着宝宝有病。囟门闭合存在着个体差异，有的宝宝囟门闭合较早，有的就比较晚。有的宝宝囟门比较小，有的就比较大。不要因为宝宝囟门还没有闭合或比较大就增加钙的补充量。

在咨询中，常有妈妈向我询问宝宝囟门问题。多数妈妈认为，囟门大，就是缺钙，因此增加维生素AD和钙的补充量。囟门小，就认为维生素AD和钙补充多了，因此停止补充维生素AD和钙。这样的认识是片面的。仅仅凭借囟门大小来确定宝宝是缺钙，还是补充过量了，是不科学的。诊断宝宝是否有维生素AD和钙缺乏或超量，需要医生根据维生素AD和钙的补充情况、临床症状和体征、化验室检查进行综合分析，才能明确诊断。

❖ 已经长出6颗乳牙

幼儿乳牙的萌出有一定的时间性和秩序，到了这个月龄，多数幼儿可能长出6颗乳牙了。有的幼儿乳牙萌出少，并不意味着有什么问题或疾病，更不能就此认为宝宝缺钙。如果宝宝一颗乳牙还没有长出来，不要盲目增加补钙剂量，而是要看医生。如果医生告诉你，宝宝没有任何异常情况，只是比其他孩子出牙晚而已，你就不要再担心了。确实有这种情况发生，已经到了幼儿期，乳牙才刚刚萌出，甚至还没有一颗乳牙萌出。

事实上，乳牙早在胎儿期就已经开始萌生，宝宝出生后，乳牙只是等待着"破土而出"，冲出牙龈。

6. 宝宝大运动能力

❖ 自由自在地爬着走

多数宝宝，8个月以后会爬。1岁以后，多数宝宝能自由自在地爬。爬得晚的孩子，与父母的养育方式有关。比如，父母或其他看护人总是抱着孩子，孩子没有机会练习；很早就让孩子站和走，逾越了爬的练习；极个别可能是协调能力差。

父母不要为孩子一项能力发育慢而怀疑孩子的发育有问题，更不要感到内疚。孩子天生就具有这些运动能力，每个孩子都会按照自己的发育阶段和时间正常发育和成长起来。重要的不是千方百计地训练宝宝，而是在宝宝成长发育的关键期，适时而恰当地为孩子创造良好的锻炼环境，提供有利时机，以平和的心态对待成长中的孩子。父母对孩子报以欢快的笑脸，投以鼓励的眼神，对孩子的健康成长和正常发育起着巨大的作用。

❖ 走路与父母训练的关系

多数宝宝在12个月到18个月的时候开始蹒跚学走。是否能够独立行走并不重要，重要的是宝宝是否有走的愿望。倘若宝宝没有这种愿望或一点兴趣也没有，甚至比较反感，爸爸妈妈就不要急着训练宝宝走路。宝宝所有能力的拥有都是基于生理上的成熟，只有达到某种运动的生理成熟度，才有表现这种能力的愿望。爸爸妈妈所要做的就是给宝宝创造条件。

宝宝走路有早有晚，每个宝宝之间都存在着一定的差异。9个月就会蹒跚走路的宝宝并不稀奇，多数宝宝一岁半学会走路。宝宝从独立迈步那天开始，到能很好地行走，需要大约6个月的时间。如果宝宝11个月就能独立迈步了，宝宝到了15个月，已经走得非常好了。如果宝宝13个月才开始独立迈步，宝宝很可能要到19个月才能很好地独立行走。

刚学会走路的宝宝可以有各种姿势：有"外八字"，两只脚向两边撇开；还有的宝宝刚开始走路时比较正，慢慢地出现了"内八字"。无论是"外八字"还是"内八字"，都是幼儿早期学习走路时出现的正常姿势，父母没有必要试图矫正。随着宝宝的长大，自然会像成人一样正正当当地行走了。

走着跑是宝宝走路的一大特点，妈妈常说她的孩子还不会走就要跑。其实，这是宝宝还不能很好地控制自己的身体的缘故。当宝宝起步向前走时，惯性使宝宝向前冲，似乎和跑一样。当宝宝能够很好地控制身体的时候，就能稳稳当当地一步一步地向前走了。

❖ 用脚尖走路

妈妈可能还记得，宝宝刚刚学站立的时候，是用脚尖着地的。慢慢地，就开始用整个脚掌着地了。宝宝在学习走路时也是一样，大多数宝宝都是用脚尖走路，一只脚可能还会有些拖拉，在妈妈看来像是跛行。这都不是异常的表现，随着宝宝的长大，走路会越来越稳，这些现象也就随之消失了。

如果妈妈感觉宝宝走路的姿势确实有异常，可带宝宝去看医生。最好先把宝宝带进去见医生，让宝宝在医生面前走几步，做一些必要的检查，然后让爸爸把宝宝抱出去，妈妈和医生进行交流。这是我在长期的临床工作中体会出来的，宝宝尽管不知道妈妈在说什么，却能够从妈妈的担忧表情、沮丧的情绪中感受到"一种不正常"。这就是为什么白天妈妈带宝宝看医生，并没给宝宝扎针，可宝宝晚上会出现夜啼的原因。

❖ 罗圈腿

在宝宝刚刚练习走的时候，妈妈可能会发现宝宝的小腿有点弯，担心宝宝是罗圈腿，就带着宝宝到医院去看医生。其实，婴幼儿的小腿（胫腓骨）原本就存在着生理弯曲度，宝宝越小，小腿的弯曲越明显。宝宝到了三四岁以后，腿长了，小腿就不那么弯了。

❖ 宝宝可以独自站立了

到了这个月龄，绝大多数宝宝不再需要爸爸妈妈的搀扶或扶着其他物体，就能够单独稳稳地站立了。有的宝宝还需要扶物或依靠站立，如果无论如何也站立不起来，就需要看医生了。

多数宝宝能扶物走几步，可扶着沙发或床沿横着走，也可推着物体向前走。有的宝宝只需妈妈牵着一只手就能迈步，有的宝宝仍然需要牵着两只手才能迈步。有

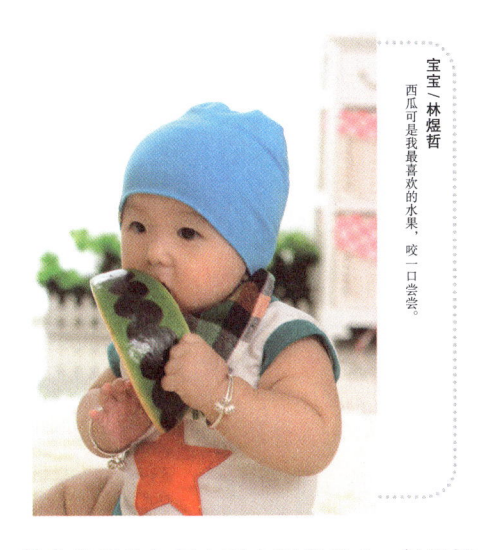

宝宝／林煜哲
西瓜可是我最喜欢的水果，咬一口尝尝。

的宝宝无论如何也不会迈步行走，但能够扶物或倚靠站立，不能认为宝宝发育有问题，可观察到下个月。

这个月，能独自行走的宝宝不多。有的宝宝虽然可以向前迈几步，但可能会向前或向后摔倒。爸爸妈妈一定要采取保护措施，不能让宝宝在坚硬的地板砖上练习独走，以免磕到头部。宝宝练习走路时，妈妈最好在前面迎接，爸爸最好在后面保护。

提示

当宝宝摔倒时，如果爸爸妈妈不表现出紧张、害怕；周围的人不大呼小叫；用亲切和蔼的笑容面对着宝宝；用鼓励而轻松的眼神望着宝宝；显出若无其事的样子；用余光关注着宝宝别出意外。宝宝就不会因为摔倒而哭闹，宝宝会自己起来，仍然表现出愉快的神情，不会惧怕再次摔倒，继续乐此不疲地练习走路。相反，如果爸爸妈妈对宝宝摔倒表现得很紧张，宝宝就会哭闹给你看，还可能失去练习的兴趣。

过多的干预和代劳，不但会禁锢宝宝的创造力，还会影响宝宝的独立性。幼时的经历，对人的性格塑造会起到重要的作用。

❖ **多数宝宝还不会独自向前迈步**

宝宝靠自己腿的力量，独自站立起来，并能坚持几秒钟或更长时间，宝宝的表现已经非常好了。多数宝宝还不会独自向前迈步，如果你的宝宝已经能够独自向前迈几步了，应该恭喜宝宝有如此好的运动能力。如果你的宝宝已经能够顺畅地行走了，你真的应该感到欣慰，宝宝的运动能力太棒了！

宝宝刚刚迈出第一步时，是先站稳一条腿，另一条腿机械地向前扑落，使重心落到另一条腿上，呈"非对称步伐"。刚刚练习走的宝宝常常呈"鸭步态"，两条腿看起来很软，膝关节好像起不到什么作用，把脚抬得高高的，落地比较重。这是因为宝宝还不知道地面的深、浅、高、低，腿部肌肉的力量还不够强，关节运动能力还比较弱，关节韧带还相当松弛。宝宝只是尝试着把脚抬起来和放下去，真正意义上的行走还没有开始。

❖ **牵着爸爸妈妈的手迈出人生第一步**

当爸爸妈妈牵着宝宝的双手或单手时，多数宝宝都能比较顺利地往前走。当宝宝向前走的时候，全身都参与进来，小脸呈现出紧张的神态，小嘴翘着，两眼没有目的地望着前方，还常常由于紧张而流出口水。

当宝宝能够迈出第一步的时候，就开始对行走表现出异常的兴趣，总是要挣脱妈妈的怀抱，下地走路。幼儿总是喜欢面对新的挑战。

❖ **需看医生的情形**

如果宝宝满13个月，进入第14个月，还不能离开搀扶独自站立一会儿，或还不能拉着物体，从坐位站立起来。爸爸妈妈就不要犹豫了，尽快向宝宝的保健医生咨询，必要时带宝宝去医院看医生。

第一章 12—13个月的宝宝

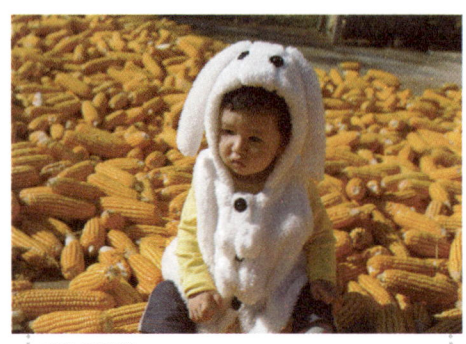

宝宝 / 张桉若
这么多玉米啊！

7. 宝宝精细运动能力

幼儿双手运用能力的提高，间接地反映了宝宝整体发育水平的进步，幼儿手的运用能力与智能发育有着密切的联系。

随着宝宝月龄在增加，父母会发现，宝宝不像以前那样，拿到玩具后，能玩比较长的时间，几乎是拿到手里就扔掉，好像对什么玩具也不感兴趣。

父母因此认为孩子注意力不集中。不是这样的，这是宝宝发育进程中的正常表现。宝宝早已不满足摇铃等手握玩具，也不满足只是观看的电动玩具。宝宝开始喜欢能够操作，需要动脑筋的玩具了。比如电视遥控器，父母用的手机等。

宝宝感兴趣的东西会爱不释手，如果妈妈硬要拿离，就会大哭。不感兴趣的东西会不屑一顾，即使放到宝宝手里，也会扔掉。

宝宝开始喜欢需要他动手去做，需要他琢磨的玩具，也就是能"折磨"他的玩具。宝宝眼中的玩具，可不仅仅是父母在儿童用品店购买的。宝宝把他身边的任何物品，都当作是他的玩具。

宝宝对日常生活中的物品：对爸爸妈妈穿的、戴的和用的，对大自然中的花草树木，石头瓦块，蝴蝶小虫等，比对买的玩具感兴趣得多。所以，除了玩具，什么也不让宝宝动是不对的。

❖ 扔小球

宝宝能够单手扔球，但还不能把握方向，宝宝看着一个方向，但球却扔到另一个方向，宝宝手里的球不能"听从宝宝指挥"。

宝宝最初练习扔小球的时候，只是把攥着球的手松开，小球自然就滑落下来了。随着月龄的增加，宝宝开始有意识地往外抛球了，这可是不小的进步。

抛物是身体的协调动作，需要大脑和整个神经肌肉系统的协调运动。当宝宝学会把胳膊摆动起来，并且在摆动过程中，及时地把球抛出去的时候，宝宝就真正学会了抛物。

宝宝最初练习抛小球时，只能把小球抛在自己身边，宝宝还没有足够的力量和技巧真正把球抛出去。经过反复练习，终于有一天，宝宝能把球抛得远一些了。站着时，能把小球抛出去100厘米左右。坐着时，能把小球抛出去50厘米左右。

爸爸妈妈要不失时机地赞扬宝宝的进步，父母的赞扬是对孩子最大的鼓励。

❖ 把手伸进瓶口

把一个装有小花球或彩色珠子的瓶子拿给宝宝，宝宝可能会隔着玻璃够小球。这说明宝宝还不知道小球是怎么进入瓶子里的，妈妈要让宝宝看到小球是如何被放到瓶子里的。当宝宝发现小球是从瓶口放进去的时候，就能想到要通过瓶口拿出小球了。

宝宝会把手指伸进瓶口，试图拿出瓶子中的东西。可是瓶口太小了，无论怎么努力，也取不出瓶子里的小花球和彩色珠子。这时，宝宝会有什么样的表现呢？

• 把瓶子丢到一边不再理会；

• 把瓶子递给妈妈，意思是让妈妈帮忙打开；

- 大声叫，哭；
- 抱着瓶子摇晃；
- 翻来覆去地看瓶子。

宝宝的这些表现都是正常的。如果宝宝把瓶口朝下，希望小花球从瓶口中出来，宝宝的表现真是令人震惊！

当宝宝遇到这样的困难时，妈妈要及时帮助孩子。妈妈可演示给孩子看：把瓶子倒过来，口朝下，小球就出来了。然后再把小球放到瓶子中去，再倒出来，反复做3次，第4次开始让宝宝做。

如果宝宝很快就模仿妈妈的做法，说明宝宝的模仿能力很强。如果你多次给宝宝做示范，可宝宝仍然锲而不舍地坚持伸手够球，就不要再让宝宝按照你的示范做了，请给宝宝换个大瓶口的瓶子，把东西放进去，让宝宝实现自己的愿望。

这可不是惯着孩子，或让孩子知难而退，这是给宝宝自信。再过几天，甚至可能就在当天，宝宝开始把玻璃瓶子倒过来，让东西从瓶口中滚出来了。

要特别注意，宝宝把小花球或彩色珠子放入口中，会发生危险，因此爸爸妈妈一定要在场，防止意外发生。

❖ 发现响声

1岁以前的宝宝，摇晃带有响声的玩具时，不能意识到声音是摇晃的结果。1岁以后，宝宝会突然醒悟：摇晃玩具会发出好听的响声。但是，宝宝只是发现了这种现象，并不能理解这响声是物体间相互撞击产生的。所以，宝宝会摇晃所有他能拿到手里的东西，如果没有发出响声，宝宝会感觉到很奇怪。

爸爸妈妈可用小球和瓶子做这样的演示：把小球放进瓶子，轻轻摇晃，再让宝宝亲自摇晃几下。然后，把小球倒出来，轻轻摇晃瓶子，再让宝宝亲自摇晃几下。

慢慢地，宝宝就会明白这种现象了。

帮宝宝演示，不同于帮宝宝做事，爸爸妈妈的目的是让宝宝明白并发现一种现象，以此训练宝宝观察事物的能力。宝宝也能举一反三，发现其他有趣的现象。

❖ 手眼协调能力增强

在妈妈示范下，宝宝会把小珠子放进小盒。看起来，宝宝松手放珠子的动作有点笨拙，松手前还要把手放在盒子上歇一会儿，显得动作不那么连贯。等宝宝熟悉了这个动作，就能连贯地把小珠子放到盒子里去了。如果妈妈要求宝宝把小珠子从盒子中拿出来，宝宝会听从妈妈的指令，把手伸进盒子里取出珠子。

宝宝能够配合妈妈伸出小胳膊和小腿穿衣服。但是，宝宝通常不能把注意力放在这些事情上，总是不停地手舞足蹈，使本可以在很短时间内做完的事情，要用很长时间才能完成。可在穿衣服时为宝宝唱歌或讲故事，当宝宝集中精力听妈妈唱歌或讲故事时，宝宝肢体活动减少了，就能比较容易地帮宝宝穿好衣服。

不断提高的协调能力和行走能力，使得宝宝能够完成他在婴儿期无法完成的事情。宝宝能够准确地拿到他眼前的物品，当物品在他不能伸手够到的地方时，宝宝能够确定自己的移动方向，通过多种方式挪动到物品所在的位置。

朋友的孙子1岁半，发烧咳嗽，奶奶担心孙子得肺炎，请我过去看一看，结果只是普通的感冒。宝宝虽然生病了，精神却很好。妈妈对宝宝说，给姥姥打开某某动画片看看吧。妈妈话音刚落，宝宝就跑到电视柜前，拉开抽屉，拿出遥控器。一手拿着电视遥控器，一手拿着录放机遥控器，打开了妈妈要他打开的动画片。一会儿，妈妈又说，放一段音乐，给姥姥跳个舞吧。宝宝又打开音乐，并伴着音乐跳起舞来。

现在的孩子个个都是神童！我不禁惊叹起来。宝宝有无限的潜能，爸爸妈妈需要的不是如何想办法去开发，而是给宝宝创造充分的条件和空间，顺势而为，让宝宝的能力自然发挥出来。

8. 探索时不会规避危险

❖ **给宝宝更多自我锻炼的机会**

宝宝运动能力的提高并不完全是父母训练的结果，在很大程度上，宝宝运动能力的提高依赖于宝宝自身的发展。在宝宝运动潜能的开发中，父母需要提供的不是对宝宝更多的训练，而是要给宝宝提供更多的自我锻炼机会。

如果你的宝宝还不会独立行走，也不会心甘情愿地被抱在怀里，好动的本能越来越显现出来。昨天还不具备的能力，今天可能就具备了。爸爸妈妈随时迎接宝宝的挑战吧，宝宝常常会让你大吃一惊，搞得你措手不及。

如果你的宝宝已经会走了，你就需要重新布置一下室内的摆设了。凡是宝宝能到之处，都不能放置很危险的东西，如裸露的电线和电插座。绝对不能让宝宝动的东西，最好拿开，如贵重的古董。会威胁到宝宝健康和生命的东西，一定要远离宝宝，如开水壶。

❖ **拿走对宝宝有危险的物品**

这个年龄段的宝宝，有极强的好奇心，什么都想摸，什么都想动，如果父母总是说"这个不能动"、"那个不能碰"，就会遏制幼儿的好奇心和探索精神。

父母应该给宝宝创造一个适合这个年龄段孩子玩耍的空间；有危险的物品、不能让宝宝动的东西，一定放在宝宝拿不到的地方，这样就减少了对宝宝说"不"的频率，减少了对宝宝的限制。

有人说，没有必要这样紧张，即使危险的东西，也没必要远离宝宝。可以告诉宝宝，或让宝宝亲自感受到它的危险。我不赞成这种说法。3岁以前的婴幼儿不懂得规避危险，即使你一遍遍地告诉他，甚至是呵斥，孩子仍然会去碰。

有人说，如果不给孩子危险的经历，孩子就不可能知道什么是危险的。我不赞成这种观点，危险是要规避的，决不是亲自经历。

❖ **用行动阻止宝宝触碰危险物品**

当然，总会有一些既有危险，又不能拿走的东西。这种情况父母该怎么办呢？当宝宝拽外露的电线，妈妈看到后可能会大声对宝宝说："不要动，会电到你！"如果妈妈并不用行动去阻止宝宝，孩子对妈妈的命令就会充耳不闻。这个年龄段的幼儿，对妈妈说话的内容没有更深的理解，宝宝在意的不是妈妈说了什么，而是妈妈的态度和行动。如果妈妈在说"不能动"的同时，把宝宝抱离，或把电线移开，宝宝就知道妈妈的意思了。但是，妈妈的命令和行动，对宝宝并没有长期的作用，用不了多长时间，宝宝还会去拽电线。这是幼儿特有的好奇心使然，父母不必生气，更不要责怪孩子。

❖ **不要制止宝宝有建设性的淘气**

满13个月的宝宝，会搭积木了。但是，这个年龄段的幼儿，不是为了搭建积木，而是为了欣赏推倒积木的感觉，那"哗啦"的声响，积木倒塌时那一瞬间的热闹场面，宝宝愿意看到这些。

从现在开始，宝宝一步一步向"淘气"走去，需要妈妈长出三头六臂，来对付宝宝制造的凌乱和不断发生的"小事故"。这是宝宝到了这个月龄的标志，宝宝的聪明才智都在淘气中体现出来。爸爸妈妈需要做的，不是限制宝宝，而是给孩子一个安全的空间，让孩子尽情地玩耍，是对孩子最好的智力开发。

宝宝会把东西插在各种孔眼和缝隙中，给宝宝买拼插玩具是不错的选择。把不同形状的插片插进不同形状的孔内，是训练宝宝小手的灵活性和准确性的好方法，同时也能让宝宝认识不同的形状。

❖ 制止等于提醒

幼儿有一个显著的特点，你越不让他做的事情，他越要去做；你越不让他动的东西，他非动不可；妈妈的"别动""不要过去""不能吃"等"不"的命令，对孩子来说相当于提醒，等于告诉他去做。

对幼儿来说，妈妈是否允许他这么做并不重要，重要的是他自己是否对这件事感兴趣。所以，妈妈告诉宝宝不要动的东西，相当于提醒了宝宝：那里有好玩的东西。

❖ 不和宝宝做扔东西的游戏

早在婴儿期，宝宝就开始喜欢把东西扔到地上，妈妈再捡起来拿给他。到了幼儿期，宝宝会更喜欢扔东西了，把自己扔妈妈捡当作游戏，乐此不疲。妈妈已经烦了，孩子却兴致勃勃。所以，如果妈妈没有这样的耐心，从一开始就别和宝宝做这样的游戏。

第3节 智能与心理发育

9. 语言发育模式和差异

❖ 语言发育差异显著

如果宝宝到了满13个月还不会说话，甚至一个字也不会说，请爸爸妈妈不要着急，这并不意味着宝宝智力有问题。只要宝宝会正常发音，能听懂大部分爸爸妈妈所说的话，就是正常的。

如果宝宝一个字也不会说，父母需要细心观察，宝宝是否有以下情形：

- 宝宝很少与父母对视，即使有对视，也是瞬间划过，感觉到宝宝眼神总是飘忽不定；

- 父母喊宝宝的名字，宝宝就像没有听到一样，很少有回应；

- 人与物相比，宝宝更喜欢物，常常独自与物相伴；

- 宝宝表情不够丰富，很少被逗笑，也很少被惹急，情绪波动很小；

如果父母发现宝宝有以上几种情形，请带宝宝看医生，排除孤独症倾向的可能。

如果你确认宝宝异常，也不要当着宝宝面说出你的担心。应该先向医生咨询，如果医生需要看宝宝，再带宝宝去见医生。尊重宝宝的感受，对宝宝成年以后的心理健康会有很大的帮助。

爸爸妈妈陪伴着宝宝一天天长大，已经理解了每个宝宝存在的差异性。宝宝语言的发育存在着更显著的差异，有的宝宝不到1岁就会说简单的字词，有意识地叫爸爸妈妈，有的宝宝到了2岁才开口说话。

❖ 语言能力发展的两种模式

有的宝宝是逐渐学习说话的，先会说一个字，也就是说，宝宝逐字地往外蹦。然后，开始说两个字的词。逐渐地，开始说三个字、四个字……组成的句子。

有的宝宝语言发育呈跳跃性或爆发性的。起初，宝宝一个字也不会说，一旦开口说话，一下子说出整个句子，令父母异常兴奋。

无论是语言还是运动，每个孩子的发育都不尽相同，存在着千差万别。如果孩子没有疾病，该有的能力都会有的，只是时间没到，父母要耐心等待。父母需要给予孩子的是鼓励和支持，需要奉献的是爱心。

宝宝的语言发育受诸多因素影响，有先天的，也有后天的。有的宝宝天生具有非常好的语言天赋，这样的宝宝具有得天独厚的语言学习潜能。但是，有再好的语言天赋，也需要后天的学习和努力，良好的语言学习环境对婴幼儿语言学习尤为重要。

在宝宝语言学习上，父母的作用是巨大的。在父母的示范下，日常生活的点点滴滴对宝宝的语言学习都有很大的帮助。父母要知道，孩子学习语言不是父母逐字逐句教的结果，而是父母在养育孩子过程中，通过多种形式和渠道给宝宝创造了学习语言的环境。

常有妈妈兴奋地说，昨天让宝宝叫妈妈，宝宝真的叫了一声妈妈！

其实，宝宝的这声妈妈，并非是因为妈妈让他叫的结果。是妈妈早在怀孕期，就不断地说妈妈这两个字，而这两个字也是最容易发的音。所以，宝宝在"咿呀，咿呀"发音期，就时常发出"妈妈，妈妈"的语音。

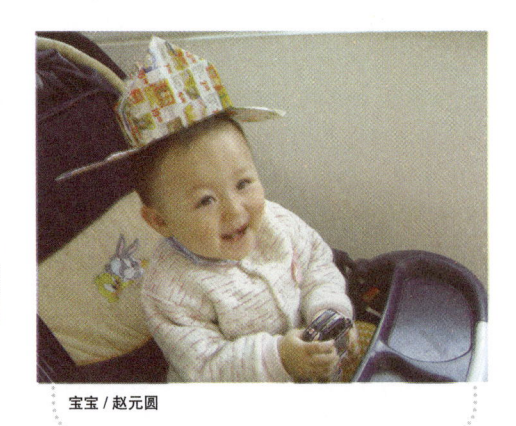

这个时期，我们会认为宝宝发出的"妈妈"是无意识的，也就是说，宝宝并非真的在叫妈妈，仅仅是发音而已。实际上，宝宝的"无意识"只是我们成人的猜测，当宝宝叫出妈妈这两个字时，他的内心是否已经知道眼前这位可亲的女人就是他可爱的妈妈，我们是无从知晓的。

❖ 男孩与女孩

在语言发育方面，女孩要比男孩快。很多女孩不到1岁就会说话了，而很多男孩直到2岁才开口说话。女孩的语言表达中枢要比男孩更早地成熟，但语言理解中枢，以及对事物的认识和思考能力，男孩和女孩之间并没有显著的差异。男孩和女孩在语言发育方面的差异尽管有其普遍性，但从现在的趋势上看，男孩和女孩之间的差异越来越小了。这种差异的缩小不仅表现在语言发育上，也表现在身高、体重、体形、运动能力和思维能力方面。这或许与现代教育有关，或许与父母对孩子性别的关注程度下降有关，或许与"重男轻女"现象逐渐消退有关。

❖ 向宝宝简洁清晰地表达

父母应该尽可能地用最简单的语句和孩子说话，力求简短，表达准确。孩子听百遍千遍"妈妈"这个词，自然就会发出妈妈这个音了。尽管这种说法的科学性有待进一步证实，但孩子在语言环境中学习语言是千真万确的。

父母应尽量和宝宝进行有意义的交流，有意义的交流就是用能让宝宝听到、看到、触到、嗅到、尝到、感受到的语音、肢体动作、面部表情等多种方式与宝宝进行的交流，而不仅仅是说话。比如，妈妈要教

宝宝 / 赵元圆

宝宝苹果这个词，只是教说"苹果"是不够的，而是通过多种方式，让宝宝理解"苹果"这两个字的意义。

第一步，妈妈拿来一个苹果，当宝宝用眼睛看着这个苹果时，告诉宝宝这是"苹果"，通过视觉让宝宝认识苹果。

第二步，让宝宝用手亲自摸一摸苹果，通过触觉让宝宝认识苹果。

第三步，削掉一点苹果皮，闻一闻苹果的香甜味道，通过宝宝的嗅觉认识苹果。

第四步，切一片苹果，放到宝宝嘴里，让宝宝吸吮苹果，通过宝宝的味觉认识苹果。

这样，宝宝对苹果的认识就比较全面了，对苹果这个两个字的意义就理解了，而不是仅仅记住苹果的字和发音。随着宝宝年龄的增加，再让知道苹果是长在苹果树上的；苹果树是苹果树苗种到泥土里，慢慢长大，结出苹果。当孩子长大了，让孩子亲手给苹果树浇水，摘下成熟的苹果，发现成熟的苹果从苹果树上掉到地上的情景，再告诉孩子，大科学家牛顿就是这样发现地心引力的。

或许牛顿发现地心引力的故事缺乏考证，但是，这并不影响孩子对事物的认识。妈妈也可以把这个故事作为悬念，让孩子自己去求证。

这样看来，孩子学习语言的过程不是单一的，学习语言的过程也是认识事物的过程。培养孩子的认知能力，是对孩子最好的智力开发。

常有妈妈问我，父母如何开发孩子的智力？上早教课对开发智力是否有帮助？

这个问题，不是一句话两句话能说明白的，带宝宝来门诊看我的，主要是基于身体健康问题，最主要的是看病和喂养中遇到的一些难题。智力开发的问题，常是妈妈顺便问的。可妈妈不知道，这顺便问的问题，实在不是简单的问题。所以，我常用微笑回答妈妈这样的问题。告诉妈妈，父母是孩子的第一任老师，是孩子最好的老师，是终身制的老师。同时告诉妈妈，对孩子最好的智力开发，就是让孩子认识这个世界，培养孩子的认知能力。

和宝宝说话，要力求简明扼要，使用准确清晰的语句。比如，晚上宝宝缠着妈妈，不肯睡觉，妈妈对宝宝说："你现在还不睡觉，明天就不能早起，我们就不能早去动物园了。"

对于这个年龄段的宝宝来说，这句话实在是冗长和复杂了。宝宝对时间还没有建立起明确的概念，不理解妈妈说的今天和明天，更不能理解因果关系。宝宝理解起来不那么费力的说法是："宝宝睡觉，醒来去动物园。"

❖ 幼儿是语言大师

幼儿的语言能力不仅仅是从父母和周围人那里学习来的。幼儿自己也有创造语言的能力，有幼儿特有的语言表达方法。幼儿不但能说出和成人语句相同的话，还能说出与成人语句不同的话，甚至会说出成人没有过的表达方法。

这个时期的幼儿，所说的话往往让父母和周围的人捧腹大笑。宝宝会巧妙地把他会说的字、词、句联在一起，来表达他要表达的意思。幼儿所犯的"语言错误"，常常胜过幽默大师。

幼儿一旦会说话，掌握语言的速度可以说是飞快的，每天都有新词从他的嘴里说出来，每天都能花样翻新地表达他的意思。幼儿在语言发育阶段带给父母的欢乐，比任何时候都多。如果父母能把宝宝在语言发育过程中的有趣语句记录下来，一定会让我们笑声不断。

❖ **幼儿语言发育不是孤立的**

幼儿学习语言是在聆听的过程中,将听到的与周围的人、事物、事情经过、父母行为等因素联系起来学习语言的。父母在和孩子交流时,要通过表情、手势、姿势等身体语言,通过语气、声调、场景,以及环境、情节、内容等因素的结合,帮助孩子理解语言。

❖ **幼儿的感受与语言脱节**

宝宝说喝水或喝的时候,可能有了渴的自我感受。但是,在很多情况下,孩子并不是靠自己的感受来向妈妈提出要求的。比如,当宝宝说吃的时候,并不总是因为饿了。孩子看到吃的东西,即使不饿也会要求吃。没有断母乳的孩子,即使不饿,看到妈妈,也吵着要吃妈妈的乳头。

在宝宝语言发展的最初时期,父母不要泛泛地和孩子说话。比如,当孩子闹着要到外面去玩,而这时外面正在刮风下雨,不宜把孩子带到户外活动,父母不要这样说:"宝宝是个乖孩子,要听爸爸妈妈的话"。而是要具体地告诉孩子,现在为什么不能到户外去。可以这么对孩子说:"外面正在下雨,风很大,现在不能出去玩,等到雨停了,我们再出去玩"。在说的同时,让宝宝看着窗外下雨的情景。

这个月龄的宝宝,可能还不能理解妈妈所说的原因,仍然会闹着出去。这时,妈妈可以把窗户打开,把宝宝的小手伸出去,让雨点打在宝宝手上。也可以把宝宝带到楼门厅前,亲自看一看下雨的场面,感受一下刮风。

如果妈妈认为孩子听不懂,没必要告诉孩子为什么这么做。那我就要问问妈妈了,你认为孩子啥时候能听懂这个道理?你是否清楚地知道,孩子在哪个年龄段,会听懂什么道理呢?我们都无从知晓。即使是这方面的专家,也不能给出准确的时间段和准确的内容。

从具有听觉能力的胎儿期开始,父母就要把孩子视为"能听得懂爸爸妈妈话的人"。父母和孩子进行多方面的交流,对孩子语言发育起着巨大的作用。

❖ **有效交流对宝宝的语言发育意义重大**

尽管婴儿有天生的语言能力,但是,如果出生后,没有进行任何语言交流,那么,这个孩子天生的语言能力就被扼杀了。这个浅显的道理无人不知,但越是浅显的道理,越是常识的东西,越容易被我们忽视。

有个宝宝快2岁了,还不会说话,检查孩子的体智能发育没有发现问题,听力、视力和发音器官都没有发现异常情况。

"和孩子的语言交流是不是太少了?"我问。

"可不少啊,从怀孕开始,就给孩子听音乐、儿歌、三字经,每天都给孩子朗诵诗歌、散文和好的作品。"妈妈着急地说。

"宝宝出生后呢?"我又问了一句。

"出生后,训练就更多了。每天都定时给孩子播放录音磁带,甚至在孩子睡觉的时候都放着轻音乐或摇篮曲。宝宝才3个多月就会看电视了,每天看动画片,可喜欢了。一岁多就会用iPod了,现在都会自己开电视和DVD了!"

我进一步了解到,保姆和孩子在一起的时候,主要是喂奶、喂饭、哄睡觉。其他时间,保姆做家务,姥姥姥爷看孩子。姥姥姥爷不会说普通话,妈妈怕孩子和姥姥学说地方话,就嘱咐不要教孩子说话,少和孩子说话。所以,多数时间,姥姥都是抱着孩子看电视或DVD。

这种情况不多,也不普遍,但这是个典型的例子。父母错误地理解了语言交流概念,认为孩子可以从电视、DVD和iPod中学习语言,而且学到的是标准语言。

语言交流，顾名思义，用语言来交流，交流是互动。婴幼儿学习语言，是在现实生活中，通过视、听、感受等多种渠道，与父母和周围的人进行交流来学习语言的。

举个最简单的例子。你不断对孩子说苹果两个字，但从来没让孩子看过苹果，也没和孩子说过任何与苹果有关的信息。那么，苹果这两个字对孩子来说没有任何意义，孩子也不可能会用苹果这两个字造句。

教孩子认字也一样，你教孩子认"上"，孩子可能很快就认识了，但却不知其意，那么教孩子认这个字就是死记硬背，过一段时间就忘得一干二净了。

你每次给孩子穿袜子，都举着袜子给宝宝看并说"袜子"，一边穿，一边说"穿上"。孩子看到和感受到妈妈把袜子穿到他的脚上这一事实。过一段时间，宝宝就认识了袜子，也明白了穿的意思。

这不但是语言学习的过程，也是认知的过程。所以，父母别小看带孩子这件事。婴幼儿的能力，主要是在点点滴滴，日积月累的生活中学到的。

❖ 需看医生的情形

宝宝还未开口说话，甚至还不能清晰地叫爸爸妈妈，不意味着宝宝有语言发育问题。但是，如果宝宝至今还听不懂爸爸妈妈和宝宝说的话，眼神游离很少注视父母，要带宝宝看医生。

10. 宝宝听觉、视觉和色觉发育

❖ 聪敏的耳朵像台录音机

父母很难想象出来，一个字也不会说的宝宝，却能听懂爸爸妈妈说的很多话，甚至能听出妈妈的语气。如果宝宝正在那里"做坏事"，妈妈只需用一种制止的声调叫一声宝宝的名字，不用说出具体的事情来，宝宝就能从妈妈的语气中领会到，妈

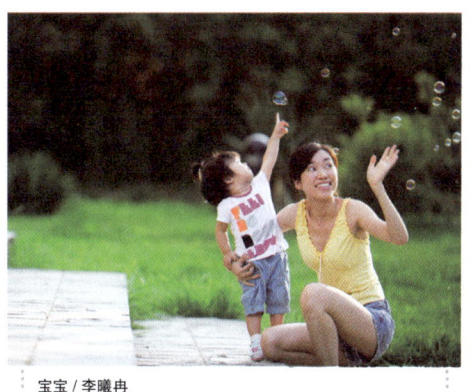

宝宝 / 李曦冉

妈生气了。

宝宝除了听语气，还会察颜观色。宝宝早在婴儿时期就会看妈妈的脸色了。1岁以后，这个能力有了飞速发展。幼儿的耳朵就像一部优质的录音机，能够录下他听懂的话语。

❖ 宝宝接受方言、外国语言和标准语言

不言而喻，宝宝喜欢听父母说话，而且能够更多地理解父母的话语。尽管电视广播里的语言非常标准清晰，但宝宝却很难从电视广播中学会更多的词汇和语言表达。即使是带有浓重地方口音的爷爷奶奶或外公外婆说的话，幼儿理解起来也要比电视广播容易得多。

❖ 宝宝对音乐的感受

宝宝大脑中的听觉皮层形成回路，开始熟悉词语的发音。宝宝开始认真观察他听到过的物体名称，并试图说出来。当听力有障碍时，很难学会说话。

负责音乐的神经回路与负责数学的神经回路紧挨着，当宝宝听音乐时，负责音乐的大脑神经元皮层被激活，与音乐回路相毗邻的数学回路也活跃起来。这两个神经回路都位于右脑，而右脑是负责逻辑思维和空间想象力的。所以，开发宝宝的音

乐才能可促进宝宝右脑的发展，提高逻辑思维能力和空间想象力。

❖ 远近视觉初步建立

父母是否还依稀记得，宝宝在婴儿期的时候，总是手舞足蹈地去捕捉物体，却不能准确地知道物体的远近距离。不是把手伸得过近，就是伸得过远；不是把手抬得过高，就是抬得过低。当宝宝看到天上圆圆的月亮时也会伸出小手去抓。

经过屡次的失败，宝宝的视觉和触觉建立起了密切的联系，逐渐形成了条件反射，并不断得到提高，终于产生了质的飞跃。宝宝几乎能相当准确地够到他眼前的物体。

把玩具放在与宝宝有一定距离的地方，宝宝伸手够不到，知道通过移动自己的身体，拉近与物体的距离，从而够到玩具。

宝宝向前爬时，无意中，抓起床单，床单带着玩具移动，拉近了玩具与宝宝的距离。宝宝恍然大悟，发现了这个秘密。当玩具远离宝宝时，他会重新使用这个"招数"够到玩具，多么聪明的宝宝！

为了更清晰地看到物体，宝宝两眼常凝视成"对眼"。物体距离宝宝越近，宝宝越容易"对眼"。所以，宝宝床前的挂铃要拿掉了。

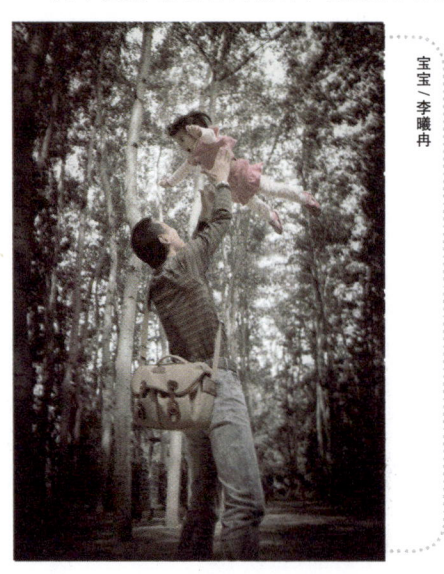

在视觉发展的基础之上，宝宝日复一日地努力练习：移动身体，把手伸出，缩回，触碰，用眼观察。经过无数次的成功与失败，不断完善眼睛对远近不等物体的知觉和物体远近的估算，逐渐建立起三维空间知觉。在大约5岁左右，三维空间知觉得以巩固下来。

宝宝用手接过父母递过来的东西的准确性，要比宝宝用手把东西递给父母的准确性高得多。因为宝宝更多接受父母递过去的东西。如果父母总是让孩子把东西递给父母，那么孩子递东西的准确性可能会高些。

❖ 视觉是重要的感觉途径

提高宝宝视力是这个月视觉训练的主要任务。给宝宝玩的玩具要力求色彩鲜艳、颜色纯正，色彩对比清晰明快。

视觉是极为复杂的感觉，视觉的复杂过程全由大脑支配。在大脑中，有1/3的灰质细胞进行视觉信息的处理工作。所以，看东西靠的不仅仅是眼睛，更重要的是大脑。

❖ 对色彩的辨别

婴儿出生后对光就有感觉了，随后识别白色、灰色和黑色，5个月后开始辨认色彩，4岁时逐渐发育完全。随着颜色的亮度与饱和度的变化，颜色的数目有13000多种。在可见光中，人的眼睛能辨别出120种色调。让宝宝认识色彩的过程是渐进性的，如果用多种颜色混杂的图案教宝宝认识色彩，会让宝宝感到迷惑，应该让宝宝逐一认识色彩，然后再把2种、3种、4种……多种不同颜色相互比较着认识。

❖ 视觉能力的整合

宝宝／李曦冉

宝宝的视觉发育不是单一性的。如果只有视力，没有大脑的分析，没有听觉、触觉、嗅觉、味觉、感觉、语言等因素共同参与，宝宝的视觉就不可能真正发展起来，可谓视而不见。宝宝必须知道自己看到了什么，"看"才变得有意义。所以说，理论上分开讲视觉能力训练、听觉能力训练、触觉能力训练等等，实际上，都不是单一的训练，是不可分割的。

比如，我们训练宝宝的视觉，把苹果拿到宝宝眼前，宝宝看到了苹果，如果妈妈不告诉宝宝这是苹果（运用听觉），不让宝宝尝一尝，闻一闻苹果的味道（运用味觉和嗅觉），不让宝宝摸一摸苹果（运用触觉），眼前的这个苹果对宝宝来说就没有任何意义，宝宝不可能真正认识苹果为何物？

父母与宝宝互动，为宝宝做任何事情，都是在运用宝宝与生俱来的潜能进行着潜能开发，帮助宝宝认识世界，感知世界，了解世界，懂得世界，适应世界。父母要珍惜每时每刻和宝宝在一起的时光。

❖ 需看医生的情形

如果宝宝听到爸爸妈妈叫他的名字时，不能很快把头扭向爸爸妈妈的方向（宝宝正在聚精会神玩游戏时除外），把一根白色细线放到一张白纸上，放到宝宝用手拿得到的距离，如果经过多次试验，宝宝仍然不能发现并用试图拿起细线，请带宝宝看医生。如果发现宝宝有明显的内斜视和不明显的外斜视，也请带宝宝看医生。

11. 适宜的照明度可保护视力

❖ 照明度与宝宝视力保护

直视太阳光和裸露的灯光，会产生令人不舒服的眩目感。这是因为，强光过度刺激了视网膜上的感光素，引起视觉功能降低、眼睛疲劳、眼球刺痛感等，严重者还会引起头疼。所以，不要让宝宝直视太阳光和裸露的灯光。

光线强会损害视力，光线弱也会损害视力。光线弱时，眼睛所看到的景物不能到达大脑，让人振奋。

我们都有这样的体会，当天气阴沉昏暗时，整个人都会感到无精打采。而当晴空万里时，就会感到精神抖擞，心情也格外好。当阴雨连绵时，人们最想做的是睡觉，以减轻视觉疲劳的感觉。

那么，什么样的光线既可保护视力，又可以使人感到视物清晰、心情愉快呢？目前尚没有一个标准的尺度。一是每个人的眼睛所适应的范围不同；二是物体、环境、年龄、视力水平等诸多因素的影响。但是，不管有多少因素，适宜的光线对宝宝眼睛的发育和视觉的发展都有着举足轻重的作用。

❖ 照明度与物体的大小

众所周知，我们要想看到某一物体，包括文字、图画等，都需要有一定的亮度。我们常用"伸手不见五指"来形容某处黑暗，当我们说某处"漆黑一片"时，就预示着在我们的视线内，几乎什么也看不到。我们把光线照射某物产生的亮度，称为照明度。

显而易见，视物不仅与照明度有关，还与所视物体的大小、色泽、物体所处的背景等诸多因素有关。

通常情况下，照明度越强，视物越清晰；物体越大、越鲜艳、与所处背景对比度越大时，视物越清晰。

这样说来，照明度越强越好，物体越大、越鲜艳、与所处背景对比度越大越好吗？当然不是。不适当地增加照明度，对宝宝视力不但没有促进作用，还会产生不良影响。尤其让宝宝看图和文字时，不但要力求清晰、对比明显、色彩鲜艳，还要保证适宜的照明度。

如果对比度大，照明度也比较大时，会使人产生眩目的感觉，也会让人兴奋。台灯灯罩所起的作用有两个，一是减少光线的眩目感；二是增加单位面积的照明度。那么，什么样的照明度有利于幼儿视觉发育呢？

❖ **适合宝宝视觉发育的照明度**

虽然自然光线能使宝宝保持良好的视力，但宝宝不可能只在白天玩耍，晚上宝宝也会和父母一起做游戏或看书。

如何保证宝宝晚上游戏或看书时的照明度呢？下面就以白炽灯为例，了解一下灯泡的瓦数和被视物体的距离，所能达到的适合宝宝视力发育的照明度：

40瓦特的白炽灯泡距离宝宝玩耍处40厘米；

60瓦特白炽灯泡距离宝宝玩耍处60厘米；

100瓦特白炽灯距离宝宝玩耍处80厘米。

❖ **宝宝适宜在什么光线下玩耍**

宝宝最适宜在自然光下玩耍，自然光是太阳光产生的。太阳光异常明亮，直接看太阳非常耀眼，当直视太阳时，很难睁开眼睛，甚至被强烈的太阳光刺痛。所以，我们不能直接看太阳光，更不能让宝宝直接看太阳。

自然光不但能够让我们保持良好的视力，还有灭菌和兴奋中枢神经系统的作用，是合乎生理和心理的，即实用又经济。但自然光只限于白天，受时间、气候、季节、周围环境、建筑结构等因素影响。所以，在自然光不充分的时候，需要借助人工照明来弥补自然光不足。

荧光灯接近自然光，所以又叫日光灯，照明效率是白炽灯的4倍，是理想的人工照明。但荧光灯能够产生较多的紫外线，使室内产生光化学雾，引起室内环境污染，长时间在荧光灯下对神经系统会产生影响，特别是对视觉神经处于发育阶段的孩子们尤为明显。所以，幼儿不宜长时间在荧光灯下，尽可能在自然光线下玩耍、看书。

❖ **适宜阅读的照明度**

随着照明度的增加，阅读速度逐渐提高。同一瓦特的白炽灯，放在距离宝宝玩耍处不同的高度，照明度会有很大的差异。如果60瓦特的白炽灯距离宝宝玩耍的地方是60厘米时，照明度是比较适宜的，而把白炽灯提高到距离宝宝玩耍处100厘米时，对于宝宝来说照明度就不够了。在照明度不够的情况下，宝宝对物体的视觉清晰度不足，对宝宝的视觉发育不利。

12. 宝宝认知世界的基础

满13个月的幼儿尽管已经告别婴儿期，进入幼儿期，但在生理上还留有很多婴儿的特点。婴儿期的吃喝拉撒睡问题，在这个月仍然存在。从婴儿到幼儿，不是少了医学上的喂养问题，而是在喂养问题之上，又增加了教育和培养的问题。

❖ **极强的模仿能力**

说宝宝的能力是父母教的，不如说是耳濡目染模仿来的。孩子像父母，除了遗传因素，在很大程度上是模仿父母的结果。

周围的人，特别是父母的言行对孩子有着潜移默化的影响。不想让孩子做的，父母首先不要做，比如在饭桌上看报；不想让孩子说的，父母首先不要说，比如骂人的话；不想让孩子看的，父母首先不要在孩子跟前看，比如凶杀场面的电视剧。

❖ **重复是宝宝兴趣所在**

3岁前，是幼儿大脑神经建立广泛联系的时期，认知能力很强。父母要创造条件，让幼儿有更多的机会接触自然，接受各种信息。在日常生活中，通过一些令宝宝感兴趣的游戏、亲子活动和娱乐项目，实现智力和潜能开发。幼儿对理性教育缺乏兴趣，对死记硬背的东西，忘性比记性大。

比如，宝宝总是去触碰危险的电线，妈妈通过各种方式，让宝宝记住电线不能动。可是，宝宝却一次次去动电线。有时还会眼睛看着妈妈，嘴巴说着"不能动"，小手却已经伸向电线。这就是幼儿，让妈妈无可奈何的小调皮。

儿童注意力集中时间短。孩子越小，注意力集中时间越短。幼儿对一件事情和物品，包括玩具，保持兴趣的时间很短。但是，有一个现象与此恰恰相反，孩子越小，对感兴趣的事物和现象越容易着迷，喜欢长时间重复它。

比如，宝宝把东西扔到地上，你捡起来放到宝宝手中，宝宝不由分说，立即会再次扔到地上。这样反反复复，几次，十几次，宝宝还是兴致勃勃。当妈妈停止这个"游戏"时，要找一个让宝宝更感兴趣的游戏，否则，宝宝可能会哭闹，要求妈妈继续玩这个"游戏"。

还比如，给宝宝讲一个又简单、又有趣的小故事，宝宝会不断让你讲，一连几天都让你讲同一个故事。如果你把故事的某个情节或某一句话，或故事中小动物的某一个动作讲错了，宝宝马上会给你指出来。

爸爸妈妈可利用宝宝这一特点，寻找宝宝感兴趣的事情，开发他的潜能。宝宝幼时快乐的经历，对宝宝身心健康有很大的帮助，爸爸妈妈请多给宝宝些快乐的时光吧。不要用成人眼光看待发展中的幼儿；不要以成人的思维模式揣摩幼儿；不要以

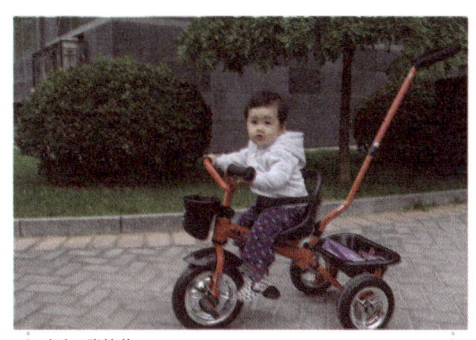

宝宝 / 张桉若
虽然我还小，脚还够不到车蹬，但我可以先练习一下，说不定下个月我就可以自己骑车了。

成人好恶判断幼儿该做什么不该做什么；不要以成人的标准要求孩子该怎么样。

孩子喜欢玩泥巴，喜欢踩踏路面上的积水，喜欢把刚刚搭建起来的积木呼啦推倒，喜欢做父母不让做的事情。这就是幼儿！成人眼里的"脏、乱、差"，"危险、有害"，"破坏、捣乱"，"不能、不要、不行、不可"是幼儿眼里的"好玩"、"有趣"、"快乐"。

当然了，我的意思并非是，父母要允许孩子做有危险的事情，更不是不顾孩子安危，没有原则地迎合孩子。我的意思是，父母不能为了安全，限制孩子的活动。父母首先要做的是给宝宝创造相对安全的活动空间，不能规避的危险，要提前预防，尽量避免危险的发生，引导孩子不去做危险的事。

❖ 好奇、冒险、探索、求知

好奇心、冒险精神、探索未知、求知欲望是孩子的天性。孩子的天性能否充分发挥出来，与父母的养育紧密相关。如果父母处处小心翼翼，不给孩子创造发挥潜能的机会，宝宝的天性就会被遏制，甚至被湮灭掉。

父母最大的问题是放心不下，事事都要代劳，孩子的一举一动时刻牵动着父母

的心弦，生怕出事。被父母万般疼爱的孩子，失去的是自由的发展空间。父母应该给孩子提供一个安全的成长空间、和谐温暖的生活环境，才能使幼儿的冒险精神和探索行动得以实现。

孩子的发现和探究是建立在"破坏"基础之上的，"不破不立"用在孩子身上比较贴切。孩子想知道收音机为什么会"说话"，第一要做的是拆开收音机，看看说话的人"藏"在哪里？而不是像成人一样，去问懂得的人，去查书，去查资料。

我并不是说，可以无所顾忌地让孩子去"破坏"，我要说的是，如果孩子"破坏"了某物，不是孩子犯了什么错误。父母不能因此训斥、警告孩子，更不能打孩子。如果父母这么做，就是在剥夺孩子学习的机会，遏制孩子的创造力。如果孩子"破坏"了收音机，父母应该以理解的态度面对，宝宝是不是想知道收音机怎么会说话呀？让妈妈来告诉你……。你讲的孩子很可能没听懂，那不重要，重要的是你给孩子输送的信息。

13. 促进宝宝智能发展

❖ **父母应更相信后天因素对孩子智力的影响**

让我们设想一下：如果所有的孩子都站在一个起跑线上，在同样的环境中成长，接受同等水平的教育，遗传因素对智力的影响可能就显得举足轻重了。而一个有潜在高智力的孩子，如果他的潜在能力不能通过后天因素发挥出来，或者说没有能让他发挥潜力，那么，后天因素对智力的影响可能就相对较大了。

先天遗传、后天培养、成长环境等诸多影响智力的因素，很难用百分比来确定其影响的力度。所以我认为作为父母，不如索性相信后天因素对孩子的智力影响更大，而用心为孩子营造良好的生活空间和学习环境，对孩子施以良好的教育。父母要相信榜样的力量，以身作则，给孩子自信，相信自己的孩子是最棒的，相信自己的孩子获得了最好的遗传基因，是个聪明可爱的可塑之才。那么，你的孩子就有了幸福和快乐，而一个生活在幸福快乐环境中的孩子，会有更好的成长过程。

❖ **厨房禁地的欢乐**

幼儿对日常生活中的事物格外感兴趣。电话、闹钟、遥控器、各种开关，都能引起幼儿的兴趣。尤其是能一明一暗的带有电源的开关，更能引起幼儿极大的兴趣。厨房中的锅碗瓢盆，幼儿尤其喜欢。可是，为了安全，妈妈哪敢让孩子进厨房啊，在妈妈看来，厨房里到处都充满了危险！

其实通过认真处理，我们完全可以让厨房变得安全。宝宝能够得到的电源插座用保护套封住；在你不能照应的时候，可以把电冰箱、微波炉、消毒柜等门安装门锁（婴幼儿的安全防护用品在婴幼儿用品专卖店有售），也可暂时用透明胶带把门粘贴上。热水壶、盛有食物的锅放在宝宝够不到的地方。除玻璃、陶瓷、筷子以外的餐具，都可以让宝宝玩。让宝宝感受妈妈做饭的热闹，听到锅碗瓢盆的声音，闻到饭菜的香味，不但让宝宝领略到生活的乐趣，刺激脑细胞之间的联系，还能刺激宝宝的食欲。

让宝宝进厨房是很有益处的，既照看了宝宝，又做了家务，还开发了宝宝的智力和潜能，为什么要拒绝宝宝进厨房呢？

❖ **鼓励宝宝涂鸦**

几乎所有的幼儿都喜欢绘画，对随意尽情地"涂鸦"情有独钟。每个宝宝都有成为画家的潜质，都是绘画的天才。宝宝通过绘画可锻炼手的灵巧性，锻炼宝宝对事物的观察能力和模仿能力、以及对事物的再现和整合能力，还可锻炼宝宝对色彩的欣赏能力和运用能力。

宝宝可能会在墙壁、桌布、地板、床单、衣服等所有他能涂鸦的地方涂鸦，那不是孩子的错，不是要破坏，不是有意捣乱。孩子只是单纯地想用自己手中的笔画出最美丽的图画，用自己手中的笔展现他眼中的世界。

如果不想让孩子到处涂鸦，父母需要做的是给宝宝一个"画室"，在那里，宝宝可以尽情地涂鸦。

父母不需要手把手地教孩子画画，让宝宝自己随心所欲地涂抹，这本身就是一种创造。父母需要做的是引导孩子喜爱绘画，为孩子创造自由绘画的条件，至于画什么，父母无需限制。面对孩子的杰作，父母只需赞美就是了。最好的赞美方式，是把宝宝的"涂鸦"收藏起来，和孩子一起欣赏"杰作"。

❖ **带宝宝出游**

可以带宝宝到稍微远的地方去游玩或踏青。宝宝最喜欢去的地方可能就是动物园了，如果能去野生动物园，宝宝当然更高兴。让宝宝看看千姿百态的动物，领略春风扑面的感觉，看看参天大树，听听树林中小鸟的叫声。当宝宝看到生机勃勃的动物，满目翠绿的田野，在风中摇曳的小草时，一定非常欢喜。

第4节 营养与饮食

从13个月到18个月这半年中，宝宝的营养和喂养方面没有什么大的变化。这半年，宝宝从以奶类为主食逐渐过度到以谷物为主；从不定期进餐，到规律进餐；从妈妈喂饭，到自己拿勺吃饭；从由妈妈单独喂饭，到和家人同桌进餐。逐渐给宝宝建立起一套健康的饮食习惯。

在接下来的几个章节中，为了避免重复，相同之处不再赘述，父母可相互参阅营养与饮食这一节。

14. 给宝宝断母乳进行时

母乳喂养最好能坚持到宝宝2岁。之所以提前讨论断母乳问题，是因为有的妈妈到了宝宝1岁时，要去上班，路途很远，还时常出差，难以坚持母乳，不得已要断母乳。

❖ **不要伤及宝宝的情感**

给孩子断母乳，对于一些妈妈来说并不是件难办的事，可有的妈妈会遇到很大的麻烦。因为断母乳不单单是妈妈的事，还有宝宝的事。对于宝宝来说，吃不到奶水是小事，吸吮不到妈妈的乳头是大事。

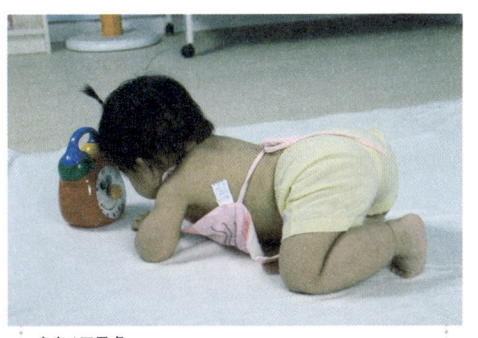

宝宝 / 王思睿
宝宝研究闹钟入了迷，任凭摄像师怎么招唤都不转过头来。

第一章 12—13个月的宝宝

宝宝不接受断母乳，不是身体和生理上的需要，更多的是心理和情感上的需要。宝宝不是离不开母乳中的营养，而是离不开妈妈的怀抱。所以，我不赞成采取强制措施断母乳。比如，在妈妈的乳头上抹辣椒，涂上可怕的带有颜色的药水，贴上胶布，甚至让一直与宝宝同睡的妈妈突然离开宝宝，躲到娘家或朋友家。其实，不用这些强制手段，宝宝也不会一直吃妈妈的乳头。有些个别情况，采取一些措施并不是不可以，但用温和的方法能够解决的最好不用强制方法，这样才不会伤害宝宝的情感。

❖ **等待宝宝情感上接受断奶**

幼儿的适应能力有时真是令人惊奇。如果你给宝宝断奶时遇到困难，不必采取强烈措施。习惯上都这么认为，妈妈要断奶，只要开始了就一定要坚持到底，无论孩子有怎样的反应。

我如何给孩子断母乳

作为医生，孩子1岁后，就要重新值夜班。4天一个夜班，这对于母乳喂养的我来说，断母乳是唯一的选择。我的奶水一直很多，给宝宝吃饭只能是质高量少，不然的话，实在没处打发多余的乳汁。女儿11个半月时，我开始着手做准备，晚上由奶奶陪孩子睡。可是，女儿的反应非常激烈，几乎整个晚上都在哭。我一次次悄悄地走到卧室门前，却一次次被奶奶拒绝了。女儿大哭，我悄悄落泪，这时我才感到，我真是个没用的妈妈。在医院，我为妈妈们解决问题，可轮到我，却是这样的无奈。第一个晚上熬过去了，第二个晚上我全面崩溃，接着喂母乳，过一段时间再说！我坚持这么做。转眼就到了我上夜班的时候，奶奶带着孙女。说来也奇怪，当女儿半夜醒来要妈妈的时候，奶奶告诉她妈妈给小弟弟妹妹看病去了，女儿就真的不再要妈妈，也不哭了。我下班在家的时候，继续给女儿喂母乳，不在家的时候，奶奶就喂饭菜和奶粉。这样相安无事地过去了4个月，就顺利地断奶了。

我的经历不带有普遍性，但我相信，每位妈妈都会从实际出发，找到适合的方法。

❖ **自然断奶方式**

大多数妈妈都能在不接受任何帮助的情况下，顺利完成断奶。通常情况下，无需医学介入的自然断奶方式，可按照以下步骤实施：

- 减少可促进乳汁分泌的食物；
- 逐步减少给宝宝喂母乳的次数；
- 逐步缩短给宝宝哺乳的时间；
- 逐渐延长哺乳的间隔时间；
- 尽量不用乳头哄宝宝睡觉；
- 不用乳头哄哭闹中的宝宝；
- 不在宝宝面前暴露乳头；
- 不用喂奶的姿势抱宝宝；
- 增加爸爸或家里其他看护人看护宝宝的时间；
- 不给宝宝看有妈妈抱孩子喂奶的图书、照片、电视画面；
- 给宝宝看有孩子自己吃饭的图书、照片、电视画面；
- 减少用儿语和宝宝说话的频率；
- 在宝宝的玩具中增加餐具玩具，或给宝宝玩食物餐具；

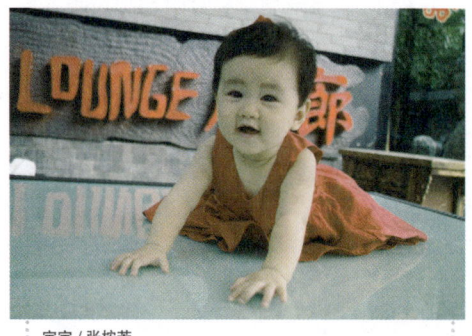

宝宝 / 张桉若
谁说穿裙子一定要淑女，我可是爬行高手呢。

- 乳房发胀时，用吸奶器吸出乳汁，吸乳过程不要让宝宝看到；
- 准备宝宝喜欢的食物，让宝宝的饮食兴趣转到饭菜上去；
- 让宝宝自己拿着奶瓶喝奶；
- 如果宝宝的小床紧临你们的大床，让爸爸靠宝宝小床一边；
- 适当喷点香水，以掩盖母乳的味道。

❖ 医学介入断奶方式

有的宝宝很依恋妈妈，没有妈妈的乳头就不睡觉，看不到妈妈就拼命哭闹。当离目标还有一小步时，妈妈全线崩溃，或爸爸或老人说情，妈妈宝宝泪白流。如果这时妈妈因为吃了回奶药，乳汁已所剩无几，那可就亏了宝宝。因为有前面被剥夺的教训，宝宝会更加珍惜这"来之不易"的胜利，断奶就成了一大难题。

遇到这种情况，我通常建议妈妈采取怀柔政策，让宝宝慢慢忘记他"心灵上的伤害"，重新感受躺在妈妈怀中吃奶的幸福，再采取循序渐进的方式，逐步断奶。听从母亲的本能和感受，采取妈妈认为恰当的方式解决，一定会顺利断母乳的。

回奶药的选择：大多数妈妈到了这个时候已经没有很多的乳汁了，一旦减少哺乳，乳汁很快就没有了，根本不用吃什么回奶药。如果你的乳汁还不少，我的建议是吃维生素B6或炒麦芽。吃激素类回奶药物，尽管对乳汁没多大影响，妈妈还是有些担心。

❖ 断奶时宝宝夜啼

断奶最大的困难可能就是晚间睡觉问题。有些宝宝已经习惯于晚上吸着妈妈的乳头入睡，半夜醒来，只要妈妈把乳头往宝宝嘴里一放，宝宝吸几口奶，很快就会再次入睡。妈妈靠自己的乳头哄宝宝睡觉，断奶时大多会遇到困难。

怎么办？没有适合所有宝宝的最好方法，妈妈可根据具体情况自己决定。

如果你不再和宝宝一起睡，宝宝哭几声，其他看护人哄一哄、拍一拍，宝宝就能再次入睡了，那是再好不过的，就这么坚持几天，断奶定会成功。

当宝宝醒来时，你通过其他方法，也能让宝宝再次入睡，宝宝没有长时间撕心裂肺地哭闹，那宝宝真是让你省心，断母乳已经不成问题。

如果你刚刚计划断奶，可以尝试着宝宝半夜醒来时，不用母乳，而是用配方奶喂宝宝，会为你顺利断奶打下基础。

在断奶的过程中，有时你可能会和家里人发生冲突，你们意见不统一，每个人对宝宝哭闹的承受能力不同，奶奶也许不忍心宝宝哭一声，反对妈妈强制性断奶。有这样的情况时请不要在孩子面前争执。如果达不成一致意见，可以向有关人员咨询，获取专业指导。

❖ 断奶时预防乳腺炎

不要让你的乳房发胀。如果吸奶器不能解决乳房发胀，你要毫不犹豫地让宝宝吸吮你的乳头，帮助你解决乳胀问题。你的乳房不能有疼痛感觉，一旦感觉到疼痛，要及时让宝宝吸吮你的乳头，并看医生。如果你的宝宝哭闹只能用你的乳头解决时，你暂时先这么做，你长期给宝宝养成的习惯，不要奢望在短时间内甚至一夜之间纠正过来。拉锯式的断奶并不一定糟糕透顶，适合你和你宝宝的方法就是最好的。

在断奶过程中发生乳腺炎的可能性仍然有，如果妈妈采取突然断乳的方式，而此时妈妈的乳汁还不少，可能会引起乳汁淤积，乳汁淤积是乳腺炎的原因之一。所以，在断奶期间，最好不采取突然让宝宝停止吸吮的方式，要定时用吸奶器吸奶，如果乳汁比较多，要吃回奶药。

患乳腺炎的典型症状是乳房胀痛和发热。一旦你感觉乳房有胀痛感，马上监测体温，用硫酸镁进行热敷，及时看医生是非常必要的。

❖ **母乳仍然是最好的乳类食物**

常有妈妈因宝宝不喝配方奶看医生，我问为什么要喂配方奶？妈妈则说听说6个月以后母乳就没什么营养了。也常听到这样的声音，孩子都1岁多了，喂母乳没啥用了。这些认识都是错误的。

母乳可以提供4-6个月婴儿生长发育所需的所有营养，不需额外添加任何食物。4-6个月以后，除了母乳外，还需要添加婴儿辅助食物。1岁以后，乳类食物逐渐成为幼儿众多食物中的一种，但仍然是必需的。母乳仍是幼儿最佳的乳类食物，只要有条件喂母乳，妈妈不要放弃母乳喂养，最好能坚持到宝宝2岁。

15. 为孩子搭配合理的膳食结构

这个月龄段的幼儿，每天应吃10种以上的食物。包括母乳或配方奶、粮食、蛋肉、蔬菜、水果。其中，粮食占饭菜总摄入量的50%，蛋肉占25%，蔬菜占25%，如果是母乳喂养，除一日三餐外，其他时间可喂母乳，通常情况可在起起、午睡后、晚睡前喂母乳。如果妈妈已经上班，妈妈上班期间可给宝宝喂饭和水果，妈妈下班后尽量喂母乳。水果最好上午吃，量接近一日的蔬菜量。

❖ **可以这样安排宝宝的一日三餐**

早晨醒来，先喝20-30毫升水润润嗓子，开始喂母乳或配方奶；

活动半小时，喂早餐；

上午户外活动，活动间歇时间喂水果和白开水；

宝宝室内玩耍，妈妈给宝宝准备午餐；

午餐后，活动一会儿；

午睡；

起床后，喂20-30毫升水润润嗓子，开始喂母乳或配方奶；

下午户外活动，活动间歇时喂白开水或小零食；

宝宝室内玩耍，妈妈给宝宝准备晚餐；

晚餐后，室内活动，准备给宝宝洗澡；

洗澡后喂20-30毫升水，再喂母乳或配方奶；

活动一会儿，准备睡觉。

入睡后最好不再给宝宝喂奶，如果宝宝习惯半夜醒来喝奶，那就继续喂奶好了。

❖ **一天食物种类举例**

粮食2种：小米、白面/大米、燕麦/紫米、玉米面

肉蛋2种：鱼肉、鸡蛋/虾肉、鹌鹑蛋/猪肉、鸡蛋/鸡肉、鱼肉

蔬菜3种：绿叶菜如白菜、菠菜、芹菜、芥菜、木耳菜、生菜、香菜等任意一种，果实菜如西红柿、甜椒、黄瓜、小瓜等任意一种，根茎菜如莴苣、笋、萝卜、胡萝卜、土豆、藕、山芋等任意一种

水果1-2种：如橘子、苹果、葡萄、樱桃、草莓等任意1、2种

奶1种：母乳或配方奶

妈妈经常问，到底该给孩子吃多少食物？其实，这个问题由孩子回答最合适。幼儿知道饱饿，吃饱了自然就不吃了，即使妈妈再喂，宝宝也不会再吃。

妈妈常为给孩子做饭发愁。其实，没那么难的，只要妈妈会做饭，就能给孩子做饭吃。不同的是孩子还小，咀嚼和吞咽能力以及消化能力比成人弱些。所以，给宝宝做的饭菜要比成人吃的软烂些；油盐酱醋等调料尽量少放；孩子的饭菜不要过

于油腻；少采用油炸、油煎、烧烤、涮等方法；多采用蒸、炖、煮、炒等烹饪方法制作菜肴。

妈妈常常发愁给孩子做什么饭菜。其实，幼儿基本可以吃绝大多数种类的食物了，除刺激性强的辣椒，几乎都可以做给孩子吃。多给孩子应季蔬菜和水果。按照烹饪常识给宝宝做饭就可以了，与给自己做饭没有太大的区别，只是软烂些，油盐调料少放些，清淡些就可以了。孩子喜欢吃就是对妈妈做的饭菜最好的奖赏。

妈妈常问医生列出菜谱。其实，菜谱是有限的。如果妈妈按几个菜谱给孩子做饭，孩子很快就会吃腻的。妈妈是最疼爱孩子的，按照我前面说的大原则，开动脑筋，妈妈一定能够给孩子做出比菜谱更好吃的饭菜。妈妈要相信自己的能力，你和孩子朝夕相处，最了解孩子的喜好，最知道孩子喜欢吃什么味道的饭菜，一定比任何人做的都好。

❖ 解读幼儿膳食指南

• 养成每日喝奶的习惯，配方奶500毫升，鲜奶370毫升。早晚喝奶比较好，如果一次喝奶量少，达不到每日所需，可在午睡后喝奶。如果不喜欢喝配方奶或鲜奶，可以用酸奶、奶酪等奶制品代替部分配方奶或鲜奶。

• 养成不挑食、不偏食、不嗜食的良好饮食习惯。少吃快餐食品，少喝饮料，不能以饮料代替白开水。

• 1-2岁的幼儿需要特别呵护。幼儿身体发育迅速，需要吸取多种营养物质，但是他们的胃肠还不够成熟，消化力也不强，胃的容量只有250毫升左右，牙齿也正在长，咀嚼能力有限，故应增加进餐次数，供给富有营养的食物，食物的加工要细。

• 促进每日供给奶或奶制品、蛋和蛋制品、半肥瘦的禽畜肉、肝类、加工好的豆类以及切细的蔬菜类。每周吃1-2次动物血、3次海产品。

• 鼓励宝宝自己进食，培养集中精力进食的习惯，吃饭时不随意走动。

• 3-5岁的幼儿进入幼儿园，食量有所增加，食物种类更加丰富。培养良好的卫生习惯，做到饭前饭后洗手。

• 定期测量身高和体重，做好记录，以便了解孩子的发育情况，及时发现缺铁性贫血。如果宝宝过胖，适当调整饮食结构，改变不良饮食习惯，不吃油炸、油煎和高热量高盐等快餐食物。

❖ 一天食谱举例

6：00-7：00 喝奶，有母乳就喂母乳15-30分钟，没有母乳喂配方奶150-250毫升。

8：00早餐：蛋羹（整鸡蛋1个，放少许浸泡去盐的海米并剁碎，小西红柿2个与蛋羹一起蒸，去皮捣碎放入蛋羹中），奶油面包。

9：00喝水

10：00 苹果半个

12：00午餐：软米饭半婴儿碗，碎菜炒猪肉末，银耳大枣汤三分之一婴儿碗。

15：00 母乳或配方奶150-200毫升。

17：00晚餐：三鲜馅馄饨一婴儿碗（对虾1个剁碎，鹌鹑蛋2个，香菇油菜占馅的一半），汤中放入少许虾皮末，香菜末。

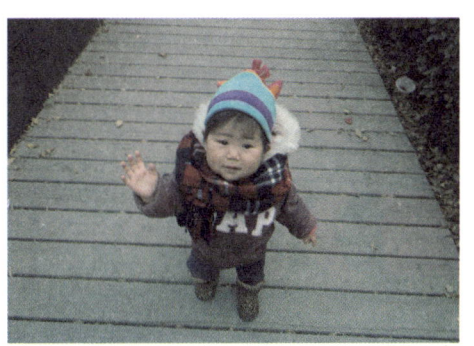

宝宝 / 马婵溪

20：00 母乳或配方奶200-250毫升。

（注：如果晨起没喝奶，上午加奶酪50克）

16. 培养孩子健康的饮食习惯

❖ **咀嚼吞咽能力与固体食物**

大多数父母在孩子9个月后，开始喂固体食物。有的父母，会在孩子1岁后，才开始喂固体食物。

无论宝宝是否能够咀嚼和吞咽固体食物，到了这个月龄，都应该给孩子吃固体食物的机会，锻炼孩子进食固体食物。让孩子吃固体食物，不仅仅是喂养问题，还与孩子的语言能力有关，吃固体食物可促进舌体运动、吞咽和咀嚼协调能力的提高，而舌体运动，吞咽和咀嚼协调能力与语言发育关系密切。

宝宝进食固体食物初期，可能会反复把食物吐出来，有的宝宝会呛着或噎着，父母切莫因此就不敢给宝宝吃固体食物了。吃固体食物也是需要锻炼的，父母一定要给孩子锻炼的机会。

进食固体食物，要注意防止气管异物。不要给孩子吃脆硬的豆类或菜丁；米饭中的豆子一定要保证煮得很烂；不给花生、瓜子等坚果类；吃饭时，不要逗笑孩子；不能让孩子边跑边吃。

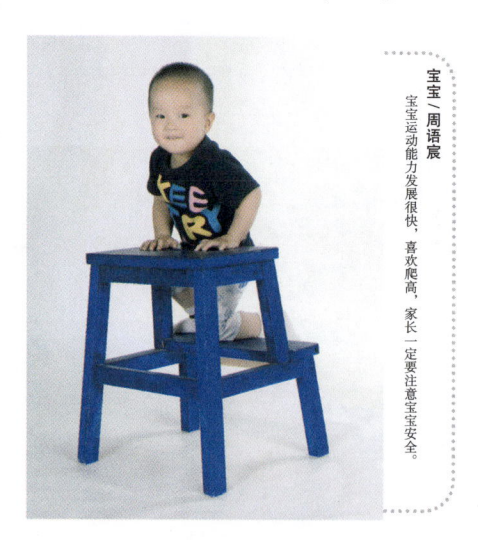

❖ **不会吃固体食物**

姥姥带孙女来诊，宝宝快14个月了，所有食物都必须是流质。水果要榨汁，制成果泥都咽不下去。如果把水果切成小块，放在嘴里，咀嚼一两下就全部吐出来。其他食物就更不用说了，什么粥、面条、包子、馄饨、饺子，统统不会吃。

检查宝宝，没发现任何异常体征，体智能发育正常，除了有些瘦，没有发现任何情况。宝宝没有需要医疗的问题，是喂养和养育的问题。

宝宝由姥姥和保姆两人看护，父母工作都非常忙，很少见到孩子。孩子的妈妈是独生女，受到父母百般宠爱，即使做了妈妈，仍然备受宠爱。

姥姥说是她宠坏了女儿，不想再宠坏了孙女。可话是这么说，隔辈人宠孙子比宠自己的孩子，有过之而无不及。加上孩子的父母经常不在身边，姥姥更是格外小心，生怕出点啥事。孙女9个月的时候，第一次给孙女喂固体食物时，噎着了，出现了呛咳，姥姥吓得心惊胆颤，从此再也没敢喂过固体食物。

我告诉姥姥，从现在开始，您一定要给孙女吃固体食物的机会。姥姥现出为难的样子，妈妈说，我喂了，可说什么也不肯吃，姥姥怕饿坏孙女，只能顺着孩子了。宝宝错过了吃固体食物的关键期，顺其自然，就得到2岁半以后才能学会吃固体食物了。

这是典型的例子，一方面为孩子不能吃固体食物着急，一方面又不给孩子锻炼的机会。这不是孩子的问题，是大人的问题。

❖ **良好的进食习惯需要培养**

随着月龄的增加，幼儿开始了对食物的选择。不喜欢吃的，可能一口也不吃；喜欢吃的，会吃到吃不进去为止。吃饭时，开始受外界因素影响，任何响声任何事情，都能让宝宝停止吃饭。开始喜欢边走边吃，

宝宝／周语宸
宝宝运动能力发展很快，喜欢爬高，家长一定要注意宝宝安全。

边玩边吃，有时还会把饭菜故意吐出来，或嘟嘟地吹泡玩。

良好的进食习惯需要培养。从现在开始，父母一定要帮助孩子建立起良好的进食习惯。

每次进餐，都要让宝宝坐在餐桌前，没吃完饭不能离开餐桌。如果宝宝要活动，只能围着餐桌走动。

避免边玩边吃的习惯，餐桌上最好不要放与进餐无关的东西，尤其是与进餐无关的玩具。

不要让宝宝边吃饭边看电视，这个习惯对宝宝进餐有很大的影响，一定不要让宝宝养成这样的习惯。

幼儿可以和家人一起围坐在餐桌前进餐，增加宝宝进餐兴趣，培养一日三餐的好习惯，但要单独给宝宝做饭。

千万不要到处追着宝宝喂饭，如果宝宝离开餐桌，把宝宝抱回来，再开始喂饭。

让宝宝自己拿勺吃饭，会增加宝宝吃饭的欲望，要给宝宝自己吃饭的机会，如果宝宝还不能自己完成吃饭，妈妈可以喂饭，但也要让宝宝自己拿着勺吃。

❖ **良好的饮食习惯要培养**

宝宝普遍不爱喝白开水，喜欢带甜味或酸味的果水，喜甜是孩子的天性。所以，要想让宝宝喜欢喝白开水，从宝宝出生那天开始，就要给宝宝喂白开水，宝宝才有可能会爱上喝白水。饮料中所含的糖、色素、香料、防腐剂及其他人工添加剂，对宝宝有害无益。养成喝白水的习惯，不但对孩子健康有益，对孩子的牙齿也有好处。

在超市购买的儿童食品、休闲食品等属于零食，不要没有限制地给宝宝吃。宝宝通常很喜欢零食，因为大多数零食是甜的，一些零食不符合这么大宝宝的营养需求，不能让零食填充宝宝的肚子。把零食作为外出或餐间的一点补充，给宝宝一些意外惊喜和快乐就足够了，绝不能因为零食影响宝宝的正常饮食。

宝宝的胃容量还不够大，少食多餐仍是这么大宝宝的特点。所以，一天吃三次正餐，上、下午加餐两次，睡前喝奶。水果、酸奶、海苔、饼干等可当作加餐零食。

不爱吃辅食

我家宝宝13个月了，不爱吃辅食而且吃了后还会打嗝，胃口也不太好，还有便秘的现象，我该怎么办呢？

宝宝13个月以后，饭菜逐渐成为主要食物来源而不再是辅食为主。从现在，逐渐给宝宝建立一日三餐的习惯。大多数宝宝是生理性的，通过培养定时大便习惯、饮食调理，喝足够的水，基本上能够缓解便秘。让宝宝和家里人一起进餐；如果是高餐桌，让宝宝自己坐在餐椅上，如果是地桌，可以让宝宝坐在小凳子上；每天改变菜谱，做宝宝喜欢吃的食物；可服用一段时间的益生菌缓解便秘。

宝宝缘何咬乳头

一位妈妈曾向我咨询，说她的宝宝拼命咬她的奶头。她叫得越厉害，宝宝咬得越紧。刚开始是吃一会儿才咬，后来只要含上乳头就咬。妈妈急了，训斥宝宝几句。宝宝撇着小嘴，眼泪汪汪地看着妈妈，没有哭出声来。但当天晚上宝宝就没再吃妈妈的奶。以往，一晚上宝宝要吃两三次奶。到了第二天，宝宝开始吃妈妈的奶，但吸吮力比较弱，显得也不那么幸福。妈妈难过极了，妈妈是哭着向我叙述这件事的。

宝宝咬乳头，不是宝宝狠心，更不是宝宝不爱妈妈。妈妈埋怨孩子，训斥孩子，宝宝当然会感到委屈。

宝宝受了惊吓，当再次吃奶的时候，想起来妈妈的尖叫会反应性地再次咬乳头。

有的宝宝听到妈妈的尖叫，以为妈妈

在逗宝宝玩，误认为妈妈喜欢宝宝咬乳头。所以，妈妈越叫，宝宝咬得越欢。宝宝只是判断上的差错。

宝宝咬乳头时，妈妈可捏住宝宝的鼻孔，也可按住宝宝下颌。咬乳头多出现在长牙期间的宝宝，给宝宝磨牙棒或安抚奶嘴，宝宝咬乳头的情况就少有发生。用奶瓶喂养的宝宝也会出现咬乳头的现象。

第5节 睡眠和尿便管理

17. 延续婴儿期的睡眠问题

❖ **不成问题的问题**

在《婴儿卷》里，关于睡眠的问题我们谈了很多。事实上，早在新生儿期，妈妈所困惑的宝宝睡眠问题，多是因为妈妈缺少带孩子的经验，把自己的一些想法和认识加进去。说白了，宝宝原本没有睡眠的烦恼，是妈妈在无意中帮助宝宝养成了令妈妈烦恼的睡眠问题。

大多数父母帮助孩子养成了良好的睡眠习惯。但是，有的父母仍然很烦恼。以下就是父母常遇到的宝宝睡眠问题，有些问题就是父母向我咨询的原话：

- 有的宝宝并不像父母希望的那样，一觉睡到大天亮；
- 有的宝宝睡眠很不踏实，总是翻来覆去，甚至满床打滚；
- 有的宝宝白天睡觉"狗眨眼"，一会儿就醒，除非有人抱着才能睡得时间长一些；
- 有的宝宝后半夜还要起来喝奶，不喂就睡不踏实，甚至哭闹；
- 有的宝宝到了晚上特别精神，熬得父母都睁不开眼了，宝宝却没有一点睡意；
- 有的宝宝睡前闹得很厉害，费尽九牛二虎之力，才能哄睡；
- 有的宝宝一晚上赖着妈妈的奶头，吸上几口就安静入睡，离开奶头就睡不踏实；
- 有的宝宝明明"有尿"但折腾来折腾去，把尿就哭，不把就没完没了地折腾。

值得注意的是，上述诸多宝宝的睡眠问题，绝大多数不是宝宝自身的问题，而是父母养育出来的问题，是养育方式不当的结果。如果从一开始，父母就注意规避这些问题，这些问题就不会存在了。所以，我在新生儿一章就用了很多文字谈这个问题，还举了一些实例。

妈妈带着宝宝来找我。宝宝13个月多，从七八个月开始一直不好好睡觉。为此，父母已经筋疲力尽，忍无可忍了，小两口互相抱怨，几乎到了崩溃的边缘，甚至已经萌发了离婚的念头！

宝宝怎样的睡眠问题，让父母几近崩溃呢？对此，我进行了仔细询问。

宝宝入睡困难，像个夜猫子，不到半夜三更，无论如何都不肯上床睡觉，强迫的结果就是拼命哭闹。

宝宝入睡后，一小时醒来一次，每次醒来都是闭着眼睛，玩命地踢，抱都抱不住，满身大汗，十几分钟后，哭得实在累了，再次入睡。

妈妈说，那十几分钟，对于他们两口子来说，简直是地狱般的煎熬啊！

父母已经有了"心病"，宝宝虽已入睡，父母却无法入睡，内心充满了害怕，时刻担心着宝宝会突然醒来哭闹。好可怜的父母呀！

父母带宝宝去过多家医院，看过多名医生，都没有发现宝宝有何异常，考虑宝宝是噩梦惊醒。

每天都做噩梦，而且还不止一次，为什么？妈妈不解。

妈妈把宝宝带到我诊室时是在上午10点多。看起来，宝宝情绪不错，对诊室中的物品有很大的兴趣，摸摸这，弄弄那，手脚一刻也不停歇。可是，宝宝对妈妈的话却是听而不闻，妈妈不断说着孩子，管着孩子，孩子全然不予理会，就像没听到一样。对于孩子来说，妈妈就是"透明人"。

对我说的话，宝宝能停止片刻活动，注视着我，听我和他说话。给宝宝做了全面的体格检查，没发现异常情况。

我开始考虑其他原因，和妈妈谈起了他们夫妇俩的事。妈妈告诉我，他们两人都是急脾气，两句话不投机就吵起来，而且都是不管天不管地的。这已经成为他们的生活习惯，谁也不让谁。有分歧就吵，心不顺就吵，吵急眼了，还摔东西呢！

我的天！这俩暴脾气，竟然不看在孩子面上，克制一下，还是如此的肆无忌惮，太不像话了！我已心生怒气。

妈妈很能干，事业上也小有成就，因为孩子做起了SOHO。爸爸则把全部精力用在工作上，在家成了甩手掌柜。妈妈抱怨白天带孩子，做家务已经很累，晚上还不能睡个踏实觉；爸爸抱怨白天忙这忙那，为家挣钱，晚上还要忍受孩子的哭闹。两人吵的次数更多，程度更激烈。

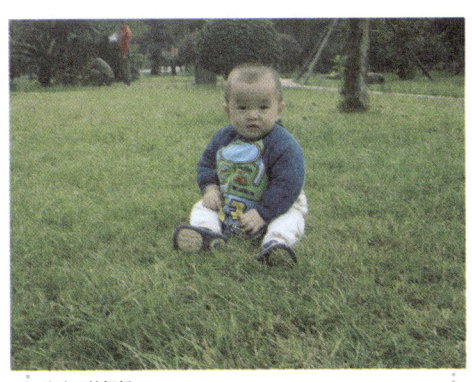

宝宝 / 林煜哲

我找到孩子哭夜的原因了。

我约了孩子的父母一起过来。我把成长环境对幼儿心理影响的道理讲给他们听，要求他们必须停止吵架！否则，宝宝非但不能停止夜啼，还有可能出现其他状况。比如，自闭倾向和抑郁倾向。

爸爸妈妈终于听了我的劝告。没过多久，妈妈打电话告诉我，孩子夜啼明显减轻了。3个月后，宝宝可以一觉睡到大天亮了。妈妈高兴地说，我们两口子基本不吵架了，不但解决了孩子的夜啼问题，还解决了我们夫妇俩的问题。有话好好说，有事好好商量，吵架不但解决不了问题，还伤了夫妻感情，使问题变得更加难以解决，事情变得更加复杂。父母一定要明白，给宝宝创造温馨的生活环境对宝宝的健康成长是非常重要的。

18. 训练尿便基础

❖ 父母的疑问

宝宝什么时候能够控制尿便？

宝宝控制尿便的能力是随着年龄的增长而自然拥有的吗？

有没有更快的办法让宝宝能够控制尿便？

宝宝不能学会按时控制尿便是不是不够聪明？

❖ 医学解释

控制尿便的年龄存在着显著的个体差异，有的宝宝一岁半就能告诉妈妈他要尿尿，有的宝宝要到三岁左右才能控制尿便。

毫无疑问，宝宝具有自我控制尿便的潜在能力，随着年龄的增加，在周围人潜移默化的影响下，在父母的告知中，宝宝逐渐学会了控制尿便。

学会控制尿便，是宝宝成长中的一个方面，不会一蹴而就，父母要尊重孩子的生长发育规律，沿着孩子的成长规律给予帮助和引导，切莫拔苗助长。

控制尿便与宝宝聪明与否没有必然关系。幼儿有很强的模仿力，如果家中有哥哥姐姐，宝宝会通过模仿更快地学会控制尿便。

有的宝宝先会控制小便，有的宝宝先会控制大便，有的宝宝在差不多的时间学会控制尿便。

如果与宝宝同龄的小朋友都能控制尿便了，可你的宝宝还不能很好地控制尿便，千万不要过分担心，更不要让孩子感受到你觉得他是个笨孩子，是个没有用的孩子，让孩子有挫败感。切莫采取激烈的办法训练。

与同龄孩子的妈妈们在一起交流育儿经验，分享孩子快乐的成长过程，这是件非常好的事情，但要注意不要攀比，孩子间有着千差万别，每个孩子都是独一无二的，都有自己的成长轨迹。

小帅的故事

小帅过了100天，妈妈就开始训练宝宝尿便，不到半岁的时候，妈妈一天几乎洗不了几块尿布。小帅和妈妈配合得非常好，只要妈妈感到宝宝要尿，就马上抱起儿子，几声嘘嘘，儿子便听话地把尿尿在盆里。妈妈判断着儿子要拉屎，就把儿子抱到盆上，没多大工夫，宝宝就完成了一件大事，妈妈为此很自豪。

可是好景不长，小帅1岁后，突然说什么也不听妈妈的话，和妈妈不再有以前的默契。如果妈妈不干预，小帅还可能会蹲下来尿便，如果妈妈干预，小帅就会索性憋着不拉。至于尿，不是尿在裤子里，就是尿在床上。直到1岁半以后，宝宝才又开始学习控制尿便。到小帅能完全控制尿便的时候，已经3岁多了。

过早训练尿便，并不能让宝宝更早地学会控制尿便，弄不好宝宝还会产生反抗情绪，延长控制尿便时间。小帅是个聪明的孩子，手风琴达到专业水平，学习成绩一直名列前茅，后来还考上了医学院本、硕、博八年连读。

❖ <u>发现尿便前的征兆及时帮助</u>

• 宝宝突然停止了玩耍，很可能有尿便了。这时，妈妈及时帮助，很可能会顺利让宝宝把尿便排在便盆中。

• 宝宝面部表情发生了某种变化，或脸发红，或两眼瞪着不动，或眼神发呆发直。妈妈要想到，宝宝可能要排尿便，要及时帮助宝宝把尿便排到便盆中。

• 宝宝有大便时，常常会发出"嗯、嗯"的声音。妈妈听到了宝宝发出的信号，可要及时帮助宝宝哟。

• 正在行走的宝宝突然站在那里不动了，宝宝很有可能要排尿便。妈妈适时的帮助会让宝宝顺利地把尿便排在尿盆中。

• 宝宝把两腿叉开，或蹲下来使劲，很有可能是要排便。妈妈可把便盆拿过来，让宝宝坐在便盆上。如果宝宝拒绝，妈妈也不要强求。

妈妈通过观察宝宝排便前的这些表现，帮助宝宝把尿便排在便盆中，并不能证明孩子已经能控制尿便了。但是，当宝宝有了这些迹象时，父母开始着手帮助宝宝学习控制尿便的时候就到了。

帮助宝宝练习控制尿便，一定要建立在宝宝愿意接受的前提下，如果感到情况不妙，马上停止，再等一段时间。

❖ <u>没有一成不变的统一方法</u>

妈妈或看护人可根据宝宝的接受情况找到适合的方法，没有一成不变的方法。每个宝宝的接受能力不同，对训练尿便的反应也有所不同。如果一味强调必须使用的方法，可能会给宝宝练习控制尿便带来不少麻烦。我有如下几点建议供参考：

❖ <u>帮助宝宝控制排尿</u>

当宝宝膀胱内有尿液充盈时，愿意接受帮助。所以，妈妈要留意观察宝宝排尿前的征兆。

给宝宝准备一个漂亮好拿的小便盆，宝宝会把他的小便盆当作玩具。妈妈要常说，这是专为宝宝准备的便盆。慢慢地，当宝宝有尿时，会主动把尿排在便盆中。

不要一天24小时让宝宝穿着纸尿裤，这样不利于宝宝学会控制尿便。根据你的判断，适时取下纸尿裤，告诉宝宝有尿坐在便盆上。如果是男宝宝，可以让宝宝自己端着小便盆站立着排尿。

当宝宝把尿排到便盆中时，要及时鼓励宝宝做得好。这个月龄的宝宝开始学会讨父母喜欢，得到父母赞赏的事愿意重复去做。

这个月龄的宝宝不能控制尿便再正常不过了。不要批评宝宝把尿便弄到裤子里，如果妈妈总是批评孩子，孩子会受到挫伤，能控制尿便的时间会更晚。

❖ 帮助宝宝控制排便

对于这个月龄段的宝宝来说，父母扮演的角色是帮助，不是训练，也非要求宝宝控制。而且，帮助也只是试探性的。

对于这么大的幼儿来说，重要的不是宝宝能否坐在便盆上排便，而是宝宝是否愿意接受父母的帮助。如果宝宝不接受，就说明现在练习宝宝控制尿便还为时过早。

这个月龄段的幼儿，大便次数不再像婴儿期那么多了，大多是每天1-2次，或两天1次。宝宝喝得多，尿得也多，吃多了，大便次数和量也会增多。妈妈不必为哪天尿便多点少点而焦虑，更不要动辄认为宝宝有病，在无需去医院的情况下带宝宝去医院。如果担心有问题，可先带尿便到医院去化验，减少宝宝去医院可能遭受的交叉感染。

早晨起床后排便比较好。但是，每个宝宝排便习惯不同，你的宝宝什么时候排便更好，要根据宝宝具体情况而定。如果你的宝宝无论如何也不接受早晨排便的安排，晚上或中午排便并不意味着时间上的错误。

给宝宝准备一个漂亮的小坐便器，放在卫生间里。妈妈可带着宝宝一起如厕，发挥宝宝极强的模仿力。

第 6 节 生活中的护理

19. 不同季节护理要点

❖ 不同季节，不同月龄护理要点是相对的

实际上，对这个月的宝宝是重要的，对下个月或上个月的宝宝来说，可能仍是重要的。为了避免重复，就省略不写了。父母可以通过目录，查找护理要点中的重点内容。

除了看一看本月的要点外，再把其他临近几个月的护理要点粗略地浏览一下。

宝宝的生命是连续的，是不可分割的整体，相互间存在着极其密切的联系。但与成年人不同的是，宝宝在成长的不同阶段，又有着明显的不同。如果不进行这种划分，妈妈就难以抓住宝宝生长发育和成长过程的关键问题和需要特别注意的地方。所以，父母既要注重不同时期的问题，又要有一个贯穿始终的育儿理念。

我最大的心愿就是让养育孩子的父母们，不但把孩子养育好，还要让养育孩子的过程充满快乐。当孩子长大成人后，他们也会养育自己的孩子，会把父母留给他们的快乐和幸福传承下去。如果父母们理解了我，读懂了我字里行间的殷切期望，你们就会把所理解的告诉周围更多的新手爸爸妈妈们。那你们也和我一样，为养育健康、聪明、善良的下一代做出了点滴贡献，让新手爸爸妈妈少走一些弯路，少一点烦恼，多一些快乐。

❖ **春季**

春暖花开时节，要让宝宝亲历自然，看一看刚刚泛绿的小草，瞧一瞧刚刚长出嫩芽的树枝，观一观河水中游动的小鱼。让宝宝走出房子，走出童车，踩一踩松软的大地，感受一下被放飞的自由。宝宝对自然充满着向往，总会指着门让妈妈带他出去玩。给父母的建议：

- 不要因为有干不完的家务活就把宝宝困在室内；
- 不要因为怕宝宝冻着而把宝宝捂在家里；
- 在扬沙天气，或空气质量比较差的时候不宜带宝宝到户外活动；
- 春季干燥，注意给宝宝补充水分，白开水是最好的；
- 俗话说"春捂秋冻"有一定道理，不要过早减衣服；
- 冬春季节交替的时候，气温不恒定，要根据气温变化给孩子调整衣物；
- 最好在早晨起来时决定给孩子穿多少，穿什么，半途减衣服容易使宝宝感冒；
- 春季北方湿度小，要注意保证室内湿度，可使用加湿器；
- 过敏体质的宝宝，春季可能会对花粉、柳絮等过敏，户外活动回到家里给宝宝洗脸洗手，避开柳絮飞舞的区域；
- 春季易患的疾病有疱疹性咽颊炎，此病是病毒感染，发热3-5天，咽部疱疹，流口水，宝宝喜流食和温凉食物。一周左右自愈，体温过高时，要控制体温，无须使用抗生素。

❖ **夏季**

- 1岁以上幼儿仍会有臀红和尿布疹，夏季最好不要一天24小时使用纸尿裤，白天可给宝宝穿纯棉短裤，尿了及时更换。
- 勤洗澡是最有效的防痱子方法，如果宝宝总是满头是汗，浑身汗津津的，很容易出痱子。如果初夏宝宝就开始起痱子，到了伏天，宝宝的痱子会更厉害。防痱子方法有很多，有一些好的方法，父母可酌情尝试。比如用十滴水、金银花、宝贝金水、艾叶等洗澡。宝宝一旦出痱子，仍要勤洗澡，室温不要超过28℃，到户外活动，要避免阳光暴晒，选在早晚凉快的时候外出，并采取防晒措施。
- 宝宝皮肤擦伤，不能直接在擦伤的地方涂红药水，必须用消毒水消毒，把伤口上的尘土和沙粒清理干净后再涂药水。如果皮肤完全擦掉或有伤口，需要医生处理。
- 宝宝身上有伤的时候，洗澡特别注意，伤口沾水容易感染，所以，不能让有伤口的地方沾水，可以分步洗，或用湿毛巾擦洗。
- 夏季宝宝出汗多，水分蒸发快，要注意水的补充，每天最好喝300-400毫升白开水。
- 可以使用电蚊香防蚊虫叮咬，最好不用烟熏蚊香。用蚊帐是最安全的，但孩子可能会把身体贴在蚊帐上。可在床上放置高度约50厘米的防护围，以免蚊子隔着蚊帐叮咬。
- 一向吃得很好的宝宝，到了夏季食量可能会减少，父母不要强迫宝宝吃，天气凉下来，宝宝自然会爱吃饭的。妈妈要相信宝宝有自我调节能力。

• 苦夏的孩子，体重增长减缓，父母不要着急，更不能因此逼迫宝宝吃，尽量给宝宝准备易消化的可口饭菜。如果食量特小，体重增长过于缓慢，可给宝宝吃些助消化和泻火的药物。

• 乙脑疫苗一定要在夏季来临前接种。乙脑，就是人们说的大脑炎，并没有绝迹，一定要给宝宝接种疫苗。如果因故错过接种，要注意防止蚊虫叮咬。

• 夏季容易患细菌性肠炎，要注意宝宝的饮食卫生，不吃隔夜饭，不喝隔夜水，瓜果梨桃要洗净后，用淡盐水浸泡几分钟，再用清水冲洗一下，才能生食。

❖ 秋季

对于幼儿来说，秋季是黄金时节，宝宝告别了酷暑和蚊蝇的袭扰，食欲开始增加，到了"贴秋膘"的时候。可充分利用这段时间给宝宝补充营养，带宝宝到户外活动，让宝宝领略秋天的风光。

父母可不要认为宝宝没有欣赏能力，没有感受。宝宝在宜人的环境中，心情愉悦，情绪稳定。在喧闹、燥热、污浊、杂乱无章的环境中，会烦躁不安，不能安稳入睡，吃饭也不香甜。父母带宝宝到自然中去比到人声鼎沸的超市、商场或儿童游乐场要好得多。

秋季宝宝较少生病，到了秋末冬初，有患轮状病毒性肠炎的可能。口服过轮状病毒疫苗的宝宝，会获得免疫力，即使患了肠炎，症状也多比较轻。轮状病毒性肠炎，属自限性疾病，自然病程一周左右，主要症状是呕吐、发热、腹泻，大便呈蛋花汤样或米汤样。治疗关键是补充口服补液盐，辅助治疗有蒙脱石散、益生菌、硫酸锌或葡萄糖酸锌，抗生素无效。

❖ 冬季

冬季是幼儿呼吸道感染的高发季节，尤其是1岁多的幼儿，正是容易生病的年龄。如果宝宝总是感冒，经常咳嗽、发烧、流鼻涕，父母通常会不断给宝宝加衣服，生怕宝宝受凉。结果是，宝宝整天汗津津的，更爱生病，越生病越捂，越捂越爱生病。宝宝穿得多，局部环境温度高，而整体环境温度低。宝宝处于冷热不均的环境中，哪能不易感冒呢？要让孩子处于温度相对恒定的环境中，不要让室内外温差太大，不要把孩子捂得满身是汗。耐寒锻炼是提高宝宝呼吸道抵御能力的有效方法。

宝宝只是流鼻涕、打喷嚏，不要急于给宝宝吃药，尽量依靠宝宝自身免疫力抵御感冒病毒的侵袭。这样宝宝的抵抗力才能越来越强，身体才能越来越好。

宝宝只是发热，不要急于给宝宝降温，体温升高是为了降低病毒复制速度，抑制病毒繁殖，是对身体的保护。只有在体温过高时，才使用退热药，且要掌握剂量，不要让宝宝体温忽而降至正常，忽而升至很高，这样不利于宝宝康复。把体温控制在一个合理的范围内，37.5~38.5℃之间，宝宝既不会因高热"抽风"，也不会帮助病毒加速复制。

宝宝咳嗽痰多，不要急于服用止咳药，咳嗽是清除呼吸道垃圾最好的方法。听到

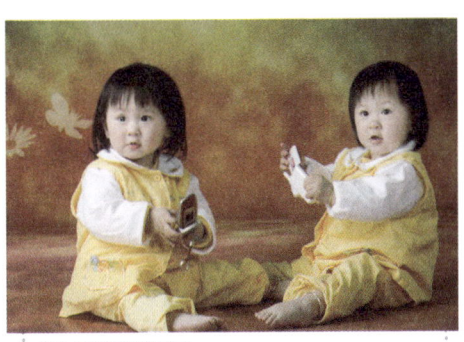

宝宝 / 肖诗睿和肖诗涵

宝宝喉咙中有痰，及时拍背，帮助宝宝咳出痰液（痰液多是被宝宝咽到胃部，随粪便排出体外）。如果咳嗽剧烈，影响睡眠和进食，可选用祛痰药，而不是镇咳药。

感冒病程需要一周左右，父母要耐心等待，不要急于给宝宝服用抗生素，甚至打针输液。

婴儿期没出过幼儿急疹的，1岁后仍有出幼儿急疹的可能。所以，如果宝宝除了发热，没有任何异常症状，一定要沉住气，不要采取剧烈治疗措施，耐心等待疹子出来。期间采取物理降温，体温过高适当服用退热药。

20 带孩子出游

带1岁多的幼儿，父母不会设计长时间的旅游，下面所给出的是3天以内的行程方案。

❖ 为宝宝准备食物

1岁以后的幼儿不再以母乳为主，需要一日三餐；外出旅游时，妈妈不能得到很好的休息，奶水可能减少；外出购买食物可能会遇到安全问题；宝宝也可能会对食物产生过敏；宝宝也许会拒绝买来的食物。所以，要带好宝宝足够吃的食物。以免给你的旅途生活带来很多不便。有爸爸妈妈在身边，加上足够的食物，宝宝没有不高兴的理由。

如果没有母乳，一定要带上宝宝平时喝的配方奶和其他奶制品。在旅途中，奶不但能够提供足够的营养，食用也比较方便。

如果宝宝喝配方奶粉，一定要准备一个密封好的旅行热水瓶和盛温开水的水瓶，并带足需要的水。带上小包装的配方奶粉，当孩子想喝奶时，随给孩子冲奶。

如果乘私家汽车旅行，车上配有冰箱的话，可带上宝宝喜欢喝的酸奶和喜欢吃的奶酪。

带些适合这个年龄段幼儿吃的零食，当宝宝厌倦时，吃点零食，会让宝宝兴致盎然。不要带宝宝从来没吃过的食品，以免过敏，给旅游带来麻烦。最好的零食是水果，方便剥皮的水果比较好，还有酸奶、饼干、海苔等。

到饭店进餐，适合幼儿吃的饭菜非常少。你可以请求厨师为宝宝做一点适合孩子吃的饭菜。

饭店的饭菜油大，盐多，要嘱咐厨师少放油和盐，一定不要放动物油。

饭店的饭菜多比较硬，要求给宝宝做得软些。另外，不要让厨师淋明油，以免引起宝宝腹泻。

宝宝忍耐力有限，一旦饿了，就要马上吃饭，给宝宝带上打开即食的食品是不错的选择。即食食品比较方便，不会让宝宝因为等待而哭闹。现在有不少适合幼儿吃的即食食品，可选择几种带在路上，即使在道路上行驶也可以给宝宝吃。

❖ 为宝宝准备衣物

尽可能多给宝宝带些衣物，这会给你带来很多方便。路途中不知道会发生什么事：宝宝可能会在玩耍中弄湿衣服；奶水洒在衣服上；在饭店就餐时，打翻了饭菜。总之，一天可能要换几次衣服。要多带纸尿裤、纸巾等日常用品。

尽管你知道未来一周的天气，但也要做好天气变化的准备。天气可能会突然变冷，也可能突然转暖，可能是阴雨天气，也可能是扬沙天气。宝宝会随时睡眠，无论在车上，还是在你游玩的风景区，你要随时为宝宝准备铺的、盖的，把一床小被子放在车里。到目的地后，如果你把车停在距离你逗留的地方比较远的停车场，就要把宝宝的衣服和被褥放在旅行袋中随身携带。靠垫和抱被两用的多用途产品是很方便的。

❖ **为宝宝准备小药箱**

宝宝出门在外，难免会生病，这是最令父母着急的事。当父母发现宝宝生病时，在找到医院前，自带的小药箱就发挥作用了。尽管父母不是医生，但有些小的病症父母还是能够初步判断，并给予临时处理的。

小药箱中都应该装些什么？

体温计、消毒棉签、消毒酒精、碘酒、双氧水、红药水、紫药水、肤轻松软膏、炉甘石洗剂、风油精、蚊虫叮咬涂剂。

退热药：口服的片剂或水剂、肛门用的栓剂；

腹泻药：蒙脱石散、口服补液盐、益生菌；

助消化药：益生菌、鸡内金散、健胃消食口服液；

止咳药：适合幼儿服用的祛痰止咳药；

晕车药：眩晕宁，尽量不给孩子吃晕车药，如果孩子晕车了，最好把车停下来，把孩子抱出车外，让宝宝活动一下。

带上你们能够联系到的医院和医生的电话号码，这很重要。

21. 预防意外

❖ **不想讲的故事**

妈妈带1岁的亮亮去朋友家玩，朋友的儿子晗晗比亮亮大3个月，是个闲不住的小淘气。两个妈妈谈完孩子谈老公，谈完老公谈自己。两个妈妈没谈够，不知不觉把两个孩子举到了窗台上。两个小家伙异常兴奋，看着窗外的车水马龙，不知怎么，两个孩子忽然扑到一起，两个妈妈都没回过神来的一刹那，手中的孩子像断了线的风筝，从四层楼飘落到地上。当她们疯了似的跑到楼下的时候，见到眼前的惨景，两个妈妈同时失去了知觉，昏倒在地。救护车把两对母子拉到医院的时候，1岁的亮亮已经没了呼吸。晗晗幼小的身体上有八处骨折，生命危在旦夕，双眼紧闭，全身都被绷带包裹，躺在抢救室里一动不动，呼吸机、氧气罩、输液管、输血管、监护仪包围着孩子。经过6个多小时的抢救，没能留住宝宝的生命，哪怕是有残疾的生命。

这是个极端的例子，写出来就会增加父母的心理负担，本不愿意告诉父母。可是，思虑再三，还是写出来了。因为，我真的很担心再次发生这样的悲剧。做医生几十年，见到、听到的意外事故多了，总想多嘱咐几句。当我看到有危险隐患的时候，心脏就会激烈跳动，不幸的情景会立即映入眼帘。尽管没出现意外，也会出一身冷汗，倒抽几口冷气。

摔伤是导致儿童死亡的主要原因之一，也是非致命伤的主要原因，可能发生摔伤的地方数不胜数，父母千万不要心存侥幸，带孩子马虎不得。

❖ **室内容易出现的意外**

从床上摔下来；

从楼梯上摔下来；

从窗台上摔下来；

从窗户上摔出去；

从自行车上摔下来；

从大型儿童玩具上摔下来；

学步车倾翻使孩子摔伤或夹伤；

小的陈列柜倾倒砸伤宝宝；

在浴盆中打滑摔伤；

宝宝拿到药瓶，把药吃进肚里；

用手去抠电插座；

手指卡在玩具或家庭用具的孔眼中；

把矮柜上的台灯拽了下来砸到宝宝，更危险的是触电；

把煤气开关打开；

把工具箱打开，拿着危险工具乱舞；

把水果刀、剪刀拿在手里；

把桌布拽了下来，桌布上有热水瓶或热汤；

拧开了热水器的开关；

拧开了装有洗涤液、洗发液、香水或化妆品的瓶子，并当作饮料喝了；

用铁制玩具或坚硬的东西砸电视的屏幕或者镜子；

宝宝走到盛满水的盆或桶前；

浴盆中的洗澡水没有放掉，宝宝能够把头伸过去，或会站到小凳上试图玩水；

打开没有锁的马桶盖；

把很热的熨斗放到孩子能摸到的地方，孩子会站在小凳子上，通过拽连在熨斗上的电线把熨斗拽下来；

孩子会站在小凳子上拧自来水龙头，恰好下水道口堵着，水溢满水盆；

烟灰缸里的烟蒂被宝宝吃到嘴里；

家里养了很多花草，但并没有考虑是否有毒、有刺；

宠物并不总是对你的孩子友好，你也不能保证孩子不去招惹它；

抱着孩子喝热茶、热咖啡、热水；

玩具上的零件、衣服上的纽扣被宝宝抠了下来，送到嘴里；

糖豆、瓜子、花生等可能被宝宝塞到鼻孔中，也可能会卡在宝宝的喉咙中；

边跑边吃的宝宝，嘴里的东西会卡在气管里；

宝宝自己吃果冻，妈妈喂宝宝吃果冻，都可能会堵塞宝宝的呼吸道；

有硬度、有长度，能放到嘴里、鼻孔中、耳朵眼中的东西被宝宝拿到，他就会真的把它放进去。如果拿着这样的东西跑，可能会戳到眼睛，如筷子、牙刷、小木棒等；

幼儿不但喜欢水，更喜欢火，不要把火柴、打火机等放到宝宝能拿到的地方。

❖ **户外容易出现的意外**

小河沟、小水坑；

别人的宠物；

游乐场并不都是安全的；

道路上的危险；

用自行车带宝宝，安装结实的安全座椅、链条保护网，系牢安全带；

乘坐汽车，要坐在后排，安装结实的安全座椅，系牢安全带；

从童车中摔下来；

打雷、打闪时宝宝正在树下玩耍。

❖ **意外是可以避免的**

当意外事故发生以后，人们常常哀叹难以预料的天灾人祸。但在大多数情况下，意外是可以避免和预防的。意外发生的主要原因是，父母或看护人根本没有想到会发生危险，而且还固执地想"不可能出现这种事"。

新手父母没有经验，更没有这样的经历。在这以前，没有人提醒过，更没有接到这样的警告。父母并不会因为做了父母，就对意外事故有了敏锐的洞察力，自然而然地知道如何预防意外。父母需要学习这方面的知识。

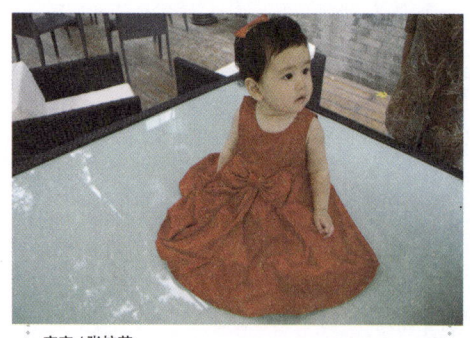

宝宝 / 张桉若

22. 挑选身心健康的保姆

宝宝1岁了,妈妈可能计划着该出去工作了,为宝宝挑选一个身心健康的保姆是非常重要的。

❖ **身体健康检查**

宝宝的看护人应具有健康的体魄。如何知道保姆是否健康呢?当然不能仅凭保姆自己说的或填的表格,也不能仅凭外表的观察。要科学地对待这个问题,第一步就是要给保姆做全面的健康检查。

到哪里去检查?要到正规、有等级的医院健康体检科、健康体检中心或健康管理中心,进行正规的健康体检,让医生出据健康体检报告,并向医生询问体检结果,确定其健康状况是否适合做宝宝的看护人。

保姆几乎都是女性,体检项目应包括妇科在内的全面健康检查。传染病的检查是至关重要的。传染病的概念已经不再是单纯的乙肝了。

我曾经接诊过一位患了霉菌性阴道炎的女童,经过很长一段时间的治疗也不能彻底治愈。到底是怎么回事呢?我想到了保姆,让保姆去做健康检查,结果显示,保姆果然患有霉菌性阴道炎,病程已达几个月,一直未接受医生的正规治疗。而保姆每天给孩子洗澡、洗屁股,这样就把孩子传染上了。保姆的病症彻底治好了,宝宝的病症才根本痊愈。

从上面的临床案例可以看出,对保姆做全面细致的健康检查,是保证宝宝身体健康不可缺少的环节之一。

❖ **保姆健康检查内容**

内科:体重指数、血压、胸部心肺、腹部肝脾检查。

外科:甲状腺、腹股沟、腋下淋巴结、脊柱、四肢关节检查。

妇科:生殖系感染,包括霉菌、滴虫、沙眼衣原体、人型支原体、解脲支原体、淋球菌、线索细胞,革兰氏染色阴性或阳性球菌或杆菌等病原菌。

功能科:胸部摄片或胸部透视。

实验室:肝功能、乙肝标志物5项、丙肝抗体、结核抗体、大便虫卵。

心理测试:SCL90或其他临床心理疾病测试。

❖ **心理健康检查**

宝宝的看护人应有良好的心理素质。一个拥有健康心理的看护人,对宝宝的健康成长具有举足轻重的作用,这一点常常被雇佣看护人的妈妈们所忽视。所以,我建议在条件允许的情况下,最好能带看护人看心理科医生,由心理科医生判断看护人的心理健康状况。当然,这要征得看护人的理解和同意。现实生活中,人们很忌讳看心理医生,已经出现明显症状了,甚至已经到疾病状态了,还不愿意接受心理医生的治疗。这样的现实,说明我国国民心理健康科学普及的程度是很低的,同时也造成父母们给孩子选保姆时,对保姆的心理是否健康,缺乏科学准确的了解和测定。

能够带保姆去正规医院接受心理健康检查,是最理想的办法。如果有困难,那就只能凭经验,找到一位豁达、开朗、富有爱心、喜欢孩子的女性做宝宝的看护人,有过做母亲经历的女性最好。

❖ **当只有保姆一人在家看护孩子时,父母必须保证**

• 在需要父母时,必须能够在第一时间找到父母;

• 保姆必须知道急救中心电话号码,知道离你家最近的医院电话号码和去医院的路线;

• 在保姆最容易看到的地方列出电话号

码：物业管理部、父母手机、父母办公室、亲戚、家庭医生，以便紧急情况时备用；

• 让保姆认识紧急通道或安全出口，告诉保姆警惕烟气报警，消防设备存放的位置，并演示消防设备的使用方法；

• 告诉保姆家里房门钥匙放在何处，以便孩子被锁在房里时急用；

• 让保姆了解孩子的特殊问题，如过敏反应（被蜜蜂蛰了过敏、食物过敏等）等特殊情况下使用的药物，使用药物前必须将使用剂量、适应病症交待清楚；

• 告诉保姆急救箱在什么地方；

• 离家前让保姆知道父母对照顾孩子有什么要求，比如不希望保姆带孩子串门，要明确告诉保姆；

• 假如父母不希望某些来访者进家，不希望接听某些打进来的电话，也要和保姆讲清楚；

• 告诉火警和匪警求救电话：分别是119和110。

❖ 保姆必须遵守的安全规则

• 没有父母的纸条，不得给孩子服用任何药物；

• 无论在房间里还是在院子里，一分钟都不得离开孩子；

• 不要让孩子在近水处玩耍；

• 不要让孩子玩塑料袋、气球、硬币等物品；

• 不要让孩子在近楼梯、火炉、电源插座等地方玩耍；

• 不要给孩子吃坚果、爆米花、硬糖块、整个水果，或任何硬而光滑的食品。

❖ 保姆要有科学喂养知识

宝宝看护人应具有科学育儿方法。现在全职妈妈越来越少，依靠看护人看孩子的家庭越来越多。所以，看护人具有先进的育儿理念和科学的育儿方法，是非常必要的。目前，受过专门培训的看护人越来越多，看护婴儿的水平也有所提高。但总体上来看，看护人综合素质还比较低，现状并不令人乐观。

请没有做过妈妈，也没有经过专业机构职业训练的女性当保姆照看宝宝是不太合适的。

❖ 选择保姆，忌频繁更换

找什么样的保姆？妈妈们一般是先找一个试试，如果不合适再换，甚至会频繁更换，这对婴幼儿来说是很不好的。婴幼儿对护理他的人有一个熟悉适应的过程，频繁更换保姆，会使婴幼儿缺乏安全感，孩子会变得焦躁不安、睡眠不踏实、食欲降低，甚至引发心理疾患。

如果妈妈要上班，必须找保姆看管孩子，那就要提前找。最好找做了妈妈，年龄在45岁以下，有高中以上文化的人，有过职业经历，有幸福的家庭。这样的保姆，就算不能做全职保姆，也要比全职的年龄小的保姆好得多。这样的保姆知道如何看管孩子，发生危险事情的几率要小得多，会让你更安心工作。

如果妈妈的薪水差不多只够雇佣保姆的，那就不如在家看孩子了，等到孩子能够上托儿所后，妈妈再上班，其实是不错的选择。

❖ 国外的计时保姆

大部分发达国家人工费昂贵，所以不是特别有钱的人家或出于特殊需要，多数妈妈采取阶段就业的办法，即在一段时间内做全职妈妈。

还有一种计时保姆服务非常好。有婴儿或者幼儿的家庭，会在社区内物色12岁以上的大孩子，要求是品学兼优、有责任心、来自良好家庭的孩子，还会对他们的家庭进行访问，然后在孩子的假期和课余提供一份有报酬的婴幼儿计时看护工作。拥有婴幼儿看护经验的孩子被认为是可靠的，大孩子的家长非常支持。这种看护可以是单独照看婴幼儿，也可以是帮助照看，比如旅游度假时，与婴幼儿的父母随行。这种服务比较新颖也锻炼了大孩子。

23. 如何为宝宝选择国家规划外免疫疫苗

宝宝1岁前完成了大部分国家规划内疫苗接种，1岁后宝宝接种的疫苗就很少了。但是，随着预防医学、生物学、免疫学的进步，科学家们不断研发出新的疫苗，预防病毒、细菌对人类的侵害，保护易感人群。孩子们是最易受到病原菌侵害的，所以，用于婴幼儿的疫苗增多。已纳入国家规划的疫苗，妈妈无须考虑，到时候抱着宝宝去接种就行了。

对于规划外疫苗，父母往往举棋不定，不知道该不该给宝宝接种？接种了会不会有什么副作用？可是不接种吧，又担心孩子真的得病怎么办？向有关人员询问，难以得到肯定答复。这是因为，宝宝是否接种规划外免疫，选择权交给了父母，只有父母自己做决定。可父母在为宝宝做决定时，要比给自己做决定还难。

关于规划外免疫，还有一些未知的东西，有些疫苗还需要在长时间的使用中总结经验，不断改进。父母需要放心的是，批准给孩子们使用的疫苗，安全是底线，不安全的疫苗，国家监管部门不会批准使用的。但是，必须到正规的免疫接种门诊接种，以确保疫苗是合格和安全有效的。

每个宝宝对疫苗的应答和反应不同，可能会发生免疫失败或疫苗副反应等不尽如人意的事。绝大多数免疫反应是轻微的，对孩子不会构成伤害，极个别宝宝接种某种疫苗后可能会出现比较严重的不良反应，主要是因为体质问题。如果父母对接种有疑问，可直接到市区级免疫预防科咨询。

❖ 为宝宝选择规划外免疫接种原则

第一，权威机构要求接种的疫苗，尽管还没有纳入国家规划内免疫，在没有完全接种禁忌的前提下，一定给宝宝接种。

第二，已经被广泛应用的一些疫苗，证实对预防疾病有帮助，又没有显现的副作用，尽管还未被纳入国家规划，也应该为宝宝接种。

第三，正在流行某种传染病，已经有了针对这种传染病的疫苗，尽管不是规划内疫苗，最好也给宝宝接种。

第四，宝宝在接种疫苗过程中，没有发生过任何不良反应，可以更多地接受规划外免疫。

第五，宝宝体弱多病，很容易感染病原菌和病毒，可以更多地接种疫苗。

• 国家免疫规划疫苗：

乙肝疫苗、卡介苗、脊灰疫苗、百白破疫苗、白破疫苗、麻风疫苗（麻疹疫苗）、麻腮风疫苗（麻腮疫苗、麻疹疫苗）、乙脑减毒活疫苗、A群流脑疫苗、A+C流脑疫苗、甲肝减毒活疫苗、出血热疫苗（双价）、炭疽疫苗、钩体疫苗、乙脑灭活疫苗、甲肝灭活疫苗

• 国家免疫规划外疫苗：

风疹疫苗、腮腺炎疫苗、b型流感嗜血杆菌疫苗、水痘疫苗、轮状病毒疫苗、流感疫苗、23价肺炎疫苗、7价肺炎疫苗、出血热疫苗、钩体疫苗、炭疽疫苗、狂犬病疫苗、抗狂犬病血清、抗狂犬病免疫球蛋白伤寒疫苗、痢疾疫苗、布氏菌疫苗、鼠疫疫苗、霍乱疫苗、森林脑炎疫苗、登革热疫苗、气管炎疫苗

❖ 宝宝常接种的规划外疫苗

宝宝 / 王思睿

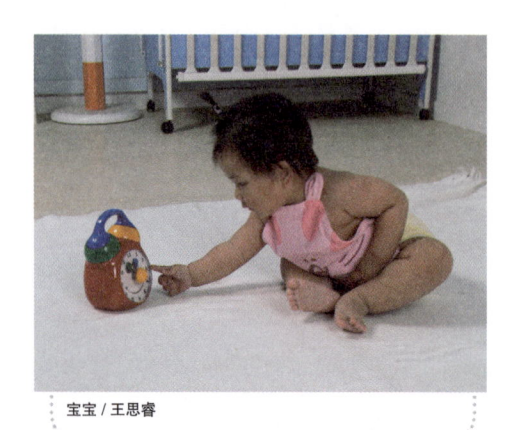

• b型流感嗜血杆菌疫苗

b型流感嗜血杆菌疫苗，简称Hib。Hib是导致5岁以下婴幼儿严重感染的主要病原体，主要引起肺炎，预后较差。在5岁以下化脓性脑膜炎病例中，Hib感染性脑膜炎约占60%，Hib诱发的其他常见感染有败血症、会厌炎、中耳炎、关节炎、心包炎等。

Hib主要通过空气飞沫或接触已受感染病人的分泌物传染，5岁以下为易感儿童，发病高峰期为6-11月龄婴儿。虽然Hib感染可用抗生素治疗，但因其临床确诊困难及耐药菌株增多，目前接种疫苗是最经济有效的预防手段。

Hib用于2个月龄婴儿到5周岁儿童，第一次接种时间不同，接种的次数和时间也不同。

如果宝宝3个月龄开始第一次接种，则每隔1个月或2个月接种1次（0.5毫升），共3次，宝宝18个月时再加强接种一次。

如果宝宝6-12月龄开始第一次接种，每隔1个月或2个月注射1次（0.5毫升），共2次，宝宝18个月时再加强接种一次。

如果宝宝1-5岁开始第一次接种，则只需接种1次（0.5毫升）。

如果宝宝正在发热或患有其他疾病时，应暂缓接种。破伤风类毒素过敏的宝宝以及患有心脏病和肝肾疾病的宝宝不宜接种。可能的不良反应有：接种后48小时内，注射局部可有轻微发红或肿胀，可自行缓解，无须处理；全身症状表现轻微，可自行缓解，如发热、食欲不振、烦躁不安、呕吐、腹泻及异常啼哭。

本疫苗可与麻腮风疫苗、百白破疫苗、脊髓灰质炎疫苗同时接种，但应在不同部位注射。家族和个人有惊厥史者、慢性疾病、癫痫、过敏体质者慎用。

个人意见：应该接种。

• 水痘疫苗

水痘带状疱疹病毒具有高度的传染性，极易传播，目前没有有效的药物治疗，接种水痘疫苗是预防该病的唯一有效手段，尤其是在控制水痘爆发流行方面起到了非常重要的作用。主要给12月龄-12周岁的健康儿童接种。2岁开始接种，一剂量（0.5毫升）。水痘减毒疫苗可与其他灭活疫苗同时接种，但均需接种于不同部位，且不能在注射器中混合。水痘减毒疫苗不能和麻疹疫苗同时接种，至少要间隔一个月。

一般无不良反应，接种6-18天内少数可有短暂一过性的发热或轻微皮疹，无须治疗，自行消退。注射过免疫球蛋白的，应间隔一个月后接种本疫苗。

个人意见：幼儿园入园前应该接种。

• 轮状病毒疫苗

轮状病毒是引起宝宝腹泻的病原菌之一，几乎每年秋季都有流行，主要发生于2岁以下婴幼儿。所以，给宝宝接种轮状病毒疫苗是有必要的。通常情况下在秋季来临时接种。个别宝宝接种轮状病毒疫苗后可能会发生轻微腹泻，不需要特殊处理。如果腹泻严重，出现水样便，每天超过3次，应该带宝宝看医生。

接种对象主要为6个月到5岁婴幼儿。疫苗保存于2-8℃，避光运输应在冷藏条件下进行。开启瓶盖后，疫苗应在1小时内用完。用吸管吸取疫苗3毫升，喂入宝宝口中，切勿用热水送服。消化道疾患，肠胃功能紊乱的宝宝暂时不能接种。注射过免疫球蛋白及其他疫苗的接种者，应间隔2周以后方可接种本疫苗。

个人意见：2岁以内建议接种。

•流感疫苗

接种流感疫苗是预防流感的有效措施。1-15岁儿童接种流感疫苗的有效保护率为77%-91%。宝宝6个月以上，如果正处于流感流行季节，可提前接种流感疫苗。流感疫苗没有终身免疫，每年病原菌都有变异的可能，所以，流感疫苗应该每年在流感流行季节到来前接种一次。接种流感疫苗后，宝宝可能会在接种当天出现发热，如果体温在38℃以下，不需要特殊处理，可给宝宝多喝水。如果体温在38℃以上，要给宝宝物理降温，可给宝宝洗温水澡，水温比宝宝体温低0.5-1℃，或与宝宝体温相同。物理降温无效，可给宝宝服退热药。疫苗反应引起的发热体温通常不会很高，持续时间一般不超过72小时。如果宝宝体温过高，或时间过长要及时带宝宝去看医生。

在我国，大部分流感发生在11月到次年2月，但某些流感会延伸到春季，甚至夏季。含有最新病毒株的疫苗会在夏季末期开始提供使用，9、10月份是最佳接种时机。在流感流行高峰前1-2个月接种流感疫苗，能更有效地发挥疫苗的保护作用。

流感疫苗接种后可能出现低烧，而且注射部位会有轻微红肿，但这些都是暂时现象而且发生率很低，不需太在意。少数人会出现高烧、呼吸困难、声音嘶哑、喘鸣、荨麻疹、苍白、虚弱、心跳过速和头晕，应立即就医。

流感疫苗接种原则及注意事项：

第一，12-35个月的儿童接种两剂量，每剂0.25毫升，间隔一个月。

第二，36个月以上儿童，接种1剂量，每剂0.5毫升。可与其他减毒活疫苗和灭活疫苗前后任何时间或同时接种，但需接种于不同部位且不能在注射器中混合。

第三，接种后请在接种地点观察15-30分钟。

第四，接种部位24小时内要保持干燥和清洁，尽量不要沐浴。

第五，接种后如接种部位发红，有痛感、酸痛、低烧等，这些情况都属正常，一般24小时之后会自然消失。

第六，如果出现持续发烧等现象，可以就近到医院就医，并向接种单位报告。

第七，全病毒灭活疫苗对儿童副作用较大，12岁以下的儿童禁止接种此种疫苗；避免空腹接种；接种完毕需观察20分钟；接种疫苗前无须特别体检。对鸡蛋或疫苗中其他成分过敏不宜接种。

个人意见：体弱多病，易患呼吸道感染者建议接种。

•7价肺炎疫苗

7价肺炎疫苗是肺炎球菌疫苗的一种，用于预防肺炎双球菌感染，肺炎双球菌是宝宝肺炎的主要致病菌之一。7价肺炎疫苗并不能预防所有类型的肺炎致病菌。导致肺炎的致病菌很多，比如各种细菌、病毒、支原体、真菌等。更何况，就连肺炎双球菌也分为90余种血清型。7价肺炎疫苗只针对肺炎双球菌中的7种血清型有效，对其他血清型的肺炎双球菌感染，以及其他病原体感染，都是无效的。7价肺炎疫苗针对的血清型涵盖了近90%的感染，也就是说宝宝感染的肺炎双球菌近90%是这7种血清型。

宝宝满3个月可以接种7价肺炎疫苗，但是第一次接种的时间不同，接下来的接种程序也不一样。

3-6个月大时接种第1剂7价肺炎疫苗的宝宝共计要接种4剂，前3剂每次至少间隔1个月，最后在12-15个月大时再接种第4剂。

7-11个月大时接种第1剂7价肺炎疫苗的宝宝共计要接种3剂，前2剂至少间隔1个月，最后在满1周岁时再接种第3剂，而且与第2剂至少间隔2个月。

12-23个月时接种第1剂7价肺炎疫苗的宝宝共计要接种2剂，每次接种至少间隔2个月。

2-5岁只需接种1剂。

个人意见：2岁以下宝宝，体质弱、易患呼吸道感染者建议接种。

• 23价肺炎疫苗

如果宝宝已经满2周岁了，还可选择23价肺炎疫苗。疫苗包含肺炎双球菌中的23种血清型，2岁以上可以接种，只需接种1剂。如果宝宝已接种7价肺炎疫苗，就不需要再接种23价肺炎疫苗了。免疫保护期5年。在流感流行前，和流感疫苗联合使用可增加免疫效果。少数注射部位可出现疼痛、红肿反应，全身反应如发热、肌痛、虚弱等症状罕见，可在2-3天内自行恢复。过敏反应极为罕见。本疫苗对2岁以下幼儿的安全性及有效性尚未肯定。

个人意见：不建议婴幼儿接种，如果5岁前未接种过7价肺炎疫苗，且宝宝体质比较弱，易患呼吸道感染，可考虑接种。

❖ 国产疫苗和进口疫苗

卫生防疫部门认为，不管是进口还是国产疫苗，都经过国家检验合格，安全有效。国产疫苗和进口疫苗都通过了国家卫生部门的严格检查，生产线都是按照GMP要求，由国家医药监督管理局批准生产。

无论是国产疫苗还是进口疫苗，所有的疫苗都是在达到预防标准和预防目的的前提下才生产应用的，因而都是安全有效的。我国疫苗的管理、生产工艺水平等在近年来迅速提升，另外，国家对疫苗注册生产监管也非常严格，只要是国家正式注册，允许生产的疫苗都是安全有效的。进口疫苗和国产疫苗都是经过国家药监局严格审批上市的，原则上都是安全有效的。也有少数的疫苗，因为是国外先研发出来的，生产时间比较长，随着工艺的改进，可能工艺水准更高一点，但是这并不是说因为国外的工艺比较先进，就说我们国家的疫苗不可靠，这是不能划等号的。

国产和进口疫苗区别主要在于价格差异和稳定性不同。进口疫苗在制作工艺上更人性化一些，药物纯度更高，副反应程度稍低。但国内生产的一部分疫苗比国外所生产的还要好，同时，进口疫苗因为诸多原因比国产疫苗的价格高出很多。

宝宝/杨子缘

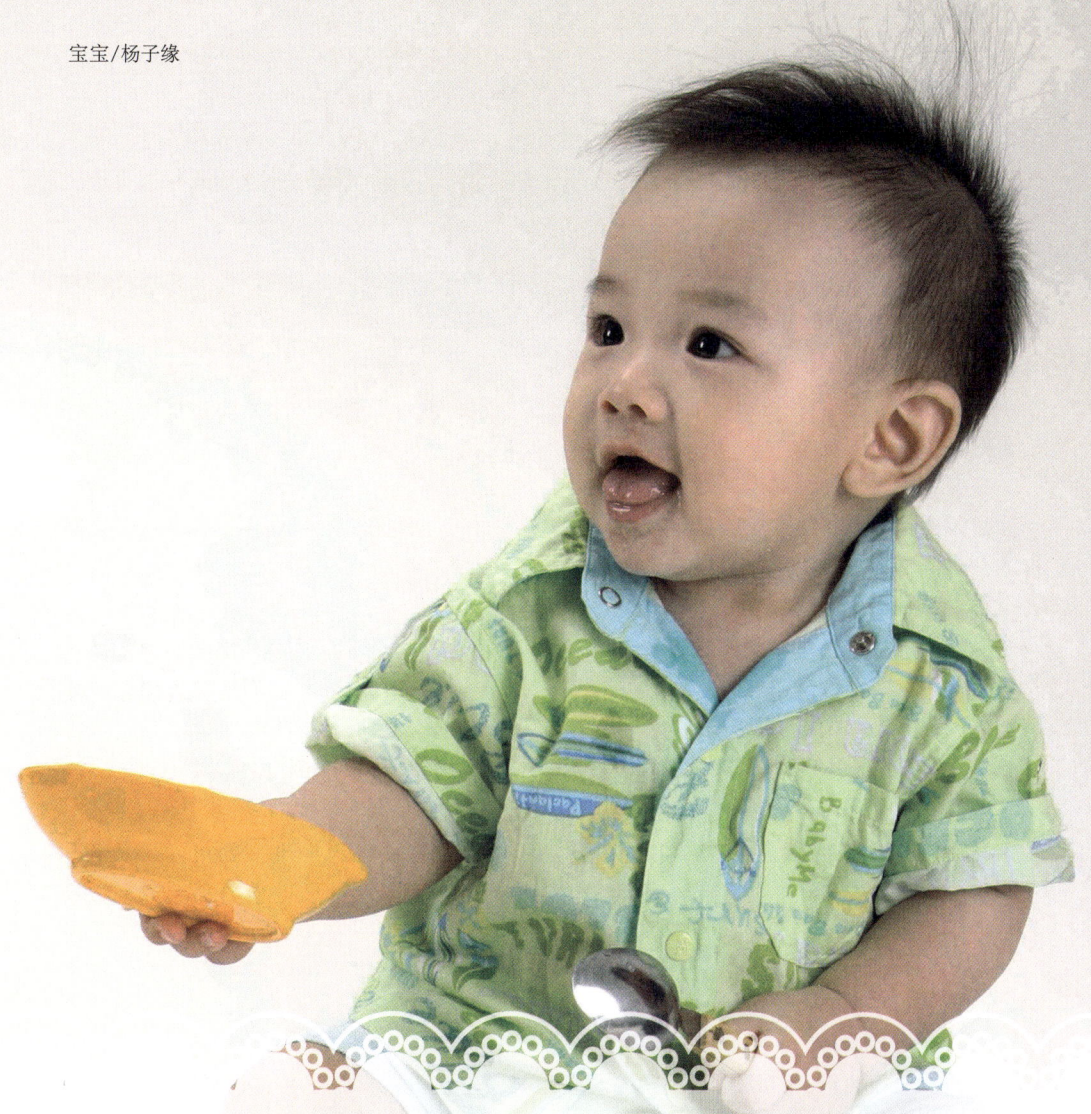

第二章　13-14个月的宝宝

多数宝宝能清晰且有意识地叫爸爸妈妈，有的宝宝能说更多的词句；

能独自从卧位变成坐位、蹲位、立位，独自站立，牵手行走；

培养良好进餐习惯的关键期，放手让宝宝自己拿勺吃饭；

训练尿便，需在宝宝愿意配合的情况下进行；

培养良好睡眠习惯的关键期，不要过度哄孩子睡觉……

第 1 节　成长和发育特点

24. 自由变换体位

多数宝宝能独自从卧位变成坐位、蹲位、立位。能独自站立，独自或扶物迈步。能自如地爬行，并能爬上爬下爬过障碍物。

宝宝能比较熟练而准确地用手指捏起物品，拇指和食指、中指很好地配合，而不再是大把抓。能用单手做事，也能两手配合共同完成一项任务，比如打开瓶盖，拼插积木等。幼儿运用手的能力有了很大进步，能捡起诸如头发丝、小米粒等很小的东西，而且仍然喜欢把东西放到嘴里。

上个月，宝宝可能独站几分钟就摔倒，这个月就能稳当地独自站立，甚至还能向前迈几步了。宝宝的平衡能力进一步增强，腿也比原来有劲了。平衡力和腿力的增强，还表现在宝宝会弯腰捡东西了，从蹲位到站立，不用扶物了。

25. 有意识叫爸爸妈妈

相对于婴儿而言，幼儿对外界的人或事物变得更加敏感、敏锐和警觉起来。宝宝对外界的人或事物的敏感程度越大，潜能越能被开发出来，学习的能力也越强。爸爸妈妈要充分利用宝宝各种潜能发展和能力发育的关键时期，帮助宝宝完成幼儿期的奠基。宝宝幼儿期性格的形成、能力的培养、智力的开发，以及所经历的环境，对宝宝今后的发展影响深远。

这个月龄的幼儿，见到陌生人，会显出警觉。如果陌生人站在那里不动，面带微笑看着他，或拿好玩的东西给他看，宝宝可能会表现出友好。但仅限于此，如果陌生人试图走近他，或去伸手摸他，甚至试图抱他，宝宝很可能会转过身，侧过脸，表示不让陌生人抱。如果陌生人仍热情不减，宝宝很可能会以哭示威：胆敢再来，我就要发威了。但并不是所有的幼儿都会这样。

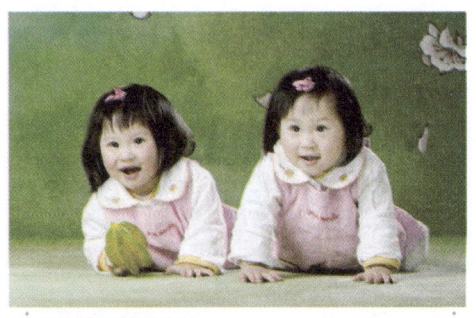

幼儿喜欢用各种方式和爸爸妈妈交流，喜欢亲子活动，开始黏着妈妈，情绪变化快，刚还玩得好好的，突然哭闹起来，过会儿又乐了起来。这就是十几个月的幼儿。

宝宝能清晰且有意识地叫爸爸妈妈；有的宝宝能够用简单的语句，表达自己的意愿；有的宝宝能说更多的词句。

至今还不开口说话的孩子仍为数不少，甚至还不能主动叫爸爸妈妈。请父母耐心等待，父母的理解，对孩子使用语言是一种鼓励。

幼儿学习语言，听和理解在前，说在后。无论宝宝会不会说话，父母都要和孩子进行认真而有效的交流。和孩子说话要力求简洁、清晰、一字一句，针对正在做的、看的、听的进行交流。

和宝宝进行语言交流，话不在多，而在精，在于是否说明白了，宝宝是否听懂了父母说的是什么。如果父母和孩子的交流是有效的，孩子一天都能学会20个字，只是没有表现给爸爸妈妈看而已。半数宝宝能理解80-100个日常用语，说出1-2个让爸爸妈妈听懂的句子。幼儿会通过手势、身体姿势、动作、表情、语气等理解语言。

26. 学习自己用勺吃饭

幼儿逐渐显现出对饮食的偏好。要想宝宝不偏食，父母首先要做到不偏食。避免在餐桌上评论饭菜好坏。

从现在开始，培养孩子良好的进餐习惯。一日三正餐，两次加餐，早晚喝奶。每天有固定的餐次，每餐有固定的时间。每餐有谷物、蛋或肉、蔬菜，比例适宜，搭配合理。每日喝奶，喝水，吃水果。每周有肝、有豆、有鱼虾、有坚果、有菇、有海带和木耳。

父母不要因为怕弄脏了衣服，拒绝让宝宝自己吃饭。让宝宝自己动手吃饭，会增加宝宝的食欲。放手让宝宝自己拿勺吃饭，拿杯子喝水，自己吃水果。

幼儿开始有享受美食的愿望，希望离开妈妈的怀抱，离开奶瓶，拿起勺子，拿起碗筷，像爸爸妈妈一样坐在餐桌上享受美食。父母应该把吃饭的权利交给孩子，不要因为怕弄脏了衣服，弄脏了地板而剥夺孩子自己吃饭的机会。

宝宝已经进入幼儿期，不再满足单一的饮食结构，会有选择地吃。如果宝宝把刚刚放到嘴里的食物吐出来，可能只有一个原因：不愿意吃！

这阶段不能控制尿便是很正常的事情，帮助宝宝练习把尿便排在便盆中，需在宝宝愿意配合的情况下进行。

宝宝还不能一觉睡到大天亮不意味着有睡眠障碍，更多的是父母养育的结果。良好的睡眠习惯，从出生开始培养是事半功倍，从现在开始是事倍功半，但从现在开始，仍为时不晚。

27. 常有小病不是体质差

宝宝常有小病不是宝宝体质差。父母对待宝宝生病的态度、采取的措施、护理方法等，与孩子未来体质好坏关系密切。

宝宝经常流鼻涕打喷嚏，有时发烧，有时咳嗽，有时大便不正常。父母切莫见不得孩子生病，流点鼻涕就捂起来；打一下喷嚏就以为冻着了；有点风吹草动，就火急火燎往大医院跑；有点小异样，就吃一大堆药；发烧就吃消炎药；腹泻就吃抗生素。这样做的结果，宝宝身体越来越弱，药吃得越来越多，效果越来越差。宝宝拥有先天而完美的免疫系统，能够抵御无数外界微生物的侵袭。也就是说，当宝宝遭受致病微生物侵袭时，主要靠的是自身的免疫力，药物只是辅助。每一次生病，对免疫系统都是一个考验，我们要呵护宝宝的免疫系统，帮助宝宝增强自己的免疫力，而不是削弱和破坏。

如何提高宝宝的免疫力，在《幼儿疾病预防与护理》一章有详细讨论。

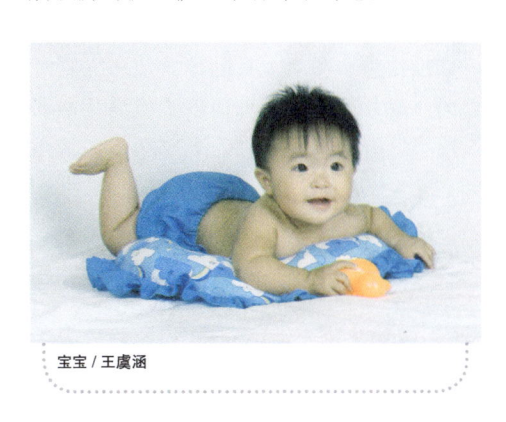

宝宝 / 王虞涵

第 2 节　体格和体能发育

28. 悄悄变化着的体重、身高

宝宝到了幼儿期，身高、体重、头围等生长发育指标，不像婴儿期变化那么明显了。不再是一个月长几厘米，几千克了。

尽管妈妈看不出宝宝长，可实际上，宝宝一直在生长着。想想看，婴儿期合身的衣服，现在还能穿上吗？两个月前正好穿的衣服，这个月是不是已经小了？原来抱着宝宝在户外活动，不觉得宝宝压胳膊。现在，抱着宝宝走很远的路，会觉得胳膊受不了。很想把宝宝放下来，放松一下，休息片刻。宝宝一直在长呢，只是不像婴儿期长的那么快了，是正常现象。

随着宝宝的长大，身体比例更匀称，不再是大头娃娃的样子了。妈妈和宝宝朝夕相处，不容易看到变化。宝宝确实每天都在变化着，每天都像小树苗一样在不断地成长着。

❖ 13个月－15个月幼儿体重

男婴体重均值10.49公斤，低于8.55公斤或高于12.86公斤，为体重过低或过高。

女婴体重均值9.80公斤，低于8.10公斤或高于11.95公斤，为体重过低或过高。

哎！怎么和上个月的体重值一样呀？是的，幼儿期生长发育速度不像婴儿期那么快了。一年体重平均增长2.5公斤，平摊到12个月，每个月哪还显得出来呢？

进入幼儿期，无论是生理上还是心理上，都发生了很大的变化，在某些方面出现了质的飞跃。从站不稳，到会走；从用"哭"表达需求，到用肢体、语言、动作、表情等多种方式表达自己的意愿，带给爸妈妈一个又一个惊喜。

宝宝在室内和床上的时间越来越少；被动接受的东西越来越少；睡觉开始滚来滚去；从以乳为主要食物，慢慢过渡到以饭菜为主要食物；"奶膘"逐渐消退；"婴儿肥"慢慢消失……

❖ 13个月－15个月幼儿身高

男婴身高均值78.3厘米，低于72.9厘米或高于83.6厘米，为身高过低或过高。

女婴身高均值76.8厘米，低于71.9厘米或高于82.0厘米，为身高过低或过高。

身高是幼儿体格发育的重要标志。细心的父母会隔三差五给宝宝测量，这本是一件好事，可往往事与愿违，测量结果带来的，是更多的担忧——宝宝身高没有增长，会不会长不高了？

父母知道不少的医学常识，加上爱子心切，生长发育的实际状况与平均指标稍有出入，就会觉得不对劲儿，焦躁不安。正确认识幼儿生长发育规律和影响因素，会让育儿过程更加快乐和轻松，也少了很多烦恼。

前面谈过，影响身高的因素有很多，包括遗传、种族、地域、喂养、运动、睡眠等诸多方面。父母不要不切实际地过度追求孩子"高身材"，片面认为，宝宝比周围小朋友矮，一定是自己没喂养好，是宝宝吃的不够多。因此拼命喂养，甚至采取"填鸭"式喂养。如果你认为宝宝身高增长不理想，甚至接近正常参考值最低限，或宝宝身高增长曲线呈现下降趋势，应去看医生，在医生的指导下进行干预，而不仅仅是吃的问题。

29. 头围、前囟不再让父母担心

❖ **头围**

每个宝宝头围的大小，同样存在着个体差异，只要在正常值范围内，就不需担心。幼儿期头围增长速度较婴儿期明显减慢，一年增长3-4厘米。而宝宝在半岁前，一个月就可增长3-4厘米。

❖ **前囟**

有的宝宝，到了这个月，已经看不到跳动的囟门，甚至摸不到未闭合的囟门，感觉上囟门已经闭合了（事实上，前囟处的骨缝并没有闭合）；有的宝宝，囟门却仍然比较大。感觉闭合也好，囟门还比较大也好，都不意味着有什么异常。如果囟门比原来增大了，就需要仔细检查，排除异常情况。如果囟门真的闭合了，而且头围不达标，也需要做相应检查，排除可能的异常。

有的宝宝出生时囟门就比较小，有的宝宝出生时囟门就比较大。囟门闭合早晚与出生时囟门大小有一定关系，但并不都成正比。也就是说，出生时囟门小的宝宝，囟门不一定闭合早；而出生时囟门比较大的，可能闭合很早。不能仅凭囟门大小来判断异常与否，还要结合头围和宝宝其他表现。

30. 大运动发育

到了这个月，多数宝宝能随意变化体位。

从仰卧位变成坐位：早在婴儿时期，宝宝就拥有这个能力了。只是那时还比较费力气，妈妈可以清楚地看到宝宝是如何完成的。现在则不然了，妈妈还没转过神来，宝宝已经一骨碌坐了起来。

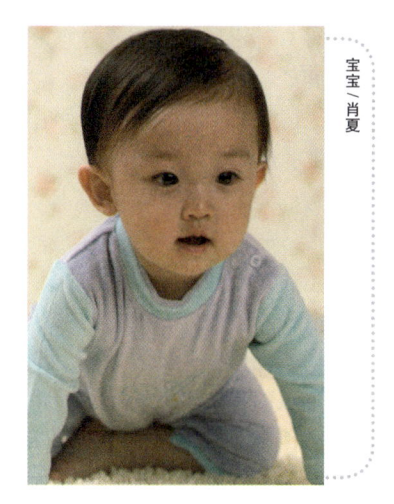

宝宝／肖夏

从坐位变成站立位：多数宝宝能独立从坐位变成站立位。坐着的时候，一手或两手支撑着上身，抬起臀部，手脚同时支撑着身体，然后，全身配合，双手离地，站立起来。有的宝宝双手直接离地站立起来；有的宝宝则需要用一只手或两只手，扶着膝部支撑起上身，站立起来。少数宝宝还需要抓着某物站起来。如果父母发现，宝宝站立起来的过程仍比较费力，明显感觉到腿力差，建议带宝宝看医生。

行走：多数宝宝，能扶着物体迈步，牵着一只或两只手向前迈步。有的宝宝，已经能独立行走了。独立行走的能力存在着比较大的差异，有的宝宝早在10个月多就会走了，有的宝宝快2岁了才会走。

练习宝宝手的能力时，要注意安全，不能让宝宝把小圆球、花生仁、瓜子仁、豆子等有可能会卡到气管中的东西放入口中。

❖ **帮助宝宝敢于向前走**

幼儿刚刚学会走的时候，往往是横着向两边走。之所以横着走，是因为还不能很好地控制身体，借助物体保持身体稳定。如果推着小车，宝宝就会大胆地向前走。

横着走，向前走，倒着走，都不预示

着宝宝发育有什么问题,每个宝宝运动发展表现并不完全相同。

如果想帮助宝宝向前走,方法很简单,妈妈在宝宝的前面,用能吸引宝宝的东西,引导宝宝向前走。其实,妈妈本身就足够吸引宝宝向妈妈的方向走去。

❖ 不同于婴儿期的花样爬

幼儿已经不满足在平地爬,也不满足往桌子、椅子上爬,开始试探着往更高的地方、更危险的地方爬。喜欢爸爸用肩膀扛着他,把他举得高高的。随着月龄在增加,越来越胆大,越是危险的地方,越是要去,喜欢刺激性游戏。

放几个高低不等、大小不同的沙发墩或垫子,让宝宝爬上爬下,不但锻炼了宝宝的运动能力,还锻炼了宝宝智力。在不同高低,不同大小的垫子上爬,不但需要运动技巧,还需要思考怎样不被摔下来。尽管宝宝的安全意识不强,但宝宝拥有一种本能的自我保护能力。

❖ 不爱爬的宝宝

我的宝宝一岁两个月,已经能走得很好,但是至今仍然不会爬。几乎每天晚上我都要训练他,只要让他趴着,就好像很难受的样子,不停地哭。小时候他就不愿趴着,我们全家都很着急,不知如何是好!

有的宝宝运动能力不完全按照相应月龄顺序发育。会坐了,但还不会翻滚;站得很稳,却不能稳稳当当地坐。有的宝宝一开始就小跑着走,摔了爬起来,还是小跑着向前走,就不会一步一步地走。

你的宝宝14个月了还不会爬,只是单项发育落后了,其他发育都是正常的。因此,不能就此认为宝宝发育异常。至今还不会爬,分析可能有几种情况:

• 婴儿期宝宝不喜欢趴(孩子比较胖、鼻子堵呼吸不畅、头大抬头困难时不喜欢趴)。

• 为了练习宝宝爬,常让宝宝趴,即使宝宝不高兴了,甚至哭了,也要坚持。时间长了,宝宝产生了逆反心理。

• 宝宝肢体协调能力差,又缺乏爬的练习,错过了爬的时期。

• 过早让宝宝站立,练宝宝行走,逾越了爬的能力。

❖ 不要和别的宝宝比

如果你的宝宝还不会走,爸爸妈妈可不要心急,不要与别人家的宝宝比。每个孩子的发育速度都不尽相同,这是在任何时候,爸爸妈妈都要牢记的。宝宝的自信来自爸爸妈妈的肯定和赞许。学会赞扬你的宝宝,让孩子感受到,在父母心里,他一直是很棒的。

❖ 爱摔跤不说明宝宝缺钙

如果你的宝宝已经走得很好了,可近来老是爱摔跤,妈妈可能认为宝宝腿软是缺钙引起的。其实不然,当宝宝能很好地走以后,就会尝试着跑。宝宝在刚刚练习跑的时候,整个身体向前倾,很容易向前摔倒,这是很正常的。随着宝宝脚力的增强,对惯性的把握,宝宝就能够游刃有余地控制自己的身体,不再摔倒了。

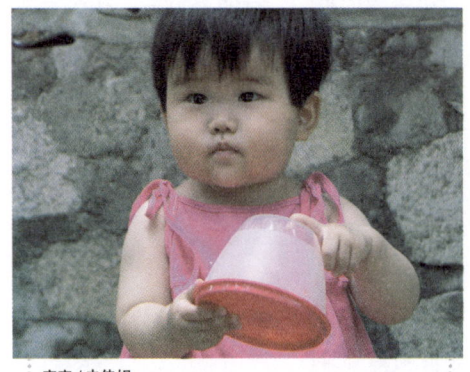

宝宝 / 史佳妮

宝宝的双手协作能力有了很大提高,父母可以和宝宝一起多做一些游戏,促进宝宝的精细运动能力发展。

❖ 需要看医生的情形

妈妈牵着宝宝的手，宝宝仍然不能迈步行走，从卧位变成坐位和站立还需要借助物体或需要父母牵拉，需要带宝宝看医生。

31. 精细运动发育

❖ 玩积木

有的宝宝能把一块积木搭到另一块积木上。如果宝宝还没有这个能力，不能就此认为宝宝手的精细运动能力差。这个月龄的宝宝还是喜欢把什么都放到嘴里，最好买不带颜色的纯木积木。

❖ 撕纸

宝宝非常喜欢玩撕纸的游戏。写字用的纸和打印纸比较硬，一是不容易撕开，二是纸的边缘比较锐利，有划伤宝宝手的可能。所以，最好给宝宝撕餐巾纸，既容易撕开又不至于划伤宝宝的手指。发现宝宝把纸放到嘴里时，父母不要着急，宝宝会自己吐出来的。

❖ 食指拇指捏豆子

宝宝食指和拇指捏，能捏起黄豆大小的物体。如果宝宝还捏不起，不意味着宝宝精细运动能力发育有问题，只是缺乏锻炼而已。用小的东西锻炼宝宝手的精细运动能力时，父母一定要在宝宝身边，眼睛一定要盯住宝宝，不能让宝宝把黄豆等放入口中，以免发生气管异物。

❖ 握笔

有的宝宝已经能握笔涂鸦了，但宝宝是用手掌握笔。给宝宝准备的笔要短，刚好能让宝宝握住，能露出笔头涂鸦。以免戳到宝宝眼睛。

第3节 智能和心理发育

32. 语言发育

❖ 语言能力参差不齐

有的宝宝还不会说话，甚至还不能主动叫爸爸妈妈；有的宝宝已经会说话了，能够用简单的语句表达自己的意愿，尽管不够准确，父母也能借助宝宝的肢体语言和实际情况、以及宝宝的表情等信息，猜出宝宝要说什么。

多数幼儿能清晰且有意识地叫爸爸妈妈，有的宝宝能说更多的词句。但是，至今还不开口说话的孩子仍为数不少，父母切莫着急，拼命地让孩子说，教孩子说，以免操之过急，适得其反。

父母的理解，对孩子使用语言是一种鼓励。但是，如果父母理解过了，还没等孩子更多的表达，父母就迫不及待按照自己的理解，自己的猜测，满足孩子的"要求"。如果父母总是这么积极，对孩子语言的发育不但没有帮助和促进，反而会削弱孩子运用语言的积极性。所以，父母对孩子语言的训练要适度。要给孩子"说话"的机会，让孩子完成他的"表达"。

比如，孩子要喝奶，可能会说"喝"或"奶"；也可能会拉着妈妈走到奶瓶跟前，指着奶瓶"嗯，嗯"；也许会指着自己的嘴巴。无论孩子用什么方法表达他要喝奶的意愿，妈妈都要让孩子表达完，尽管你早已猜出孩子要做什么，也要稍加忍耐。等孩子表达完了，你也不要立即拿起奶瓶去冲奶，而是和孩子进行交流"宝宝要喝奶，是吗？""宝宝饿了，是吗？"一边说一边举起奶瓶，一边拍着肚子。这就是对宝宝进行的语言训练！语言训练就是在日常生活中，在和宝宝不断的交流和沟通中进行的，不是坐在那里一字一句地教。

幼儿学习语言，听和理解在前，说在后，无论宝宝会不会说话，一天都能学会20个字，只是没有表现给爸爸妈妈看而已。半数宝宝能理解80-100个日常用语，说出1-2个让爸爸妈妈听懂的句子。幼儿会通过手势、身体姿势、动作、表情、语气等理解语言。

❖ **和宝宝进行有效的语言交流**

不要总是试图纠正宝宝的语法错误，对宝宝说的话要采取肯定的态度，尽管有时不知道宝宝在说什么，也不要表现出来。

只要宝宝在说话，就要认真倾听，而不是心不在焉，甚至根本不予理睬。最好蹲下来，和宝宝的视线在同一水平，看着宝宝，认真地听宝宝说话，并给予积极地回应。

自言自语是幼儿语言发展阶段的典型表现。幼儿的内在语言开始萌芽，开始向着思维方向发展，用内在语言指导自己的行为。

尽量放慢说话语速，一字一句地表达清楚，说话一定要有节奏，该停顿时要停顿，切莫像连珠炮似的，一口气把话说完。

尽量使用简洁的语言和宝宝说话，少用虚词和复合句，多用简单句。

不用奶声奶气的语调和宝宝说话。用洪亮清脆的嗓音和宝宝说话，这样不但让宝宝听得清楚，也养成宝宝大声说话的习惯。

和宝宝说话时要声情并茂，让宝宝感受到语言的感染力。给宝宝念儿歌或讲故事时要抑扬顿挫，让宝宝感受语言的魅力。

不纠正宝宝语句的错误并不是让宝宝错下去，而是找机会用正确的语句来表达宝宝曾经错误使用过的语句。

已经会说话的宝宝，突然缄默不语了，原因何在？很可能是因为妈妈不断矫正宝宝错误的表达，使得宝宝退却了。也许是被亲人过激表现吓到了。也可能是宝宝在默默地积累，暂时不说，在未来的某一时间，突然会用相当多的词字表达。

宝宝19个月的时候，突然清晰地叫爷爷了！奶奶惊讶地叫了起来，兴奋至极。宝宝一下子被吓到了，再也没叫过爷爷，无论周围人怎么哄，怎么教，就是不开口。更让父母着急地是，宝宝不但不叫爷爷，连爸爸妈妈奶奶也不叫了。

❖ **一个词表达一个意思**

宝宝使用的多是单词句，就是用一个词表达一个意思。比如，宝宝要吃苹果，不说"我吃苹果"，而只说"果"或"吃"或"给"。宝宝还会用他自己的方式，让妈妈明白他没有说完整的那些词的意思。比如，拉着妈妈到盛有苹果的桌前，用手指着桌上的苹果，示意他要吃苹果。如果用这样的方式表达他的意思，妈妈要边做边和宝宝进行语言交流"宝宝要吃苹果吗？过来，妈妈给宝宝削苹果"削好后，递给宝宝"宝宝自己用手拿着吃吧"。如果妈妈理解宝宝的肢体语言，并按照宝宝的意思去做，但不用语言和宝宝交流，宝宝就失去了一次学习语言的机会。

宝宝会用什么方式来弥补词汇量的不足呢？肢体语言是宝宝最常使用的表达方式。比如，宝宝要妈妈手里的苹果时，不只是说"给"或"吃"或"果"，还会伸出他的小手去拿妈妈手里的苹果。如果妈妈故意不理解，宝宝就会使用更直接的肢体语言，从妈妈手中夺过苹果。如果妈妈不给，宝宝拿不到他想要的东西，还有一个杀手锏——哭。

❖ **说汉语的宝宝**

针对中国宝宝，研究设定方式是：第一组是在满12个月前会说三个字以上的语句；第二组是在满18个月前会说三个字以上的语句；第三组是在满24个月前会说三个字以上的语句；第四组是满30个月会说三个字以上的语句；第五组是满36个月前会说三个字以上的语句。方法是随机调查100名儿童，男女未分开统计。

结果是：满12个月前会说三个字以上语句的占11%；12个月后，18个月前会说三个字以上语句的占48%；18个月后，24个月前会说三个字以上语句的占29%；24个月后，30个月前才会说三个字以上语句的占7%；30个月后，36个月前才会说三个字语句的占3%。

结果表明：大多数宝宝（88%）在2岁以前能说三个字以上的语句。

❖ **说外语的宝宝**

以会说三个单词为界，瑞士著名儿童教育家雷默博士对一组男孩的研究结果是：11个月能说三个单词的为零；12个月时为10%以上；1岁半以后达到80%以上；2岁半时达到90%以上。

结果表明：有的宝宝早在1岁时就能说三个单词了，可有的宝宝直到2岁半还不能说三个单词，但并不能就此认为说三个单词晚的宝宝有智力问题。和其他方面的发育一样，语言发育同样存在着个体差异。

❖ **女孩比男孩说话早**

通常情况下，女孩比男孩说话早，科学家把这种现象归因于男孩与女孩大脑结构的差异：男孩右脑比较发达，女孩左脑比较发达，抽象思维主要靠右脑，语言能力主要靠左脑。因此，女孩语言能力比男

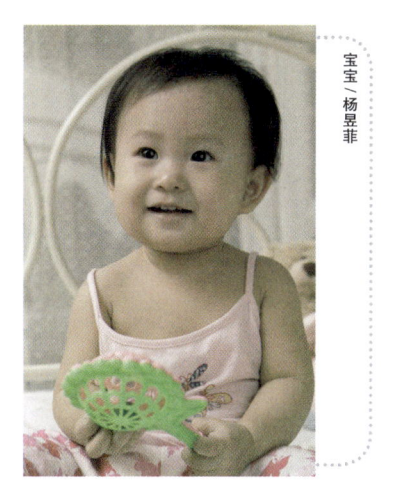

宝宝/杨昱菲

孩强。但这并不是绝对的，在语言能力方面，男孩比女孩说话早的并不少见。

❖ **幼儿开始称呼自己的名字**

妈妈会发现，突然有一天，宝宝不再说"妈妈喝水"或"妈妈渴"，而是说"毛毛喝水"或"宝宝渴"，几乎说什么话都带上自己的名字。幼儿对名字的认识和幼儿自我发展紧密联关。幼儿的这种自我意识出现的时间也不尽相同，有的幼儿早在1岁多就出现，有的幼儿要等到3岁才出现。

最初，幼儿是使用自己的名字表达自己的意思，慢慢地，幼儿开始学会使用抽象的人称代词"我"和"我的"来表达自己的意思。这个年龄段的幼儿还不分"你"和"我"，当妈妈问"你爸爸哪去了"的时候，宝宝还不能把"你"替换成"我"，会说"你爸爸上班去了"。幼儿还没有形成对你、我、他的认识。当幼儿不能区别你、我、他的关系时，爸爸妈妈没有必要不断纠正宝宝，就让宝宝你、我不分地使用吧，这是宝宝语言发展中一个自然的阶段。

33. 独立性与依赖性

❖ **安全环境下的探索精神**

幼儿既希望独立，又具有极强的依赖

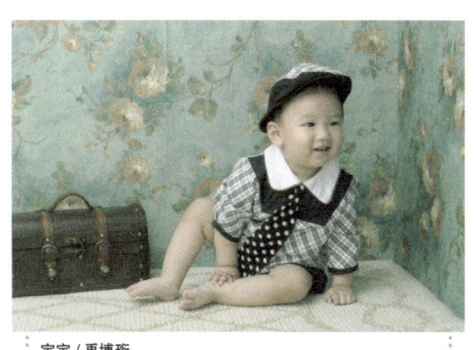

宝宝／禹博珩

性，尤其是对爸爸妈妈和看护人的依赖，比婴儿期更加强烈。幼儿想按照自己的意愿行事，但又希望爸爸妈妈在身边。这并不矛盾，随着月龄在增长，幼儿的阅历不断丰富，各种能力都在步步提高。幼儿极强的依赖性主要是为了保证自己的人身安全，保证自己的探索活动得以完成。

我们可以观察到，如果妈妈在身边，宝宝能独自津津有味地吃东西，聚精会神地玩玩具。但宝宝时常会停下来，看看妈妈是否还在他身边。即使离他很远，只要他能看到妈妈的身影，就能安心下来。一旦妈妈在他的视线中消失了，宝宝会立即不安起来，停下所有他感兴趣的事情，去找寻妈妈。如果通过他的努力没有发现妈妈的踪影，就会嚎啕大哭。在接下来的日子里，宝宝对妈妈的依赖感越来越强，直到4岁以后，这种依赖感才有所减弱。

知道了幼儿在这个年龄段的特点，就不要违反幼儿的发育规律。有的妈妈认为，孩子太黏人了，试图锻炼其独立性，有意不让孩子看到她。这样做的结果会适得其反，使孩子的依赖性变得更加强烈，独立性越来越弱。

幼儿对世界有太多的未知，常常不能确信他的安全性。这就使得幼儿不但具有冒险精神和探索愿望，还有对未知世界的

恐惧和不安。幼儿表现出对爸爸妈妈的依赖性，是希望从爸爸妈妈那里获得安全感。

❖ **不要这样锻炼宝宝的胆量**

妈妈认为晴晴胆子太小了，想有意锻炼一下孩子。一天，妈妈看到女儿玩得兴致勃勃，就悄悄藏了起来。很快晴晴就发现妈妈不在了，开始到处找妈妈，可是没有找到，晴晴在绝望中开始大哭。妈妈没有马上出来，当晴晴变得歇斯底里时，妈妈出来了。以往，如果晴晴偶尔发现妈妈不在，很快就看到妈妈时，总是露出灿烂的笑脸。可这次却不同，看到妈妈后，晴晴哭得更厉害了，任凭妈妈怎么哄也无济于事。晚上睡着了还在梦中大喊大叫，两眼直直地看着妈妈，把妈妈吓得魂都飞了。从此很长时间晴晴都一步不离妈妈。

❖ **自身体验后害怕再次发生**

幼儿常常会因为自身的体验，害怕再次发生这样或类似的事情。而对自己没有体验过的事情，即使爸爸妈妈怎样训斥和吓唬也记不住。爸爸妈妈会有这样的体会：曾经带孩子到医院打过针，以后只要到了医院孩子就开始哭闹，看到穿护士服的人就会哭，甚至从电视上看到医生护士都会引起孩子紧张。

❖ **对恐惧的经历有深刻记忆**

幼儿最怕的是爸爸妈妈或看护人不在身边，尤其是睡觉的时候，如果醒来发现爸爸妈妈或看护人不再身边，会非常恐惧，无助地大哭。有一个现象，当孩子睡觉时，如果有爸爸或妈妈陪在身边，睡觉时间会比较长。如果身边没人陪伴，很快就会醒来。这或许就是幼儿自我保护的生物本能吧。

睡觉睁着半只眼

因为临时没有人看护进进，爸爸决定在家看一天女儿。当女儿睡着后，爸爸打算去趟办公

室。平时进进一觉能睡两三个小时，办公室离家不到200米，来回用不了多长时间，爸爸放心地锁上门走了。

离开不到半个小时，邻居就打电话给进进爸："孩子哭得特别厉害，已经有很长时间了，我敲门没人开，快回来看看吧"。当进进爸急匆匆地赶回家的时候，孩子已经哭得满身大汗，哄了好长时间才停止哭闹，还不断地抽气，一副委屈的样子。从此，没人陪着，进进就不肯睡觉，只要离开她，就会马上醒来。

34. 面对孩子发脾气

谁都有发脾气的时候，为什么要求孩子不能发脾气呢？孩子发脾气是表达情绪的一种方式，父母不能鼓励，但也不能压制。当孩子发脾气时，父母要帮助孩子疏导情绪，而不是火上浇油，比孩子的脾气还大。

有的孩子，不仅仅是发脾气，还会耍脾气，如果爸爸妈妈不按他的意愿行事，就会嗷嗷叫，跺着小脚抗议，或干脆坐在地上，甚至躺在地上耍赖。遇到这种情况，父母该采取什么态度和措施呢？

❖ <u>不好的方法</u>

• 立即满足要求

当孩子大哭大闹时，如果爸爸妈妈马上满足他的要求，孩子就有了这样的经验：只要他大发脾气，什么事都能如愿以偿。

• 严厉训斥

当孩子坐在地上耍赖时，如果爸爸妈妈大声训斥他，或许会立即奏效，让正在耍闹的孩子乖乖地站起来，或许会有很长时间孩子都不敢再这样耍赖了。爸爸妈妈很是欣慰，认为采取了有效的方法。但爸爸妈妈可能不知道，这样做的结果可能并不乐观。因为在这种强压管制下，孩子的心灵可能会受到伤害，或许出现咬手指、咬下嘴唇、眨眼皮等行为。

• 动武

当孩子躺在地上哭闹时，如果爸爸妈妈对他动武，孩子可能会产生被羞辱感。尽管这么大的孩子不会产生对爸爸妈妈的憎恨，但如果爸爸妈妈常常用这样的态度对待有"要求"的孩子，孩子会变得性格孤僻，对人缺乏信任，影响孩子以后与人的交往能力。

• 置之不理

当孩子站在那里哭闹时，如果爸爸妈妈干脆走开，离他远远的，孩子可能会有被爸爸妈妈抛弃的感觉。但又因为爸爸妈妈没有满足他的要求，不肯跟着爸爸妈妈一起走，和爸爸妈妈产生对峙。如果爸爸妈妈总是以这样的态度对待耍脾气的孩子，孩子开始对爸爸妈妈产生不信任感，不愿意和爸爸妈妈进行交流。

• 千哄万哄

如果爸爸妈妈千方百计地哄耍闹中的孩子，甚至做出不切实际的许诺，比马上满足孩子的要求更糟。孩子会不断用这种方法提出要求，失去孩子对父母应有的尊重。

❖ <u>比较好的方法</u>

当孩子耍闹时，如果爸爸妈妈都在场，一个人留下来，另一个人暂时离开孩子的视线。是爸爸留下来，还是妈妈留下来，根据情况而定。最好是性格比较平和的一方留下来。通常情况下，孩子比较惧怕爸爸。所以，爸爸留下来效果会更好。

第一步：爸爸走到孩子身边，蹲下来，目光温和，但不露一点笑容地注视着孩子的面部，能和孩子的眼睛对视最好，一只手轻轻地放在孩子的肩膀上，不要拍，不要摇，默默地等待着。

第二步：如果孩子不再腿脚乱蹬，手

臂不再乱舞，哭声也小了，就轻轻拍两下孩子的肩膀，但仍然不要吱声。

第三步：如果孩子一点也不哭了，两眼看着你，你可以开口说："爸爸相信你，你不会一直这样闹的。"如果孩子点头，你就说："爸爸相信你会自己站起来。"如果孩子站起来了，你继续说："你是个勇敢的孩子。"

第四步：当宝宝又开始高兴的时候，爸爸可以对孩子说："这样哭闹不好，爸爸不会满足你的要求，刚才你的要求并不合理，所以，爸爸要拒绝。以后，爸爸相信你不会再有这样的表现了。"

用什么样的语言和语气和孩子说话，也要根据当时具体情况，结合具体问题而定。但有一点是肯定的，语言要简练，就事论事，不给孩子下结论，不讲抽象的大道理。

孩子对爸爸妈妈的话可能并不完全理解或认可，但爸爸妈妈给孩子的信息是准确的：他的行为和做法是不对的，爸爸妈妈不会满足他不合理的要求，但爸爸妈妈始终是爱他的。

爸爸妈妈采取这样的态度对待孩子，孩子从爸爸妈妈那里不断接受正确的信息，孩子会健康地成长起来。在养育孩子的过程中，冲突不会间断，好的处理方法和好的沟通方式不但会顺畅地解决冲突，还能使爸爸妈妈和孩子在不断的冲突中建立起相互信任、相互理解、相互依赖的良好父子、母子关系和和睦的家庭氛围。

❖ 在大庭广众下耍闹的宝宝

当孩子在大庭广众之下无端哭闹耍赖时，爸爸妈妈按照上面比较好的方法去做了，但并没能使孩子停止耍闹，爸爸妈妈也要克制自己，告诫自己不要动怒。爸爸妈妈要相信，孩子不会一直这样哭闹下去的，即使他想不通，至少他会哭累，要饿，他终究会自己停止哭闹的。

当孩子在大庭广众之下耍闹时，可能会引来旁人的围观。有的人可能会劝告爸爸妈妈，赶快答应孩子的要求吧。有的人可能会谴责父母，怎么能这样对待孩子呢。有的人可能会直接过去哄孩子。遇到这种情况，爸爸妈妈绝不能生气地对管事的人说"没你们的事，你们不要管"等之类不友好的话。你可以用手势表示不要说，不要过来，不要扶孩子，或者说"谢谢，您忙您的，一会儿就好了"之类的话。我想不会有非管不可的过路人。如果周围的人只是边走边说，并不停下来，你不必去理会。

❖ 爸爸妈妈双方意见不统一

当孩子耍闹，爸爸或妈妈一方要施以正确的方法教育孩子时，可能会遭到另一方的反对。这时，要争取双方的一致性，恐怕不是件容易的事。但有一点请爸爸或妈妈记住，无论如何，你们都不能当着孩子的面争吵，各持己见，互不退让。这样做的结果，不但不能使耍闹中的孩子得到正面意义的教育，还会使孩子哭闹得更厉害，或因害怕父母争吵而停止哭闹，产生内疚心理。如果一方横加干涉，致使另一方无法实施正确的教育，这次也只好罢休，事后解决夫妻俩的认识问题，希望下次不要这样做。爸爸妈妈要记住，在孩子面前争吵，暴露对孩子教育的不一致性，对孩子没有任何好处。

当爸爸妈妈因为孩子发生争吵时，无论是偏向孩子的一方，还是教育孩子的一方，都同样令孩子厌烦。在孩子眼里，争吵的爸爸妈妈都不好，他都不喜欢。如果妈妈说："都是因为你，我们才吵架，以后爸爸打你我也不管。"在孩子看来，这次帮他的妈妈比教训他的爸爸还不好，孩子不会领情，只是感觉自己没了安全感。

❖ **宝宝可能受伤时**

如果孩子只是哭闹、跺脚、坐在地上或躺在地上打滚，爸爸妈妈可以采取冷静的态度。但有的孩子耍起来是不顾及危险的，可能用自己的脑袋磕地板或往一些物体上撞，这会吓坏爸爸妈妈的。面对以"自残"耍赖的孩子，爸爸妈妈该怎么办？

有的专家认为孩子不会撞坏的，仍可以采取冷静的态度对待。我觉得还是令人担心，即便孩子真的不会磕坏，也会让爸爸妈妈产生不安，甚至有犯罪感。况且，我们也不能肯定孩子是否真的不会撞伤。

我认为，在这种情况下，宁可信其有，不可信其无。我也是孩子的母亲，在很多时候，我更愿意凭借母爱的力量和做母亲的直觉，来决定我该怎么解决养育孩子中的问题。任何专家的建议都不是针对某一个体，也不是针对某一件具体事情而提出来的。任何一个建议都需要爸爸妈妈参考着做，而不是不折不扣地执行。

• **建议**

遇到这种情况，爸爸妈妈需要迅速把孩子抱起来，放在安全的地方，如床上，或铺着地毯、棉被的地板上。只要孩子是安全的，爸爸妈妈就可以放心地让孩子去耍，孩子总会累的。但我并不赞成爸爸妈妈因此屈从孩子，答应孩子的"无理要求"。如果爸爸妈妈因为害怕孩子受伤，什么都依着孩子，孩子就会越来越频繁地使用这一招。用比较妥善的方法让孩子停止耍闹是最好的。爸爸妈妈要掌握这样的原则：让孩子知道用这样的方法什么也得不到。这样做是不对的，爸爸妈妈不喜欢他采取这种方式要挟父母，但爸爸妈妈始终是爱他的。

❖ **总会面临新的挑战**

父母不要总感觉自己无力教养孩子。你的孩子在不断发育，每天都有新的变化。老的问题解决了，新的问题又会出来，你总会面临新的挑战。如果爸爸妈妈把养育孩子当作一种快乐和享受，学会欣赏孩子，学会赞美孩子，就不会有那么多烦心的事了。

35. 让孩子去经历

❖ **孩子真的不"乖"了吗**

常听妈妈抱怨：孩子小的时候挺乖的，长大了，不但淘气，还总是受伤，越来越傻了，不知道危险。

我要替宝宝鸣不平了，宝宝在长本事呀！妈妈应该鼓励孩子，放手让孩子去尝试，去探索，去经历！妈妈要为孩子创造一个相对安全的环境，而不是处处限制孩子。如果把孩子的尝试、探索、经历看作是"不乖"，妈妈就大错特错了。

我之所以说"相对安全"，是基于"绝对安全"的来说的。对于这么大的幼儿来说，绝对安全的环境是没有的，即使是四壁空空的房间，孩子也有磕到墙壁的可能。安全隐患要去除，危险要规避，但如果因此限制宝宝活动，拒绝宝宝淘气，宝宝如

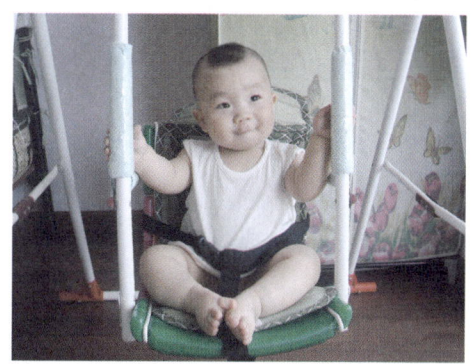

宝宝 / 仲离
这个月的宝宝还不能独立玩大型玩具，需要看护人陪伴，注意安全。

何能探索世界，认识世界呢？

幼儿大脑神经系统正处于飞速发展阶段，神经元之间在进行着广泛的联系，这种联系需要宝宝丰富的经历和来自外界的各种刺激。宝宝缺乏丰富多彩的经历，缺乏生活体验，进步就会缓慢。在欢乐、祥和、宽松、自由的环境里成长起来的孩子，智力更发达，心理更健康。

3岁以前的幼儿，缺乏自我保护能力，没有自我保护意识，只要是能看到、拿到的东西都会去动。

幼儿不知道炉子中红红的火炭会把手烧得很痛，因此会用手去摸。但是，当手接近火炭时，会感受到火炭的炽热，把手缩了回来。这是本能和直觉意识使然。然而，幼儿的这种本能和直觉，并不能时常发挥作用。幼儿凭借本能和直觉，对自我的保护是靠不住的。所以，父母有必要消除可能会给孩子带来致命和致残伤害的潜在危险。

❖ 莫把"不"字挂嘴边

幼儿对他身边任何事情和物品都有着浓厚的兴趣，探索精神和好奇心是宝宝认识世界、学习知识、获取经验的基础。父母切莫把"不"字挂在嘴边。只要不是危险的，就要给宝宝充分的自由。

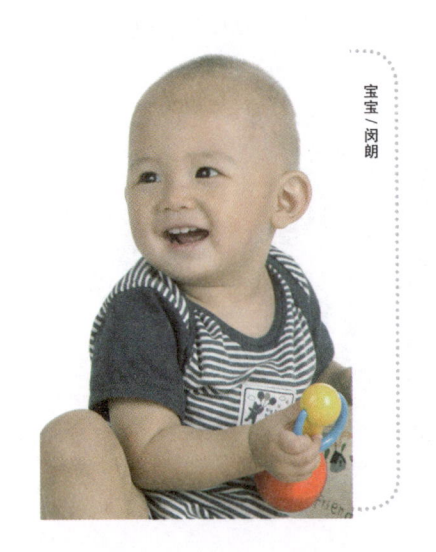

❖ 和爸爸一起做游戏

玩是幼儿的天性，也是学习的途径。在玩中学，学中玩是幼儿的特点。会玩的宝宝，是聪明的宝宝，父母不要拒绝孩子淘气。

如果宝宝站立得很稳，爸爸和孩子可以做原地单脚踢球游戏。最初做这个游戏时，妈妈在宝宝后面做一下保护，以免宝宝抬脚踢球时，向后仰倒。如果宝宝还不会抬脚踢球，很可能是害怕摔到，爸爸可轻轻拖住宝宝腋下，鼓励宝宝抬脚踢球。爸爸托着宝宝腋下，不断追赶着小球，宝宝不断用小脚踢球。当宝宝把球踢滚动时，宝宝会为自己的能力而兴奋。这不但锻炼了宝宝脚的运动能力，还给了宝宝快乐自信，同时也增加了孩子和爸爸的感情。

36. 要安全，不要限制

❖ 不要把宝宝放在围栏里

幼儿的探索和冒险精神，以及独立的愿望，让幼儿时刻面临着潜在的危险。宝宝可能会拿起爸爸刚刚扔掉的烟头；可能会把手伸进滚热的汤水中；可能会把炉灶开关打开；可能会把桌子上的台灯打落在地；可能会把药粒放到嘴里；也可能去卫生间的马桶里玩水。宝宝的作为常常让爸爸妈妈手忙脚乱，按了葫芦起了瓢，挂在妈妈嘴边的话就是：不要拿这个，不要动那个。在妈妈眼里，宝宝是个十足的小淘气，像水中到处游动的小鱼，像串来串去的小泥鳅，一眼看不到，说不定就会做出让妈妈倒抽一口冷气的大事来。

父母和看护人不应该为了安全和省事，而把孩子困在围栏里，更不能用带子把孩子栓在一个固定的地方。我曾看见看护人

宝宝／闵朗

把宝宝放在洗衣机桶里,因为时间很短暂,宝宝非常快乐,但如果看护人把孩子放在洗衣机中,忙着去做其他事情的话是很危险的。父母和看护人要记住,无论采取什么方式看护孩子,有一点是明确的,不要让宝宝离开你的视线。

❖ **三令五申没用,愤怒更不对**

妈妈不允许宝宝动什么东西,当宝宝真的动某种东西,或向某种东西走去的时候,立即把宝宝抱走,坚决地说"不许动";同时给宝宝其他的玩具,或没危险的日常物品。妈妈要行动在先,语言在后。宝宝首先要知道,然后才能理解,最后才是对语言的运用。

尽管这次妈妈制止了孩子的"不法行为",过一会儿宝宝仍然会去做你曾制止过的事情,妈妈不要生气地说:"我已经告诉你不能动这个,你怎么还动!这么没记性,再动我就打你。"语言对幼儿没有那么大的威慑作用,宝宝不会因为妈妈的唠叨而停止做事。妈妈需要做的仍然和第一次一样,把宝宝抱离,并说"不许动",把他的注意力转移,这就足够了。这样简单重复,会让宝宝尽快记住什么应该做,什么不应该做。

过多的语言不但不能让宝宝理解,还会使宝宝养成对爸爸妈妈的话听而不闻的习惯。有的妈妈说:我不反反复复和他讲道理,不给他点厉害的,孩子就不会记住。这是不了解幼儿的特点。爸爸妈妈不要经常训斥宝宝,更不要用愤怒的态度对待淘气的宝宝。能让宝宝动的东西,就让宝宝随便动好了,能让宝宝做的事情就尽情让宝宝去做。不能动的东西,不该让宝宝做的事情,可能会对宝宝造成伤害,一定要用具体的行动和简洁的语言制止孩子,千万不能以恶劣的态度面对孩子的天性。到了该明白道理的年龄,宝宝自然会明白的。

人们常说孩子一年一个样,大一点就比小一点懂事。这话没错,孩子就是日复一日不断积累生活经验,不断接受新的事物,认识世界,认识自己的。谁也不能逾越这个成长过程,谁都不可能从婴儿一下子跳到成人。拔苗助长只会毁了幼苗,父母千万不要把"这孩子太淘气,太气人了,我真的管不了了"等诸如此类的话挂在嘴边。这不但让父母感到垂头丧气,失去养育孩子的乐趣,也会让孩子感到失去了爸爸妈妈的爱。这样做也会给孩子带来很大的心理负担,甚至是心理障碍。

❖ **吓唬孩子不好**

过去的老人喜欢这样哄孩子睡觉:乖乖快睡觉吧,不睡觉,大老虎就来吃你了。如果孩子半夜醒来哭,也会对孩子说:听听,外面有野猫在叫,不要哭了,再哭就把野猫招到咱家来了。有的孩子会被这样的话吓着,有时还会引起孩子夜啼——从噩梦中惊醒。即使没吓着,也会让孩子产生一种错觉,老虎和猫是可怕的动物,以后看到这些动物时,会不由自主地害怕起来,根本不敢看一眼。不要让幼儿感觉到这个世界有很多可怕的东西,他的周围到处是危险。幼儿有极强的好奇心和探索精神,对周围的一切都兴趣盎然,同时,幼儿也有很强的恐惧感和依赖性,如果父母和看护人总是吓唬孩子,限制孩子,就会削弱幼儿的好奇心,增加幼儿的恐惧感,增加幼儿对父母的依赖性。

❖ **不怕打针的孩子**

不同的孩子,对相同的经历有不同的表现。有的孩子并不因为有过打针的经历而害怕护士医生,也不害怕去医院。

果果打防疫针的时候,看到一屋子十几个孩子几乎都在哭,果果也感到不妙,眉头紧锁,小嘴紧闭。轮到给果果打针了。护士看到这个孩子不哭，非常高兴：你看这孩子多好，也不哭也不闹，这么小就懂事。当护士把针扎进去的那一刹那，果果嗷地叫了一声，马上戛然而止，当护士慢慢推药水时，宝宝还侧着头看着为他打针的护士。尽管没有哭，却也没有一丝笑意，表情很严肃。果果得到妈妈、护士、姑妈、奶奶和许多小朋友妈妈的一致夸奖，果果很骄傲。以后，每次去打预防针，都是大张旗鼓地带他去，因为果果一点也不害怕，还非常高兴：打针去喽。妈妈当时担心这孩子是不是不知道痛，是不是缺心眼。事实上，果果知道痛，但不害怕痛，果果不但不"缺心眼"，还是个小机灵。赞美和表扬能让宝宝不怕打针，可见表扬的力量有多大。爸爸妈妈是不是能从中得到启示：怎样学会激励孩子内心的勇敢？这么大的孩子有丰富的内心世界，而我们的赞美远远不够。

37. 和父母分离的宝宝

宝宝会恨离开他的父母吗？

我是姗姗妈，女儿一岁两个月，我们暂时没办法带在身边，心里很痛的。我的姗姗是由爷爷奶奶及叔婶一起带的（在乡下），我最早也要等到年底才能接她过来，到那时，她就两岁了。我觉得很困惑也很伤心，我女儿不听我的电话，但是她却喜欢在电话里叫爸爸，接我的电话一声不吭也不愿接。爷爷给她看我们一家三口的照片，她会指出爸爸是哪一个，问她妈妈是哪一个，她就没有表示了，这是为什么呢？是恨我离开了她，还是女儿更喜欢爸爸一些呢？她会不会觉得妈妈老是爱了她后又离开她，抛弃她？令她觉得没有安全感？

我很理解这位妈妈的心情。其实，妈妈的伤心一方面是来源于孩子的表现，另一方面是妈妈来自内心的感受，妈妈主观上认为对不起孩子，对孩子的表现很敏感，其实，孩子的表现很正常。

孩子的情感与成人有很大的区别，每个孩子之间也存在着差异，孩子情感明显外露，没有丝毫的掩饰和虚假，纯真无邪。同时，孩子的情感不稳定，不但容易冲动，也非常容易受周围人情感和情绪的影响，更容易受周围环境的影响，看见别人哭她也会哭。4岁以后的孩子就不太容易受别人的影响了。

姗姗寄养在奶奶家，奶奶家的人与她的爸爸无论从感情上还是长相、举止、言谈等方面都有着很多相似之处，周围的人谈论她爸爸的时候也比较多，她对爸爸的感情自然亲近了些，这是很正常的。孩子对母亲的爱是永恒的，姗姗怎么会恨妈妈呢。

宝宝哪几年最需要亲情

同事建议我每隔一段时间就接女儿过来住几天，但是我担心她记得我们了，回到家乡又想念爸爸妈妈，会不会令她吃不好睡不香呢？小宝宝是哪几年最需要爸爸妈妈亲情？有一定的年龄界限吗？

孩子一切都很正常，只是姗姗妈妈对于不能尽到母亲的责任，时时感到内疚，由此造成精神过度焦虑。孩子能在爸爸妈妈身边就是最幸福的，从情感上来讲，任何年龄都需要爸爸妈妈的亲情，就是到了成人不是也需要爸爸妈妈的爱吗？只是在没有独立生活能力前，需要更多的是爸爸妈妈在物质生活上的帮助，由于这样和那样的原因，爸爸妈妈不能让孩子生活在身边，也算是没有办法的办法，姗姗妈妈目前最应该做的是创造条件，尽早把孩子接到自己身边。

宝宝会感受别人比他幸福吗？

她的堂妹只比她小一个多月，她现在称叔婶为爸爸妈妈。我担心她会觉得"爸爸和妈妈"爱妹妹多一点，或者妹妹总是和"爸爸妈妈"

一起而她却不能,一到两岁的小孩会有这样的想法吗?

婴儿几个月时就能感到亲人对他的爱,也会"嫉妒"被亲人抱着的其他宝宝,会有被忽视的感觉。但婴儿的这种感受都是短暂的,很多时候都是即时的,对宝宝的心灵构不成伤害。爷爷奶奶和叔叔婶婶都是孩子的亲人,爸爸妈妈不在身边,他们会更爱孩子,以弥补爸爸妈妈不在身边的遗憾。我侄子从生后5个多月就离开爸爸妈妈,送到爷爷奶奶家,除了爷爷奶奶,还有姑姑、姑父、叔叔婶婶和表姐等亲人都非常喜欢他,因为有了这个可爱的宝宝,奶奶家里总是不断人,大姑妈更是喜欢得不得了,一天不见大侄就想得慌。所以,我的侄子一点也不孤独,发育非常好,身心很健康。

如果有条件,孩子能在爸爸妈妈身边是最好的了。孩子在大家庭中能享受更多亲人的关怀和爱护,对孩子的心理健康也

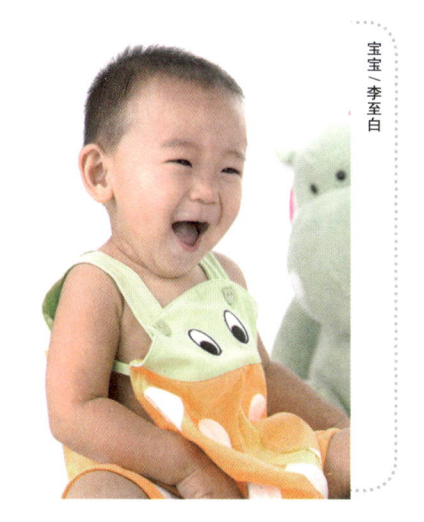

宝宝/李至白

是很重要的,姗姗和妹妹生活在一起是很好的事情。在没有条件接孩子回家的时候,应该放下心来,抽出时间到奶奶家去看孩子,过分担心对孩子没有任何帮助,还会影响心情,妈妈良好的情绪和健康的心理状态对宝宝的健康成长是很重要的。

第4节 营养需求与饮食安排

38. 营养需求

❖ 热量

这个月,宝宝对热量的需求和上个月差不多,每日每公斤需摄入的热量为110千卡。幼儿期所需热量存在着一定的差异;幼儿自身所需热量也发生着动态改变;不同季节所需热量也会有所变化。

比如,活动量大的孩子,所需热量要比活动量小的孩子高很多。有的妈妈会有这样的疑惑,孩子饭量并不小,可就是不胖,比人家饭量小的孩子还瘦。但是,别看这孩子瘦,精力却特别旺盛,睁眼就动,

几乎没有闲着的时候。这不就是吃的不少却不长肉的原因吗,活动消耗了热量,已经没有多余的热量供他长肉了。

冬季,特别是北方的冬季,人体为了抵御严寒,需要增加皮下脂肪厚度,人体本能地会降低基础代谢率,以免消耗热量,同时减少运动,节省更多的热量,使其转换成脂肪储存在皮下,以便保暖。为了增加热量,人体本能地喜欢摄入高热量食物,如肉类和油脂食物。所以,冬季食欲多比较好,比较喜欢吃热量高的荤食。俗话说"贴秋膘"就是为冬季御寒做准备

的。所以，妈妈要想让宝宝长肉，秋冬季是好时机。

夏季则不然，尽管天气炎热，人们却比冬季更爱活动，消耗更多的热量，同时又减少摄食量，少入多出的结果就是皮下脂肪减少，增加散热能力，降低体温，来适应炎热的天气，出汗也是为了带走更多的热量，降低体温，起到消暑的作用。所以，夏季食欲差，食量小，比较喜欢吃热量低的素食。所以，"苦夏"的宝宝，夏季会比冬季显得瘦些。

宝宝胖瘦与热量摄入和消耗关系密切。通常情况下，热量摄入大于消耗时，发胖的可能性大；热量消耗大于摄入时，消瘦的可能性大。所以，宝宝胖瘦与以下因素相关：

- **热量的摄入。** 热量的摄入，其实就是吃了多少食物？吃了什么食物？每种食物所含热量都不尽相同，所以，热量的摄入不仅仅与食量有关，更重要的是与食物种类有关。比如蔬菜热量很低，有的蔬菜热量接近于零。所以，吃的再多，所摄入的热量也是很少的。油脂类食物热量很高，有的油脂类食物每克热量高达9千卡。所以，吃的量虽不多，所摄入的热量却不少。我们常把高热量食物称为增肥食品，把低热量食物称为减肥食品。妈妈明白了这个道理，就知道胖瘦的原因了吧。

- **热量的消耗。** 热量的消耗包括运动、新陈代谢、瘦素、生长发育等多个途径。运动量大，消耗热量多；新陈代谢率高，热量消耗就多；体内瘦素含量高，代谢分解能力强，热量利用率小；生长发育需要包括热量在内的多种营养物，幼儿处于生长发育高峰，与不再生长的成人相比，需要更多的热量和更丰富的营养物。所以，如果幼儿摄入热量不足，瘦的速度比成人要快。当摄入的热量高于消耗的热量时，多余的热量转换成脂肪储存起来。所以，胖瘦不但与热量的摄入有关，还与热量的消耗关系密切。

- **消化吸收。** 消化系统对食物的消化吸收，也决定了孩子的胖瘦。有的孩子吃的不少，提供的热量也足够。但是，胃肠道消化吸收能力很差，尤其是对油脂食物吸收很差，稍微吃多一点，就会出现脂肪泻（化验大便有脂肪滴，肉眼看大便油乎乎，把大便放到一张薄薄的白纸上，拿开大便，纸上会有油渍，俗话称"吃油拉油"）。有的宝宝甚至连碳水化合物都难以吸收（化验大便有淀粉颗粒，肉眼看大便疙疙瘩瘩，有很多的颗粒状物。喝奶的宝宝，会有奶瓣，甚至有泡沫，是因为奶中的乳糖没有被完全吸收）。如果宝宝胃肠道有这样的问题，即使饭量不少，也多比较瘦。

当然，人体代谢没有这么简单，我只是比较简单和通俗地讲了一下与胖瘦有关的几点因素，帮助父母初步找到孩子胖瘦的可能原因。另外，孩子胖瘦与父母遗传密切相关，父母双方或一方，幼时比较瘦或比较胖，孩子也多会随其父母。所以，父母不要因为自己的孩子比周围同龄孩子瘦点或胖点，就认为自己的孩子有问题。

❖ **蛋白质**

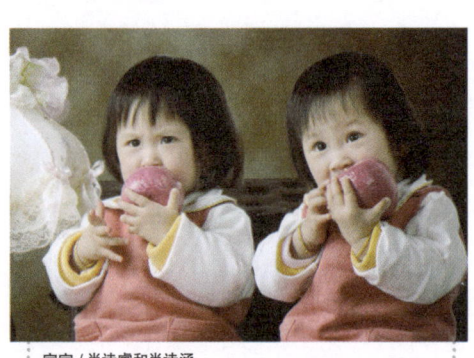

宝宝/肖诗睿和肖诗涵

蛋白质是维持幼儿生长发育的重要营养物质，饮食中缺乏蛋白质，对幼儿的影响不仅仅是生长发育，而是整个身体健康。所以，不能给幼儿提供低蛋白饮食。幼儿每日每公斤蛋白质需要量为12克。蛋白质的主要食物来源有奶、禽畜、鱼虾、蛋、大豆、坚果。谷物、某些蔬菜水果等食物中所含蛋白质，在人体需要的蛋白质总量中占的比例很小，在计算蛋白质摄入量时，基本忽略不计。幼儿每日摄入的高蛋白食物，至少也要占每日食物摄入总量的20%左右。

蛋白质这么重要，索性让宝宝多多吃高蛋白食物，这样的做法是错误的。碳水化合物、蛋白质、脂肪、维生素、矿物质、纤维素、水这七大营养素，尽管人体需要的量不同，所需比例不同，但都有着同样重要的作用，缺一不可，哪一种营养素不足都会影响身体健康。即使很重要的营养素，如果过量摄入，对健康非但无益，反而有害。所以，营养素的均衡是非常重要的。要实现营养素的均衡，最重要的是膳食结构的合理搭配。

妈妈常常为给宝宝做饭发愁，主要的是不知道做些啥吃。其实，妈妈都懂得基本的烹饪技巧，也基本掌握饮食常识，这些常识和技巧同样适用于给宝宝做饭。在这些技巧和常识基础之上，再学习一些幼儿饮食搭配和制作知识，为宝宝做饭就没那么难了。

❖ **脂肪**

对于成年人来说，脂肪可以说是让人喜欢让人忧，喜欢的是脂肪带来的口味，忧的是脂肪带来的健康隐患。对于幼儿来说，脂肪可是好东西，幼儿正处于快速生长发育期，包括大脑在内的细胞膜、视神经和视网膜及全身各系统，都需要脂肪提供脂肪酸，还有大家熟悉的DHA和AA，就是由脂肪酸转换的。动物脂肪主要是饱和脂肪酸，也就是硬脂酸，植物脂肪主要是不饱和脂肪酸，也就是软脂酸。幼儿需要更多的是不饱和脂肪酸。所以，不宜给宝宝吃动物脂肪，特别是禽畜类动物脂肪。宜给幼儿提供鱼虾、坚果和某些植物脂肪。幼儿每日每公斤体重需要脂肪4克。肉类和油类是提供脂肪的主要食物来源。鱼肉含脂肪很少，且基本上是不饱和脂肪酸，所以，鱼比较适宜幼儿食用。纯瘦肉所含油脂占40%左右，肥肉或五花肉油脂含量几乎百分之百，所以，不宜给宝宝吃肥肉和五花肉。不要给宝宝食动物油，可选葵花籽油、核桃油、橄榄油、豆油等。每天总量控制在5-8克。

❖ **维生素**

维生素几乎存在于所有食物中，所以，只要正常饮食，几乎不会缺乏维生素。维生素有脂溶性和水溶性之分，脂溶性有蓄积性，一次大剂量摄入，或长期超过生理需要量地摄入，会出现蓄积性超量，甚至中毒。如维生素A、维生素D、维生素E。水溶性维生素排泄快，大剂量服用也会很快被排泄出体外，所以，我们每天都需要从食物中摄入，如维生素B、维生素C。脂溶性维生素在油脂类食物中含量高，水溶性维生素在蔬菜水果谷物中含量高。婴幼儿油脂食物摄入少，日光照射时间相对不足，故需要额外补充维生素A和D，这就是新生儿出生后2周开始补充维生素AD的原因。早产儿需要额外补充维生素E。维生素C有清除体内过氧化物（过氧化物又称为自由基，积蓄过多对人体有害）的作用，感冒时服用维生素C可缓解感冒症状，宝宝感冒时可给宝宝喝维生素C水。

❖ **微量元素**

几乎所有的父母都非常熟悉微量元素，也很重视微量元素的检测和补充。实际上，微量元素就是七大营养素中的矿物质，体内含量低的矿物质被称为微量元素，如锌、铁、硒等，体内含量高的矿物质称为宏量元素，如钠、钾、钙等。对父母来讲，这样的区分显得有些凌乱，所以，微量元素几乎成了矿物质的代名词。现在临床常规检测的矿物质有钙、镁、锌、铁、铜，也称微量元素检测。在接下来的内容中，就把矿物质统称为微量元素，便于父母理解。水果中几乎不含微量元素，蔬菜中含量不高，谷物、奶、蛋、大豆中含有人体所需微量元素，但部分吸收较差，肉类食物含有丰富的微量元素，且吸收好，尤其是铁和锌。奶是高钙的代表食物，肝是高铁的代表食物，鱼虾是高锌的代表食物。目前，临床中常见的微量元素缺乏有钙、铁、锌。所以，能够购买到的微量元素也是这三种。

父母常为这三种元素的补充困惑。到底补不补呢？补什么牌子的好呢？补的够不够，宝宝还缺不缺？总之困惑一大堆。补的多了，怕中毒；补的少了，怕缺乏；不补吧，怕耽误了孩子；补充吧，怕补品不合格，害了孩子。再加上琳琅满目的资讯，周围妈妈们的众说纷纭，还真是难为了新手父母。

其实，父母不必这般为难，这个问题是可以简单化的，以钙为例说明。

幼儿处于生长发育高峰期，骨骼增长迅速，需要大量的钙剂。奶是高钙食物的代表，幼儿每日奶量500毫升以上，大约提供300毫克钙；每日奶制品（酸奶125毫升或奶酪25克）大约提供60毫克钙；蛋肉每日50~80克，谷物每日40~110克，水每日1210毫升（按11公斤，每公斤体重110毫升水计算），还有蔬菜和水果及其他食物，大约提供100毫克钙。粗略计算每日钙的总摄入量为460毫克，基本满足幼儿每日400~600毫克钙的需求量。如果吸收和利用没问题（充足的维生素AD、日光浴、良好的胃肠功能、运动、镁和磷与钙的合理比例），幼儿是不会缺钙的，也无须额外补充。如果宝宝身高增长比较快，食量并不大，可适当补充钙剂。但钙剂补充不是越多越好，补多了，不但增加胃肠负担，还会影响食物钙的吸收和利用。

❖ 纤维素

幼儿胃肠功能仍比较薄弱，不能消化纤维素过高的食物。另外，纤维素过高的食物，会影响蛋白质、钙、铁、锌的吸收。所以，幼儿不能额外补充纤维素，也不宜摄入高纤维素食品。

❖ 水

水绝不是可有可无的，每天必须要让宝宝喝白开水，这对孩子的健康非常重要。常听妈妈抱怨她的孩子就是不喝白开水，只愿意喝苹果水、梨水、橙汁、西瓜汁，宁愿喝甜的钙水，也不喝白水。说白了，就是喜欢喝甜水和有滋味的水。这样下去的结果，等到能自己做主了，就开始买饮料喝。这不能说是孩子的错，喜甜是孩子的天性，从婴儿期就让孩子熟悉了甜水的味道，当然就难以接受不甜的白开水了。这就是习惯成自然的力量，要养成好的习惯，必须从小开始。不良的习惯一旦养成，纠正起来是很难的。如果已经养成了喝甜水的习惯，从现在开始逐渐降低水的甜度，争取养成喝白开水的习惯。除去奶和食物中的水，每天还需要额外喝水400~600毫升。

39. 饮食安排

幼儿每餐食物中都应该包含谷物（占

食物总量的50%左右)、蛋或肉(占食物总量的20%-25%左右)、蔬菜(占食物总量的25%-30%左右)。每天食物中包含谷物2-3种，蔬菜2-3种，水果1-2种，蛋1-2种，奶1-2种，肉1-2种，还有其他杂食，每天保证10种以上的食物种类。每天都应该保证喝奶(500毫升)、吃蛋(1个)、水果(与蔬菜量差不多)。每周都应该保证吃动物肝2-3次，鱼虾2-3次，豆制品1-2次，坚果1-2次，菇、木耳、海带、紫菜1次。争取每餐食谱不同，每天食谱变化，下一周可重复上一周的食谱。按照这样的原则给孩子提供食物，基本上能够满足宝宝每日所需营养。

父母的任务是给宝宝提供合理的膳食，以保证宝宝摄入均衡的营养。至于孩子是否喜欢吃父母为他准备的饭菜，孩子能够吃下多少饭菜，那是孩子的权利，父母要学会尊重孩子对食物的选择。

任何一种食物都不可能代替所有的食物，营养再高的食物也不能提供人体所需的所有营养素。因此，均衡的营养、合理的膳食搭配是很重要的。

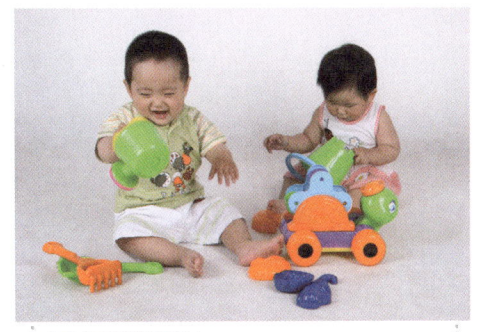

宝宝/王思睿和小朋友

一周食谱举例

周一

早餐：奶、碎菜鸡蛋羹、奶馒头

上午加餐：水果

户外活动：喝水

午餐：软米饭(小米、大米、红豆)，碎菜炒肉末(茄子、土豆、甜椒、鸡肉末)，海米冬瓜汤(冬瓜、海米浸泡去盐剁碎)

下午加餐：奶

户外活动：喝水

晚餐：馄饨(牛肉馅、芹菜末、胡萝卜末、黄瓜末)，汤中放紫菜或(西红柿对虾剁碎，猪肉馅)，汤中放紫菜

睡前：奶

周二

早餐：奶、奶油面包、鸡蛋羹、蔬菜沙拉

上午加餐：水果

户外活动：喝水

午餐：米饭(大米、紫米、燕麦)，炖排骨(猪排骨、莲藕、芋头、白萝卜、红枣，把排骨肉剔下与莲藕、芋头、白萝卜一起剁碎，再放些汤)

下午加餐：奶

户外活动：喝水

晚餐：馒头，炒碎菜，猪肝汤(猪肝、甜椒、葱头、胡萝卜)

睡前：奶

周三

早餐：奶、馄饨(对虾、鸡蛋、碎菜)，汤中放香芹、菠菜

上午加餐：水果

户外活动：喝水

午餐：南瓜大米饭，清蒸鳗鱼，炒碎菜(西葫芦、山药、胡萝卜)

下午加餐：奶

户外活动：喝水

晚餐：馒头、豆腐猪肉丸子、汤中放多种蔬菜

睡前：奶

周四

早餐：奶、豆沙包、水煎蛋、蔬菜沙拉

上午加餐：水果

第二章 13-14个月的宝宝

户外活动：喝水

午餐：小馒头，海带炖肉（牛肉、海带、土豆、红萝卜、肉和菜剁碎和汤）

下午加餐：奶

户外活动：喝水

晚餐：软米饭（大米、白豆），清蒸鳕鱼，豆腐汤（南豆腐、鸭血豆腐、奶白菜）

睡前：奶

周五

早餐：奶，三鲜面（荷包蛋1个、面条、对虾、碎菜）

上午加餐：水果

户外活动：喝水

午餐：花卷，油菜炒香菇，三色猪肝汤（猪肝、西红柿、甜椒、葱头）

下午加餐：奶

户外活动：喝水

晚餐：玉米面发糕，清蒸多宝鱼，鸡汤炖菜（鸡汤、土豆、笋、丝瓜）

睡前：奶

周六

早餐：奶，麦穗疙瘩汤（麦穗疙瘩、鸡蛋1个、虾皮一小把洗净去盐、香菜末）

上午加餐：水果

户外活动：喝水

午餐：小馒头，炖鲈鱼，豆腐汤（豆腐、碎白菜叶、海米末）

下午加餐：奶

户外活动：喝水

晚餐：三鲜馅小饺子（虾仁、猪肉、鸡蛋、香菇、油菜、木耳末），银耳大枣枸杞汤

睡前：奶

周日

早餐：奶、面包、水煮鸡蛋、蔬菜沙拉

上午加餐：水果

户外活动：喝水

午餐：八宝稠粥，炖乌鸡，炒三丁（茄子丁、甜椒丁、土豆丁）

下午加餐：奶

户外活动：喝水

晚餐：三鲜馅包子，三色鸡肝汤（鸡肝、胡萝卜、油菜、葱头）

睡前：奶

40. 为什么有如此多的喂养难题

吃什么？什么时候吃？怎么吃？父母来决定。是吃，还是不吃？吃多少？孩子说了算。父母和孩子的不一致性引发了一系列喂养问题。

❖ **孩子有政策，父母有对策**

接受某种新口味的食物，要经过10次以上的尝试。给宝宝吃从来没吃过的食物时，对宝宝来说既新鲜好奇，又害怕、拒斥。父母要有耐心，不要走两个极端，要么彻底不给吃了，要么强迫宝宝吃。

宝宝政策：拒绝吃某种食物。

妈妈对策：等宝宝饿的时候，再给宝宝吃。妈妈的理论是，饥不择食。

医学解释：宝宝太饿或情绪不好时，不是添加不爱吃食物的时机。如果宝宝表现出很不喜欢吃某种食物时，应该考虑改变烹饪方法，再尝试着给宝宝吃。如果宝宝还是不吃，就等几天再给宝宝吃。和宝宝较劲的结果只能更糟糕，强迫的结果是宝宝更不接受那种食物了。不愉快的进食经历，是导致宝宝厌食的原因之一。

宝宝政策：特别爱吃某种食物。

妈妈对策：既然宝宝这么爱吃，就让宝宝吃个够。妈妈的理论是，之所以特别爱吃某种食物，一定是宝宝缺乏的。

医学解释：宝宝特别爱吃某种食物，并不意味着宝宝身体特别缺乏这种食物中所含的营养素。相反，过多摄入某种食物，不但会加重胃肠负担，长期下去，还

会造成营养的不均衡。再有营养的食物也不能一味地喂给宝宝吃；宝宝再爱吃的食物，也要适当限制，不能让宝宝吃厌、吃腻为止。

❖ 追着喂饭

妈妈端着饭碗，跟在孩子后边，孩子跑到哪，妈妈就追到哪，孩子停下来，妈妈就赶紧喂孩子一口饭，孩子还时常把小头扭到一边，或把饭再吐出来。

妈妈意识到，养成这样的吃饭习惯非常不好。可又能怎么样呢？总不能让孩子饿着吧。我常听妈妈这样申辩。

"不要跑了，再跑妈妈不给吃了。"这些话语对于宝宝来说都是"废话"，宝宝一句也听不进去，妈妈应该马上停止这样做。

这个年龄的孩子非常活跃，很难老老实实地坐在那里等着妈妈喂饭，妈妈可不要顺着宝宝来，宝宝跑到哪里就追到哪里。应该让孩子坐在餐厅里进餐，给孩子准备一个幼儿餐椅，没吃完饭，不能离开。

❖ 吃饭难

过多的规矩并不能使幼儿尽快学会吃饭。在饭桌上，妈妈总是说"不要这样，不许那样"，幼儿可能会对吃饭失去兴趣，给宝宝厌食或偏食埋下伏笔。在餐桌上，应该更多地鼓励孩子，切莫把餐桌变成批判台。创造其乐融融的进餐环境，不但对孩子好，对父母也好。

妈妈可以掌控宝宝吃什么，宝宝只能吃到妈妈为他准备的饭菜。但宝宝已经有了自我意识和独立愿望，很多时候，宝宝并不能把妈妈为他准备的饭菜照单全收，宝宝以"不吃"为难妈妈，宝宝的食欲和食量左右着妈妈，这往往成为"吃饭难"的主要原因。

一方面，妈妈认为宝宝应该吃这些有营养的食物，应该吃这么多的食物；另一方面，宝宝不按妈妈的要求，吃妈妈为他准备的食物，不按妈妈的期望，吃完妈妈准备的饭菜。这也成了"吃饭难"的原因。

每个孩子之间都存在着千差万别，食量大的孩子可以比食量小的孩子多吃一倍的饭菜，但我们不能就此认为食量小的孩子就不正常，也不能认为食量大的孩子就一定壮实健康。

❖ 不要强化宝宝偏食倾向

常常听到爸爸妈妈当着孩子的面讲类似的话：这孩子不爱吃某某食物；这孩子就爱吃某某食物；这孩子偏食得厉害，真是拿他没办法；这孩子不爱吃饭，只爱吃零食……

爸爸妈妈当着孩子的面这么说，对于孩子来说，相当于承认孩子的饮食习惯是合理的，爸爸妈妈认可了。不但如此，孩子还从爸爸妈妈那里验证了自己的饮食习惯。孩子原本没有这样的总结能力，不知道自己到底有怎样的饮食喜好，爸爸妈妈给了他明确的结论。这无形中帮助孩子加深了不当的饮食习惯。

不但在饮食上，爸爸妈妈喜欢这么做，在其他方面，爸爸妈妈也常常喜欢这么做。在这里我要劝告爸爸妈妈，在孩子面前讲话要谨慎，不要强化孩子不该做的事情。

❖ 让吃饭成为快乐

孩子对饮食的挑剔，是自主能力提高的表现。强迫孩子吃东西，是导致厌食的主要原因。孩子在一天天长大，对饮食的喜好也会发生相应的变化。成年人也不能保证一成不变的饮食习惯，这两天爱吃这一口味，过一段时间，又想另一种口味了。不能要求孩子每天都能按照爸爸妈妈的安排和要求，吃完为他准备的所有饭菜。孩子不会每天每顿吃相同量的饭菜。连成人都做不到的事，怎么能要求孩子呢？

担心宝宝营养不足是现代父母的通病，也成了父母养育孩子中的一大难题。其实，有些喂养难题，源于父母在喂养上的误区。如果父母有正确的认识和理解，就不会有这么多的喂养难题了。

还孩子吃饭的快乐，让吃饭变得更自然一些，孩子就不会那么抗拒了。让孩子自己动手吃饭，会极大地调动主观能动性，增加吃饭的乐趣。孩子越早学会自己吃饭，越不容易出现吃饭问题。

❖ **不要让吃成为负担**

父母都接受这样的说法：孩子最需要优质的蛋白质。因此使劲让孩子吃各种蛋、肉、奶制品，奶代替水，蛋肉代替粮食。牛初乳、高蛋白粉、各种高营养素片，名目繁多的补养品都一股脑儿地给孩子吃。父母想方设法劝孩子多吃，孩子吃的任务重，父母喂的难度大，搞得孩子和父母都非常辛苦。吃饭本来是很自然的事情，却成了孩子和父母的负担。

谷物常被忽视，认为营养价值不高，是廉价的食物，不被推崇。孩子能吃就吃，不能吃就算了。其实，父母没有想到，孩子每天需要的热量绝大部分应该由谷物提供。谷物提供热量，既直接，又快速，所产生的代谢产物是水和二氧化碳，水可以被身体重新利用，二氧化碳通过肺脏呼出体外。对身体来说，谷物属于绿色食物。如果由蛋肉等高蛋白食物提供热量，蛋白质和脂肪在产生热量的同时，会产生有害的代谢产物，增加肝肾负担。

❖ **新鲜、自然、丰富的食物**

吃大地生长出来的自然食物，要比吃经过加工、添加了防腐剂、调味品、食用色素、香料、味精、糖精、油脂、过多的食盐等工业加工食品好得多。适当多吃含麦麸的面食，要比吃精细加工过的面粉更有利于健康。无论什么食物，再高级，再昂贵，也不可能提供人体所需的所有营养素。什么都吃，合理搭配是最好的饮食习惯。

在饮食喜好方面，每个孩子之间存在着个体差异。孩子在饮食方面的喜好，与父母的饮食喜好相近。孩子的饮食习惯是父母后天培养的。有的孩子喜欢吃盐味重的炒菜，喜欢吃油多香甜的饭菜，这没有什么可奇怪的。妈妈孕期、哺乳期、父母日常的饮食习惯，对孩子日后的饮食习惯都会有潜移默化的影响。可以说，幼儿的饮食习惯是父母影响和培养的结果。要想孩子不偏食，父母首先不能偏食。孩子健康的饮食习惯，与父母的喂养是分不开的。

41. 喂养上的误区

❖ **食物搭配有讲究**

父母知道蛋黄和菠菜含有丰富的铁，很少知道蛋黄和菠菜中铁的吸收比较差。动物肝和动物血含铁高，吸收好，是最佳的补血食品，瘦肉、红枣、芝麻等也是高铁食物。维生素C有利于铁的吸收和利用，高铁食物宜与维生素C食物同食。所以，动物肝与西红柿、甜椒、葱头等食物一起烹饪，有利于铁的吸收。草酸有碍铁的吸收，动物肝不宜与绿叶蔬菜一起烹饪。

❖ **糖果并非有百害而无一利**

外出游玩时，有氧运动后，吃一颗糖果，会迅速纠正低血糖症状，也满足了宝宝喜爱甜食的嗜好。恰当适时地给宝宝一次吃的享受，宝宝会因为得到意外惊喜而情绪高涨。任何一种食物都不能给捧上天或打下地狱，没有最好的食物，也没有最坏的食物，任何可吃的食物都有它的营养价值和作用。

❖ **零食并非绝对不能吃**

宝宝只要醒着就动个不停，会消耗很多热能。正餐之外恰当补充一些零食，能更好地满足新陈代谢的需求，也是摄取多种营养的重要途径。外出郊游，带些零食在路上，既能充饥，又给了孩子吃零食的机会，给旅途增加许多快乐。父母需要的是把握宝宝吃零食的尺度，而非完全拒绝孩子吃零食。

❖ 不宜用饮料代替白开水

有的妈妈认为饮料是水做的，所以饮料可以代替水。饮料中有水没错，但饮料不是白开水，不能用饮料替代白开水。

并不是说孩子绝对不能喝饮料，饮料可以喝，但要选择适合孩子喝的饮料。有些饮料幼儿是不宜喝的，如碳酸饮料，宝宝喝了会引起腹胀和饱腹感，影响宝宝对食物的摄入量。饮料中的添加剂并不都适合宝宝，如咖啡因、茶碱和防腐剂、色素等。大多数饮料中含糖量都比较高，如果宝宝过多摄入高糖饮料，会降低食欲，影响进食，引起营养不均衡，还会导致宝宝肥胖。如果宝宝真的一点白水也不喝，在白开水里放几块水果是不错的选择。

❖ 营养品并非一定要补

维生素A、D、E是脂溶性的，过多服用可在体内蓄积引起中毒。铁、锌、钙等矿物质在体内需要保持平衡，超量补充某种元素会影响其他元素的吸收和利用。蛋白质是宝宝生长发育不可缺少的，但摄入过多会产生废物，加重肾脏负担。DHA、AA摄入过多会产生过氧化物，破坏组织细胞的完整性和稳定性。

宝宝是否需要额外补充营养品，补什么？补多少？补多长时间？应该向专业人员咨询，专业人员会根据宝宝的具体情况，综合分析，给出合理建议。

❖ 边吃饭边喝水不好

饭前、饭后或吃饭时喝水会稀释消化液，减弱消化液的活力，特别是对于消化功能还未发育完善的宝宝来说更是如此。边吃饭边喝水会出现胃部饱胀感，影响食量。宝宝口渴时，只想喝水，不想吃饭。所以，两餐之间不要忘了给宝宝喝水。

第5节 睡眠变化和尿便管理

42. 宝宝能否一觉睡到大天亮

❖ 一觉睡到大天亮

随着月龄的增加，白天睡眠的时间逐渐缩短。到了这个月龄，有的宝宝上午不再睡觉，只在午饭后睡上两三个小时；早起的宝宝，上午还会睡一个小时左右；有的宝宝傍晚还要睡一小觉。多数宝宝会从晚上八九点钟，一直睡到早晨五六点钟，甚至睡到六七点。这会让爸爸妈妈非常高兴，爸爸妈妈再也不用睡眼惺忪地起来哄孩子了。

宝宝一夜不醒对爸爸妈妈来说可是意义重大，从宝宝出生那一刻起，就没能睡一个整觉，也该好好休息了。可是，事情并不都是这样随人所愿，不是所有的宝宝都能有这样的表现，爸爸妈妈可要有点心理准备。如果你的宝宝能够一夜睡到大天亮，你们就庆幸宝宝体谅爸爸妈妈的辛苦，让你们睡个整觉。如果你的宝宝表现的不那么乖，千万不要怪罪宝宝。你们该做的是仔细、认真地观察，宝宝是否有其他异常情况。如果没有其他异常，就不要担心，请耐心等待一段时间。以好的心态，稳定的情绪面对不好好睡觉的宝宝，并坚信，总有一天宝宝会好好睡觉，而且时间不会太长的。

❖ 开始半夜醒来

并不是所有的宝宝，到了这个月龄，都能一夜睡到天亮。睡眠方面，宝宝之间也存在着显著的个体差异。

如果宝宝半夜醒了，不哭不闹，自己在那里玩，你千万不要出声，也不要理会，静静地候着，等待宝宝自己入睡。

如果宝宝半夜醒来，翻过来滚过去，你千万不要让宝宝碰到你的身体，宝宝正处于浅睡眠期，很容易被惊醒，如果不被惊醒，宝宝会从浅睡眠转入深睡眠。一旦被惊醒，就彻底醒了。

如果宝宝半夜醒了，哼哼唧唧，不断吸吮手指，你千万不要认为宝宝渴了饿了，抱起宝宝喂水喂奶。宝宝很快会熟悉这样的睡眠方式，一觉睡到大亮的日子就一去不复返了。

如果宝宝开始哭闹，但只是小哭，你就轻轻拍拍宝宝，不要出声，也不要抱起宝宝，宝宝很快就会平静下来。

如果宝宝哭声放大，你就抱起宝宝，轻摇轻晃，哼着摇篮曲，等待宝宝平静，不要开灯，不要大声说话。

如果宝宝出现剧烈哭闹，你万万不可表现出急躁的情绪，一定保持冷静，仍然轻拍轻摇，不动声色，让宝宝感受到你的安静，宝宝才能尽快安静下来。

如果宝宝真的醒来，可尝试着给宝宝喝点水，如果宝宝拒绝喝水，问问宝宝是否要喝奶，如果宝宝不反对，可喂点奶。

总之，安静而耐心地对待半夜醒来的宝宝，会让宝宝更早地再次入睡。

❖ 从来都没一夜睡到天亮

有的宝宝从出生到现在，从来没有睡过一个整夜，总是在半夜醒来，甚至醒来几次。这样的孩子一定有睡眠障碍吗？答案是否定的，除非医学上证明你的孩子有睡眠障碍，你就要相信孩子是正常的。

从来都没睡过一个整夜，最可能的原因是，早在新生儿期，看护人就总是抱着孩子，有点动静，就马上抱起来，又是哄，又是拍，又是摇。宝宝已经习惯了这样的睡眠方式，深睡眠自己睡，浅睡眠抱着睡。一旦进入浅睡眠，必须抱起来哄，自己不会从浅睡眠转入深睡眠。

尽管养成了这样的睡眠习惯，宝宝也不会一直这样下去的，随着月龄的增加，宝宝会慢慢学着自己入睡，学着从浅睡眠转入深睡眠。但这需要过程，有的宝宝到了幼儿期就不再半夜醒来，有的宝宝要再过半年一年的，才能一觉睡到大天亮。

无论如何，有一点是肯定的，如果宝宝不能一觉睡到大天亮，爸爸妈妈必须有极大的耐心，抱怨和生气只会使事情变得更糟。

❖ 白天睡眠变化大

有的宝宝不但上午不再睡觉，午饭后也不想睡觉了，到了傍晚可能就困得睁不开眼，连晚饭都不能和爸爸妈妈一起吃。晚上七八点醒了，精神十足，到了半夜才肯睡觉。这可苦了爸爸妈妈，爸爸妈妈累了一天，到晚上该休息了，宝宝却睡醒了。怎么办？帮助宝宝改变睡眠习惯，让宝宝逐步从傍晚睡觉改到午饭后睡觉。

❖ 早睡早起

有的宝宝晚上睡得很早，早晨醒得也很早，是那种日落而息，日出而起的孩子。这样的宝宝被认为具有良好的睡眠习惯。但对于城市父母来说，可不一定是好事。因为大多数城市爸爸妈妈喜欢晚睡晚起，早晨早早醒来的宝宝，是不会让爸爸妈妈睡懒觉的。早睡早起的睡眠习惯有利于身体健康，如果爸爸妈妈确实无法实现早睡早起，就继续你们的睡眠习惯，同时也尊重宝宝的睡眠习惯，总有一天你们和宝宝会养成同样的睡眠习惯。

❖ 早睡但不早起

有的孩子尽管晚上睡得很早，但早晨并不能很早起床，原因是半夜醒来要妈妈陪着玩。让爸爸妈妈最难以忍受的是半夜醒来哭闹的孩子，这无论如何也不能让爸爸妈妈相信孩子是正常的，所以爸爸妈妈会不止一次把孩子抱到医院，或请医生到家里为孩子看病。如果接连几个星期都这样，爸爸妈妈的忍耐可能就到了极限，或者夫妻吵架，或者把气撒到孩子身上。最忍受不了的是爸爸，爸爸可能会大声训斥孩子，甚至打上一巴掌，养儿的乐趣消失殆尽。爸爸的做法当时会起到一定的效果，孩子真的不哭了，可第二天、第三天哭得更厉害，时间更长。惩罚孩子不会收到好的效果。遇到具体情况，爸爸妈妈最需要做的就是学会接受和理解。宝宝会一天天长大，一天天进步，爸爸妈妈的接受和理解会使孩子更早地建立起良好的睡眠习惯。请爸爸妈妈记住：面对孩子的问题，当你无计可施时，不作为，平静等待是最好的应对策略。有这般耐力和胸怀的父母，孩子会发展得越来越好。

❖ 变化无常

这个时期的幼儿，每天都在发生着变化。前段时间还不午睡的宝宝，可能从今天又开始午睡了；前几天还一觉睡到天亮的宝宝，可能突然半夜醒来玩；前一段还晚上八九点睡的宝宝，可能突然到了十点还不睡；前一段还睡到早晨八九点的宝宝，可能突然成了唱晓的百灵鸟。

面对孩子的"变化无常"，让爸爸妈妈坦然处之实在不容易。倘若宝宝不睡觉，但玩得很开心，没有异常情况，爸爸妈妈的担心程度就会小得多。如果宝宝在睡眠前后或睡眠中哭闹，爸爸妈妈则会非常不安，甚至带孩子去医院。睡眠中突然大哭，多是因宝宝白天受到某些刺激，或玩的过猛，被噩梦惊醒。这时，妈妈要紧紧搂住孩子，不要出声，也不要使劲摇晃，静静地抱着孩子，孩子就会慢慢平静下来。

43. 训练尿便需争取宝宝合作

这个月龄的宝宝不能控制尿便，是再正常不过的事了。如果宝宝已经能够控制排尿或控制排便，咱的宝宝是相当优秀的。

如果宝宝愿意接受训练，从现在开始教宝宝控制尿便未尝不可。现在孩子愿意接受训练了，并不意味着能够坚持下来，直到能够很好地控制尿便。孩子很可能会一反常态，开始出现反抗、抵触、执拗、甚至耍赖等情绪。这个时候，父母最好"软着陆"，切莫硬碰硬。

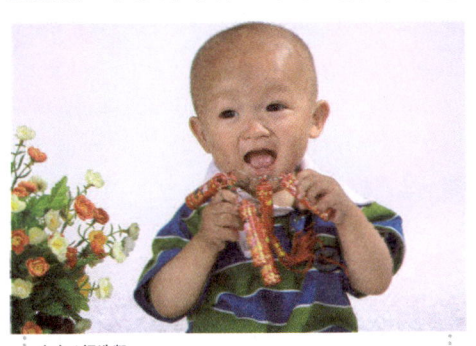

宝宝 / 杨浩凯
这是糖么？我来尝尝。

第二章 13-14个月的宝宝

如果宝宝从一开始，对父母的训练就很反感，甚至反抗，父母就没必要坚持这么做。坚持的结果，不但不能使宝宝学会控制尿便，反而会延长宝宝控制尿便的时间。所以，是否开始训练宝宝控制尿便，应该尊重宝宝的选择，顺势而为。

原本已经能控制尿便的宝宝又开始尿床、拉裤子了，这是正常现象，父母不要认为宝宝出现了行为倒退。其实，前一段时间，宝宝并非是真的能够控制尿便了，只是在父母的提醒和帮助下，把尿便尿在了便盆中。新奇劲过去了，宝宝不再对把尿便排在便盆中那么有兴趣了。自然又回到了"过去"。父母耐心等待就是了，不是什么问题。

❖ 两种态度

当宝宝把尿便拉在裤子里时，父母采取什么样的态度，对宝宝控制尿便有很大的影响，对宝宝心理发育也会产生间接影响。

● 第一种态度

妈妈不耐烦地说："你这孩子，告诉你多少次了，有大便告诉我！臭死人了，我简直是个倒霉的妈妈！"妈妈一边为孩子收拾残局，一边唠叨着，动作也是重重的，粗鲁的。

其结果会怎样呢？孩子会有一种羞耻感，觉得自己做了天大的错事，自己的排泄物被妈妈厌恶；宝宝从此或许对排便产生厌恶感，拒绝排便，导致大便干燥；或许感觉自己被妈妈抛弃了，不再信任妈妈。在孩子的心里，妈妈是他最信任、最依赖、最亲近的人，如果孩子感到妈妈不要他了，或不信任妈妈了，就会从内心产生一种恐惧感。

● 第二种态度

妈妈平静而和蔼地说"宝宝拉屎了，趴在这里，妈妈帮宝宝收拾干净"妈妈边收拾，边告诉宝宝"要坐在便椅上拉屎，妈妈喜欢会坐便盆的宝宝，下次有大便告诉妈妈好吗？"

这样宝宝得到的信息是明确而清晰的。宝宝不会因为妈妈的好态度和好言语而放纵自己。孩子需要妈妈的鼓励，总是想做得好，让妈妈高兴，希望和妈妈建立一种相互信任的关系。

孩子的情感是很丰富的，如果爸爸妈妈忽视了这一点，就会极大地伤害孩子。如果爸爸妈妈能控制好自己的情绪，学会尊重孩子，对孩子的教育就成功了一半。

● 殊途同归

女儿过1岁生日后没多长时间，大概十三四个月吧，突然有一天夜里，清晰地喊"奶奶，尿尿！"当我清晰地听到那清脆悦耳的声音时，泪水一下子涌了出来，一位饱经沧桑的老人，和一个懵懂的孩子，演绎着如此动人的故事，那一刻，我被感动了……

但这并不能说明女儿具有超常的能力。女儿3岁时，我到外地进修一年，女儿暂时离开幼儿园去了姥姥家。女儿4岁，我进修回来，再次把女儿送进幼儿园。去幼儿园的第一天，老师打电话给她爸爸，原因是女儿尿裤子了。为此，女儿无论如何也不去幼儿园了，理由是老师不让她去卫生间，她尿裤子了，还把爸爸叫过去。女儿同意提前上学前班，结果女儿还不满5岁，就背着小书包上学了。

果果1岁多就会自己端着尿壶尿尿，还常常把这作为节目表演给周围的人。不但如此，还会把尿壶端到卫生间，把尿倒入马桶，然后打开水龙头冲马桶，再接点水涮涮尿壶。

爷爷奶奶并没有刻意训练果果排尿，只是爷爷用葫芦给孙子做了个"小尿壶"，游戏般地让孙子把尿接到这个葫芦做的"小尿壶"里。孙子像得了宝贝，一遍遍演出这段精彩片段。

2岁半的果果会告诉奶奶便便了，在奶奶看来，似乎是在不知不觉中，孙子就学会控制排便了。果果常常把他的"战利品"端到亲人面前展示，听到一声声"好"的赞许，显出一副胜利者的姿态。

果果3岁去外婆家，要坐2天的火车，果果还像在奶奶家一样，把他的"战利品"拿给车厢的乘客们看。感谢那些高素质的乘客，他们不但没有丝毫的搪塞和厌恶，还饶有兴致地配合着果果，果果和在家一样，信心满满地展示着他的"胜利果实"。

但是，果果直到5岁，还有不能控制大便的时候。一次，果果走到姑妈面前，一脸严肃地说"姑妈，便便在我裤子里闲着呢"起初姑妈还不理解侄子在和她说什么，愣了片刻才突然恍然大悟，扒开裤子一看，果然大便在裤裆中"闲着"呢。

大家从此把这当作笑料。果果不再是3岁的果果了，他感受到了"戏谑"的味道，再也没有告诉过任何人，有便便在裤裆中"闲着"了，尽管仍有类似事件发生。当有人发现味道不对时，果果就承认。到后来有人发现时，果果也不承认了。因为大人们的态度让他感到：让大便在裤子里"闲着"是难看的事。

其实，果果没有任何问题，也不是什么病症，只是他太贪玩了，以至于不舍得时间去卫生间排便，仅此而已。因为，这事几乎百分之百发生在他疯玩的时候。6岁后，再也没有发生过类似事件，即使疯玩的不亦乐乎，有情况也会停下来，去做他该做的事，这就是成长。

如果宝宝在1岁以后，就乐意接受尿便的训练，那真是再好不过了，但千万不要高兴得太早，也许只是昙花一现，弄不好还会给妈妈以后的训练带来麻烦。

如果宝宝到了1岁半以后，开始乐意接受尿便训练，而且也进展得很顺利，那真的该恭喜宝宝。

如果宝宝2岁以后，开始乐意接受尿便训练，和1岁以后接受训练的宝宝相比，最终能够控制尿便的年龄差不多。

如果宝宝2岁半以后，仍然不乐意接受尿便训练，也不能就此认为宝宝有什么问题，在不久的将来，宝宝自然会学会控制尿便的。

爸爸妈妈不必太在意时间，也不必太在意过程，只要能获得好的结果，而且几乎所有的孩子都有好的结果，控制尿便的时间并不重要。

第6节 日常生活护理

44. 不同季节护理要点

❖ **春季护理要点**

春天是万物复苏的季节，最适宜带宝宝郊游，让幼儿在大自然中感受自然界的一草一木，是让宝宝认知能力提高的最好时机。对一年四季的体验是宝宝认识自然的一个方面。教宝宝看嫩芽的形状、叶子的茎脉、忙碌的昆虫等等，是让幼儿热爱大自然，关心大自然，喜爱自然界中的生态，开发幼儿智力的好方法。

曾听见父母在孩子面前说："这个破天气，整天刮风，到处扬沙，完了，环境让他们破坏得不像样子了。"

父母切不可养成在孩子面前抱怨的习惯，不要认为孩子什么也不懂，不会理解爸爸妈妈说的是什么。事实不是这样，宝宝完全能够从爸爸妈妈的言谈举止、表情态度中感受得到。

我想起动画片《狮子王》中狮子爸爸和儿子的一段对话，狮子王说："作为国王，应该爱护这个国度中所有的生灵。""可我们不是吃羚羊吗？"狮子儿子不解地问狮子爸爸。"是的，我们死后用我们的身体肥沃了土地，肥沃的土地长出茂盛的绿草，而羚羊是吃草的，这就是让我们生命不息的生物链，我们就是这生命链中的一环。"我们是不是应该学习一下狮子爸爸教育孩子的方法呢？

柳絮到处飘落的季节，有的宝宝会产生过敏反应，如鼻子痒，流鼻涕打喷嚏，甚至出皮疹。如果宝宝有过敏状况，暂时不给宝宝吃容易引起过敏的食物，如虾蟹、花生等。多数情况下过一段时间就会好的，大多不需要治疗。如果有咳嗽、喘息等比较严重的过敏反应，请及时带宝宝看医生。

春季幼儿有患疱疹性咽峡炎的可能，典型症状是持续发热3天左右，体温可达38℃以上，退热药临时有效，停药后体温再次复升。检查可见咽部疱疹，疱疹溃破可形成溃疡。此病属自限性疾病，自然病程一周左右。有的宝宝会因疱疹溃破导致咽部疼痛，口水增多，不敢进食。

春季气候干燥，是咽炎的多发季节，

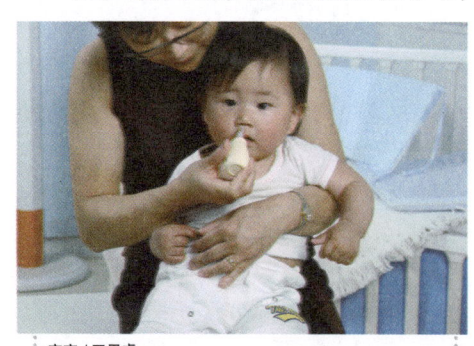

宝宝 / 王思睿
宝宝感冒了，妈妈正用吸鼻器帮宝宝清理鼻腔呢。

要注意补充水分，鼓励宝宝勤喝水。春季气温忽高忽低，气候不稳定，北方有春寒现象，冻人不冻水，虽然冰雪开化，却仍是寒风瑟瑟，不要过早减衣服。南方过了春节，天气就一天比一天暖和，妈妈可根据自己的感受，给孩子减衣。

春季是幼儿身高增长最迅速的季节，要注意补充营养，不要让孩子缺钙，缺钙会影响身高的增长。北方冬季寒冷，日光照射不足，钙的吸收受到影响，春季户外活动时间增加，骨骼吸收钙的速度增快，要给宝宝提供高钙食物，如奶制品、虾皮等。可适当补充钙剂。

如果宝宝食欲不是很好，食量比较小，影响春季身高快速增长，建议给宝宝适当补充锌剂，增加食欲。

再好的营养品都比不上合理的膳食，一定要给宝宝提供丰富的饮食，为宝宝制定合理的膳食结构，烹饪宝宝喜欢吃的佳肴。

充足的睡眠，适当的运动，愉快的心情，也是宝宝身高增长的重要因素，不可忽视。

❖ **夏季护理要点**
• 宝宝"苦夏"

宝宝也会"苦夏"？当然！幼儿甚至比成人更容易"苦夏"。宝宝出现以下情况，要想到苦夏的可能：

食欲下降，到了喝奶或吃饭时间，冲好了奶，准备好了饭菜，可宝宝根本没有吃饭的欲望，甚至皱起眉头，无精打采的样子。

食量减少，原来一次能喝200毫升的奶，可现在连100毫升都喝不了。原来一碗饭一会儿就吃完了，可现在磨磨蹭蹭，不但吃的少，还吃的慢。

睡眠不安，原来一晚上有几个小时安

稳地睡眠，现在几乎整夜翻来覆去，感觉不舒服的样子。

外表上看起来，觉得宝宝比前一段时间了，尽管体重没有减轻，可也没有增加。

气色不是很好，面色显得有些黄白，口唇颜色也不如原来红润了。

宝宝"苦夏"怎么办？

给宝宝提供可口的饭菜，在保证营养的前提下，尽量做清淡易消化的食物。

不强迫宝宝吃饭，尤其是当宝宝拒绝吃某种食物时，一定不能因为怕宝宝营养不够强迫让宝宝吃。

每天给宝宝做点消暑助消化的食物，如绿豆汤、苦瓜水、山药莲子百合粥等。蛋、奶和豆制品要比肉类食物易消化，也能保证蛋白质和营养的供应，可适当减少肉类食物，增加奶、蛋和豆制品类食物。但要注意，夏季豆制品很容易变质，最好自己磨豆浆喝，如购买豆腐，一定要购买放到冷餐柜中的豆腐和豆浆。

尽量给宝宝创造凉爽舒适的环境，闷热的环境会加重宝宝"苦夏"症状。

• 防中暑

中暑？那是很严重的状况！是的，我们印象中的中暑的确是很严重的状况。典型的中暑很容易判断，不典型的中暑就不那么好判断了。但是，幼儿中暑症状多不典型，即使是典型的中暑，有时也因为没有想到，而误认为是感冒或其他状况。所以，在炎热的夏季，父母不要忘记中暑这回事。如果有中暑的外在条件，宝宝又出现了中暑症状，要想到中暑的可能，并给予积极处理。

发生中暑的外在条件

天气闷热，没有一丝凉风，感觉有些压气，胸部闷闷的，因感到燥热，心情静不下来。

室内温度比较高（30℃以上），不断地出汗，身上感觉总是湿漉漉，潮乎乎的，用手摸摸皮肤，感觉粘手。

天气很热，但感觉汗液出不来；宝宝在太阳光下玩耍时间过长。

宝宝中暑时可能出现的症状

宝宝刚还欢快地玩耍，突然就没了精神。

面色发白，有些烦躁，开始闹人，困倦。

食欲下降，甚至拒食。

恶心，甚至呕吐。

体温升高或多汗。

预防宝宝中暑的有效方法

天气闷热，气温过高时，要想办法降低室内温度。

空调并非不能使用，只是不要把温度调的太低。如果是中央空调，可调到24℃。如果是单机空调，可调到26℃。中央空调，可用薄布挡在通风口处，以免冷风直接吹到宝宝。单机空调可把风叶朝上张开，让风直接吹向房顶，要调至最小风速。南方水气大，打开除湿功能。北方"桑拿天"也可把除湿功能打开。

如果使用电风扇，一定不能让电风扇直接吹在孩子身上。使用没有安全防护的电风扇，一定不要放在孩子能够触摸到的地方，以防宝宝把手伸向电风扇叶片，千万不要心存侥幸。

孩子睡着了，满身是汗，不敢开空调，不敢用电风扇，也不敢开窗户，不断给孩子擦汗，用扇子扇风。以为这样是最好的方法，自己受热受累不怕，孩子舒服就好。这样做，父母受热受累是真，孩子也没舒服，改善闷热环境全家都享福。

多给宝宝喝水，夏季宝宝出汗多，显性失水和非显性失水都比较多。但是，幼儿不到渴得不得了的时候，不知道要水喝。

所以，不能等到宝宝要水喝的时候，才给宝宝喂水。一定要主动给宝宝喝水，每天最少要喝400毫升。

带宝宝到户外玩耍，一定要把宝宝带到有树荫的地方，切莫让宝宝在太阳下玩太长的时间。

最好在早上和傍晚稍微凉爽的时候带宝宝到户外玩耍。

户外非常热的时候，不要让宝宝持续追逐奔跑，玩一会儿，就让宝宝休息片刻，喝点水，再去玩。

怀疑宝宝中暑时，父母如何办？

立即把宝宝带到通风凉爽的地方。

给宝宝喝水，也可喝绿豆汤或苦瓜水。

如果宝宝发热，不要服用退热药，而是把宝宝放到温水中（水温比体温高0.5℃）泡三五分钟，多喝水，在水中放几滴藿香正气水。

如果宝宝恶心呕吐或体温超过39℃，请带宝宝去医院。

• 防晒伤

有的宝宝对紫外线过敏，照射阳光后，皮肤发红，甚至起红色小丘疹，有痒感，抓挠后，出现一道道抓痕，出血结痂。

有的宝宝对紫外线异常敏感，阳光照射后出现明显的晒伤，皮肤出现红肿热痛，甚至破损，晒伤后疼痛明显，宝宝会因此哭闹夜眠不安，皮肤火辣辣地痛。涂抹治疗晒伤的外用药，会使疼痛加重，孩子哭闹的更厉害。晒伤治疗不能立竿见影，所以，一定要注意防护，如果宝宝晒后皮肤明显发红，就有被晒伤的可能，要注意防晒。防晒的方法有很多，如使用防紫外线伞、戴遮阳帽、穿长袖衫和长裤、涂防晒霜、在树荫下乘凉等。总之，以宝宝不被晒伤为目的。

• 防蚊虫叮咬

为了避开高温，家人会在傍晚带宝宝到户外活动，而这时正是蚊子活跃的时候。可在宝宝身上擦上防蚊水，也可在衣服上喷花露水，或贴上防蚊贴，洗澡时，在水中加艾叶草、十滴水或维生素B1片等有防蚊作用，还可拿把扇子在宝宝周围慢慢扇风。

被蚊子叮咬后，涂肥皂水或苏打水，有止痒作用，也不会起很大的包。涂淡氨水也很有效，但要注意安全，不要放在宝宝能拿到的地方。

• 避免病从口入

夏季蚊蝇比较多，如果宝宝吃了被携带病毒细菌的苍蝇污染的食物，就有罹患肠炎的可能。在冰箱内放置的食物要加热后再给宝宝吃。冰箱不是消毒柜，食物不能久置冰箱中，酸奶在常温下放置时间长了，会引起宝宝腹泻，所以从冰箱取出后不要超过2个小时。

• 防乙型脑炎

乙脑疫苗是国家计划免疫项目，每个孩子必须接种，而且要复种。如果因为某些原因，宝宝没有及时接种乙脑疫苗，要及时与防疫机构取得联系，进行补种。如果到了乙脑流行季节，补种已经来不及，或宝宝不能接受乙脑疫苗，千万要保护好宝宝，不要让宝宝遭受蚊子的叮咬。

• 皮肤感染

幼儿出现皮肤擦伤的机会增多。宝宝活动时，要给宝宝穿能盖住膝盖的裤子，穿短裤时，最好戴上护膝。不要给宝宝穿拖鞋，选择凉鞋最好不要前面露脚趾的那种，以免磕伤趾甲。夏季出汗多，常洗澡，破损的皮肤不易愈合。皮肤一旦受伤，要彻底清理伤口，以免感染。如果没有清创受伤部位，就涂上紫药水或红药水，很容易感染化脓。

- 防痱子

在《婴儿卷》中有比较详细的说明，要点是：勤洗澡，不要让汗液长时间停留在宝宝身上；不提倡使用痱子粉，最好选择痱子水或痱子乳膏；不要多给孩子穿盖；洗澡时可在水中加十滴水或艾草；多饮水，多进食易消化的清淡食物。

- 夏季防感冒

夏季感冒多是由于出汗后受凉所致。室外烈日炎炎，汗流浃背，回到家里，室内温度很低，汗一下子就下去了。这是夏季常见的感冒诱因。

一年夏季，我去朋友家做客，进入起居室，一股热浪袭来，一会儿汗水就顺着脸颊流了下来。我问小家伙没在家？妈妈说，嫌热，跑到卧室吹空调去了。什么？去卧室吹空调！做医生的本能使我担心宝宝会感冒，请求去看看小家伙。推开房门，一股冷气吹来，好冷啊！我不禁喊了一声。孩子穿着短裤背心，趴在床上看图画书呢。卧室温度19℃，起居室30℃，孩子在温差达11℃的两个房间穿梭。难怪入夏以来，孩子不断感冒，嗓子疼，咳嗽，发热，流鼻涕呢！

❖ 秋季护理要点

夏秋交替，气候不稳定，要注意根据天气变化增减衣服，不要过早给宝宝增衣服。秋天常常是早晚凉，正午热，带宝宝外出，要适时调整宝宝的穿戴，如果宝宝出汗了，不要脱掉衣服，当妈妈感觉热的时候，要在宝宝还没有出汗前把外衣脱掉。到了傍晚，想着给宝宝加上衣服。

到了深秋，宝宝的呼吸道会受到冷空气刺激，出现咳嗽，爸爸妈妈不要动辄就给宝宝吃抗菌素，可给宝宝煮点梨水喝，还可放少许陈皮和罗汉果。

秋末冬初，宝宝可能会感染轮状病毒，患秋季腹泻。即使服用了预防秋季腹泻的疫苗，也难免被感染。

秋季腹泻的典型症状有呕吐、发热和腹泻。宝宝一旦患了秋季腹泻，妈妈不要着急，留取大便送医院检验，如确诊，请医生开药。需要提醒的是，秋季腹泻是病毒感染，不需要服用抗生素，更不需要静脉输入抗生素。

治疗的关键是补充丢失的水和电解质，口服补液盐是最佳选择，一点点，不间断地喂，丢多少补多少。

辅助治疗有益生菌、蒙脱石散和锌剂，抗病毒药对秋季腹泻治疗效果不很确切。秋季腹泻病程一周左右。

❖ 冬季护理要点

冬天，不要急于给孩子加衣服，让宝宝慢慢适应逐渐转冷的天气，以便宝宝能够承受寒冷的冬天。

通常情况下，南方的父母不会给孩子穿很厚的衣服，尽管室内温度比北方的还要低，也不会因为冬季到来，减少宝宝的户外活动时间。所以，南方的宝宝比北方的宝宝更能耐受寒冷。

因为北方寒冷，取暖设备比较完备，

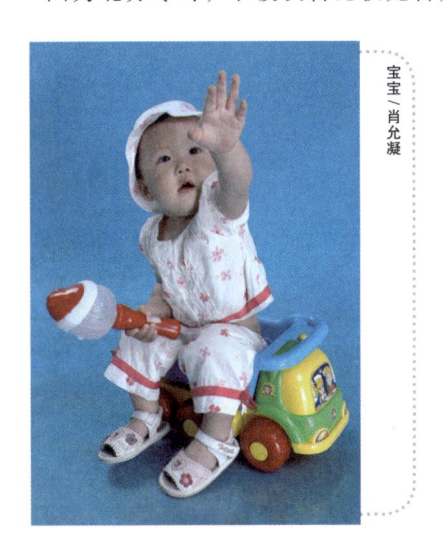

宝宝／肖允凝

宝宝/冯路

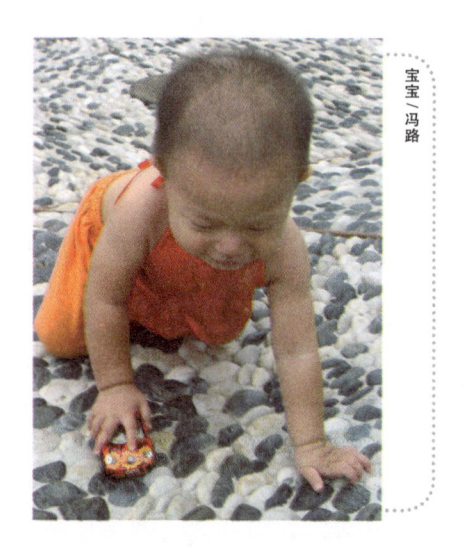

冬季的室内温度比南方还高。这也是北方冬季最大的问题，就是室内温度过高，户外温度过低，室内外温差很大。而且，北方冬季干燥。这就是为什么冬季宝宝容易感冒的诱因之一。

要想让宝宝少感冒，锻炼宝宝耐寒能力是很重要的。室内温度不要过高，甚至像夏季一样，出门要穿羽绒服，回家要穿汗衫。这样不但孩子爱感冒，父母也爱感冒，当父母感冒的时候，孩子感冒的几率很高。建议室内温度最高不要超过24℃。干燥也是感冒的诱因之一，室内湿度最好在50%左右。

冬季是流脑的流行季节，流脑并没有因为预防接种的普及而消灭，仍时有发病。要在冬季来临时给宝宝接种流脑疫苗。

冬季是幼儿呼吸道感染高发季节，宝宝可能会反复感冒、咳嗽、发烧，要谨慎使用抗菌素。滥用抗菌素，不但会害了宝宝，也会伤害了别人。滥用抗菌素不但会产生大量的耐药菌（就是说大部分的抗菌素不能杀死这种细菌），对孩子身体也有伤害，没有副作用的抗菌素几乎不存在。

45. 宝宝外出患病的应急护理

❖ **发热**

父母很容易发现宝宝发热的症状，即使宝宝没有任何表现，也能通过与宝宝皮肤的接触，感受到宝宝可能发热了。一旦意识到宝宝发热了，应立即给宝宝测量体温。下面的情况时有发生：

妈妈带宝宝看医生：孩子发烧了！

医生：体温多少？

妈妈：没测过，摸着挺热的，应该很高。

医生：家里没有体温计？

妈妈：是孩子不让测呀！

感冒了，知道孩子目前的体温是很重要的，如果体温过高就有发生高热惊厥的危险，需要尽快把体温降下来。在选择降温措施和使用退热药剂量等方面，都需要结合宝宝体温的高低来确定。所以，发现宝宝发热，不但要测量体温，还要反复测量，监测体温变化。

如果宝宝没有发生过高热惊厥（因为体温过高，导致抽风，称为高热惊厥），可采取如下措施：

体温在38.5℃以下，采取物理降温。减少衣服；把宝宝抱到凉爽的地方（不要有对流风和冷风吹来）；鼓励宝宝多喝水；用温水擦浴，也可用温水给宝宝洗澡（水温比体温高0.5℃）。

体温在38.5℃以上，在采取物理降温的同时，准备好退热药。如果物理降温无效，体温持续在38.5℃以上，可给宝宝服用半量退热药（对乙酰氨基酚或布洛芬口服液均可，药物说明书中标有不同年龄或不同体重儿童用药量，半量就是标注的用药量的一半）。每10分钟测量体温一次，如果体温没有下降，但也没有继续升高，继续观察并采取物理降温，鼓励宝宝喝水。如果体温持续升高，超过39℃，给宝宝服用剩余的那个半量，并继续物理降温。可继续监测体温变化，如持续升高，需带宝宝看医生。

> **提示**
>
> 通过上述处理，如体温下降到安全范围，仍然要监测体温变化，如果体温有升高趋势，继续上面的处理。但退热药不能连续服用，最短也要间隔4小时。
>
> 如果发热同时伴有精神不好、呕吐、剧烈咳嗽或其他异常情况，要及时与医生取得联系，或直接带宝宝看医生。
>
> 这个年龄段的宝宝容易发生高热惊厥，所以，要尽量避免宝宝高热。当宝宝发热时，一定不要给孩子加衣服，更不能捂汗，要采取物理措施降温，充分散热。

❖ 皮肤擦伤

如果宝宝皮肤有擦伤，可以先用清水把沾在伤口上的尘土冲干净，再用双氧水消毒，直接把双氧水倒在伤口上就可以，用消毒棉签把伤口上的血迹擦干，涂上红药水就可以了。注意，不能怕宝宝疼，不敢冲洗和消毒，一定要彻底清洗创伤面，以免伤口感染。

❖ 被蚊虫叮咬

如果宝宝被蚊虫叮咬了，可以涂上风油精，但不要把风油精弄到宝宝眼睛里，也不能入口。如果宝宝皮肤出了小红疹，又很痒，可以涂肤轻松软膏。前面说过，蚊虫叮咬可以涂肥皂水或苏打水。但出门在外，有些东西不能信手拈来，风油精和肤轻松软膏容易携带，且可一物多用。风油精涂抹在皮肤或衣服上，可防止蚊虫叮咬。一旦被蚊虫叮咬，涂风油精可止痒消肿。荨麻疹等过敏引起的皮疹，可涂肤轻松软膏，有止痒消疹作用。

❖ 口腔糜烂

如果宝宝口腔或口唇、口角有糜烂或溃疡，可以涂紫药水。如果宝宝小手擦伤最好使用紫药水，因为宝宝可能会把小手放到嘴里吸吮，而红药水不能被宝宝吃到嘴里。

❖ 腹泻

如果宝宝腹泻了，可给宝宝服蒙脱石散，补充口服补液盐，大便转稠停药。如果又复发，可再次服用。如果周围有医院，可带便样去医院化验，医生会根据宝宝的情况，并结合便常规，给出诊断和治疗。

❖ 消化不良

如果宝宝出现不爱吃饭、嘴里有异味、舌苔厚腻、手心热、肛门周围发红、便稀或干燥，有酸腐味道、嗳气（俗称打饱嗝）。宝宝很有可能消化不良了。有效的方法是控制食量，如果宝宝不想吃，一定不要劝说，更不能硬喂。给宝宝提供容易消化的食物，暂停肉类食物。可给宝宝服用益生菌、酵母片、食母生、乳酶生等。

❖ 流鼻涕、打喷嚏

宝宝流鼻涕，打喷嚏不要紧，也不需要吃什么药。如果有些咳嗽，可以给宝宝吃止咳药，但不要自行给宝宝吃抗菌素，抗菌素需要在医生指导下服用。

46. 预防意外事故发生

随着宝宝月龄的增加，肢体和手的精细运动能力有了很大进步。3岁前的幼儿没有危险意识，什么都敢动，什么都敢拿，什么地方都敢上。预防意外事故比婴儿期更加重要，父母切莫粗心大意。

从床上摔下来

奇奇1岁2个月，刚学会独走的奇奇一刻也闲不着。一天，刚刚醒来的奇奇爬起来站在床上，奶奶想给宝宝穿鞋，就在奶奶转身，弯腰拿鞋的这会儿工夫，宝宝从床上摔了下来。床并不高，只有50厘米，可恰巧宝宝摔在床与衣橱的夹缝

89

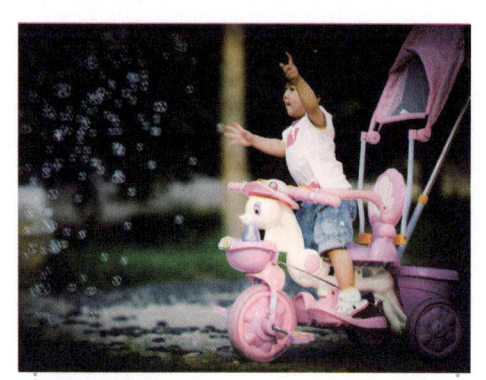

宝宝 / 李曦冉
哇! 好多的泡泡啊。

中,夹缝的宽度刚好能站下一个成人。奶奶没有发现宝宝受伤,哄了十几分钟,宝宝就不哭了,奶奶松了一口气。可到了晚上,妈妈回来抱孩子吃奶,宝宝开始大哭,奶奶、妈妈、爸爸换着抱,都是哭,尤其是抱宝宝的腋下,宝宝哭得最厉害。去医院检查才诊断出宝宝锁骨有非错位骨折。

孩子从床上摔下来是比较常见的,尽管摔伤的机会不大,但总是存在着风险。幼儿对未发生的、看不到的危险是没有恐惧的。恐惧感更多的是来源于过去的经验,并被储存在大脑中,成为一种符号。当宝宝再次遇到类似的危险时,储存在大脑中的记忆就被调动起来,刺激神经中枢,得出"此事危险"的结论。

潜意识可帮助人们改变自己的行为或方向。避开危险、寻求安全是人类保护自己的天性。幼儿没有危险的经历,遇有危险时,没有信息传达给潜意识,潜意识也就不能动员起来帮助"主人"。所以,幼儿不能很好地保护自己,不能意识到可能会发生的危险,也想象不出潜在危险的威胁。

对眼前发生的危险,幼儿会产生畏惧感,再遇到类似的危险时,会有意识地规避。但是,一次不强烈的刺激,不足以让十几个月的幼儿产生"危险经验"。即使产生了,也是短暂的,过一段时间,就忘得一干二净了。

亲历的危险会让幼儿产生恐惧感。父母告诉过的,老师教过的,还有在电视、电脑、图书等看到过的,也会让幼儿获得"危险经验"。

幼儿正是在天不怕地不怕的冒险精神鼓舞下,认识未知的世界。所以,父母不要随意恐吓宝宝,制约宝宝的发展。

❖ 几乎所有意外都能预防

只有父母想不到的意外,没有绝不可能发生的意外。只要父母和看护人想到了,几乎所有可能发生的意外都能预防,至少能减轻伤害。比如带孩子乘车,把孩子放在安全座椅上,要比抱着孩子安全得多;让孩子坐在后排座位上,要比坐在副驾驶座位上安全得多。

- "不可能发生这样的意外"的思想不能有。
- 当你意识到"这样做会有危险"时,要果断而坚决地制止可能招致危险的行动。
- 当你意识到"这个环境不能保证孩子安全"时,要马上把孩子抱离。
- 尽管你已经把孩子置于你认为安全的环境中了,也不能把孩子一个人丢在一边不管。你的视线始终不能离开孩子。
- 当你不能保证新来的保姆拥有安全知识和技能时,不能把保姆和孩子单独留在家里。
- 不要只以你的视角考虑环境是否对孩子安全,还要从孩子的视角去考虑。
- 你认为孩子够不到的地方,孩子可能毫不费力就能爬到你放置危险物的高处。

宝宝/王冠为

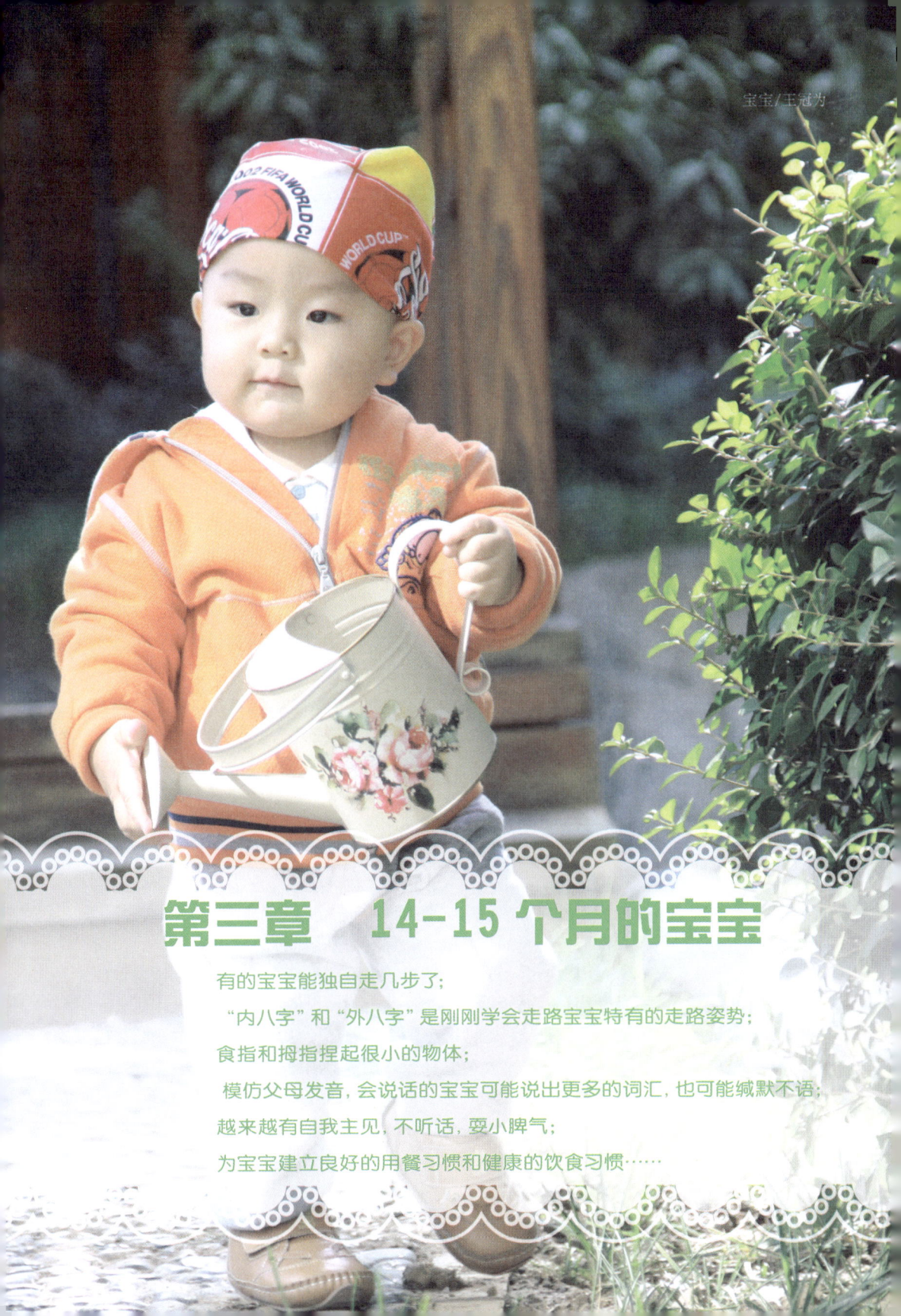

第三章　14-15个月的宝宝

有的宝宝能独自走几步了；

"内八字"和"外八字"是刚刚学会走路宝宝特有的走路姿势；

食指和拇指捏起很小的物体；

模仿父母发音，会说话的宝宝可能说出更多的词汇，也可能缄默不语；

越来越有自我主见，不听话，耍小脾气；

为宝宝建立良好的用餐习惯和健康的饮食习惯……

第1节　成长和发育特点

47. 大运动和精细运动发育特点

❖ "燕飞式"走路

刚刚学习走路的宝宝，像燕子飞翔一样，把两只胳膊张开。宝宝运用自己的胳膊调整身体平衡，如同飞机的机翼，蝴蝶的翅膀。待到宝宝走稳了，身体平衡了，胳膊就自然地垂放在身体两侧，前后摆动向前行走了。

❖ 宝宝像个"不倒翁"

宝宝开始学习走路，不是向左歪，就是向右歪，不是向前冲，就是向后仰，把爸爸妈妈吓出一身冷汗。可宝宝就像个不倒翁，总能回到原点的。即使倒了，也毫不在乎，骨碌一下就重新站起来，仍然乐此不疲地摇来摆去。只要父母别惊呼，孩子就不会紧张，更不会退缩。

❖ 用脚尖站立

宝宝会走了，可妈妈发现，宝宝有一只脚是以脚尖着地的，甚至看起来有些跛行。这可急坏了妈妈，不知道宝宝得了什么病。请妈妈不要着急，宝宝在学习走路初期，会有这种现象，随着不断熟练，就不会这么走路了。妈妈要耐心等待。如果妈妈很担心，带宝宝去看一下医生也无妨。如果医生确定宝宝没有什么问题，妈妈就可放心了。

❖ 小脚丫也长本事了

宝宝会扶着栏杆或其他物体，抬起一只小脚丫，把脚下的皮球踢跑了。爸爸妈妈可别小瞧宝宝的这"一抬足"，可不比国足的临门一脚难度小啊。

❖ 弯腰拾物

有的宝宝不扶着物体，就能弯腰拾物，有的宝宝几个月后，才会弯腰拾物；有的宝宝早在上个月，甚至更早时就具备这个能力了；有些宝宝蹲下拾物时会摔屁股墩。宝宝能力发育上的差异是正常的。

❖ 会搭积木，会拿勺吃饭

宝宝的小手越来越灵活了，会把两块积木搭起来，动手能力强的宝宝，可能会把三四块积木搭在一起。宝宝会把小桶中的玩具拿出来，并放回小桶。会自己拿勺吃饭，能用两手端起自己的小饭碗，很潇洒地用一只手拿着奶瓶喝奶、喝水。妈妈可能会惊讶地发现，宝宝还能用食指和拇指捏起线绳一样粗细的小草棍，拾起地上或床上的一根发丝。

❖ 用手指向他要的东西

宝宝对所见物品变得敏感起来，而且开始对物品感兴趣，想通过手的触摸认识物品。过去，宝宝还不能通过用手指向某种物品来告诉妈妈他要什么，因而常常无缘由地哭闹。现在，宝宝会用手指向他想要的物品了。

宝宝总是用他的小手指指那里，指指这里，父母猜来猜去，不知道宝宝要做什么。这个年龄段的宝宝，还不能用语言完整地表达自己的意思，但宝宝的小脑袋已经很好用了，主意多多，想法多多，要求多多，宝宝是在用动作代替语言，和父母进行交流。

48. 智能和心理发育特点

❖ 会叫爸爸妈妈

这个月龄的宝宝，多数会叫爸爸妈妈，甚至会叫爷爷奶奶了。有的宝宝会说出一两句由两三个字组成的语句，但一个字的语句也不说的宝宝并不意味着异常。

❖ 说话有早有晚

在语言发育上，幼儿间存在很大差异。有的宝宝早在11个月左右就会说话了；有的宝宝迟至2岁半才开口说话；有的宝宝上个月已经开口说话了，这个月却缄默起来，一句话也不说了。

这个月龄的宝宝，还不开口说话的仍为数不少，父母要耐心等待。但是，如果宝宝还听不懂爸爸妈妈的话，要带宝宝看医生。

❖ 认生很正常

宝宝看见陌生人就躲，到了陌生的环境就怕，是再正常不过的事了，父母不必担心，随着宝宝长大，宝宝就开始有选择地认生了。

宝宝的视、听、味、嗅觉能力有了长足的进步。几乎能看到所有父母能看到的东西，无论远的，还是近的。即使是陌生人叫宝宝的名字，宝宝也会毫不犹豫地循声望去。

只是宝宝还不会用语言来表达，父母无从知晓，宝宝到底都看到了什么景象？听到了什么声音？尝到了什么滋味？嗅到了什么味道？父母只是从宝宝的具体行动中判断。

父母可以从宝宝的眼神中观察到，宝宝在注视着远处的某一物体或在向远处眺望。宝宝看到他感兴趣的，会有兴奋的表情，用手指着，和父母分享他的发现和快乐。听到有节奏的音乐，宝宝会手舞足蹈，表示他很喜欢这段音乐，音乐给他带来了欢乐。吃到他喜欢的滋味，会津津有味地品尝，吃到他厌烦的滋味，会吐出来，拒绝再次入口。嗅到难闻的气味，会捂住鼻子，或逃离现场。

❖ 有情绪是正常的

宝宝喜欢脱鞋、脱袜子、摘帽子，是这个年龄段宝宝的特点，妈妈穿戴的速度赶不上宝宝脱的速度。妈妈可不要为此生气，更不能大动干戈。宝宝越来越有自我主见，不再听爸爸妈妈的话，还常耍小脾气，这些都是宝宝正常的情绪表现，父母不必气恼，更不要恼羞成怒。现在是建立宝宝自信心的关键期，切莫打击宝宝的表现和能力，包括破坏性的行为。

刚刚15个月的宝宝，长了这么多本事，真的很了不起了，爸爸妈妈可别太贪心。我不反对潜能开发和智力训练，但我总是告诫父母，切莫揠苗助长，伤了幼苗的根，再施肥浇水也难成大树。幼苗还需要我们耐心等待。

宝宝潜能发挥有赖于发育关键期的适时开发和引导，同时给宝宝创造发展潜能的条件。宝宝能力和智能的发展有赖于生理上的成熟，如果违背了人体生理发育规

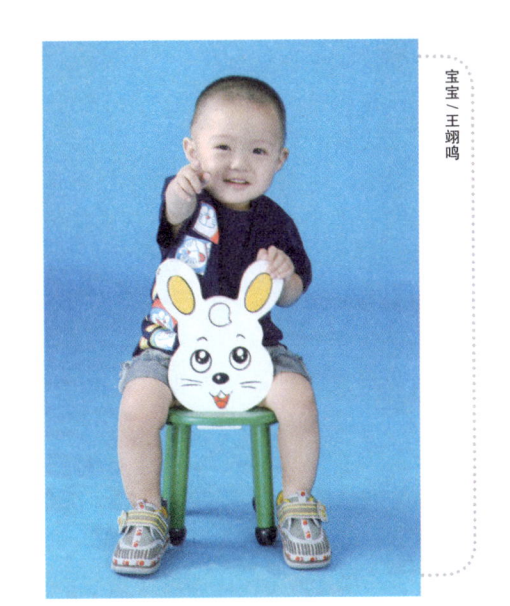

宝宝／王翊鸣

律，就可能招致适得其反的结果，把宝宝的潜能扼杀在摇篮中。

49. 喂养、睡眠、尿便

❖ **喂养**

为宝宝建立良好的用餐习惯，培养健康的饮食习惯，父母应该为此努力，并鼓励宝宝坚持下去。久而久之，习惯成自然。

父母可能会认为，宝宝又长了一个月，食量应该比上月大，吃饭也应该比上个月好。事实并非如此，这个月的营养需求和饮食与上个月没有什么差异。如果这个月正赶上炎热的夏季，宝宝食量或许还会减少，食欲也有所下降。如果正赶上秋季，宝宝食量和食欲都会有所增加。

挑食和偏食的宝宝，随着月龄的增加，自主能力不断增强，会更加挑食和偏食。父母不要着急，耐心培养宝宝良好的饮食习惯，改变不好的饮食习惯要比养成不良的饮食习惯难得多。所以，我不断强调，从一开始，就要培养宝宝健康良好的饮食习惯。否则，一旦养成了不良的饮食习惯，改起来就难了。

❖ **睡眠**

能一夜睡到天亮的宝宝多了起来，上个月可能还醒来要奶吃的宝宝，这个月可能不再醒夜，这是再好不过的了。但是，有的宝宝依然如故，仍然半夜醒来吃奶，不喂奶，就睡不踏实，甚至哭闹。

如果宝宝已经有了良好的睡眠习惯，要帮助宝宝坚持下去。如果宝宝还没养成良好的睡眠习惯，从现在开始培养也不晚。

有的宝宝还会在夜间醒来哭闹，甚至比原来醒的还频繁，哭的还剧烈。父母或看护人一定要用耐心对待夜哭的宝宝，千万不要急躁。如果医生确定宝宝不是因为疾病而哭闹，父母就可放心了。

❖ **尿便**

这个月宝宝还不能控制尿便是很正常的。训练尿便是父母和孩子双方的事，父母想训练，孩子不同意，不配合，不但会事倍功半，很可能还会事与愿违。所以，如果宝宝不愿意把尿便排在便盆中，仍然喜欢穿着纸尿裤，就让宝宝继续穿着好了。

❖ **其他**

随着宝宝月龄增加，能力越来越强。宝宝的破坏能力远远大于建设能力。宝宝淘气惹祸在所难免，预防意外事故发生仍是护理重点。但是，父母的任务不是限制宝宝活动，而是给宝宝尽可能地创造安全的活动空间。

这个月龄的宝宝，生病是难免的，流鼻涕、打喷嚏、咳嗽、发热、腹泻等情况时有发生，这是宝宝获得免疫力的机会，是宝宝成长过程中付出的有价值的代价。父母要克服紧张害怕心理，冷静对待，不要成为滥用药物的始作俑者，要给宝宝自我战胜疾病的机会。

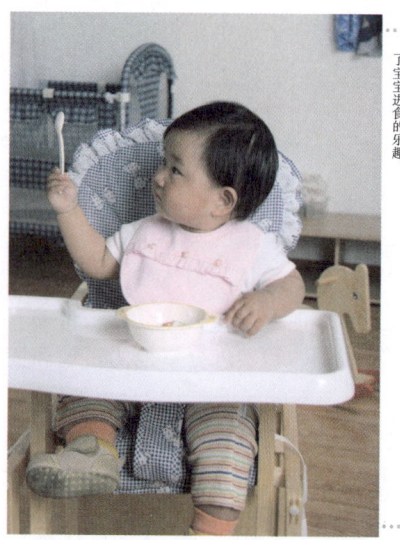

> 宝宝／王思睿
> 可以尝试让宝宝自己拿勺吃饭，这样不但锻炼了宝宝的动手能力，更增加了宝宝进食的乐趣。

第 2 节 体格和体能发育

50. 体重、身高、头围和囟门

❖ **体重**

13-15个月男婴体重均值10.49公斤，低于8.55公斤或高于12.86公斤，为体重过低或过高。

13-15个月女婴体重均值9.80公斤，低于8.10公斤或高于11.95公斤，为体重过低或过高。

婴幼儿体重的增长规律是，月龄越小，体重增长速度越快。幼儿期体重增长速度比婴儿期减慢，婴儿期每月增长0.7公斤左右，幼儿期一年增长2.5公斤。平均到每个月，几乎感觉不出体重有明显的增加。所以，通常情况下，到了幼儿期，例行的健康体检就不再是一个月一次，而是一季度一次。和上个月比，如果宝宝体重没有明显变化，并不意味着宝宝有什么问题，也不意味着你的喂养有什么问题。

在探讨本月宝宝问题时，我常会和爸爸妈妈一起回忆宝宝在前一段的表现和特征，其目的是让爸爸妈妈有个连贯的思维过程。

生命是连续的，宝宝的成长是连续和渐进的，不是突飞猛进的。父母要把养育宝宝的理念贯穿始终，对前一段的养育进行回忆和总结，对下一步养育进行预测和准备是很有必要的。

❖ **身高**

13-15个月男婴身高均值78.3厘米，低于72.9厘米或高于83.6厘米，为身高过低或过高。

13-15个月女婴身高均值76.8厘米，低于71.9厘米或高于82.0厘米，为身高过低或过高。

宝宝的营养状况、睡眠时间和质量、运动情况、遗传因素等都是影响身高的因素。在这里，我还是要强调，不要把宝宝的身高只归因于吃喝上。

❖ **头围**

与婴儿期相比，幼儿期的头围增长速度显著减缓。多数宝宝到了1岁，头围达46厘米。婴儿期一年时间，头围增长13厘米左右。从1岁到2岁这一年时间，头围仅增长3厘米左右。平均到每个月，几乎测量不出头围的增长了。所以，通常情况下，在体格检查中，如果从外观上未发现异常，医生已经不再把测量头围作为必查项目了。

在头围方面，父母所关注的是，宝宝的头型是否正常？宝宝的头围是否偏小？宝宝的头是否偏大？其实，父母所担心的，大多是无意义的。如果宝宝由于缺钙已经导致头大，那宝宝缺钙已经是严重得可怕了。如果宝宝头小导致脑发育受限，是小头畸形，宝宝最主要的表现是智力低下。严重缺钙和智力低下，在常规体检中早就被发现了。所以，父母就不要胡乱猜疑，自寻烦恼啦。

❖ **囟门**

父母常常非常惧怕碰到宝宝囟门，当我检查宝宝的囟门时，妈妈很担心。有一位妈妈曾经向我咨询，抱宝宝晒太阳时，是不是需要遮挡住宝宝的囟门。我问为什么？妈妈告诉我，听老人说过，太阳晒到囟门，宝宝就会生病。我笑着问这位妈妈："是否听说过，碰了宝宝囟门，就可能不会说话了？"听说过，所以，可担心了，给宝宝洗头都小心翼翼的，生怕碰到囟门。呵呵，哪有这样的说法？

囟门处没有颅骨保护，会被利器刺伤，注意保护孩子的囟门是必要的，只是没有人们传说的那么邪乎。如果连洗头时都不敢洗囟门处，以至于长了很多奶痂，就有些过分了。

过去有的父母喜欢在宝宝囟门处留头发，以保护囟门。头发的确有缓冲外力的作用，在囟门处留头发，不但保护了囟门，还让父母安心了许多。因为，父母看不到囟门不断的跳动，也就不那么害怕了。

当宝宝发热时，囟门的跳动会很明显，为此妈妈很紧张。宝宝发热时，心率增快，囟门的跳动和心脏的跳动是一致的，同时脑压会有不同程度的增高。所以，宝宝囟门跳动得快且明显。

囟门大小存在着显著的个体差异，囟门闭合的早晚也存在着显著的个体差异。有的宝宝出生后囟门就小；有的宝宝一岁多囟门就闭合了；有的宝宝2岁以后囟门还没有闭合。父母不必担心，在例行健康检查中，或因病带宝宝看医生时，医生都会常规检查囟门，如果医生说是正常的，父母就不必多虑了。

51. 撒开妈妈的手向前迈几步

宝宝大运动能力逐渐增强，会借助小凳子、桌子、沙发等物体往高处爬。如果家里的花盆足够大，宝宝还会扶着花树，站在大花盆的土上，和花树比高低。

会走路的宝宝，已经让妈妈手忙脚乱了，一不留神，宝宝就会做出让妈妈措手不及的事情来。宝宝什么时候把碗中的饭菜搞得满地都是？什么时候动了热水瓶？什么时候把茶几上的水杯弄到地上？妈妈几乎猜不出，也预料不到。

宝宝可能会发现上楼梯比下楼梯容易，宝宝可能会独自爬上6-10个台阶，如果妈妈牵着宝宝的手，宝宝可能站立着走上好几级台阶。

❖ 让人忍俊不禁的走路姿势

胳膊向两侧张开，五指也自然张开，颤颤巍巍地往前走，是这个月龄宝宝特有的走路姿势。等宝宝走稳了，就再也看不到让人忍俊不禁的动作了。给宝宝留下美好真实的瞬间吧，那将是爸爸妈妈送给宝宝的一份特殊礼物。

不管宝宝从多大开始迈出第一步，从开始走路到走得稳当，通常都需要6个月的时间。如果宝宝从11个月开始迈出第一步，到了这个月走得已经比较稳了。如果宝宝14个月才开始迈出第一步，到了这个月，走路不稳是很正常的，妈妈无须着急。

❖ 宝宝的平衡能力

耳朵里有一个特殊的传感器，专门负责人体平衡的，这个灵敏的传感器无时无刻都在帮助我们，让我们保持某种姿势，不至于常常摔倒。

在宝宝的小耳朵里，也有这么一个传感器，随着宝宝月龄的增加，这个传感器越来越能干，伴随着宝宝一步一步成长起来，帮助宝宝学会在黑暗中、水平面、斜坡上保持身体直立。随着宝宝平衡能力的加强，凭借直觉，宝宝似乎明白怎样让自己保持身体的平衡状态。

当宝宝有了平衡能力，一条腿足以支撑起整个身体，同时又能够把一只脚腾空，并摆动下肢的时候，就能把球踢出去了。所以，抬腿踢球这个动作，需要宝宝同时具备很多能力才能完成。在宝宝还不能独立完成抬腿踢球动作时，父母可托住宝宝腋下，帮助宝宝完成这个动作。

❖ 走路"外八字"

我的女儿15个多月了，13个月时开始走路，可至今明显看出两个脚尖迈步时均向外撇，而且撇得比较厉害。有没有什么好方法纠正走路的姿势？另外，还有人对我说，我的女儿可能是缺钙，骨头软，所以，走路才会一撇一撇的。是这样吗？

咨询类似问题的父母还真不少。当宝宝走路时，呈现"外八字"或"内八字"时，妈妈不但认为宝宝走路姿势不对，还常常和缺钙联系在一起，甚至怀疑宝宝大脑有问题。

宝宝从学习走路，到走的很稳，通常需要半年的时间。在这半年中，宝宝不但走不稳，还常摔跤，走路姿势也常出现异样，父母要给宝宝学习的时间。但是，有如下情况需要带宝宝看医生：

• 鸭步样走路。如果宝宝走路像只小鸭子，一拽一拽的，要及时看医生，排除髋关节问题。

• 脚尖走路。如果宝宝还是用脚尖走路，腿硬硬的，很不协调，要及时看医生，排除肢体运动障碍。

• 两腿软软的，站也站不稳，即使爸爸妈妈扶着，也不能迈步走路，就要引起注意了，最好带宝宝看医生，排除神经肌肉系统疾病。

52. 手的精细运动能力

宝宝的精细运动发育，主要表现在手的运用能力上。到了幼儿期，随着月龄的增加，宝宝手的运用能力进步飞快。宝宝手的精细运用能力，也反映了宝宝的智力发育水平，要给宝宝充分动手的机会。

这个月龄的宝宝，动手能力已经比较强了。在动手能力上，宝宝主要是基于模仿。比如把手机放到耳朵上、使用空调和电视遥控器、用梳子梳头、用扫帚扫地、把玩具收到玩具柜中等。

宝宝打开了空调

朋友带18个月的宝宝来家里玩，大家坐在沙发上聊天，宝宝在地上走来走去。一会儿，宝宝发现了茶几上的遥控器，上前拿起来，对准空调按下按钮，然后，歪着脑袋，躲过被我挡着的视线，观察空调的动静。空调指示灯亮了，宝宝说了声"开"。嘿，空调真的被宝宝打开了！

有的宝宝15个月就有这个本事了。这就是宝宝在日常生活中，手的精细运动能力的训练和体验。

日常生活对宝宝成长影响巨大。然而，这一巨大影响因素，却恰恰被父母忽视，甚至被完全遗忘掉。此话听起来有些言重，这正是我的用意，为的是引起父母高度重视。请父母细想一下，宝宝的成长和进步，哪一项，哪一点，离得开日常生活？是不是日复一日，年复一年，一点一滴，日积月累起来的？

动手能力也是如此。如果父母对孩子总是加以限制，不让孩子参与其中：这也不让摸，那也不让动，这怕危险，那怕不干净；这怕弄坏了、那怕弄砸了，进厨房怕不安全，进洗手间怕掏便池，拿筷子怕

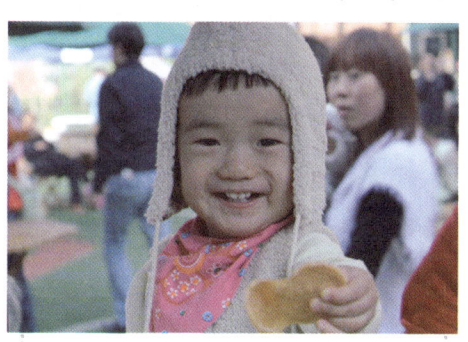

宝宝 / 翡翠
"妈妈，吃！"可爱的宝宝懂得分享了。

第三章 14-15个月的宝宝

97

戳了眼睛，拿勺子怕戳着嗓子，拿笔怕在墙上乱涂乱画，拿镜子怕打碎扎手。宝宝生活在"这也不能做，那也不能干"的环境中，如何成长起来呢？注意安全，防止意外的确很重要，但安全不是这样注意的，意外不是这么预防的。父母需要做的是，为宝宝创造安全的环境和空间，而不是这也限制，那也制约。

❖ **手指卡住怎么办**

宝宝会把一个指头插到瓶口中，这个能力让宝宝很是欢喜，只要看到有孔洞的地方，就会把手指插进去。

如果瓶口比较小，插进瓶口中的手指，很可能抽不出来。一旦手指被卡在瓶口中，宝宝很可能会哭闹。一旦发生类似问题，父母首先要冷静下来，以免引起宝宝恐惧。如果父母着急，宝宝就会害怕，哭闹会更厉害，甚至拒绝帮忙，拼命地往外拔手指，结果会越拔越紧。

接一杯温水，沿着宝宝手指，慢慢倒水，手指湿润了，减少了手指与瓶子的摩擦。然后，一人握住宝宝手指，一人握住瓶子，瓶子与宝宝手指保持垂直，轻轻而缓慢，一边往外拔，一边稍微转动瓶子，宝宝的手指就出来了。

切莫使劲往外拔宝宝手指，更不能把瓶子砸碎。如果宝宝手指卡的比较紧，用上述方法，没有拔出，需立即带宝宝到医院。

宝宝喜欢把手指插进孔中，还有一个潜在的危险，就是把手指插入电插座孔中。所以，家中电插座都要安装上保护罩。

❖ **握笔涂鸦**

握笔涂鸦是宝宝锻炼手的灵活性和准确性的好方法。父母无须告诉孩子画什么，只需给宝宝提供画纸、画板、画笔、画册和涂鸦的地方。让宝宝自我发挥，自我创意，任意涂鸦。

❖ **拿勺吃饭**

只要给宝宝锻炼的机会，并稍加指导，宝宝就会自己拿勺吃饭，端杯子喝水。父母怕宝宝弄脏了衣服，怕把饭菜弄得满桌子满地都是，不敢放手让宝宝自己去做，宝宝恐怕很难学会自己吃饭。

昨天宝宝还不会做的事，今天就会做了。比如，宝宝昨天还只能搭建3块积木，而且不整齐，稍微一碰就倒塌，今天，宝宝就会搭5块积木了，而且搭得很整齐。

宝宝还愿意把所有的玩具排成一个长串，像一列火车。宝宝开始在意自己的成果，如果你把他搭建的东西搞乱，或把宝宝搭的火车破坏掉，宝宝会哭，或者会把积木摔了，以示反抗。

如果宝宝把"一列火车"搭在饭桌上，到了吃饭时间，宝宝不让把火车拿掉，腾出桌子吃饭。妈妈应该和宝宝好好商量，告诉宝宝，他很棒，搭的火车妈妈很喜欢。可是，现在到了吃饭的时间了，我们先吃饭，吃饭后妈妈和宝宝一起搭更长的火车。如果宝宝不同意，索性改在其他地方吃饭，这并不是溺爱孩子。尊重孩子的劳动成果，宝宝才能学会尊重爸爸妈妈的劳动成果，学会尊重他人。

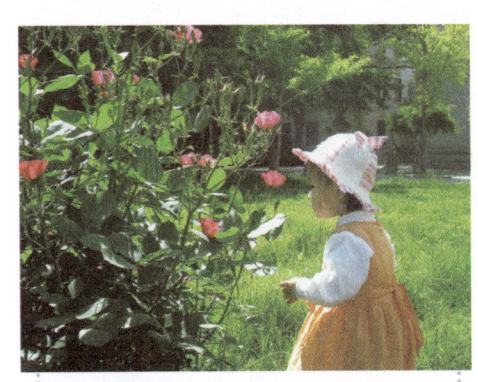

宝宝／尚潘柔美
幼儿对大自然的一草一木都充满兴趣。

第 3 节　智能和心理发育

53. 开口说话的宝宝多了起来

当宝宝什么话都会说的时候，爸爸妈妈常记不清宝宝是在哪天，甚至记不清哪月开口说话的。记不清宝宝是在哪天哪月开始用完整的语句表达意愿。记不清宝宝哪天哪月能顺畅地用语言和父母交流了。

当宝宝还不开口说话，还不能用语言表达自己的意愿时，爸爸妈妈每天盼望着宝宝能开口说话。

当与宝宝年龄相仿的小朋友，基本上都会说话了，可宝宝还不开口说话时，父母会非常着急，担心宝宝语言发育有什么问题。不必着急，这个月的宝宝还不开口说话的为数不少。

❖ **说三个字的语句**

有半数宝宝能够使用8-19个词或类似词，或用代表这些词意思的动作来表达自己的意愿。有半数宝宝能理解100-150个具有代表性词语的含义，还有半数宝宝能理解20个以上短语的含义。

说话早的宝宝，可能会说出一两句由两三个字组成的语句，但一个字的语句也不说的宝宝并不意味着异常。

我发现一个有趣的现象，通常情况下，体能发育很好的宝宝，语言发育多稍弱；而语言发育很好的宝宝，体能发育相对弱些。为什么？没有找到医学解释。我想，可能就像我们常说的，一个人的能力和精力有限，头绪太多，顾了这头，顾不了那头。宝宝非常喜欢运动，把精力几乎都用在运动上，顾不上说话了。如果宝宝喜欢交流，小脑袋总是不停地转悠，问这问那，哪还顾得上运动呢？

❖ **有意识地喊爸爸妈妈**

大多数宝宝到了这个月龄，能够有意识地叫爸爸、妈妈，甚至会叫爷爷、奶奶、叔叔、姑姑。宝宝或许早在1岁前就会有意识地叫爸爸妈妈了，但直到现在仍然停留在这个水平，也是正常的。如果宝宝这个月才会有意识地叫爸爸妈妈，也是正常的。如果宝宝还不能有意识地叫爸爸妈妈，但他知道谁是他的爸爸妈妈，谁是他的爷爷奶奶和姥姥姥爷，能听懂爸爸妈妈对他说的话，就无须担心宝宝有语言发育问题了。

❖ **终于开口说话了**

熠熠手指一伸，妈妈就能领会，十有八九猜对宝宝要做什么。妈妈常说熠熠啥都懂，就是不说，要干什么，就用手指着，嘴里啊啊的。妈妈带宝宝去酒店看朋友，熠熠爬上沙发，用手指着沙发，嘴里啊啊的。这位朋友以为熠熠邀请她坐在沙发上，就坐下了，妈妈也坐在了沙发上。熠熠仍然用手指着，嘴里啊啊的。妈妈和朋友聊天，没理会宝宝。熠熠突然非常清晰地说："妈妈，脱鞋！"妈妈惊呆了，天哪！宝宝终于开口说话了。原来，宝宝被妈妈的不理解和不理睬逼得开口说话了。

❖ **非语言交流**

宝宝喜欢和人交流，但语言表达能力有限。有的宝宝至今还一个字也说不出来；有的宝宝虽已开口说话，只会说极少的字词，根本无法表达他要表达的意思。

宝宝非常聪明，既然暂时还不能使用更多的语言表达，何不通过手势及身体语言呢。所以，我们就看到了一言不发的宝宝做各种手势给你看。宝宝会拉着你的衣襟，表示让你去做什么，还可能伴随着类似词语的声音。父母要努力解读孩子的身体语言和你听不懂的话语，帮助宝宝度过这一特殊时期。

哲哲，13个月就会说一个字的词语了，如喝、奶、尿、床、鞋等，还会说一些复音词，如妈妈、爸爸、奶奶、姐姐、宝宝、香香等。到了15个月，宝宝已经会说三个字了，如喝奶奶、宝宝吃、宝尿尿、宝睡觉等。

妈妈说，宝宝发音并没有这么准确，多数情况下，都是通过宝宝的肢体动作听懂的。比如，哲哲说"宝睡觉"时，如果不是看到宝宝把头斜过去，把两只小手合起来，放在头的一侧做出睡觉的样子，几乎猜不出宝宝说的是"宝睡觉"这三个字。

有一天，宝宝看到墙上爬一个虫子，但宝宝不会用语言告诉妈妈她所看到的。就拉着妈妈的手，指着墙大声说：妈妈呛，妈妈呛。宝宝是奶奶看护的，满口的山东口音。山东话把墙念成"呛"。妈妈顺着宝宝指的地方，看到了墙上的虫子，明白了宝宝意思：墙上爬着小虫子。

宝宝通过身体语言，一只手拉着妈妈面朝墙，一只手指着墙（虫子爬的地方），表达她的意思，多么聪明的宝宝，多么会用语言的宝宝！

❖ 无处不在的语言

一方面，宝宝要使出浑身解数，让父母明白他的意思；另一方面，宝宝还要利用各种能力，明白父母的意思。宝宝甚至能从父母的面目表情、说话的语气以及动作和手势，解读"无处不在的语言"理解父母的意思。宝宝天生具有学习语言的潜能，在日常生活中，宝宝学习语言的潜能被发挥得淋漓尽致。在宝宝看来，语言无处不在，一个字、一个词、一个声音、一个手势、一个姿势、一个表情都是语言。这或许就是宝宝学习语言的奥秘吧。

❖ 孩子自己的语言

爸爸喜欢大声朗读脍炙人口的文章。一天，爸爸随手拿到一本《古文观止》，翻开一页，便抑扬顿挫地朗读起来。读后，就随手把书放在桌上。有趣的事发生了，儿子拿起书，翻到一页，叽里呱啦地，用自己编的语言"读"起来，还模仿爸爸的停顿或重音，一会儿看着书，一会儿抬起头，看一眼被他吸引过来的观众，露出自豪的笑容。那时，儿子刚好两岁半。

❖ 整合听到的词语

孩子所说的话，并非都是父母所教的，也并非完全复述父母的话。孩子会重新把所掌握的字词组织起来，整合他所听到和所理解的语言。因此，孩子会说出父母从来没说过的话。宝宝是在潜意识支配和思维控制下使用语言的，就是说宝宝在开口说话前，已经把语言内化了，再经由大脑思维完成，表达自己的看法和意愿。

❖ 父母的语言与看护人的方言

在城市，尤其是大中城市，多把宝宝托付给保姆看护。因此，北京娃娃说闽南话，上海娃娃说陕西话，河北娃娃说四川话是司空见惯的。

有一位妈妈说，她的宝宝已经会说很多话了，可完全说的是保姆家乡的话。他们一家人一直居住在北京，尽管是保姆看护，但父母每天都能见到孩子，也总是和孩子说话，孩子怎么就会说起了保姆的家乡话呢？

宝宝主要是在日常生活中学习语言的，保姆和宝宝朝夕相处，接触时间最长，有更多的日常沟通和交流。所以，宝宝说保姆家乡话并不奇怪。

❖ 尊重宝宝的口音

奶奶是山东人，女儿7个月时，开始由奶奶看护。女儿1岁半就会说很多话了，满口山东话。

到姥姥家，邻居们都管她叫"小山东"，一开口说话，邻居们就笑得前仰后合。女儿大一点，当邻居问她的老家在哪里时，女儿从不说是山东人，而改成了深圳人。女儿虽然小，但知道成人对她的态度，她从笑声中体会出了"嘲笑"。后来宝宝长大了，再也不说她是深圳人了，她理解了邻居的善意"嘲笑"。

❖ 把宝宝有趣的语言记录下来

宝宝在学习语言阶段，每天都会说出很多有趣的语言，令爸爸妈妈捧腹大笑。孩子们有趣的语言，有些实在令成人震惊，这么小的孩子竟然能说出这么经典的语言！多少年过去后，宝宝逗人的情景还能记得起，宝宝说话时，那认真的样子还依稀可记。那是宝宝的发明和创造，不是成年人的语言，只属于那个年龄段的孩子。等孩子慢慢长大了，就听不到宝宝儿语了。我建议，准备一个本子，专门记录宝宝有趣的话语，记录下宝宝的妙语连珠，作为珍藏。以后翻看，会重新感受当时的快乐。

❖ 宝宝为何急的大叫

宝宝能听懂的词语远比能说出的多，当宝宝想表达自己的要求时，不能说出他想说的话的时候，宝宝会有一种懊恼情绪，因而会急的大叫。

54. 对气味表现出明显的倾向性

❖ 宝宝有灵敏的嗅觉和味觉

在婴幼儿期，宝宝的嗅觉和味觉相对于成年人来说，与其他功能（如语言和视觉）相比要强大得多。妈妈是否还记得，宝宝在婴儿期的时候，对奶味很敏感吗？如果把妈妈的内衣放在宝宝头部一侧，宝宝会立即把头转向内衣，并做出吸吮动作。如果用奶瓶喂奶，再用奶瓶喂水时，很可能会遭到拒绝。如果给宝宝喂过甜水，宝宝就会拒绝喝白开水。

❖ 宝宝对不同气味的反应

15个月的宝宝，对气味的反应似乎没有婴儿期那么强烈了。但父母会发现，宝宝对气味表现出了明显的倾向性。当宝宝闻到他喜欢的气味时，情绪会比较高涨；当闻到他厌烦的气味时，会表现出烦躁不安，甚至哭闹。

芬芳的花香味、香甜的饭菜味都会令宝宝喜欢。宝宝喜欢妈妈抱着，除了有对妈妈的依恋外，还有对妈妈身体散发的芳香和奶香味的喜欢。如果爸爸身上有浓重的烟酒味或汗气味，宝宝通常会拒绝让爸爸搂抱。

❖ 味觉与视觉的关系

宝宝在婴儿期时，如果用奶瓶给宝宝喂过苦药，再用奶瓶喂奶时，宝宝会拒绝喝奶，即使在奶嘴上抹糖或把奶水滴到宝宝嘴里，宝宝仍然拒绝吸吮奶嘴。这是因为，尽管味道改变了，但视觉没改变，宝宝看到的仍然是奶瓶，宝宝记住了就是这个奶瓶曾经让他喝了难喝的苦药水，这就是视觉与味觉的内在联系。

到了幼儿期，宝宝对这种内在联系有了初步的判断能力。尽管同是奶瓶，但如果妈妈往里面放的是奶，宝宝就会喝；如果放的是药水，宝宝就拒绝喝。这意味着宝宝已经能够简单区别不同的事物了。

❖ 协调——理解——记忆的交互

当宝宝把协调、理解和记忆能力交互在一起时，就能听从单一步骤的口头指令了，比如妈妈说：请把拖鞋给妈妈或请宝宝到这边来，宝宝可能会做得准确无误，但宝宝常常是默默地完成妈妈的指令，还不会通过语言答应妈妈的请求。

会走对宝宝来说是巨大的改变，宝宝开始自己决定去哪里，做什么。宝宝喜欢把东西从一个地方移到另一个地方，像个爱搬家的小松鼠。宝宝常常喜欢从玩具筐中把玩具拿出来，再把玩具一个个放进筐里。宝宝会把成人视而不见的东西当成宝贝：把地上的沙粒或泥巴抓起来，放到嘴里尝一尝。当妈妈看到这种场景时，多数妈妈的第一反应是惊呼，告诉孩子不能吃脏土，而孩子还不能理解"脏"这个概念，全然不知妈妈为什么对他的行为有如此反应。结果是使孩子陷入迷惑不解状态，或使孩子踟蹰不前，削弱了冒险精神，产生恐惧感。

55. 认识家中常用物品

❖ 主动与外界交流

宝宝看见陌生人，会表现出警觉的样子。如果陌生人试图向前接近宝宝，宝宝可能会本能地向后退，寻求亲人的保护，并警惕地盯着陌生人的眼睛。宝宝尽管有些害怕陌生人，但能勇敢地直视陌生人。如果陌生人表现出友好，与宝宝有很好的交流，做宝宝喜欢的游戏，给吸引宝宝的物品，宝宝很快就会和陌生人成为"好朋友"。如果玩兴正浓，"好朋友"要离去，宝宝还会用哭挽留他的"好朋友"。妈妈和宝宝一起送客人到户外是不错的"转移法"。到了户外，新的兴奋点会很快让宝宝忘却刚才的事情。

宝宝的主观愿望，是喜欢与人交流的。父母一定还记得，婴儿期的宝宝，几乎见谁都笑，只要给他的是笑脸。随着宝宝长大，安全感开始萌发，开始对陌生人表现出警觉，用不信任的眼神盯着陌生人，如果陌生人试图向前，宝宝就会拿出捍卫的武器——哭！拒绝可能会对他造成的危险。

这个月龄段的幼儿，不但有了被动捍卫自己的意识，还有了对曾经的伤害记忆的能力。比如护士给他打过针，再见了护士，尽管没给他打针，他也会先大哭起来，以此宣告：不要给我打针！

所以，如果你的宝宝表现出，看见陌生人就躲，到了陌生的环境就怕，是再正常不过的事了。但是，父母不必担心，这种情况不会持续很久，宝宝会不断成长。随着宝宝长大，开始有了初步的识别和分辨能力；开始有选择地认生，有选择地拒绝那些在他看来可能会构成威胁的人和事。

❖ 做刺激动作吸引妈妈注意力

宝宝只要醒着，几乎不能停歇下来，什么都敢动，完全不知道规避危险，常常引来妈妈的惊呼。

宝宝似乎掌握这个规律，要想吸引妈妈的注意，需要做点什么，哪怕遭到妈妈的呵斥，也不断地去做妈妈不让做的事情。

妈妈让宝宝穿衣服时，宝宝也会和妈妈周旋，一件衣服要花几分钟，换个尿布会忙出一身汗。会走的宝宝还会跑来跑去，和妈妈兜圈子，就是不让妈妈穿衣服。宝宝可不是在气妈妈，而是和妈妈玩耍呢。妈妈切莫生气哟。

❖ 喜欢自然、动物、植物

户外活动对宝宝智力发育是非常重要的。宝宝看到、听到、闻到、摸到和感受到的，都可刺激大脑神经建立起相互联系。

宝宝对外界的事物有很强的好奇心和探索精神，兴趣点非常多。对一粒沙、一把土、一颗草、一朵花、一片叶都兴趣盎然。宝宝对活动着的东西更感兴趣，喜欢昆虫和小动物。小至蚂蚁，大至大象，都能引起宝宝极大关注。如果妈妈带宝宝做客的朋友家有小动物，宝宝就会兴致勃勃，不闹着离开；如果只是听成人们说话，宝宝很快会烦的。宝宝天生就喜欢在户外活动，在家里如果没有妈妈陪伴，就会哭闹。到了户外，宝宝根本不找妈妈，自然界的一切都能引起宝宝的兴趣。

兴趣是促使宝宝学习的动力，宝宝感兴趣的事学得就快，因此对宝宝智力和潜力最好的开发是找到宝宝感兴趣的东西。

宝宝的能力已经大到我们难以置信的程度！如果宝宝出生后就能说出我们听得懂的语言，我们对宝宝的成长和认识会少了很多乐趣和期待。上天没给宝宝这样的能力，就是给父母一个机会，让父母动用所有的能力，破解一个个谜底，解开一道道难题，应对一个个意外，给父母一次次欢天喜地和心惊胆颤的体验，还有一次次的惊奇发现和泪流满面，一次次的幸福感受和彻夜难眠。享受一次次的甜蜜拥抱，聆听一声声的爸爸妈妈。

> **提示**
> 如果宝宝还不知道家中物品，比如妈妈问，电视在哪呢？宝宝既不会用眼睛搜寻，也不会用手指给妈妈，更不会用语言告诉妈妈。需带宝宝去看医生。

56. 有了更多的情绪表达

❖ <u>请接受和尊重孩子独特的性格</u>

我曾不止一次被父母问及，孩子性格内向，需要如何改变？孩子性格外向，怎么才能扳过来？

为什么要改变？内向孩子的父母多认为，孩子太内向，担心将来到社会上，会处不好人际关系，被人歧视，受人欺负。外向性格的父母多认为，孩子太外向，大大咧咧的，不容易坐下来认真读书，将来到社会上，容易胡乱交朋友，甚至上当受骗。这样的认识实属偏颇。

当然，有这种认识的父母并不普遍，也不具有代表性。但是，在我周围，不能接受或不愿意接受孩子性格的父母的确不少。临床儿科医生都会遇到这样的问题，

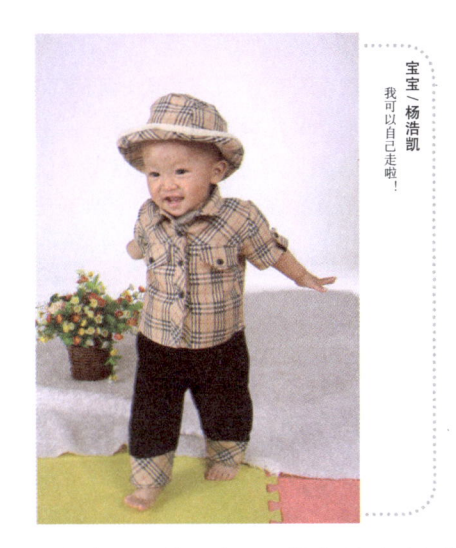

宝宝／杨浩凯
我可以自己走啦！

那么儿童心理科医生，恐怕会遇到更多类似的问题吧。

婴儿带着独特的性格来到世界上，无论是什么样的性格，父母都应该愉快地接受。父母既要为孩子的优点喝彩，也要欣然接受孩子的缺点，并积极加以改变。孩子的性格有先天的遗传因素，也有后天养育方式和家庭环境的影响。

孩子遗传了父母任何一方的性格和气质，无论是父母喜欢的，还是父母不喜欢的，都无须沾沾自喜和自责内疚，更不该相互指责和抱怨。孩子是独立的个体，有权拥有自己独立的性格，并受到父母和周围人的友好对待和尊重。

❖ <u>宝宝情绪的表达</u>

宝宝生来具有最基本的情绪反应，快乐、愤怒、悲伤和恐惧。

到了这个月龄，宝宝的快乐不仅仅建立在吃饱喝足、睡醒、被拥抱和抚摸之上。宝宝的快乐逐渐成为有意义的社会信号，有了更多的快乐源泉和丰富的快乐感受。

比如，带宝宝去动物园，给宝宝讲有趣的故事，让宝宝看生动的动画片，爸爸的汽车钥匙、妈妈的化妆镜，都会给孩子

带来快乐的感受。

到了这个月龄，宝宝愤怒的频率和程度逐渐增加。父母会有这样的感受，宝宝原来很容易满足，是那种"给点阳光就灿烂"的孩子。现在不知怎么了，动不动就要脾气，甚至大哭、摔东西。父母可能会纳闷这孩子，怎么越大越不让人喜欢了，越大越不听话了呢？这是宝宝成长发育过程中的正常表现，宝宝开始在更广泛的情境下表现出愤怒的情绪。宝宝愤怒频率和程度的增加，会随着月龄的增加而逐渐增加，一直持续到两岁半左右，逐渐开始学习梳理情绪，并逐渐萌生出更高级的情绪反应。

父母如何面对愤怒中的宝宝？是被动等待，还是主动应对？是以静制怒，还是以恶制怒？没有适合所有状况的规范和方法。

仁者见仁，智者见智。孩子愤怒的缘由，孩子当下的情况；父母当下的情绪和控制情绪的能力；孩子的性格，父母的性格；不同的孩子，不同的父母；不同的文化背景，不同的家庭环境；不同的养育方式，不同的被养育方式；不同的教育程度，不同的受教育程度都是差异所在。

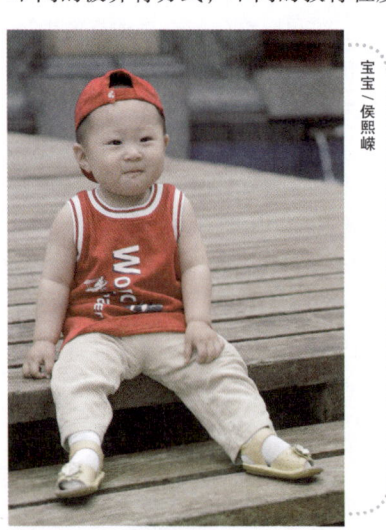

上面诸多因素，都影响着孩子的愤怒程度和持续时间，同样也影响着父母的处理方法和态度。但是，不管有多少的不确定性，有一点是可以确定的，那就是父母对孩子的爱。让父母有能力把握住自己的情绪。这一点足以让父母能够很好地应对愤怒中的孩子。

我想强调的是，孩子任何情绪反应，无论是快乐还是悲伤，无论是愤怒还是恐惧，都是孩子正常的情绪反应，对孩子都有正面的意义，对孩子身心发育都有帮助。如果父母只接受孩子快乐的情绪，拒绝孩子愤怒的情绪，会极大阻碍孩子正常的心理发育。很多时候，孩子愤怒是为了获得战胜挫折和困难的力量。

这个月龄的宝宝，悲伤多是短暂的，很快会转成愤怒。所以，让宝宝感到悲伤的事情，多是以愤怒的情绪来表达。

这个月龄的宝宝，会表现出分离焦虑和陌生人焦虑，并由焦虑产生恐惧。但随着月龄的增加，恐惧感会逐渐增强。随着幼儿分离焦虑和陌生人焦虑情绪的减弱，恐惧感开始逐渐减弱。所以，父母发现，宝宝在8个月以前，很少会因为妈妈离开和见到陌生人而产生焦虑情绪，更少恐惧感。8个月以后，宝宝越来越离不开妈妈，越来越认生。

2岁半后，宝宝逐渐能够离开妈妈，也不再那么认生了。分离焦虑和陌生人焦虑以及恐惧感在宝宝中存在着个体差异，与孩子的性格、气质、生活环境、养育方式等因素有关。所以，有的孩子非常认生，几乎一步也离不开妈妈，有的孩子则不然。如果孩子特别认生，在朋友邻居面前，父母常感到难为情。父母大可不必有这样的感受，这只是你孩子现阶段的特点而已。

宝宝／侯熙嵘

为了改善孩子认生状况,不断地带宝宝见陌生人,不断要求宝宝和陌生人示好,其结果只会让孩子出现更严重的陌生人焦虑。顺其自然,随着宝宝月龄增加,对危险和安全有了初步辨别能力,陌生人焦虑情绪自然会减轻。

人的所有情绪都有其意义,陌生人焦虑是宝宝对自我的一种保护,宝宝见到陌生人所表现出的拒绝、反抗和哭闹,是寻求保护和帮助的有效措施。

57. 父母的养育策略

父母到底应该怎样教导孩子?没有一个程序可以套用,对不同阶段的孩子,所表现出的令人费解的问题,我们找不到简短而确切的解答和解决方案。因为,至今我们无从真正了解孩子的世界,我们对自己孩童时的记忆,甚至连模糊的都无从记起。父母对孩子的认识主要来源于自己的观察,对孩子内心世界的了解就主要是推论和猜测了。

我要对父母说的是,当通过书本和咨询,没有找到合适的养育策略和方法时,无须烦恼,更不要对自己产生怀疑。凭借做爸爸和做妈妈的直觉、凭借对孩子全面的了解和真正的理解、凭借对养育孩子的理解以及对孩子浓浓的爱意,一定能够找到适合你和孩子的最好的养育方法。

❖ 鼓励孩子自信

父母要鼓励孩子自信但不要滋生孩子的自满情绪。孩子做成了一件事,父母要给予表扬和肯定;没有做成,要给予鼓励和支持。给孩子时间和空间,让孩子坚持下去,并在适当的时机给孩子以帮助,共同完成。

让孩子明白,他有能力做成某一件事。做成一件事需要坚持和努力,并非轻而易举。做不成一件事,要有信心,争取完成。也要让孩子认识到自己有所能,有所不能。乐于助人是一种美德,欣然接受帮助也是一种修养。

如果任何时候都是表扬孩子,总是说孩子是最棒的,甚至说是世界上最棒的。这不是在鼓励孩子,更不是在建立孩子的自信,而是滋生孩子的自满情绪。久而久之,孩子心怀自满,受不得一点挫折和失败。

父母要学会就事论事,不要动辄就戴高帽(我的孩子啥都行,是世界上最棒的),更不要动辄打棍子(你干啥都不行,是世界上最笨的)。父母惯用的态度和语言,有时可成为利器,伤了孩子;也可成糖衣炮弹,害了孩子。

无原则地宠溺袒护孩子不好,常言道"自古英雄多磨难,从来纨绔少伟男"。问题是,有的父母一面宠惯娇纵,一面又打击伤害孩子,导致孩子既骄横又不自信。有的父母一边告诉孩子,他是最棒的,一边又抱怨他是糟糕透顶的孩子,孩子对自己的认识出现了混乱。宠惯和娇纵主要体现在,生活上几乎完全代劳,甚至不让孩子做力所能及的事情。比如,15个月的宝宝,妈妈还要喂饭吃,甚至到处追着喂饭。摔倒了,从不让宝宝自己站起来,立即扑上去抱起。被小朋友"欺负"了,不让孩子自己解决问题,而是妈妈站出来替孩子讨回"公道"。打击和伤害主要体现在,不允许孩子犯"错误",不能接受自己的孩子比别人的孩子"差",不能容忍孩子探索性的破坏行为,不能容忍孩子的冒险精神。

有的父母心里认定自己的孩子好,从内心深处不允许自己的孩子差。但说出来的都是别人家的孩子好,也常常拿孩子的缺点和人家孩子的优点比，使孩子的自尊心备受打击。

父母习惯在朋友面前否认自己的孩子。如果宝宝从现在开始就听到把他和其他孩子比较，而且总是用他的不足与其他孩子的优势比，宝宝的自信心就难以建立起来。

"宝宝很容易受到惊吓——粗鲁的声音、尖刻的批评、愤怒的眼神、恼怒的表情都会吓着宝宝。一点点拒绝的表示都会深深伤及宝宝幼小的心灵。"美国育儿专家詹姆斯·L·汤姆斯如是说。

58. 父母的威信

❖ 制定执行规则

对于这个年龄段的宝宝来说，父母给予的爱和关心是宝宝健康成长的保证。但是，也不能忘记树立父母的权威性，我不赞成武力解决，更反对言语中伤。要让孩子清楚，在重要问题上，父母说话是算数的，是信守诺言的。这样，父母制定的规则，孩子才能执行。

父母制定的规则应该保持一致性，不可任由自己的情绪。高兴时就没有规则，生气时就增加规则，使得宝宝无所适从。

❖ 表达真实的情绪

当孩子面临危险时，父母要表达真实的情绪，让孩子知道你很着急，很愤怒，因为那太危险了！比如，孩子已经把手伸过去，离火炉很近了；孩子正在拿一个还在燃烧的烟头往嘴里放；孩子正在踮着脚尖，伸手够高处的花瓶；孩子正在向下拽桌布，而桌子上放着暖水瓶。危险可能就在一瞬间发生，无论谁看到了，都不会镇静自若，一定会大喊一声："不要动！""快放下！""危险！"伴着喊声本能地冲向孩子，把孩子抱离，抢过孩子手中的危险物。

当危险解除后，可能还会训斥几句——这是受到剧烈刺激后的一种本能反应。对这么大的宝宝来说，父母的这些做法可能起不到警告作用，下次孩子可能仍然会这样淘气。

这样的情况下，无论有无作用，都要明确告诉孩子：这是危险的，不要这么做。危机关头，父母真实表达自己的情绪，是本能反应，是潜意识的，是情急下的保护。同时，也是让孩子知道，愤怒、激动的情绪应该在什么时候表达。

女儿的举动让我惊呆

女儿15个月时，把盛有饺子的盘子推到地上，而且是两个盘子一同落地。我和她爸爸惊呆了一下，但很快恢复正常，什么也没说，更没有训斥孩子。我去拿扫帚把碎陶瓷收起来，爸爸到厨房煮饺子。女儿既没哭，也没笑，一脸的严肃，静止了一会，突然指着地上的碎瓷片说"妈妈盘子打"。女儿打破了僵局。

不理解宝宝语言的，还以为宝宝嫁祸于人呢。其实，宝宝是在打破尴尬的场面，这一点我和她爸爸没她做得好。发生这种事，我和她爸爸不会批评孩子，但也决不赞扬，觉得说安慰的话也不合适。所以，我们多是不说话，沉默一会，然后若无其事地说其他别的事情。现在看来，这种方式并不好，这样虽然算不上"冷暴力"，也算上"不沟通"吧。当时不说什么，事后应该和孩子进行沟通。

❖ 成人的眼光

父母不能用成人的眼光审视孩子，不能用成人的标准判断孩子的对错，不能从成人的角度确定孩子该做什么，不该做什么。父母掌握的原则是，只要对孩子没有危险和伤害的事情，尽可能地放手让孩子去做。孩子就是这样在不断探索、尝试、试验和实践中得到锻炼，积累经验。只有经历过，才能给孩子留下深刻的印象。如果父母对孩子限制过多,怕这怕那,就会扼杀孩子"小科学家"式的探索和创新精神。放手让孩子们按照自己的规律成长往往能事半功倍。

❖ 妈妈就像灯塔上的灯

这个月龄段的宝宝,一方面有了独立的意愿和探索冒险精神,一方面又容易产生恐惧和孤独感。宝宝的理解力还是相当有限的。当一件他不能理解和解释的事情发生时、当他不知道眼前发生的事情是否对他有威胁时、当他看到他从未看到的东西,而这个东西又是那么稀奇古怪时宝宝会自然而然地产生一种恐惧心理。如果不切实际,让宝宝接受他还不能理解的事物,不但不会使宝宝进步,还会导致过度恐惧,出现退缩。

父母早在胎儿期,就给宝宝进行着一系列的开发和训练。在宝宝出生后的几年里,更是紧锣密鼓地教育灌输,简直没有喘息的机会。现代的父母不缺少对孩子的

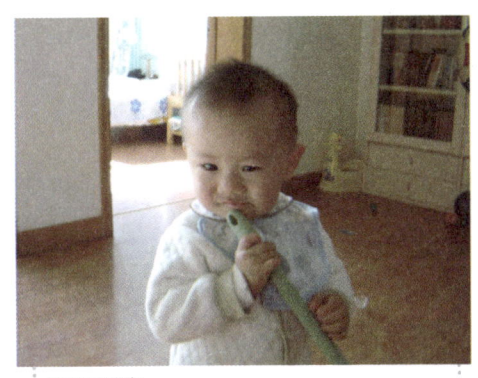

宝宝 / 刘谨睿
干什么好呢。

教育,缺少的是对孩子的理解和正确的指引。面对孩子,父母应该把自己放在辅助和辅导的位置上,而不是主导的位置。

"妈妈就像灯塔上的灯,给予孩子安全的感觉,让他们出发去探索新的世界,再回到安全的港湾。"我很喜欢路易斯·J·卡布兰的这句话。我把这句话献给养育孩子的妈妈,看到这句话,满身疲惫的妈妈,是否有了一丝轻松的感觉?

第 4 节 营养需求和饮食管理

59. 营养需求

本月宝宝的营养需求与上个月相比,没有大的差异。宝宝的食量或许比上个月大点,也或许比上个月小点,父母不必太过在意。只要宝宝精神好,玩的欢,尿便正常,睡眠也不错,就说明宝宝是健康的。宝宝哪一顿吃的少一口,哪一顿吃的多一口,很少由疾病所致,不要动辄就给宝宝吃药。要想一想,为宝宝准备的食物是否好消化?活动量是大是小?进餐时情绪如何?是否有引起注意力不集中的事情?饭前是否吃了零食,喝了过多的水?这些因素都有可能导致食量减少。

婴儿期主要是根据体重和身高增长情况,来判断喂养状况。幼儿期以后,体重和身高增长速度较婴儿期减缓。如果这个月和上个月相比,体重没有明显增长,并不意味着宝宝吃的有问题。如果连续两三个月体重和身高增长都不理想,请带宝宝看医生,看看是否有喂养问题。

宝宝到了幼儿期,营养需求有所改变,微量元素和碳水化合物需求增加。饮食结构发生了质的改变,由单一奶类为主转成多种食物,奶类只是饮食结构中的一种。

父母需要给宝宝提供更加丰富的食物，并合理搭配，达到最基本的营养均衡。这是在接下来的喂养中，父母需要注意的。

幼儿膳食宝塔和成人最大的不同是奶类，2岁前，奶类都占有很大的份额，几乎占每天食物总量的三分之一，甚至二分之一。无论是母乳、配方奶喂养，还是混合喂养，每天奶量都应保持在500毫升以上。谷物、蔬菜、蛋肉三种食物的比例分别占50%、30%、20%左右，水果量和蔬菜量相当，每天提供15种左右的食物。按照这样的原则配餐，可提供均衡的营养。在给宝宝配餐时，不要忘了日常的饮食习惯和常识，比如食物的合理搭配，烹饪中的注意事项和技巧等。

60. 不好好吃饭

在临床工作和健康咨询中，常有父母或因孩子偏食、或因孩子厌食、或因孩子挑食来看医生。很多妈妈，对孩子不好好吃饭的描述，几乎如出一辙：孩子必须到处遛达着吃饭，否则就拒绝吃饭；必须开着电视，孩子才能边看电视边吃饭；孩子吃饭时，手里必须玩着玩具，而且还不止一个玩具；每顿饭都是满屋子追着喂，孩子满屋跑，啥时停下来，就乘机喂一口饭；孩子吃饭太慢了，一顿饭要吃上一个多小时……

孩子不好好吃饭，不会自己拿勺吃饭、不会自己拿着杯子喝水等等，一系列的吃饭问题，可以说几乎不是宝宝的问题，也不是宝宝没有这个能力，更多的是父母没给宝宝锻炼的机会，是父母培养的结果。

❖ **吃饭难与父母引导**

宝宝越来越表现出对食物种类的好恶。爸爸妈妈要正确对待宝宝这一特点，避免宝宝养成偏食挑食的习惯。这个月龄的宝宝，对食物种类的挑剔不是主观上的，但如果爸爸妈妈引导错误，就会出问题。为什么说是在爸爸妈妈"引导"下的呢？请看下面这些常见的误导用语：不好好吃饭，妈妈就不带宝贝出去玩了；快吃，不然的话，妈妈就不喜欢宝宝了；不把这碗饭吃完了，妈妈就不带宝宝去动物园；不把这个吃完，妈妈就不陪宝宝睡觉，也不讲故事；不把这个吃了，就不让看动画片。

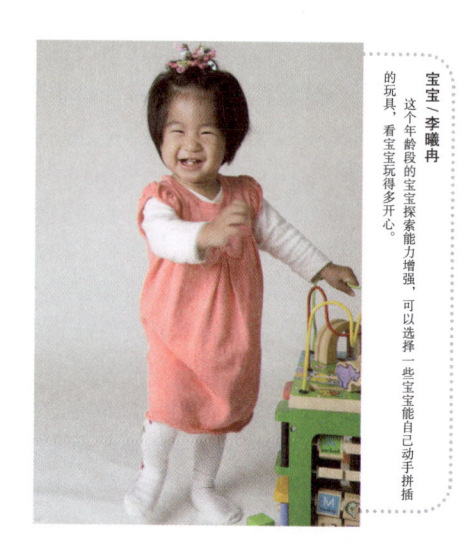

妈妈这些带"不"的条件句，是"引导"宝宝出现吃饭问题的原因之一。随着物质生活的改善，家家吃得饱，喝得好。饭桌上摆满丰盛的菜肴，橱柜里有吃不完的零食，父母再也不用为买不起吃的发愁。可是，父母又有了另外发愁的事，那就是宝宝不好好吃饭的问题，而且这个问题越来越多。这些问题，在二十世纪八九十年代，是少之又少。是什么原因导致的呢？难道说，是现在的宝宝和过去的宝宝在食欲、食量以及对食物的需求上发生了质和量的改变吗？答案是否定的。是现在的妈妈做的饭菜不好吃了吗？当然不是，现在的妈妈绞尽脑汁，烹饪美味佳肴，生怕宝宝不爱吃，吃的少，长不高，营养不足。

这个问题从医学角度难以解释，从医

宝宝／李曦冉
这个年龄段的宝宝探索能力增强，可以选择一些宝宝能自己动手拼插的玩具，看宝宝玩得多开心。

学病理学更难以找到原因。因为，绝大多数不好好吃饭的宝宝，做了一系列医学检查，根本就查不出异常，可以说宝宝没有任何病症。难道说，这是没有被医学发现的某一病症？就目前的医学水平，就我从医30年的经验，这个推论不能成立。

那原因是什么呢？是妈妈的想法和做法所致，是父母和看护人养育的结果。这是我近十年来，接诊众多不好好吃饭的宝宝以及宝宝的父母，初步得出的结论。因此，我在婴儿卷中，从第一章开始，就不断提醒父母，要培养孩子良好的进餐习惯和健康的饮食习惯。

这只是我一得之愚，本不该妄下这样的结论，因为它缺乏科学实验和实验室数据，缺乏严密的循证和医学统计数据，这也是我个人难以企及的。我本不想把这些写出来，思量再三，认为还是应该写出来。因为，这个问题相当普遍，不但困扰着很多父母，孩子也失去了吃饭的快乐。

❖ 宝宝胃容量有限

每个成人的饭量不同，同龄的幼儿，饭量也会有大有小。饭量大小与诸多因素有关，胃容量是因素之一。

有的人喜欢吃七八分饱，有的人喜欢吃十分饱，有的人吃饱后，一口也吃不下去了，有的人吃饱后还能接着喝汤、吃水果。这就是人与人之间的差异性，幼儿也同样如此。

3岁以后，宝宝会告诉妈妈：他吃饱了，一点也吃不进去了；会告诉妈妈他喜欢吃什么，不喜欢吃什么；会告诉妈妈他肚子不舒服，吃不下饭。

这个月龄的宝宝，还不具备这样的能力。那么，妈妈的任务就是给宝宝提供合理的膳食结构，做宝宝喜欢的饭菜，帮助宝宝养成良好的饮食习惯。孩子能吃多少就吃多少，妈妈切莫过多要求，更不要强迫，不可把吃饭作为筹码。要尊重宝宝的食量。

❖ 尊重宝宝对食物的选择

前面说了，每个孩子对食物都有自己的喜好，妈妈应该尊重宝宝对食物的选择。如果宝宝这段时间不爱吃鸡蛋黄，就换换鹌鹑蛋或鸽子蛋，或改变烹饪方法，做出宝宝爱吃的口味。如果宝宝不愿意吃青菜，可以用青菜包饺子、馄饨和包子。

❖ 为宝宝制作可口的饭菜

忙于工作的妈妈，没有时间为宝宝做可口的饭菜，代之以现成的食品或半成品。现成的食品或半成品新鲜度不够，味道单一，宝宝容易吃腻。要尽量抽出时间为宝宝做些可口的饭菜。

❖ 养成良好的进餐习惯

在培养宝宝良好的进餐习惯方面，有一点特别需要父母注意，那就是父母的榜样作用。宝宝有极强的模仿能力，很多生活习惯都来源于对父母的模仿和追随。父母想让宝宝有良好的进餐习惯，父母自身要养成良好的饮食习惯。

61. 显示出饮食喜好

❖ 对味道的喜好

有的宝宝喜欢甜食；有的宝宝喜欢口味重的食物；有的宝宝喜欢吃香喷喷的肉；有的宝宝喜欢吃酸甜的食物。宝宝的饮食偏好，与父母的饮食偏好有关，也与父母的喂养有关。有的宝宝口味经久不变；有的宝宝没有特殊的味道偏好，什么都喜欢；有的宝宝对饮食比较挑剔，吃什么都不香。什么都喜欢吃的宝宝当然是最受父母欢迎的，但这样的宝宝并不多。从现在开始，父母要尽量给宝宝提供味道丰富的饮食，培养宝宝什么都吃的饮食习惯。

❖ 对色泽的喜好

有的宝宝喜欢色泽鲜亮、对比度强的菜肴。比如山药、木耳，再配几片胡萝卜；有的宝宝喜欢纯色的白米饭，放上红豆绿豆，变了颜色就不喜欢吃了；有的宝宝对饮食色泽没有偏好，或只重味道，不在乎色泽。对饮食色泽的偏好，主要来源于视觉。可见，人不仅仅是因为饥饿才要吃饭，也不仅仅因为食物的味道好才有食欲，食物的外观对食欲的影响不可小视。给宝宝做饭时，应该注意这一点。

❖ 对餐具的喜好

我们都有这样的体会，同样的茶，因为所使茶具不同，便会感觉到茶味不同。一桌丰盛的菜肴放在毫无欣赏价值、做工粗糙的餐具里，与放在精美漂亮的餐具里，会引起用餐者不同的感受。给宝宝准备漂亮的小碗小碟和小勺会让宝宝更喜欢吃饭。

❖ 对同桌吃饭人的喜好

我们都有这样的体会，如果围坐在餐桌的是亲人或好友，心情愉快，就会感到饭菜很香甜。如果是初次见面，或因公聚餐，再丰盛的菜肴，也会感到索然无味。宝宝当然喜欢和父母同桌吃饭。妈妈下班回到家时，如果正赶上宝宝吃饭，见到妈妈，宝宝会立即离开饭桌找妈妈。直到妈妈也坐在饭桌旁，宝宝才肯乖乖吃饭。

❖ 对食物烹饪方法的喜好

有的人喜欢吃炖菜；有的人喜欢吃水煮菜；有的人喜欢吃凉拌菜；有的人喜欢吃煎炒烹炸的菜肴……等到宝宝能吃多种烹饪的菜肴后，也会有某些喜好。希望父母不要培养宝宝吃油炸、油煎、烧烤食物的喜好。这些烹饪方法不是很健康。

❖ 对食物品种的喜好

有的人愿意吃馒头，有的人愿意吃米饭，有的人愿意喝粥，有的人愿意吃面条。有的人对某种食物的偏好几乎一辈子都不曾改变，有的人对食物的偏好就没有那么执着了，常常是一段时间喜欢吃某一种食物，另一段时间又喜欢吃截然不同的食物。宝宝也会有这样的饮食喜好，希望父母不要培养宝宝吃快餐的习惯。

62. 吃也是一种能力

❖ 咀嚼和吞咽的协调能力

宝宝生下来就有吸吮乳头的潜能，但如果不给宝宝吸吮乳头的机会，吸吮乳头的潜能就不能得以发挥。同样，咀嚼和吞咽以及两者的协调潜能，也需要适时开发。如果一直不给宝宝提供吃固体食物的机会，宝宝就无法锻炼咀嚼和吞咽能力，无法让咀嚼和吞咽很好地配合，完成咀嚼和吞咽食物的任务。如果妈妈因担心孩子会被固体食物噎呛，至今仍没敢让宝宝尝试，那就是妈妈的错了。

❖ 会厌的角色

宝宝咽部有一个叫做"会厌"的小盖子，这个小盖子会在气道口和食道口之间来回摆动。平时，它多是盖着食道口，让气道口敞开着，以便宝宝呼吸说话。当宝宝吞咽唾液或食物时，它就会盖住气道口，以免唾液或食物误入气道。这时，如果宝宝说话或大笑，气道的气体就会冲开这个小盖子。倘若此时唾液或食物正好在食道口，就有误入气道的可能，宝宝就会出现呛噎的情况。宝宝之所以比成人容易出现呛噎，是因为宝宝的咀嚼和吞咽以及支配会厌的能力还不够成熟。所以，宝宝进食时，不要引诱宝宝说话或大笑，也不能在运动中进食。

我们都有这样的体会，吃饭时如果正赶上要把食物吞咽下去，而恰在此时，你要急于表达自己的意见或被周围人的幽默逗笑，会厌还来不及把气道覆盖，或刚刚覆盖上气道，因为要说话又急忙打开，可这时吞咽动作已经开始，结果有一点点的食物误入气道，可能引起你剧烈地呛咳。在饭桌上出现令你尴尬的场面。所以，口中有食物时不要讲话，一定要等到把食物咽下去后再开口说话。

宝宝不擅吞咽

我的宝宝15个月了，吃饭时，一口喂得多点，或喂了粗糙点的食物，或进食稍微多点（与同龄孩子比并不多）就会恶心，然后将胃里的东西都吐出来。比较爱喝奶，请问是何原因？从现在开始锻炼，宝宝会慢慢学会咀嚼和吞咽吗？

我仔细向妈妈询问了对宝宝的有关喂养情况。原来直到8个月宝宝还不能吃果泥和菜泥，一直把水果和蔬菜榨汁喂，直到现在还没有喂过固体食物。切成块的水果放到宝宝嘴里，咀嚼几下就整块地吐出来。现在主要是喝奶、吃米粉和购买现成的泥糊食物。

很明显，宝宝至今还不能很好地吃饭，主要原因是没有按步骤添加辅食。没有按部就班地给宝宝添加糊状食物、半固体食物、固体食物。使得宝宝的吞咽和咀嚼能力没有得到适时的锻炼。

从现在开始，妈妈不要再犹豫了，循序渐进地让宝宝逐渐学会吃固体食物。既不能操之过急，也不能心存顾虑，更不要因担心宝宝呛着、噎着，不给宝宝吃固体食物的机会。

❖ **消化食物的能力**

如果宝宝前一段时间吃得很多，会有积食的可能。如果宝宝前一段时间病了，胃肠道也有被侵袭的可能，从而影响消化能力。如宝宝正在吃对胃肠有刺激的药物，如钙铁锌等微量元素，会影响宝宝的消化功能。如果宝宝前一段时间吃了抗生素，导致菌群失调，消化功能也会受到损害，影响食欲和食量。

63. 妈妈常遇到的吃饭问题

❖ **常见问题举例**

• 宝宝不能坐下来安静地吃饭，一顿饭要起来几次，或边走边吃，甚至要妈妈追着喂饭。

• 宝宝特别挑食，一口青菜也不吃，只爱吃肉；无论如何，宝宝就不吃鸡蛋，怎么做都不吃。

• 到现在还不能吃固体食物，吃了就呛，还常干呕。

• 夜里要起来几次，不喂奶，就翻来覆去睡不踏实，甚至哭闹。

还有一些问题，就不一一列举了。有些问题是婴儿期喂养问题的延续。有些问题是妈妈无意中慢慢培养起来的，已经形成了不良习惯，试图改正时，才知道不良的习惯养成容易，改起来可就难了。

这个月龄段的宝宝，不能安静地坐在那里吃饭，不是异常表现。别说吃饭，就是做游戏也很难坚持比较长的时间。

这个月龄的宝宝，集中注意力时间很短，通常情况下在10分钟左右。食欲好、

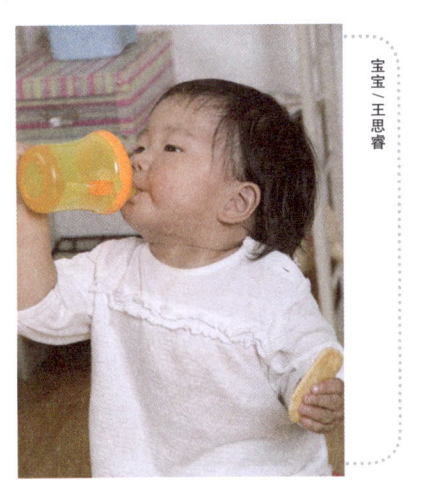

宝宝／王思睿

食量大、能吃的孩子能够坐在那里吃饭，一旦吃饱了，就会到处跑。食欲不是很好，食量小的孩子，几乎不能安静地坐在那里好好吃饭。这么大的孩子，对于他不感兴趣的事情，几乎1分钟的注意力都没有。

帮助宝宝养成坐下来吃饭的习惯，最好的方法是让宝宝坐在专门的吃饭椅上，以免宝宝乱跑。妈妈永远不给孩子边走边吃的机会，任何人都不要追着喂饭。

❖ 突然喜欢喝奶

15个月的宝宝，也会出现厌食饭菜的现象。有的宝宝不但厌食饭菜，也不喜欢喝奶。有的宝宝出现了厌食饭菜现象，却开始喜欢喝奶，甚至开始依恋母乳。

如果宝宝奶量增加，饭量减少了，父母不必着急，尊重宝宝的选择，一两周后，宝宝就会重新喜欢吃饭了。

饭后呕吐

我的宝宝1岁3个月了，主要是吃软面条和米粥。最近有几次吃完饭，睡前喝奶时会呕吐，还有1次半夜三更吐醒了。近来食欲也不太好，其他时候精神状态倒还可以，请问是怎么回事？

呕吐伴有食欲下降，且半夜睡眠时出现呕吐，并因呕吐而醒。根据你所叙述的情况，不能排除疾病，建议带宝宝看医生。"叠食"会出现食欲下降和呕吐。"叠食"就是同时吃了不宜混合在一起吃的两种以上食物。如果两种食物间隔时间短，一种食物尚在胃中，又摄入另一种食物，也会出现"叠食"。

其他可能的原因还有进食不洁净的食物、饮食冷热不均、受凉、感冒等。

❖ 拒绝使用奶瓶

母乳喂养的宝宝，断母乳后，宝宝拒绝用奶瓶喝奶，这并不是件坏事。这个月龄的宝宝，已经具备了用杯子喝奶的能力。如果宝宝把奶或饭洒到衣服上、脖子里、地上都是正常的，妈妈不要大声呵斥。珍惜孩子需要你牵着手走的日子，因为它很短暂。

使用杯子喝奶，还有个好处，不会在晚上吸着奶瓶睡着了，对定宝的牙齿健康更好。

第5节 睡眠、尿便和不同季节护理要点

64. 宝宝睡眠时间真的少吗

❖ 妈妈眼中的睡眠时间少

情形一：每天睡眠不足12个小时

妈妈记录宝宝的睡眠时间，发现每天不足12个小时，据此认为宝宝的睡眠时间不足。

分析：每个宝宝睡眠的时间都不尽相同，有的宝宝可能一天能睡14个小时，有的宝宝每天能睡10个小时。睡眠质量和睡眠时间一样重要，有的宝宝虽然睡眠时间不长，但睡眠质量非常好，白天醒来精神抖擞，吃喝玩耍都正常，就说明宝宝睡眠很好。

情形二：白天睡眠时间短

宝宝晚上睡得很好，从晚上八九点睡到第二天早晨六七点。白天尽管睡两三次，但每次都是20分钟就醒了。

分析：随着宝宝月龄的增加，白天睡眠时间会越来越短，晚上睡眠质量会越来越好。只要晚上睡得好，白天睡得少没关系。

情形三：减去夜间吃奶时间

宝宝夜间要醒来吃奶两三次，睡眠时间肯定不足。

分析：宝宝夜间吃奶，大多是处于浅睡眠状态，不需减去睡眠时间。如果宝宝只是翻动，并没有醒来要喝奶，也没哭闹，就不要打扰宝宝，更不要立即把乳头送给宝宝。

情形四：晚上睡得晚

宝宝傍晚睡一觉，晚上自然会睡得晚。可妈妈认为只是打个盹，不算睡觉。

无论是小睡，还是大睡，都是睡眠，哪能不把宝宝小睡的时间计算在内呢？

情形五：感觉宝宝睡眠不足

妈妈说不出宝宝到底睡多长时间，也没仔细算过，只是感觉宝宝睡得比较少。

分析：妈妈没有真正计算宝宝的睡眠时间，就认为宝宝睡眠时间短，太过忧虑了。

65. 夜间频繁醒来的几种情况

情形一：确实不能睡大觉

宝宝一夜醒来几次，每次都是睁开眼睛，真的醒来了。醒来后，或哭闹，或吃奶，或玩耍，十几分钟，甚至二十几分钟后才能入睡。

建议：宝宝半夜总是频繁醒来，确实让爸爸妈妈很辛苦。但宝宝并没有什么病，尽管夜间频繁醒来，白天却是精神抖擞，非常的健康。这种情况下，父母就耐心等待吧，随着宝宝月龄的增加，会一夜睡到大天亮了。

情形二：不断哼唧

宝宝一夜不断地哼唧，但没睁眼，没有真的醒来。每次拍一拍或把乳头送到宝宝嘴里，宝宝很快就安静了。

建议：宝宝根本没有彻底醒来，只是处于浅睡眠状态。宝宝处于潜睡眠时，就会动作多多。宝宝处于深睡眠时，才会一动不动。潜睡眠和深睡眠相互交替，一晚上要有几次这样的交替。妈妈不要担心，更不要干预浅睡眠和梦中的宝宝。

情形三：不断翻动

宝宝一夜都不能安稳地睡觉，总是翻来翻去，没有真的醒来。但妈妈怕宝宝醒来哭，只要宝宝翻动，就马上拍拍，或抱起来哄，有时，宝宝真的醒了。

建议：发生的原因同情形二。如果宝宝没有哭，妈妈不要打扰宝宝，宝宝是在做梦，或处于浅睡眠状态。处于浅睡眠状态的宝宝是在储存和整理白天接收的信息，不要把宝宝吵醒。

情形四：夜间把尿

为了不让宝宝尿床，只要宝宝翻动或哼唧，妈妈就抱起宝宝把尿，宝宝因拒绝把尿而哭闹，宝宝真的醒了。

建议：这么大的宝宝不能控制尿便是正常的，给宝宝穿上纸尿裤就行，不必起来把尿。

情形五：睡眠不同步

宝宝睡得早，父母睡得晚，父母和孩子的睡眠时间不同步。父母还没睡醒，宝宝却睡足了。

建议：宝宝喜欢早睡早起是好事，早睡早起对宝宝的健康有益。父母乘机调整睡眠时间，可是一举两得的好事。

情形六：白天睡得过多

宝宝白天睡两三觉，每觉都睡一两个小时，晚上当然就睡不了太长时间了。

建议：逐渐减少宝宝白天的睡眠时间，晚上睡眠时间自然延长了。

情形七：生病了

缺钙、缺铁性贫血、腹胀腹痛、消化不良、发痒性皮疹、感冒鼻塞、发热、腹泻等都会影响宝宝睡眠。

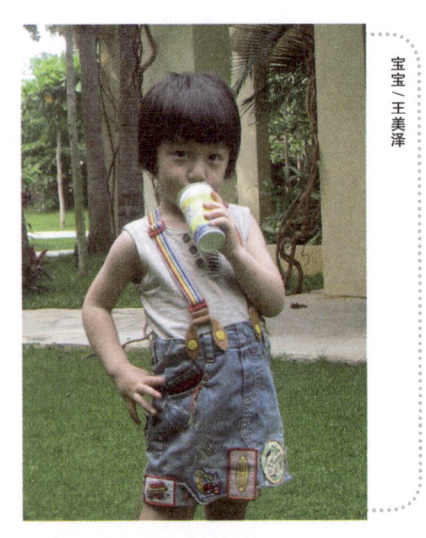

建议：带宝宝去看医生。

情形八：夜间醒来哭闹

宝宝夜间常醒来哭闹，但白天宝宝却特别高兴，玩得好，吃得好，没有任何异常。这或许是因为做了噩梦、或许是因为白天玩得疲惫不堪，晚上浑身酸痛、或许是因为晚上吃的多了，胃不太舒服、也或许是因为憋着尿，憋着便，肚子不舒服。无论我们是否找到宝宝夜哭的原因，有一点是肯定的，宝宝一定有他哭闹的原因，只是我们不知而已。

建议：夜哭不是孩子的过错，父母切莫嗔怪孩子，耐心和爱心是让夜哭的宝宝安静下来的最好方法。

情形九：夜间醒来喝奶

宝宝已经15个月了，可每天晚上还是要醒来喝奶，不给喝就哭。有的妈妈因此决定断了母乳。

建议：妈妈能做的就是尊重宝宝的选择，在可能的情况下，逐渐推迟喂奶时间。宝宝夜里醒来喝奶并非是不可接受的事实。妈妈就耐心等待着宝宝长大，总会有一天，即使你主动喂奶，宝宝也不吃了。

楼下小女孩

宝宝／王美泽

每天夜里都能听到楼下邻居家宝宝的啼哭声，而且一晚上哭好几次。时间长了，我甚至都能在宝宝的哭声中睡着了。在接下来的很长时间，我都没有再听到宝宝的哭声，自认为是宝宝长大了，不再夜啼了。

一天，我在小女孩家的门前遇到了孩子的妈妈："宝宝晚上不哭了，你终于可以睡个好觉了。""哪里啊，孩子一直都在哭！"妈妈说。哦，原来我已经习惯了孩子的哭声，竟然听不到了。

"我真佩服你们夫妇，孩子晚上哭闹，你们从不急躁，总是慢声细语地哄着孩子。"妈妈说："孩子没病就好，看着孩子这么健康，我们有说不出的高兴，哪能急躁呢。"

原来，女孩前面曾有一个哥哥，患有严重的先天性心脏病，因为心衰，孩子几乎不能平躺入睡，爸爸妈妈轮流抱着，整整抱了6个月！2年后，女儿出生了，面对如此健康的孩子，爸爸妈妈只有欣慰和幸福，这点辛苦算什么。

我向这位妈妈解释，当宝宝睡眠不安稳的时候，常常是处于浅睡眠状态。浅睡眠对宝宝意义重大，是宝宝在长智力。

没过多长时间，这位妈妈再次向我咨询，说宝宝这一段时间睡得太安稳了，浅睡眠时间会不会太短了？会不会影响智力啊？

我笑了，当妈妈知道睡不安稳对宝宝有意义的时候，就希望宝宝有更多的不安稳睡眠了。妈妈不怕宝宝打扰自己的睡眠，只要对宝宝好，妈妈不睡觉都愿意。

❖ 切忌胡乱猜疑

宝宝在玩一把能转动的椅子，一位候诊的妈妈看着他转来转去，脱口说出"这孩子有多动症吧！一会儿也闲不着"。

有时，常遇到妈妈怀疑孩子有多动症。我有些不理解，根据什么说孩子是多动症呢？你看这孩子，一会儿也闲不着，总是动来动去，连晚上睡觉都不安稳。

多动症发病率不像感冒那样普遍，诊

断起来有一定难度，专业诊断要求很高，需要心理科医生做出诊断。妈妈却这么容易就做出了诊断。

医学知识的普及是传播更多的健康知识，告诉人们怎么预防疾病，怎么健康地运动、健康地饮食、健康地生活，遇到紧急情况，如何自救和救人，不是把人们普及成了业余大夫，照猫画虎地判断病名，或热情地为他人推荐药物和治疗方法，也不是对一些传言和似是而非的说法信以为真。

❖ **尿便管理**

这个月还不能控制尿便是很正常的。如果宝宝不愿意把尿便排在便盆中，仍然喜欢穿着纸尿裤，就让宝宝继续穿着好了。训练尿便的有关内容请参阅第二章。

66. 不同季节护理要点

❖ **春季护理要点**

上个月需要注意的，这个月仍要作为要点加以注意，另有以下几点补充：

• 注意南北差异

北方的春季，气候变化比较大，几乎每天都会刮风。通常在上午11点到下午的2-3点，刮的是干燥的风，有时会夹带着风沙。如果正在户外，可把纱巾蒙在宝宝脸上，以免沙粒刮到宝宝眼睛里。在南方，春季气温已经比较高了，防晒是必要的。

• 注意地域气温的差异

"五一"劳动节，一家人到北戴河游玩。妈妈觉得，北京已经是春暖花开，北戴河离北京不到300公里的路途，气候不会有多大的差异。所以，没带多余的衣服。到了北戴河，站在海边，吹着海风，感到寒气袭人。孩子牙齿打颤，冻得哆哆嗦嗦。无奈，只好回到汽车里，隔着玻璃窗望一望海浪击石后打道回府了。带宝宝出门，一定要带上备用衣服。即使在同一个城市，天气也会有变化的可能，也会有刮风下雨，气温骤降的可能啊。

• 春捂

"春捂秋冻"是前人流传下来的育儿经验，有些宝贵的经验，不会因为时代的变迁而废弃。生活中该怎么运用"春捂秋冻"呢？"春捂"到什么程度呢？

"春捂"主要适合北方。初春，北方常是春寒料峭，春天总是姗姗来迟。所以"春捂"中的春，说的是初春，不是整个春季。如果到春暖花开的时候，还在"春捂"，就是捂汗了。"春捂"到什么时候，还要看天气。孩子和妈妈对气候的感觉差不太多，如果妈妈感觉热了，就先减衣试试，如果没有感觉到冷，就可以给孩子减衣了。可先减上衣，再减裤子，再换鞋子，最后换帽子。

❖ **夏季护理要点**

宝宝几乎不停地运动，睡觉的时候也常容易出汗。如果汗液清洗不及时，很容易出痱子。勤洗澡是最有效的防痱方法，预防痱子，最好选水剂或霜剂。尽量少用粉剂，以免汗液浸湿粉剂，黏在皮肤上，影响皮肤呼吸，刺激皮肤。

如果一天24小时都穿着纸尿裤，很可能会出现臀红，甚至出尿布疹。要时常让宝宝的小屁股透透气。

常有妈妈问使用电蚊香或驱蚊药对宝宝有害吗？消灭害虫的产品属于农药，国家有严格的质量标准，所以只要是通过国家许可的产品，可以放心使用。但最环保的还是蚊帐。

夏季一定要让宝宝多喝水，如果宝宝不爱喝水，让宝宝的手不离水瓶是不错的选择。

❖ **秋季护理要点**

• "秋冻"要适度

和"春捂"一样,"秋冻"也要适度。如果宝宝在秋季受凉咳嗽了,可能会咳嗽很长时间。所以,天气变冷,要及时给宝宝加衣。

• **若要小儿安,三分饥与寒**

这也是养育孩子的经验总结。按照字面理解,要饿着三分,冻着三分。其实,"三分饥与寒"的意思不是让宝宝吃七分饱,穿七分暖。只是提醒妈妈,不要让宝宝吃的过饱,以免宝宝消化不良,也就是人们常说的积食。不要给宝宝穿的太多,以免出汗后受到冷风侵袭而感冒。

妈妈无须刻意限制宝宝食量,宝宝知道饱饿。宝宝不吃了,妈妈不要强迫宝宝吃。宝宝还要吃的时候,不能因为要饿三分,而不给宝宝吃。不能捂着孩子,不等于要冻着孩子。

❖ **冬季护理要点**

冬季是呼吸道感染的高发季节,预防很重要。如果宝宝特别爱感冒,这次还没好彻底,又重新开始下一轮了,就要请医生帮助,仔细寻找原因了。不要只是一次次地治疗感冒,不断地吃药。

有的宝宝自身免疫力差,呼吸道抵御致病菌的能力弱,尽管妈妈时刻注意,处处小心,宝宝仍易患感冒,这时需要医生帮助寻找原因,如是否有缺铁性贫血?是否有缺锌缺钙等营养问题?是否有过敏情况,呼吸道黏膜长期充血水肿,对致病菌的抵御能力降低?

冬天,北方地区白天暖气和前半夜暖气比较热,到了后半夜凉下来,宝宝把被子也踢了,很有可能受凉感冒。

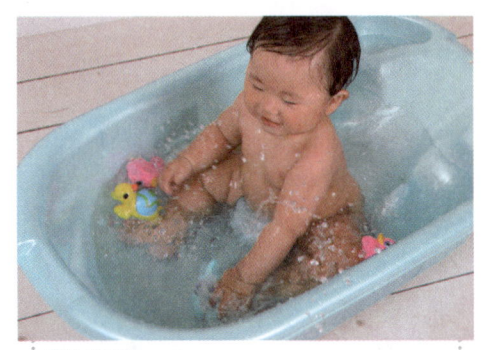

宝宝/王思睿
勤洗澡是最有效的防痱方法,也是宝宝最喜欢的。

如果宝宝一天都不到户外活动,到了晚上,宝宝可能会不好好睡觉。所以,不要间断宝宝的户外活动。即使是在寒冬腊月最冷的季节,也不要停止宝宝的户外活动。

宝宝冬季感冒最主要的原因就是冷热不均。环境温度不单单是指家里的温度,也包括带宝宝到朋友家,到商场、超市、宾馆饭店等公共场所所面临的温度。这些地方的室内温度与家里的温度显然不会一样,很有可能会因冷热不均感冒。

早晨起来气温低,妈妈一大早就给宝宝加了衣服,到了10点左右,气温升高,宝宝额头也开始出汗了。这时,给宝宝脱衣服就会导致感冒。难道说孩子热了也不能脱衣服了?不是的,关键问题是宝宝出汗后再脱衣服,宝宝就容易外感风寒。所以,妈妈要在宝宝还没出汗时,事先脱去一层衣服。一旦出汗了,就应该先让宝宝安静下来,擦干汗水,再脱掉一层衣服,让宝宝继续玩耍。如果感觉气温比较低,需要加衣服,就随时添加。

宝宝/辛瑞涵

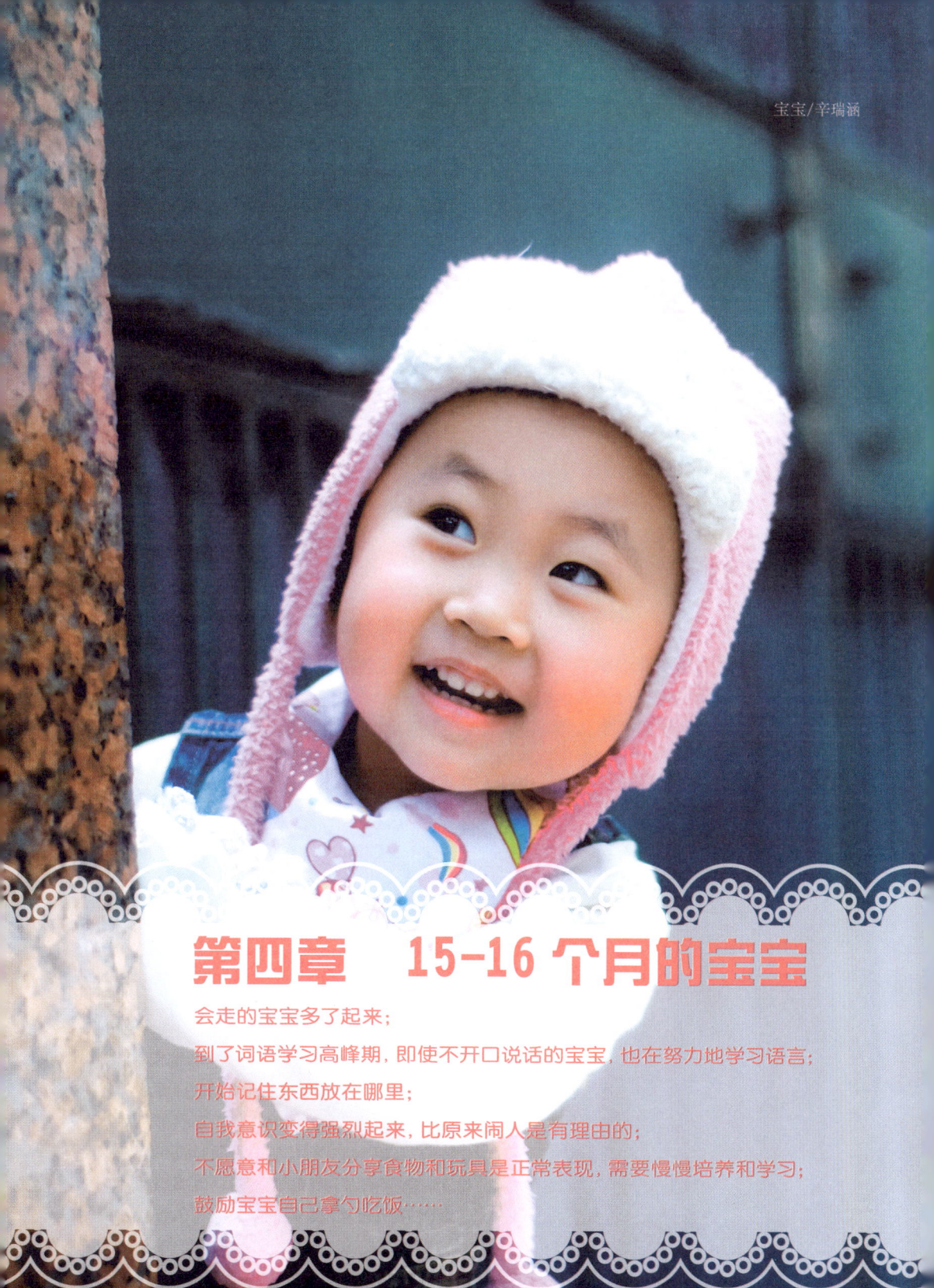

第四章　15-16个月的宝宝

会走的宝宝多了起来；
到了词语学习高峰期，即使不开口说话的宝宝，也在努力地学习语言；
开始记住东西放在哪里；
自我意识变得强烈起来，比原来闹人是有理由的；
不愿意和小朋友分享食物和玩具是正常表现，需要慢慢培养和学习；
鼓励宝宝自己拿勺吃饭……

第1节 成长和发育特点

67. 体能发育特点

❖ **蹲下拾物**

有的宝宝能够蹲下来把地上的东西拾起来，然后再起身行走。有的宝宝还不会蹲下拾物，不意味着宝宝发育落后。

❖ **往后退着走**

宝宝练习行走时，先会扶着物体横着走，然后是推着小车或父母牵着手往前走，最后学会独立行走。不管是先横着走，还是先往前走，或是向后退着走，都是正常现象，父母不必为此担心。

❖ **坐小椅子**

宝宝能够稳当地坐在小椅子上。16个月的晨晨，不但能坐在小椅子上，还会学爷爷翘起二郎腿呢。让宝宝坐在高的儿童餐椅，一定要系好安全带，以免宝宝跌落下来。

❖ **试图跑**

早已会走的宝宝，可能试图跑起来，很可能还没跑起来，就摔倒了。所以，已经走得很好的宝宝，开始出现摔跤现象，不是能力倒退的表现。

❖ **骑三轮车**

宝宝能坐在三轮车上，脚踩在踏板上，但还不能把三轮车蹬起来。有的宝宝会骑电动三轮车，这会让父母惊奇。其实，对宝宝来说，电动三轮车要比脚踏三轮车容易骑，电动三轮车只需两手握住方向盘（带车把的不太容易），踩住脚下的开关，车就跑起来了。但是，宝宝还不能把握方向，控制不了速度，可能会横冲直闯，很是危险，最好不要让宝宝单独骑电动三轮车。

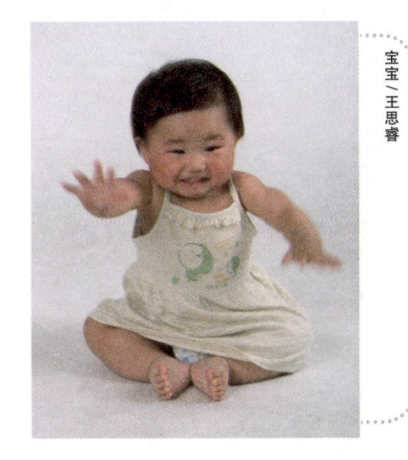

❖ **爬楼梯**

如果家里有楼梯，宝宝开始喜欢爬楼梯。如果托住宝宝腋下或扶着胳膊，宝宝会抬脚上楼梯。宝宝向上爬楼梯相对安全，向下爬楼梯可就危险了，妈妈一定要做好安全防护。

❖ **往高处上**

宝宝已不满足简单的运动项目，开始尝试高难动作。站在床边，就要抬腿往床上爬，全身使劲，小脸憋得红红的，一股誓不罢休的劲头。宝宝还会往沙发、茶几、电视柜上爬，爬到餐椅上后再往餐桌上爬。

❖ **翻箱倒柜**

如果柜门没关紧，宝宝能打开柜门，把柜子里的东西翻腾出来。宝宝会把玩具箱中的玩具倒腾出来再放进去，再倒腾出来，一遍遍玩，乐在其中。

❖ **扔东西**

对于不喜欢的东西，宝宝会毫不犹豫地扔掉，喜欢的东西，攥得紧紧的，拿也拿不走。宝宝耍脾气的时候，会把手里的东西扔掉，捡给他，再扔掉。这时的扔东西，是在发泄不愉快的情绪，不同于婴儿期的好玩。

68. 知道自己的名字

❖ 对语言的理解力

尽管宝宝不能用语言表达，但能够听得懂爸爸妈妈大部分的话，按照爸爸妈妈的吩咐，完成一些事情。用点头和摇头表达愿意和不愿意。想吃东西，用手拍拍肚子。想要妈妈带去户外，会拉着妈妈的手往门口走……

❖ 知道自己叫什么

妈妈无论做什么都会称呼孩子的名字，如"妞妞喝，妞妞吃"，慢慢地，宝宝就会分辨出妈妈所叫的"妞妞"是她自己。只要有人叫"妞妞"就是在叫她，就会有所回应，即使她看不到叫她的人，也会扭过头去，看看是谁在叫她。

❖ 认识实物色彩

多数宝宝不认识色彩，更不能辨别色彩。有的宝宝认识几种纯色的色彩，如红、黄、绿、黑、白、蓝。但只限于对实物色彩的认识，而且是他认识的实物。比如红球、黄球、绿球等，如果随便拿出一种彩色实物，宝宝就不认识了。

❖ 向远处眺望

宝宝开始会向远处眺望。站在楼上，当一架飞机从空中飞过时，宝宝会用小手指着天上，那是宝宝在告诉妈妈，他看到了什么……

❖ 蹲在地上看蚂蚁

宝宝蹲在地上认真看着蚂蚁爬行，妈妈不知道孩子在想什么。但是，从宝宝认真的表情上，妈妈猜出，宝宝被地上的蚂蚁吸引住了。

❖ 对声音的辨别力

没看到妈妈的影子，听到妈妈和邻居打招呼，宝宝就听出了妈妈的声音，知道妈妈回来了。听到爸爸上楼的脚步声，就知道爸爸下班回家了。宝宝对声音的辨别能力更上一层楼啦。

❖ 对味道的敏感和挑剔

宝宝早在新生儿期，味觉能力就已经很强了。现在，宝宝不仅仅有敏感的味觉，还有了自我意识，有了自我主张。不喜欢吃的味道，还没等到吃到嘴里，就坚定地拒绝。

❖ 手的精细运动

宝宝开始喜欢摆弄玩具，打开盖子看看里面装的是什么？按一下，敲一下，摇一摇。宝宝的小手变得灵活起来。宝宝会把几块积木搭在一起，会把瓶盖拧开，把盒子打开再盖上。有的宝宝会玩穿珠子的游戏。如果有机会接触ipad，甚至会选游戏，手指一点，游戏出来了。

❖ 翻看图画书，听妈妈讲故事

宝宝会一页一页地翻看图画书，看得很认真，宝宝对图画书有自己的理解。如果宝宝正在认真地翻看，哪怕是全字书，父母也不要打扰，给宝宝一个安静的读书时间。如果宝宝抬头望着妈妈，向妈妈寻求帮助，妈妈就高高兴兴地接受宝宝的求教，为宝宝讲讲书中的故事。

❖ 记住东西放在哪里

婴儿期，当妈妈把东西用布盖上时，宝宝就不知道东西到哪里去了。现在，宝宝不但知道东西蒙在布下，还知道放在其他地方的东西。如果妈妈让宝宝把拖鞋拿来，宝宝就会到放拖鞋的地方把鞋子拿给妈妈。

❖ 认识镜子里的妈妈

宝宝能认识镜子里的爸爸妈妈和他特

别熟悉的人，也能认出他自己。但宝宝不知道镜子的影像作用，奇怪妈妈是怎么到镜子里去的。所以，宝宝会试图穿过镜子找妈妈，把镜子翻过来，找出藏在镜子里的妈妈。

❖ 认识时间

宝宝认识挂在墙上的钟表，知道放在床头柜上的闹铃，认识日历牌。但认识钟表几点的宝宝不多，知道哪年哪月哪天和几点几分几秒的宝宝更是少之又少。但是，如果父母很有时间概念，宝宝就较早知道时间的概念。

❖ 记住痛苦

如果爸爸妈妈曾经带孩子去医院打针，再带宝宝去医院时，尽管没有打针，看到护士也会紧张，甚至哭闹，以示抗拒。宝宝不但有了记忆，还有了痛苦记忆。这是好事，有了痛苦记忆，宝宝就会记住曾经给他带来危险和疼痛的事，开始学会规避危险。不过，3岁前，宝宝是缺乏安全意识的，几乎不能规避危险。

69. 生活技能

❖ 喜欢拉拉链、扣纽扣

如果给宝宝穿拉链的衣服，宝宝自己会把拉链拉开，把衣服脱掉。宝宝一旦有了这个能力，可能会不断地拉来拉去的。妈妈不要限制宝宝这么做，以免打击宝宝学习的积极性。

❖ 用手和袖口擦鼻涕

有鼻子流出来时，宝宝不再是听之任之，会自己用手或用衣服袖子去擦鼻涕。眼睛痒了，宝宝会用小手背使劲揉。有的宝宝还会用手指抠鼻子，挖耳朵眼。当然，哪里瘙痒了，宝宝也会用手抓痒痒了。

❖ 自己吃饭

如果妈妈肯放手让宝宝自己拿勺吃饭，这个月的宝宝应该能够很好地用勺吃饭了。宝宝还会自己端碗喝汤，拿着馒头吃，拿杯子喝水。

❖ 脱鞋脱袜和穿鞋戴帽

婴儿期宝宝就会脱袜子，但那时是无意识的。现在不同了，宝宝能够听懂妈妈的话，有目的的去做这些事情。脱容易，穿不容易。所以，宝宝只会脱鞋袜，不会穿鞋袜，只会摘帽子，不会戴帽子。

❖ 其他生活技能

如果妈妈能够放手让宝宝去做，给宝宝更多的锻炼机会，宝宝还会很多生活技能。如帮助妈妈收拾碗筷擦桌子，把玩具收拾到玩具箱中，把拖鞋摆整齐，把宝宝的书本和笔放到宝宝的小书桌上，把画板擦干净，帮妈妈梳头，给爸爸拿领带，坐在便盆上排尿等。

70. 学习分享

开始对小朋友有了亲近感。看到小朋友，想伸手摸摸。看到小朋友手里的东西，要伸手去拿。如果小朋友不给，会拿着妈妈的手去拿。也偶尔会把自己的东西递给小朋友玩，但常常改变主意，玩具还没递到小朋友手里，就把手缩回去了。这么大的宝宝，还没学会分享。

❖ 自我意识强烈起来

从宝宝手里要东西不是件容易的事。宝宝会想办法保护自己的东西。比如，把手放到身后，用两只手握紧。如果保护不住，就使出最后一招——哭喊。

❖ 到其他房间找妈妈

听到妈妈在其他房间说话的声音，宝宝会到其他房间找妈妈。不像前几个月，只听到妈妈的声音，看不到妈妈的身影，就会大哭。

❖ 学会等待

"妈妈一会儿就下班了"。对这句话，宝宝并不理解，看不到妈妈，宝宝就认为妈妈没了。宝宝不能想象出，妈妈上班，只是暂时不在，下班后就会见到妈妈的。

❖ 懂得情感，亲亲爸爸妈妈

妈妈对宝宝说"亲亲妈妈"，宝宝会毫不犹豫地亲妈妈一口。宝宝懂得了情感，知道亲亲妈妈，会让妈妈高兴。所以，如果妈妈生气了，宝宝会主动亲亲妈妈，希望妈妈高兴。

❖ 开始学习助人

"给阿姨一个苹果吃""给小朋友一块饼干吃"宝宝听到妈妈这么说，马上会拿一个苹果给阿姨，拿一块饼干给小朋友。但是，宝宝常常是递过去，还没等你伸手接过来，就拿回去了。宝宝是逗着玩，还是不舍得呢？只有宝宝自己知道，我们就当作宝宝是逗着玩吧。

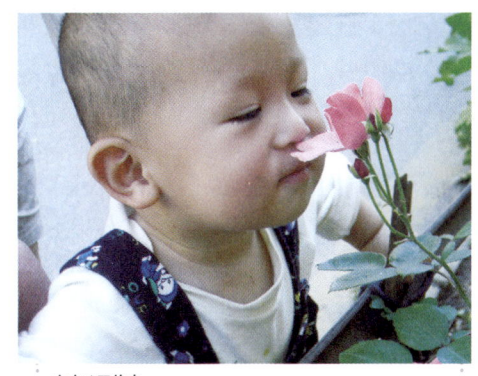

宝宝 / 王伯中
幼儿天生喜欢亲近大自然，周末带宝宝去公园是一项不错的亲子活动。

❖ 有礼貌

"谢谢叔叔""和阿姨再见""欢迎小朋友"，宝宝听到妈妈的指令，会做出谢谢、再见、欢迎的动作。宝宝真有礼貌。宝宝并不理解成人说的"礼貌"是什么意思，但宝宝知道这么做很受欢迎。

第2节 体格和体能发育

71. 身高、体重、头围和囟门

❖ 16个月-18个月的宝宝体重

男婴体重均值11.04公斤，低于8.90公斤或高于13.51公斤，为体重过低或过高。

女婴体重均值10.43公斤，低于8.48公斤或高于12.73公斤，为体重过低或过高。

宝宝体重增长缓慢，与饮食有密切的关系，应该先从饮食方面寻找原因，如食量不足，饮食结构不合理，过多食用零食，影响了正餐等。

单纯的体重值不能反映宝宝的体型和胖瘦。在同一年龄段里，当体重相同时，身高偏高的多显得比较瘦，身高偏矮的多显得比较胖，这很容易理解。所以，到了幼儿期，我们不再根据单一体重值来判断宝宝的发育，而是考虑年龄、身高、体重这三个因素。根据这三个因素，划分出几种情况，匀称适中型、匀称偏胖型、匀称偏瘦型、超重、肥胖（轻、中、重度）、消瘦、营养不良（1、2、3度）。

在这几种情况中，匀称适中型、匀称偏胖型、匀称偏瘦型属于正常情况，是幼儿间正常的个体差异。

超重和消瘦在临界水平，要引起重视，寻找原因，积极干预，改善营养状况。

肥胖和营养不良归为病理情况，需要医学干预，查找病因，给予治疗。

在肥胖中有一种情况，就是单纯肥胖，

第四章 15-16个月的宝宝

查不出病理因素，除了肥胖，没有其他异常情况。即使是单纯肥胖，也不能视为健康，因为如果不进行干预，会引发疾病，如代谢紊乱症、高血压、高血脂、关节劳损等儿童成人病。

胖瘦（这里所说的胖瘦是父母根据孩子外观判断的）与父母的遗传因素有关，通常情况下，父母一方或双方年幼时比较瘦的，孩子年幼时也多比较瘦。

胖瘦与运动强度有关，喜欢活动的宝宝，多比较瘦。有人说，孩子之所以不爱活动，是因为比较胖。到底是因为爱活动才比较瘦，还是因为比较瘦，身体轻盈，才比较爱活动，这是先有鸡，还是先有蛋的问题，难以下结论。事实是胖瘦和运动强度有一定的关系。

胖瘦与吃有密切关系。食量大，食欲好，不挑剔，不偏食，吃啥都香，来者不拒，这样的孩子多比较胖。胖瘦也与膳食结构有关，常吃高油高盐高脂食物的孩子，多比较胖。

读了上面的内容，妈妈对孩子的胖瘦问题是否有些释然了呢？如果医生告诉父母，孩子很健康，体重在低限只是个体差异而已，父母就不要想方设法要喂胖孩子了，更无须心存歉疚，觉得自己没把孩子喂好。

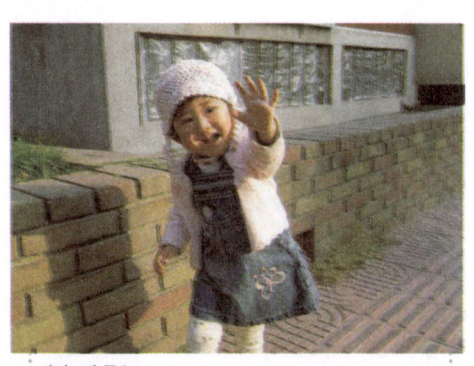

宝宝/宋予心

❖ 16个月-18个月的宝宝身高

男婴身高均值81.4厘米，低于75.4厘米或高于87.2厘米，为身高过低或过高。

女婴身高均值80.2厘米，低于74.8厘米或高于86.0厘米，为身高过低或过高。

宝宝的身高会持续稳步增长。在1-2岁这一年里，身高可增长5-6厘米。爱活动，食欲好，营养均衡，父母身高比较高的孩子，一年可增长8厘米以上。

身高增长受很多因素影响，如遗传、营养、运动、睡眠、心理、性别、种族、地域等。随着宝宝年龄的增加，身高的差异会越来越明显。

随着宝宝年龄的增加，身高越来越受遗传和种族因素的影响。在婴幼儿阶段，我们的孩子和欧洲人的孩子没有太大的差异。到了学龄前期，尤其是学龄期和青春期，身高出现了显著差异，距离拉大。这就是种族因素的影响。

遗传因素显现的更早，如果父母身高都很高，孩子从婴儿期就成了高身材。多数情况下，幼儿期过后，遗传因素开始显现，出现差异，距离逐渐拉大。

身高也与地域有一定的关系，其实，地域差异也可归于种族，甚至地域和种族都可归于遗传，说的更直接一点，就是家族的影响。我们都知道，生长在欧洲的中国人，也不会像欧洲人那么高，除非他的父母或他的祖父母和外祖父母有高身材的。

这么说好像有点宿命论，当然不是啦，只是事实而已。我说的是，在身高的影响因素中，家族因素占有比较重的份额。在体重的影响因素中，吃的因素占有比较重的份额。

影响身高的因素还有营养、运动、睡眠、心理和生活境遇。而且，这几种因素也是很重要的呀。我们都知道，随着生活水平和质量的提高，身高平均水平已有所提高。

均衡的营养、充足的睡眠、健康的心理、良好的生活状况，有助于孩子身高的增长。

❖ 头围

这个月宝宝头围与上个月没有明显的差异。在1-2岁这一年里，宝宝头围可增长1-2厘米。随着宝宝身高的增长，胸廓的增加，头会越发显得小了。

头围与胸围有一定的比例关系。一般宝宝刚出生时，头围要比胸围大，通常大2厘米左右。1岁时，头围和胸围就旗鼓相当了。到了幼儿期，头围就比胸围小，小的数值恰好是宝宝的实际年龄。如宝宝2岁时，头围比胸围小2厘米；3岁时，头围比胸围小3厘米。

上面的数据是大多数宝宝的标准，但也存在着个体差异。有的宝宝胸廓比较宽，有的宝宝头比较大。所以，头围和胸围比例就会有所变化。

值得注意的是，现在的宝宝活动量比较小，户外活动时间比较短，运动量不足，心肺功能比较弱，胸围不但不比头围大，甚至还比头围小。

❖ 囟门

通常情况下，幼儿前囟在1岁半左右闭合，有的可延迟到2岁以后，也有的早在1岁左右就闭合了。

每次做常规检查时，如果医生说"孩子的囟门可够小的"或"孩子的囟门怎么还这么大呀"，妈妈就会非常着急。其实，幼儿囟门的大小存在着个体差异，有的宝宝出生后囟门就比较大，没有一项发育指标是齐刷刷的。

通过头围和囟门的大小，就能判断宝宝是否缺钙吗？显然不能，要根据临床症状和体征，结合辅助检查才能做出诊断。

72. 走路有早有晚

有的宝宝早在一岁左右就会走了；有的宝宝至今还不会独立行走；有的宝宝已经走的很好了；有的宝宝还需要父母牵着小手走路。在走路方面，宝宝之间存在着很大的差异。宝宝至今还不会独走，并不意味着宝宝发育有什么问题，更不意味着宝宝发育落后。

如果牵着宝宝的手，宝宝不会向前迈步，需要带宝宝看医生。

宝宝刚刚开始独自走路时，会用独特的"蹒跚学步"姿势行走，两腿叉开，两脚之间的距离比较远，两只胳膊张开，颤颤巍巍地向前走，看起来像是要往前跑。那是因为，宝宝还不能控制自己的身体，也不能控制行进的速度，似乎在靠着惯性往前冲，停不下来。早已会独立行走的宝宝，现在可能走得很稳了，想停就停，想走就走。

宝宝肢体协调能力不断进步，能够推着小车往前走。会独立行走的宝宝，还会拉着小车走。

❖ 蹲下拾物

要完成这个动作，不但需要小脑的平衡能力发展到一定水平，还需要肌肉、神经和脊椎运动能力的协调，以及肢体的协调运动能力。如果宝宝的腿力不够，试图蹲下时就会摔倒。蹲下再站起这个动作有一定难度，需要全身的协调动作。

皮球是锻炼宝宝蹲下站起的好玩具。宝宝会把手里的皮球抛出去，再去追赶在地上滚动的皮球，当皮球停止滚动时，宝宝会蹲下拾起皮球，继续抛出追赶，宝宝非常喜欢这种有趣的游戏。如果宝宝还不会独立行走，会爬着去追球。这个月龄的宝宝，爬行能力非常强，爬的速度飞快，还会往高处爬，爬过障碍物。

如果宝宝还需要借助物体才能从卧位转成站立位，妈妈需要观察一下了，最好能带宝宝去看医生。

❖ **弯腰拾物摔倒**

宝宝弯腰拾物，在站起来的那一瞬间，可能会摔倒，或向前卧倒，或向后仰倒。多数情况下，在仰面摔倒的瞬间，宝宝都能够本能地向上抬头，以免头部受伤。如果是向前摔倒，因为有上肢的支撑，很少会"嘴啃地"把面部磕破。这个月龄的宝宝难免摔跤，父母不要表现出紧张神情，更不能大声惊呼。

❖ **摇拨浪鼓**

宝宝会运用腕关节的运动摇拨浪鼓。宝宝运用手腕的运动能力，把手伸到容器中取东西，查看物体的每个表面，用勺子舀起碗里的饭送到口中，端起杯子把水喝完。

支配双手的大脑区域几乎占据了整个前额部大脑，而支配双脚的大脑区域还不足它的十分之一。宝宝出生后，如果一直不使用双手，则支配双手的大脑区域不但不能发达起来，还会逐渐萎缩。

73. 宝宝常见的走路问题

走路时脚尖朝里

妈妈询问，女儿16个月，活泼好动。宝宝13个月会走的，一直是右脚尖朝里，以为过段时间会好的。可是，脚不但没好，最近还发现，宝宝的两个肩膀不一样高，右侧肩膀明显比左侧高。不知为什么，是不是宝宝发育有啥问题啊？

走路时脚尖朝外撇着

妈妈询问，我的女儿现在快16个月了。走路时可明显看出两个脚尖均向外撇，而且撇得比较厉害。我想咨询一下，有没有什么好方法，帮助她纠正走路的姿势？

走路外八字

妈妈询问，我的孩子16个月大。走路有外八字，左脚比右脚更严重，严重到了走路时身体有点侧着，很难看。请问怎么办？

询问类似问题的妈妈不少。宝宝开始学习走路时，会出现各种各样妈妈认为不正常的姿势。事实上，妈妈认为不正常的情况，有很多都是正常的。

宝宝刚刚学习走路，需要一个逐渐熟练的过程，不可能一开始就走得很好，像大孩子那样，两条腿笔直地行走。诸如脚尖着地、外八字、内八字等姿势，都是在学习走路过程中的正常现象。如果宝宝走路姿势严重异常，应带宝宝去看医生，如果医生说没问题，就不要自寻烦恼了。

宝宝从抬头、翻身到手臂支撑，从坐、爬到站立，从妈妈牵着走到独立行走，都是宝宝发育的过程，宝宝仅仅用了十几个月的时间，就从只会伸伸胳膊，踢踢小腿，到能独立行走，真的是个奇迹！

宝宝每一项发育，每一个能力，每一个进步，都需要付出巨大的努力，都需要一个过程。我们要学会等待，为宝宝的每一个能力喝彩，为宝宝的每一个进步高兴，给宝宝以鼓励和帮助。总是觉得不如人意，总是觉得孩子有问题，总是抱着怀疑的态度对待发育中的宝宝，这对孩子是很不公平的。

当然也要及时发现发育中的问题，及时发现疾病是应该的，也是很重要的，但不能动辄就认为孩子有问题。父母可能会说，我们不是医生，不知道什么是病态，什么是发育中的正常表现啊，父母说的没错。我要说的是，父母不要总是带着一大堆的疑虑养育孩子。从孕期开始，就接受产前检查，出生后，医生会仔细评估孩子的健康状况。接下来，至少有8次的例行健康体检和评估（42天、3个月、6个月、9个月、12个月、18个月、24个月、36个月）。如果有问题，医生会发现并干预的。父母只须在例行的健康体检前，准备好要问的问题，问题解决了，就无须多虑了，尽享育儿的快乐。

❖ <u>可能引起走路姿势异常的疾病</u>

•佝偻病

佝偻病引起的骨骼异常改变，属于后遗症状。常见的骨骼异常改变有头部改变，描述为方颅、臀形颅、马鞍颅，以及囟门大和闭合延迟。胸部改变描述为鸡胸、肋缘外翻、郝氏沟、串珠肋、胸骨凹陷。腿部改变描述为O形腿、X形腿。

这些骨骼异常改变，有经验的医生通过观察、触摸等检查，可初步做出判断。现在，对佝偻病的预防工作做得很好，临床中很少能见到严重的佝偻病，其引起的骨骼异常改变就更少见了。

需要说明的是，即使确定佝偻病导致的异常骨骼改变，也不能确定宝宝目前是否患有佝偻病。仍然需要结合临床症状、体征和辅助检查，综合分析才能确诊。这些都需要专业医生来完成。

•髋关节发育异常和脱位

髋关节脱位典型的行走姿势是鸭步。若有异常，早在婴儿期，甚至新生儿期，医生就可以通过体格检查做出初步判断，通过B超或X光线检查最终确诊。如果到了宝宝会走的年龄才做出诊断，会给治疗带来很大难度，也会因此导致治疗效果的不佳，影响宝宝体能发育。所以，髋关节发育异常和脱位，早期诊断和早期治疗非常重要。

•神经肌肉发育异常

某些患有神经肌肉发育异常的幼儿，也可出现走路姿势异常现象，如进行性肌营养不良、进行性脊肌萎缩症等。佝偻病属保健科，髋关节发育异常属骨科，神经肌肉发育异常属神经科。如果父母怀疑宝宝患有类似疾病，请带宝宝到相应科室检查。

❖ <u>摔跤不是能力倒退的表现</u>

常有妈妈询问，宝宝一直走得很好，可最近总是摔跤，担心是不是得了什么病？

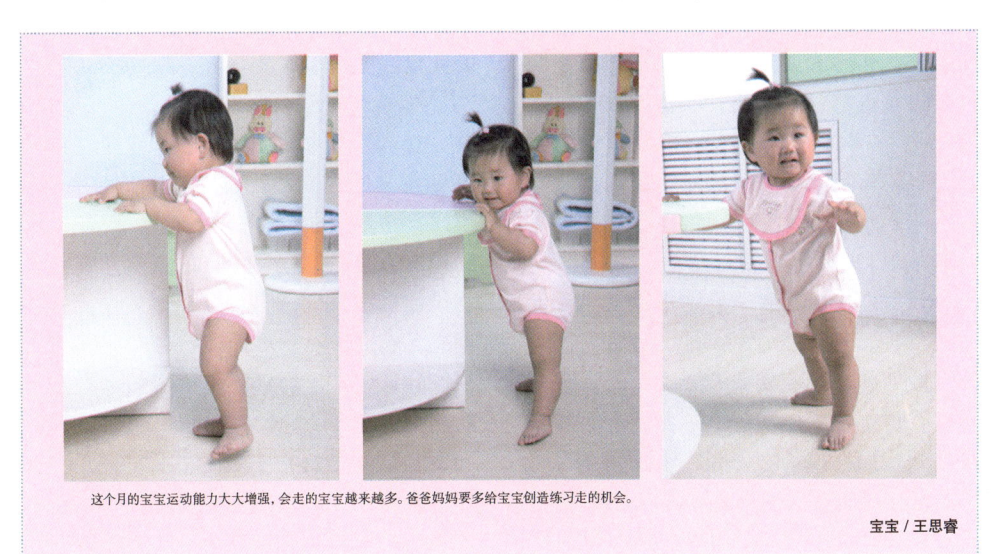

这个月的宝宝运动能力大大增强，会走的宝宝越来越多。爸爸妈妈要多给宝宝创造练习走的机会。

宝宝 / 王思睿

这通常是因为宝宝会走后，就试图尝试跑。这个月龄的宝宝，对身体控制得还不是很好，协调能力比较差，两条腿的步伐不一致，常会一只脚绊到另一只脚，就摔倒了。所以，原本走得很好的宝宝，开始摔跤了。

不敢独立走和站为什么？

我的儿子快16个月了，还不敢独立走和站，请问专家这是什么问题？我非常着急，不知道该怎么办？

宝宝不会独走是正常的。但如果还不会独立站，就不能认为是正常的了。如果宝宝没有疾病情况，有一种情况，可以解释宝宝为什么不会独立站。父母工作都很忙，无暇顾及孩子，整天把孩子放在学步车中。

第3节 智能和心理发育

74. 模仿爸爸妈妈发音

这个月龄段的宝宝，能理解10-100个词汇；50%的幼儿能理解将近200个词汇；能使用63种手势中的40-50种；每天可以学习20个单字。

❖ **惊人的身体语言**

宝宝的身体语言比口语发展得更快。因此，父母理解宝宝时，不是听宝宝在说什么，而是看宝宝在用肢体语言"说"什么。

当宝宝要妈妈抱抱时，会把两个胳膊举起来，并仰头望着妈妈，眼里充满着期待。宝宝说的是"妈妈，我走不动了，抱抱我吧"。妈妈不是把宝宝抱起来就完事了，妈妈要对宝宝充满理解，用语言告诉宝宝"妈妈知道，宝宝走累了，想要妈妈抱抱，是不是呀？"

当宝宝伸出胳膊，小手指着正在行走的羊群时，什么也没说或仅仅发出"嗯、嗯"或"咩、咩"或"看、看"时，宝宝是在告诉妈妈"他发现了羊群，看那群羊多么好玩啊！小羊吃什么？像我一样喝奶吗？他们身上为什么有卷卷的毛，而我却没有？为什么不像我一样穿衣服？他们住在哪里？它们的爸爸妈妈在哪里？妈妈要尽可能想象着宝宝的问题，给宝宝讲述"羊的故事"。这就是对宝宝的语言和智能开发，是对宝宝好奇心的满足，是对宝宝探索精神和求知欲的引导。

❖ **模仿爸爸妈妈发音**

宝宝尽管还不会说话，但能跟着爸爸妈妈的发音，模仿一些简单的音节。比如，阿姨、哥哥、苹果、板凳等。有的宝宝开始用简单的词汇表达意思。比如，当他想喝奶时，会冲着妈妈说"奶"，宝宝要表达的完整意思是"妈妈，我饿了，要喝奶"。

❖ **说出有意义的词句**

有的宝宝早在1岁左右，就能说出几个有意义的词句了。有的宝宝2岁后才能说出。多数宝宝到了这个月龄，都能说出几个有意义的词句了。有的宝宝几乎每天都说出新的词句。有的宝宝偶尔说出，某一天喜欢说，某一天很少说。

如果宝宝至今还不能说出一个有意义的词句，父母一定很着急，因为父母看到，周围和宝宝年龄差不多的小朋友，几乎都开口说话了，甚至能和妈妈对话了。请不要着急，再耐心等待几个月，宝宝就会开口说话了。切莫在宝宝面前表现出焦急的样子，更不能为了早让宝宝开口说话，过度开发语言，让宝宝不知所措，反而更不开口说话了，欲速不达呀。

❖ **跳跃和爆发式语言**

宝宝一直不开口说话，有一天突然说出一句完整的语句，并不是件离奇的事。宝宝的语言发育有时是呈跳跃式和爆发式的。

偶尔冒话

宝宝还不会说话，甚至连最简单的"爸爸妈妈"还没听过孩子有意识地叫过。但是，有一天，突然听到宝宝开口说话了，清晰地叫了声爷爷。全家人片刻的惊呆后沸腾了，宝宝会叫爷爷了！爷爷更是激动不已，一遍遍地让宝宝叫。可是，宝宝再也没有叫过一声爷爷，一周过去，两周过去……全家人着急了。宝宝被全家人的激动吓到了，很长时间都不敢再开口说话，2个月后才再次开口说话。

❖ **发音不准确**

宝宝常常不能准确地发音，是宝宝在语言学习阶段出现的正常现象，妈妈不必着急。如果宝宝把姥姥叫成"袄袄"，那是因为宝宝还不能准确地发卷舌音。随着宝宝的长大，发音就准确了。

❖ **语言表达前的思维活动**

语言可以延长宝宝集中注意力的时间。这个月龄的宝宝很难静下来，几乎一刻也不停歇。但是，如果妈妈给宝宝讲很有趣的故事，宝宝会很专心地听妈妈讲，集中注意力时间可达十分钟以上，这就是语言的魅力。

通常情况下，1岁半的幼儿可集中注意力5-8分钟，2岁左右可集中注意力10-12分钟，2岁半左右可集中注意力10-20分钟。

语言能力是反映智力水平的指标之一。宝宝对语言的理解过程是思维的过程。思维是大脑对客观事物的概括和反映，是一个复杂的认知过程。这一过程，和语言能力的发育密不可分。

婴儿在9个月左右就产生了思维能力。但这时的思维是通过直接动作来实现的，是低级的、具体形象的思维活动，属于"前语言思维"。

到了幼儿期，随着语言能力的发展，开始向高级的、抽象的和概括性的逻辑思维发展。语言在逻辑思维中占有重要的地位。

❖ **聆听父母说话**

宝宝会抬着头，两眼盯着父母，兴致勃勃地聆听父母说话。遇到这种情形，父母不要打扰孩子，也不要问"宝宝在听爸爸妈妈说话呢"。你们只管说下去，而且要用简单、准确、清晰的语言表达你们谈话的内容。宝宝不会长时间聆听你们的对话，很快他就会玩自己的去了。机会难得，当宝宝聚精会神地听父母说话时，一定不要干预宝宝学习语言的过程。

❖ **知道自己的名字**

宝宝已经知道自己的名字，当妈妈叫孩子的名字时，孩子会立即有所回应。但

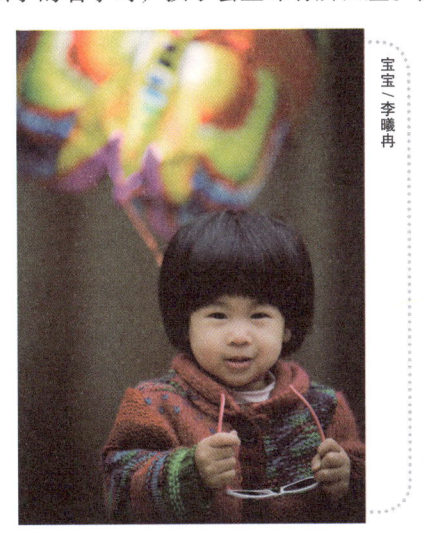

宝宝／李曦冉

是，这个月龄段的宝宝，还不理解人称代词。比如，你跟宝宝说：把皮球给我，如果妈妈不配合手势，指着自己，孩子就不知道妈妈刚才说的"我"指的就是妈妈。宝宝也不会转换人称代词，比如，妈妈对宝宝说：你想喝奶吗？宝宝不知道这里的"你"指的就是宝宝。如果问宝宝"你妈妈在哪里？"宝宝会说"你妈妈在……"而不会把"你妈妈"转换成"我妈妈"。通常情况下，宝宝3岁左右才知道了你、我、他的含义，也会相互转换了。

宝宝是一本厚厚的书，需要父母一页页地去阅读。而这本书和任何一本书都不一样，这本书不是越读越薄，而是越读越厚。父母永远也读不完，但永远不会让父母厌倦，因为这本书里充满了新奇和未知。

75. 语言对宝宝的影响

❖ 在孩子面前说话要有所顾忌

这么大的宝宝，几乎能听懂爸爸妈妈所有的话。即使听不太懂，宝宝也能从爸爸妈妈的语气、情绪、表情、手势中揣测。因此，爸爸妈妈不能无所顾忌地，想说什么就说什么，一定要考虑到孩子的感受。当怀疑孩子有病或发育上的问题时，不要当着孩子的面谈论。带宝宝看医生时，也不要当着孩子的面把你的怀疑说出来，和医生谈论孩子的病情。

❖ 语言是把双刃剑

妈妈对奶奶有意见，唠叨起来没个完。爸爸听烦了："你有完没完！"妈妈正在气头上，语言更加锋利，爸爸妈妈吵了起来。宝宝受到惊吓。

第二天，奶奶来看孙女，尴尬的局面出现了。奶奶要抱孙女，孙女使劲往下坠，就是不让奶奶抱："奶奶坏，不让奶奶抱！"奶奶尴尬地站在那里，一动不动，眼里含着泪，哭着走了。爸爸一脸的怒气，妈妈不知所措。爸爸声嘶力竭地喊："这日子没法过了！"

语言是美妙的，能表达爸爸妈妈对宝宝的爱，能让宝宝明白很多事理。可是，语言又是一把利器，具有巨大的杀伤力，能让人顷刻之间失去理智。爸爸妈妈可要注意啊，不要让语言的另一面伤了孩子。

给宝宝创造良好的语言环境不是一句空话，不要等孩子长大了，抱怨孩子这也不好，那也不好。是不是该问一问，我们做父母的，在孩子的成长过程中，都给了孩子什么呢？

❖ 耍脾气缘于不会说

宝宝常会耍脾气，甚至摔东西。其中，有很大一部分原因是孩子不能用语言表达他的感受，说出他的需求。父母要理解孩子，帮助孩子学习运用语言，通过语言表达自己的意愿和需求。

❖ 妈妈没有时间陪宝宝时

孩子闹着让妈妈陪着玩，可妈妈正在赶一篇急着发的文章，便对宝宝说"别捣乱，没看妈妈忙着吗？自己去玩"。这样的语言给孩子输送的信息就是，妈妈不想陪孩子玩，妈妈不高兴了，孩子会委屈地哭起来。

妈妈应该采取这样的方式，停下手中

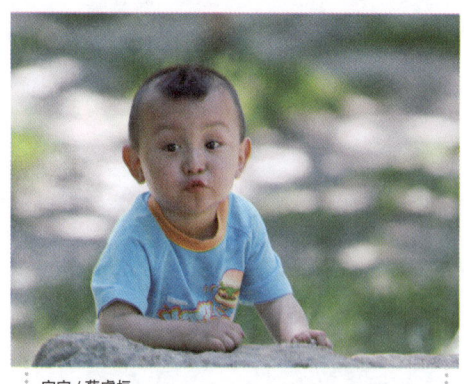

宝宝 / 蔡睿桓
咦，那是什么？宝宝看到了有趣的东西，注意力马上转移开，妈妈抓拍下这一有趣的表情。

的工作，蹲下来，扶着孩子的肩膀，两眼温和地注视着孩子，语调平和地对宝宝说"妈妈很愿意陪你玩，但妈妈有一个非常重要的任务，一定要在今天完成。现在妈妈不能陪你玩，你自己先玩好吗？等妈妈把这个任务完成了，一定陪你玩，来，我们拉钩"。孩子可能还不能完全理解妈妈的话，不能理解妈妈的任务是怎么回事，为什么要在今天完成。但是，宝宝从妈妈的态度中，接受的是积极的信息，不会因为妈妈不陪他玩，而感到被妈妈丢弃了。

❖ 听不进爸爸妈妈的话

妈妈可能会有这样的认识，宝宝听不进爸爸妈妈的话，越是不让动的东西，就偏偏要动，而且对"不"字听而不闻，几乎无法制止宝宝的行动。

其实，宝宝不是听不进去妈妈的话，而是不喜欢让妈妈控制他的行为。这么大的孩子已经有了自己的主见，当他对一件事情兴致正浓时，妈妈的"不"当然不起任何作用，宝宝有"过滤"爸爸妈妈话的能力。

76. 语言能力开发和训练

宝宝是在日常生活中学习语言的。没有任何一个语言训练方法比日常生活中的语言环境更重要。

❖ 背儿歌，听故事，理解语言

教宝宝背儿歌是对宝宝抽象语言训练的方法之一。教几句儿歌，然后妈妈说一句，宝宝接一句，这样能让宝宝对儿歌产生兴趣，宝宝背的儿歌越多，对抽象语言的理解能力就会越强。

给宝宝讲有趣的故事是帮助宝宝理解语言的好方法。宝宝最喜欢听与自己和爸爸妈妈，以及他认识的人有关的故事。如果给宝宝讲小动物的故事，试着把故事中小动物的名字都换成父母和孩子的名字，把故事中所涉及的任务，换成宝宝经历过和见过的事，宝宝会非常愿意听，而且百听不厌。

给女儿讲故事，故事中的主人公叫小红帽，替病中的妈妈上山采药，手被树枝划破了。我把小红帽换成女儿的名字。故事讲完了，女儿余兴未减，还要我再讲。第二天，问女儿想听什么故事，女儿仍然要听小红帽的故事。

第三天继续听小红帽的故事。女儿开始参与到故事中来，不断加上自己的想法。有时一晚上要连续听几遍，我困得开始乱讲，可每讲错一个情节，甚至一句话，宝宝就说："不对，不对，是这样说的。"只要没有用相同的词，宝宝一定加以纠正。

❖ 扮演角色

在角色扮演中，宝宝的想象力可能会出现跳跃式的发展。例如他会模仿妈妈给他喂水的过程，用杯子或奶瓶给玩具娃娃喂水。宝宝会把自己喜爱的动物玩具或小布娃娃放在他的小车里，推着小娃娃"散步"，这就是幼儿想象力的跳跃。宝宝把物体和事件在脑海中联系起来，上面的情形就是宝宝对妈妈把他放在童车中推着散步的联想。宝宝还会把他的小手套穿在布娃娃的脚上。

宝宝把小布娃娃当成小弟弟，带宝宝去户外活动，每次都带上小布娃娃，如果有一次没有带时，宝宝会提醒妈妈带上小布娃娃，或许会直接抱上小布娃娃出门。

❖ 把日常用具当玩具

玩具的贵贱是成人的概念，宝宝对玩具的兴趣不取决于玩具价格的高低，不会因为玩具高级、昂贵就爱不释手。在宝宝眼里，几百元的玩具和一分钱不值的小木棍没有什么差别。相比较而言，宝宝更喜欢日常用具，而不是漂亮的玩具。一个小饭勺、一个小饭盆、一个小空瓶子、一只小牙刷、一根小棍、一颗小草、一张小纸片、一个小纸杯、一个小瓶盖……都能引起宝宝极大的兴趣。让孩子认识日常用品，学习到一些日常用品的使用方法，对开发孩子的动手能力和想象力都有帮助。如果宝宝看到过父母刷牙，当他拿到牙刷时，也会学着父母的样子刷牙。如果孩子看父母用梳子梳头，当他拿到梳子时，也会学着父母的样子梳头。

❖ **不满足知道物品名称**

这个时期的宝宝常常指着某些物品，眼睛看着妈妈、嘴里"啊、啊"的，现出迷惑的样子。妈妈以为孩子在问这是什么，就告诉了孩子。可是，宝宝仍然做着同样的动作，妈妈不耐烦了，告诉多少遍了，怎么还记不住！

妈妈没有理解孩子，宝宝已经不满足知道这个物品的名称了，宝宝想知道更多有关这个物品的事。比如，宝宝指着转动着的洗衣机时，不是要问这是什么，而是要妈妈告诉他，这个洗衣机是干什么，为什么会转动呢？妈妈可以给宝宝演示洗衣机整个工作过程，尽管宝宝还不能理解，但宝宝会很满足。

77. 宝宝的视觉和听力发育

❖ **爱看色彩斑斓的图画**

宝宝对色彩有着天生的喜爱，喜欢看色彩斑斓的图画，更喜欢看色彩鲜艳，且在不断变化的画面。妈妈可能发现，宝宝非常喜欢看电视中的广告，甚至比幼儿节目更感兴趣。其中的缘由是因为，电视广告不但色彩鲜艳，而且画面变化多，速度快。这么大的宝宝注意力集中时间比较短，面对缓慢、变化少的画面，很快会失去兴趣，且容易感到疲倦。

❖ **过早接触电视电脑有害**

不断变化的画面，会导致宝宝眼肌疲劳。过多过快的色彩变换，不利于宝宝的视觉发育。如果宝宝长时间看这样的画面，会影响视觉发育。

常有妈妈问，宝宝一天可以看多长时间的电视？没有关于这方面的数据统计。我的建议是，不要养成每天必看电视的习惯，习惯一旦养成，改起来可就难了。不要整天都开着电视，每时每刻都受到电视画面和声音的干扰。即使看电视，一次最好不要超过10分钟，每天看电视总的时间不要超过半小时。最好在固定时间开电视，看完后立即关掉，不要有太大的随意性。

看电视是一种被动接受知识的过程，不利于培养宝宝积极主动的思维能力。不能靠看电视学知识，一定要控制宝宝看电视的时间。

现在的宝宝不但看电视，还看电脑，在电脑上看动画片、听故事、做游戏等。看电脑比看电视更伤害视力，这么大的孩子，眼肌和视神经以及眼底正处在发育期，长时间集中视力，会影响视力发育。所以，看电脑的时间也要有所限制。

❖ **喜欢听音乐**

宝宝喜欢听节奏感强的音乐，会随着音乐摇摆身体。每天给宝宝放一段音乐，培养宝宝的乐感。多数父母会给宝宝买儿歌，一些儿童游乐场也多是播放儿歌系列。其实，宝宝不但喜欢听儿歌，所有美妙的歌声和音乐都喜欢听。国内外、古典和现代经典音乐都让宝宝聆听，还可以给宝宝听一些民族和地方戏曲。

给宝宝听音乐时，要注意关闭低音炮，低音炮对宝宝听觉神经有损害。音量不要放得太大，太强太大的声音会伤害宝宝的听觉。噪音对幼儿的听力损害是最大的，尽量让孩子远离噪音。

78. 宝宝的认知能力

这个月龄段的宝宝，几乎认识家里所有的物品，知道日常物品的名称，甚至知道一些物品的用处，并能够操作。比如，知道遥控器是用来开电视的，并能够准确按下开机按钮，打开电视，甚至还能调声音和频道。如果妈妈问几点了，宝宝尽管不能说出几点了，但知道墙上挂的表，能够告诉妈妈现在几点了。宝宝知道吃的东西放在冰箱中。爸爸下班回来了，知道给爸爸拿拖鞋，一定不会拿错。要出去玩，就会领着妈妈的手，走到门口，让妈妈开门。如果妈妈常带宝宝到某家医院，给宝宝打预防针或看病，当路过这家医院门口时，宝宝会拒绝进入医院，甚至用哭来阻止妈妈带他进医院。这些都是宝宝的认知能力，宝宝的认知能力是非常重要的，没有最基本的认知能力，就没有最基本的生活能力。

这个月龄段的宝宝，至少能认出10种以上的常见物品。会说话的宝宝，能说出某些物品的名称，不会说话的宝宝，会用手指出来，妈妈说的某种物品是哪个。即便宝宝看不到这些物品，也能想象出这些物品的样子。当妈妈在客厅问宝宝冰箱在哪呢？宝宝会拉着妈妈的手去厨房，找到冰箱，指给妈妈看。这就是宝宝对客观事物的认知能力。

宝宝的认知能力是一点点提高的，可以利用"猜一猜"的游戏提高宝宝的认知能力。把放有两个苹果的盘子端给宝宝看，拿走一个苹果，放在你的身后或衣兜里，让宝宝猜一猜，苹果哪里去了？如果宝宝很容易发现藏在身后的苹果，说明宝宝对这个现象已经认知了，再换复杂些的游戏。

❖ **分类和分辨能力**

宝宝能给物体做简单的分类。比如，妈妈对宝宝说，把玩具都放进玩具箱，把拖鞋放进鞋柜。宝宝就会按照妈妈的吩咐去做。不会把拖鞋放进玩具箱，也不会把玩具放到鞋柜里。

宝宝还能区分物体的大小。比如，妈妈说把小球放到小玩具箱里，把大球放到大玩具箱里，宝宝会按照妈妈的吩咐去做。

宝宝对物体的形状和颜色分辨能力还比较弱，比如，让宝宝把红球拿来，宝宝可能会把黄球拿来。让宝宝把方盒子拿来，可能会把圆盒拿过来。

很少有宝宝能对物体的本质进行分类。比如，一个玻璃杯，一个塑料杯，一个陶瓷杯放在一起。妈妈让宝宝把玻璃杯拿过来，宝宝可能会拿过来了，但那只是碰巧了，如果再次试验，宝宝就有可能拿错了。

如果妈妈说把妈妈的皮鞋拿来，宝宝会向放置妈妈皮鞋的地方走去。如果妈妈说把梳子拿过来，宝宝会走到梳妆台前。宝宝知道了，某一物体放在某一地方。

❖ **主动追逐物体**

宝宝会主动追随感兴趣的物体，并常常伸出小手，张开手指或向物体存在的方

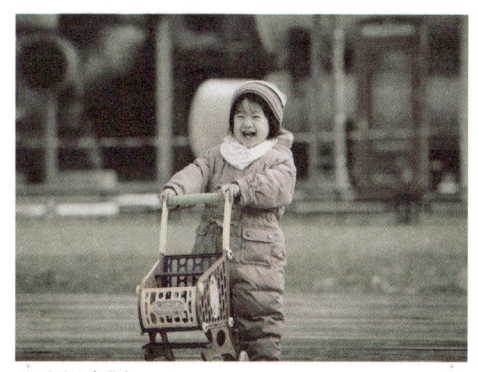

宝宝 / 李曦冉
宝宝的模仿能力超强，看夕希推着小购物车多开心！

向挥动手臂。

当宝宝看到一只小狗时，立即被小狗吸引。小狗跑到哪里，宝宝的视线就追随到哪里，直到看不见或失去兴趣为止。宝宝还会伸出小手，试图摸一摸小狗，也会向小狗挥动手臂，试图和小狗进行交流，嘴里还会发出"啊、啊"的声音，这表示他对眼前的事物感兴趣。当宝宝能够用口头语言表达他的意思时，宝宝可能就不再使用上述的身体语言了，而是直接说"我要小狗陪我玩"。

宝宝有一双灵巧的小手

去朋友家看宝宝，妈妈告诉我，宝宝会用ipod选游戏，小手一划一点，游戏出来了。我认为这是碰巧的事，可妈妈说，宝宝的确知道他点开的是那个游戏。不会吧？我深感怀疑。妈妈对宝宝说"咱们玩某某游戏吧"。现在，我记不清妈妈说的是什么游戏了，但当时，宝宝打开的的确是妈妈说的那款游戏。妈妈又说了几款游戏，宝宝都一一打开了。看着这么小的孩子，会摆弄这么复杂的玩意，还真是后生可畏啊！

79. 把东西放到固定地方

如果妈妈放东西很有秩序，总是不断地告诉宝宝什么东西放到哪里了，宝宝就能够记住很多放置东西的地方。当妈妈让宝宝把什么东西拿来时，宝宝就会把东西拿给妈妈，还能把东西再放回原处。所以，妈妈一定要把东西放到固定的地方。

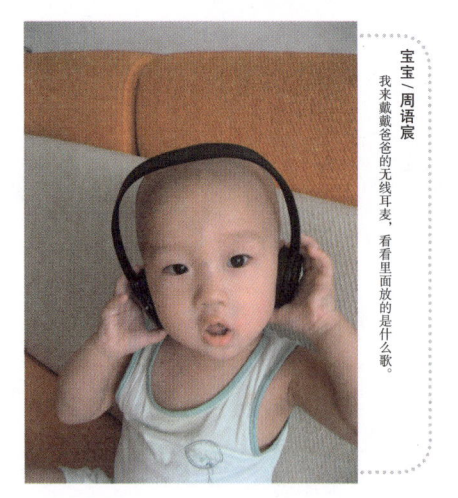

❖ **认识时间**

从现在开始，教宝宝认识时间，会让宝宝逐渐知道等待，逐渐建立生活秩序。教宝宝认识钟表和日历，让宝宝认识白天和黑天。让宝宝知道，太阳出来了是白天，太阳落下去，月亮升起来是黑天。让宝宝看天上的太阳、月亮和星星，看刚刚升起和快要落山的太阳，以免过强的太阳光刺痛宝宝的眼睛。

❖ **反复做一件事**

宝宝一旦拥有某一项能力，就会反反复复地去做。这是宝宝学而时习之的体现。宝宝不但从中获得了快乐，还学到了知识，提高了能力，掌握了技巧。父母不要干预孩子这么做，要对孩子反复做一件事给予最大包容。

❖ **自己动手解决问题**

宝宝开始学习自己动手解决问题，当有鼻涕流出来时，会用袖口去擦，妈妈不要训斥孩子，而是应该给宝宝衣服上别一个小手绢，告诉孩子，有鼻涕流出来时，就用这个小手绢擦鼻涕。这都是宝宝增长能力的时机，妈妈的任务是为宝宝解决问题，而不是加以限制。

❖ **自己吃饭参与的快乐**

让宝宝参与做饭，做吃饭前的准备工作，拿碗拿勺子拿筷子，并一个个摆好。固定吃饭座位，宝宝会按照座位摆好。如果宝宝会走了，就鼓励宝宝自己把小凳子搬到饭桌旁，让宝宝自己坐到板凳上。

让宝宝自己拿勺吃饭，端碗喝汤，这样不但锻炼了宝宝生活能力，还能增加宝宝食欲，增添吃饭的乐趣。给宝宝创造机

> 宝宝／周语宸
> 我来戴戴爸爸的无线耳麦，看看里面放的是什么歌。

会，宝宝才能学会生活技能。

还可以让宝宝帮助妈妈收拾碗筷擦桌子，让宝宝自己脱鞋脱袜子和穿鞋戴帽。宝宝玩完玩具，让宝宝自己把玩具放到玩具箱里。鼓励孩子把门厅的拖鞋摆整齐。告诉孩子，什么东西应该放哪？比如要把书本和笔放到书桌上，如果发现宝宝把东西放错了，要让宝宝改正过来。给宝宝这样的锻炼机会，不仅仅是让宝宝劳动，重要的是让宝宝学会生活技能，建立生活秩序。

鼓励宝宝给妈妈梳头，给爸爸拿领带，是让宝宝体会帮助他人带来的快乐。

❖ 不服输精神

这么大的宝宝正是不服输的年龄，越不会做的，越是要做，做不成的，不会轻易放弃。应该鼓励孩子这种不服输的精神，给孩子充分展示自己能力的机会。比如，宝宝自己系纽扣，但怎么也系不上，妈妈可边帮助系，边教给宝宝如何系。如果宝宝不希望妈妈帮助，一定要自己完成，妈妈应该支持，可用其他衣服演示给宝宝看。

果果16个月的时候，能把奶奶家的大蒸锅（直径约50厘米）端起来，那锅足以把果果装下，在前面只看到锅在移动，却看不到果果，真如同蚂蚁搬大豆。

80. 学会分享、等待、互助和听指挥

❖ 学会分享

宝宝对小朋友有了一丝的亲近感，但还不会和小朋友在一起玩，仍然是你玩你的我玩我的。有时会停下来，看着小朋友玩，有时候会过去拿小朋友的玩具。但是，被拿走玩具的小朋友可能会因此哭闹，宝宝不会因为小朋友哭了，就把玩具还给小朋友。如果小朋友拿了他的玩具，他可能也会哭。如果妈妈试图劝说宝宝，把玩具给小朋友玩一玩，宝宝更难主动把玩具递给小朋友。

上面的现象反映出来的是，宝宝还没学会分享，同情心还没被挖掘出来。学会分享和同情心是幼儿心理发育中的重要一课。分享和同情心需要父母的教导和培养，是每个孩子都能学会和拥有的，只是时间的问题。

❖ 自我意识的增强

随着宝宝的长大，有了越来越强的自我意识。喜欢自己做事，不愿意受约束，自我意识变得强烈起来。爸爸妈妈会觉得，孩子越来越不能按照他们的意愿行事。让宝宝坐下来吃饭、给宝宝洗澡、哄宝宝睡觉、给宝宝穿衣服等这些妈妈已经顺手的、很短时间就能完成的事情，现在变得不容易起来，妈妈很难搞定。妈妈不要生气，不要气馁，这是宝宝成长的过程。慢慢地，宝宝开始明白事理，逐渐习惯生活秩序，会很好地和妈妈配合的。

想从宝宝手里要他喜欢的东西，可不是件容易的事。如果强行夺走，宝宝会以哭闹表示抗拒。随着宝宝思维和语言能力的发育，宝宝开始动脑筋，用自己独特的方法解决问题，不再是简单的哭闹。

阿姨伸手要哲哲手里的苹果，哲哲严肃地盯着阿姨，把苹果攥得紧紧的。阿姨仍然伸着手，笑盈盈地看着哲哲，继续坚持着。哲哲皱起了眉头……"没洗，脏"好聪明的哲哲，竟然这样善意地劝阿姨放弃。"阿姨不怕脏"阿姨还是笑盈盈地伸着手，"凉，肚肚痛"真不知道哲哲如何转动着她的脑筋，对付着如此执拗的阿姨！"阿姨不怕肚肚痛""不给！"哲哲把苹果藏在身后，满脸的严肃。阿姨看到了哲哲眼里闪烁着泪光。阿姨收起手，紧紧抱住哲哲"对不起，阿姨不要哲哲的苹果了"。"给"哲哲嘟囔着，把苹果递给了阿

姨。好紧张啊，后来阿姨告诉妈妈，她很怕哲哲大哭起来。

❖ 感受亲情

"亲亲爸爸"宝宝努着小嘴凑近爸爸的脸颊。"亲亲妈妈"宝宝又把小脸转向妈妈，怒起小嘴亲着妈妈。好温馨的画面。爸爸妈妈常常搂抱亲吻孩子，让孩子常常感受到父母的爱。孩子心里装了满满的爱，爱也就自然溢出来，洒向人间都是爱。孩子欠缺来自父母的爱，父母难得来自孩子的爱。我想，这可能就是爱的能量守恒定律吧。

❖ 学会等待

等待是一种能力，更是一种力量，来自信任的力量。让等待成为期盼，变成希望，转为动力，付诸行动，是一种坚强。让等待成为煎熬，变成失望，转为消极，踌躇不前，是一种懦弱。这是我曾不止一次，在心里默默地对自己说的。今天，之所以在这里，把这段心里话写出来，目的只有一个，恳请父母，在养育孩子的征途上，学会等待，同时，也教会孩子学会等待。这对孩子未来生活极其重要。

早在胎儿时，就开始等待，等待妈妈十月怀胎，等待睁眼看世界的那一刻，那是积极的等待，从一粒小到肉眼看不到的受精卵，长到数千克的新生儿。

等待离开了母体，从不能移动毫米，到随意走动；从只会哭，到流利的语言沟通；从妈妈怀抱吃奶，到自己动手填饱肚子。那期间，经历无数的等待。

从咿呀学语，到学业有成；从依靠父母，到自食其力。那期间，经历多少等待？只有天知地知你知。如果我说没有等待就没有未来，你一定不会同意，但你能举出无须等待就唾手可得的好事吗？当然，我说的是积极等待，争取时间，而非消极

煎熬，消磨时光。

宝宝饿了，妈妈要喂奶，喂奶前，妈妈需要清洁乳房。宝宝大哭，"宝宝等等，妈妈马上就来"妈妈在告诉孩子，要等待哦。

"妈妈，我要去动物园看大象""周六，爸爸妈妈休息，一定带宝宝去"，妈妈告诉孩子，他的愿望需要等待。

"妈妈，我不要去幼儿园""你这个年龄，需要去幼儿园，等你长到6岁，就去学校上学了"，告诉宝宝该做的，一定要做，在积极的行动中等待。

"妈妈第一个来接我""妈妈下班马上来接你，不一定是第一个，但妈妈会争取第一个"，告诉宝宝实现愿望是有条件的，妈妈会努力创造条件，争取好的结果，努力实现他的愿望。

❖ 认识客观存在

如果宝宝睡觉醒来，发现没有妈妈的踪影，可能会大哭。但是，听到妈妈的声音，宝宝会停止啼哭，这是因为，宝宝能辨别出妈妈的声音，听到了妈妈的声音，就知道妈妈没有消失，只是没在眼前。如果宝宝仍然在哭，并非认为妈妈不存在了，而是因为妈妈没有过来抱他。宝宝在没有认识客观存在前，必须看到妈妈，才知道妈妈在。百天前的宝宝，甚至妈妈必须抱着他时，才能知道妈妈在他身边。

随着宝宝月龄的增加，对客观存在有了进一步认识。当妈妈上班的时候，知道妈妈并没有消失，只是暂时的分别。把宝宝送到幼儿园，他知道只是暂时离开妈妈，妈妈会来接他回家的时候，就不会哭闹了，宝宝开始有了期盼。

❖ 把东西放到指定地方

宝宝可以听从妈妈的指挥，把东西放到指定的地方，这可是不小的进步。妈妈需要训练宝宝的秩序性，比如锅碗瓢盆要放在厨房中，椅子要放在桌子的旁边，被

子要放在床上，鞋子要放在鞋柜里，玩具要放到玩具箱里等。这种方位感的建立和良好秩序性的培养是对幼儿能力的很好训练和开发。

81. 耍脾气、不听话、闹人、摔东西

❖ 耍脾气

常听妈妈抱怨她1岁多的孩子还不如小的时候好带，不如小的时候乖，宝宝会耍脾气了。这并不是坏事，而是预示着宝宝有了自我意识，有了自我主见，有了更多的想法，思维开始活跃起来。宝宝已经不满足只是吃饱穿暖，躺在妈妈的怀里，睡在妈妈的身边了。

如果宝宝开始"磨人"，妈妈就应该找到更多孩子喜欢的游戏和事情做。让孩子有玩不腻的游戏，看不够的新奇事物，听不厌的音乐、歌曲、故事。只要是宝宝喜欢的，在保证安全的前提下，放手让宝宝去做。

爸爸妈妈认为不该给宝宝玩的，从一开始就不要这么做。比如，为了哄孩子吃饭，爸爸把手机拿出来给宝宝玩。结果，宝宝喜欢上了玩手机，见到爸爸就想玩手机，爸爸不给，宝宝就开始哭闹了。

❖ 不听话

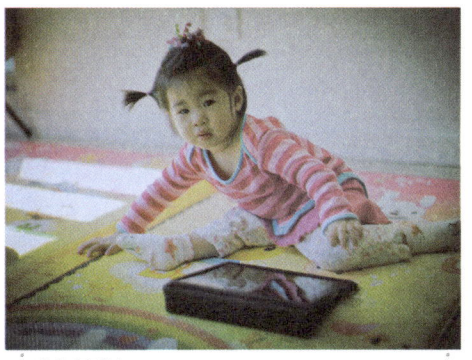

宝宝 / 李曦冉

别看夕希小小年纪，已经会用Ipad学唱歌谣了。

这个月龄段的宝宝，对妈妈的某些限制开始表现出反抗情绪。当宝宝正玩得兴致勃勃时，如果妈妈叫他过来吃饭，他可能会无动于衷。如果妈妈硬是把他抱到饭桌旁，宝宝会大叫，挣扎，或干脆再次回到游戏现场拒绝吃饭。

在今后的日子里，类似这样的冲突可能少不了。比如，洗脸、洗澡、穿衣、坐便盆等。妈妈要做事情，都可能与宝宝发生冲突。

该怎么办呢？可转移宝宝的兴趣点，但洗脸、穿衣、睡觉可能永远成不了宝宝的兴趣点。可借助宝宝的兴趣点，把宝宝不感兴趣的事情"包装"一下，变成宝宝感兴趣的事情。比如，宝宝不爱洗脸，妈妈可以和宝宝做一个游戏，宝宝给他喜欢的娃娃洗脸，妈妈给宝宝洗脸。

睡觉是宝宝最不感兴趣的事，但睡觉前讲故事却是宝宝感兴趣的。所以，为了听故事，宝宝甚至会催着妈妈上床睡觉。

❖ 没有理由不闹人

宝宝的语言表达能力有限，但宝宝对语言的理解能力要远远超过表达能力。宝宝懂的事越来越多了，并有了越来越多的主见。当宝宝苦于不能表达自己的意愿时，可能会表现出沮丧，甚至烦躁哭闹。当宝宝饿了、渴了、累了、烦了时，会引起宝宝情绪上的变化，宝宝会变得不耐烦。语言表达上的限制、沟通能力的不足、生理上的不舒服交织在一起，宝宝没有理由不闹人。

❖ 区分宝宝扔东西与摔东西

这个月龄段的宝宝，可能会因为生气，把手里的东西摔在地上。宝宝生气最常见的原因，是语言运用能力的局限性与已经萌生了的自我意识之间的矛盾。如果父母不能明白孩子要表达的意思，宝宝就会生

气、沮丧、摔东西，以此发泄自己的情绪。

遇到这种情形，父母需要做的是，走到孩子身边，蹲下来，和蔼而友善地看着宝宝："让妈妈猜一猜，宝宝为什么生气？"宝宝会从妈妈的宽容中得到安慰。

82. 接受宝宝的情绪变化

宝宝表现出负面情绪时，父母首先要接受，这一点非常重要。接受了宝宝的负面情绪，负面情绪中的正面意义就大起来了。当你把宝宝抱到床上睡觉，宝宝挣扎喊叫时，妈妈严肃而平和地说"妈妈知道宝宝很想玩游戏，但到了睡觉时间，现在必须上床睡觉，明天我们再接着玩"。采取这种先接受、后否定的方式，为的是舒缓负面情绪，并让孩子懂得遵守秩序。

❖ **父母应真实地表达自己的感受**

当宝宝的无理要求惹你生气时，你要明确告诉孩子你此时此刻的心情"妈妈心里很难受，你先自己玩一会，妈妈需要安静，让心情好起来"。孩子不能理解妈妈的感受，但并不影响你表达真实的感受。慢慢地，宝宝就能理解妈妈的感受了。

❖ **陌生**

宝宝遇到陌生人，或到了一个陌生的环境时，可能会表现出害怕的神情。宝宝或藏在妈妈身后，或把头埋到妈妈怀里，或躲到妈妈腋下。这时，妈妈可不要这样对陌生人说：我们孩子胆子小，见到陌生人就这样。妈妈要给宝宝充分的时间，让宝宝逐渐熟悉周围的环境和他从来没有见过的陌生人，减弱宝宝的陌生感，削弱宝宝害怕的心理。妈妈最恰当的做法是自然愉快地和"宝宝的陌生人"打招呼，妈妈和陌生人谈笑风生，会让宝宝尽快放松紧张的神经。妈妈去拉小朋友的手，友好地和小朋友打招呼，会更快地让宝宝接受陌生的小朋友。

❖ **学会沟通**

和孩子进行良好的沟通非常重要。切莫认为孩子太小，说什么都不懂，没有沟通的必要。

父母与孩子沟通的方式，对孩子会产生深远的影响。与孩子进行语言交流的多少，决定了孩子掌握词汇量的多寡。从孩子出生那刻起，父母就要学会与孩子沟通。

第4节 营养与饮食

83. 营养需求

这个月宝宝的营养需求和上个月没有大的差异。有的宝宝食量会有所增加，但因为食物种类增加了，很难感觉到宝宝食量增加了。有的宝宝食量不但没有增加，还比原来有所减少。父母不必着急，不要强迫宝宝吃更多的食物，父母的任务是给宝宝提供合理的膳食结构，烹饪美味可口的饭菜。

在这里，我们再温习一下营养素的有关知识，以便父母给宝宝制定合理的食谱。宝宝生长发育所需的主要营养素包括七大营养素，这七大营养素对宝宝生长发育都很重要，缺一不可。

❖ **关于热量的问题**

宝宝所需热量，主要由碳水化合物提供，占所需总热量的50%；其次是脂肪，占35%；第三是蛋白质，占15%。

提供碳水化合物的主要食物是谷物，

也就是我们说的粮食；提供脂肪的主要食物是奶和蛋肉，其次是黄豆、油和坚果；提供蛋白质的主要食物是奶和蛋肉，其次是坚果。

几乎所有的食物都提供这三大营养素，但有些食物含量较低。为了父母容易估算和操作，在膳食搭配中，按照下面所述，只考虑主要的就可以了。蛋白质占所需热量比例小，脂肪尽管比例不小，但每天食入量有限，也可忽略不计。所以，计算宝宝所需热量时，只计算谷物就可以了。这样，父母操作起来就简单多了。

❖ 举例说明

宝宝16个月，体重11公斤，每天每公斤需热量100千卡。每天所需热量为11公斤×100千卡=1100千卡。

粮食提供总热量的50%，每克粮食提供热量约4千卡。每天所需粮食为1100千卡×50%÷4=137克。

100毫升配方奶能提供热量约60千卡。500毫升奶能提供热量为0.6千卡×500=300千卡。

每克瘦肉能提供热量6千卡。50克肉能提供热量为6千卡×50=300千卡。

这个数值的意义就是，如果宝宝体重增长缓慢，考虑是热量供给不足所致时，进行简单的计算，确定宝宝摄入的实际热量有多少。

❖ 关于蛋白质的问题

宝宝所需蛋白质主要通过奶和肉蛋摄入，幼儿每天每公斤需摄入3克蛋白质。每100毫升母乳含蛋白质1.5克，配方奶3.3克（尽管含量高，但消化吸收不如母乳），100克鸡蛋含蛋白质15克，100克猪肉蛋白质含量10克。100克对虾含蛋白质20克。100克谷物蛋白质含量约8克。

❖ 举例说明

宝宝16个月，体重11公斤。每天需要摄入蛋白质为11公斤×3=33克。

如果每天奶量500毫升，摄入蛋白质为0.015×500=7.5克；柴鸡蛋一个（40克），摄入蛋白质为0.15×40=6克，瘦猪肉50克，摄入蛋白质为0.1×50=5克，谷物及其他食物摄入蛋白质约15克。总计33.5克。

❖ 关于脂肪的问题

宝宝所需脂肪主要由油、肉和奶提供。幼儿每天可摄入油脂8克左右。不用计算，每天摄入足够蛋白质食物，再加上烹饪用油，油脂食物也就足够了。

❖ 关于维生素的问题

几乎所有食物都含有维生素，只要宝宝正常进餐，基本能满足宝宝对维生素的需求。需要特别说明的有以下几点：

•食物中所含的维生素D，能满足这个月龄段宝宝大部分需求。不足部分需要通过其他渠道额外补充。目前主要通过每天服用鱼肝油（主要含维生素AD）补充食物中的不足部分。也正是因为脂溶性维生素的蓄积性，不能补充过量，以免蓄积体内，损害脏器。具体补充办法前面已经有过详细叙述，这里就不再赘述了。

•维生素B族和维生素C是水溶性维生素，没有储存和蓄积性，今天吃的再多，也

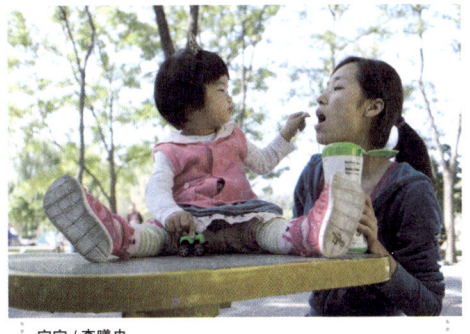

宝宝 / 李曦冉
妈妈是宝宝最爱的人，也是宝宝最乐意一起分享的人。

难以留待明天。所以，每天都需要从食物中补充。几乎所有食物都含有维生素，只是含量高低不同，只要每天给宝宝提供合理均衡的膳食（说白了就是什么都吃，给宝宝换着样做），就能够满足宝宝对水溶性维生素的需求。

• 每天都给宝宝补充多种维生素实无必要，食物中的维生素已足够丰富（维生素D除外，部分由紫外线照射皮肤产生，宝宝日照不足时，需额外补充），让宝宝好好吃饭最重要。

❖ 关于微量元素问题

其实，微量元素是指体内含量占体重万分之一以下的矿物质，如锌、硒。含量占体重万分之一以上的矿物质叫宏量元素。现在，父母习惯把部分宏量元素也叫微量元素。为了父母阅读方便，本书也不做细分了。在前几章中已讲过微量元素补充问题，为避免重复，这里仅做几点补充：

• 随着宝宝长大，消化系统功能日臻完善，咀嚼和吞咽逐渐协调，舌体活动越来越自如，乳牙萌出增加，磨牙的萌出对宝宝研磨食物帮助尤为重要。一句话，宝宝能吃的食物种类越来越多了。如果宝宝吃饭正常，不需要额外补充任何微量元素，食物中的微量元素是最均衡最全面的，利用率最高，最易消化吸收的。

• 如果宝宝高钙食物吃的少，比如，不爱喝奶，不喜欢吃鱼虾等海产品，或对其过敏，可适当补充钙、锌和碘剂。不吃动物肝和血等高铁食物，可适当补充铁。

• 在本身不缺乏的情况下，补充微量元素，损失的不仅仅是钱，还破坏了宝宝的胃肠功能，也扰乱了体内微量元素的生理平衡，同时也增加了宝宝吃药负担，增加不必要的麻烦。

❖ 关于水的问题

有妈妈对我说，郑大夫，我发现您总是强调给宝宝喝水，给孩子喝水那么重要吗？在我看来，好像所有妈妈都知道给孩子喂水吧。

这位妈妈说得没错，我的确总是强调给宝宝喝水。因为，很少有妈妈把给宝宝喝水看得和吃饭同样重要，宝宝一顿饭吃得少了，妈妈都很着急，一天不吃饭，就会带宝宝看医生。可是，宝宝一直以来都不愿意喝水，妈妈却很少带宝宝看医生。其原因是，很少有妈妈把水当作必须摄入的营养素。

水是人体不可或缺的营养素，一周不吃饭，只要有水喝，就能维持生命，如果一周滴水不进，只吃含极少水分的食物（比如压缩饼干），生命就会受到威胁。

有的妈妈认为，宝宝喝奶、喝汤、喝果汁、喝粥，还有其他饭菜里，不都有水吗？不再喝水应该没啥关系。还有妈妈认为，白水只不过是水，没啥营养，喝汤和果汁不是更好吗，水也喝了，营养也补了。

听起来不无道理，但从营养学和健康方面讲不是这样的，这里就不再从理论上讲喝白水的重要性了。需要告诉妈妈的是，除了饮食中的水分外，宝宝每天至少应喝白水300毫升。

❖ 关于纤维素的问题

纤维素主要存在于蔬菜和谷物等植物类食物中。只要宝宝正常进食这类食物，不需要额外补充纤维素。多数父母知道纤维素可缓解便秘，如果宝宝便秘，妈妈可能会给宝宝吃纤维素补充剂，过多的纤维素会影响微量元素和蛋白质的吸收。所以，建议以乳果糖代替纤维素补充剂。

❖ 总结

16个月的宝宝，体重11公斤，每天进

儿童每日膳食营养素参考摄入量

年龄	热能（千卡）		蛋白质（克）	脂肪能量占总能量的（%）	Ca（毫克）	Fe（毫克）	Zn（毫克）	VB1（毫克）	VB2（毫克）	VC（毫克）	VA（U）	VD（U）
	RNI**		RNI	AI**	AI	AI	RNI	RNI	RNI	RNI	RNI	RNI
初生~6个月	95千卡/千克体重***		1.5~3克/千克体重	45~50	300	0.3		0.2(AI)	0.4(AI)	40	1330	400
6个月~12个月	95千卡/千克体重		1.5~3克/千克体重	35~40	400	10	8	0.3(AI)	0.5(AI)	50	1330	400
	男	女										
1岁~	1100	1050	35	35~40	600	12	9	0.6	0.6	60	1670	400
2岁~	1200	1150	40	30~35	600	12	9	0.6	0.6	60	1670	400
3岁~	1350	1300	45	30~35	600	12	9	0.6	0.6	60	1670	400
4岁~	1450	1400	50	30~35	800	12	12	0.7	0.7	70	2000	400
5岁~	1600	1500	55	30~35	800	12	12	0.7	0.7	70	2000	400
6岁~	1700	1600	55	30~35	800	12	12	0.7	0.7	70	2000	400

*摘自2000年10月中国营养学会编著的《中国居民膳营养素参考摄入量》一书。
**RNI为推荐摄入时；AI为适宜摄入量。
***为AI，非母乳喂养应增加20%。

食粮食150克左右，奶500毫升左右，一个柴鸡蛋，鱼/虾/肉50克左右，坚果或黄豆25克左右，蔬菜和水果各100克左右，水600毫升左右就可基本满足宝宝每天营养需求。

上面的数据，只是一个有代表性的例子。即使是同年龄，同体重，同样身高的宝宝，所需营养素都存在着明显的个体差异。同一个孩子，每天所需营养素也不尽相同。另外在某些特殊情况下，如生病、气候炎热、身体舒适状况、心情好坏、饮食结构等诸多问题，都会影响宝宝对营养素的需求，由此影响宝宝食量和对食物的选择。所以，这些计算方法，只是作为父母给宝宝备餐时做一个参考。在实际生活中，父母最需要做的是：

- 尊重宝宝的食量和对食物的选择。
- 保证宝宝摄入所需的营养。
- 给宝宝提供合理的膳食。
- 给宝宝创造轻松愉快的进餐环境。
- 培养宝宝良好的进餐习惯和健康的饮食习惯。
- 不强迫宝宝完成父母认为应该吃的食量。
- 不强迫宝宝吃他拒绝吃的食物。
- 不把吃作为交换条件，要挟宝宝。

84. 为宝宝提供饮食五原则

❖ 原则一：全面

饮食结构决定了宝宝的营养水平。让宝宝摄入充足均衡的营养物质，是宝宝正常生长发育最基本的保证，也是宝宝体能和智能发展的重要因素。

碳水化合物、蛋白质、脂肪、维生素、微量元素、水和纤维素这七大营养素，必须从食物中获取，没有任何一种食物，能够提供幼儿所需的全部营养素。所以，一定要保证食物的多样和全面。

❖ 原则二：多样

妈妈列出来的食品名单越长，给宝宝吃的食物种类越多、越全面、越丰富就越好。

幼儿每日食品摄入量参考表

食品名称(克)	1－2岁	2－3岁	3－6岁
蔬菜、鲜豆 (绿叶占1/2－2/3)	50－100	125－150	150－200
水果	50	50	50
豆制品(豆腐、豆腐干)	25	25－50	50
鱼、肉、肝类	50－75	75－100	100－125
蛋	50	50	50
豆浆或牛奶	250－500	250	250
粮食	100－150	150－200	200－250
油	10－15	10－15	10－20
糖	10－15	10－15	10－15

注：根据诸福棠主编《实用儿科学》，人民卫生出版社，1995年第6版

有很多妈妈为孩子不好好吃饭、偏食、挑食、食量小而烦恼。妈妈要给宝宝最大的食物选择自由，强迫孩子进食是造成孩子吃饭难的首要原因。宝宝吃某一种食物多寡不重要，重要的是能否吃多种多样的食物。

❖ 原则三：均衡

尽管营养摄入全面、多样，但如果摄入的各种营养素比例不均衡，同样会影响宝宝的生长发育。所以，医学所讲营养好的另一要点是营养均衡。喜欢吃的就没有节制，不喜欢吃的一点也不吃是不好的饮食习惯。要给宝宝搭配好食谱，尽量做到均衡。

❖ 原则四：新鲜

随着生活品质的提高，营养已经进入比较高的境界，那就是新鲜。少食或不食垃圾食品、加工食品、合成食品、腌制食品、冰冻食品、反复融冻食品、剩饭剩菜等。尽可能的吃天然新鲜的食物。

❖ 原则五：美味

健康的美味是少油、少盐、少糖、少调味剂和添加剂。给宝宝做饭，要尽量避免食物中营养素的流失，采取保留食物天然清香味道的烹调方法。

宝宝的味蕾非常娇嫩和敏感，不要给宝宝过度"重口味"的食品，减少油、盐、糖和刺激性大的调料。少给孩子吃快餐、糖果、奶油和巧克力。

妈妈遵循全面、多样、均衡、新鲜、美味这5个原则，就为孩子合理饮食提供了保证。

85. 为宝宝制定饮食方案

❖ 食谱设计和搭配原则

每餐应包含的食物种类：谷物、蔬菜、蛋或肉，如果是软米饭、炒菜，可按5:3:2的比例搭配。

每天应吃的食物种类：谷物、蔬菜、蛋或肉、奶、水果、水。

每天应吃的食物数量：15种，其中谷物3种、蔬菜3种、蛋1种、肉2种、奶1种、水果2种、水1种，其他2种以上，油、盐等。

每周应吃的食物频率（不包括上述每天应吃的食物种类）：豆腐或豆浆1-2次，动物肝或血2-3次，坚果2-3次，红枣2-3次，蘑菇类1-2次，木耳等山珍1次，海带等海产品2-3次。如果宝宝有便秘，晨起可喝蜂蜜水少许。

谷物：细粮可做成软米饭、粥、面条、面片、面疙瘩、包子、饺子、馄饨、馒头、

发糕、烙饼（去掉最外层）。粗（杂）粮可做成糊状。

蔬菜：青菜切成碎菜，根茎类、瓜类、薯类菜切成块、丝、片，菇类切成碎块，木耳、海带等切成碎末。

肉类：禽畜肉剁成肉末，虾类切成小块，鱼类用筷子或勺子直接弄成小块。

蛋类：蛋羹、煮蒸蛋、炒蛋、蛋汤、荷包蛋、水煎蛋、包馅、蛋炒饭、鸡蛋面、现制蛋糕、烙蛋饼。

奶类：母乳、冲调配方奶、奶酪、酸奶、奶糕、奶馒头、现制蛋糕、奶粥。

水果：软水果剥皮后直接吃，硬水果削皮后切成小块。也可几种水果和蔬菜放在一起拌沙拉，也可制成果汁（不提倡）。

黄豆：豆浆、炒豆腐、豆腐汤、拌豆腐。

红枣：蒸熟，去皮去核后直接吃。

坚果：除了芝麻外，一律碾成粉，可放到粥里，也可和到面粉里。

水：用奶瓶、带吸管的水杯、碗等喝水，喝白水是最好的选择。

对于这么大的宝宝来说，最好的零食是水果、水和奶。购买的小零食最好在带宝宝旅游、郊游或出门的时候食用。餐前半小时，不给宝宝吃任何食物。

86. 一天食谱安排

6:00-6:30 母乳或配方奶

7:30-8:00 早餐：素馅小包子、蛋羹

9:00-9:30 喝水

10:00-10:30 加餐：水果

11:30-12:00 午餐：大米和薏米软饭、山药木耳炒百合（木耳切末）、猪肉丸子冬瓜汤

12:30 午睡

14:30-15:00 加餐：母乳或配方奶或酸奶或奶酪

15:30 喝水

17:30-18:00 晚餐：海鲜面（手擀面、对虾、菠菜）

19:00 洗澡

19:30 喝水

20:00 母乳或配方奶

20:30 刷牙，上床，讲故事，准备睡觉

21:00 入睡

妈妈可每天更换谷物、蔬菜、蛋肉和水果等食物种类，合理搭配。每天保证食物种类达15种。一周内争取每天不重复，变着花样给宝宝配餐，就不容易厌食了。

每个孩子的食量都不尽相同，有大有小。宝宝自身也不是每顿都吃同样的食量，这一顿少吃点，下一顿多吃点，都是很正常的，妈妈要正确对待，坦然处之，轻松对待，不要给孩子施加压力。

父母的任务是为宝宝提供营养丰富的饮食，而不是要求宝宝吃多少，宝宝没有饿着不吃的道理。如果父母不给宝宝提供种类齐全、营养合理的膳食，宝宝吃得再多，也会出现营养不良。

吃不饱宝宝自己就会要，或没等到下顿吃饭时间，就闹着要吃饭。

吃不好（饮食搭配不合理，营养不全面）宝宝不会提出要求，父母不要总是把重点放在宝宝吃的量上，而不注重吃的品质。

❖ 一天食谱安排提示

早晨起床后洗脸刷牙，喝点白开水（20毫升左右），玩一会儿，开始进早餐。

如果宝宝胃口比较小，可在起床后就喝奶，半小时后再吃早餐。如果宝宝胃口大，可以把奶放到早餐中。

有的妈妈早餐喜欢给宝宝吃粥，我不大赞成，早餐已经有奶了，再吃粥，稀的

太多，宝宝的胃容量哪有那么大。

午餐是一天中最重要的一餐，一定要认真为宝宝准备。

晚餐也应该提供肉类，量要比中午少，鱼肉好消化，可放在晚餐。

要在睡前半个小时喝奶，睡前刷牙漱口，否则会影响宝宝牙齿健康。喝奶就睡，也会让宝宝胃不舒服，睡眠不安稳。

如果喝豆浆，要放在早晨或午睡后，不要放到晚上，因为黄豆易胀气，引起宝宝腹胀，宝宝会睡不安稳。不要空腹给宝宝喝豆浆。

87. 营养和饮食中的常见问题

❖ **夜间吃奶问题**

有的宝宝晚上仍醒来喝奶，甚至要醒来几次，这会让父母比较辛苦。

如果父母都是要上班，妈妈也断了母乳，可把宝宝交给看护人。

如果是母乳喂养，妈妈只能再辛苦一段时间了。待到宝宝2岁时，就可断母乳，即使宝宝还要醒来吃奶，妈妈也不那么辛苦了。

半夜醒来吃奶，多发生在母乳喂养的宝宝。其原因是母乳喂养比较方便，宝宝一闹或不太听话了，妈妈就很容易抱过来给宝宝喂奶，妈妈常用乳头哄孩子，宝宝也就习惯了。

宝宝吃奶并非全是因为饿，也有对妈妈的依恋，尤其是上班的妈妈，宝宝一天没见到妈妈了，晚上要找妈妈也是人之常情。妈妈就辛苦些，宝宝很快就会长大的。到时候，妈妈想喂奶，宝宝都不吃了。妈妈就用良好的心态，珍惜宝宝对你的依恋吧。

宝宝吃得太多了吗？

我女儿16个月龄，特调皮，运动量也特别

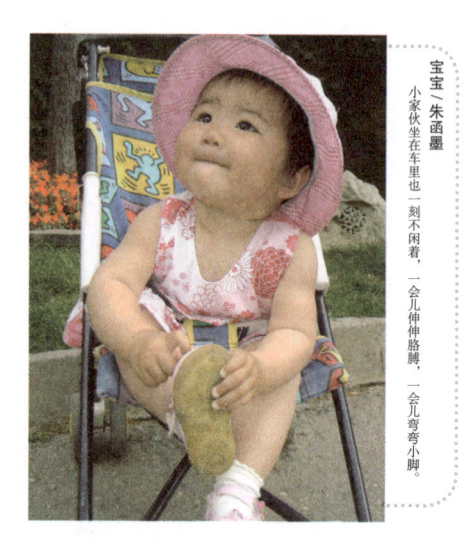

宝宝、朱函墨
小家伙坐在车里也一刻不闲着，一会儿伸伸胳膊，一会儿弯弯小脚。

大，她每天吃三碗饭（当然是她自己的小碗），每天要喝500毫升鲜奶，经常不够，有时要喝700毫升。平时还爱吃糖、果冻什么的。16个月那天体检：28斤重（含衣服），82厘米高，医生说是属中等。她每天要大便好几次，是不是因为吃得太多啦？

少给宝宝吃零食，尤其是果冻和糖果，更应该少吃，最好不吃。即使给孩子吃零食，也要选择健康食物，比如水果、酸奶。鲜奶不宜消化，建议给宝宝喝幼儿配方奶。

宝宝吃得少，父母犯愁，想尽一切办法让宝宝吃饭。宝宝吃得多，父母也犯愁，怕宝宝撑坏了脾胃，成了肥胖儿。宝宝不解大便，父母着急，又是清火，又是食疗。宝宝腹泻了，父母更着急。总之，父母担心的事接连不断，父母就是在这些琐碎真实的牵挂和喜忧参半的育儿过程中，陪伴孩子长大，和孩子一起成长。

食欲好，食量大的孩子，可能从不挑食。食欲差，食量小的孩子，不但挑食，还厌食。每个孩子对饮食的喜好都不一样，食量也不同。同样月龄的孩子，有的一次能喝250毫升奶，有的一次只喝100毫升。但是，一次喝250毫升奶的孩子，不一定长得又高又胖。一次喝100毫升奶的孩子，不一定长得又瘦又小。如果宝宝非常爱动，热量消耗大，尽管吃得比较多，并不很胖。

父母不要因为孩子比别的同龄小朋友吃得少，就认为孩子有病。如果孩子生长发育很正常，各种发育指标都没有异常，只是食量大小的差异。

❖ **咀嚼和吞咽问题**

仍然不会吞咽，为什么？

我儿子已经16个月了，可还是不太会吞咽食物，饭菜总是含在口腔前部，撑得鼓鼓的，就是不往下咽。如果告诉宝宝把饭咽下去，宝宝非但不咽，还把饭全部吐出来。这是为什么呢？是不是有什么病啊？或者就是那种不会吃饭的孩子呀？但他喝奶倒是特好，现在就连水果都不会吃，如果不把水果榨汁，就不吃，即使切得很小，也是在嘴里含几下就吐出来。

我让妈妈把宝宝带到门诊，经检查没有发现任何异常。询问妈妈有关孩子喂养问题。妈妈说：宝宝是人工喂养，4个月就开始添加果汁、菜汁了，6个月开始加米粉，米粉都是放在奶里，偶尔吃点面条和米粥，菜泥和果泥都不吃，直到现在还是以喝奶为主。

因为孩子不会咀嚼，妈妈怕孩子饿坏了，就把什么都放在奶瓶里喝。一瓶奶200多毫升，几分钟就喝完，也不吐奶。从来没给孩子吃过固体食物。

很显然，孩子从来没有经过咀嚼和吞咽的锻炼。从现在开始，妈妈就要帮助并鼓励宝宝吃固体食物。从半固体食物开始，逐渐过渡到固体食物，不要再把水果和蔬菜榨汁了。经过一段时间的锻炼，宝宝咀嚼和吞咽的功能会逐渐成熟。

如何区别秋季腹泻与积食？

我的儿子现在1岁4个月，前天晚上突然又拉又吐，不知怎么回事？去看医生，医生说是秋季腹泻，我觉得有可能是积食。秋季腹泻与积食的临床表现有什么区别？

11月份是秋季腹泻高发季节。秋季腹泻主要症状是腹泻、呕吐、发热，大便稀水或蛋花汤样，无特殊气味，检验可有白细胞。如果宝宝有上述情况，秋季腹泻的可能性大。

积食（消化不良）主要表现为食欲降低，甚至拒食，呕吐物有酸臭味，大便也有酸臭味，有不消化的食物残渣，大便检验有脂肪球或淀粉颗粒。但积食很少引起腹泻，尤其是很少排稀水样便，所以，宝宝积食的可能性不大。

这两种疾病都不需要服用抗菌素，如果水样便，要补充电解质和水，以免发生脱水。如果能够喂水，可服口服补液盐，如果喝不进去，又频繁呕吐，就用滴管，一滴滴地顺着嘴角边滴。同时服用蒙脱石散。

便秘如何饮食调理？

我儿子现在16个月，其他都好，就是经常大便很硬很干，请问是什么原因引起的？

疾病导致的便秘，需要医生通过检查并借助辅助检查，综合分析做出诊断。比如，巨结肠症。习惯性便秘，也称功能性便秘，很难找到确切的病因。

幼儿功能性便秘，主要通过饮食和中医调理，改善便秘状况，不宜给宝宝服用泻药。配方奶和鲜牛奶易致便秘，可在奶中加有缓解便秘的奶伴侣。吃蔬菜少，喝水不足，会加重便秘。高纤维素食物，如绿叶蔬菜、红薯、玉米等粗粮，可缓解便秘。养成定时排便习惯也很重要。如果用上述方法，便秘毫无缓解，可给宝宝服乳果糖口服液试一试。也可服用益生菌，如果有效，就坚持吃几周，巩固效果。也可采用中医按摩、针灸和中药调理。

第5节 睡眠、尿便、防意外

88. 睡眠问题，妈妈要相信自己的直觉

父母可通过正常渠道掌握科学而又准确可靠的育儿知识。在此基础上，更多的是凭借自己的直觉，对孩子满腔的爱，再带着养育孩子的一份责任，来面对育儿中遇到的问题。

父母应该坚信，你们是最值得孩子信赖的监护人和养育者。抱着这样的信念，就不会感觉养育孩子的困难和艰辛，就少了很多烦恼和茫然，就会享受养育孩子的欢乐，多了许多自信。

请相信自己的直觉，尤其是妈妈，认为对孩子有益的，就大胆地去做，尽管别人告诉你不能这样。认为对孩子有伤害的，就坚决不做。

最了解孩子的是父母，邻居同事的孩子一夜睡到天明，而你的孩子却不这样，这是再正常不过的事情了。

请父母记住，不会有这样的情形：所有的孩子，在同一时期，以同样的方式，改变睡眠，即使是双胞胎也不会。

❖ **睡觉不踏实大多数情况不是因为缺钙**

父母切不可把孩子睡觉不踏实总与缺钙联系在一起。在《婴儿卷》里，我已经就此问题谈了许多。

如果白天活动不足，会出现睡觉不踏实的表现。

如果活动过度，太累了，也会翻来覆去睡不踏实。

如果宝宝身体哪里不舒服，也会有不安的表现。

宝宝偶尔睡眠不踏实，妈妈不必在意，再观察几天，看是否会持续下去。如果持续一两周都这样，要看医生。

夜间频繁醒来是何原因？

我的小孩晚上睡眠不好，一晚上要醒4~5次，有时还不停地哼哼。有时用手拍拍，不用起来；有时就不行，爬过来，还抬起头哭。前些天头发检测缺钙，铁和锌也接近正常值的最低值。是否需要补充以上元素？

宝宝缺钙时可出现睡眠问题，主要是易惊醒，同时伴有出汗多。头发检测钙不能代表骨钙状况，如果医生怀疑缺钙，会给宝宝做进一步检查，如碱性磷酸酶，骨密度或腕骨片。

现在正是春季，户外活动时间长，骨化醇产生增加，成骨加速，血钙减低，但很快就被调至正常水平。宝宝睡眠不好与缺钙关系不大。

铁是造血原料，铁缺乏可导致贫血。

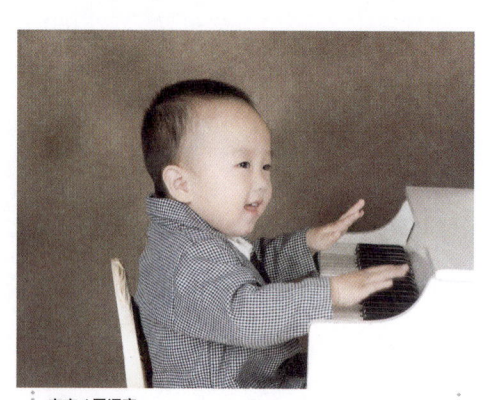

宝宝 / 周语宸
这个月的宝宝已经能理解妈妈的许多话，并可以通过有限的语言和丰富的肢体动作表达自己的想法。让妈妈不禁感叹宝宝真的长大了。

也会引起睡眠不安。锌缺乏会导致食欲下降，发黄稀疏，皮肤粗糙湿疹，也会影响睡眠质量。宝宝锌铁均在正常范围内（比较可靠的是血液测定）。所以，宝宝睡眠问题与锌铁似乎没什么关系。

❖ 晚上开始闹夜

如果你的宝宝正赶上冬季，又生在北方，难以保证户外活动时间。宝宝在户外活动时间短，晚上睡眠就可能不那么踏实，或许会开始闹觉。

如果宝宝在这段时间胃口比较好，过多的高营养饮食，会让宝宝的胃肠负担加重；过多的蛋白质摄入，会让宝宝肝肾过于劳累，宝宝就可能会出现积食，引起宝宝睡眠不安。

白天看了比较恐惧的电视画面；受到宠物的惊吓；接种了防疫针；被陌生人恐吓；父母争吵等。宝宝会把这些不愉快的经历和可怕的情景，做到梦中，半夜噩梦惊醒，剧烈哭闹。

宝宝从高处摔了下来，白天玩耍时被玩具夹疼手、玩滑梯速度过猛等场面，都会让宝宝惊魂未定，到了夜深人静时，感到害怕，在梦中醒来。

还有很多情形，都可能使宝宝出现睡眠不安、夜间哭闹。还有我们不曾知道的原因，真正的原因只有孩子自己知道，可孩子还不会向我们诉说，我们做父母的所能给予孩子的就只有理解和包容了。

宝宝睡觉打滚为什么？

我女儿晚上睡觉打滚，一会儿头向北，一会儿头朝南，几乎每天晚上我都得移动她5次。白天上班忙，晚上睡不好，更重要的是怕她摔在地上，前天还真摔了一次。经医生查证钙的含量不低。这是什么原因？

孩子睡觉不会像成人那样安安静静，这是很正常的现象。一定要做好防护。在床周放置栏杆，以保证安全。宝宝一会儿朝南睡，一会儿朝北睡，又有什么关系呢？宝宝不哭不闹，没必要因孩子睡觉的姿势或位置不固定而反复移动孩子，那样真的会影响孩子睡眠。

89. 良好睡眠习惯的建立

• 为孩子营造一个有利于睡眠的环境。

• 制定切合实际的睡眠规划，确保能够实施下去。

• 在尊重孩子的基础上建立良好的睡眠习惯，而不是采取强硬的态度和手段。

• 承认每个孩子都有自己的个性和内在的生物钟，矫正宝宝不良的睡眠习惯要循序渐进。

• 宝宝良好的睡眠习惯不是与生俱来的，不良的睡眠习惯也不是天生的。面对宝宝的睡眠问题，父母最佳的处理方案就是认真寻找解决的办法，不要烦躁、抱怨，夫妻间不要相互争吵。

• 这个月有睡眠问题的宝宝，到了下个月，在父母的体贴呵护下会逐渐好起来。不会有一直不好好睡觉的孩子，父母一定要坚信这一点。

• 如果宝宝白天不愿意睡午觉，爸爸妈妈可以尝试着给宝宝营造一个让孩子喜欢的睡眠角。比如在卧室的一角搭建一个"小巢"，或到午睡时间时，妈妈陪着宝宝躺下，安静地陪着宝宝休息，营造睡觉的气氛。即使宝宝今天不睡，明天也不睡，没关系，宝宝总有一天会自然而然地入睡的。

• 如果宝宝晚上睡得晚，不要紧。每天让宝宝提前几分钟睡觉是比较容易做到的，慢慢地，宝宝就早睡了。只要妈妈能坚持这么去做，宝宝就能够按时睡觉。

❖ 宝宝独睡

有的国家提倡宝宝独睡,甚至刚刚出生的新生儿就开始独睡。即使不独自在一个房间,也要让宝宝独自睡在自己的小床上。提倡宝宝独睡的理由是,越早让宝宝独睡,越能更早地独立。

现在,主张独睡的某些国家,开始转变观念。独睡不利于母乳喂养和0岁教育。妈妈和宝宝同睡,可更好地促进婴幼儿心理健康。他们逐渐认识到,过早让母婴分离,剥夺了孩子与母亲肌肤接触的权利,这会极大地影响孩子身心的健康发育。在出生后的最初8小时内,不能和妈妈在一起的新生儿,吸吮能力下降,妈妈乳汁分泌时间推迟。

1岁以后的幼儿不但有独立的愿望,同时也产生更大的依赖性。当妈妈在身边时,孩子能够安心地玩耍,做他想做的事情,当妈妈不在身边时,他就不能继续他的探索和玩耍,而是到处找妈妈,眼中还会露出害怕的神情。

研究表明,从刚刚出生就独睡的宝宝,与和妈妈同睡的宝宝相比,并没有更强的独立性,可能还会使孩子失去爱心,变得孤独,甚至自闭。没有证据表明,孩子的独立性与是否独睡有密切关系。

90. 控制尿便的进程

在控制尿便方面,孩子间个体差异还真不小。有的宝宝一岁多,就能把大便排到便盆中。但这并非是真正意义上的控制大便,只是宝宝对大便有了感觉,妈妈又及时发现,并帮助了宝宝,且宝宝愿意接受妈妈的帮助。几方面配合,就成功地把大便排到便盆中了。有的宝宝2岁以后,还不能达到这种程度。多数宝宝3岁左右才真正能够控制大便。如果你的宝宝很早就能控制大便了,看护人肯定做了很大努力,宝宝表现一定也很优秀。

有的宝宝很早就知道有尿的感觉,但不会表达,也控制不住。所以,不像帮助宝宝排便那么容易,妈妈很难及时帮助宝宝把尿排在尿盆中。通常是,妈妈还没把尿盆拿过来,还没把尿不湿或内裤脱下来,宝宝早就尿了。

有的宝宝真的能控制排尿了,有尿会告诉妈妈(会说话的宝宝)或用肢体语言告诉妈妈。宝宝能够在妈妈的帮助下,把尿排在尿盆中,说明宝宝已经有了憋尿的能力。多数情况下,宝宝两三岁能学会控制排尿。

宝宝突然懂事

果果1岁4个月已经会自己到卫生间拿小便盆,自己端着小便盆接尿,而且动作非常夸张,以显示他的能力。在众人夸奖之下,果果甚至没尿挤尿,表演给来人看。果果能够控制排尿不是训练的结果,是爷爷一句话激励出来的成果。

在果果奶奶的概念里,孩子从来都没有错,不管惹了什么"大祸"都是正常的,甚至是应该的。所以,奶奶从来不谴责孩子,不抱怨带孩子有多累,也不埋怨孩子不听话,更不呵斥孩子。

关于大小便的问题,奶奶就没把它当回事,总是说到时候就知道了。这就是果果奶奶的哲学。奶奶不但不训练,还给果果充分的自由,愿意尿在哪里就尿在哪里,夏天怕孙子屁股捂着,索性不穿纸尿裤了。结果弄的床、被子、裤子、地上都是尿液。爷爷很是讲究,对孙子颇有微词:"果果什么时候能把尿尿在盆里啊?"

爷爷特意准备了一个小尿盆,嘱咐孙子有尿就往这个小盆里尿。没想到果果竟然听懂了爷爷的话!果果拿起尿盆,撩起背心,把尿尿在便盆中了。那架势好像在说,这有什么难的!看我的!从此,果果不再到处尿了。

❖ <u>宝宝怎么看待自己的排泄物</u>

在宝宝眼里，没有废弃物这个概念，尤其是对于自己的东西，所有的都是宝贝。对于自己的排泄物，宝宝当然也不例外地这样看待。

宝宝还不能分辨出什么是有用的东西，什么应该保留，什么应该丢弃。不但如此，宝宝还把自己的排泄物看成自己的"杰作"。如果宝宝把大便拉到便盆中，会端着他的"杰作"向父母展示。

如果父母对宝宝的排泄物表示厌恶，或告诉孩子这很脏，需要马上弃掉的时候，宝宝内心是很难过的。如果宝宝看到妈妈把他的排泄物倒进马桶用水冲跑，再也不能找回来时。宝宝很有可能不再把大便排在便盆中了，以此阻止妈妈再次这么做。宝宝或许会偷偷把大便拉在妈妈看不到的地方。他像保护自己喜欢的东西一样，保护自己的排泄物。

❖ 不当宝宝面把排泄物冲走

当宝宝把大便排到便盆中时，妈妈不要立即倒进马桶中，用水冲掉，尤其不要在宝宝面前这么做。

父母是否发现这样一个现象：宝宝常常会把他的玩具或手里的任何东西递给父母或周围的人，然而还没等父母把东西接过来，宝宝就改变主意，又把递过来的东西拿回去了，甚至把刚伸出的手缩回去了。而且，宝宝还不止一次这么做。

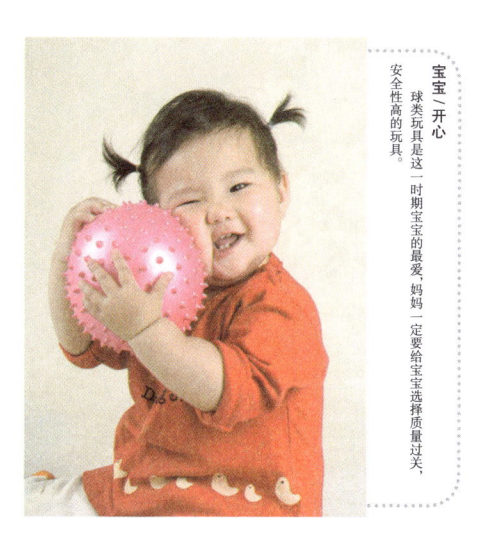

这么大的宝宝就喜欢这样。宝宝喜欢古老而传统的藏猫猫游戏也是同样的道理，一会儿消失，一会又出现，宝宝一次次感受着失而复得的喜悦。

❖ 对训练尿便的忠告

适时训练宝宝控制尿便，没有非训练不可的规定时限，如果宝宝不能接受训练，就此罢手是最好的选择。

没有规定的顺序，每个孩子都有自己内在的规律，不管先学会哪项，愿意接受哪项训练，都是正常的。

已经能够控制尿便了，但还常常会把尿排在裤子、被子上，不意味着宝宝能力倒退，也不表示宝宝气人。

91. 安全意识不放松

作为医生，经常看到因意外事故而就医的孩子，有些事故还相当惨痛。这就是我为什么要不厌其烦地反复重申、提醒父母重视这个问题的原因。

妈妈们把更多的精力放在喂养和潜能开发上，更多的时间担心孩子的发育和能力，较少考虑宝宝是否处在安全环境之下。

一场意外会给一个家庭带来巨大灾难，防范是有效的手段。自然界中的母兽有防护幼崽免遭危险的本能和智慧，人类摆脱了自然生存的凶险，表面看人类已经很安全。事实上，来自文明社会新的危险无处不在。意外事故造成的伤残和死亡已成为婴幼儿最大的威胁。

我的叮嘱仍然是：给宝宝创造安全的活动和生活空间，给宝宝活动的自由。任何意外伤害的隐患都要排除：

宝宝／开心

球类玩具是这一时期宝宝的最爱，妈妈一定要给宝宝选择质量过关、安全性高的玩具。

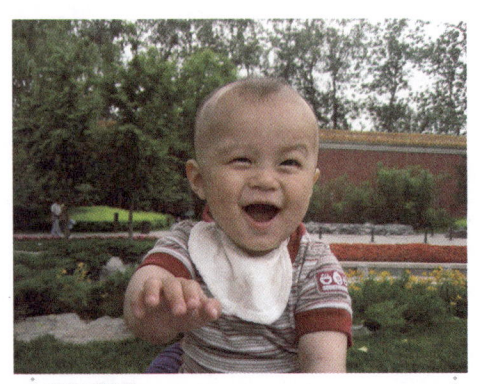

宝宝 / 崔奕晨
看宝宝笑得多开心!

- 电插座安装上安全防护罩。
- 能开的柜门、冰箱门、电烤箱门、马桶等都要有安全保护措施。
- 家具不要有尖锐的棱角，如果有，请套上防护套，家具上不能有木刺。
- 不能让孩子拿到超过20厘米长的绳子，落地窗帘的拉绳也不能让孩子够到。
- 垃圾桶、药瓶、洗化用品、化妆品等不能让孩子拿到的东西要放在安全地方，还要考虑孩子会利用凳子拿到他想拿到的东西的可能性。
- 所有给宝宝玩的玩具和日用品都要保证安全，不能给孩子玩能够吞到嘴里的玩具，以及玩具上的饰品和小物品。
- 保证孩子够不到水龙头，孩子能到的地方，不能放置装有水的盆子、浴缸、鱼缸等。
- 玻璃等易碎物品不能放置于孩子能触摸到的高度，家里如果有落地玻璃窗，一定要安装坚固的护栏，并保证孩子不会从栏杆缝隙钻过去。只有纱窗的地方，不能让孩子到窗前玩耍。
- 孩子能开关的门都要安装上保护套以防关门时夹伤孩子的手脚。
- 容易被搬倒或碰倒的东西都不要放在孩子能碰到的地方，如落地灯、电风扇、花盆架等。
- 带刺和不能入口的花草植物要放在孩子够不到的地方。
- 所有可能烫着孩子的东西统统远离孩子。

宝宝/李曦冉

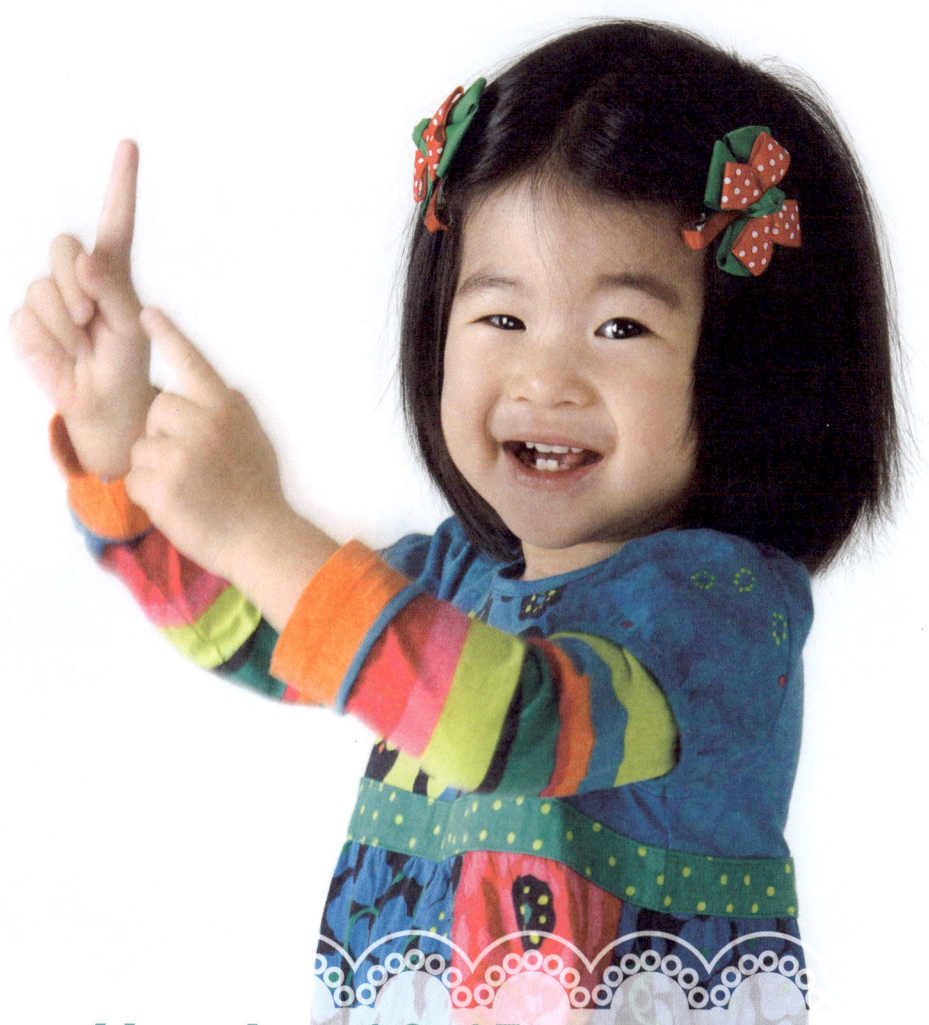

第五章　16-17个月的宝宝

宝宝喜欢不停地叫爸爸妈妈，那是宝宝亲近爸爸妈妈的一种方式；
喜欢听爸爸妈妈讲故事的宝宝越来越多，父母要认真挑选，寻找经典；
宝宝什么都想动，就是不想听爸爸妈妈的话，是这个月龄段的特点；
要让宝宝学会分享、互助、合作和等待，父母要言传身教；
会独走的宝宝多了起来，早已会走的宝宝，走得会更好；
训练控制尿便，只是起步而已……

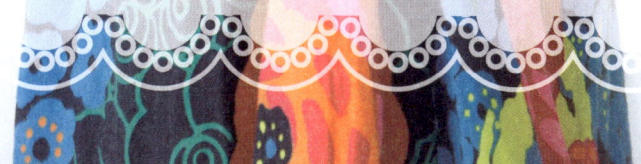

第1节　成长和发育特点

92. 有更多的宝宝能独立行走了

❖ **独立行走**

多数宝宝，妈妈牵着一只手，可以很好地行走。少数宝宝还需要妈妈牵着两只手。必须托着腋下才能行走的宝宝极少了。

能独立行走，而且走得很好的宝宝为数不少。但是，撒开手，仍然不敢向前迈步的宝宝，并不意味着发育落后或有异常。

多数情况下，宝宝不独立行走，并非不会独走，而是不敢。有时是妈妈担心宝宝摔倒，不敢撒手。妈妈表现出的紧张情绪，会影响到宝宝的信心，使孩子产生恐惧心理。

宝宝学走路期间，爸爸妈妈要采取正确的方法帮助宝宝，不要站在宝宝身后，把宝宝小手举得高高，让宝宝向后仰着走。用这样的姿势练习，宝宝无法学会保持身体平衡，也就很难学会独立行走。

❖ **改变体位**

宝宝能自如地改变体位，几乎不受条件限制了，很少需要借助周围物体，也很少需要爸爸妈妈帮助。如果宝宝至今仍不能自由变换体位，需引起父母注意了。

❖ **踢球拾物动作连贯**

比较早会独立行走的宝宝，可能会用脚踢球了。宝宝站在原地，能把球举过头部，然后用力抛出去，扔不太远，但至少不是把手撒开，让球自由落下了。蹲下拾物后站立起来，继续向前走去，这一连贯的动作，做起来已经相当自如。

❖ **喜欢爬高**

宝宝喜欢爬到沙发、床、椅子等高的地方，喜欢踩着凳子，扒着桌子，够桌子上的东西。所以，父母可不要以为桌子高，宝宝够不到，就放心地把宝宝不能动的东西放在桌子上了。如果宝宝摔倒了，不要惊叫或立即扑上去抱起，静静观察，或者用余光注视着，不让宝宝发现你在看他。这样，宝宝才能依靠自己的力量，自己爬起来。等宝宝爬起来了，妈妈可表示赞赏，并给宝宝一个拥抱。

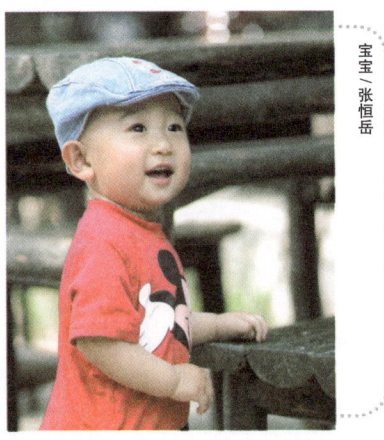

❖ **牵手上台阶**

爸爸妈妈分别牵着宝宝的一只手，宝宝能一步一步地迈上台阶。宝宝能推着小车往前走，喜欢和爸爸妈妈一起玩扔球的游戏。

93. 语言发育差异显著

这个月的宝宝，语言能力差异比较显著。有的宝宝已经会说很多话了，有的宝宝还一个字都不说。有的宝宝非常愿意跟着爸爸妈妈学说话，有的宝宝无论爸爸妈妈多么耐心地教，就是不跟着学。

如果周围的小朋友会说话了，可自己的孩子还不开口说话，爸爸妈妈就会很着急。父母要用一颗平常心，对待尚未开口说话的孩子，慢慢引导，认真而有效地和孩子交流。

这个月还不会说话是正常的。但是，如果宝宝也听不懂爸爸妈妈的话，那就不正常了，需要带宝宝去看医生。

当宝宝刚刚学会有意识地叫爸爸妈妈的时候，可能会不停地叫。爸爸妈妈可不要烦呀，这是宝宝亲近爸爸妈妈的一种方式。

❖ 方位感

宝宝逐渐有了方位感，但还不是很清晰，一会儿明白，一会儿糊涂。宝宝明白的时候，妈妈要给予鼓励，糊涂的时候，仍然要鼓励，切莫打击，更不能说宝宝笨。

有的宝宝能分辨前后了，但还不能辨别上下左右，对东西南北还没有概念。

❖ 交流进入新阶段

随着宝宝的长大，父母对孩子的期望值增高，开始不能容忍宝宝"犯错"。

这个时期，父母眼中的"犯错"是什么呢？最主要的是不听父母的话。

这个时期，孩子眼中的父母啥样呢？总是限制他的行为，干扰他的事情，打乱他的计划，阻止他的探索，打击他的信心，妨碍他去冒险，消除他的好奇心。父母"不"字挂嘴边。慢慢地，宝宝也开始"不"不离口。

如果妈妈让宝宝坐便盆，宝宝能够听懂妈妈的话，会乖乖地坐到便盆上。看着书上的实物图片，能和现实生活中相同的实物联系起来，并指给妈妈。能辨别简单的形状，如圆形、方形和三角形。能从照片中找出爸爸妈妈，有的宝宝也能找到自己。

❖ 真的是言行不一吗

"乐乐听话，不吃糖"话音未落，宝宝已经把糖块塞进自己嘴里。这可不是宝宝言行不一，更不是心口不一。孩子生来心灵纯洁，心地善良，内心真诚。宝宝说"乐乐听话"是真的，说"不吃糖"也是真的。因为，妈妈要乐乐听话，妈妈不要宝宝吃糖。宝宝非常愿意妈妈高兴，宝宝是在运用自己的智慧和理性。宝宝把糖块塞进嘴里，那是宝宝受到内心驱使，在潜意识引导下，不由自主地把糖块送到嘴里。那甜甜的味道，打动了她，已完全陶醉其中……"谁让你吃糖的，不说好了吗？只拿着，不吃！为什么说话不算话！"乐乐对妈妈突然改变态度，感到莫名其妙。妈妈的愤怒呵斥，让乐乐不知所措，美妙快乐的感受消失了。父母和孩子常常不在一个状态上，交流变得不那么通畅。这个时候，父母需要调整一下自己的心态啦。

❖ 说话似乎减少了，为什么

幼儿语言发育既是渐进性的，也是阶段和跳跃性的。当幼儿语言发展到一个新阶段，要上一个新台阶时，往往要停下来做好准备。前一段宝宝只说单字或复字，现在宝宝要说三个字，甚至更多的字节，并要把这些字组成一个完整的句子。这时，宝宝话语似乎减少了，但在接下来的某一时刻，会突然说出让爸爸妈妈惊讶的语句。

94. 生活能力特点

❖ 学会吃饭

宝宝会用小勺吃饭，拿着水杯喝水，端着小碗喝汤。如果宝宝还不会自己拿勺吃饭，多是因为妈妈没有放手。从现在开始给宝宝自己吃饭的机会吧。

现在是培养宝宝良好进餐习惯的关键时期。切不可追着宝宝喂饭，更不能边玩边吃，要让宝宝坐在餐椅或餐桌前的凳子上进餐。

❖ 坐便盆

如果妈妈给宝宝准备一个漂亮的小尿盆，宝宝会自己坐在上面排尿。有的宝宝能控制尿便了，但多数宝宝还离不开纸尿裤。如果还没有把帮助宝宝控制尿便纳入计划，这个月应该开始准备了。

宝宝有了自己的决定。比如，想到户外去玩，就会拿上小帽子，拽着妈妈向门口走。

宝宝会摘帽子，脱鞋脱袜子。有的宝宝会穿鞋，但还不会系鞋带。

❖ 喜欢自己动手

宝宝不愿意爸爸妈妈帮忙，喜欢自己动手。尽管搞得一团糟，却快乐不已，乐在其中。

不听爸爸妈妈的话，是这个月龄宝宝的特点，父母可不要动辄恼火。宝宝可不是有意气人，是因为有了自我主见。

这个月，是宝宝学习分享、互助、合作、等待的关键期，任何时候，都是身教大于言传。宝宝最大的特长是模仿，父母可要做好表率。

宝宝对爸爸妈妈的责备和批评，开始表示不满，比如撅起小嘴、尖叫等。宝宝可能仍然很认生，很正常，随着宝宝辨别能力增强，就不再见谁都那么认生了。宝宝见到陌生人有害羞的表情，可能会藏在妈妈的身后，探出头来观察陌生人。

❖ 建立良好人际关系的关键期

宝宝要追求独立自主，父母却要给孩子指引方向，并设置一些限制。因此，父母与孩子之间难免会发生冲突。

父母和宝宝建立良好的关系，是宝宝学会建立良好人际关系的基础。孩子会从父母对他的态度上，学习如何对待他周围的人。在宝宝成长的过程中，父母的言谈举止和为人处世时刻影响着孩子，对孩子起着潜移默化的作用。

宝宝可能会打小朋友，从小朋友手中抢东西。这是宝宝成长过程中的一段小插曲，对宝宝的"无礼表现"，妈妈大可不必困惑，循循善诱，不可动怒。

❖ 相信宝宝会很好地成长

如果宝宝拥有这些能力，表现的很出色，你要为宝宝鼓掌；如果宝宝还没拥有某些能力，表现不尽如人意，你也要为宝宝加油。每个孩子的生长发育速度都不尽相同，这方面慢一点、弱一点，那方面快一点、强一点，都是正常的。切不可拿宝宝慢一点、弱一点的地方，与小朋友快一点、强一点的地方比。

第 2 节　体格和体能发育

95. 体重、身高、头围和囟门

❖ 16个月-18个月的宝宝体重

男婴体重均值11.04公斤，低于8.90公斤或高于13.51公斤，为体重过低或过高。

女婴体重均值10.43公斤，低于8.48公斤或高于12.73公斤，为体重过低或过高。

❖ 标准体重

单就体重一项指标，不能全面反映宝宝的营养健康状况。如果宝宝膳食结构不合理，摄入的是高热量、低蛋白、低维生素和低矿物质的食物。尽管宝宝看起来胖乎乎的，但由于营养摄入不均衡，宝宝可能会患有营养不良性疾病。例如，摄入高铁食物少，患了缺铁性贫血。所以，评估宝宝营养状况，不能仅凭体重，只看宝宝胖瘦。

❖ **体重超标**

宝宝体重超标时，不必限制食量，适当调节一下膳食结构。不给宝宝吃高糖、高油、高脂食物，适当调整谷物蔬菜和蛋肉比例，增加蔬菜比例，降低畜肉和谷物比例。

❖ **体重不足**

宝宝体重不足时，首先要带宝宝看医生，如果确定宝宝没有疾病情况，妈妈就可放心了。切莫强迫宝宝多吃，强迫的结果，宝宝不但胖不起来，还可能导致宝宝厌食。可从以下几方面寻找原因，采取相应措施。

• **食量小**

每个宝宝的食量都不尽相同，有的宝宝生来胃口就大，有的胃口特小，吃一点就饱，但放下碗筷后很快又饿了。这样的宝宝最适合少食多餐，多给宝宝吃一两顿。

• **活动量大**

宝宝什么问题都没有，光吃不长肉。这是因为，宝宝活动量大，热量消耗多，已经没有多余的热量转换成脂肪了，宝宝当然胖不起来。这样的宝宝，最适合加餐了。宝宝玩累了，让宝宝休息一会儿，给宝宝补充点能量，如水果、酸奶、奶酪、饼干等。带宝宝外出，宝宝活动量会更大，消耗也会更多，不要忘了带吃的，及时给宝宝补充能量。

• **偏食挑食**

偏食挑食是不健康的饮食习惯。有的宝宝天生食欲差，婴儿期就不爱喝奶，辅食吃的也不好；有的宝宝像父母一方，吃饭嘴刁，对食物特挑剔，挑滋味，挑口感，无论什么好吃的，都不会狼吞虎咽地吃；有的宝宝偏食挑食，是慢慢养成的，一旦养成了，一时半会儿纠正不过来。

这样的宝宝，解决起来有难度。最好能让宝宝参与备餐、做饭、盛饭等活动。可以让宝宝学着点餐，引起宝宝吃饭兴趣。也可以购买漂亮的食谱书，让宝宝翻阅，诱发宝宝食欲。等宝宝长大了，或许对饭菜就不那么挑剔了。

• **脾胃弱**

有的宝宝脾胃一直比较弱，吃多一点胃就不舒服。这种情况下，可以给宝宝服些健脾胃的中药，运用中医方法调理宝宝脾胃。

• **消化功能差**

宝宝吃饭没问题，就是消化不好。婴儿期大便就有奶瓣，呈油脂样。将宝宝的大便放在一张白纸上，然后再把大便移走，白纸就像包过油炸食品一样。如果是这样，可给宝宝服些助消化的药。

• **小病不断**

生病会影响宝宝的食量，也会影响营养的吸收和利用。如果宝宝总爱生病，请带宝宝看医生，寻找原因，进行必要的干预。

❖ **16个月－18个月的宝宝身高**

男婴身高均值81.4厘米，低于75.4厘米或高于87.2厘米，为身高过低或过高。

女婴身高均值80.2厘米，低于74.8厘米或高于86.0厘米，为身高过低或过高。

❖ **影响身高和体重的因素不尽相同**

宝宝体格生长发育受诸多因素影响。身高受遗传、运动、种族、地域等因素影响比较大；体重受喂养影响比较大。说白了，高体重多是吃出来的，高身材多是遗传来的。

这么说岂不太绝对了。是的，我说的是一般情况下，说的是对身高和体重影响最大的因素，并非说其他因素没有影响。

其他因素也有影响，只是没有那么大而已。

比如，多运动，营养好，睡眠充足，心情愉快，宝宝最终身高会比预期的高。

比如，有的人怎么吃都不胖，有的人吃不多却也不瘦。因为胖瘦除了吃的因素，还与个人体质、运动量、代谢分泌和消化吸收功能有关。

❖ 高身材

几乎没有为孩子高身材犯愁的父母，除非孩子高的离奇。父母都希望孩子有高身材，尤其是父母身材不高的，更有这样的期盼。

❖ 矮身材

如果宝宝身材矮，父母便会很着急，认为没有把宝宝喂养好，一定是缺乏营养了。其实，多数情况下，宝宝身材矮，不是妈妈喂养的问题。如果宝宝身高在正常范围值以下，即使父母都身材偏矮，也需要带宝宝看医生。

❖ 三个例子

娇娇的爸爸身高192厘米，妈妈178厘米，他们的女儿3岁时，身高128厘米，体重14公斤，看起来，俨然就是娃娃脸的"窈窕少女"。

琛琛的爸爸183厘米，妈妈158厘米，他们的儿子3岁时，身高131厘米，体重21公斤，看起来，已经像个小学生，可宝宝还在幼儿园小班呢。

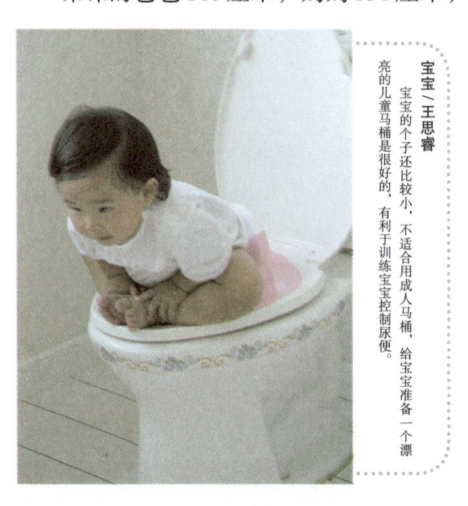

赐赐的爸爸171厘米，妈妈148厘米，他们的儿子3岁时，身高88厘米，体重12.5公斤。

娇娇高身材显然不能否认爸爸妈妈高身材的遗传因素。现在，妈妈最大的愿望就是希望孩子别像她一样高。

琛琛高身材显然不仅仅是爸爸高身材的遗传因素，宝宝又高又胖。爸爸不胖不瘦，标准身材，妈妈属于苗条身材。宝宝特别能吃肉，"巨无霸"能连着吃两个。妈妈现在还在为如何给儿子减肥发愁呢。

赐赐与同龄小朋友相比，稍显矮了点，但身材匀称，能吃能喝，非常好动。现在父母开始有点为孩子身高发愁了，同龄孩子绝大多数都比他高出很多。

这三个例子虽然缺乏普遍性，但却带有普遍性问题。值得父母思考。

❖ 大头宝宝

头围大小与遗传有一定的关系，如果父母有一方脑袋比较大，宝宝的头围可能就比一般孩子的大。

❖ 前囟

这个月龄的宝宝囟门，一部分已经闭合，还有部分宝宝囟门没有闭合。

囟门还未闭合为什么？

我的小孩现在17个月了，身高81厘米，体重11公斤，12颗牙。今天在区妇幼保健院体检时，医生说她前囟门还未闭合，距离太宽，要打鱼肝油针(打臀部)，甚至要验血。除此之外，要多吃鱼肝油，多晒太阳。但我的小孩几乎每天都晒太阳，已晒得很黑了，经常吃鱼肝油，近期还每天喝鲜奶210毫升，晚上临睡前喝奶粉(医生说鲜奶营养还不如奶粉)。晚上睡眠还可以，只是不爱吃鱼，白天睡眠少，长牙较慢。请问在这种情

宝宝／王思睿
宝宝的个子还比较小，不适合用成人马桶。漂亮的儿童马桶是很好的，有利于训练宝宝控制尿便。给宝宝准备一个漂

况下，小孩有必要打针、验血吗？她1岁左右就会走路，也不是O形腿，说话也较早，不像是缺钙的样子，但我还是有点担心。

你的孩子身高体重都在正常范围内，17个月的孩子，前囟没闭合不能认为是异常情况。即使宝宝囟门还比较宽，也不能就此认为宝宝缺钙，更不能据此就给宝宝肌注大剂量维生素D，且增加鱼肝油口服量。

使用治疗量维生素D（妈妈说的鱼肝油针）一定要有充足的证据，须诊断是否患有维生素D缺乏性佝偻病（活动期）。如果已经处于静止期，就不需要使用治疗量的维生素D。根据你所叙述的情况，不能确定孩子患有活动期佝偻病，要想明确诊断，还应做其他检查。如化验骨碱性磷酸酶、1，25-二羟骨化醇、血钙磷镁、骨密度或腕骨片等。

维生素D的预防量是：1岁以内的孩子每天补充400国际单位，1岁以后300国际单位，1岁半到3岁200国际单位。维生素D针一支为20万、30万或40万国际单位，远远超过预防量。如果宝宝没患佝偻病，不能用这么大量的维生素D。

96. 运动能力

❖ 独立行走

多数宝宝能独立行走了，有的宝宝能走几十米，有的宝宝能走几步，有的宝宝还需要妈妈轻轻牵着一只手走。

如果牵着宝宝的手，宝宝仍然不会行走，不能再等待了，要带宝宝去看医生。

❖ 不会独走的缘由

宝宝不会独走，很少是宝宝真的不会独走，更多的是因为宝宝紧张害怕，不敢撒开妈妈的手。

宝宝的紧张和害怕，与父母是否紧张有关，也与父母对宝宝摔倒后的态度有关。

宝宝学习走路期间，如果妈妈总是表现出紧张神态，总是怕宝宝摔跟头，宝宝就会受到影响，失去独立行走的胆量。

宝宝学习走路，摔跟头是难免的。如果在宝宝摔倒那一刹那，妈妈情不自禁地惊呼，宝宝会受到惊吓，不敢再独走。

帮助宝宝学走路的方法不正确，也会影响宝宝独走。比如，爸爸在宝宝身后牵着宝宝的两只手，把宝宝小手举得高高的，宝宝几乎是仰着身体，被爸爸牵着走。这样，宝宝无法学会保持身体平衡。宝宝怎么会独走呢？

❖ 随意改变体位

宝宝能随意改变体位，从仰卧位到坐位，从坐位到站立位，从站立到蹲位，从蹲位到站起，几乎能按自己的意愿变换。如果宝宝从坐位变为站立位时，显得很费力，需要借助身边的物体，需要用两手用力地撑着大腿，方能站起来，要引起妈妈注意了，观察几天，如果连续几天都是这样的，要带宝宝去看医生。

❖ 爬楼梯

有的宝宝会手脚并用爬楼梯了；有的宝宝牵着妈妈的手，会上楼梯；有的宝宝扶着楼梯栏杆，能横着上一两级楼梯。如果家里有楼梯，宝宝会更早地学会走楼梯。如果宝宝常去户外活动的地方有台阶，妈妈也允许宝宝爬楼梯，宝宝会更早地学会走楼梯。有的宝宝没有这些能力，并不意味着宝宝发育落后。

从对体力的消耗来说，上楼梯费力，下楼梯轻松。但对幼儿来说，上楼梯容易，下楼梯难。如同人们常说的"上山容易，下山难"。宝宝上下楼梯的顺序通常是这样的。

• 往上爬楼梯。

• 牵着妈妈的手或扶着栏杆上楼梯。

- 一步半个台阶上楼梯，像腿力不支的老人。
- 一步一个台阶，两脚交替上楼梯。
- 妈妈牵着手或扶着栏杆下楼梯。
- 一步半个台阶下楼梯。
- 一步一个台阶，两脚交替下楼梯。

妈妈不会让宝宝从楼梯上往楼下爬的，也不会让宝宝在楼梯下口处玩耍。因为这样宝宝会有滚楼梯的危险。如果宝宝在楼梯上口处玩耍，妈妈就不担心宝宝会滚楼梯了。所以，宝宝有更多的机会练习上楼梯。

❖ 单脚站立

到了这个月龄，妈妈牵着宝宝的一只手，宝宝能够单脚站立几秒钟。多数宝宝还不能独自单腿站立，也不会独自双腿蹦跳。

宝宝能听懂妈妈的指令"转过身来""转过身去"。当妈妈说"宝宝过来，让妈妈抱抱"时，宝宝会非常高兴地张开胳膊，扑到妈妈怀里。但是，如果宝宝正沉浸在他感兴趣的游戏中，或正在玩他喜欢的玩具时，会对妈妈的指示不予理睬。

这个年龄段的宝宝，很少能安静下来，什么事也不做。很少会一动不动地盯着某物体或某人，"琢磨"和"想事"的时间越来越少了。宝宝有了"视而不见"和"充耳不闻"的能力。似乎不在乎妈妈说什么，甚至不在乎妈妈发脾气。这是因为宝宝有了一定的"阅历"，对要发生的事有了那么一点点的预期，宝宝有主意了。

❖ 平衡能力的进步

宝宝独立行走时，两只胳膊向两边举起的幅度减小。慢慢地，宝宝两只胳膊就自然地在身体两侧，随着步伐摆动了。那就意味着宝宝真的会走了。当宝宝能够稳步行走时，就开始加快行进速度，并试图跑起来。但是，宝宝还没学会跑，两条腿还不能很好地配合，协调地跑起来。所以，宝宝很有可能会自己把自己绊倒，切莫认为宝宝能力倒退了。妈妈需注意的是，不要让宝宝在有石块或其他杂物的地方跑，以免摔倒时磕伤。

宝宝平衡能力的进步还体现在从站立到下蹲动作的连贯性上。有的宝宝甚至能够保持半蹲状态片刻。这个动作不但需要宝宝的平衡能力，还需要宝宝腿部肌肉的力量和髋关节、膝关节的协调运动能力。

❖ 手的运动能力

宝宝手的运用能力不是孤立的，与宝宝整体发育水平有密切联系。宝宝连贯的手部精细动作，有赖于宝宝最初的思维能力。宝宝神经系统发育缓慢，手部精细运动能力就会落后。如果宝宝整体运动能力落后，手的运动能力同样落后。所以，提高宝宝手的精细运动能力，也是对宝宝智力的提高。

97. 令父母兴奋，让父母疲惫

奇奇是个爱笑的孩子，无论是生人，还是熟人，见谁都是满脸的笑容。大眼睛，长睫毛，小酒窝，一副讨人喜爱的样子。从奇奇的表情中，就能断定，奇奇是个聪明活泼，非常淘气的孩子。

奇奇17个月的时候，我去家里做客，奇奇对我并不认生，但看的出来，还是有些拘谨。

大人们聊得热火朝天，奇奇可不感兴趣，一会儿站到大花盆上够花叶；一会儿拿着万花筒看里面的风景；一会儿拿起玩具枪，嘴里还"叭叭"地叫着。妈妈倒了几杯水放在茶几上。"可别让这小东西打了！"奶奶不放心地说。谁也没在意，奇奇已经走到茶几旁边了，以迅雷不及掩耳之势，把茶几上的几个杯子统统扫到地上，杯子碎了，奇奇两眼瞪得溜圆，在场的人都没有说什么。这一点，奇奇的爸爸妈妈和奶奶做得非常好。

奇奇把杯子打碎了，对于这么大的宝宝来说，不能算错误。如果大人为此非常生气，或大声教训孩子，对孩子没有任何帮助。这么大的孩子记不住大人告诉他什么，但能感受到大人对他的态度。对于宝宝来说，大人的训斥只是不愉快的感受。

但是，事情是不是就这样结束了呢？当然不是。妈妈把碎玻璃收拾妥当，奇奇也恢复了常态。妈妈把奇奇拉到身边，态度和蔼，但很认真地告诉奇奇，把杯子打碎了不对，妈妈不喜欢破坏物品的孩子，打碎杯子就是破坏物品。

❖ 令父母应接不暇

会走的宝宝，会把屋内的每个角落都观摩到了，什么都想看，什么都想摸，什么都要尝试。床头柜中的东西一件件被拿到外面，丢了满地。书架上的书一本本拿下来。

孩子是"搞破坏"的专家。所以，想让家里整洁可不是件容易的事。妈妈不要给自己压力，要学会欣赏孩子的杰作，尽管房间不那么整洁干净，也乐在其中。宝宝不捣乱不折腾，就不能长本事。

❖ 到处"游荡"

这个月龄段的宝宝常常喜欢毫无目的地四处"游荡"。因为宝宝有了自己的主见，想自主做点事情，可宝宝还实现不了自己的"心愿"。宝宝能做的事情毕竟有限，只好四处游荡，寻找机会，做自己能做的事，做的常常是妈妈反对的事。只要对孩子不构成危险，就放开手让孩子去做，这样宝宝才能长见识。

❖ 宝宝能否骑电动车

我儿子现在17个月，喜欢骑电动车，但我从一份杂志上了解到，3岁以下幼儿不宜骑童车，原因是容易使下肢畸形发育。不知道还能不能让他

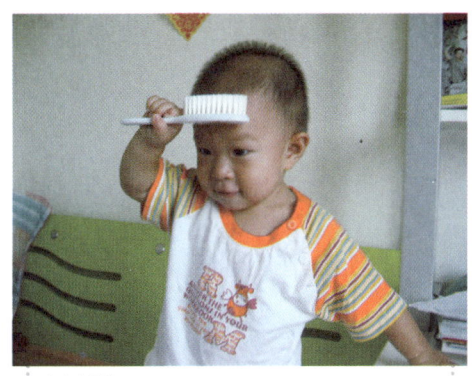

宝宝 / 冯路
宝宝模仿能力超强，看到妈妈用梳子梳头，一下子就学会了。

骑车，一天该骑多长时间？

这个月的宝宝可以骑童车，不会导致下肢畸形的。但是，不要让宝宝长时间骑在车上，骑十分钟左右就要下来休息一会儿，走一走，活动一下腿脚。建议宝宝骑机械三轮车，因为宝宝不能控制电动车的速度，很容易出现危险。不要让宝宝在凹凸不平的地方骑车，如果周围有水，一定要避开，以免不慎掉入水中。

❖ 宝宝走路时腿硬挺挺的为什么

我女儿17个月，她的右腿走路时总是硬挺挺的，关节不弯，有时也不愿下蹲，似乎有困难。我想帮助她把关节弯一弯，她的腿也会直挺挺地不愿弯。平时她很好动，尤其喜欢在大人的帮助下上下楼梯。不知是不是因活动过多，还是因为摔跤而致关节受伤？

如果宝宝能够很好地上下楼梯，骨骼关节有病的可能性不大。不会因为活动多出现"走路硬挺挺"的现象。如果因为摔跤关节受伤了，宝宝会因为疼痛而拒绝走路，而不是出现硬挺挺的姿势走路。所以，可能是宝宝体能发育阶段的正常表现。我没有看到宝宝，如果你确实感觉宝宝走路有问题，建议看医生。X线对宝宝并非百分之百安全，请慎重选择。

第五章 16—17个月的宝宝

第3节 智能和心理发育

98. 说两个字的句子

❖ **讲出简短的句子**

在这个月龄的宝宝中,大约有40%的女孩,能把字词组成简短的句子讲出来;大约有20%的男孩,拥有这个能力。

有的宝宝,早在几个月前,就能讲出10个以上的简短句子;有的宝宝,只是偶尔讲出一两个简短的句子;有的宝宝,只会说出一些字词;有的宝宝只会叫爸爸妈妈。

如果宝宝至今还未开口讲过一个字词,连妈妈都未曾叫过,父母从未听到过宝宝发出一个音节,有必要带宝宝去看医生。

❖ **说出自己的名字**

多数宝宝开始说出自己的名字,并把自己的名字放到句子中。比如,把"妈妈喝水"这一不完整的句子改说为完整的句子"妈妈,妞妞喝水",当宝宝学会用人称代词时,就会说"妈妈,我要喝水"了。

当幼儿能够说出自己的名字时,不仅仅是语言上的进步,也是认识自己的开始。幼儿开始意识到自己的存在。

❖ **执行指令**

这个月龄的宝宝,几乎能听懂爸爸妈妈对他讲的话,能执行爸爸妈妈简单的指令。但是,通常情况下,宝宝听得懂的指令,要比执行的指令多的多。这有两种可能,一种是宝宝听懂了,不会执行;一种是宝宝听懂了,不想执行。

比如,妈妈叫宝宝过来坐便盆,宝宝听懂了妈妈的指令,也有能力完成。但是,宝宝不想坐便盆,至少现在不想这么做。

比如,妈妈让宝宝脱下尿不湿,宝宝听懂了妈妈的指令,但宝宝不会脱下尿不湿,妈妈的指令无法完成。所以,如果宝宝没有听从指令,爸爸妈妈要加以分析,不要一味地认为宝宝不听话。

❖ **喜欢听故事**

宝宝喜欢听爸爸妈妈讲故事。这个月龄的宝宝,对爸爸妈妈所讲的故事,开始有了自己独到的理解。有些理解甚至让父母感到诧异,宝宝怎么这么能耐,竟然有这样的理解!爸爸妈妈不妨把宝宝的理解和惊人的语句记录下来,等宝宝长大了,这些美好的记忆,会给未来的生活平添很多快乐。

爸爸妈妈选一些动听的故事,富有诗情画意的诗词,朗朗上口、欢乐有趣并感人的儿歌。每天抽出时间,声情并茂地讲给宝宝听,给宝宝吟唱和朗诵。

99. 视觉发育

❖ **认知能力的发展与视觉**

最初,宝宝看到所有的东西都是同样意义的,仅仅是印刻在宝宝的视网膜上,被记忆到大脑中的影像。

后来,宝宝记住了他所看到的物体的名称,把他所看到的物体与抽象的名称联系在一起。

再后来,宝宝不但知道他看到的物体名称,还知道了这个物体的用处。

这时,宝宝的视觉、听觉和思维相互配合,使得宝宝初步具备了认识事物的能力。

❖ 认识物体的本质

随着宝宝各项能力的发展，宝宝逐渐开始认识物体的本质。比如，宝宝开始逐渐分辨出，玻璃和木头是两种不同的东西，玻璃摔到地上会碎，而木头摔到地上不会碎。

接下来，宝宝开始动脑筋，琢磨所观察到的事物或现象。比如，为什么能够看到电视中的人？为什么能够听到电视中的人说话？为什么他不能把电视中的大苹果拿过来吃？所以，当宝宝在电视前，够不到电视中的苹果时，会到电视的后面去拿，到电视的后面去找电视中的人。宝宝就是这样逐渐学会思考，发现新事物，理解新问题。

❖ 视觉追踪

为了安全，妈妈会把可能伤害宝宝的物品，放到安全地方，如抽屉、橱柜或高处。

但是，妈妈可别忘了，这个月龄的宝宝，不再只会拿起手头的东西。宝宝会打开抽屉，拉开橱门，掀起布帘，拧开瓶盖，打开盒子。甚至还会借助沙发、椅子和小凳子，来增加自己的高度，拿到高处的东西。

宝宝还有追踪的能力，当妈妈把东西转移存放地点时，如果宝宝跟随着你，或参与其中，宝宝就会凭借视觉记忆，把妈妈藏的东西找出来。

❖ 视觉追踪游戏

在桌子上放一个红碗，一个绿碗，扣过来，让宝宝知道，在碗的下面没有任何东西；

伸出两只手，让宝宝看清楚，右手上有一块橡皮泥；

把手攥上，放到背后；

将右手伸出来（握有橡皮泥）放到桌子上，把红碗扣在手上，不把橡皮泥放下；

把右手拿出来并张开，让宝宝看到橡皮泥还在手中。

把手再放到背后；

再将右手伸出来放到桌子上，把绿碗扣在手上，把橡皮泥放下；

把右手拿出来并张开，让宝宝看到橡皮泥不见了。

这时，让宝宝猜一猜橡皮泥在哪个碗里。

如果宝宝一下子就指出在绿碗里，或直接把绿碗掀起来，说明宝宝的视觉追踪能力很好。

100. 认知能力发育

❖ 对方位感的理解

上个月谈了这个问题，有的宝宝知道前后的区别。如果宝宝在上个月就知道前后方位，到了这个月，宝宝可能会知道上下方位了。比如，两个物品，一个放在架子的上层，一个放在下层，或者把两个物品叠放在一起让宝宝拿。让宝宝分别拿来上面的和下面的物品，观察宝宝是否能够分清上下方位。

❖ 空间理解

这个月龄段的宝宝，知道户外和室内

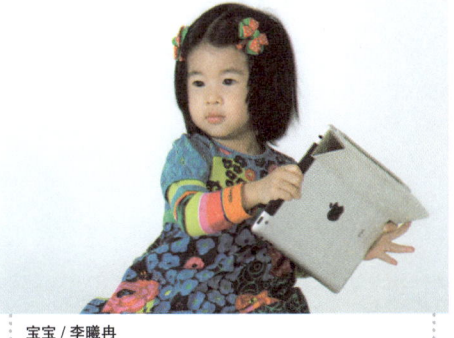

宝宝 / 李曦冉
现在市场上的电子产品种类繁多，有很多号称是专为宝宝学习研发的。这个年龄段的宝宝视觉还在发育中，不宜长时间使用电子产品。

的差别。但是，还不理解空间概念，也想象不出空间大小、形状和位置。所以，妈妈会发现这样的现象，宝宝会把一个很大的物品，放到一个很小的容器中。这是无法完成的任务，可是，宝宝却非常的努力，甚至会为自己完不成这个任务而气恼。所以，当宝宝玩得好好的，突然发脾气，摔东西，甚至哭闹的时候，绝不是无缘无故的，只是父母不知道原因而已。

❖ 瓶中取物

妈妈可能还记得，在这以前，当宝宝看到装有色彩斑斓小球的瓶子时，宝宝有什么样的表现。那时，宝宝不知道小球怎么进到瓶子里去的，也不知道如何拿出这些小球。

现在，宝宝终于明白了，小球是从瓶口处被放进去的。要拿出小球，要从瓶口处，把手伸进去，才能拿出小球。

但是，瓶口太小了，手伸不进去啊。宝宝没办法了，或放弃，或向妈妈求助，或用哭来表达自己的无奈。

慢慢地，宝宝明白了，把瓶子口朝下，小球自然就从瓶口中掉出来了。这可真是令宝宝新奇的事，所以，宝宝就开始一遍遍地做这个游戏。

❖ 囊中取物

妈妈把苹果放到衣袋中，然后问宝宝"妞妞吃苹果吗？"，当宝宝说吃时，妈妈就指指衣袋"在妈妈的衣袋里"。宝宝把手伸到衣袋中，把苹果拿出来了。

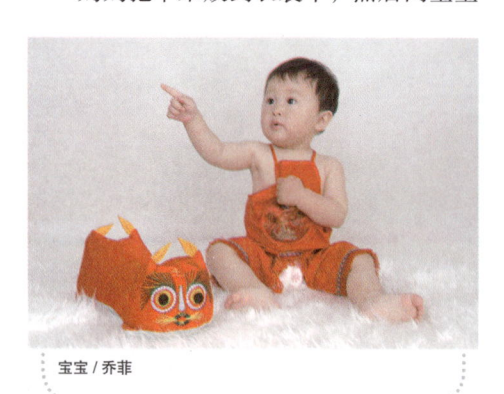

通过这样类似的游戏，让宝宝理解"在……里"的概念。同样，也可以通过这样的游戏，让宝宝理解"在……上"、"在……下"的概念。

❖ 拼图游戏

拼图游戏是很好的智力游戏，可以锻炼宝宝的动手能力，帮助宝宝区分"相同的"和"不同的"。通过拼图游戏，加深宝宝对形状和色彩的认识。

❖ 理解物品归属

这个月龄的宝宝，开始理解物品的归属。比如，当妈妈把宝宝的小帽子戴到自己头上时，宝宝会摘下来戴到她自己头上，意思是说，这是她的帽子。如果宝宝会说话了，就会说"妞妞帽子"。如果宝宝会用完整的句子表达意思了，会说"这是妞妞的帽子"。

宝宝对曾经发生过或看过的人、物、事件等，有了比较长时间的记忆，并能在某一时刻想起来。如果宝宝会说话了，就能通过语言来表达。

比如，父母带宝宝去动物园游玩，看了海豚表演。某一天，宝宝突然对妈妈说"海豚（跳）水（顶）球"。尽管宝宝不能用完整的句子表达自己的意思，但是父母已经从宝宝的只言片语中，知道宝宝说的是什么。语言是离不开生活的。

❖ 给物品分类

这个月龄的宝宝，不仅仅认识单一物品，还能把一些物品归类。比如，宝宝知道饭碗、盘子、勺子、筷子等是厨房里的物品，是用来吃饭的。宝宝还会把物品对号入座，放在该放的地方。比如，把鞋子放在鞋柜里，把鞋垫放到鞋里。知道鞋、鞋

宝宝 / 乔菲

带、袜子关系密切，看到袜子会想到鞋。

❖ **认识自己的身体**

这个月龄段的宝宝，大多数开始认识自己的身体。但是，对自己身体的认识还很肤浅，只是知道自己身体某器官的名称，长在哪里？有的宝宝有了进一步的认识，知道一些器官的作用，对作用的认识更为浅显。尽管如此，对于这个月龄的宝宝来说，已经相当不容易了，表现已经相当出色了。

比如，妈妈问，宝宝用哪听妈妈讲故事呀？宝宝会指指自己的耳朵。如果妈妈进一步问，耳朵为什么能听到妈妈讲故事呀？宝宝会一脸的茫然。宝宝还不能抽象地理解，耳朵是如何听到声音的。

宝宝对概括性的词汇，理解的比较晚，也比较少。对实物，尤其是日常生活中常用到，常遇到，常说到的实物词汇，理解的比较早，比较多。所以，父母在和孩子说话，或给孩子讲事情，培养孩子认知能力时，要尽可能地使用实物词。

比如，如果告诉宝宝，嘴巴是用来说话和吃饭的，宝宝记忆和理解起来都有一定的难度，印象也不够深刻。如果告诉宝宝：嘴巴可以叫爸爸妈妈，还能告诉妈妈你要吃苹果，还是要喝奶，宝宝能用嘴巴吃苹果，喝水。宝宝记忆和理解起来就容易多了。随着宝宝月龄的增加，对实物理解能力和认知能力不断深入，就能融会贯通，更好地认知和理解概念性和抽象的事物了。

101. 心智发育

❖ **自我意识**

当宝宝有了更多的自我意识时，常常说"我的"。父母切不可因此认为，这孩子怎么开始自私了呢？妈妈不无遗憾地说，原来不这样啊，他的东西随便别人拿。现在可不行，别说拿走，碰都不行。在自我意识形成过程中，宝宝会表现出一些令父母困惑的行为。之所以令我们困惑，是因为我们的不理解。

当宝宝有了更多的自我主见时，常常说"不要"。父母切不可因此认为，这孩子怎么这么不听话，这么执拗啊！妈妈焦虑地说，原来这孩子多乖啊，整天乐呵呵的，非常招人喜欢。现在可不行了，动辄就耍脾气，不让做啥偏去做，让他干的偏就不干了。

妈妈不需要有这样的遗憾和焦虑。这是宝宝心智发育过程中出现的正常现象，是不可或缺的经历。父母要用平静的心情，用理解和欣赏的眼光，对待发育中的孩子，陪伴着孩子成长。其实，孩子成长的过程也是父母成长的过程。孩子会让父母学会等待和宽容，学会理解和包容。孩子成熟了，父母也成熟了。

❖ **分享快乐**

会分享不是与生俱来的，是由后天培养和学习来的。要让宝宝学会分享，首先要让宝宝愿意分享。要让宝宝愿意分享，首先要让宝宝体会到分享带来的快乐。有了快乐的经历，宝宝就会有再分享的愿望。再分享的愿望指引着宝宝的潜意识，只要遇到可以分享的，就会主动与人分享。

慢慢地，与人分享转为内在气质，成为一种生活态度，体现在日常生活中的方方面面。

分享带给别人快乐，也带给自己快乐。会分享的人有更好的人际关系，在社会活动中有更出色的表现，能获得更多的支持和帮助。分享从来都不是单方面的，有付出就有所得，有舍才有得。这个道理并不深奥，知之易，做之难。不愿"分享"是不愿"舍",不愿"舍"也难"得",快乐自然就少了。

让宝宝学会分享是非常重要的。爸爸妈妈要教导孩子学会分享,让宝宝从分享中得到快乐。比如,爸爸削了一个苹果,递给了孩子,这时,妈妈对孩子说:"宝宝,妈妈很想吃苹果,让爸爸把苹果切开,我们一人一半好不好?"

如果宝宝欣然同意了,妈妈就再接着说:"爸爸为我们削了苹果,多辛苦啊。让爸爸把苹果切开三块,我们一人一块好不好?"如果宝宝又欣然同意了,爸爸妈妈一定要表现出异常的快乐,并赞赏孩子做得好,让孩子感受到分享的快乐。

如果宝宝不同意"不要!不要!",妈妈不要生气,也不要从孩子手里抢过苹果。妈妈继续对宝宝说"宝宝不愿意和妈妈分吃苹果,妈妈很难过"妈妈一定要表现出难过的样子。如果孩子把苹果递给了妈妈,妈妈要表现出愉快的表情,并拥抱宝宝,让宝宝感受到他做出的努力,赢得了妈妈的快乐。

如果无论如何,宝宝都不同意分享同一个苹果,妈妈暂时放弃。等待宝宝有一天学会分享。

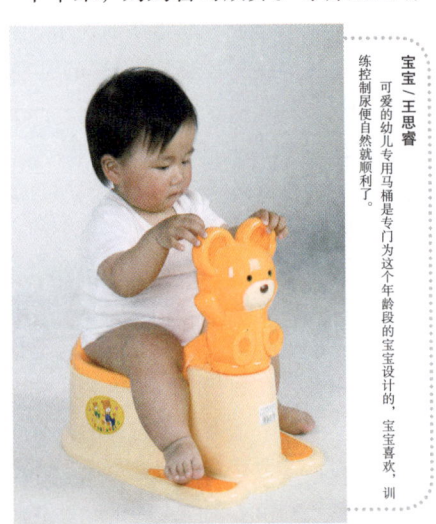

还有很多分享事例,爸爸妈妈给宝宝做出示范,让宝宝体会到快乐。只有自我,没有他人是自私的;只有他人,没有自我是没自信的。父母不要打击孩子的自我意识,积极引导孩子,学会尊重他人,学会分享快乐。

宝宝学会了分享,并不意味着总会这样。在很多时候,很多情况下,宝宝都做不到。甚至,有那么一段时间,别说分享,就是碰他的东西,都会遭到拒绝,甚至喊叫。尤其当妈妈让孩子把他喜爱的玩具拿给小朋友玩的时候,会遭到孩子的极力反对。如果妈妈强行这么做,孩子有可能出现大哭大闹、躺地上耍赖、摔东西等一系列反抗行为。

❖ **建立友谊**

这个月龄的宝宝,多数情况下,喜欢自己玩自己的。小朋友们不会在一起玩耍,不知道如何在一起做游戏,不懂得建立友谊。

有的宝宝看到小朋友,会露出兴奋神情,用手拉小朋友的手,或上去拥抱;有的宝宝看到小朋友,没啥反应,仍然自己做自己的事;有的宝宝看到小朋友,表现得不那么友好,甚至动手抓或打小朋友。

有的宝宝会突然对小朋友发起攻击。受到攻击的小朋友或者会还击,或者会吓哭。面对被他打哭的小朋友,他可能会无动于衷,也可能会上前表示友好。

上面的情形都是这个月龄段的宝宝正常的表现,不能因此就认为宝宝懦弱或有暴力倾向。父母不必担心,当小朋友之间发生冲突时,只要没有危险,父母不要参与其中,让他们自己解决。

❖ **对玩具比对小朋友更感兴趣**

宝宝与小朋友最初的交往,主要是围

宝宝/王思睿
可爱的幼儿专用马桶是专门为这个年龄段的宝宝设计的,宝宝喜欢、训练控制尿便自然就顺利了。

绕着玩具和某样东西展开的，对小朋友本身并不感兴趣。宝宝仍然喜欢和父母在一起，把父母当作最好的伙伴。

宝宝和哪个小朋友玩耍，不是主观选择的。其他小朋友和宝宝玩耍也不是主观选择的。吸引双方在一起玩耍的往往是某个他们共同感兴趣的玩具。

既然宝宝不把小朋友作为交往的主体，当然对小朋友不会关心了，甚至还会因为小朋友占有他喜欢的玩具而发起进攻。这么大的宝宝对东西的归属权还不理解，在宝宝眼里所有的东西都是他自己的。

❖ 无理要求和耍闹

父母会有这样认识，不能答应孩子的无理要求，更不能受孩子要挟。否则，孩子将会成为不明事理、任性和不可理喻的"坏孩子"。

对于这个月龄段的孩子来说，父母这样的认识有些偏颇。因为，很多时候，孩子的"无理要求"是父母主观认为，是父母眼中的"无理"，是父母没能解读和理解孩子。孩子语言表达能力极其有限，无法为自己申辩，就采取了让父母无法忍受的方法表达自己的情绪。

我们不能以成人的眼光看待宝宝，也不该以成人的标准衡量宝宝的要求是否有理。对于这么大的宝宝来说，能有什么无理要求，需要妈妈采取强硬态度，甚至制裁宝宝呢？

比如，孩子要天上的月亮，这是无法满足的要求。但是，能因为我们无法满足孩子的这个要求，就认为孩子是无理取闹吗？孩子喜欢月亮，想要月亮，反映的是孩子天真的一面。父母应该用自己的智慧，和宝宝进行有效沟通。让宝宝明白，天上的月亮拿不下来。这或许很难，但不能因为我们解释不通，就对孩子发火，认为孩子无理。

宝宝发挥了巨大的想象力，抱着强烈的好奇心，提出要天上的月亮这一奇想。父母可对孩子说，宇航员能到月亮上去，等宝宝长大了，做一名宇航员，就可以飞到月球上去了。

宝宝或许听不懂父母的话，但这会在宝宝幼小的心灵中打下烙印，慢慢地，"当宇航员登上月球"就可能成为孩子的梦想。父母抱着这样的心态面对孩子的"无理要求"，和孩子的冲突就会少很多，孩子的好奇心也不会被压抑下去。

现在的孩子，得到了父母最大的关怀，享受着丰富的物质生活。但是，对于孩子来说，这不是全部。孩子还需要丰富多彩的精神世界，需要父母的理解与尊重。父母多一分正确的养育方法，孩子就多一分快乐和幸福；父母多一分包容，少一分溺爱，孩子就多一分心理的健康；父母多一分自然养育，少一分刻意追求，孩子就多一分安宁；父母多一分赞赏，少一分否定，孩子就多一分自信。父母要尽可能地理解孩子，最大限度地包容孩子，和孩子进行对等沟通，尊重孩子的个性发展，让孩子拥有快乐的童年。

102. 父母对孩子的教育

❖ 孩子需要父母的理解和支持

幼儿正处于快速成长期。要明白的事理无以计数，要学的东西无以复加！幼儿有一股内在驱动力，驱使幼儿要无所畏惧，勇往直前！然而，每一次成长，每一点进步，都需要付出，每一次成功都是一次次失败换来的。真正的不言败者，是心无庞杂的孩子。

快快成长起来，是父母的期盼，更是孩子的心向往之。孩子的成长离不开父母的养育。如果父母用理解、信任、支持、帮助的态度对待成长中的孩子，孩子将会拥有美妙的童年、快乐的少年和洒脱的青年时代。

❖ 与孩子建立沟通桥梁

进入幼儿期的宝宝无论是语言能力，还是运动能力，都有了很大提高。宝宝有了自我主张，越来越有主意了。独立行走，为宝宝创造了探索未知事物的有利条件。

一方是越来越有主张、自我意识越来越强的孩子，一方是对孩子期望值越来越高的父母。这使得父母和孩子之间冲突频现，矛盾升级，沟通不畅。

宝宝可能爱上了玩水，在水龙头下没完没了地洗手，衣服湿了，满地是水，全然不在乎，完全沉浸在玩水的快乐中。妈妈发现了，关上水龙头，抱离宝宝，换上干衣服。妈妈又忙她的事去了。宝宝又开始了他快乐的工作……妈妈再次发现，这次宝宝可没这么幸运，遭到妈妈大声训斥。

要想制止孩子玩水，有效的方法是转移兴趣点，用更好玩的事，转移孩子的兴趣。当孩子能够放弃玩水时，再告诉孩子，不能让水这样白白地流走，否则，没有水了，还怎么给宝宝洗澡、做饭呢。

❖ 面对发脾气的孩子

幼儿对外界事物已有了初步的认识，也有了最初始的内心感受能力，并逐渐形成了自我意识。随着宝宝一天天地长大，想法越来越丰富，由于受自身行为能力的限制，常常不能够实现某些想法，因此而感到沮丧，宝宝的自信心也会受到打击。当孩子处于这种状态时，就会通过发脾气来缓解内心的压力。

宝宝身体不适时，会有不安的情绪，甚至被痛苦的情绪笼罩，很容易发脾气。

宝宝要用积木搭建一栋他想象中的大楼，但由于技巧不足，无论怎样努力，都不能搭成。所以，宝宝就会把积木扔得满地，并发出愤怒的喊叫。

当父母不知道宝宝为什么发脾气时，不要用东西哄孩子，不能用谎话哄孩子，更不该恐吓孩子。父母不该被发脾气的孩子所影响，跟着宝宝一起发脾气，甚至比孩子还激烈。

宝宝发脾气时，父母最好的做法就是保持冷静、平和的心态耐心地询问宝宝发脾气的原因。用宝宝能够听得懂的语言明确地告诉宝宝：发脾气本身是错误的。培养宝宝良好的沟通能力不是一朝一夕的事，父母要有极大的耐心应对处于执拗期的宝宝。

❖ 尊重不是溺爱和放纵

父母对孩子施以教育是对的，但要施以适当教育，而不是强制教育。不能认为做了父母，想法和做法就都是正确的。孩子必须尊重父母，父母也应尊重孩子。小树之所以能够长成大树，靠的是养分、水和阳光，而不仅仅是修剪。孩子长大成人，靠的是父母的呵护、理解、养育，而不仅仅是教育。小树若被不当修剪，会受到伤害。孩子被不当教育，会受到很深的伤害。当父母决定教育孩子时，首先要想一想，你是否了解此年龄段孩子的特点？是否理解孩子的内心世界？是否确定孩子真的"有错"，你真的"有理"？你要好好想一想，作为父母，你是否为孩子做出榜样，是否言行一致？你要求孩子的，你是否做到了？父母是强势一方，孩子是弱势一方。所以，你还要审视一下，你的教育是否以强压弱？

有些父母可能认为，幼儿哪有什么心理问题？这么小的孩子，哪有这么多思想？长大了，根本都记不起幼时的事。不可能会受到父母幼时教育方法的影响。真的是这样吗?

我曾给有心理问题的中小学生做过心理辅导。在辅导中发现,这些有心理问题的孩子,追溯他们幼时的成长经历时发现,他们在幼时都有不良的被养育经历,而且这样的不良养育贯穿始终,父母一直没有改变。

当我和他们的父母讲出我的看法时,有的父母开始懊悔过去的所为,很想改变,但却很难。父母和孩子糟糕的沟通方法似乎已成为一种模式,难以改变。有的父母感到无奈,更觉得自己无辜,为孩子付出了巨大的艰辛,到头来换取的是心理不健康的孩子,真是有冤无处申呀。

孩子的成长过程只有一次。开头错了,结果必然是"失之毫厘,谬以千里"。

我在为孩子惋惜心痛的同时,也非常同情父母。尽管我知道在很大程度上,孩子的问题缘于父母不恰当的养育,可我实在不忍心告诉父母。我开始把更多的时间用在和父母沟通上,把很多精力都用在父母身上了。给孩子治病,不如说给父母治病。

我碰上差不多的病例,需要一次次地从头说起,所以写出来,让更多的父母阅读。虽然不是所有的妈妈都能通过阅读,解决他们和孩子的问题,一本书也不足以包括所有的问题。但是,我希望通过我的努力,让将来的父母们在处理这类问题时,多一些可借鉴的经验和教训。愿天下的爸爸妈妈们都能愉快而轻松地养育孩子,天下所有的孩子们都能健康快乐地成长起来。

女儿为什么不接受妈妈的教育?

我女儿已17个月,旁人都夸她聪明,有很强的好奇心和独立性,可就是不接受我的教育。比如,看挂图,读拼音,我教她,她根本不照教的念,兴致来了自己指着乱嚷一气。我也给她照着小人书讲故事,可她不听,自己扯过来乱翻,否则会跟你急。她发音也算早,现在三个字的都会跟着念,可就是不会表达运用。她会说饼干,你说饼干,她也指着。可是,当她真正想要饼干时,只会嗯嗯地指着饼干就是不说"饼干"这两个字。如果再不把饼干拿给她,她就急得直跺脚。随你此时如何教她说"饼干",她也不吭声,真急人。平时教她叫"叔叔、阿姨",她也会跟着叫,可如果拿她想要的东西来引诱她叫时,她反而坚决不肯叫。这和其他孩子的情况实在是大相径庭,真不知是怎么回事。我自认为是尽量以自然、科学的态度来教育孩子的,难道说是方法出了什么问题?还是这个孩子在个性上有什么不足?

这位妈妈告诉了我她多次带宝宝就诊的经历。下面是多数医生的意见总结:

- 孩子没有任何问题,希望妈妈不要胡乱猜疑;
- 让妈妈带宝宝上"综合能力失调"训练班;
- 认为宝宝患有"多动症",让宝宝吃药,并告诉妈妈如何管理和教育孩子;

我认为孩子的上述表现,是发育过程中的正常表现。宝宝能表达出来的语

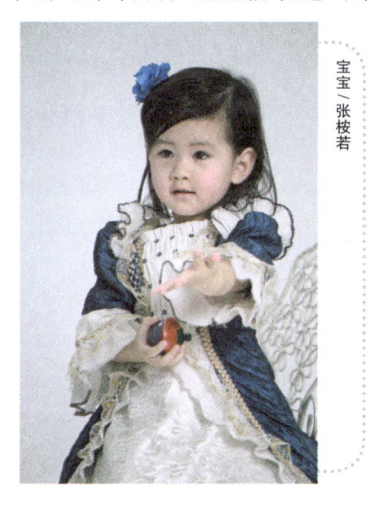

宝宝/张桉若

言,总是要比理解的语言滞后。宝宝语言表达能力不是像妈妈想象的那样,先会说一个字,然后会说两个字、三个字、四个字……

宝宝或许一个字都不曾说过,可一开口就说三个字的句子。过一段时间,宝宝积累了更多的词汇,并开始尝试用完整的句子表达。可是,宝宝需要一段时间,对所接受的字词进行整理储存编码,在这段时间内,宝宝可能会暂时停止原来的语言模式。

宝宝开始有了自我意识,有了自己的主见,不再听从爸爸妈妈的指挥,开始根据自己此时此刻的情绪和兴趣来决定是否照父母说的去做。宝宝想按照自己的意愿行事,她不想叫"叔叔、阿姨"时就不叫,任凭你怎样诱导都无济于事。

通过食物引诱,让孩子完成某项任务,实在不是个好方法。我向来不赞成这样的"物质刺激"。我们应该把物质刺激变成赞美,让宝宝感受到一种成功的喜悦。父母总是说不要让宝宝要挟得逞,可父母却总是在要挟宝宝。

孩子乐于接受的,大多是符合孩子生长发育程度的、适度的。适合你孩子的方法是最好的方法。

如果爸爸妈妈在养育孩子的过程中找到快乐,读懂孩子的每一个表情、每一次哭闹、每一个词句、每一个动作,深刻地理解孩子,感受孩子的情感世界,就会在养育孩子的艰辛中体会到无穷的乐趣,享受到人间最美好的爱与幸福。

给予就是幸福。如果你内心平静了,即使宝宝哭闹,也能以平和的态度去对待。烦恼中的孩子,面对父母安宁的表情,就会被父母的心境所感染,停止烦恼。

第 4 节 营养均衡与合理膳食

103. 营养需求与均衡

前几个月谈的营养需求同样适合这个月的宝宝,为避免不必要的重复,在这一章就不赘述了,请参阅前四章的相关内容。

❖ **充足热量的重要性**

本月宝宝热量需求仍为每天100千卡/公斤。父母或许会有这样的疑问,在每一章的营养中几乎都要提及热量的需求,这对孩子的发育很重要吗?

是的,任何运动中的东西都需要能量,就像汽车需要燃烧汽油,电灯需要消耗电一样。任何有生命的个体都离不开能量,即使肉眼看不到的微生物,也需要获取能量维持生命。人体所需的能量,就是体内营养物质代谢产生的热量,故常把热量称为能量。

俗话说老不省心少不省力。成人热量不足时会知道尽量少动,以便减少热量消耗。幼儿则是小车不倒尽管推,不到终于跑不动的时候,不会停下来的。

❖ **热量不足的外在影响**

当热量摄入不足,尤其长时间摄入不足时,会严重影响幼儿身体发育,体重增长缓慢或不增,甚至下降。身高增长也会受到不同程度的阻碍。长期热量不足,导致皮下脂肪减少,皮肤失去光泽和弹性,外观消瘦。这些是可见的外在影响,还有不可见的内在影响。

❖ 热量不足的内在影响

当热量不足时，体内就会通过分解糖原，消耗蛋白质，燃烧脂肪等途径来满足热量所需，以保证拥有旺盛的精力。

• 出现低血糖

幼儿肝脏糖原储备能力有限，没有太多的糖原供其分解利用，所以，幼儿常会因为热量不足出现低血糖。脑细胞对低血糖异常敏感，当发生低血糖时，第一表现是头晕，思维能力下降。

• 有害代谢物增多

蛋白质是幼儿生长发育的重要营养物质，充足的热量供应可减少蛋白质消耗。通常情况下，蛋白质提供的热量占总热量的8%-15%。如果超过这个比例，蛋白质代谢所产生的有害物增多，增加肾脏排泄负担，排泄不掉的有害物会伤害身体。与此同时，过多的蛋白质消耗，导致蛋白质缺乏，会影响幼儿生长发育。

• 产生过多酮体

脂肪对成人来说似乎不是什么好东西，常是避而远之。对幼儿来说，脂肪可是非常重要的营养物质，无论是对大脑和视网膜的发育，还是对全身细胞膜的完整和稳定性，都有着举足轻重的作用。脂肪提供的热量占总热量的30%-50%。当热量供应不足时，会动用储存在体内的脂肪补充热量。在脂肪代谢产热过程中，会产生过量酮体，导致肌肉酸痛无力。

从上面所述中不难看出，保证每日足够的热量供给，对幼儿来说是非常重要的。

❖ 如何保证充足的热量

上面说了，充足的热量供应，对幼儿发育有如此重要意义。那么，父母要问了，如何保证孩子有充足的热量供应？如何知道孩子每天热量是否充足呢？

营养师和保健医生利用相应软件，进行专业计算。但是，就目前我所看到的营养软件，有时，面对某些数据和结论，医生都解释不清。父母即使拿到了营养报告单，看着一大堆的数据，也常摸不着头脑，实际指导意义有限。

对于生长发育中的幼儿，对于复杂的生命体来说，目前还没有实现真正的人机对话。最终还是要根据孩子的具体情况，医生的临床经验和客观的数据分析等多方面结合，才能得出有价值的结论。

❖ 简单的计算方法

其实，用简单的计算方法，预测孩子每天大约所需热量，基本能代替复杂的计算结果。第一步计算宝宝所需热量，第二步计算食物所提供的热量，第三步计算实际摄入食物所含总热量。

第一步：宝宝所需热量

每天所需热量计算公式：本月龄每天所需热量 × 宝宝体重公斤数。

第二步：食物所提供的热量

按食物种类计算，单位：千卡热量/克食物。

油和肥肉热量最高，平均9千卡/克；其次是瘦肉，平均6千卡/克，猪肉比牛羊

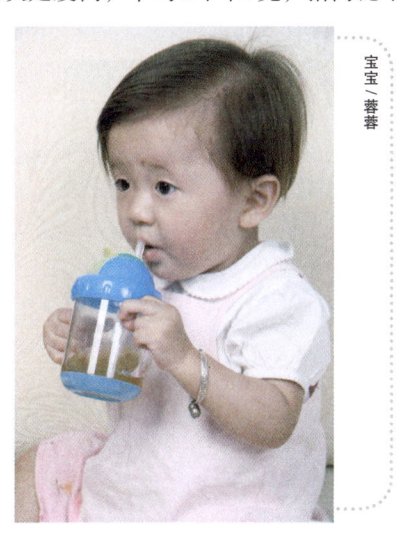

宝宝／蓉蓉

鸡肉高；谷物平均4千卡/克，全麦、燕麦热量低些，豆类热量高些。蛋类、奶类和谷物热量相近。

简单记忆：肥肉和油为9；瘦肉为6；谷物和蛋奶为4；水果和蔬菜为0。

第三步：按实际摄入食物量计算出总热量，公式：每克食物所含热量×实际食物摄入量。

每种食物所含热量都不相同。按照平均热量计算，一定有不小的出入。但是，每天所摄入的食物种类不断变化，今天吃了热量稍低的，明天吃了热量稍高的，平均起来，差异就缩小了。

举例说明

宝宝17个月，体重12公斤。

宝宝所需热量：100千卡×12公斤=1200千卡/日。

食物提供热量：谷物540千卡（占总热量45%），蛋70千卡（占总热量6%），奶330千卡（占总热量28%），鱼虾禽畜肉170千卡（占总热量14%），油90千卡（占总热量7.5%）

每日食用谷物135克，鸡蛋1个，幼儿配方奶500毫升，瘦肉30克，油10克。

每日水果100-150克，蔬菜150-200克，水600毫升，这些食物因所含热量很少，故忽略未计。

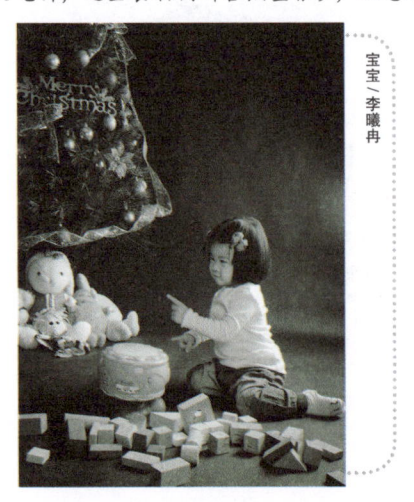

这样看来，宝宝热量主要来源是谷物、蛋肉、奶和油。根据热量高低排序依次是：谷物、奶、肉类、油和蛋。

宝宝每周应该吃两次动物肝、坚果、菌菇、干果等食物，父母可合理安排。

104. 合理安排膳食

宝宝每天所吃的食物应该包括粮食、蔬菜、蛋肉、奶、水果和水。食物种类每天15-20种。前面已经谈了这几种食物应占的比例，这了就不再谈了。

幼儿食量存在着显著的个体差异。有的宝宝食量比较大，但并不很胖；有的宝宝吃的比较少，但各方面发育也都正常。所以，父母不必机械照搬理论数值。在合理搭配膳食结构，提供均衡营养的基础上，尊重宝宝食量，也要尊重宝宝正当的饮食偏好。

随着幼儿年龄增长，宝宝对热量和蛋白质的需要量有所增加，但增加的幅度很小；对脂肪的需要量随着年龄增长不增反降。对维生素和微量元素增加也很小。所以谷物、蔬菜、肉类摄入量有所增加；水果、蛋类基本不变；奶类有所减少。

❖ 小结

• 随着年龄的增长，宝宝所需热量和蛋白质有所增加，脂肪和奶类有所减少，其他没有明显变化。

• 提供热量的主要食物是谷物（包括豆类）其次是奶、肉、蛋和油。

• 提供蛋白质的主要食物是肉蛋奶，肉类包括鱼虾蟹肉，鸡鸭和猪牛羊肉。

• 幼儿油类主要由植物油提供，1岁到3岁之间，从8克逐渐增加到20克。

• 维生素和微量元素存在于各种食物中，只要膳食结构合理，就能满足幼儿需求。

宝宝/李曦冉

- 没有哪种食物能够满足幼儿生长发育最基本的需要，全面、均衡的营养和平衡膳食是幼儿健康的保证。

105. 喂养中的常见问题

❖ 宝宝的食欲

有科学家认为，食物的美味不是味觉品尝出来的，而是嗅觉闻出来的。实际上，人对食物的欲望是综合的，至少有以下几方面：

- 味觉。味觉在对食物的品尝和喜好中是不可缺少的。我们抓把盐在手中，想闻出它的味道是非常难的。可是，用舌头舔一舔，就会尝到盐的咸味。臭豆腐闻起来实在令人不愉悦，但吃起来却能体会到香的感觉，应该是味觉的功劳。

- 嗅觉。嗅觉是可以左右人们食欲的。闻起来让人难以接受的食物，不易引起我们的食欲。如果我们进餐的环境有令人不愉快的气味飘来，我们还能够吃得有滋有味吗？

- 视觉。人们的食欲与视觉效应也有着很密切的联系。如果一盘菜的色泽搭配恰当、令人赏心悦目，就会增加食欲。如果

一周食谱安排

	早餐	午餐	晚餐	备注
周一	母乳或幼儿配方奶，豆包，虾肉鸡蛋饼，水果沙拉	米饭，炖带鱼，白菜豆腐牡蛎汤	馒头，西红柿猪肝汤	米饭可放两三种米，还可放豆类。蔬菜和水果都可做沙拉。
周二	母乳或幼儿配方奶，面包，鸡蛋羹，蔬菜沙拉	自制三鲜馅饺子，大枣银耳汤	八宝粥，肉末炒碎菜	如果宝宝胃口小，醒了可先喝奶，起床后活动半小时再吃早餐。
周三	三明治，奶，水果蔬菜沙拉	红豆大米饭，炖乌鸡，素炒三样，乌鸡汤	牛肉馅馄饨	给宝宝做馄饨、包子、饺子和丸子时，可多放几种蔬菜。
周四	羊肉包子，豆浆	米饭，木须肉，螃蟹南瓜汤	三鲜面条汤	每天要保证一个整蛋，如果宝宝不喜欢吃，可放在馅里或和在面里。
周五	母乳或配方奶，麻酱花卷，荷包蛋	米饭，炖排骨，素炒丝瓜，豆腐汤	南瓜饼，蒸鳕鱼，素炒青菜，小米稀粥	给宝宝可做水煎蛋，不油腻，宝宝爱吃。
周六	牛肉汉堡，奶，水果沙拉	鸡蛋饼，清蒸金枪鱼，砂锅豆腐	大米饭，肉末炒碎菜，西湖牛肉羹	如果宝宝比较胖，多吃鱼虾肉，少吃畜肉，尤其是猪肉。
周日	蛋糕1块，奶，荷包蛋	奶馒头，炖肉，菠菜汤	米饭，肉末炒碎菜，鱼丸子汤	宝宝不爱喝奶，做蛋糕时多放奶粉。

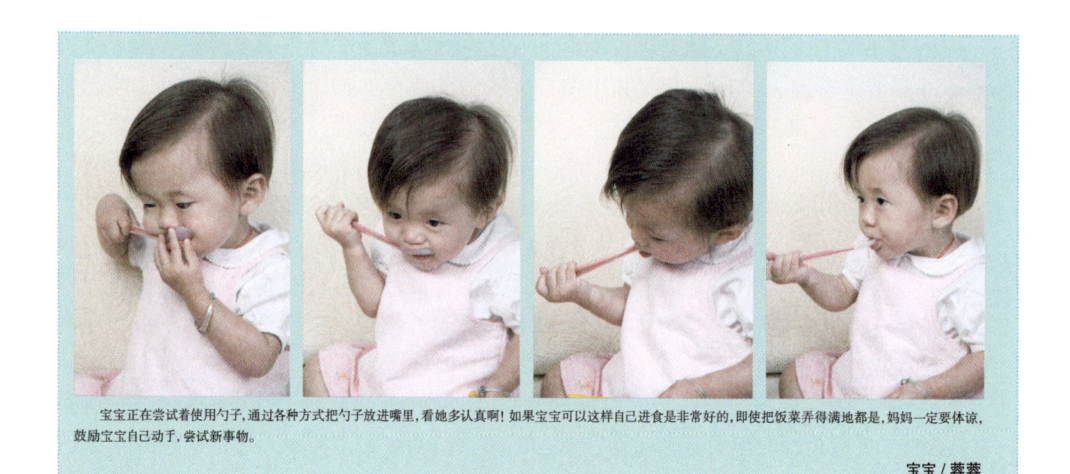

宝宝正在尝试着使用勺子，通过各种方式把勺子放进嘴里，看她多认真啊！如果宝宝可以这样自己进食是非常好的，即使把饭菜弄得满地都是，妈妈一定要体谅，鼓励宝宝自己动手，尝试新事物。

宝宝 / 蓉蓉

餐桌上留有污迹，餐具不洁，食欲就会大大降低。

- 心情。心理感受可以影响菜肴的味道。心情不好时，再美味的菜肴也难以下咽。人们常说，心情糟糕的时候，喝糖水都是苦的，心情快乐的时候，喝白开水都是甜的。如果对面坐的是你讨厌的人，再香的饭菜你都觉得索然无味。如果对面做着邋遢的人，淌着鼻涕，嘴角溢着唾沫，你的食欲一定会锐减。

- 环境。不同的环境会影响我们对食物的看法，人们常说在家里吃什么都感觉香，就是因为环境。与家人共同进餐，心情放松、踏实而又温馨。

导致宝宝吃饭难的因素，依次是：味觉、心情、环境、嗅觉、视觉、疾病。

❖ 边看电视边吃饭不好

宝宝已经能够自己拿勺吃饭，坐在儿童专用餐椅里，和爸爸妈妈一同进餐，其乐融融。切莫边看电视边吃饭，这是非常不好的习惯：

- 不能营造一个整体的进餐气氛。

- 分散孩子吃饭的注意力，影响食欲，宝宝的兴趣点在电视上。

- 影响消化功能，进餐时胃肠道需要增加血液供应，但宝宝看电视，把注意力集中在电视上，大脑也需要增加血流量。血液供应首先是保证大脑，然后才是胃肠道，在缺乏血液供应的情况下，胃功能就会受到伤害。

❖ 不爱喝奶

不爱喝奶的孩子并不少见。有的宝宝在婴儿期非常愿意喝奶，但到了幼儿期，却不愿意喝了。

孩子不爱喝奶，并不意味着孩子有什么疾病。当宝宝无论如何也不愿意喝奶时，一定不要强迫孩子喝，强迫的结果只能让孩子更讨厌喝奶。

父母可试一试以下办法，以保证每日奶量的需求：

- 如果宝宝能喝奶，只是量不够，可给宝宝其他奶制品补充不足部分，如鲜牛奶、羊奶、酸奶、奶酪、奶片等。

- 可通过改变奶的味道，选择宝宝喜欢的食物放到奶里，如鲜橘子汁、幼儿冲水喝的不同味道的营养粉、不同味道的营养米粉等。

果果一岁半后不爱喝奶了，从原来一顿250毫升，降到120毫升，持续了两三周。尝试着在奶里加一小勺高乐高营养粉（巧克力和橙汁味的），当天就解决了喝奶问题，又回到了一顿250毫升，有时还能喝280毫升。

• 拟人游戏法引发喝奶兴趣。

小进18个月断了母乳，改喝奶粉。可是，宝宝说什么也不喝。试过鲜奶，改变过奶的味道，用奶瓶、杯子、小勺、小碗，都不灵。一天，让宝宝端着小碗喝奶，碗放到嘴边上，半天不见奶下去。宝宝拿开碗，奶沾在宝宝嘴角上，很像小白兔。我兴奋地说，哇，宝宝像个小兔子！说着把宝宝拉到镜子前，宝宝开心地笑了。在接下来的日子里，宝宝一直为了像小兔子喝奶。慢慢地宝宝不再让我看小兔子了，也养成了喝奶的习惯。

• 把奶和饭做在一起。如果无论如何，宝宝也不喜欢喝奶，可把奶粉放到饭里，比如把奶粉和在面粉里，做面包奶粥，加工蛋糕等。

• 也可以在配方奶中加点早餐奶、果味奶、巧克力奶、乳酸饮品等。这些奶制品的味道可能是孩子喜欢接受的。

上面方法都无效，可适当增加蛋、鱼虾、牛羊鸡肉、豆浆或豆腐。

有的宝宝特别爱喝奶，每天奶量在800毫升以上。如果因为喝奶多，而影响一日三餐，时间长了，会出现营养失衡，尤其是微量元素缺乏，如缺铁性贫血等。如果因喝奶量大而影响正常饮食，要适当控制，如控制不了，可通过降低浓度来降低奶粉摄入量。

❖ 睡前喝饮料为什么

我家孩子17个月大，进入夏天以来，每天晚上总要喝3次左右的果珍或牛奶之类的。这样是不是就会睡眠不好了呢？是不给他喝，还是听之任之呢？

对于这个月龄的宝宝来说，每天夜间起来三次喝饮料或奶制品，的确不是好习惯。对宝宝胃肠、牙齿和睡眠都不好，也影响父母睡眠。宝宝睡觉前，一定要让宝宝吃饱喝足。逐渐降低饮料浓度，最后变成白开水。

宝宝竟喝茶！

我的孩子17个月大，现在他每天晚上睡觉的时候一定要喝好几次茶。不然的话，晚上睡得就不是很香了。

宝宝喝茶的习惯应该是父母在喂养中养成的，不知道你给宝宝喝的是什么茶，是我们成人喝的那种茶叶吗？如果是的话，不适合让宝宝喝，更不能在睡觉前多次喝茶。茶叶中含有咖啡因，刺激神经，使人兴奋，还含有咖啡碱，可破坏维生素B_1。此外，茶叶中还含有大量的鞣酸，影响铁的吸收，因此宝宝不宜喝茶。

另外，你说宝宝不喝茶，睡得就不香，真的是这样的吗？没听说过有镇静作用的茶呀。请查证一下。

❖ 离开奶瓶和断母乳

妈妈常问，宝宝已经快一岁半了，是否不能让宝宝再用奶瓶喝奶了？是否必须断母乳了，否则会出现营养不良？

妈妈多虑了。可继续用奶瓶喝奶，继续母乳喂养。

如果宝宝很爱喝奶，不给喝就哭闹，对饭菜不感兴趣，父母也不要跟宝宝较劲，采取不吃饭，就不让喝奶的方法，只会让宝宝更想喝奶。可在吃饭后半个小时给宝宝喝奶；在喝奶三四个小时后吃饭。

❖ 用勺吃饭，用杯子喝水

这个月龄的宝宝，多能自己用勺吃饭，用杯子喝水，用碗喝汤。这些能力有赖于妈妈的支持。宝宝在生理上已经成熟，具备了学习自己吃饭的能力。所以，妈妈一定要给宝宝锻炼机会，放手让宝宝尝试。

第5节 睡眠与尿便管理

106. 宝宝睡眠护理

父母常因为宝宝睡眠问题而烦恼，甚至成为养育宝宝过程中最令父母头痛的事。

❖ **宝宝不想睡觉**

宝宝不愿意上床睡觉，好不容易安顿下来，讲故事，唱摇篮曲，拍着哄着，让宝宝吃安抚奶嘴，喂母乳。半小时过去了，一小时过去了，宝宝就是不睡觉，还越来越精神了。这种情况有几种可能：

- 宝宝根本就不困，是妈妈认为该睡觉了。
- 宝宝傍晚睡了一觉，刚起来不长时间，还精神着呢。
- 一天没见到爸爸妈妈了，好不容易有爸爸妈妈陪着，不舍得睡觉。
- 玩兴奋了，不困极了不会睡的。
- 典型的夜猫子，晚睡晚起型。

❖ **困意蒙眬，难以入睡**

看起来，宝宝已经是困意蒙眬，眼睛都睁不开了。可是，躺在床上，翻来覆去的折腾，一会儿趴着，一会儿撅着，从床的那头翻到这头。有时还哼哼唧唧，不耐烦的样子。有时哭哭咧咧的闹人。这种情况可能与以下因素有关：

- 白天玩的太累了，乳酸产生过多，肌肉感到疲劳不适。
- 晚上吃多了，胃部胀满，肚子不舒服。
- 一直抱着哄觉，现在不抱着了，不会自己躺着睡。
- 有的宝宝在浅睡眠期，睡眠特别不安稳。

❖ **总是有要求**

躺到床上，妈妈哄着睡觉，可是，宝宝就是静不下心来，总是有这样那样的要求。一会儿渴了，一会饿了，一会儿要撒尿，一会屁股痒，一会要听故事，总之，就是不睡觉。出现这种情况，最可能的原因有：

- 妈妈比较敏感，养育孩子过于精细，总是有很多的担心。有的宝宝比较敏感，聪明的很，脑子里装的都是事。
- 一天看不到妈妈，好不容易有妈妈在，就用这种方式和妈妈交流了。

❖ **夜间反复醒来**

有的宝宝一直都是这样，有的宝宝最近才出现这种情况，有的宝宝每天如此，有的宝宝偶尔才这样。

其实，宝宝来回翻身后哼哼唧唧，但不睁眼睛，并非真的醒来了，只是处于浅睡眠期，浅睡眠期过后再转到深睡眠期。一直都在频繁醒来的宝宝，多是从新生儿期养成的习惯，宝宝一有动静，妈妈就马上抱起宝宝，或赶紧拍宝宝。时间长了，宝宝已经不会由浅睡眠转到深睡眠了。

最近才出现这种情况的，很可能是宝宝身体哪里不舒服了，等待一段时间，仔细观察，是否有什么异常情况，如有异常带宝宝看医生。

偶尔出现这种情况，妈妈不必多虑了。

❖ **真正有睡眠问题的宝宝常见因素**

早产儿；

出生后接受过医疗干预的新生儿；

患有疝气3个月以上的宝宝；

出生第一周睡眠不踏实、爱哭闹的

宝宝；

妈妈有难产经历的宝宝；

有过睡眠不良历史的宝宝。

❖ 这月才出现的睡眠问题

睡眠一直正常的宝宝，到了这个月却出现睡眠棘手问题，最有可能的原因有：

• 清醒的时候，宝宝受到过不止一次的不良刺激；

• 常有焦虑情绪伴随着宝宝；

• 由于某种未知的原因导致宝宝开始惧怕黑暗；

• 宝宝睡眠时间没有规律；

• 父母在孩子面前吵架。

❖ 夜猫子

宝宝睡觉晚，在城市是比较常见的现象，而在农村几乎不存在这样的问题。因此，夜猫子不是宝宝的问题，而是成人生活习惯对宝宝的影响。

宝宝有自己的生物钟，但生物钟不是从生下来就设定好的，生物钟也受日常生活的影响。例如，一个人已经养成了睡午觉的习惯，但由于工作时间的变更，没有时间再睡午觉了，可一到睡午觉时间就开始打瞌睡，需要很长时间才能适应。睡午觉的习惯持续时间越长，改变过来就会越难。

大多数城市家庭睡觉都比较晚，尤其是大城市，父母十一、二点睡觉的占绝大多数。宝宝一天没有见到爸爸妈妈了，哪里舍得睡觉，所以宝宝入睡时间越来越向后推迟，这是宝宝睡觉晚的主要原因。

这个月龄的宝宝，正处于独立性与恐惧感并存时期。在父母身边，宝宝就会有安全感。当宝宝有了安全感后，就能够安静地玩他自己想玩的游戏，做他自己想做的事情。

如果你是全职妈妈，宝宝就比较黏你，当宝宝饿了、渴了、困了的时候就开始找妈妈，谁也不要。如果你是职业女性，宝宝饿了、渴了、困了的时候就会去找看护人，但宝宝非常愿意找妈妈玩耍，一天没见到妈妈，宝宝当然盼着晚上和妈妈一起做游戏了。

❖ 宝宝不能独睡是正常的

不用说17个月的宝宝，就是再大一点，上了小学的孩子也希望能和爸爸妈妈睡在一起。宝宝什么时候能独睡？每个孩子都有自己的时间。

如果宝宝现在就能够接受自己独睡，而且睡得很好，就让他独睡好了。不要担心宝宝过早独睡会影响宝宝心理发育，或使宝宝变得孤独。

如果宝宝说什么也不愿意自己独睡，甚至不愿意睡在紧挨爸爸妈妈大床的小床上，而是强烈要求睡在爸爸妈妈中间，就满足宝宝的要求好了。如果怕影响你们睡眠，等宝宝睡沉了，再把宝宝抱到一旁或紧临你们大床的小床上。

宝宝独睡还是和父母一起睡，并不是很重要的事情。让宝宝很快入睡，并睡得安稳，才是比较重要的。

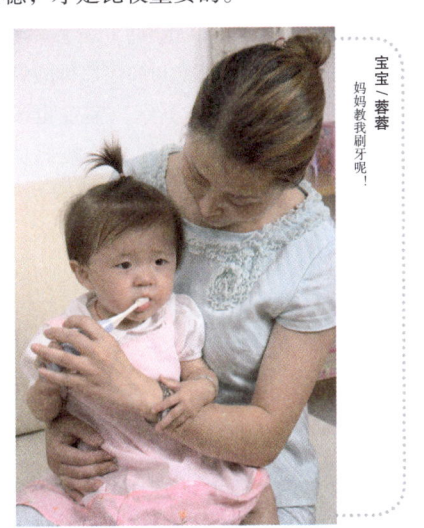

宝宝／蓉蓉
妈妈教我刷牙呢！

为什么宝宝晚上醒来大哭

我儿子现在1岁5个月，最近连续5天了，每天晚上睡一个多小时就要醒过来大哭，迷迷糊糊地哭得很伤心的样子。一般都要哭十来分钟后就又睡熟了。开始我很紧张，怕是"肠套叠"，但仔细观察，症状又不是，他也不像是有什么地方痛的样子。被子盖得也合适，孩子背心无汗，只是痛哭。我也问过家里人，孩子白天有没有被惊吓或是临睡前有没有疯狂玩过，但是都没有。孩子的牙齿较少，只长了8颗。不知道会不会是孩子长牙疼痛所致呀？

这位妈妈很细心，也很冷静，没有认为孩子大哭，就急急忙忙带孩子去医院。而是认真观察，仔细分析，而且观察和分析的都很到位。应该向这位妈妈学习。

建议，当孩子哭闹时，看一下肛门处，是否有白线虫，如果有，就可诊断是蛲虫病了。如果观察困难，也可试验性地在宝宝入睡后，在肛门口涂上蛲虫膏，如果宝宝不再哭闹了，即可诊断为蛲虫所致。接着涂蛲虫膏15天，注意洗手，不让宝宝抓到肛门。

还有一种可能，就是睡梦惊醒。这个月龄的宝宝，出现睡梦惊醒现象时，可给宝宝服珠珀猴枣散、葡萄糖酸钙，观察一周是否有效。也可吃琥珀抱龙丸加葡萄糖酸钙。

如果什么原因都找不到，宝宝也没有什么异常，白天吃喝玩都很好。妈妈就耐心等待吧。幼儿长牙不会每晚醒来大哭，这种可能性不大。

107. 宝宝尿便护理

关于宝宝尿便问题，在前几章中有过比较详细的讨论。宝宝仍在学习控制尿便期，妈妈可参考前面有关尿便训练内容。

到了这个月龄，宝宝多不再24小时穿着纸尿裤了。尤其到了炎热的夏季，白天宝宝就只穿个小肚兜和小内裤。这样，宝宝尿湿内裤的机会就多了。

把尿排到内裤上和排到纸尿裤上是不同的。当宝宝把尿排到内裤上时，内裤湿的感觉会让宝宝感到不舒服。这种不舒服，让宝宝开始在意排尿问题，对宝宝学习控制尿便会有很大帮助。

如果宝宝愿意接受训练，父母可继续训练下去；如果宝宝不接受训练，父母切莫强制。宝宝最终都会控制尿便，只是时间早晚而已。

即使父母没有刻意训练宝宝控制尿便，宝宝也会慢慢学着自己控制尿便。父母要帮助孩子建立起良好的排便习惯。排便后要洗手，要放水冲马桶，把卫生纸放在固定的纸篓中，不要把尿便排到便盆外。养成定时排便习惯，防止便秘。不能随地大小便，通常情况下，父母不让孩子随地排便，却常常允许孩子随地排尿。尿便都不能随地排，一定要养成孩子到卫生间排尿便的习惯。

宝宝/张栎若

第六章　17-18个月的宝宝

有更多的宝宝能用完整的句子表达需求，甜甜地喊着爸爸妈妈；

主张多了，有了主意，喜欢说"不"；

独自行走，抬脚踢球，扶物登上高处并从高处下来；

会蹲着做事，扶着栏杆上下楼梯，会走坡道；

愿意接受控制尿便的训练；

开始学习握笔涂鸦，脱衣穿衣……

第1节 成长和发育特点

108. 多数宝宝能独立行走

宝宝过了1岁生日就进入幼儿期了，但1岁到1岁半的幼儿在很多方面还延续着婴儿期的特点，是婴儿期与幼儿期的过渡，1岁半以后，标志着幼儿发展阶段的真正开始。妈妈突然觉得孩子长大了……

❖ **独立行走**

多数宝宝，到了这个月能独立行走了。这是宝宝的进步，父母也大胆放手了。

❖ **平衡能力**

宝宝保持平衡的能力越来越强了。不用扶着物体，能单脚直立，甚至能抬脚踢球；走坡道时，能拱着身体找平衡；有的宝宝，不扶着任何物体，登到10厘米的高处，并能从高处下来。

❖ **上下楼梯**

多数宝宝不用扶着栏杆上比较矮的台阶，有的宝宝甚至还能自己下台阶。如果宝宝还不会上下台阶，也不意味着宝宝运动能力和平衡能力差。

❖ **蹲着做事**

从站立位蹲下，再到站立位，这个动作已相当连贯和稳当。宝宝蹲着玩几分钟，甚至十几分钟后，仍能轻松地站立起来，看不出摇晃和腿脚麻的感觉。

❖ **爬高**

宝宝爬高的能力提高了，不再只是往床上、沙发上爬了，还能往童车上、桌子上和更高的地方爬了。

109. 多数宝宝开口说话

❖ **语言表达能力**

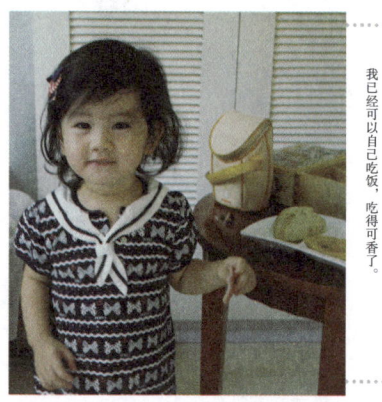

> 宝宝／张桉若
> 我已经可以自己吃饭，吃得可香了。

有更多的宝宝在这个月开口说话了，但仍有一些宝宝还只会叫爸爸妈妈。说话早的宝宝，已经能用很多简单的句子表达自己的需求。宝宝的"精辟用词"常能带给爸爸妈妈开怀大笑。

宝宝学习单词的能力很强，每天能够学习20个以上。但所学单词大多储存起来，留待以后使用。在未来的半年中，宝宝基本上能用语言表达自己的要求和意愿。

宝宝基本上能够说出家里的物品名称，并知道大部分物品的用途。如果在图画书上看到他认识的物品，就能够和家里的实物联系起来。宝宝还不知道物品是可以购买的商品，只要看到和他家一样的东西，就认为是自己家的。

如果宝宝仍未开口说话，甚至连爸爸妈妈们都不叫，并不意味着宝宝有语言发育障碍。但是，宝宝尽管不开口说话，却能明白爸爸妈妈说的话；能完成妈妈某些指令性任务；有说话的欲望；和父母有眼神和非语言交流的能力。尽管宝宝不会说话，却没有让父母觉得有沟通障碍。

❖ 动手能力

宝宝的小手越来越灵巧了，能握笔涂鸦。给宝宝准备各色彩笔，宝宝会在纸上画出不同的彩条。虽然是涂鸦，却别有味道。

❖ 模仿力

从语言到行为，从表情到语气，举手投足，宝宝都会模仿，宝宝有超强的模仿力。爸爸妈妈可要注意自己的言行举止，父母不经意说的话做的事，宝宝都有可能记录下来。

❖ 观察力

宝宝的观察力提高了，喜欢观察周围的人、物、事。宝宝会通过观察学习知识，提高认知能力。

110. 心智发育特点

❖ 既依恋又独立

在接下来的半年里，宝宝没有了婴儿的乖巧，多了几分幼儿的淘气。宝宝逐渐展现出自己的个性，自我意识增强，有了思考能力，开始有了独立意识。但是，宝宝常常表现出极大的反差，一方面有着极强的依恋感，一方面又有着强烈的独立愿望。处在矛盾之中的宝宝，给父母带来不少困扰。爸爸妈妈要学着理解孩子，缓解孩子心中的焦虑，帮助孩子建立安全感。

❖ 不仅仅拒绝陌生人

宝宝不但拒绝陌生人，还会拒绝他熟悉的人，甚至拒绝一直看护他的人。和婴儿期不同的是，宝宝并非对所有的陌生人都不接受。是接受，还是拒绝？宝宝自有选择标准。如果宝宝不想让你抱，会用小手往外推，甚至手脚齐进行反抗。

❖ 礼貌

宝宝开始学习礼貌。客人来访，宝宝会在父母的引导和鼓励下，对客人表示欢迎，会把苹果递到客人手中，并会说吃吧。客人离开时，会用手势表示再见，甚至会把小手放在嘴上飞吻一个，会努起小嘴亲亲你的脸颊，表示喜欢和友好。

❖ 交流

如果你给宝宝一个小饼干，当宝宝吃完的时候，会把他的小手张开，意思是告诉你，你给他的饼干吃完了，要你再给他一块。如果宝宝会说话了，就会直接告诉你"没""给"，把小手张开伸到你的面前。

❖ 不伤人的办法

宝宝拿了一块糖果，你不想让孩子吃，命令宝宝把糖果放到糖盒里，或让宝宝把糖果给你。宝宝有了不伤人的办法，把拿这糖果的小手藏到身后，理直气壮地说"没"，以此保护自己的心爱之物。宝宝开始知道东西可以藏起来，宝宝哪知道，他的藏法太显而易见了。然而，就是这在成人看来很可笑的办法，对于这个月龄的孩子来说，已经是非常聪明的办法了。

❖ 记忆

宝宝有了较持久的记忆，不但能记住眼睛看到的实物，还能记住快乐和痛苦的感受。宝宝愿意体验快乐，会主动提示那些让他快乐的事情，拒绝让他痛苦的事情。

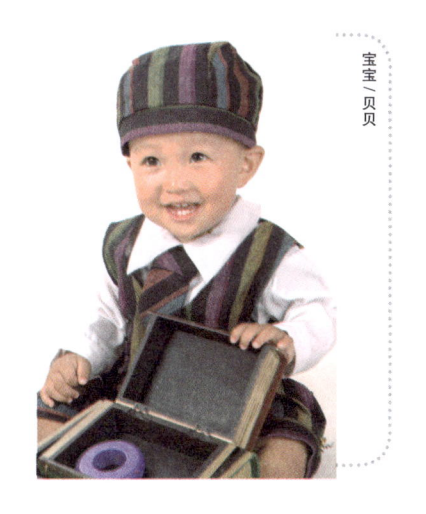

第 2 节 体格和体能发育

111. 身高、体重、头围和前囟

❖ **16个月－18个月的宝宝身高**

男婴身高均值81.4厘米，低于75.4厘米或高于87.2厘米，为身高过低或过高。

女婴身高均值80.2厘米，低于74.8厘米或高于86.0厘米，为身高过低或过高。

身高不达标

我的宝宝1岁半，身高不达标。检查头发提示缺锌、缺钙。我隔天给她吃一支葡萄糖酸锌、葡萄糖酸钙和铁的口服液。这样做可以吗？

影响身高的因素有遗传、种族、地域、营养、睡眠、运动、环境、心理等诸多因素。在营养因素中，又有营养素缺乏、营养素不均衡、机体代谢和脏器功能等诸多因素。而钙铁锌仅仅是七大营养素中极小的部分。况且，头发的微量元素检测也不能作为临床诊断的可靠依据。即使宝宝确实有微量元素缺乏，也不能这样简单服用钙铁锌。要分析缺乏的原因，给予针对性的补充。比如，宝宝缺钙，是钙摄入绝对不足，还是由于维生素D不足，影响了钙的吸收呢？如果是，需要投用治疗量的维生素D，而治疗量的维生素D，比平时给宝宝补充的维生素D（维生素AD滴剂）要高出百倍。

上面的叙述过于专业，父母可能一下子理解不了。不要紧，父母只要明白一点，给宝宝隔天吃一支葡萄糖酸锌、葡萄糖酸钙和铁的口服液，不能解决宝宝身高不达标的问题。请带宝宝看专科医生，如矮小、内分泌或营养门诊，也可带宝宝到儿童保健中心。首先要确定，宝宝身高是否真的不达标。如果确有其事，再进一步寻找不达标的原因，给予相应干预。

❖ **16个月－18个月的宝宝体重**

男婴体重均值11.04公斤，低于8.90公斤或高于13.51公斤，为体重过低或过高。

女婴体重均值10.43公斤，低于8.48公斤或高于12.73公斤，为体重过低或过高。

❖ **前囟**

到了这个月，部分宝宝前囟已经闭合，有的宝宝前囟尚未闭合，甚至还比较明显，都属正常的。如果宝宝囟门不但没有闭合，还比原来增大了，就不能视为正常了，要带宝宝看医生。

❖ **乳牙萌出速度**

多数宝宝萌出10颗乳牙。但乳牙萌出数目存在着显著的个体差异。有的宝宝直到1岁才开始有乳牙萌出，有的宝宝早在4个月就有乳牙萌出了。有的宝宝至今才有几颗乳牙，有的宝宝已有16颗乳牙了。

宝宝乳牙萌出有早有晚，萌出的乳牙数有多有少。妈妈不必为此纠结，无论早

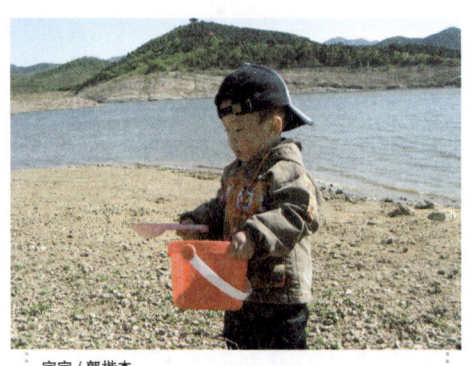

宝宝 / 郭楷杰

宝宝喜欢大自然中的玩具，一片叶子、一捧沙土都可以让宝宝玩得不亦乐乎。

晚，也无论多少，在宝宝3岁前，都会一个不差出齐20颗乳牙。

有的宝宝乳牙出的很早，也很快。可是，后来连续几个月都没有乳牙萌出，这是为什么呢？妈妈不必着急，在接下来的几个月里，宝宝会奋起直追，乳牙萌出速度加快，在乳牙该出齐的年龄，圆满完成任务。

❖ <u>出牙迟与缺钙</u>

父母常因为孩子出牙迟，出牙少而怀疑缺钙，这个认识相当普遍。其实，因缺钙引起出牙迟的现象并不多见。早在胎儿时期乳牙就已经形成，只是埋藏在牙床下面，如同埋在地下的种子已发芽，只待破土而出了。如果宝宝吃固体食物比较晚，牙床得不到充分的摩擦，乳牙萌出可能就会比较晚。

❖ <u>给宝宝清洁牙齿</u>

当宝宝有第一颗乳牙萌出时，就应该给宝宝清洁牙齿了。每天早晚两次，用纱布或指套牙刷帮助宝宝清洁牙齿，要把牙齿表面的食物擦干净，进食后用清水漱口。

112. 肢体运动和平衡能力

❖ <u>不再需要牵着手走路</u>

上个月还要牵着手走路的宝宝，这个月的某一天，可以离开妈妈的手独自行走了。已经会独自行走的宝宝，到了这个月，会走出花招来。宝宝会学着爷爷的样子，背着小手走路；会举起胳膊，欢快地向妈妈走去；宝宝能拿着东西行走，有的宝宝特别有劲，能抱起一个西瓜，提起一瓶饮料，甚至提起一桶5公斤的食用油！

通常情况下，宝宝从独立迈出第一步开始，经过半年的努力，就能走得相当好了。如果宝宝走的还不是很好，或还不能独立行走，父母无须着急，给宝宝独立行走的机会，是对宝宝最大的支持。

❖ <u>上下楼梯</u>

多数宝宝会自己上下楼梯，但还不能上跨度比较大的台阶。对于宝宝来说，下楼梯要比上楼梯难。所以，宝宝不用扶着栏杆上比较矮的台阶，下楼梯时却要扶着栏杆。

运动能力与宝宝天生的体质和性格有关，也与父母的养育有关。如果父母过于保护孩子，不给孩子更多的机会尝试，孩子的运动能力多比较弱。运动能力也与父母的训练有关，如果父母有计划地对孩子的运动能力进行训练，孩子的运动能力多比较强。

❖ <u>平衡能力</u>

宝宝平衡能力的增强，促进了宝宝运动能力的提高。宝宝可以不扶着物体单腿站立；开始向后退着走；有的宝宝会弯着腰向前冲着走；宝宝还会抬脚踢球；坡道时通过改变姿势来达到身体的平衡，让自己不要摔倒；在地上放个10厘米的木块，宝宝能踩在上面。

喜欢寻求新意、探索未知和冒险是这个月龄段宝宝的特点，父母可帮助宝宝实现"挑战平衡"。在地上搭一长木板，先从10厘米高度开始，逐渐增加高度到50厘米。

❖ <u>蹲着做事</u>

宝宝能蹲着玩几分钟，甚至十几分钟。当宝宝没穿纸尿裤蹲着，第一次把尿排在地上时，会感到诧异，有些紧张。这时，妈妈要让宝宝一起跟着清理尿液，打扫完毕后告诉宝宝，有尿要告诉妈妈，要把尿排在尿盆中。

❖ <u>爬高</u>

宝宝能往童车上、桌子上和更高的地方爬了。这个月龄的宝宝不知道危险，什么地方都敢上，一定要保证宝宝安全。

平衡能力的提高促进了宝宝整体协调能力的发展，宝宝的行动看起来更加顺畅，攀爬技巧不断长进。

如果宝宝满18个月还不会牵着爸爸妈妈手走路，请带宝宝看医生。

第3节 智力和心理发育

113. 语言能力

❖ 语言表达能力

语言能力的发展，为宝宝搭建了与外界交流的桥梁。当宝宝能简单的运用语言，来表达最基本的需求和愿望时，父母和孩子的交流就发生了质的改变。哑语阶段的结束，将给父母的养育带来极大帮助。这是孩子成长过程中，最重要的里程碑。

❖ 语言学习能力

宝宝每天能够学习20个以上词汇。但是，宝宝把所学词汇大多储存起来，并进行编辑整理。宝宝理解语言在先，运用语言在后。所以，宝宝尽管每天能学习很多词汇，却不能表达出来。1-3岁是词汇快速积累阶段，当积累到一定数量后，宝宝就能流利地使用语言了，也就是口语表达能力。

❖ 词汇掌握

宝宝基本掌握了50-100个词汇的意义。50%的宝宝能够掌握60-80个口语词汇。从这个月开始，宝宝的词汇量猛增，在以后的半年时间里，可以说是宝宝语言的爆炸期。

宝宝能够发出20多种不同的音节，这些音节能够组成50多种不同的词或类似词。宝宝说出的句子通常包括一个名词和一个动词。

在宝宝的语句中，常常有含糊不清的字词。父母不要苛求宝宝把词句说清楚，

没完没了地教孩子发音，这会导致宝宝失去"学习兴趣"。宝宝现在能发的音节有限，有些字词的发音不够准确是很正常的。随着宝宝对语音的掌握，就能够清晰地说出他想说的词句了。

对于这个月龄的宝宝来说，真正理解一个新词的含义并不是件容易的事。但是，借助实际物品，妈妈说话时的语音、声调、表情、手势，以及此情此景，宝宝就能比较快地明白妈妈说出的新词含义了。

宝宝最常使用的词汇是日常的生活用语。每个孩子掌握生活用语的数量的差异不会太大，但对其他词汇的掌握可能会因环境不同而有较大的差异。如果父母总是喜欢和宝宝讨论问题，让宝宝参与到成人的谈话中，让宝宝更多地听父母说话，而且是针对宝宝说的，宝宝理解和掌握的词汇，都会比生长在不爱说话家庭里的孩子多得多。

❖ 灵活使用两字句，开始三字句

宝宝会把简单的两个字组合在一起，当作句子用来表达他的意思。父母会发现，宝宝所组合的句子绝大多数是恰如其分的。这充分反映了幼儿学习语言的巨大潜能。

宝宝开始了语法的学习和运用，从最短的句子开始，如：我吃、我喝、不睡、拿走等。宝宝用两个字组合成的句子，所表达出来的意义，丰富的令人赞叹。

这个月，宝宝可能开始用三个字组合

句子，所表达的意义更加丰富多彩。宝宝所使用的字词多是实词，省去的是一些虚词、副词、形容词等。所以，尽管字词很少，句子很短，听起来意思却相当的明确。如宝宝说"吃苹果"，妈妈就非常清楚宝宝的意思，而无须说"妈妈，我要吃苹果"。

❖ **大量借用词语**

宝宝对语言的理解和运用，与文字的发生过程相似。比如：蚂蚁、蟋蟀、蚊蝇、螳螂等，都可称为虫子，它们的偏旁都是虫字，所以，看到这几个词，即使不认识，也能猜得出来，这两个字应该是一种虫子。同时，也能根据偏旁右边的文字，猜出读音。这种现象，在刚刚学习认字时，较为明显。

宝宝1岁半时认识大约150个字，但她常认错这些字，认错的原因主要是，她把比较相像的字混淆。她已经认识蚂蚁这两个字了，当时，教她这两个字时，曾这样对她说"蚂是由一个虫字和一个马字组成的，虫字就是告诉你它是虫，马字就是告诉它的读音"。结果，宝宝把蟋蟀和螳螂都读成了蚂蚁。

宝宝看到路牌上的"马甸桥"，兴奋地叫了起来"马甸桥"。宝宝把"甸"认成了"句"，因为它们相像。

宝宝用手指着书上的字，逐字地读着，不认识的字就跳过去。所以，听起来断断续续，听不出书的内容。为了鼓励宝宝，我很认真地听着。听着听着，突然听到"偷快"。我下意识地惊了一下，很快就静下心来，继续听宝宝读书。原来，宝宝把"愉"认成了"偷"。呵呵，多可爱的宝宝啊。

❖ **开始用语言打招呼**

宝宝会说话了，不再只用手势和客人再见，开始和客人说"再见"了。如果宝宝不情愿和客人说再见，妈妈不要一遍遍地让宝宝说，或当着客人的面批评孩子没

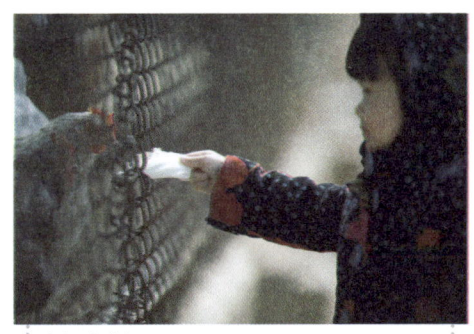

宝宝 / 李曦冉
大公鸡，多吃蔬菜才长得快哦！

礼貌。这不但让孩子感到不快，也让客人感到尴尬。其实，宝宝说不说再见，和宝宝有没有礼貌没必然的联系。宝宝或许是想留下客人，才不和客人说再见的。

❖ **说出物品名称**

宝宝能说出家里的物品名称，并知道用途。如果在图画书上看到他认识的物品，就能够和家里的实物联系起来。

宝宝能说出身体某部位的名称，并知道用处。比如，妈妈问"宝宝用什么吃饭呀？"宝宝会指着嘴巴，同时用语言表述出来。

❖ **喜欢自言自语**

宝宝玩耍时，周围并没有人和他对话，但宝宝会自己和自己说话。这时，妈妈不要打扰孩子，孩子是在锻炼自己的语言能力。宝宝通过自言自语整理学到的词汇。宝宝不但喜欢自言自语，还喜欢听爸爸妈妈讲故事，而且喜欢重复听一个故事，尽管宝宝已经很熟悉故事情节了，仍然喜欢听。这是宝宝学习的基础，宝宝通过一遍遍听故事，练习自己的听力，爸爸妈妈要有耐心。

❖ **听不懂电视播音内容**

宝宝能听懂爸爸妈妈对他说的话，能听懂电视里部分幼儿节目中说的话。但是，宝宝很难听懂收音机中的播音和电视中的

播音。因为电台播音和电视主播的谈话内容，宝宝基本不理解。

❖ 对语言发育滞后的担忧

宝宝语言发展速度存在着显著差异。但是，尽管语言发展速度有快有慢，所经历的语言发展阶段却大致相同。几乎所有的宝宝，都是从咿呀学语开始，到单字发音，再到两个字、三个字……的简单句。积累的词汇越来越多，会说的语句越来越长，句子结构越来越复杂。每个孩子，都在按照自己的步骤发展着他的语言，到学龄前都会很好地掌握母语。

舌系带过短，为什么？

我家壮壮刚满1岁半，身体健康，很少生病，10个月学会走路。但直到现在，语言能力发展缓慢。大人说的话基本都能听懂，大人说什么东西基本都能找到，但就是不会表达，现在只会喊爸爸妈妈。到目前为止，我们还没有发现他有什么异常，只是觉得他的舌系带有些牵连，也不知是否与此有关？到医院去看过，儿科医生说小孩说话晚与此无关。

从您的描述中看，宝宝没有语言发育问题。况且，已经看过儿科医生了。如果宝宝满18个月还不能发出15个字的音，请带宝宝看医生。

114. 时间概念和物品分辨能力

❖ 对时间概念的理解

宝宝或许时至今日还不会说"时间"这个词，也不能理解时间是怎么一回事。可能是父母对孩子时间概念的培养不够确切，父母常这样对孩子表述时间概念：

"看，都什么时候了，还不赶快上床睡觉"，"该吃奶了，不要玩了"，"该睡觉了，不能再讲故事了"，"妈妈该上班去了，去找奶奶吧"，"吃一顿饭用了这么长时间"……

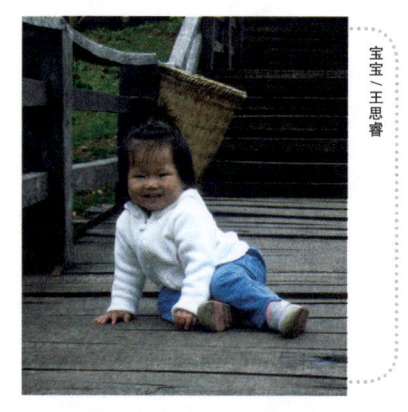

宝宝/王思睿

让我们来分析一下这些与时间有关的语句，从中不难看出，这些语句在时间描述上是模糊的。父母说这些话的目的，是要宝宝知道时间概念。可是，通过这些语句，宝宝并不能理解时间概念。

如果到了睡觉的时间，妈妈要求孩子上床睡觉时，换一种方法。抱宝宝到窗户旁，指着窗外"宝宝看看，是不是天黑了？"宝宝会点点头表示同意。妈妈再说"天黑了，宝宝是不是就要睡觉了？"宝宝又点点头。妈妈让宝宝上床，躺下来睡觉。即使宝宝不愿意上床睡觉，宝宝也知道了，天黑了，到了上床睡觉的时间。随着宝宝对时间的理解，再让宝宝知道睡觉时间。比如，宝宝每天晚上8点睡觉，到了睡觉时间，妈妈让宝宝看看几点了。如果宝宝能用语言表达，就让宝宝告诉妈妈几点了。妈妈再说"8点是上床睡觉的时间"。

这样，不但给了宝宝准确的时间概念，还培养了宝宝养成良好的生活习惯。

❖ 分辨物体

有的宝宝已经能分辨出，食物是可以吃的，玩具等物品是不能吃的，有的宝宝还没有这个能力。如果宝宝仍然吃手或玩具等物品，只是习惯而已，并不意味着宝宝没有分辨能力。

宝宝能够分辨出简单的物体形状，如

圆形、方形和三角形等。宝宝喜欢玩橡皮泥，玩橡皮泥不但能锻炼宝宝手的运用能力，还能够开发宝宝的想象能力。

❖ **观察力**

宝宝喜欢观察周围的事物。如果宝宝正蹲在那里观察蚂蚁，妈妈可千万不要干扰，更不能吓唬孩子，说"快起来，蚂蚁爬到你脚上了"等类似的话。如果宝宝想过去摸摸小狗，妈妈千万不要说"别摸，小狗会咬你"这样的话。

❖ **手的精细运动能力**

宝宝喜欢用彩笔涂鸦。虽然是涂鸦，却别有味道。如果妈妈也随性涂鸦一幅，会和孩子的涂鸦风格迥异。而且，怎么看都是孩子的涂鸦更有味道，看上去更像是一幅印象画。所以，不要把宝宝的涂鸦当作废纸弃掉，保留起来，将是唯一的创作。以后，即使宝宝成为画家，也临摹不出他幼时的那张涂鸦。

❖ **模仿力**

幼儿有很强的模仿能力，模仿能力是宝宝学习的重要途径。宝宝的模仿对象主要是父母，其次是看护人和与宝宝接触密切的人。宝宝的模仿是全方位的，从语言到行为，从表情到态度，无不模仿。宝宝的模仿是全天候的，只要睁眼，宝宝就时刻在模仿着。所以，父母和看护人的一言一行，一举一动，都要讲究，要时刻想着，宝宝在模仿你呢。

115. 情绪和情感发展

❖ **自我意识等情绪**

自我意识，羞怯、窘迫、内疚、嫉妒、自豪等是人类更高的情感，这些情感随着自我意识的形成而形成。

宝宝开始希望控制自己的行动，但是，却不能落实到行动上。父母不必着急，有希望才有动力，有了想控制行动的愿望，就会努力去实现，只是时间问题。

宝宝不但希望控制自己的行动，还盼望着由此而产生的效果。如果达不到他所期望的效果，很可能会感到气馁或失去控制行为的原动力。所以，父母不要忘了多给宝宝鼓励。

宝宝开始学会理解他人的情绪反应。宝宝在14个月的时候，只会接受别人给他的东西。18个月后，宝宝开始学着给别人喜欢的东西。这对宝宝来说，是巨大的改变，有了这样的改变，宝宝慢慢就学会了分享快乐。

❖ **记忆**

宝宝有了较持久的记忆，不但能记住眼睛看到的实物，还能记住快乐和痛苦的感受。宝宝愿意体验快乐，会主动记住那些让他快乐的事情，拒绝让他痛苦的事情。

宝宝小腿被蚊子咬了好几个大包，妈妈又心疼又内疚，怎么能让宝宝被蚊子咬了呢！赶紧给宝宝涂药，替宝宝搔痒。宝宝感受到了不一样的妈妈，他淘气时，妈妈生气的样子；他亲妈妈时，妈妈幸福的样子；他被蚊子咬了，妈妈心疼着急的样子。宝宝体验到了被妈妈呵护的幸福。事情过去了，宝宝却一遍遍指着被蚊虫叮咬过的小腿给妈妈看，提醒着妈妈，宝宝要再次体验被呵护的幸福。

宝宝生病了，妈妈带宝宝去医院，验血扎针输液都会引起疼痛。这对宝宝来说是痛苦的体验，宝宝记住了。当再次带宝宝来医院时，宝宝记起了曾经的痛苦，还没给宝宝扎针输液时，宝宝就开始用自己的方式拒绝体验痛苦。不断的哭闹挣扎，希望早早离开曾给他带来痛苦的地方。

❖ **模仿与感动**

宝宝会学妈妈的咳嗽声，如果宝宝曾

经看过妈妈某种特殊的动作，如捂着疼痛的胃部动作，宝宝会学着妈妈的样子，还能够同时模仿妈妈说话的内容、声音和妈妈的表情。

宝宝能够集中注意力观看动画片或书本上的图画，并能够记住动画片中的部分内容。记得最清楚的是人物（尤其是小动物）的名字，对故事中的情节有了初步理解能力。如果动画片中的人物哭了，宝宝可能会跟着哭；如果动画片有让宝宝兴奋的场面，宝宝会用自己的方式表示，如蹦跳、鼓掌、欢叫、原地转圈、大笑等。

❖ 忍耐力进入低谷

宝宝懂得越来越多的词汇，自己却难于用语言表达。宝宝有了更多的自我意识，在一些问题上想自行其是，但却不能按照自己意愿左右事物。宝宝与人沟通的能力还很弱，还没有能力解释自己的行为，更不能为自己的行为辩解。因此，宝宝内心的需求得不到满足。在宝宝看来，周围的人和事不理解他，不懂得他。宝宝感到沮丧，无法忍受。怎么办？反抗，宝宝开始不断地说"不"，以此壮大自己，缓解内心的不安和沮丧。父母要理解宝宝这种感受——如果一个人什么都看得明白，却不能用语言表达他的意见，心情将是怎样的呢？

❖ 不认输

宝宝天生不认输。当宝宝搭建的积木发生突然倒塌时，绝对不会就此罢手，会一遍遍地去搭。这时的宝宝靠的不是耐心，而是兴趣和不服输的精神。如果这时爸爸妈妈站出来帮助宝宝，宝宝并不领情，可能还会遭到宝宝拒绝。刚才还兴致勃勃的宝宝，会因为妈妈的参与而生气，或者把积木扔掉，或用两手胡乱拨拉积木。

如果宝宝一遍遍地搭建，但总是在他没有完成搭建任务时就倒塌了，宝宝是否

会一直做下去呢？宝宝也会失去兴趣，还有可能生自己的气，把积木扔掉。出现这种情况时爸爸妈妈怎么办呢？爸爸妈妈任何安慰的话语都是苍白无力的。告诉宝宝成功的方法，并演示给宝宝看，或许宝宝不能认真听你讲的方法，也不认真看你的演示。不要紧，关键的问题是让宝宝学会遇到困难和挫折时的处理方法，提高宝宝在困难面前心理的承受能力。凡事都有办法解决，或许宝宝现在不明白这个道理，但宝宝不断接受这样处理问题的方法，就会在潜移默化中不断进步起来。

有的宝宝不会为自己一时的受挫而恼怒，也不会因暂时的失败而沮丧。而是转头玩别的玩具或做其他的事情，也许寻求父母的帮助。这样的宝宝拿得起放得下，爸爸妈妈也就顺势而为，和宝宝做其他的事情。

116. 社会生活能力

❖ 学会说"不"

妈妈是否发现，你的宝宝现在最喜欢说的是"不"。使用"不"的频率最高，无论该不该说"不"，宝宝都喜欢用"不"来表明他的态度，以表现出他的独立性和能力。宝宝通过"不"来展示自己的"权威"和"成熟"，他还要通过"不"来测试爸爸妈妈的忍耐力。爸爸妈妈对宝宝说的"不"越多，宝宝对爸爸妈妈说的"不"也会越多。

❖ 对妈妈的"不"充耳不闻

1岁半的晨晨在电视机前走动时，妈妈本能地说了一句："不要动电视！"结果本来没有注意电视的晨晨向电视机走去，伸出小手啪啪地拍打起电视机的屏幕。

宝宝就是这样，把父母的不允许当成允许。所以，孩子没有做的事情，妈妈没

有必要提醒孩子不要去做。提醒的结果就相当于让孩子去做。如果孩子真的拍打电视机了，最好的方法是把孩子抱离电视机，同时告诉孩子："不要动电视！"

宝宝动作之快，时常让父母措手不及。转眼工夫，可能就把你认为他拿不起来的东西举在手上了；一眨眼的工夫，就把不该吃的东西放到嘴里了，可谓是眼疾手快。在宝宝的发育过程中，父母一面为宝宝不断增长的能力兴奋不已，一面又担心宝宝发生意想不到的危险。怎么办呢？不要千方百计限制孩子，而是尽量给孩子创造一个安全的活动空间。

❖ 攻击小朋友

这个月龄段的宝宝，对小伙伴不是特别感兴趣，喜欢自己独自玩耍。宝宝还不会和小朋友配合做游戏。不但如此，宝宝还有潜在的攻击对方的可能。

西西的妈妈带着她的女儿到好友家串门，好友家有个比西西大的孩子强强。两个妈妈到一起，最多的话题当然是谈论他们的孩子"西西刚1岁2个月走得就这么稳了，我们家强强1岁半才刚会走"。"走得早有什么好处，到处乱动"，"我们孩子也是"。这时，强强妈看到儿子正在追西西，顺口说了句"不要把妹妹推倒了"话音刚落，强强已经把西西推倒在地。

强强妈的话唤醒了孩子潜在的攻击对方的可能，成了孩子行动的催化剂。妈妈的"不要"对宝宝并不起作用，对宝宝来说，妈妈"要他做"还是"不要他做"是没有区别的。

❖ 不专心玩玩具

这个年龄段的宝宝，对有兴趣的事情，集中注意力时间大约6分钟。所以，宝宝很少有专心致志玩玩具的，很少会爱不释手。如果妈妈想把玩具从宝宝手里拿过来，硬要是不行的，可能会导致宝宝大哭。但是，用一件很不起眼的东西，比如，一张纸、一根小草棍，都能从玩意正浓的宝宝手中，把玩具换过来。

❖ 初步回忆能力

宝宝对事物有了较长时间的再现能力，开始用行动展现初步的回忆能力，因此，幼儿很喜欢"藏猫猫"的游戏。随着月龄的增加，宝宝开始出现有意识的记忆，能够背诵歌谣和小故事了。

❖ 喜欢玩"藏猫猫"游戏

宝宝开始真正玩"藏猫猫"的游戏了，不再是婴儿期的"假藏"。宝宝常常喜欢把自己藏在柜子后面、衣柜中、门后或其他房间里。通常情况下，宝宝喜欢藏，不喜欢找。因为这样他可以控制局面，如果妈妈没有找到，他可以主动出来。宝宝喜欢被妈妈找到的惊喜感觉。如果妈妈找到宝宝后，把宝宝抱起来，并亲吻宝宝，宝宝会更加快乐。

但不能因此就一直让宝宝藏，妈妈找。妈妈可以灵活一点。如果宝宝没有立即找到妈妈，妈妈可以发出点声音，让宝宝发现些蛛丝马迹。当宝宝很快就找到妈妈时，就不会因找不到妈妈而紧张了。

❖ 喜欢和父母追着玩

宝宝喜欢被爸爸妈妈追逐，也喜欢追着爸爸妈妈玩。如果妈妈拿着一只小动物玩具，宝宝会很高兴地追着小动物跑，还

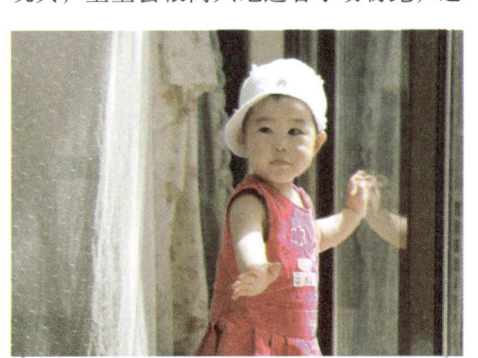

宝宝 / 叶子仪

第六章 17-18个月的宝宝

会高兴地咯咯笑。如果妈妈追着宝宝，宝宝会有快跑的意念，但宝宝还不能快速奔跑，宝宝的平衡感和对身体的控制还不是很到位。所以，宝宝可能会摔倒。妈妈切不可大惊小怪，或表现出非常后悔难过的样子。

当宝宝摔倒的时候，妈妈要鼓励宝宝自己站起来，宝宝站起来后，要继续和宝宝追赶着玩，让宝宝克服害怕情绪，变得勇敢起来。

这么大的宝宝很容易和成人在一起玩耍，却不容易和同龄的宝宝相互追逐玩耍。这并不是因为宝宝和小朋友不友好，而是因为宝宝还缺乏主动参与意识。大人会主动和宝宝玩耍，引导宝宝进行游戏。当两个宝宝在一起时，会因为相互都没有主动意识，而不能够很快地进入玩耍氛围。妈妈可通过引导两个宝宝在一起玩耍，让宝宝学会分享的快乐。

❖ 依恋与安全感，独立与创造力

自我意识的增强让宝宝追求独立。但是，尚未建立起来的安全感，使得宝宝更加依恋父母。这种矛盾左右着宝宝，让我们看到了宝宝很不同的表现。独立愿望驱使着宝宝快快离开妈妈的怀抱，不安全感在不断告诫宝宝一步也不要离开妈妈的港湾。矛盾中的宝宝，给父母带来困扰。爸爸妈妈要帮助孩子建立安全感。

第4节 营养与饮食

117. 营养素补充问题

在营养素补充问题中，父母咨询最多的是：是否需要补营养素？应该补什么营养素？

❖ 是否需要补充营养素

这个问题很简单，那就是根据每个孩子的具体情况决定，需要就补充，不需要就不补。但是，对于父母来说，似乎没有这么简单。究其原因，首先父母认为孩子会有营养不足；其次父母怕孩子营养不足，不补不放心。

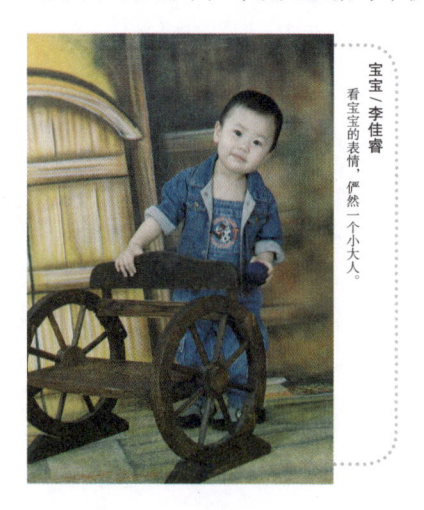

父母有一百个担心，一千个不放心的理由。听说朋友的孩子在吃牛初乳，妈妈就开始想是否给自己的孩子也吃点牛初乳。看到邻居家的小朋友比自己的孩子胖，就开始不安起来，认为自己喂养的不好，一定缺营养。听到同事托国外朋友给孩子寄来营养品，就急忙拜托同事也帮忙捎一瓶。

孩子这几天吃的少了点，就担心营养不够，赶紧给孩子补充营养素。孩子看起来好像瘦了，就担心孩子营养不足，开始给孩子补充各种营养素。有的孩子一直在吃各种营养素，妈妈的理由就是孩子一直不好好吃饭。首先我们无法界定什么叫不好

宝宝／李佳睿
看宝宝的表情，俨然一个小大人。

好吃饭,其次给宝宝吃那么多的营养素,宝宝还能好好吃饭吗?

❖ **应该补什么营养素**

让我们先来看一看,目前都有哪些营养素可供父母选择:微量元素补充剂,主要是钙铁锌;维生素补充剂,主要是维生素AD、维生素B族和维生素C;牛初乳、DHA、益生菌。

钙铁锌对婴幼儿生长发育非常重要,钙是骨骼生长的重要物质,铁是造血主要原料,锌是体内众多代谢过程不可或缺的元素。在20多种重要元素中,这3种元素占有极其重要的地位。所以,如果喂养不当,很容易缺乏。但是,这并非意味着一定要额外补充这3种元素,也不意味着其他元素可有可无。补充的前提是缺乏,如果从食物中可以足够获取,就不需要额外补充。所以,合理喂养是最重要的。

奶是钙的主要食物来源,只要宝宝能摄入足够的奶,就基本能满足钙的需求。

动物肝和血是铁的主要食物来源,每周至少要给宝宝吃1-2次动物肝或血。

海产品和坚果是锌的主要食物来源,每周至少要给宝宝吃2次海产品和1次坚果。

补充营养素一定要在医生指导下,合理补充,不能擅自增加剂量,不能随便选择,以免破坏体内微量元素平衡。

维生素AD可促进钙的吸收和利用,促进视觉细胞发育。维生素D主要靠阳光照射皮肤产生。所以,如果阳光照射不足,需要额外补充。

维生素C和维生素B族广泛存在于食物中,不宜缺乏,没有蓄积作用,每天都需要从食物中获取,只要宝宝正常进食,就不会缺乏。

牛初乳就是牛乳,所不同的是牛产乳时间,顾名思义,就是母牛产犊后7天内挤出的牛乳。牛初乳含有更高的蛋白质和免疫球蛋白G,且含有抗病抗体(抵御使牛患病的致病微生物)。给宝宝吃牛初乳是为了获得更多的蛋白质和免疫球蛋白。通常情况下,宝宝易患呼吸道感染,缺乏的不是免疫球蛋白G,而是分泌型免疫球蛋白A,它存在于人初乳中,不存在牛乳初中。如果宝宝缺乏免疫球蛋白G或蛋白质,可补充牛初乳,是否缺乏需要医生检查确定。

DHA是大脑和视神经发育的重要物质,DHA由某些脂肪酸提供,母乳、配方奶、海产品、植物油、肉类中所含的某种脂肪酸进入体内可转换成DHA。如果宝宝对鱼虾过敏,可给予补充。有条件补充DHA的,也可额外补充。

益生菌广泛存在于宝宝肠道内,宝宝出生后第一次吃奶后,肠道内的益生菌就开始迅速增长,达到宝宝需要的水平。所以,通常情况下不需要常规补充。益生菌有助消化、抑制致病微生物、提高机体免疫力等作用。服用抗生素或患肠炎后,会消灭益生菌,需要额外补充,恢复肠道内菌群平衡。具体补充方法医生会根据宝宝的具体情况,给出相应补充意见。

118. 为什么体重增长慢了下来

宝宝进入幼儿期后,体重增长速度较婴儿期明显减缓。婴儿期一年体重增长六七公斤,平均每月0.7公斤左右,幼儿期一年增长两三公斤,平均每月0.2公斤左右。到了幼儿期,每月测量一次体重的话,似乎没有增长。所以,父母要转变认识,宝宝一岁以后,体重增长速度不再像婴儿期那样快了。只要宝宝体重在正常范围,各项发育指标正常,宝宝吃喝拉撒都没问题，父母就尽管放心，不要总在体重增长问题上纠结了。

当宝宝体重增长缓慢，曲线偏离原来增长轨迹，呈下降趋势时，需引起父母注意，带宝宝看医生，寻找体重增长缓慢原因，给予相应干预。疾病因素，需要医生亲自检查宝宝情况，结合相应辅助检查，方能明确诊断，就不在此讨论了。下面就谈谈常见的喂养因素：

• **热量供给不足**

每日摄入足够的热量，是宝宝生长发育的保证。长期热量摄入不足，会导致体重增长缓慢或不增，甚至降低。热量不足常见喂养问题有，食量过少、饮食结构不合理。比如，过多摄入热量低的蔬菜和水果，谷物和蛋肉奶摄入过少，营养价值低的零食吃的过多，尤其是饭前吃零食，影响正常饮食的摄入。

宝宝进入幼儿期，一定要养成良好的饮食习惯，每日三正餐要认真为宝宝准备，并让宝宝坐下来好好进餐。上午以水果代替零食，下午以奶代替零食，其他零食全部停掉。每天保证奶500毫升以上，整蛋1个，肉食80克，水600毫升，谷物一日三餐中至少占总食量一半，其余一半是蛋肉和蔬菜。

喝奶放在睡觉前15分钟到半小时、晨起和午睡后。水果放在早餐后半小时，水放在三餐后半小时到一小时，户外活动时可随时喝水，但在进餐前半小时不要给宝宝吃任何食物，包括水。一日三餐分别放在早8:00，午11:30，晚5:30。原则上这样安排进餐时间，再根据宝宝的具体情况灵活掌握。

• **蛋白质摄入不足**

蛋白质是宝宝生长发育的重要营养物质，蛋白质摄入不足，不但会影响宝宝生长发育，还会降低宝宝抵御疾病的能力，对宝宝的健康影响是全方位的。所以，保证充足的蛋白质供应，对于婴幼儿来说至关重要。奶、蛋肉、大豆是高蛋白质食物，宝宝每日必须摄入足够的高蛋白质食物。每天喝奶500毫升，整蛋1个，肉（鱼虾和禽畜类肉）80克，基本能满足宝宝对蛋白质的需求。

这个月龄的宝宝，合理搭配膳食非常重要，没有最好和最差的，均衡是最好的。每天至少要给宝宝提供15种以上的食物，每天食谱都要有所变化，保证一日三餐合理搭配，哪怕宝宝吃一口，也要提供合理的膳食，不能因为宝宝吃的少，就认为做饭不值得。

如果宝宝吃很多的谷物，很少吃奶和蛋肉，属于低蛋白喂养，宝宝体重可能是正常的，但宝宝并不健康，抵抗力低下，身高增长会不理想。

如果宝宝吃很多的蛋肉，吃甚少的谷物，属于高蛋白喂养，肝肾功能会受到损害，还会出现肥胖和高血脂等情况。

如果宝宝蔬菜水果吃的过多，谷物蛋肉和奶吃的过少，属于低热量喂养，宝宝体重增长缓慢，还会出现低蛋白血症，身高增长也会受到影响。

如果宝宝只喝奶，蛋肉谷物和蔬菜水果吃的很少，也属于高蛋白喂养，是极不合理的喂养方式，易导致缺铁性贫血等一系列营养问题。

119. 吃饭难、偏食、挑食、厌食和食量小

许多喂养问题困扰着父母，让父母很是纠结。现在条件好了，有那么多可供选择的食物、那么多科普资讯，那么好的医疗保健条件，还有专职育婴嫂，还有老人

帮忙。怎么会有那么多的喂养问题呢？有那么多不好好吃饭的孩子呢？事实上，许多喂养问题是缘于父母喂养不当，很少是因为孩子自身问题和疾病导致的。

宝宝营养与饮食在前几章有过较为详细的讨论，这个月宝宝营养和饮食和前几个月没有太大的区别，下面是父母常询问的一些营养与饮食问题。

❖ 吃饭难

在吃饭难问题中，父母常见的咨询问题是：边走边吃；哄着才能吃几口；一天不吃也不知道饿；睡得迷迷糊糊才喝奶。可是，宝宝整天闲不着，特别淘气，一天也不吃饭，哪来这么大的精神呢？

我为宝宝做了仔细的体格检查和必要的辅助检测。宝宝的身高体重都在正常范围，眼神灵活，动作敏捷，体能和智能发育都没有发现异常情况。辅助检测也都正常。

我告诉妈妈，没有发现孩子有什么问题。妈妈很迷惑地说，那这孩子为什么不吃饭呢？我和妈妈一起探讨宝宝进食问题的根源，得出下面的结论：

妈妈为宝宝制定了食谱和应该吃的食量，但是宝宝从来没有完成过吃的任务，也从来没主动要过吃的。可问题是，还没等宝宝饿，还没等宝宝要，妈妈已经把饭菜拿过来了。妈妈给的任务还完不成呢，哪能还主动去要吃的呀。

如果妈妈能正确对待孩子吃饭问题，给孩子一个宽松的进食环境，尊重孩子的食量和对食物的选择，就不会有这么多的进食问题，就不会让吃饭成为妈妈和孩子的负担。

❖ 挑食、厌食和食量小

每人都有自己的饮食偏好，饮食偏好和挑食不是一个概念，妈妈不要把宝宝的饮食偏好归为挑食，甚至归为厌食。

孩子的饮食偏好多与父母的饮食偏好相近，如果父母不爱吃某种或某类食物，孩子也多会如此。如果父母不希望孩子有和自己一样的饮食偏好，父母从一开始就要注意。比如，妈妈在哺乳期有意多摄入父母不爱吃的食物，这些食物的味道会通过乳汁传递给孩子，孩子从小就吃这样的味道，吃饭后，就能接受这样的味道。如果现在孩子已经表现出对某种食物的拒绝，妈妈也不要强求宝宝吃。要慢慢来，父母首先要说服自己接受，然后再帮助孩子接受。如果没有办法让孩子接受某种食物，也没有什么大不了的，找到和此类食物营养相近的食物，不会因此影响孩子营养的。

❖ 不喝白水

有很多妈妈为孩子不爱喝白水犯愁。其实，喜甜原本就是孩子的天性，父母在最初的喂养中，又不断地帮助孩子巩固。在接下来的喂养中，又不断地妥协，让孩子喜甜成为一种习惯。

怎么会这么说呢？妈妈回忆一下，宝宝喝的糖水、配方奶、补钙的水、苹果水和梨水等，不都是甜的吗？有时，妈妈还会告诉我，之所以一直给孩子苹果水和梨

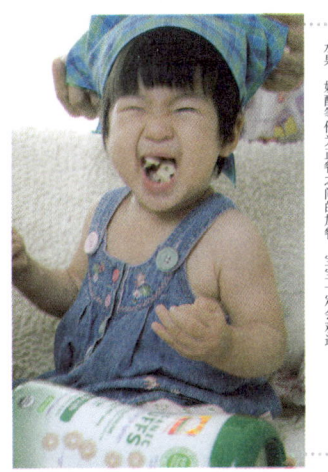

宝宝 / 李曦冉
零食是宝宝非常喜欢的，妈妈可以适当选一些有营养的零食如水果、奶酪等作为正餐之间的加餐，宝宝一定会欢迎。

水喝，是因为孩子一口白水也不喝，怕孩子缺水，是不得已而为之啊。孩子只喝苹果水，不喝白水，是天性使然，再到一种习惯。如果从一开始就不给宝宝喝甜水，不去无限扩大喜甜的天性，宝宝或许能很好地接受白水的。因为白水也有其特有的甘甜，对白水的喜好需要后天的培养。长期喝甜水的代价是牙齿的损坏、胃酸增多、食欲下降。如果孩子已经养成了喝甜水的习惯，从现在开始，逐渐降低甜度，在不知不觉中，把甜水变成白水。

我还是那句话，问题出在孩子身上，根源却在父母。我总是这样告诉父母，不可以先给孩子养成某种习惯，再想方设法纠正已经养成的那种习惯。因为改变习惯要比养成习惯难得多。

第5节 睡眠、尿便、防意外和免疫接种

120. 哭夜的原因排查

❖ **噩梦惊醒**

诱因：白天受了"惊吓"，打了预防针；看了可怕的电视镜头；被"汪——汪"叫的狗惊吓；摔了重重地一跤；父母或看护人训斥孩子了；从床上掉了下来；无诱因的噩梦惊醒。

表现：被噩梦惊醒的孩子，通常是突然大声地哭喊，两眼瞪得溜圆，表现出惊恐的神态，或到处乱爬，或一个劲地往妈妈怀里钻。

父母做法：把孩子紧紧抱在怀里，告诉宝宝："妈妈在这里，爸爸也在这里，有爸爸妈妈陪着宝宝。"不要说"宝宝不要怕。"不要提"怕"字，也不能说"妈妈把大恶魔打跑了"之类的话。只须给宝宝以正面的鼓励和安慰，使宝宝安静下来。对于这么大的幼儿来说，如果妈妈说不要怕，宝宝只接受到一个"怕"字，会加深宝宝的恐惧感。

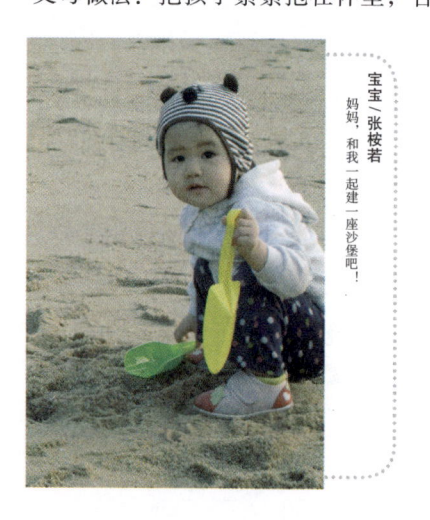

❖ **对妈妈的依赖**

夜间不再吃妈妈乳头的宝宝，突然半夜醒来要奶吃。如果妈妈不满足宝宝的需要，宝宝就大哭特哭，而且一连几天，甚至一连几周都这样。这是为什么呢？

这个阶段的幼儿，正处于独立性与依赖性并存的交叉点。宝宝一方面寻求独立，不再像婴儿期那样让妈妈摆布；一方面又产生很强的依赖感。这种强烈的依赖感，正是幼儿成长过程中寻求安全的表现。随着年龄的增长，宝宝的安全感会越来越强，依赖性会越来越弱，就不再那么依赖妈妈了。如果给宝宝吃几口奶，就能让宝宝很快安静入睡，妈妈就给宝宝吃好了，没有什么不对的，没有什么应该不应该的。

❖ **肚子痛**

宝宝／张栎著
妈妈，和我一起建一座沙堡吧！

宝宝可能会因为睡觉前吃得过饱，或白天吃得不对劲引起肚子痛。宝宝被不正常的胃肠蠕动惊醒，醒后第一表现就是哭。

肚子痛时，宝宝会突然在熟睡中哭闹，常常是闭着眼睛哭，两腿蜷缩着，拱着腰，撅着屁股，手捂着肚子。即使是会说话的孩子，半夜因肚子痛，醒后也只会用哭声告诉妈妈。妈妈想到宝宝可能是肚子痛，就会帮助宝宝揉一揉肚子，不揉还好，一揉宝宝哭得更厉害了。这是因为肚子痛时，宝宝的肠管处于痉挛或胀气状态，当妈妈用手刺激腹部时，会加剧孩子的疼痛感。

妈妈对孩子常常有一种直觉和特有的判断能力，能够很快在脑中闪过两个判断：宝宝可能病了或宝宝肯定没病。妈妈的这种直觉大多数时候是准确的。所以，如果妈妈凭直觉判断，宝宝尽管哭得很剧烈，但不像是有什么病，很可能是做了噩梦，或晚上吃多了，肚子痛而已。妈妈就可放心，哄哄哭闹中的宝宝，等待着宝宝安静下来。如果妈妈凭直觉认为，宝宝一定患了比较严重的病，比如肠套叠或其他情况后，就要带宝宝看医生。

孩子是不是刚刚睡觉的时候比较安静，睡了一会儿才会这样？如果是，不排除蛲虫感染，可试验性治疗。在肛门口涂抹上蛲虫膏，如果不闹了，就可认为是蛲虫感染。宝宝肚子不舒服，也会趴着，屁股撅着。宝宝吃多了，消化不良，患了肠炎也会引起肚子不舒服，会出现恶心、呕吐、腹泻等。

❖ **环境不好**

环境太热、太冷、太干燥、太闷。比如在酷暑的夏夜，宝宝会转辗反侧睡不着，甚至哭闹。改善一下睡眠环境，宝宝就会安静地入睡了。

❖ **什么原因也找不到**

什么原因也找不到的情形是常有的，一连几个晚上宝宝都半夜醒来哭，白天玩耍如常，就像啥事也没发生一样。这种情况，父母不要着急，过一段宝宝就会好的。父母全当是宝宝成长过程中的小插曲。不要烦恼，不要生气，不要训斥孩子。夫妇俩也不要相互埋怨。如果是全职妈妈，就由妈妈一个人照看宝宝，白天宝宝睡，妈妈也抓紧时间睡觉。

对哭闹的孩子置之不理是错误的，会让孩子缺乏安全感和对人的信任感。安静地对待哭夜的孩子，而不是比孩子闹得还厉害，大声地哄，大幅度地摇，甚至抱着孩子急速地在地上来回走动，或在床上颤悠……这样不但不会让孩子安静下来，还会使孩子闹得更厉害。妈妈要轻声细语，动作温柔，无论孩子怎样闹，妈妈始终如一，用不了多长时间，宝宝就会在某一个晚上不再哭闹了。

121. 睡眠习惯的诱导和模仿

宝宝的睡眠习惯与他所处的生活环境有着密切的联系。在早睡早起的睡眠习惯中成长的孩子，就可能早睡早起；父母经常熬夜，孩子就可能成为夜猫子。父母的举止行为与睡眠习惯，对孩子有着潜移默化的影响。幼儿惊人的模仿能力，并不只是模仿正确的一面，而是照单全收。父母的身教要远远大于言传，要想让宝宝有良好的睡眠习惯，父母首先要养成良好的睡眠习惯。为人父母者不能随心所欲，要时刻想到宝宝会模仿你的行为。

❖ **拒绝入睡**

这个月龄的宝宝拒绝上床睡觉的主要原因是"还没玩够"，开始守着"不睡的父母"。把他一个人放在床上，让他孤零零地躺在那里等待入睡，他通常不会答应——

要么父母陪在身边，要么父母讲故事给他听。能让宝宝快速入睡的最佳方法是父母或父母一方陪宝宝一起睡。如果父母准备把宝宝哄睡后，再下床做事，宝宝都能猜测出来，会挺着不睡。如果宝宝这么精明，妈妈就不要采取这样的方法，索性和宝宝一起睡，早晨早起做事也是一样的。

❖ 睡得少，睡得多

妈妈们总是刨根问底：这么大的孩子到底一天应该睡多长时间？我理解妈妈们的这份执着，但是，宝宝所有的发育指标，在遵循普遍规律的基础上，都存在着个体差异。有时，这种差异还非常明显。就像开口说话一样，有的宝宝不到1岁就会说话了，有的宝宝2岁半才开口说话。但他们都是发育正常的孩子。睡眠也一样，有的宝宝几个月就睡得很好，一觉睡到大天亮，睡眠非常有规律，有的宝宝晚上频繁醒来。有的宝宝一天要睡十几个小时，有的宝宝只睡十个小时。但他们发育都是正常的。所以，妈妈不要因为自己的孩子睡觉时间比别的宝宝短就担心孩子有啥问题。只要孩子晚上睡得踏实，白天醒来精神很好，生长发育都正常，就不要担心孩子有病，只不过是睡眠比较少的孩子。

❖ 睡觉出汗是何原因

我儿子快1岁半了，两三个月以来，经常在睡觉时出汗（快睡着时后脑勺上的汗多）。时不时厌食，按医生处方吃过化积口服液、江中健胃消食片，均无持续的效果。拍过片，做过PPD检查，化验过血，医生说均正常。现在想请教您，我儿子到底是什么问题？另外，他现在还不会明确地说话，但能听懂我们所说的，算是正常吗？

你所说的都是正常现象，没有疾病情况。随着年龄的增加，汗腺不断发育，活动量增加，爱出汗是正常的现象。饭量有时减少也是正常的。1岁半的孩子，当父母跟他说话的时候都能听懂，但还不会用语言清楚地表达，这都属于正常。

❖ 吸吮物品是什么原因

吸吮物品与吸吮手指一样，是自我安慰的一种表现。比较好的方法是转移注意力。入睡前，给孩子讲故事，陪着孩子说话聊天。训斥和唠叨是不可取的，不要让孩子感到你很在乎她吸吮衣服。当孩子吸吮衣服时，你要不动声色地悄悄转移孩子的注意力。要克服孩子的不良习惯，需要一个很长的过程，父母要有耐心。

122. 不能控制尿便也正常

❖ 再次穿尿裤

1岁就能把尿便排在便盆中的宝宝，到了1岁半，能力却又退回去了，重操旧业——兜尿布，不然的话只能尿得到处都是。孩子对排泄有他自己的认识和理解，他自己可能也搞不清为什么不爱坐便盆了，就像大人某天懒得动并不是因为累一样。如果妈妈和宝宝较劲，必须让孩子坐便盆，孩子就会哭闹，妈妈也会动肝火，结果会更糟糕。父母这时的宽宏大量不是放纵，而是给孩子以自尊。但是不是就不继续训练孩子控制尿便了呢？当然不是，父母应

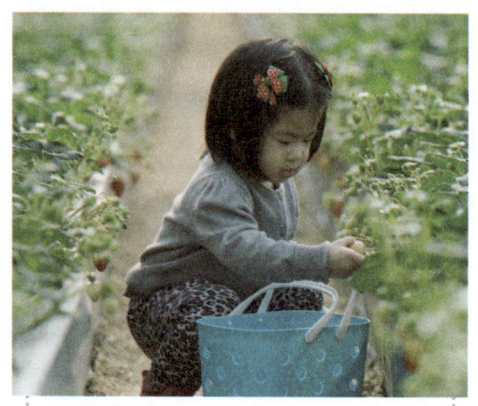

宝宝 / 李曦冉
摘草莓的小姑娘。

继续鼓励孩子，并以最大的耐心等待孩子的进步。

❖ **夜里控制排尿**

宝宝夜里能够醒来排尿，是再好不过的事。但是，如果宝宝还不能夜里醒来排尿，妈妈没有必要一次次叫醒宝宝，这样会让熟睡中的宝宝哭闹，也会扰乱宝宝睡眠周期。没有证据显示，夜里频繁叫醒孩子排尿，或在固定时间把孩子叫醒，能让宝宝更早学会夜间控制小便。

充满尿液的膀胱会向熟睡中的宝宝发出信号，使宝宝自己在睡眠中醒来，告诉妈妈他要排尿。宝宝什么时候能接收到排尿信号，并告诉妈妈他要排尿，孩子间存在着显著的个体差异。有的宝宝早在1岁后就有了这个能力，有的宝宝迟至3岁才有这个能力。妈妈不用着急，宝宝不会因为你没有叫醒他排尿而一直尿床的，总有一天会醒来把尿排在便盆中的。

123. 预防意外仍是护理中的重点

让家里发大水

旭旭刚好1岁半，是个漂亮文静的小姑娘。妈妈在接一个电话，放下电话后，妈妈发现宝宝不在身边。妈妈喊了一声"旭旭！"没有回声。妈妈准备到其他房间看看，可刚走几步就发现满地都是水。顺着流水的方向走去，原来是从卫生间流出来的。水龙头开着，水哗哗地流着，地上已经积满了水。旭旭身上的衣服全湿透了，小手还在水龙头下，享受着"被水抚摩的感觉"。妈妈一声大吼"旭旭，你在干什么！"旭旭被妈妈的吼声吓了一跳，看着妈妈愤怒的脸，旭旭意识到了"问题的严重性"，哇的一声大哭起来。

拧开液化气钢瓶上的接口

1岁半的果果拉着奶奶往厨房走，奶奶被孙子拉到厨房，不知孙子要她做什么。孙子指着液化气钢瓶，让奶奶看，奶奶明白了。原来，她的宝贝孙子把液化气钢瓶上的接口拧开了！平时成人拧它也要费点力气的，却被1岁半的孩子给拧下来了，真的想象不出孩子能耐有多大。

大家都在客厅内聊天，没有人注意孩子在做什么，这么大的孩子就是有这个特点，人越少宝宝越不好哄，人多了宝宝反而不再黏人，自己玩自己的。果果也一样，如果只剩下奶奶一个人，他就不离奶奶半步，奶奶什么也干不成。家里人多时，果果就会非常有兴致地独自玩耍，还常常做出"惊天动地"的事来。

❖ **防不胜防**

宝宝会把抽屉打开，看看里面有什么。尽管这么大的宝宝基本上知道了什么能吃，什么不能吃，但见到新奇的东西还是要放到嘴里尝一尝的。看见抽屉里有小药瓶，不费力气地就打开瓶盖，并能把小药片倒出来放到嘴里。如果恰好是糖衣药片，宝宝会当作糖吃很多。如果是苦药片，宝宝就会把塞进嘴的药片吐出来。所以，不想让宝宝拿到的东西，千万不要放在抽屉里，你不可能保证一直锁着，总有疏忽的时候。

我列举过很多意外事故的例子，可能会给父母们带来一些压力。父母们可能会说：一个例子一个样，注意这个了，注意不了那个，防不胜防。其实，事情没有这么复杂，记住很简单的概念就可以。

心存侥幸是发生意外的最大隐患。所有的意外事故，都不是宝宝的问题，这么大的宝宝是需要父母保护的。一定要给宝宝创造安全的环境，一切的不可能都可能发生。一分的疏忽，就可能带来万分的危险！

如果宝宝能拿到诸如改锥、榔头之类的工具，又曾经看到过成人使用过这些工具的话，宝宝也会模仿着使用工具，只是宝宝做的多是"破坏性"的工作。

❖ **宝宝告白**

在接下来的日子里，我不断会有令爸

第六章 17—18个月的宝宝

193

爸妈妈惊奇的发展，我的语言能力、理解能力、生活能力，都在爸爸妈妈不知不觉中悄悄地发展着。如果爸爸妈妈不给我留下影像，不记录下我的成长足迹，等我长大的时候，爸爸妈妈恐怕拾不起我幼时宝贵的记忆了，只会留下片刻依稀的记忆。时间过得飞快，昨天还嗷嗷待哺的我，今天已经能和爸爸妈妈交流了。

爸爸妈妈是否还依稀记得，几个月前，妈妈完全按照自己的意愿给我喂奶、洗澡、哄我睡觉、把我撒尿，甚至让我把大便拉在便盆中。一转眼，我长大了，吃、穿、玩、运动、对世界的理解、对爸爸妈妈的顺从、对周围事物的感觉、想做的事情……一切的一切，都在发生着变化。一切都来得太快。

我已经是有独立思想和意愿的"人"了，开始萌发自我意识，成了探索者和小冒险家，我要去任何我能抵达的地方和角落，要动任何我能摸到的东西！

爸爸妈妈可要小心，我的探索精神可具有一定的破坏性。桌子上的茶杯，我可以在几秒中内，也就是妈妈一回头的瞬间，横扫地上，摔得粉碎。如果妈妈没有斥责我，我还会指着一堆碎玻璃念念有词："打，爸爸打。"我心理明白我做了"坏事"，所以不说"宝宝打"。我的聪明是爸爸妈妈无法想象的，如果爸爸妈妈开怀大笑了，我就幽默成功了。难道说我处理尴尬场面的高超技巧不令爸爸妈妈惊叹吗？

如果妈妈曾经因为我淘气打过我，再次犯同样的错误时，我就会立即对着妈妈说："妈妈打。"直接求"打"。我可不傻，两军打仗还"缴枪不杀"呢，我主动求"打"就是承认错误，妈妈哪能真的打我呢。我宁愿一次次求"打"，也不会就此罢手，不再搞"破坏"了。爸爸妈妈只须给我创造一个安全的活动空间，让我自由自在地玩耍吧。

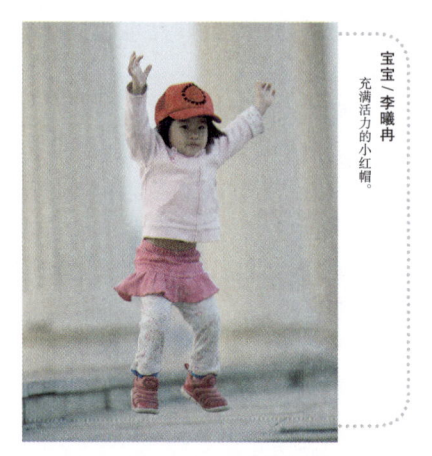

即使妈妈动真格的，我也是片刻的记性，很快就会又投入到探索和冒险之中，这就是我的天性。正是"什么都动"的行为告诉爸爸妈妈，我的身体是健康的，精神是愉快的。如果因为我什么都动，爸爸妈妈累得精疲力竭，就认为我有点异常，甚至怀疑我患了"多动症"，那就是爸爸妈妈的问题了。爸爸妈妈的任务可不是在我身上找毛病，而是学会欣赏我，帮助我，培养我。爸爸妈妈别忘了，这时的我是个淘气的宝贝。

124. 免疫接种

规划内疫苗：18-24个月百白破第4剂，麻疹疫苗第2剂。

规划外疫苗：18-24个月乙脑灭活疫苗第3剂，乙脑减毒活疫苗第2剂，麻腮风疫苗1剂。

宝宝／李曦冉 充满活力的小红帽。

宝宝/李曦冉

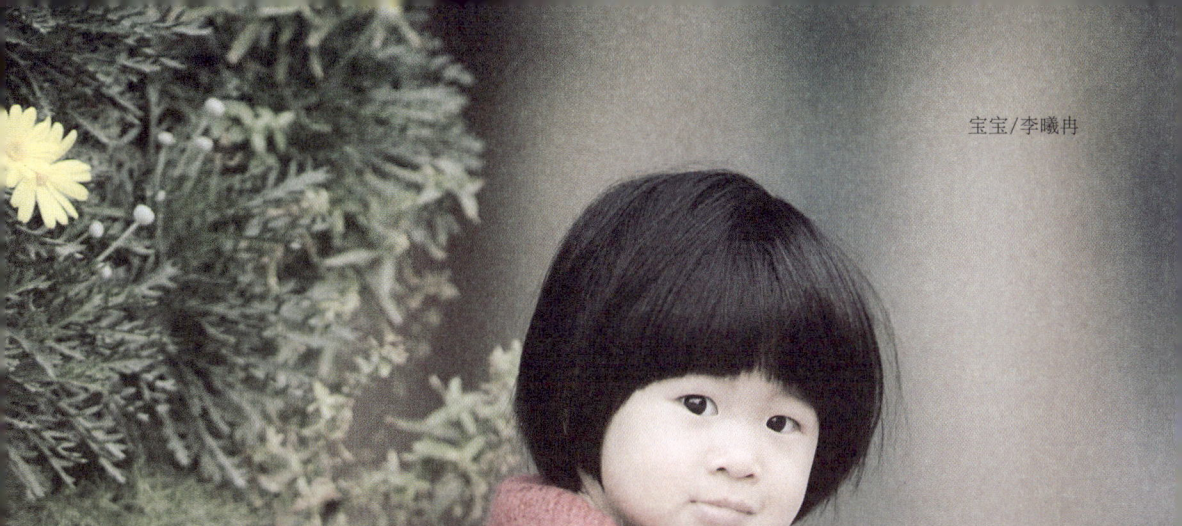

第七章　19-21个月的宝宝

开始练习跑跳；

喜欢向爸爸妈妈发问，有了丰富的情感世界；

开始亲近爸爸妈妈以外的人，独立玩耍时间延长；

能画出近似的水平线、垂直线和弧形线；

宝宝喜欢模仿爸爸妈妈做家务；

训练控制尿便好时段……

第1节 成长和发育特点

125. 体能发育特点

宝宝在未来的3个月，体能发育突飞猛进，大运动能力与精细运动能力的发展并驾齐驱。宝宝能单腿直立，并把一条腿抬得高高的；宝宝不但能抬腿踢球，还能把球踢得远远的；宝宝不扶着任何物体，能很快地踩上凳子，爬上高处，拿到他想要的物品。这些都是宝宝了不起的进步。

❖ **自如行走**

早已经会走的宝宝，在未来的3个月里，走得会更加自如，甚至能走出花样。宝宝会在行走中任意转弯，会随时停下来做事，再继续行走。会在行进中停下来拾起地上的物品，再起身继续行走。有的宝宝甚至能小跑几步。

❖ **双足起跳**

有的宝宝学会了双足并拢起跳，有的宝宝只在原地起跳，有的宝宝可能跳出几十厘米。如果宝宝能够单足起跳，宝宝体能发育真的很棒。

❖ **跳台阶**

有的宝宝不但能在平地起跳，还能从高处往下跳。但宝宝还不能从平地往高处跳，如果宝宝试图往高处跳，要适当保护，以免宝宝磕伤牙齿。

❖ **独自上楼梯**

有的宝宝已经不用扶着栏杆或牵着妈妈的手上楼梯了。但可能还不会两脚交替着连续上台阶，扶着栏杆可能会下楼，但看得出宝宝异常紧张的神情。

❖ **骑儿童车**

宝宝会坐在车座上，脚踏在脚蹬上，但宝宝还不会骑着走。多数宝宝要到2岁以后才会骑儿童车。现在，父母或亲戚朋友多给宝宝买电动儿童车，宝宝只须坐在车上，按动电钮或脚踏电钮，就能驾车了。我认为，最好给宝宝买人力儿童车，让宝宝自己努力，靠自己的力量，让车子跑起来。这样，锻炼了宝宝腿力，提高驾车技巧，训练了协调能力，让宝宝感受到劳动的乐趣。同时，节省能源，从小培养宝宝环保理念。电动车也不如人力车安全。

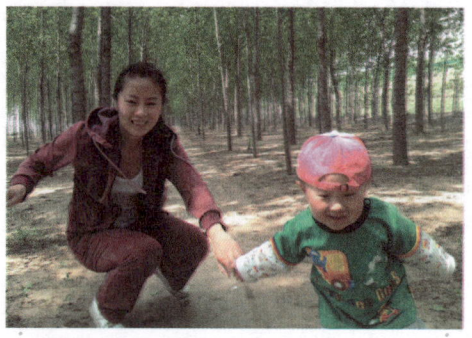

126. 手的精细运动特点

❖ **往容器中放东西**

宝宝喜欢往容器中放东西，不管什么都愿意把它们装进某个容器中。把小娃娃放到水盆中，把手表放到水壶里，把沙子放到水杯中。如果妈妈找不到某件东西，问问宝宝，说不定他会想起他的杰作，把东西找出来。妈妈可不要因为宝宝荒唐的杰作训斥孩子。相反，还应该表扬孩子替妈妈找到了东西。然后，再告诉宝宝这个东西应该放到什么地方。

❖ 开门关门

如果妈妈还像原来那样，想通过把门关上来阻止宝宝走出房门，恐怕没那么容易了。宝宝不但会关门，还会开门，即使有旋钮的门，宝宝也会把旋钮扭开打开房门。

❖ 画画

宝宝能画出近似的水平线、垂直线和弧形线。宝宝在纸上涂鸦，并不像我们想的那样，是在胡乱涂抹，胡乱写画。宝宝会按照自己的想象，画他想象中的苹果、动物、太阳，还有爸爸妈妈。

❖ 穿珠子

宝宝能把带眼的珠子一个个穿起来，再一个个拿下来，再一个个穿起来，把穿珠子当作游戏，反反复复地玩着。这是宝宝锻炼手的精细运动能力好方法。穿珠子不但锻炼了手的精细运动，还锻炼了手眼协调能力。

❖ 系纽扣

宝宝开始对系纽扣感兴趣，系上解开，再系上，再解开。这个月龄段的宝宝，就是喜欢反反复复做一件事，只有这样不厌其烦地反复去做，才能学会某种技巧。所以，父母千万不要对此不理解，甚至反对宝宝这么去做。

❖ 啥都要动

啥都想摸一摸，啥都要动一动，仍是这个月龄段宝宝的特点。只有这样，才能加深对事物的认识。有危险的物品要远离宝宝，没有危险的物品要允许宝宝去摸去动。切不可限制宝宝，这也不让摸，那也不让动。这样会极大阻碍宝宝对事物的认知能力。

❖ 一双灵巧的小手

宝宝拥有一双灵巧的小手。这个月龄段的宝宝，会用自己一双灵巧的小手，按照自己的意图和想象，按照自己的意愿和思维，做这做那，父母切莫把"不要"挂在嘴上。只有一种情况可以对宝宝说"不"，那就是会给宝宝带来危险的时候。

127. 智能特点

❖ 语言特点

宝宝能听懂200多个单字组成的句子。多数宝宝能说出3个字以上的句子，能用3个字组成的句子，表达日常生活中的要求和大概意思。有的宝宝开始喜欢提问，不断地问这问那。

多数宝宝有了数的概念，能从1数到10，有的宝宝甚至能数到十几，二十几。宝宝会伸出一个手指，告诉你他1岁了。有的宝宝甚至能更准确地告诉你，他1岁几个月了。

让宝宝拿3个球给你，宝宝能准确地拿来3个球。把几个苹果放在盘子里，让宝宝数数有几个苹果，宝宝会用手指着，一个一个地数着，然后告诉你有几个苹果。如果宝宝还不会告诉你他几岁了，还不会按照你的吩咐拿来几个球，并不能因此认为宝宝智力发育有问题，父母不要着急。在接下来的时日里，宝宝会逐渐有数的概念。

有的宝宝能够背诵一首简单的儿歌，有的宝宝能在妈妈提示下背诵，有的宝宝能接每句儿歌的最后一个字或几个字。宝宝能否背诵儿歌，不意味着智力发育水平高低。提高宝宝认知能力，要比让宝宝背诵儿歌有更大的意义。

❖ 时间概念

宝宝有了初步时间概念，大概能听得懂"今天"和"明天"的含义。如果妈妈告诉宝宝，妈妈做完饭后，会陪宝宝玩游戏，宝宝似乎明白了"……后"就是要等待的意思。有了时间概念，宝宝就明白了什么叫等待。

❖ 记忆物品存放地方

如果家中物品都有固定的放置地点，宝宝能记住家中大部分物品放置的位置。而且，能够按照父母的指令，把某物品拿到爸爸妈妈面前。宝宝掌握了家中物品存放地点，树立起了自信心，对这个陌生的世界有了些许把握之感。这种感觉对宝宝来说意义重大。

❖ 分辨物体的颜色

多数宝宝能分辨两三种纯色，比如，让宝宝把红色的玩具拿过来，宝宝会把红球、红积木等统统拿过来。以前，则必须指出物体的具体名称，才能分辨颜色。比如，要让宝宝拿红色的，必须指出是红色的球，还是红色的积木。

❖ 匹配物体

多数宝宝能把相同的物品进行匹配，比如把积木放到积木盒子里，把球放到塑料筐里，把娃娃放到玩具架上。宝宝会一一进行匹配，放到妈妈指定的地方。

❖ 闻声知人识物

多数宝宝能闻声识物，比如，听到妈妈说话声，即使没看到妈妈，也知道妈妈来了或在其他房间里。有的宝宝，甚至听到爸爸咳嗽声，就知道爸爸来了。当宝宝听到汽车驶过的声音时，会告诉妈妈汽车；听到小狗叫声，会说小狗。有的宝宝还会模仿动物叫声。

❖ 喜欢穿父母的衣服和鞋子

宝宝开始喜欢穿妈妈的衣服，戴上爸爸的帽子，穿上爸爸的大鞋，美滋滋地样子。宝宝还喜欢照镜子，笑嘻嘻地对着镜子里的自己，还会和镜子里的自己说话，用手拍打镜子里的自己。宝宝似乎意识到镜子里的那个宝宝就是自己。

❖ 喜欢玩有实际用途的玩具

宝宝开始接受大型玩具，如荡秋千、滑滑梯、骑木马等。和购买的儿童玩具相比，宝宝更喜欢有实际用途的物品，并把这些日常生活中的物品当作玩具。比如，宝宝非常喜欢玩手机和遥控器，也喜欢玩瓶瓶罐罐小勺小碗等。宝宝不断地上下楼梯，就是把楼梯当作玩具来玩呢。

❖ 回忆见到过的物品

宝宝能够记住他曾经感兴趣的事情或事物，能够清晰地回忆起他曾经玩过的东西。宝宝对事物有了记忆，放在某个地方的东西，宝宝可能会记忆下来，并能够按照妈妈的指令，把东西拿给妈妈。

❖ 分辨不同

宝宝能够区分物品的大小，能够比较出一些不同物品的差异。如果妈妈说把大皮球拿来，宝宝不会把小皮球拿过来，如果妈妈说把布娃娃拿过来，宝宝不会把塑料玩具拿过来。

❖ "我的"不意味着吝啬

随着宝宝自我意识的增强，表现出了强烈的占有欲，什么都是"我的"，什么都要"听我的"，什么都要"依着我"，不意味着宝宝吝啬、自私和不可理喻。宝宝自我意识的增强，对宝宝认知能力的提高有极大的帮助。当妈妈不能从宝宝手里要出东西时，不能让宝宝和小朋友一起分享玩具和零食的时候，妈妈无须为宝宝的吝啬

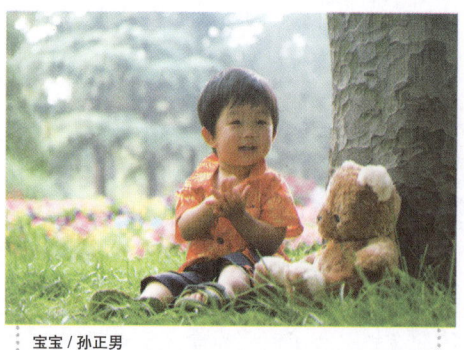

宝宝 / 孙正男
妈妈猜猜我手中的是什么？

和自私难过。这是宝宝发育过程中不可或缺的过程，随着宝宝发育和成长，加之父母对孩子分享的培养和慷慨的教育，宝宝会学会分享快乐，学会助人为乐，学会慷慨解囊的。

❖ 我的与他的

宝宝不再把所有的东西都看成是自己的。如果妈妈告诉孩子，那是小朋友的，宝宝可能会把手中的东西还给小朋友。宝宝已经初步懂得，小朋友的东西应该还给小朋友。但并不是所有的宝宝都能够做到这一点。

❖ 用感官探究事物

宝宝的情感世界开始丰富起来。如果电视画面中出现令人悲伤的场景，宝宝也开始收敛起笑脸，甚至会陪着电视里的人哭起来。

❖ 学会分享

培养宝宝良好的品德，要从培养宝宝分享快乐开始。宝宝"侵吞"小朋友的东西，不是品行恶劣的表现。分享是需要培养的，父母要培养孩子学会分享，学会和小朋友共同分享食物、玩具和快乐。

开发宝宝智力，不仅仅是背诵几首儿歌，认识多少字词，会说多少英文。宝宝的认知能力、生活本领、良好的生活习惯、健康的心理发育，以及认识自然，认识世界，学会分享和交流，都是非常重要的。给宝宝一个快乐的成长经历比什么都重要。

128. 生活能力

❖ 鼓励宝宝独立做事

培养宝宝独立做事和解决问题的能力是父母给宝宝的宝贵礼物。现在，孩子们得到了很好的物质享受，得到了父母很好的智力开发。但是，却很少有孩子得到爸爸妈妈的这份礼物。孩子小的时候认为不会做，不能做；孩子长大了，认为宝宝没时间做，没必要做。父母认为学习是最重要的，做事只是浪费时间。遇到问题，不给孩子自己解决的机会，总是替孩子解决。没有生活能力，缺乏解决问题的能力，孩子小的时候还不明显，长大了就显现出来了。

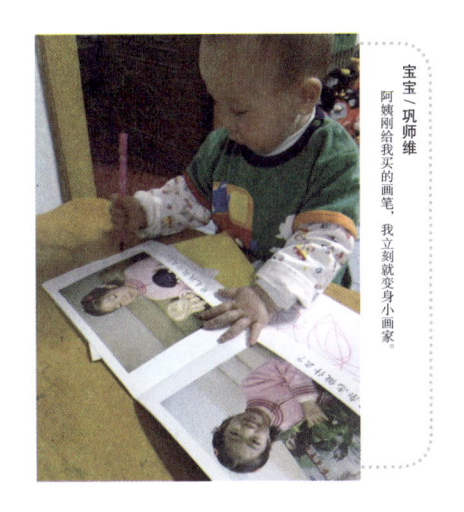

❖ 独立进餐

让宝宝和全家人坐在一起独立完成进餐，妈妈只须在一旁协助宝宝吃饭。把宝宝放在餐椅中，可避免宝宝到处乱跑，培养宝宝良好的进餐习惯。

❖ 发出尿便信号

宝宝已经能够感觉到尿意和便意了，有尿便时，会发出信号。有的宝宝会直接告诉妈妈他要撒尿和排便，有的宝宝会直接坐在便盆上排尿便。

❖ 控制尿便与文明

有了一次性纸尿裤，解放了妈妈，不再用一盆盆洗尿布了。所以，妈妈不再急着训练尿便了。训练宝宝控制尿便，已经不是为了少洗尿布，而是培养宝宝良好的卫生习惯和文明行为。带宝宝外出游玩，宝宝如何处理尿便问题，行为在孩子，水平在父母。父母文明程度如何，宝宝言行是尺度。

> 宝宝/巩师维
> 阿姨刚给我买的画笔，我立刻就变身小画家。

第 2 节 体格和体能发育

129. 身高、体重、头围和乳牙

❖ **19个月－21个月宝宝体重**

男婴体重均值11.65公斤，低于9.37公斤或高于14.33公斤，为体重过低或过高。

女婴体重均值11.01公斤，低于9.00公斤或高于13.45公斤，为体重过低或过高。

在这3个月里，如果宝宝的体重没有明显增加，妈妈不必着急。因为，到了幼儿期，尤其是1岁半以后，宝宝体重增长速度减缓，在未来的3个月里，宝宝体重增长600克左右，平均每个月增长200克左右。赶上夏季或宝宝生病了，体重可能没有增长，甚至会下降。如果宝宝体重下降了，妈妈却找不到什么原因，要向医生咨询，是否在喂养方面存在着问题。比如，饮食结构不合理，蔬菜和水果等低热量食物吃的过多，热量摄入不足，消耗了体能脂肪，使宝宝体重降低。

❖ **19个月－21个月宝宝身高**

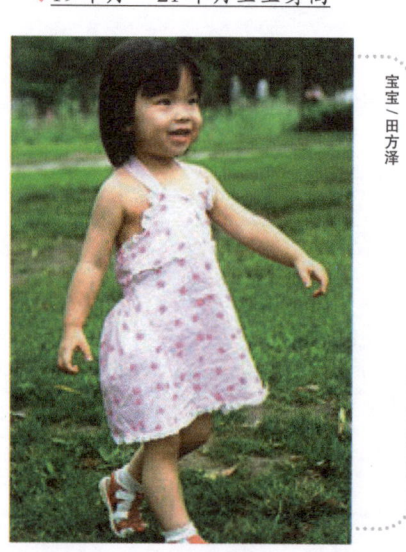

宝宝／田方泽

男婴身高均值84.0厘米，低于78.3厘米或高于90.0厘米，为身高过低或过高。

女婴身高均值82.9厘米，低于77.3厘米或高于89.2厘米，为身高过低或过高。

如果宝宝身高增长的不理想，除了喂养因素外，还应考虑其他因素，如睡眠是否充足，户外活动是否足够，营养搭配是否合理，是否缺钙或其他微量元素缺乏等。但是，父母应该知道，遗传是影响身高的重要因素，随着宝宝月龄增加，遗传对宝宝身高的影响越来越显现出来。

❖ **头围**

幼儿期头围每年平均增长1-2厘米。满21个月的宝宝，头围平均值为48厘米左右，头围的大小与遗传有一定关系。

❖ **前囟**

在这个月龄段里，多数宝宝囟门会闭合或接近闭合，少数宝宝囟门还没有闭合，个别宝宝囟门还比较明显，甚至一眼就能看出头顶部凹陷的囟门。无论宝宝囟门大小，只要没比原来增大，就不会有什么问题，闭合是早晚的事。

囟门还没有闭合

我的女儿已经1岁8个月了。1岁时已经走稳，现在会说很多话，身高体重都正常。但是她晚上后半夜睡眠不是很好，我没给她服用过鱼肝油。她的囟门还没有闭合，有1.5厘米×1.5厘米，请问她是否有佝偻病？我是否有必要带她去就医？

囟门没有闭合或囟门大，并非意味着宝宝缺钙。是否缺钙（医学称为佝偻病），需要医生对宝宝进行体格检查，还需要做碱性磷酸酶、1,25-二羟骨化醇、骨密度

或腕骨X线片（X线缺乏安全性，需慎重选择）等辅助检查。根据检查结果综合分析，才能做出诊断。

如果不做任何检查，只根据宝宝囟门未闭或囟门大，就说宝宝缺钙是不妥的，建议增加维生素D和钙的用量，父母不要急于执行，最好再听听其他医生的建议。

❖ **牙齿**

宝宝处于乳牙萌出期，通常情况下，这个月龄段的宝宝，会有10-16颗乳牙萌出。但是，乳牙萌出颗数存在显著个体差异，有的宝宝乳牙萌出比较晚，乳牙至今只有6颗，甚至更少。

"地包天"如何治疗？

我儿子现在1岁7个月，我发现他的下牙床比上牙床突出，好像是地包天。请问该如何就诊？

"地包天"多是颌骨和牙槽骨形状所致，与遗传关系密切。极个别与后天喂养姿势有关。可看口腔科医生。

发育落后为什么？

我的女儿现在20个月了，经常生病，不爱吃饭。19个月时检查如下：身长76厘米，体重9.3公斤，牙数8颗，前囟1.0厘米×1.0厘米，头围45厘米，营养状况不良。医生说要补钙，打了一盒胆维丁钙，现又补了一盒锌及氨基酸。请问我该怎样做（我经常煲猪骨粥，从来不给孩子买零食吃）？

根据妈妈所述情况，没有使用大剂量维生素D的指征，也不是补锌和氨基酸能解决的问题。应该给宝宝做一次健康检查，进行营养状况评估，排除消化不良、缺铁性贫血等器质性疾病。再询问饮食情况，是否存在喂养不当。把上述情况归因于缺钙，过量补充维生素D实有不妥。

130. 宝宝的大运动能力

❖ **向前走和向后退**

宝宝的运动能力和平衡能力进一步提高，胆量也增大了。早就能自如向前走的宝宝，开始尝试着向后退着走。当宝宝向后退着走的时候，妈妈只需在后面保护孩子，不要让宝宝走到危险的地方，切莫吓唬孩子。

喜欢运动的宝宝，睁开眼就一刻也不停歇，精力旺盛，似乎不知道啥叫累。妈妈不要打扰玩耍中的孩子，宝宝累了自然会停下来歇息，就像渴了要喝水，饿了要吃饭一样。

❖ **拉着玩具走**

到了这个月龄段，多数宝宝能在平坦的路上，自由自在地行走。不仅如此，宝宝还能拉着带轱辘的玩具走。宝宝喜欢让他的玩具娃娃或玩具动物坐在他的推车里，这是宝宝在模仿父母用车推他玩的过程。

❖ **在图案和线条上走**

宝宝喜欢走在有图案的地方。在地上铺上带有图案的拼图或画上几条彩色画线，让宝宝沿着画线往前走，宝宝会非常感兴趣。这样不但锻炼宝宝走直线的能力，还锻炼宝宝对距离的判断和方位的把握。帮助宝宝辨别色彩，训练宝宝越过障碍物的能力。

❖ **原地跳**

有的宝宝上个月就能原地跳起，有的宝宝到了这个月龄段才会原地跳起。如果宝宝能够跳出三五十厘米远，甚至更远，宝宝的体能发育已经非常好了。如果宝宝能够单足跳，说明宝宝体能发育很棒。

❖ **跳台阶**

上个月，宝宝可能会从台阶上往下跳，这个月，宝宝可能会从台阶下往上跳。如果台阶比较高，宝宝可能会磕着，要适当保护孩子，以免宝宝磕到牙齿。

❖ **学跑**

宝宝刚会跑的时候，通常是两眼看着地面，两手朝前，借着惯性往前跑。宝宝跑的时候，妈妈常担心宝宝会摔倒。在体能运动中，宝宝摔倒是常有的事。妈妈不必紧张，宝宝体内有一套保护机制，保护宝宝不被摔伤。通常情况下，宝宝摔伤，多是因为路面上有障碍物，把宝宝绊倒，宝宝碰巧又磕在坚硬的障碍物上。所以，宝宝在运动中，父母要保证周围没有坚硬的障碍物。另外，宝宝运动时，一定要保证鞋子舒适合脚。

❖ 上下楼梯

宝宝已经不用扶着栏杆，甚至不用牵着妈妈的手，独自上楼梯，可一口气上三四个台阶，扶着栏杆或牵着妈妈的手能够下楼梯。但可能还不会两脚交替着连续上下台阶。

是否能够上下楼梯，与宝宝接触楼梯的早晚有关，也与父母是否放手有关。如果宝宝从来就没有爬过楼梯，到了这个月龄，仍然不会独自上下楼梯是很正常的。

❖ 骑三轮车

如果家里很早就给宝宝准备了三轮车，宝宝会坐在车座上，脚踏在脚蹬上，把三轮车蹬起来。但有的宝宝直到2岁半以后才会骑三轮车。

❖ 让物体移位

这么大的宝宝最愿意把东西搬家，让所有的东西都移位是宝宝快乐无比的事情，这是宝宝运动的一种方式，也是建立平衡感觉的锻炼方法。所以，妈妈不要限制宝宝搬家，要特意为宝宝准备些没有危险的物品。

❖ 踢球和扔球

宝宝可以高抬腿迈过障碍物，可以单腿直立片刻，可以对准球抬腿踢出。宝宝喜欢踢球运动，喜欢看皮球的滚动。踢球运动可锻炼宝宝的腿力和脚力，还能锻炼宝宝平衡感觉和单腿运动能力。如果宝宝已经能够把球踢得比较远了，可在地上划上范围，或铺一张垫子，让宝宝有目的地把球踢到一个地方，训练宝宝的方向感和脚力的准确性。

❖ 投球

上个月，宝宝可能会把球投到脑后去；这个月，可能很少出现这种情况了。宝宝能迅速投出手中的皮球，并发现宝宝扔球的距离远了，方向也准多了。爸爸在宝宝前面接球会让宝宝兴趣盎然。投球可锻炼宝宝臂力和视觉与肢体的协调能力。

❖ 想办法够到高处的东西

对于这个月龄的宝宝来说，拿到被妈妈放到高处的东西，已经不是啥难事。宝宝会开动脑筋，借助身边的物体，增加高度，让自己顺利拿到想要的东西。宝宝活动的地方不要放置有尖角的家具，更不能放置玻璃器皿或易碎物品。

❖ 拉推物品

宝宝开始对推拉物体产生兴趣，尤其喜欢推拉带轱辘的小车。当他让车子走起来时，体验到了成功的喜悦，他为能完成一件事而感到自豪。

宝宝任何一个动作，任何一种喜好，任何一种能力，都不是孤立的，都是相互联系、相互促进的。只要是孩子喜欢做的事情，就放手让孩子去做，没有那么多的该做和不该做。切莫片面地认为冠以"智力"二字的物品对孩子发育才有好处。

❖ 保持下蹲姿势10秒钟

宝宝早在几个月前已经能够蹲下，并保持短暂的半下蹲状态。现在，宝宝能够保持半下蹲状态十多秒了。宝宝不再总是坐在那里玩，也开始喜欢蹲在那里玩了。

❖ 多方协调能力

宝宝一面听妈妈讲解，一面看妈妈做示范，一面模仿做。宝宝运用听视嗅味触等感官，接收信息，进行思维，协调和整合，指导行动。这是宝宝学习能力的巨大进步。父母可多选择这样的游戏，对宝宝进行训练。如教宝宝折纸、拼图、捏橡皮泥等。

131. 宝宝的精细运动能力

❖ 穿珠子

如果家里有用来穿珠子的玩具，宝宝会很愿意练习把绳子穿到带眼的珠子里，能把多个珠子串在一起。妈妈也可以给宝宝叠纸珠子或毛线球珠子，还可以给宝宝做橡皮泥珠子。这样做的好处是帮助宝宝开动脑筋，一项游戏可以有很多种玩法，提高宝宝创造力。这个月龄段的宝宝就是要在游戏中开发智力和潜能。

❖ 贴纸画

宝宝会玩贴画游戏，把一个个粘有胶水的画，按照他自己的喜好贴在纸板上，拼成一幅图画。宝宝还可能把贴画贴到脸、胳膊、衣服、墙壁、桌子等其他地方，宝宝会开动脑筋，把贴画贴在他认为适合的地方。父母不必干预，因为贴画很容易揭掉，不会留下痕迹，这项游戏也没有任何危险，是一项锻炼宝宝手的精细运动能力的好游戏。

❖ 捏橡皮泥

宝宝对捏橡皮泥和面团非常感兴趣。宝宝一个人坐在那里，可以玩很长时间的橡皮泥。如果包饺子，给宝宝一块面团，宝宝会饶有兴致地玩好一阵，甚至能陪着爸爸妈妈包完饺子。

让宝宝参与日常生活中琐碎的事物，是开发宝宝能力的好方法。宝宝和父母在一起，有了安全感，会把心思都用在玩耍和对事物的探究上，增强玩耍兴致，延长玩耍时间。同时，父母也能节省时间，哄孩子做事两不误。

❖ 折纸

宝宝不再见纸就撕，开始喜欢折纸了。妈妈给宝宝折飞机、小船、衣服、纸鹤等，宝宝会学着妈妈的样子，用自己灵巧的小手进行创造。这是锻炼宝宝手的精细运动能力的好方法。需要注意的是，要选择软一些的纸，以免纸边划伤宝宝手指。

❖ 捏起发丝

宝宝用拇指和食指准确地对捏，捡起地上的发丝和线头。这一动作，不但预示着宝宝视力的进步，也预示着宝宝手的精细运动能力的提高，预示着宝宝对微小物体的注意能力，以及身体的平衡能力和脑——眼——手的协调能力。

❖ 打开门闩

宝宝已经会扭动门把，打开门闩。如果柜子和门上有钥匙，宝宝会把钥匙拔下来再插进去，一遍又一遍地做着重复的动作。妈妈可不要打扰宝宝，宝宝之所以不断地重复着，是为了弄清楚其中的奥妙。

❖ 搭积木

宝宝能把不同色彩的积木搭在一起，并会给他搭建的积木起各种名字。宝宝能把7-8块积木，甚至更多的积木叠放在一起，积木的突然坍塌会给宝宝带来惊险后的快乐。宝宝会小心翼翼地往高了搭，同时怀着激动的心情，等待着积木倒下那一刻带给他的惊险。

❖ 双手配合

这个月龄段的宝宝，几乎可以随心所欲地使用双手干自己想干的事情。宝宝能双手配合，把不同形状的积木插到不同的孔内。这是教孩子认识几何图形的好机会。宝宝手里拿着什么图形的积木，就顺便告诉宝宝这是什么形状的，再指导宝宝把它插到相同形状的插孔内。

辨别出哪块积木该搭到哪个镂空的空隙，需要一段比较长的时间，这是宝宝认识几何图形的一个过程。当宝宝能准确认识不同的几何图形时，就能快速完成积木拼插了。这是开发幼儿空间想象力的方法之一。

❖ **握笔方式的改变**

如果宝宝很早就握笔涂鸦，到了这个月龄段，宝宝就开始学习用拇指和其他四指相互配合着执笔了。如果从现在才给宝宝拿笔的机会，宝宝仍然会抓着笔涂鸦。

❖ **动手能力让父母头痛**

让父母头痛的是，宝宝那双灵巧的手，似乎只会做"破坏性"的事情，做"建设性"的事情就显得笨手笨脚了。这就对了，正是这种破坏能力，培养了建设能力，给了宝宝创造和探索的动力。限制宝宝的破坏力，就限制了宝宝的创造力和探索精神。

❖ **左力手**

绝大多数宝宝都是右力手，如果父母发现宝宝是左力手，没有必要纠正。

第3节 智能和心理发育

132. 语言学习和理解能力

❖ **学习词汇**

这个月龄段的宝宝，大约有一半可以说出90-150个词汇，有的宝宝会说出120-180个词。到21个月时，会说出200个词左右的宝宝不在少数。宝宝所用的词汇多是日常生活中的常用词。学习词汇的速度比较快，平均每天能学会一个新词汇。

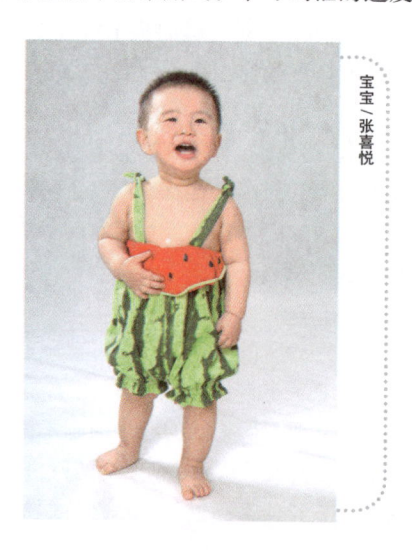

❖ **使用句子**

大约有30%的宝宝能够使用多字组成的句子说话。尽管宝宝所说的句子还很简单，省去了很多词，但大多数句子是很容易让人听懂并理解的（父母通过宝宝简短的句子，想象出宝宝要表达的完整的句子）。宝宝现在的语句就像过去发电报时的电报语，用最主要的词汇说明意思。

对于这个月龄段的宝宝来说，能说出完整的语句并不简单，说明宝宝对语言的理解已经相当到位了。如果宝宝还没有这样的能力，父母也不要着急。语言发育存在着显著的个体差异。有的宝宝早在1岁就能用语言表达自己的意愿和要求了，有的宝宝2岁后才开口说话。

❖ **词汇质和量的突破**

父母惊奇地发现，宝宝词汇不但在数量上增长迅速，还有了质的突破。以往，宝宝所掌握的新词，多是他熟悉的人和物品名称——名词。现在，宝宝开始掌握名词以外的词了，如热、冷、脏、怕、走、拿、玩、打等。如果父母有兴趣，可以从现在开始，记录宝宝每天说出来的新词，看看一周能说出多少个新词，算一算，一个月下来，宝宝增加了多少新词。

❖ **教宝宝识字**

如果很早就教宝宝认字，宝宝可能已经认识不少字了。但是，这个月龄段的宝宝，很少会认识超过300个的单字。如果宝宝认字超过300个或更多，父母很可能把太多的时间用在了教孩子认字上了。宝宝处在大脑高速发展阶段，要更多地给宝宝接触自然，认识世界的机会；让宝宝接收更多的信息；有更多的快乐玩耍游戏时间。

❖ **对语言的理解**

幼儿对语言的理解能力不断进步，说话早的可以用语言表达很多日常需要。会告诉妈妈他要吃饭、要喝水、要小便、要睡觉。

幼儿不是从字面上理解字的含义，而是根据他自己的理解，来使用字词或一句话的含义。如果妈妈说该睡觉了，宝宝就会想到和睡觉有关的一些事情，如床和枕头、脱衣服等。

妈妈可能有这样的发现，如果每次带宝宝到户外玩都带上小帽子，当妈妈说"妈妈带宝宝出去玩"时，宝宝可能会马上说"戴帽帽"，他把"出去玩"与"戴帽子"联系起来了。如果宝宝要求妈妈带他出去玩，可能会对着妈妈说"戴帽帽"，其意是说"出去玩"。宝宝的联想能力，有时连妈妈也理解不了。

❖ **理解人称代词**

宝宝对人称代词还不能完全理解，当妈妈说"你到妈妈这来"时，宝宝可能还不知道妈妈说的"你"指的就是他自己。但宝宝仍然能听从妈妈的指令，走到妈妈跟前，这是因为，尽管宝宝不知道"你"指的就是他自己，但宝宝听懂了"到妈妈这来"的指令，妈妈是冲着他说的，他就执行了妈妈的指令。如果妈妈问"你奶奶去哪里了"，宝宝听懂了"奶奶去哪里了"，但并没听懂"你奶奶"。如果宝宝会说话了，会说"你奶奶去买菜了"，而不会说"我奶奶"。宝宝还不理解人称代词的含义，更不会转换人称代词。如果宝宝现在就理解了人称代词，那宝宝的智力非同一般啊。

133. 语言运用和表达能力

幼儿对语言的理解能力已经很不错了，但语言表达能力还很有限。父母主要是凭借直觉和理解，结合肢体语言和表情等和孩子进行交流和沟通。父母要用心倾听孩子说话，努力去理解，而不是没完没了的纠正。如果父母总是纠正宝宝说话中的错误，宝宝就会因怕出错而不敢大胆说话。

纠正孩子发音和句子结构上的错误，对孩子语言的学习没有什么帮助。如果父母教孩子与当时情景和内容无关的词语，对宝宝语言的学习也不会有大的帮助。语言是人与人之间进行交流的工具，没有交流，语言也就没有意义了。

幼儿学习语言和成人不同，在最初的几年里，幼儿首先是思考，然后才是使用语言。先有思考能力，然后是对语言的理解，最后是语言的运用。因此，孩子所能理解的语言，要比他所能运用的语言多得多。

在日常生活中，父母要用简短清晰的语句与宝宝进行交流，所表达意思、问题、事情、情景等都要力求准确，不能模棱两可。

❖ 和爸爸妈妈辩论

宝宝有了一定的语言运用能力，在和爸爸妈妈的沟通上有不凡的表现，甚至尝试用语言和父母"辩论"。

"宝宝吃饭不洗手，是个不卫生的孩子，妈妈不喜欢不卫生的孩子。"妈妈想用这番话，鼓励孩子饭前洗手，建立良好的卫生习惯。

"不，爸爸不洗手，不卫生。"宝宝这样反驳了妈妈。

宝宝不但会为自己辩解，还会转移注意力。"不"是宝宝最喜欢用的一个字，表示自己的主见和独立。

❖ 宝宝为何大喊大叫

孩子突然发脾气，摔东西，大声喊叫，不是孩子性格有问题，也不是无缘无故耍赖，而是事出有因：

第一，宝宝的语言表达能力低于语言思维能力；宝宝的语言运用能力低于语言理解能力；宝宝还不能用语言表达自己的所思所想。

第二，宝宝自我意识不断增强，希望一切围着自己转。不经意中，宝宝发现这种方式可以实现自己的愿望，可以吸引父母的注意力。

第三，成人不知的原因。大人不知道，不意味着不存在，不能因为成人的未知，就断然认为孩子无缘无故发脾气。

遇到这种情况，比较好的办法是，蹲下来，把手轻轻放在孩子肩上，和孩子面对面，和蔼地望着孩子，表示对孩子的理解。可以这样说"妈妈知道，宝宝想告诉妈妈一些事情，但说不出来，是不是？"也可以试着理解宝宝的意图：宝宝是不是想说……呀？

此时此刻，对宝宝来说，爸爸妈妈说话的内容不重要，重要的是爸爸妈妈的态

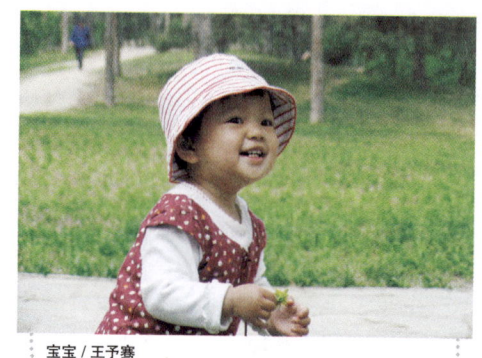

宝宝/王予骞

度。爸爸妈妈的爱和理解能让孩子得到安慰，减弱孩子的挫败感。同时，也潜移默化地影响着孩子，教孩子学会梳理自己的情绪。

当孩子平静下来以后，爸爸妈妈要明确告诉孩子，用发脾气，摔东西，大声喊叫的方式表达情绪，是不好的，会让爸爸妈妈伤心难过。

❖ 给爸爸妈妈讲故事

如果爸爸妈妈常给孩子讲故事，孩子可能开始给爸爸妈妈讲故事。宝宝所讲的故事，大多是爸爸妈妈给他讲过的，但有些情节，宝宝会根据自己的想法有所发挥。宝宝还会把故事中他喜欢的人物的名字换成他和爸爸妈妈的名字。让宝宝讲故事，对宝宝的语言表达能力有很大的帮助。

❖ 背儿歌

宝宝到了这么大，已经能够背诵一首完整的儿歌了。如果宝宝只能背诵几句，甚至连一句也背诵不出来，并不能因此而认为宝宝有什么智能问题。

有的宝宝善于思考，不喜欢背诵儿歌；有的宝宝很喜欢朗朗上口的儿歌，教几遍就能倒背如流。这是孩子间的差异，不能就此认为哪个孩子聪明，哪个孩子愚钝。

我的建议是，不要过多教孩子背诵儿

歌，拿出更多的时间增长孩子的见识。让孩子多看、多听、多说、多思考、多动手、多参与、多运动。幼儿大脑神经突触建立起广泛的联系，交织出更多的网络，是幼儿智能开发的基础。灌输多少知识不重要，重要的是要在有限的时间内，让更多的神经相互间建立起联系和网络。这就如同计算机的硬件装备，最好在装备前设定足够的内存条和足够大的硬盘，否则成品后再升级就没那么容易了。

134. 语言交流和沟通能力

❖ **用提问形式和宝宝沟通**

父母可用提问的形式和宝宝沟通，加强宝宝对语言的运用能力和思维能力。很多时候，宝宝回答不了父母提出的问题，但并不影响父母和孩子的沟通。如果孩子对父母提出的问题，表现出迷惑不解的样子时，父母可采取自问自答的形式。这样的沟通形式，比直接和宝宝说答案，对宝宝有更好的帮助，更能引起宝宝的兴趣。

❖ **喜欢发问**

当宝宝还不会用语言向父母提问时，会用肢体语言提问。其方式是，不断地用手指这指那的，嘴里还哦哦、啊啊、嗯嗯的说着。

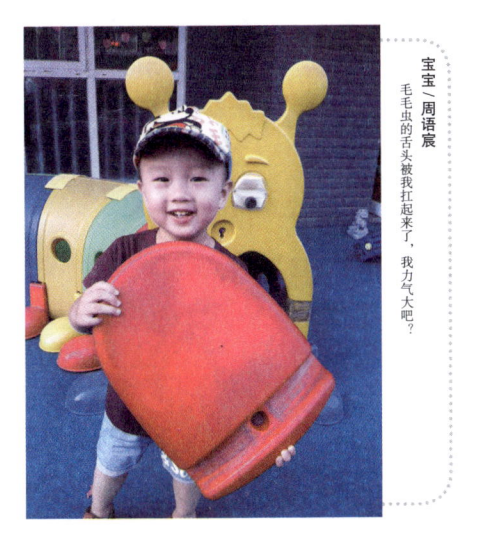

当宝宝会用语言向父母提问时，喜欢跟在父母身后问这问那，父母可不要厌烦，更不能拒绝回答。由于语言运用能力的限制，宝宝不能把他心里想的问题提出来，而是用"为什么呢？""又为什么呢？""后来呢？""再后来呢？"等简单的问句询问。宝宝还喜欢问：这是什么？那是什么？这叫什么？那叫什么？

宝宝不断的问这问那，学习的不仅仅是语言，更多的是在提高自己的认知能力，宝宝想知道他目所能及的事情。这是宝宝强烈的求知欲和探索精神使然，父母要认真回答孩子提出的每一个问题，切不可敷衍了事，打击孩子的积极性。要从正面回答问题，力求准确，语句简明扼要，尽可能地用孩子能够听懂的语句。

不用心听孩子的提问，不认真回答孩子提出的每一个问题，会极大地挫伤孩子的自信心。如果孩子提出的问题父母不能作答，也不能敷衍了事或干脆不理孩子，应该勇敢地告诉孩子，你也不知道。然后，和孩子一起查阅书籍或网络，找到正确的答案，再认真回答孩子。这样做的好处，不仅仅给了孩子一个正确的答案，还让孩子知道，书能够告诉人们知识，让孩子对读书产生兴趣。培养孩子的读书习惯和对书的喜爱。培养孩子良好的阅读和学习能力，以及做事认真的精神。

宝宝这时的提问，真正目的不是得到父母的答复，而是满足自己的思考和内心的需求。所以，父母尽管已经很完整地很准确地回答了孩子的问题，但宝宝仍然会不断地问下去。不是打破砂锅问到底，而是不断地问为什么，尽管已经没有为什么

宝宝／周语宸
毛毛虫的舌头被我扛起来了，我力气大吧？

了，宝宝还是要问。这时，爸爸妈妈可不要因为已经无法回答孩子的问题，而表现出不耐烦，或者说已经告诉你了，还问什么，没有为什么了！这会极大挫伤宝宝自尊心，会遏制宝宝思维和求知欲望。

❖ **像唱歌一样说话，像说话一样唱歌**

早已会说话的宝宝，不再满足说话，开始想用歌声表达了。宝宝常常像唱歌一样说话，又像说话一样唱歌。

幼儿喜欢朗朗上口的儿歌，能借助旋律，记住很长的歌词。宝宝尽管不完全理解儿歌的内容，却能一字不漏地背诵。因为，吸引宝宝的不是内容，而是那优美的旋律，以及和爸爸妈妈在一起的美好时光。

女儿常常拉着我的手念儿歌"一只鲤鱼跳出水，摇着尾巴对我说，不怕——不怕……"宝宝把几十句的儿歌一气背诵下来，歪着头问："妈妈喜欢吗？"那神情，那语气，就像一个打了胜仗凯旋的将军。"妈妈非常喜欢。"听了妈妈的表扬，扎着两只羊角辫的女儿才放开妈妈的手，心满意足地去玩了。

❖ **模仿声音**

宝宝喜欢模仿爸爸妈妈说话的语调和语气。如果妈妈总是用和蔼的口气说话，宝宝说话的语气通常会很和蔼。如果爸爸对妈妈总是粗声粗气地说话，妈妈对爸爸也是没好气地回敬，孩子很难会和颜悦色地说话。父母对孩子潜移默化的影响非常大，父母可要当好榜样，做出表率。

135. 分辨颜色

有的宝宝能认识几种颜色，有的宝宝能在几种颜色中指出某一种颜色。有的宝宝还不能认识和分辨颜色。多数宝宝三四岁才能准确认识不同的色彩。

如果宝宝能分别认识红色和绿色，但是，当把这两种颜色放在一起时，宝宝却不能分辨出哪个是红色，哪个是绿色时，要想到红绿色弱或红绿色盲的可能。红绿色弱和红绿色盲多见于男孩。

❖ **注视镜中的自己**

宝宝不但认识了镜子中的自己，还开始在意自己的"形象"。当宝宝穿上一件漂亮的衣服，戴一顶漂亮的帽子时，就会站在镜子前面打量自己，欣赏自己的美丽。宝宝不但开始欣赏自己的新衣服，还会欣赏自己的身体，如果浴室里有镜子，宝宝洗澡后可能不愿意穿衣服，对着镜子照来照去的。

❖ **记忆物品，分辨不同**

宝宝能够记住他曾经感兴趣的事情或事物。如果宝宝玩过爸爸的手机，再见到爸爸时，就会想起手机，如果爸爸不给，宝宝可能会哭。

宝宝能够区分物品的大小，比较出一些不同物品的差异。如果妈妈说把大皮球拿来，宝宝不会把小皮球拿过来。如果妈妈说把布娃娃拿过来，宝宝不会把塑料娃娃拿过来。宝宝对布娃娃和塑料娃娃的区别，不是对物体本质的区别，而是对名称和外观的区别。对物质本质的区别还需要很长一段时间。当孩子不能很好地理解父母所说的意思时，不但不能引起孩子的兴趣，还会削弱孩子的求知欲和对未知事物的探索精神。

❖ **愣神**

常有妈妈问，宝宝突然会愣神，甚至用手在孩子眼前晃，他都不眨眼，不知为什么？担心孩子有啥问题。其实，宝宝愣神，是目不转睛地盯着某人或某物，盯着周围发生的事情，宝宝正在琢磨事呢。宝宝在用研究和探寻的目光盯着看，想看个究竟。当宝宝目不转睛地盯着看的时候，父母和看护人不要打搅孩子，让宝宝有个连贯的思维过程，有助于宝宝注意力时间的延长。

❖ **学着自己看图书**

宝宝会学着爸爸妈妈看书的样子，像模像样地看书。宝宝最喜欢看图画书，可有的宝宝却喜欢看字书，虽然宝宝并不认识几个字。不知道宝宝为什么爱看字书，也不知道宝宝如何理解这些字。

女儿从小喜欢看字书。我说："你又不认识几个字，为什么要看字书呀？看图画书多有意思"。女儿说："我在读故事呢。"我问："能告诉我，书里讲的是什么故事吗？"女儿毫不犹豫地回答："讲的是小红帽帮助妈妈山上采红果的故事。"

原来是这样！女儿曾让我无数次地给她讲一个故事，就是小红帽为生病的妈妈上山采红果的故事。那故事确实美好感人，女儿曾几次被小红帽感动的泪流满面。是啊，孩子天生有颗善良之心。

讲故事不仅仅是为了哄孩子睡觉，也是让孩子感受到故事中的人间真情。女儿从不认识的字书中看出了小红帽的故事。孩子内心世界是多么丰富啊！我常常被孩子的纯真所打动，我们成年人已经少了这些美好的心情。

❖ **在书桌上看书**

宝宝会坐在小板凳或小椅子上，把书放在小书桌上，一页页地翻看图画书。培养宝宝坐在书桌旁看书的习惯是不错的选择。

❖ **倒着看图画书**

对于宝宝来说，图画就是不同颜色的图案，除了很简单的实物图（如大苹果、小房子）外，画的内容是什么，对宝宝并无实际意义。宝宝看图画会不分正反，按照他自己的欣赏和认识来看，或倒着看，或侧着看。我们无法知道，一幅图画在宝宝眼中到底是怎么样的。

136. 快速辨别声源

❖ **把父母的话屏蔽掉**

当宝宝正玩得热火朝天，在全神贯注探索他的未知世界，或正在无比激动地做一件惊天动地的大事的时候，父母的话就不会进入宝宝的耳朵里了，宝宝的耳朵这时就有了屏蔽功能——充耳不闻。

宝宝对父母的话常常充耳不闻，但对父母的态度却很敏感。如果父母大喊一声，或态度有些生硬，宝宝就会愣愣地站在那里，看着父母的脸色。如果父母表现出愤怒的情绪，或许会引起宝宝大哭。有的宝宝则会表现出置之不理，自顾自地继续做他的事。有这种表现的孩子多是经历了无数次父母的愤怒，已经司空见惯了。

宝宝采取什么样的方式面对父母的恶劣态度，与宝宝的性格、心理成熟度、养育方式等有关。

❖ **能听爸爸妈妈讲一个完整的故事**

每天睡觉前给宝宝讲故事，宝宝容易入睡。如果妈妈能够挑选很温馨美丽的故事，宝宝就会把美好的故事带入梦境，有时宝宝还会在梦中笑出声来呢。

睡觉前不要给孩子讲可怕的故事，越是能引起宝宝恐惧的故事，宝宝越想听。宝宝喜欢冒险和刺激，但宝宝又会因刺激而出现夜啼、吮指、眨眼等问题。

永远美好的睡前故事

女儿20个月的时候，给她买了两本书《半小时爸爸》和《半小时妈妈》。每天讲一个小故事，差不多需要半小时的时间。女儿非常爱听，常要求多讲一个，碰到喜欢听的故事，还要求再讲一遍。妈妈在家的时候，就讲《半小时妈妈》，妈妈上夜班的时候，就由爸爸讲《半小时爸爸》。女儿总是盼着讲故事时刻的到来，从来没有拒绝过上床睡觉。她既喜欢听故事，也喜欢和爸爸妈妈依偎在一起的感觉。

第七章 19—21个月的宝宝

那两本书一直伴随着女儿。她认识字了，就开始自己看，偶尔也撒撒娇，黏着让爸爸妈妈讲，回味那美好的时光。女儿说她特别喜欢书中的故事，喜欢听爸爸妈妈给她讲《半小时妈妈》和《半小时爸爸》。因为我和她爸爸常常提起给她讲故事的情景，她把1岁多的记忆延续到三四岁，至今还依稀记得起那时的情景和书中的故事。

❖ 对爸爸妈妈的呼唤反应灵敏

当宝宝听到有人叫他的名字时，会很快做出反应。或转过头寻找是谁在叫他；或立即应答；或跑过去看有什么事情。不要小看宝宝这个进步，这是宝宝视听-大脑-运动相互配合协调的结果。

❖ 辨别男声和女声

幼儿对听到的声音开始敏感起来，能够辨别说话的人是阿姨（女声）还是叔叔（男声）。有的宝宝听到妈妈说话的语气，就知道妈妈是高兴，还是生气，无须再看妈妈的表情。听到汽车驶过的声音，会告诉妈妈汽车，听到小狗叫声，宝宝知道一定有小狗在他的周围。

❖ 辨别声源

宝宝早在两三个月时就能够辨别声源了，只是当声源偏移角度小于30度时，宝宝就辨别不出差异了。到了七八个月时，当声源偏移20度，宝宝就能辨别出声源是来自不同方向的。现在，宝宝几乎可以辨别出相差5度的声源偏移，基本上接近成人了。

137. 记忆和思维能力

❖ 联想记忆

这个月龄段的宝宝，记忆主要来源于对所见实物的联想。宝宝没有看到的东西，通常不会想到要。宝宝再喜欢的东西，如果看不到，就想不起来要。妈妈也很容易用其他东西，把宝宝手里的东西替换下来，宝宝很快就能把那件东西忘掉。

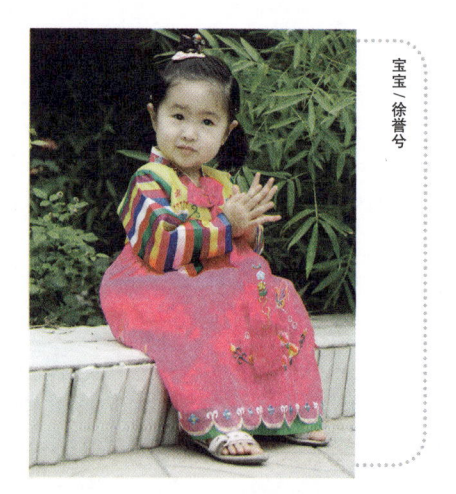

比如，每到双休日，爸爸妈妈都带孩子去动物园或游乐场游玩，宝宝就记住了。当哪个双休日没去的时候，宝宝就会有所察觉……

如果宝宝会用语言表达了，可能会说"我要去动物园"，实际上，宝宝是在为这个周末，妈妈没带他去动物园感到疑虑，只是还不会向妈妈发问而已。

如果宝宝还不会用语言表达，可能会有所行动，拿上去动物园时常带的东西，拉着妈妈向门外走。如果宝宝没有办法提醒爸爸妈妈去动物园或游乐场，可能会烦躁不安，甚至哭闹。

❖ 客观记忆

这个月龄段的宝宝，对客观存在的人、物、事，开始有了依稀记忆。对物品客观存在的记忆，主要是针对放在固定地点物品的记忆。比如，玩具、餐椅、奶瓶、小尿盆、帽子、鞋子等，这些与宝宝生活密切相关又放在固定地点的物品，即使不在宝宝眼前，也能记忆起来，至少能记住它们放在哪里，而且能准确拿到所需物品。

宝宝对自己的东西有比较长久的记忆，

主要缘于"我的"认识。前几个月，宝宝常说的是"不，不要"；现在，宝宝最喜欢说的，恐怕就是"我的，给我，别拿""没、没有，没了"。"一切归属于我"的认识，让宝宝显得自私、霸道、不可理喻，这真的是冤枉了宝宝。这只不过是宝宝在发育和成长过程中的一个阶段而已。在接下来的时日里，宝宝会慢慢懂得分享和礼让，不再会把什么都据为己有。

❖ 空间想象

宝宝开始记忆家中东西所放的位置，这有赖于空间想象力和对事物客观存在的认识。这个月龄段的宝宝，这方面的认识虽已存在，但还相当薄弱。宝宝对家中东西的记忆，主要靠的是对家中东西的熟悉程度和机械记忆。当宝宝真正理解了事物的客观存在，有了对人和事物的空间想象力的时候，宝宝就不会因为看不到妈妈的身影而哭闹不安了。家里的东西，尤其是与孩子密切相关的东西，要尽量放在固定的地方，不要轻易挪动。这样有利于宝宝对事物的把握，提升宝宝的安全感。

138. 认知和感知能力

❖ 见多识广

宝宝不但通过看到、听到、尝到、闻到、摸到等方式，直接认识事物，还通过某种经历，举一反三，间接认识事物。比如，妈妈告诉宝宝，点燃的燃气灶烫手，并把宝宝的小手放到燃气灶旁边感受火的热浪。宝宝把这样的经历输送到大脑中进行编码，当宝宝再次看到燃气灶时，即使没被点燃，宝宝也会说烫，不敢把手伸到燃气灶上。

俗话说见多识广，父母要多让宝宝见识，多让宝宝掌握生活本领，让宝宝学会与人分享，与人沟通和交流，帮助宝宝养成良好的睡眠习惯和饮食习惯，让宝宝的童年充满快乐。

❖ 对物品的深入认识

宝宝对父母经常使用的物品会有更深的认识，如同"睹物思人"。比如，爸爸总是打着领带，当宝宝看到另一个打着领带的人时，会叫爸爸。如果妈妈不理解宝宝的意思，会以为宝宝认错了爸爸。其实，宝宝之所以把别人叫爸爸，是因为他在别人身上看到了"爸爸的领带"。

❖ 形状感知能力

宝宝或许在前几个月就开始有了形状感知能力。到了这个月龄，大多数宝宝形状感知能力都有了明显提高。能够区分3种以上物体的形状了。宝宝能够比较准确地把各种不同形状的物体，通过不同形状的缺口放到容器中，最容易完成的形状依次是：圆形、方形、三角形，完成异形形状的速度要相对慢些。

❖ 感知音乐

宝宝对音乐有了自己的喜好。有的宝宝喜欢节奏感强的音乐，有的宝宝喜欢比较抒情的音乐，有的宝宝喜欢奔放高昂的音乐。喜欢什么样的乐曲是很个性化的，说不出原因，找不到理由，仅仅是喜欢而已。让宝宝多听、多欣赏音乐是非常重要的潜能开发。每个孩子都有可能成为音乐家，不要因为父母没有乐感，对音乐不感兴趣，就认为孩子没有音乐细胞，忽视对宝宝音乐的培养。

❖ 主动获取信息

宝宝通过各种方法从父母和看护人那里获取信息，以满足需求。宝宝的面部表情变得越加丰富起来，通过扬眉、疑惑的样子、小嘴翘起、瞪眼等表示疑问和不解，以此寻求父母的解答。当宝宝拉着父母的手，让父母跟着他走到某一物品前，指着那个物品仰头望时，父母不要再认为，宝宝只是要你告诉他物品的名称，而是希望你给他讲解关于这个物品的知识。

❖ **不断尝试新的方法**

这个月龄段的宝宝，有两个突出的特点，一方面喜欢重复旧的，一方面又不断尝试新的。这似乎是矛盾的，而实际上并不矛盾。宝宝喜欢重复旧的并非是真正喜欢"老一套"，而是宝宝有锲而不舍的学习精神。有了这种精神，才能在短短的几年里完成如此庞大的学习任务。

在复习过程中，父母也可以帮助宝宝开拓思维，尝试新的方法。当宝宝要推一个较重的物体时，宝宝可能会推不动。这时，妈妈可把这个物体放到小车上，借助轱辘的作用，就很容易推动这个物体了。尽管宝宝还不明白其中的奥妙，但却知道了这个方法。宝宝通过认识客观现象和事实，慢慢理解其中的道理。当宝宝明白了其中的道理后，会把这个道理推而广之，用在其他事情上，这就是宝宝的创造力。

❖ **同时执行两个以上的指令**

到了这个月龄，宝宝能够同时执行父母的两个以上，且有更多附加条件和限制的指令了。比如，妈妈说"把茶几上的茶叶盒和妈妈的拖鞋都拿过来"。这个指令是比较复杂的，宝宝不但要认识茶叶盒，还要明白是茶几上的，并知道茶几放在哪里。与此同时，宝宝还要记住把妈妈的拖鞋拿过来。拿拖鞋的时候，宝宝要分辨哪个是妈妈的拖鞋，知道拖鞋放在哪里，要拿一双，不是一只。

这不但需要记住妈妈如此长的指令，还要动脑筋分析指令内容，并要做一连贯的动作。宝宝要完成这项任务可不是件简单的事情。

这里还有一点细节问题，妈妈只说让宝宝把拖鞋拿过来，并没有具体说拿一双，还是一只。宝宝通常对鞋子没有一双和一只的概念，如果宝宝拿过来一双，这不意味着宝宝知道鞋子必须穿一双，而是宝宝看到了一模一样的两只鞋子，如果宝宝只看到妈妈一只拖鞋，宝宝只会拿一只拖鞋，不会再到处找另一只。如果宝宝现在已经知道鞋子、袜子、手套必须是成双成对的，宝宝表现太棒了。

如果宝宝不能完成妈妈的指令，可不要对孩子说泄气的话。比如，宝宝只拿来了茶叶盒，妈妈不该说："怎么没把妈妈拖鞋拿来呢？"或者说："是不是忘了拿妈妈的拖鞋啊？"这样的问话带有责问意思，宝宝会产生挫败感。没有同时执行妈妈的两个指令，不是孩子做错了什么事，只是宝宝还没有同时执行两个指令的能力，或者是还记不住这么长的指令。妈妈应该夸奖宝宝顺利完成了第一个指令。然后，再对宝宝说"把妈妈的拖鞋拿来好吗"。

如果宝宝只拿来一只拖鞋，妈妈不该说"怎么只拿来一只拖鞋啊？难道妈妈只有一只脚吗？"妈妈应该把一只拖鞋穿在脚上，然后指着没穿拖鞋的脚说"把妈妈的另一只拖鞋也拿过来好吗？妈妈穿一只鞋不好走路"。这样，宝宝就逐渐明白，鞋

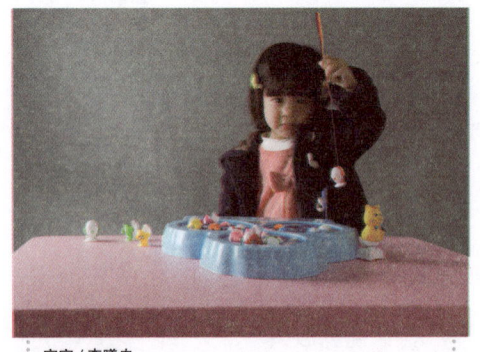

宝宝 / 李曦冉
钓鱼游戏是宝宝最喜欢的游戏，可以很好地锻炼宝宝的手眼协调能力。爸爸妈妈可以一起玩，比谁钓的鱼多。

子要穿一双。

如果宝宝不能完成任务，妈妈可以说"来，妈妈和宝宝一起完成任务"。说完就付诸行动，和宝宝共同完成任务。

139. 理解和想象力

❖ 理解位置和时间

这个月龄的宝宝，对"里"和"外"的理解主要是基于户外和家里的界定。父母或看护人常常会对宝宝说，我们去外面玩，我们回家里玩吧。宝宝把屋子以外的地方都当作户外。

宝宝要做的事，如果妈妈说明天再做，宝宝似乎能听懂今天和明天的含义。其实，这个月龄的宝宝还不能理解时间概念，也不会推算时间，更不能意识到明天是什么时候。到了明天，宝宝不会记起昨天妈妈说的话，更不能意识到妈妈昨天说"明天再做的事"就是在当下的今天。但宝宝能够明白，妈妈拒绝了这件事。宝宝可能会听从妈妈的安排，不再闹着要做这件事了，宝宝也可能会因为妈妈的拒绝而哭闹。

让宝宝学会等待是非常重要的。理解了时间概念，宝宝会比较容易学会等待。父母要不厌其烦地教宝宝认识钟表，理解时间。让孩子知道，很多时候，很多事情，都是需要时间，需要等待的。

记得一年春节，小叔子一家三口来家过节。记不清他的女儿晨晨多大了，好像两三岁的样子。大年初一，天还没亮晨晨就吵着要吃冰激凌，家里没有，商店也不会开门。爸爸妈妈不断哄着，晨晨不断哭着……终于熬到天亮，爸爸带着女儿出去买冰激凌去了。

女儿问我"妹妹怎么就不能等啊？叔婶不是一直在说天亮了就给她买去吗？""你大妹妹7岁，懂得等待，妹妹还小，还不懂得等待"。女儿"哦"了一声，若有所思的样子。"是不是在想，你小的时候也这个样子？""才不是呢，我多乖呀。"

❖ 对数字的理解

宝宝对数字的理解还是非常肤浅的，仅仅是对一个苹果，两个苹果的理解。离开实物去抽象理解数的概念还需要相当长的时间。

如果宝宝能够从1数到10，表现真的不错。如果宝宝能连续数到几十，甚至几百，可能是父母辛勤教导的结果，也可能是宝宝对数有天生的感悟。如果宝宝还不会从1数到10，甚至还不会从1数到3，没关系。宝宝不会数数，不能说明宝宝的智商有什么问题。

父母可通过实物教宝宝认识数字。走在路上，让宝宝数一数，停在路边的汽车有几辆？玩积木的时候，问一问，搭了几块积木？吃饭的时候，让宝宝根据人数拿碗和筷子。幼儿对抽象的数字还没有概念，对数字的理解是基于实物的认识。只教宝宝抽象地数数，不如通过实物让孩子理解数的概念。

❖ 凭想象力画画

宝宝会凭借自己的想象力，画一些图案。在成人眼里，宝宝画的根本不是什么图案，只是胡乱涂的线条，没有任何意义。父母切莫这样认为，当宝宝画一幅图案时，父母要用欣赏的眼光去看，猜想孩子要表达的意思，并征询孩子的意见。如果孩子说"不对，不对"时，你要很认真地询问"能不能告诉妈妈，你画的是什么啊？"当宝宝告诉你他画的是什么，而你却一点也看不出来的时候，你切不可否认，更不能把你的看法强加给孩子。你只需告诉孩子，你没看出来就足够了。这不是敷衍，更不是欺骗。

宝宝能画出近似的水平线、垂直线和

弧形线，喜欢画小动物等自然界中的实物。宝宝画的几乎都是"象形画"，如果不告诉你画的是什么，我们几乎猜不出宝宝杰作的内容。如果告诉了你画的是什么，你就会恍然大悟，越看越是那么回事，由衷地赞叹孩子的能力。宝宝对事物的看法和想象力令我们惊叹不已。

爸爸妈妈要认真观察宝宝的画，兴趣盎然地询问，告诉妈妈，宝宝在画什么呀？如果宝宝会说话，会告诉你他画的是什么。妈妈可不要说不像，更不能说不对，然后画给宝宝正确的。这会扼杀宝宝的想象力。妈妈要学会欣赏宝宝的画。如果要给宝宝画一个苹果和小狗，妈妈画就好了，画好后，告诉宝宝，这是妈妈画的苹果，这是妈妈画的小狗。把妈妈画的和宝宝画的放在一起，宝宝自然会进行比较，慢慢改进自己的画。不要和宝宝说：你画的不对，看看妈妈是怎么画的。

果果画了一个大黑苹果，妈妈问：苹果怎么是黑的啊？果果很认真地说：苹果烂了。原来，放在纸箱子里的苹果烂了几个，奶奶把烂苹果挑出来放在地上，果果蹲在那里看着，奶奶一边挑着，一边嘟囔着，看苹果烂的，都黑了。果果记住了奶奶的话，把他亲眼看到和亲耳听到的都画在纸上了。

果果画了个月牙形状的画，"果果画的月亮真像！""姑妈，你说错了，那是香蕉！"姑妈哑言，可不是吗，月亮哪有长蒂的！孩子心无杂念，也不先入为主，更不仅仅凭经验主观臆断，观察能力胜过成人。

幼儿有极其丰富的想象力和创造力，有着丰富多彩的内心世界，幼儿眼里的世界是奇妙的。父母不能以成人的眼光解读孩子的画中之意。

父母要学会理解孩子，探索孩子的内心世界，尊重孩子的想象，欣赏孩子的杰作，发挥孩子的创造力和创新精神。

140. 注意力与学习能力

注意力是宝宝学习的基础，如果宝宝不能集中注意力，就无法学习知识。宝宝随着月龄的增长，集中注意力时间会逐渐延长。妈妈常说，孩子几乎不能集中注意力，玩具玩一会儿就丢到一边，画书翻几页就扔掉不看了。吃饭也是吃几口就跑走。

妈妈说的没错，这么大的孩子，注意力的确很差，集中注意时间是很短暂的。宝宝很感兴趣的东西，集中注意力时间也不过十几分钟，最长不超过半小时。宝宝不感兴趣的，恐怕几秒钟的注意力都集中不了。

宝宝对电视屏幕中的影像注视时间很短。对电视中播放的内容也难以维持较长时间的注意力和注视兴趣。父母可能感觉宝宝看了10分钟的电视，但事实上，宝宝对电视的视觉注意时间是极短的，每次仅持续1~2分钟。在10分钟里，会有近10次视觉周期，而绝非像成人一样目不转睛地盯着电视看演播内容。这就解释了宝宝为什么喜欢看变化快、色彩鲜艳的电视广告，而不喜欢看变化缓慢的画面。

就宝宝的语言、思维、理解能力而言，电视中的绝大多数内容宝宝是看不懂的。因此，宝宝不可能对他看不懂的东西保持长时间的兴趣。那么，为什么现在的妈妈和看护人都说他们的宝宝爱看电视呢？事实上，爱看电视的不是宝宝，而是我们成人。当成人看电视时，是无暇顾及宝宝的，宝宝唯一的选择就是看电视了。如果父母或看护人能够提供更适合宝宝发育的游戏，宝宝就不会对电视情有独钟了。

如果宝宝确实很爱看电视，父母和看护人就需要检讨了。你们的养育方式出现了偏差，电视迷是父母和看护人培养出来的。

这么大的宝宝，不会独自一个人坐在厅里看电视。宝宝需要的是父母和看护人的陪伴，父母和看护人在厅里看电视或做其他事情，无聊的宝宝只能选择看电视了。

宝宝不会从一开始就迷恋电视的。如果宝宝真的在某一年龄段成了电视迷，一定是父母和看护人培养的结果。迷恋电视，会影响宝宝的语言、阅读、沟通能力，从而影响学习能力。

141. 玩耍和游戏能力

❖ 独自玩耍时间延长

宝宝独自玩耍时间逐渐延长。父母不在身边时，宝宝会独自玩耍15分钟左右。当宝宝发现父母不在身边时，很难继续玩下去，即便是非常喜欢的游戏，也难以安下心来继续专心致志地玩耍。宝宝会到处找父母，如果知道父母就在离他不远的地方，尽管看不到，也可能会继续玩一会儿，但会感到不安。如果父母在孩子目所能及的地方，宝宝就会安心地继续玩耍。所以，要想让宝宝自己独自多玩一段时间，最好的方法是让孩子能够看到父母的身影。

❖ 拼图游戏

宝宝开始喜欢玩拼图游戏，尽管宝宝毫无章法，随意拼插，无法完成一个图形，但这并不影响宝宝的兴致，父母不要试图纠正宝宝的错误拼插，父母只需完成自己的拼插就足够了。孩子有孩子的想象，在你看来啥也不是的拼插，在孩子看来却是美妙动人的景色。

拼图游戏最大的好处是，它能"折磨"宝宝，给宝宝找几种能"折磨"他的游戏项目，宝宝就没有精力折磨妈妈了。

❖ 玩游戏辨色彩和形状

宝宝对不同形状的图形和色彩分辨能力提高了，手的运用能力增强，开始喜欢把不同形状，不同色彩的拼插块插入容器中。

在这个容器壁上，有很多孔眼，每个孔眼都对应一个拼插块。宝宝需要认出手中拼插块的颜色和形状，再找到容器壁上与手中拼插块相同的颜色和形状的孔眼，还要前后左右对好，才能顺利把这个拼插块放入容器中。

这听起来有些复杂，宝宝做起来也有一定的难度。但是，正是这具有挑战性的游戏，才让宝宝锲而不舍，一次次尝试。当宝宝不能完成的时候，或许会失去兴趣，或许会生气。这时，爸爸妈妈要拿出耐心，启发帮助宝宝完成，并加以鼓励。经历一次次失败后获得的成功，宝宝会从中获得更大的信心，会更积极面对挫折，不言败，不放弃。

❖ 创造性地游戏和玩耍

宝宝已经不满足被动地接受爸爸妈妈的体能训练，开始依靠自己的能力，不断发现他感兴趣的运动和游戏项目。宝宝会把扫帚放到胯下当马骑，会拿着大饭勺当刀耍，会坐在板凳上开汽车。这是培养孩子创造力的很好开端，也是引导宝宝进行创造的好方法，父母应该鼓励宝宝有创造

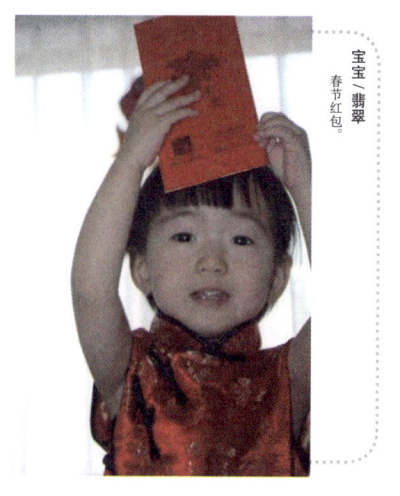

宝宝／翡翠
春节红包。

第七章 19-21个月的宝宝

性地玩耍和游戏，而不是限制。

木马、电动车等能让宝宝运动的玩具，更能引起宝宝的兴致。宝宝喜欢玩遥控器、手机、电话、电脑以及各种电器开关，比老一辈"现代科技盲"要得心应手得多。

❖ **主动寻找喜欢的玩具**

宝宝不但能够自己玩上好大一阵子，还能自己寻找喜欢的玩具。放在玩具架上的、小盒子里的、玩具筐里的，放在房间各个角落里的玩具和物品，只要是他喜欢的、能够拿到的，他都会主动去拿，而无须父母帮忙。如果拿不到他想要的玩具或物品，宝宝会拉着父母的手到那个玩具跟前，指着它以示父母拿给他。

❖ **喜欢自己动手**

宝宝喜欢能够让他旋转、拆卸、组装的玩具和物品。只给宝宝外观漂亮，但不能动手去做点什么的玩具，宝宝很快就会把它扔到一边。一切都要"动起来"是这个月宝宝最喜欢的。

给宝宝买一个漂亮的储钱罐，让宝宝把硬币放到储钱罐中，可锻炼宝宝把一枚钱币通过一道缝隙放在罐中，这是对手的精细运用能力的锻炼。

宝宝喜欢通过自己努力完成某项"工程"。比如，把散落的珠子穿起来，做成一串项链戴在布娃娃脖子上，会带给宝宝成功的喜悦。在爸爸妈妈帮助下，组装一个算盘、做一个布娃娃，会让宝宝不断重复和尝试把事情做得更好。让宝宝自己动手做事，是培养宝宝注意力的好方法。

❖ **搭积木的变化**

宝宝很早就会搭积木了，但不同的月龄有不同的搭法。到了这个月龄，宝宝会用积木搭成他所见过的，并按照他的理解设想出来的实物。宝宝很认真地做这件事，但刚刚搭建好的积木，宝宝会毫不吝惜地立即把它毁掉。这就是宝宝的自信，宝宝相信自己能搭建比这更好的。所以，妈妈不必担忧宝宝没常性，或具有破坏性。宝宝没有这样的精神，就没有创造力。

❖ **模仿**

宝宝的模仿能力越来越强。到了这个月龄，宝宝已经不是简单地模仿父母一些大的动作和显著的表情了，而是开始模仿细微的动作和表情。宝宝不仅仅通过看、听模仿，还会经过一段时间的思考，琢磨父母是怎么做的。

玩具鸡吃米，上紧发条后，小鸡就会吃米了。如果宝宝想让小鸡继续吃米的话，就必须上紧发条。但是，上发条不是一个简单的动作。宝宝开始模仿妈妈给小鸡上发条，可宝宝的手劲还不够，宝宝因此会急得哭起来，或把小鸡递给妈妈，希望妈妈帮助他。这时，妈妈采取最好的方法是，把住宝宝的手，帮助宝宝用力上紧发条。宝宝看到在他的参与下小鸡又开始吃米了，会获得胜利的喜悦。

❖ **和宝宝一起玩**

宝宝喜欢做游戏，在游戏中学习，在游戏中掌握本领，在游戏中领悟道理，在游戏中体会快乐，各种各样的游戏陪伴着宝宝长大。父母不要怕耽误时间，一定要拿出时间陪宝宝玩游戏。购买一大堆玩具，

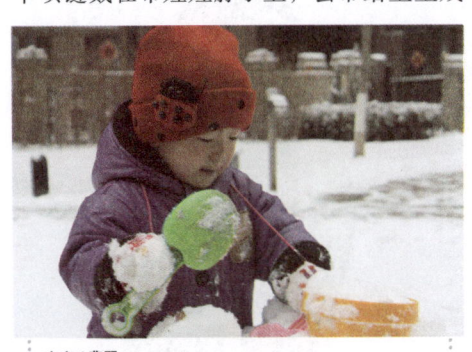

宝宝 / 翡翠
这是宝宝第一次玩雪，看宝宝玩得多开心。

把宝宝扔到玩具堆里，父母在一旁做自己的事情，不是合格的父母。给宝宝自己玩耍的时间，但不能总是让宝宝自己玩。父母多和孩子在一起，是对孩子智能最好的开发。

❖ 没危险就让孩子去尝试吧

如果没有必要，父母不要打扰正在兴头上的孩子；如果没有安全问题，父母不要试图制止孩子的探索。父母不要以成人的眼光来判断孩子该干什么，不该干什么。只要对孩子没有伤害，就尽量让孩子去尝试。

一旦父母认为孩子做的事情有危险，一定要采取行动，立即制止。因为单纯的说很难制止孩子的行为，这个月龄段的孩子对父母的话仍会充耳不闻。制止危险行为后，父母要到孩子跟前，和孩子保持相同的高度，把孩子的注意力转移到你这里来。告诉孩子这么做是危险的，必须立即停止！最好和孩子做其他游戏，把孩子的兴趣引导到安全的游戏和探索中去。让孩子知道，父母不让做的事情，一定要马上停止。

142. 生活技能

❖ 父母学会放手

没有父母愿意把孩子养成四体不勤，五谷不分的低能儿。那么，从现在开始，就要培养宝宝独立动手做事的能力，凡是宝宝能够独立做的事情，都要放手让宝宝做。

给孩子机会是父母必须进修的功课。尤其是妈妈，很容易明白道理，也愿意接受正确的育儿理念。可是，落实起来却很难，总是有担不完的心，放不下的顾虑。

妈妈有担心有顾虑是可以理解的，但妈妈一定要克制自己的担心和顾虑，做出最大努力，放开孩子手脚，给孩子创造一切可以创造的条件。

宝宝愿意自己刷牙，要给妈妈梳头，帮妈妈拖地，还要自己开电视关电视，帮妈妈把鸡蛋磕开……宝宝试图做所有他认为能做的事情。

宝宝或许不能完成刷牙任务，可能把妈妈头发梳乱，宝宝哪里是在拖地，蛋清流了出来……宝宝可能什么也做不好，但这很正常啊，宝宝不就是这样一步一步成长起来的吗？只要对宝宝不会构成危险的，就放手让宝宝做吧！

❖ 把东西放到容器中

宝宝喜欢往容器中放东西，不管什么都愿意把它们装进某个容器中。宝宝会把钥匙、手表等放到水壶里，把小石块放到水杯里……如果找不到什么东西了，父母可不要按照常理猜想，宝宝会把东西放哪儿？宝宝可不是按常理做事的。

奶奶的手表找不到了，那是价格不菲的名表。哪去了？该找的地方都找遍了，家里没来什么人，只有好友带着他不到2岁的孙子来家坐客。无论如何也不能问朋友是否看到了丢失的手表呀！更不能怀疑她的宝贝孙子是否拿了手表呀！奶奶百思不得其解。

几天过去了，奶奶不再希望找到那块手表。可就在奶奶放弃的时候，奇迹出现了，手表竟然在茶几上的茶壶里！不用猜，一定是朋友那宝贝孙子的杰作。

❖ 整合和创新的能力

宝宝不但具有极强的模仿能力，还能把他看到、听到和感觉到的综合起来，通过自己整合，创造出新的内容。

我带1岁8个月的女儿去同学家，看望刚刚出生20多天的新生宝宝。我把带给月子妈妈的礼物放在地板上，其中有一篮鸡蛋。大人围着新生宝宝说说笑笑，不知过了多久，我想起了女儿，看到的景象使我惊呆了!

女儿蹲在地上,正在认真洗鸡蛋,她把鸡蛋从篮子里拿出来在水盆中洗着,洗完的放在地板上。

我慢慢走到孩子跟前蹲下来:"宝宝洗鸡蛋呢?"女儿抬起头,眯着眼睛,把食指放在嘴唇上,冲我"嘘"了一声,诡秘地笑了"我要给小弟弟做鸡蛋羹吃"。

她没有看过我们在水盆中洗鸡蛋,做鸡蛋羹也没有这一过程,这是宝宝自己模仿和发挥的杰作。数一数,宝宝已经洗了11个鸡蛋,竟然一个也没有打破!我可爱的女儿,总是给我这样的惊喜。

遇到这种情形,父母最不应该做的是大声制止:"天哪!你怎么洗起鸡蛋来了,赶快放下!"因为鸡蛋很容易被打碎,所以,妈妈可能会下意识地制止孩子,并显出惊恐的样子,这会使宝宝产生畏惧心理,真的弄碎鸡蛋。

❖ **鼓励宝宝做家务**

宝宝喜欢有实际作用的物品,对日常生活中的物品很感兴趣,喜欢模仿爸爸妈妈的样子做家务。宝宝会拿着扫帚扫地,会用墩布擦地,会帮妈妈洗菜。父母不但不能阻止,还要鼓励宝宝做家务事。只要是宝宝能做的,没有危险的,就放手让宝宝去做。父母切莫认为,只有教孩子认字,背诵儿歌,教孩子数数和画画才是开发智力。日常生活中处处都是对宝宝智力的开发,都是对宝宝能力的训练和提高。

"帮倒忙"是这个年龄段宝宝的特点,可千万不要拒绝宝宝帮倒忙。宝宝可没有什么"倒忙、正忙"的概念,只是为自己会做事了感到自豪,不要打击宝宝做事的积极性。

在养育宝宝问题上,父母所困惑的问题,往往正是父母曾经那样做的,父母想改变孩子的"某些不好习惯或行为"也恰好是父母帮助养成的,对这种习惯的养成曾经起到了"推波助澜"的作用。

❖ **自己穿鞋**

宝宝会把鞋穿到脚上,还会把鞋带粘贴上。但是,宝宝还不会系鞋带。有的宝宝会按左右脚穿,有的宝宝还区分不了左右脚,常把鞋子穿反了。

有的宝宝能够脱去穿在身上的衣服,但如果衣服纽扣比较复杂,宝宝就难以完成脱衣任务了。

❖ **端杯子喝水**

宝宝能自己端杯子喝水,拿勺吃饭,端碗喝汤。父母可别小看这些生活能力。就以端杯子喝水为例说明,这个能力并不简单,手的握力、上肢肌肉和关节的运动能力、平衡能力、视觉能力、咀嚼和吞咽的协调能力等都要参与其中。

❖ **妈妈生了弟弟或妹妹**

如果妈妈生了小弟弟或小妹妹,宝宝因害怕失去妈妈的爱,会心生妒忌,不喜欢小弟弟妹妹,甚至会去打小弟弟妹妹。尽管他也很喜欢小弟弟妹妹,但由于被父母冷落而生气,减弱了对弟弟妹妹的爱,甚至产生敌意。

让宝宝参与护理弟弟妹妹,宝宝不但不会有被冷落的感觉,还会感到责任,对弟弟妹妹产生爱意。要告诉宝宝,他和弟弟妹妹都是爸爸妈妈的孩子,爸爸妈妈都喜欢。

143. 培养宝宝分享快乐

❖ **培养宝宝分享快乐**

从这个月开始,宝宝逐渐喜欢和小朋友在一起游戏了,这时要培养宝宝分享快乐的能力。宝宝仍有很强的"我的"意识,不但对自己的东西不放手,还喜欢"侵吞"

其他小朋友的东西。没关系，学会"侵吞"小朋友的东西，就离把自己的东西拿给小朋友分享不远了。

❖ 分享中的矛盾心理

宝宝开始学着分享，把自己的东西拿给其他人，把自己的玩具送给小朋友，把手里的饼干放到妈妈嘴边。但是，宝宝在分享过程中，体会到的不是快乐的心情，而是矛盾的心理。宝宝既希望给予他人东西，又希望自己独自占有。所以，宝宝常把送给小朋友的东西再抢回来；常把放到妈妈嘴边的饼干拿回去；常把递给别人玩具的手缩回去。

父母要帮助宝宝学会接受他人帮助和乐于帮助他人。当孩子与其他小朋友抢玩具或发生争执时，妈妈常让自己的孩子高风格，一味地让孩子谦让。即使是其他小朋友抢了自己孩子手里的东西，孩子又把东西抢了回来，妈妈也会让孩子先把东西给小朋友玩。这样做是不妥的，既不能以此培养孩子品格，还怂恿了其他小朋友抢东西。况且，妈妈这么做，并不总是出于"真心"。其实，没有必要去干涉，让孩子自己解决问题是最好的选择。

❖ 孩子有化解矛盾的能力

三个小朋友，人手一个漂亮的彩色小风车，他们在一起追逐着，欢快地玩耍着。美美的小风车被撞坏了，美美哭了起来，他们停止了玩耍，莉莉和虎子也没了笑容，看着美美，不知所措的样子。这时，美美的妈妈发话了："虎子，你是哥哥，把你的风车给妹妹玩！"虎子慢吞吞地把风车递给了美美，看得出来，虎子非常不情愿。美美破涕为笑，虎子转过脸去，眼里含着泪花，嘴里嘟囔了一句"凭什么把我的风车给她呀，又不是我弄坏的"。听得出来，虎子对美美妈妈的做法很不满意。

作为客人的我，坐在沙发上，静静地看着瞬间发生的这一幕。

猜想的出来，这时的虎子，心里应该是有怨恨的，他怨美美妈妈的决定，恨美美剥夺了他的风车。

其实，如果美美妈妈不参与其中，5岁的虎子或许会把他的风车给小他2岁的美美玩的。如果是这样，美美会感受到他们之间的友爱，虎子会体会到帮助他人的快乐，也给最小的莉莉树立了榜样。

父母要相信孩子，他们有能力化解发生在他们之间的矛盾，即使不能，也不会长时间影响他们的友谊，很快他们就会和好如初的。成人的介入只会使事情变得复杂，使矛盾变得尖锐。

❖ 父母的参与是在帮倒忙

在儿童游乐场里，曾见到这样的情景：一个孩子往另一个孩子的身上扔沙子，两个孩子没怎么着，孩子的父母却吵了起来。"你怎么不管你的孩子，扔到我们孩子眼睛里咋办！""又不是我让孩子扔的，你冲我喊什么！"……话越说越多，越说越难听，两个妈妈越来越不理智，两个爸爸还要参与其中……一个孩子吓哭了，一个孩子没事人似的继续玩着。

旁边一位妈妈调侃地说"咱不带这样玩的"。

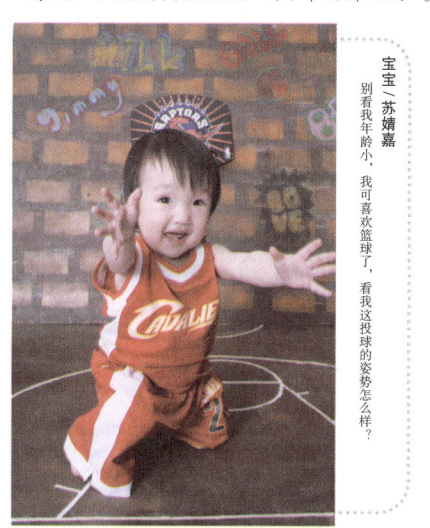

宝宝/苏婧嘉

别看我年龄小，我可喜欢篮球了，看我这投球的姿势怎么样？

宝宝/毛嘉禾

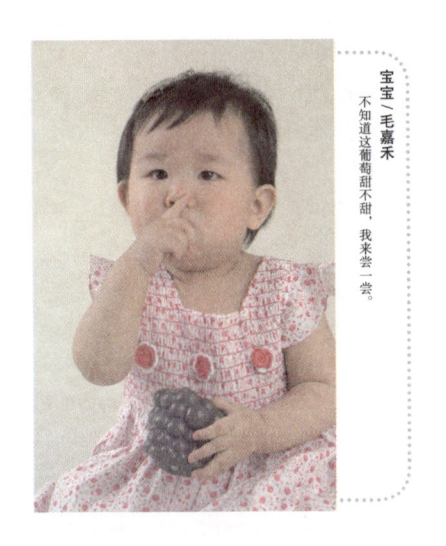

不知道这葡萄甜不甜，我来尝一尝。

两个孩子只是在玩，对彼此没有任何恶意，即使冲小朋友扔沙子，也不是有意攻击，更不是明知故犯，要把沙子扔到小朋友的眼睛里。父母只需制止孩子的行为，明确告诉孩子，不能扔沙子，会伤害到小朋友。父母之间吵架对孩子没有任何帮助，还会让孩子模仿吵架。

❖ 开始亲近妈妈以外的人

随着月龄增加，宝宝除了继续依恋妈妈外，也开始亲近其他人。经常照顾宝宝生活起居的看护人、爸爸、爷爷、奶奶、姥姥、姥爷，家里的兄弟姐妹和周围的小朋友，如果对他表示友好，他会很高兴地和周围人玩耍。如果对他不表示亲近，或不经常和他在一起玩耍，他并不会主动和周围的人发展亲密关系。在人际交往上，宝宝还处于被动状态。

❖ 用感官探究事物

宝宝从出生后，甚至可以说在胎儿时期，就开始用感官探究事物了。到了这个年龄段，宝宝更深刻地运用感官来探究事物，情感世界更加丰富。如果电视画面中出现令人悲伤的场景，宝宝也开始收敛起笑脸，甚至会哭起来。

❖ "我的"意识减弱

宝宝有了自我意识后，说的最多的是"我的"或"这是我的"。这不意味宝宝自私，而是自我意识的形成过程中的一段插曲。处于这个时期的宝宝，你很难从他的手里拿走他喜欢的东西。随着宝宝自我意识的完善，不再把所有的东西都看成是自己的了。如果告诉他，那是小朋友的东西，他很有可能主动把手中的东西递给小朋友。这是宝宝学会分享的开端。

❖ 对所属的表达和理解

当宝宝常常用"我的"说话时，说明宝宝开始注意所属权了，宝宝开始认识某些东西有特定的所属。宝宝开始意识到玩具是属于他的，开始护着自己的玩具。谁要是拿了他的玩具，他会要过来。宝宝会把玩具拆卸得七零八落，表现出对玩具的爱心不足，而事实上宝宝是通过破坏性工作探索其中的奥秘。

❖ 情绪不稳

这个年龄段的宝宝，常有截然相反的表现。有的时候快乐无比，津津乐道地独自玩耍着。有的时候烦躁不安，哼哼唧唧地黏着妈妈。宝宝的情绪时而高涨，时而低落，父母可不要跟着宝宝的情绪走，无论宝宝情绪如何，父母都要心平气和地对待宝宝。

有的时候，宝宝能自己玩很长时间，和一大堆玩具在一起，玩得热火朝天，还不断地自言自语。宝宝会扮演爸爸和妈妈角色，给娃娃喂奶，穿衣服，盖被子，拍着娃娃睡觉。宝宝还会扮演医生角色，用听诊器给娃娃听诊，摸肚子，喂药吃。

有的时候，宝宝却拿出最糟糕的情绪，对待爸爸妈妈和看护人，把他平日最喜欢的玩具扔掉。爸爸妈妈使出浑身解数，也难以让宝宝快乐起来。如果爸爸妈妈不知道，孩子的情绪为何如此糟糕透顶，最好

郑玉巧育儿经·幼儿卷

的方法是，让自己静下心来，绝不急躁，更不能训斥孩子。父母且不要以糟糕的情绪对应孩子的糟糕情绪。当宝宝情绪糟糕时，妈妈要陪伴在孩子身边，蹲下来，和孩子保持一个高度，与宝宝视线在一个水平上，用和蔼的表情看着宝宝。如果想和孩子说什么，最好说："宝宝现在心情不好，妈妈理解，需要妈妈帮助吗？"

144. 宝宝丰富的情感世界

聪聪5个月被放到奶奶家寄养，父母一个月看孩子一次。父母怕太亲近孩子，孩子离不开他们。所以，每次去奶奶家，都有意疏远孩子。父母认为孩子和他们不会很亲的。

孩子19个月的时候，父母因故连续3个月没来看孩子，父母担心这次来，孩子很可能不认识他们了。

父母进来的时候，孩子的确没显出兴奋的神情，好像真的不太认爸爸妈妈了。因为早有心理准备，所以，对孩子的表现，父母并没放在心上。

大家都在屋里闲聊，没有人注意孩子在做什么。聪聪端着盛满了米饭的大饭勺，颤颤巍巍地走进屋里，径直向爸爸走去"爸爸饿，吃饭啦"。孩子的举动令满屋的人激动不已，爸爸接过孩子递过来的饭勺，眼里充满了泪水。从此，爸爸增加了看女儿的次数，而且，每次都是把女儿哄睡后，才悄悄起身离开。

孩子用自己的方式表达着对父母的爱，让父母感动，让父母感悟，父母与孩子之间那难以割舍的爱，纵使父母有意避之，孩子也能感受得到，丝毫不会削弱这份爱。

幼儿有着丰富的内心世界和情感，父子母子之爱不是单向的，在孩子幼小的心灵中，同样充满着对父母的爱。孩子常常带给父母意想不到的惊喜，带给父母内心的欢快和幸福，所有的劳顿和艰辛都全部消失。孩子带给父母美好的憧憬，是家庭幸福的源泉，带给父母生活的意义。养育孩子，一路走来，充满内心的是一份甜蜜和感动。

❖ 陪爸爸学英语

女儿23个月去了幼儿园，那时，妈妈工作比较忙，爸爸正在为出国研修做语言准备。把女儿从幼儿园接回来，爸爸边工作边学习，还要做家务，很累，为了节省体力，爸爸常躺在床上听录音磁带强化听力。女儿很少打扰爸爸，都是自己玩自己的，玩够了，就趴在床边看爸爸听录音。她够不到床沿，就自己搬过来小木凳，踩到凳子上，刚好能把胳膊放在床沿上，也能清晰地看到爸爸。凳子不大，女儿时常从凳子上摔下来。爸爸装作不知道，女儿则愉快地爬起来，把凳子放好，再次踩上凳子，嘴里还念叨着"又摔倒了"，接着看着爸爸听录音。

提及此事，女儿没有丝毫记忆，但每每听到这件事，女儿都会搂住爸爸脖子："老爸，你敢这么虐待我！"爸爸则总是笑着说："这算什么，比这恶劣的多着呢。"她爸爸说多难听的话，女儿都不在乎，更不会生气。这就是他们爷俩建立起来的沟通模式。如果妈妈这么说了，女儿会伤心，甚至会生气的。

❖ 宝宝咬人时

"宝宝见到小朋友，不是咬，就是打，要不就是抢小朋友的东西，我都不敢带她到小朋友跟前去了"。妈妈在电话里和我告她的女儿的状，她的女儿快2岁了。"薇薇见到所有的小朋友都这样吗？有过小朋友咬她或打她吗？"我问。"主动上她跟前来的小朋友，她一般不敢这样，"妈妈接着说，"这孩子有点欺软怕硬。"呵呵，宝宝哪有这么势力。

"这孩子对旁人可好了，啥都舍得给人家，可就是爱打姥姥，姥姥抱着的时候，还时常咬姥姥的肩膀。"当小家伙啪啪地打姥姥的时候，姥姥笑着这样说。22个月的小家伙的确招人喜欢，给火车上的旅客带来很多欢乐，一会儿递给阿姨一块饼干，一会儿递给姐姐一个小面包。

这么大的宝宝，为什么会咬人、打人、抢小朋友的东西？真正的原因不得而知。婴儿咬乳头猜测是因为出牙不舒服；幼儿咬人猜测是情绪不稳定，认为是溺爱的结果。不管是什么原因让宝宝这样做，有一点是可以肯定的，宝宝的行为并非是恶劣之举，不过是某一阶段的一种行为而已。父母无须烦恼，更不需管教和指责，不鼓励，不支持，淡化它。宝宝很快就不再咬人了。

如果你的孩子咬伤了小朋友，或小朋友咬伤了你的孩子，因为心疼，被咬伤一方的父母难以保持冷静。

如果自己的孩子被小朋友咬伤了，你首先蹲下来，拥抱孩子，帮宝宝吹一吹受伤的部位，并安慰孩子"宝宝勇敢，不怕疼"，同时，要对孩子说"宝宝没咬小朋友，做得非常好，妈妈爱宝宝"。

如果你的孩子咬伤了小朋友，你应该蹲下来，真诚地安慰被咬伤的孩子。然后，把你的孩子拉过来，让他看着你的眼睛，你严肃认真地对孩子说"咬小朋友是不对的，小朋友会很痛、会伤心"，唤起宝宝同情心。让你的孩子拉起小朋友的手表示道歉，并说"妈妈相信宝宝不会再咬小朋友了"。如果宝宝已经会说话了，让孩子和小朋友说一声"对不起"。

责备和批评不能阻挡宝宝继续咬人，而同情心却可以让宝宝"住嘴"。

❖ 父母的养育方式

没有千篇一律的养育方式，没有最好的金科玉律。父母和孩子都愿意接受，都感到快乐幸福的方式，就是最好的。

如果把孩子正常的表现视为问题，把问题挂在嘴边，不顾及孩子的感受，说孩子这有问题，那不正常，这实在是很糟糕的养育方式。

❖ 夸奖的魅力

宝宝喜欢夸奖，同时也会为赢得父母的夸奖做出努力。宝宝希望获得父母的夸奖并不是一种奢求，而是宝宝内心的需求，宝宝乐意带给父母快乐。父母是否发现，当宝宝因为做某件事受到表扬后，他会再次，甚至多次重复做这件事，以此获取父母的欢心和赞赏。

如果父母总是批评和否定孩子，孩子将会感到很沮丧，被挫败情绪笼罩。一句鼓励，一句赞赏，一句表扬都会给宝宝带来愉悦，父母为什么不这么做呢？

❖ 尊重孩子的个性发展

父母切莫让孩子认为自己的性格天生就有缺陷，这是对孩子最大的伤害。如果妈妈总是指责一个富有冒险和探索精神、精力充沛的淘气孩子不是好孩子，就会使孩子内心和自己的个性发生冲突，变得不自信，甚至自卑。

父母要接受、尊重、理解、欣赏孩子的个性，发现孩子个性中的闪光点，以父母独到的方法、技巧和领悟，找到适合孩子个性发展的养育方法。

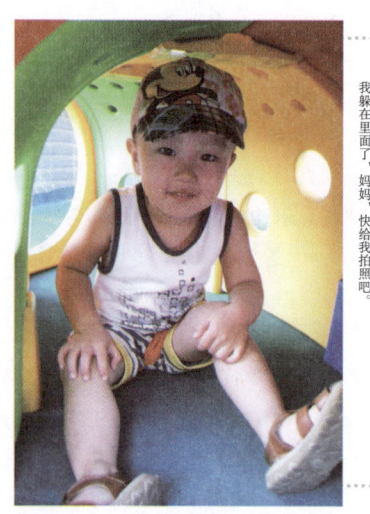

宝宝／周语宸
我躲在里面了，妈妈，快给我拍照吧。

第4节 营养需求和饮食安排

145. 如何为宝宝提供均衡的营养

随着月龄的增长，宝宝对吃饭有了更高的要求。父母要在食物搭配、食物烹饪上下功夫，给宝宝做出营养更全面、搭配更合理、味道更好吃的饭菜来。食物种类的多样性是均衡营养的保证。

❖ 关于喝奶

尽管宝宝进入一日三正餐时期了，仍然需要比成人更多的乳类食物。母乳喂养的宝宝，可以继续吃母乳，仍然按需哺乳。配方奶喂养的宝宝，继续以幼儿配方奶喂养，每天最好保证500毫升以上。如果宝宝不能完成这个量，可以其他奶制品代替，如鲜牛奶、鲜羊奶、酸奶、奶酪等。

❖ 关于吃蛋

每天都应该保证给宝宝吃一个整蛋，也可以三个鹌鹑蛋或两个鸽子蛋代替鸡蛋。鸭蛋和鹅蛋多是咸蛋，不适合给宝宝吃。

❖ 关于吃肉

肉类食物是宝宝膳食中重要的种类，肉类食物是宝宝生长发育必不可少的蛋白质的重要食物来源，同时还能提供宝宝生长发育所需的部分脂肪、矿物质、维生素和热量。所以，肉类食物在宝宝膳食中，不是可有可无的。宝宝能吃的肉类食物中，主要是海物、禽肉和畜肉。每餐中都应该包括一种肉类食物（有蛋时除外）。

❖ 关于吃鱼

多种鱼类、虾、蟹、牡蛎及其他蛤蜊是非常好的肉类食物。在多种鱼类中，海鱼最好，尤其是深海鱼，能提供多种优质蛋白。还有江鱼、湖鱼和河鱼，其次是人工养殖鱼。每周最好给宝宝吃两三次鱼。

❖ 关于吃海物

适合宝宝吃的海物，市场多见的主要是虾，海虾和河虾都可以，当然最好的是海虾。虾皮、蟹、蚌、蛤蜊、牡蛎、扇贝等海物营养也很丰富。每周最好能给宝宝吃一两次海鲜产品。还有海带、紫菜、海米、海参、海藻、海胆、鲍鱼等都有较高的营养价值。这些海物，每周可选择一两样做给宝宝吃。

❖ 关于吃禽类肉

禽类肉中，吃得最多的就属鸡肉了，其次是鸭肉，再其次是鹅肉，吃鸽肉的非常少。

目前出售的鸡肉，多为养鸡场饲养的肉食鸡，喂养的是鸡饲料，生长周期短，出栏快。如果有条件，最好给宝宝买柴鸡，柴鸡是吃谷物长大的，生长周期比较长，肉质香，营养价值相对高。如果购买家庭散养的柴鸡，一定要购买活鸡，个人屠宰的鸡没有安全检疫保证。国家是不允许个人屠宰禽畜贩卖的。给宝宝购买食品，一定要把食品安全放在首位，要购买经过国家检疫，质量合格的食品。

❖ 关于吃畜类肉

畜类肉中，吃的比较多的是猪、牛、羊肉。猪肉脂肪含量高，牛肉和羊肉脂肪含量相对低些。对于这个月龄段的宝宝来说，这三种肉都不太好咀嚼，相对于鱼虾来说，也不太好消化。每天三餐中有一顿有畜类肉就可以了，不能每餐都吃畜类肉。动物肝和动物血的补血食品，每周给宝宝吃两次比较合适。

❖ 关于吃粮食

随着宝宝月龄的增加，谷物在饮食中所占的比例逐渐增加，成为宝宝一日三餐中必不可少的食物种类。谷物是提供宝宝生长发育所需热量的主要食物来源，占所需总热量的一半以上。所以，父母在给宝宝制作菜肴，制定食谱，搭配膳食时，切莫忽视谷物的摄入。

谷物种类很多，水稻和麦子是谷物的代表。谷物还有很多种类，小米、江米、粟米、薏米、粳米等，还有大麦粉、燕麦和各种豆子及其他杂粮。以大米白面为主，辅以其他杂粮，每日给宝宝提供3种以上的谷物。这个月龄段的宝宝，每日谷物食入量约40-110克。

❖ 关于吃蔬菜

蔬菜含有丰富的维生素、纤维素、矿物质等营养物质，是宝宝饮食中必不可少的食物，每顿都应该给宝宝提供蔬菜。每天至少给宝宝提供3种蔬菜。宝宝每天食菜量100-200克。

不同种类的蔬菜所含营养成分不同，要合理搭配，不能只给宝宝吃一两个种类的蔬菜。蔬菜种类有很多，如叶菜、瓜类、萝卜类、薯类、菌类、豆类等，每顿给宝宝提供两种蔬菜，每顿都选不同种类的蔬菜，一周内，每天都选择不同的蔬菜也没问题。

蔬菜的颜色要合理搭配，最好不要把色泽相近的蔬菜放在一顿或一天吃，也不宜连续几天吃同样色泽的蔬菜，以免宝宝无法排泄过多的色素，皮肤着色。比如，宝宝连续一周每天都吃西红柿、胡萝卜、南瓜、橘子、芒果等黄色水果和蔬菜，宝宝面部、手足心会明显发黄，甚至出现黄染。

❖ 关于吃水果

多数宝宝都喜欢吃水果，对于宝宝来说，水果的味道要比蔬菜的味道好吃多了。水果含有丰富的营养物质，主要是维生素、碳水化合物和水分，每天都应该给宝宝吃水果。但是，尽管水果是必不可少的食物，宝宝也很爱吃，也不能没有限制地多吃。水果吃多了，必然会影响其他食物摄入，导致营养不均衡。每天给宝宝吃一两次水果，可在早饭一小时后和午睡后吃，每天吃两三种足够了。每天水果量与蔬菜量相当。

❖ 关于喝水

水是重要的营养素之一，人不可一日无水。对宝宝来说，补充足够的水更为重要。宝宝每天液体需要量，每日每公斤体重需100-155毫升。12公斤的宝宝，每天液体量为1200-1860毫升。去掉食物中的液体量，就是宝宝所需饮水量了。通常情况下，这么大的宝宝，每天需喝水600毫升左右。

液体需要量与宝宝运动量、摄食量、环境温度和湿度等诸多因素有关。如果宝宝运动量很大，出汗多，就多让宝宝喝水。如果宝宝每天每公斤液体摄入量少于60毫升，就有发生脱水的危险。所以，如果宝宝生病，影响了进食，就需要增加喂水量。如果宝宝腹泻和呕吐，不但不能进食，还额外丢失了液体，不但要给宝宝增加水量，还要补充电解质水。如果家里没有口服补液盐，可用白糖和食盐配制。

如果午餐和晚餐，宝宝都能喝一两百毫升汤，每天喝500毫升奶（吃母乳会更多），加上饭菜和水果中的水，宝宝每天从食物中可摄入约1000毫升的液体量。无论宝宝从饭菜水果中摄入多少液体量，给宝宝喝白水都是必不可少的。一定要让宝宝养成每天喝白开水的习惯。

146. 如何给宝宝安排和烹饪食物

❖ 喝奶

夜间起来喝奶的宝宝不多了，但仍然有半夜起来喝一两次奶的宝宝，母乳喂养的宝宝，半夜起来吃奶的比较常见。

仍用奶瓶喝奶是正常的，用杯子喝奶也未尝不可，宝宝愿意用带吸管的杯子喝奶也不错。

早晨起床后可先喝奶，后吃早餐，也可把奶和早餐放在一起吃。

晚上睡前半小时喝奶比较好，喝着奶入睡，对牙齿不好，对胃口也不好。喝奶后刷牙，活动半小时，排一次尿再睡，会睡得更踏实。

如果宝宝一次喝奶量小，早晚两次不能喝奶500毫升，可在午睡后喝奶，就当作下午加餐了。不要把奶放在午餐和晚餐中喝，不要喝完奶马上吃午饭或晚饭，也不要午饭或晚饭后马上喝奶。

❖ 吃蛋

鸡蛋的做法有很多，可以和很多种蔬菜搭配，也可以放在包子饺子馄饨等馅中，还可以做到丸子中，以及各种汤菜中。还可以做蛋炒饭或烙鸡蛋饼。总之，蛋有很多种做法，如果宝宝不喜欢吃蛋，父母要开动脑筋改变烹饪方法，让宝宝喜欢上吃蛋。

❖ 吃肉

这个月龄段的宝宝，不能吃整块禽类或畜类肉，需要剁碎。但鱼虾类不需要剁碎。把肉放在开水中焯一下，可减少肉中的油脂，利于宝宝消化。

给宝宝做肉食，可与蔬菜放到一起炒、炖、煮、蒸，也可单独做，如炖肉、肉丸子、纯肉馅包子饺子或馄饨等。宝宝也喜

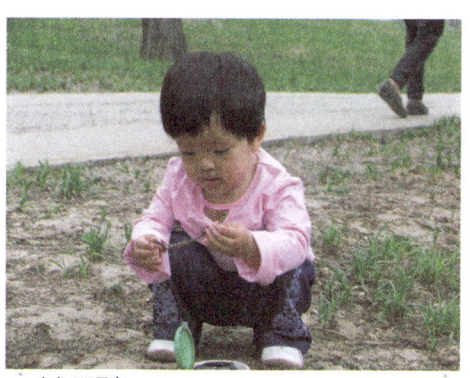

宝宝／王予骞
这个年龄段的宝宝对外界充满了好奇，成人看来极其平常的东西，宝宝都能关注很长时间。只要是安全的，爸爸妈妈可以放手让孩子们去做。

欢吃肉龙（像花卷一样，把肉馅卷在面里）、肉饼、肉粥等。

❖ 吃鸡肉

鸡肉做法有很多，绝大多数父母都会烹饪，在这里就不多说了。给宝宝做畜类肉，需要剁碎煮烂，不然的话，宝宝会拒绝吃。

多数父母认为鸡汤的营养价值非常高，所以，常给宝宝炖鸡汤喝，较少给宝宝吃鸡肉。做面汤或其他汤菜时，喜欢用鸡汤来做。鸡汤的确很好，但鸡汤再好也不会超过鸡肉本身。

如同父母对骨头汤的认识一样，父母常把骨头汤，尤其是大棒骨汤当作是补钙用的。如果你告诉妈妈多给宝宝吃高钙食物，妈妈常会赞同地说，是的，我很注意给孩子补钙，几乎每天都给孩子喝骨头汤，有时做粥都用骨头汤，棒骨汤、排骨汤都喝。如果你告诉妈妈，宝宝有点缺钙，妈妈会疑惑地说，总给孩子喝骨头汤啊，怎么还会缺钙呢？可见，认为骨头汤是高钙食品，甚至认为是最佳的补钙食品的父母为数不少呀。骨头含钙量的确很高，但用常规煮骨汤的方法，骨头中的钙溶解到汤中的微乎其微。补钙最佳食品是乳制品、

豆制品、虾皮和坚果等,而不是骨头汤。

❖ 吃鱼

可采用清蒸或炖的烹饪方法,不宜采用油煎、油炸、烧烤、涮的方法。给宝宝吃生鱼片要小心,一定要选择新鲜的,如果不能保证质量,一定不要给宝宝吃生鱼片。

吃鱼比较大的问题是鱼刺,鱼刺一旦扎到宝宝喉咙里,是件很麻烦的事,父母很难自己解决,多需要把孩子带到医院,由喉科医生取出。宝宝被鱼刺扎到后,不会像成人那样,尽量不做吞咽动作,使劲往外咳,争取把刺咳出来。也不能像成人那样,含口食醋来软化鱼刺。宝宝多会因为疼痛和恐惧而哭闹,结果是越哭越闹,鱼刺扎的越深。所以,宝宝一旦扎了鱼刺,最好立即带宝宝去医院看喉科医生。

给宝宝喝鱼汤很好,如果想给宝宝喝鱼汤,最好买那种不怕煮的鱼,如鲶鱼。买一条鲶鱼,放到清水中煮,放几粒花椒、一点葱白、一个姜片、一瓣紫皮蒜,煮大约30分钟关火,放少许食盐和香油,滴一两滴食醋。放温后就可以给宝宝喝鲜味可口的鱼汤了。也可以给宝宝吃鱼肉。

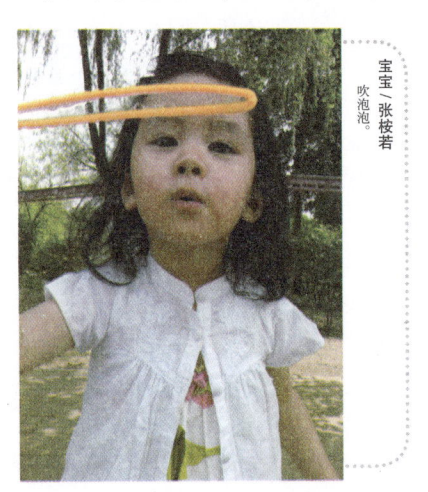

鲈鱼、多宝鱼、平鱼、鳕鱼、鳗鱼和三文鱼等可以清蒸。带鱼、黄花鱼、偏口鱼、鲳鱼、马哈鱼、燕鱼、梭鱼等可以炖。

鱿鱼、墨鱼、章鱼等不好咀嚼,不宜给宝宝吃,如果要吃的话,做熟后再剁碎给宝宝吃。

❖ 吃虾蟹

鲜虾用白水煮很好吃,还可以做成馅、虾丸子,也可以放到面汤中或用来炒菜。

蟹对新鲜性有很高的要求,只要不新鲜,就会导致严重的腹泻。所以,给宝宝吃蟹肉,一定要选择活蟹,做熟后马上就吃,不能放置。剩下的一定要放在冷冻室中,而且最好放在0℃保鲜冷冻室中。蚌、蛤蜊等肉质多比较硬,宝宝咀嚼起来比较困难,最好切碎后吃。

虾皮含钙量比较高,是补钙佳品。但通常情况下,在市场上买的海虾虾皮含盐量比较高。所以,给宝宝吃的时候,要先在清水中浸泡,多放些水,以便浸出更多的盐分。然后把虾皮剁碎,做汤、炒菜或包馅都可以,也可以放到鸡蛋羹里。

鲍鱼泡饭,海胆炖豆腐,鸡蛋紫菜汤,海参粥,海带炖肉,海米冬瓜汤等,都是宝宝比较喜欢吃的,配餐时不要忘记这些海物。

宝宝不能吃海物的主要原因是过敏,比鱼更容易过敏。所以,如果宝宝吃虾后,出了一些皮疹或腹泻,暂时停几天,等皮疹下去或腹泻好了,再尝试着吃,如果仍然过敏,就多停一段时间再尝试。

❖ 吃粮食

南方以水稻(稻米)为主食,北方以麦子(面粉)为主食。说白了,就是南方人爱吃稀粥米饭,北方人爱吃面汤馒头。

南方还有很多小吃,如米线、汤圆、粽子、年糕、竹筒饭、艾粑粑、荷叶粑、米饼、醪糟、烧麦、荷叶饭等。北方小吃

宝宝/张梭著
吹泡泡。

比较少，但面食有很多做法，如包子、饺子、馄饨、各种烙饼烧饼、各种汤面（面疙瘩、面片、面条）、花卷、油条油饼等。随着宝宝进食能力的增强，可以逐渐做给宝宝吃。

❖ 吃蔬菜

绿叶蔬菜含较多的草酸，草酸会影响矿物质的吸收，尤其会影响钙磷和铁的吸收，浸泡和水焯能去掉一部分草酸。所以，绿叶蔬菜不宜与高钙和高铁食物放在一起烹饪。把蔬菜放入开水后立即关火，以免破坏蔬菜中的维生素。

瓜类和薯类比较容易咀嚼和吞咽，即使比较大的块，宝宝也能咀嚼后吞咽。采取蒸煮炖的烹饪方法均可。山药、芋头和荸荠对脾胃有好处，可给宝宝做山药粥，把栗子、荸荠和鸡块炖在一起，用骨头汤做芋头白菜汤也非常好吃。

菌类营养价值很高，可炒着吃，也可以和鸡肉、排骨等炖在一起，如小鸡炖蘑菇，排骨炖香菇，肉末炒鸡腿菇等，都可以做给宝宝吃。

❖ 吃水果

维生素C含量高的水果，切开或榨汁放置后，维生素C被氧化，切开或榨汁后马上给宝宝吃完。不宜把水果煮熟吃，以免水果中的维生素C遭破坏。

❖ 喝水

宝宝不爱喝白开水，不是宝宝的错，宝宝只喝甜水也不是宝宝的问题。喝白开水需要培养，除非宝宝非常渴了（脱水或盐吃多了），才不会拒绝。喝甜水则无须培养，喝第一口就会喜欢上。所以，只有不让宝宝习惯喝甜水，宝宝才会习惯喝白开水。妈妈以宝宝不喝白开水，怕宝宝缺水为由，继续给宝宝提供甜水，宝宝喝白开水的习惯恐怕永远也不能养成。妈妈的不得已而为之会害了孩子，妈妈坚持正确的选择才是对宝宝真好。

147. 食量何以如此折磨父母

❖ 理想与现实相差甚远

孩子的食量以及孩子吃的能力，常与父母的理想和要求相差甚远。由此产生的落差，导致了很多父母眼中吃饭难的孩子，引发了很多喂养难题。喂养难题范围逐渐扩大，涉及面逐渐广泛，以至于难倒了临床医生和保健医生，甚至难倒了营养科医生及营养师。所以，临床医生需要学点营养学，保健医生需要有点心理学知识，营养医生要懂点幼教……专科医生常常解决不了父母提出的喂养难题。

莹莹妈的愁容由何而来？

莹莹不到2岁，莹莹妈却为女儿吃饭问题愁了快2年。每次见到莹莹妈，都是眉头紧皱，无可奈何地说"愁死我了，这孩子还是不好好吃饭，拿她没招了"。跟着来的姥姥紧随着"真受不了，这一天，净为孩子吃发愁"。

"宝宝真的什么也不爱吃？"妈妈在书包里掏出一袋零食，带出一块饼干，递给莹莹。莹莹把头扭过去"不要"。"看到了吧，就这样，给啥都不吃。"妈妈用事实验证了自己说的没错。

该查的都查过了，没发现有意义的结果。能给的法儿都给了，已感黔驴技穷。该试的法儿都试过了，能用的法儿也都用了，可莹莹却依然如故。

奇怪的是，一方面是妈妈喂养难，担心女儿不能正常生长发育，可以说担心的要死。另一方面却是宝宝一直在按部就班地生长着，沿着自己的生长发育轨迹向前走着。不缺锌铁钙，也不缺乏维生素，没有低蛋白，皮下脂肪厚不厚，也能说的过去。体智能更是没问题。莹莹与她周围小朋友最大的差异，就是她比她们都苗条，都娴静，喜欢瞪着水灵的大眼睛，盯着周围的一切，

第七章 19—21个月的宝宝

很少参与其中，观察多于行动。这或许是宝宝食量小的原因。但是，全职妈妈尽心竭力的喂养，可能是导致宝宝给啥都不吃的最大原因。

姥姥说："莹莹妈妈小的时候吃饭就费劲，小的时候就瘦，和现在一样，从来不拿吃饭当回事，除了瘦啥病也没有，精神头还特大，也不知道哪来的精神。这孩子就像她。孩子她爸可壮实了，能吃能喝的，吃啥都香。"

"别老说我，这给孩子看病呢，老往我身上扯啥。孩子没病就好，看看也就放心了。咱走吧，大夫挺忙的。"莹莹妈妈笑着离开了诊室。

所有的父母都希望宝宝能吃能喝，希望餐桌上的所有菜饭，宝宝都喜欢吃，更希望看着宝宝狼吞虎咽的样子。

可是，孩子离父母的理想相差甚远。是现在孩子的消化功能弱了？是现在的饮食不好吃了？是现在的父母都不会烹饪？恐怕都不是。

现在可供孩子吃的食物太多了，能吃的孩子却太少了。过去是几个孩子抢着吃；现在是几个人盯着一个孩子吃。这或许是导致宝宝吃饭难的根源。希望父母把宝宝吃饭当作生活中的常态，让吃饭回归自然。

❖ 营养素不随月龄增长而增多

雷莫博士曾做过一组瑞士幼儿食量分析，1-2岁的宝宝，随着月龄的增加，营养量的摄入几乎没有增加，食量偏大的，食量增加的幅度仅为100克左右。

妈妈常有这样的问题，宝宝还不如原来能吃了，不到1岁的时候，已经能吃一碗饭了，可现在都快2岁了，还是吃一碗饭。

幼儿所需营养并不随月龄增长而增多，食量也自然不会随着月龄增长而增大。但是，随着月龄增长，宝宝所需食物种类增多。宝宝能吃更多种类的食物了，对食物味道更挑剔了。所以，父母不要强迫宝宝吃更多的食物，而是要在食物种类和合理搭配上下功夫。

❖ 孩子间的食量是有差异的

每个孩子之间都存在很多差异，每个孩子的饭量也存在一定差异。即使是同一个孩子，在不同的生长发育阶段、不同季节、不同时期，同样存在着一定的差异。尊重孩子对饭量的选择权，是善解人意而又明智的父母。

食量大的宝宝，在保证蛋肉奶和蔬菜水果的摄入基础上，一顿能吃一碗米饭或一个馒头。食量小的宝宝，可能半碗米饭都吃不了。

所以，父母不能只重视食量，还要重视食物种类的搭配。如果宝宝一顿吃一碗米饭，但是却吃很少的菜，喝很少的奶，长期下去，宝宝就会出现营养不均衡。

❖ 食物多样比食量更重要

随着宝宝月龄的增加，食物种类和合理搭配比食量重要的多。宝宝半岁以前，喝足了奶就没问题了，半岁后除了喝奶，再喂些蛋黄、菜泥、肉泥、米粉就足够了。现在，宝宝长大了，父母要转变认识。宝宝吃的能力增强了，对营养素的需求也发生了变化。食物的多样性，营养的均衡性，食物的新鲜性，食物的色泽味道，还有食物的餐具、进餐环境和气氛等，成了未来宝宝饮食的几大原则。

父母不要把关注点只放在宝宝一顿饭能吃多少上，还要关注宝宝吃饭是否香甜，是否有兴趣，是否踏实和安心，是否能够愉快进餐，这些需要关注的方面，要比吃多少更有意义。

148. 为何有如此多的吃饭难问题

❖ 孩子不吃饭，放下是最好的选择

孩子这也不爱吃，那也不想吃，妈妈

绞尽脑汁，想着如何做出孩子爱吃的饭菜，却屡受打击，根本不吃！一大早，妈妈就为孩子准备了五六种饭菜，可没一样爱吃的，统统不买账！这可真是愁坏了父母，潇洒了孩子。

这都是爱的过头惹的祸，都是填鸭式喂养招来的麻烦，从一开始，父母就不能这么做。这样说父母不爱听，这是忠言逆耳，不爱听也得说。在众多咨询孩子吃饭难的妈妈中，几乎没几个是病理因素引起的，只有极少的病理因素。也就是说，宝宝几乎没有任何病症，即使给宝宝开了药物，也多是无关痛痒的，更多的是安慰剂。

所以，如果父母遇到了宝宝吃饭难问题，看了医生，做了检查，没有任何病症。父母就放下包袱，解放自己，放松心情，同时也放孩子一马，顺其自然。这时的放下，是最好的选择，也是最能解决难题的选择。父母不妨试试，一定会收到意想不到的效果。

❖ 宝宝偏食不是啥大问题

妈妈给芊芊包了猪肉茴香馅饺子，端到芊芊跟前，妈妈用筷子把饺子一夹两半。芊芊已经等不及了，抓着妈妈手中的筷子就往自己嘴里放。芊芊嚼了几下，突然吐了出来。妈妈把另一半喂到嘴里，这次，芊芊一口也没嚼，直接吐了出来。妈妈又夹开一个饺子，送到芊芊嘴边，宝宝闭着嘴不吃，把头还扭过去。芊芊可不是挑食的孩子，几乎没她不吃的，这次是怎么了？妈妈感到奇怪。忽然想起来，芊芊他爸从小就不吃茴香，家里包茴香馅的饺子，都得给他包白菜或韭菜馅的饺子。所以，家里很少包茴香馅的饺子。嘿，这孩子还不到2岁，怎么就随了她爸爸的食性？妈妈很不以为然。

偏食的孩子，父母也多有偏食倾向，至少对食物有些挑剔。其实，如果要把芊芊不吃茴香的食性改过来，不是不可能的。

但做这样的硬性改变又有多大的意义呢？在众多的食物中，不吃这一种，并不会因此影响营养的均衡性，芊芊一样会健康地成长。尊重孩子这一小小的食性，没啥不好。所以，有的时候，放弃也是一种尊重。

❖ 不爱吃菜的宝宝

有的宝宝拒绝吃某种菜，可又拼命喜欢吃某种菜。有的宝宝吃鸡鸭鱼肉样样行，就是不吃蔬菜。不爱吃蔬菜的宝宝还真不少，真正的原因不得而知。从喂养角度考虑，有以下几种可能：

- 婴儿期添加菜水、菜汁和菜泥，纯粹的青菜味，还有胡萝卜味，宝宝吃腻了。

- 绿叶菜纤维素高，不好咀嚼和消化，有一次被噎着呛着，宝宝就记住了，开始拒绝吃菜。

- 婴儿期不能吃盐、幼儿期也要少油少盐，菜肴主要以煮炖蒸为主，煎炒烹炸都不能吃，菜的味道单调。

- 对宝宝来说，菜既不好咀嚼也不好吞咽。

- 菜少甜味，而宝宝天生喜甜。

- 宝宝喜欢吸吮、喝和能够整吞的食物，而菜必须咀嚼后才能咽下。

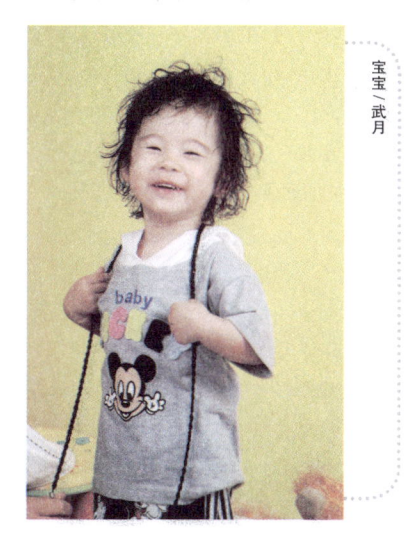

宝宝/武月

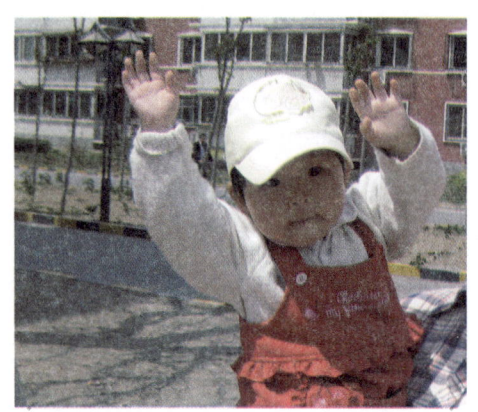

宝宝 / 烁烁

想让宝宝喜欢吃菜，绿叶菜要剁碎，菜要炒的足够烂，易于咀嚼和吞咽，菜的味道要尽量可口。如果宝宝实在不愿意吃菜，可把菜剁碎做菜粥、面汤和包馅。父母一定要想办法让宝宝吃菜，不能以水果代替蔬菜。

宝宝多不喜欢吃叶菜，主要是因为不好咀嚼和吞咽。所以，要把叶子菜剁碎煮烂，用叶菜包馅是不错的选择。叶菜容易有农药残留，一定要彻底清洗，洗净后在清水中浸泡几分钟，再放到沸水中焯一下，然后再切碎。

雷莫博士对瑞士幼儿一组研究数据分析结果提示：绝大多数宝宝在20-24个月开始吃菜，在21个月的宝宝开始吃蔬菜所占的比例最大。我国绝大多数宝宝半岁以后就开始添加蔬菜了。

宝宝是否愿意吃菜，除了与饮食偏好有关外，还与咀嚼和吞咽能力有关。咀嚼能力比较好的，大多能够较早地吃蔬菜。咀嚼能力不是天生具备的，越早锻炼越好。如果妈妈因为宝宝还不会咀嚼和吞咽而不给孩子吃蔬菜或比较硬的食物，孩子可能一直不会很好地咀嚼。

❖ 父母如何面对偏食的孩子

偏食的宝宝并不因为月龄的增加而有所改善，可能会越来越偏食。面对偏食的孩子，父母切莫强迫孩子吃他不喜欢吃的食物。

宝宝的自我意识越来越强，宝宝越大越不情愿听妈妈的安排。如果妈妈总是强迫孩子吃他不想吃的饭菜，强迫孩子吃他不能承受的饭量，宝宝就会产生反感，由反感到逆反，最后发展到厌食。

把吃饭的权利交给孩子，让孩子自己动手吃饭，妈妈不能再填鸭式地喂宝宝了。父母的任务是给孩子准备健康的食物，提供合理的膳食，做出味道好吃的饭菜。宝宝的任务是高高兴兴地吃爸爸妈妈为他烹饪的健康美食。

如果妈妈曾经告诉过宝宝某些菜的名称，当宝宝看到他认识的饭菜时，会说出它的名称，但宝宝还不能告诉妈妈他想吃什么饭菜。现在，不少饭店都实行看实物或模型点菜，妈妈不妨借鉴饭店的做法，让宝宝看你准备好的半成品，点自己喜欢吃的菜。

149. 让宝宝快乐进食

❖ 咀嚼吞咽

宝宝的咀嚼和吞咽功能有了显著进步，咀嚼和吞咽的协调能力也越来越好了，宝宝舌体已经能够做上下、左右、前后运动了，乳牙数目也增加了，宝宝会运用上下切牙，把比较硬的食物咬下来。乳磨牙的萌出，帮助宝宝把食物研磨碾碎，舌体再把研磨后的食物送到咽部，通过咀嚼和吞咽协调功能，把食物顺利送入消化道。

❖ 练习用筷子吃饭

宝宝已经不满足用勺子吃饭了，开始抢着用筷子夹菜。筷子不仅仅是吃饭的工具，也是锻炼宝宝手的精细运动的好方法。

宝宝会比从来没使用过筷子的成年人更快地学会使用筷子。

❖ 喜欢像爸爸妈妈一样吃饭

宝宝有极强的模仿能力，喜欢模仿爸爸妈妈的行为。宝宝喜欢像爸爸妈妈一样吃饭，不希望宝宝做的，父母一定不要做。如果父母喜欢剩饭在自己碗里，宝宝也会剩饭。父母如果不专心吃饭，一会儿发短信，一会儿接电话，也很难养成宝宝专心吃饭的习惯。培养良好的进餐习惯，更多的是靠父母身教。

良好的饮食习惯是后天建立起来的，宝宝自己没有这个能力。要建立良好的饮食习惯，宝宝不但需要父母的言传，还需要父母的身教。宝宝良好的进餐习惯和健康的饮食习惯同样重要，也是需要父母悉心培养的。

❖ 和父母一起吃饭

一日三餐，宝宝和全家人坐在一起进餐，是再平常不过的事了。吃饭是宝宝自己的事，理应由宝宝自己来完成。这么大的宝宝有能力用勺子把饭菜放到自己的口中。如果妈妈不给宝宝自己拿勺吃饭的机会，宝宝很难学会自己拿勺吃饭。

很多技能不是天生就有的，必须通过实践、再实践才能掌握。潜能不是终身存在的，就如同某种物品的有效期一样，超过关键期，这种潜能就不能被开发出来，或者达不到应有的水平。

❖ 宝宝点菜谱

前面谈过宝宝的联想记忆，这个月龄段的宝宝，记忆主要来源于对所见实物的联想。宝宝没有看到的东西，通常不会想到要。所以，宝宝再喜欢吃的食物，在没放到宝宝眼前时，都无从想起。所以，妈妈问宝宝，要不要吃蛋炒饭，宝宝点头表示要的时候，并不意味着宝宝真的想吃。

因为，宝宝几乎记不起蛋炒饭的滋味，甚至记不起蛋炒饭的样子。只有把蛋炒饭端到宝宝眼前时，宝宝才记忆起来。如果在宝宝的记忆中，蛋炒饭并不好吃，宝宝很可能一口都不尝。

❖ 降低餐桌

为了避免宝宝吃饭时到处乱跑，应该把宝宝放在餐椅中。现在家庭所用的餐桌几乎都把婴幼儿的餐椅加高，我认为应该把餐桌降低，把成年人坐的椅子降低。

这是为什么呢？试想，如果我们和大象在一起进餐，为了满足大象的要求，我们被大象抱到一个高脚椅上，和巨大的大象一起进餐，我们是否会感到"高处不胜寒"呢？我们会不会因为离开地面而没了安全感呢？孩子本来就有不安全感，把宝宝放在离开地面很高的餐椅上坐着，会放大宝宝的恐惧感。带着恐惧感吃饭，怎么能安心呢。

给孩子创造安全的环境和空间是成人的义务。我们周围的一切几乎都是按成人的规格爱好布置的。但这个世界不仅仅有成人，还有孩子。

家里有正规的餐桌，但大部分时候，父母都是和孩子围坐在一张古典中式"炕桌"旁。孩子坐在小板凳上，爸爸妈妈席地而坐，全家人其乐融融地进餐。孩子在安全舒适的环境中进餐，感受着属于孩子的世界。

❖ 给宝宝提供合理的膳食

宝宝每天都要吃五谷杂粮、奶、蛋、肉、蔬菜和水果。每餐都要荤素搭配，有粗有细，有干有稀，要给宝宝进行合理的饮食搭配。

奶和蛋肉吃多了，会因摄入过多脂肪和蛋白质，使胃排空时间延长，降低食欲。粗粮、蔬菜和水果吃得少，纤维素摄入过少，容易引起便秘。所以，合理均衡地搭配食物是很重要的。

❖ **烹调有方**

食物烹制一定要适合宝宝的年龄特点。宝宝乳牙还未出齐，坚硬度不够，咀嚼和吞咽能力，以及消化功能等，均未达到成人水平。给宝宝烹调食物，要做得细、软、碎。随着年龄的增长，宝宝的咀嚼能力增强了，饭菜加工逐渐趋向粗、硬、整。为了促进食欲，烹饪时要注意食物的色、味、形，提高宝宝就餐兴趣。

不能因为宝宝吃的少，就凑合。或随便把菜煮一煮就吃，这很容易导致孩子厌食。

吃对孩子来说不仅仅是为了填饱肚子，宝宝也要品尝食物的美味，也要观赏食物的色泽。色泽漂亮、味道鲜美的食物能引起宝宝的食欲。

❖ **睡眠充足、增加活动、按时排便**

睡眠充足，精力旺盛，宝宝的食欲就好。睡眠不足，无精打采，宝宝就不会有食欲，日久还会消瘦。活动可促进新陈代谢，加速能量消耗。按时大便，使消化道通畅，可促进宝宝食欲。

150. 零食、肥胖、便秘

❖ **如何给宝宝吃零食**

一点零食都不让孩子吃是很难做到。可以给孩子吃零食，但是，要掌握给宝宝吃零食的基本原则。

• 不能因为吃零食而影响正常饮食摄入；

• 吃饭前1小时不能给宝宝吃零食；

• 有危险的零食不能给宝宝吃，如瓜子、花生、豆子，当爸爸妈妈离开时，不能把这类食物放在孩子容易拿到的地方；

• 少吃，最好不吃高热量、高糖、高脂肪的零食；

• 不吃色素、调味料、添加剂过多的零食；

• 注意零食的生产日期，即使在保质期内，打开包装后也要检查一下食品是否变质；

• 购买零食时，要注意包装是否合格，是否明确标注了生产日期、生产厂家详细地址、保质期、食品原料及所含成分列表。如果是真空包装，观察是否有漏气、涨气。

❖ **按时进餐、节制零食**

一日三餐形成规律，消化系统才能劳逸结合。餐前半小时以内最好不要给宝宝喝水，以免冲淡胃液，不利于食物消化吸收。边吃饭边喝水不是健康的饮食习惯，如果宝宝喜欢这样，要尽量纠正过来。大多数宝宝都爱吃甜食，甜食吃得过多也会伤胃，最好安排在两餐之间或餐后1小时。

❖ **不能让宝宝成为肥胖儿**

来自专业的调查显示，肥胖儿的发生率呈逐年上升趋势。学龄前和学龄儿童成为肥胖儿的比较多，原因在于婴幼儿期形成的脂肪细胞数目过多。尽管婴幼儿期无须减肥，也无须限制宝宝的食量，但如果宝宝体重超标，就应该合理地调整宝宝的饮食结构，多吃蔬菜等低热量食物，少吃高糖、高脂等高热量食物。

肥胖儿童面临着一系列心理和社会挑战，在生活和学习方面都会遇到一定困难，使他们缺乏自信，而幼时自信心缺乏可能会影响其一生的发展。

另一方面，肥胖儿还面临着一系列医疗问题，伴随他们的将是儿童成人病。II型糖尿病原本是成人病，可随着肥胖儿的增多，II型糖尿病在青少年中发病率呈上升趋势。肥胖儿高血压的发生率是正常体重儿的9倍。肥胖儿可能导致未来的成人肥胖。要避免宝宝成为肥胖儿，主要措施包括以下几点：

- 合理的膳食结构

有妈妈说，他们每天吃很多蔬菜，吃很少的蛋肉和粮食，为什么全家人都很胖。问题出在油上，尽管他们不吃很多蛋肉和粮食，却吃很多油，每月油的摄入量约15公斤，平均每天500克食油！再加上购买现成的油脂食物，热量远远超出需要量，一家都胖就不奇怪了。这样的饮食习惯，不但会引起肥胖，还会出现营养不均衡，缺乏蛋白质和矿物质。

- 持之以恒的锻炼习惯

持之以恒的体育锻炼是现今最难坚持的一件事，出门乘电梯、汽车，饭后坐在舒适的沙发上看电视、玩游戏是最大的享受。父母不锻炼，会很难说服孩子去锻炼。热量摄入多活动量少是导致肥胖的主要原因。

- 家族遗传因素

这是很多肥胖宝宝父母的借口，我们家人都胖。可是退回几十年前，怎么没有这么多人肥胖？难道那时的家族遗传都没有显现出来，而现在都显现出来了吗？过分强调遗传的作用是父母在逃避责任。

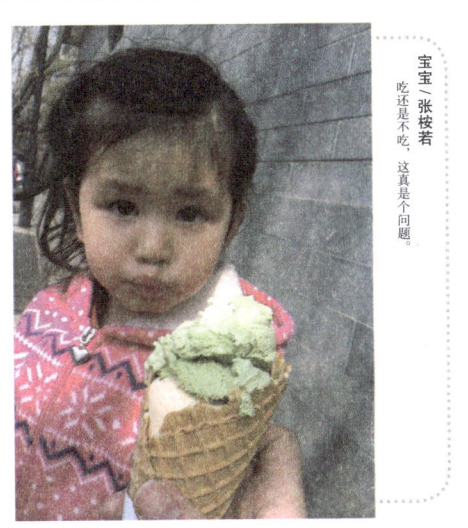

宝宝：张桉若
吃还是不吃，这真是个问题。

❖ 宝宝便秘怎么办

导致幼儿便秘的原因并不容易查找，对于有家族史的顽固便秘幼儿，单纯的饮食调理并不能从根本上解决问题，大多数情况下也不能奏效，即使某种食物能够缓解便秘，也多是一时的，吃一次有效，再吃就没效了。

缓解幼儿便秘的主要方法是通过饮食调理，粗粮、含纤维素高的蔬菜和水果有利于排便。

由于饮食不当引起的便秘可以通过饮食调理解决，而对于肠道有问题的宝宝来说，是很难通过饮食调理解决便秘问题的，需要采取某些医学干预措施。

对于幼儿来说，服用导泻药不是好的选择，采取机械刺激，如打开塞露也仅仅是临时救急，不能长时间使用。其他医学干预需由专科医生检查诊断确定后才能制定相应的治疗措施。

对于不能通过饮食调理缓解的便秘，我的建议是：

- 首先应该看肛肠科医生，最好看儿科肛肠科医生，目的是排除肠道是否有器质性疾病。

- 看儿内科医生，调理肠道功能，指导饮食。

- 看儿中医科医生，中医调理幼儿便秘还是很有效的。

- 父母仍然不要放弃饮食调理，继续寻找可以缓解宝宝便秘的食物，如果一种食物不能奏效，可以把几种对缓解便秘有效的食物放在一起，比如可以把花生米、黄豆、芹菜、胡萝卜、香油、蜂蜜做成菜泥或碎菜，可能会比一种有效果得多。

- 仍然需要培养宝宝定时排便习惯，在固定的时间鼓励宝宝坐便盆。

- 排便前最好给宝宝做腹部按摩，外部

机械刺激可增加肠蠕动，推动大便排出。

• 接一杯热水，放到宝宝屁股下，热的水蒸气可刺激宝宝排便。

• 宝宝蹲便盆前，为宝宝做肛门部按摩，在食指上涂点香皂，轻轻按压肛门皱褶处，可刺激排便。

• 如果宝宝超过72小时没有大便，可采取上述处理方法。如果宝宝仍然不排便，可塞肥皂条或打开塞露。

如果长时间不排便，大便干硬增粗，更难以排出，甚至导致宝宝肛裂，造成肛门剧痛，使宝宝不敢排便。最终形成恶性循环，大便越来越干燥，宝宝越来越不敢排大便，越不排越干，越干越排不出来。孩子产生对排便的恐惧心理，即使宝宝不再便秘也不敢排便了。

解决宝宝的便秘问题，就像解决宝宝的腹泻问题一样，不要拖拉，一定要积极快速，长期便秘不但影响孩子的身体健康，还会影响孩子的心理健康。

❖ 宝宝还不能吃固体食物

如果宝宝现在还不能吃固体食物，医生也排除了疾病情况，父母什么理由都不要再找，立即行动起来，勇敢地把固体食物拿给宝宝吃，慢慢地锻炼宝宝吃固体食物的能力，不要怕宝宝噎着。

❖ 睡前喝奶对吗

有妈妈问，宝宝睡前还要喝奶对吗？睡前喝奶不是问题，只是要注意牙齿卫生，不要让孩子含着乳头睡觉。如果孩子有这个习惯，尝试着用杯子喝奶。如果宝宝为此哭闹，暂时先放弃这样的选择。喝奶后，用干净的湿棉签清理口腔，以保证牙齿清洁。

第5节 睡眠、尿便、不同季节和意外防护要点

151. 宝宝为何半夜频繁醒来

❖ 半夜醒来让妈妈陪着玩

当宝宝半夜醒来，让人陪着他玩时，妈妈应该明确地告诉孩子，现在是睡觉时间，起床后才能陪着宝宝玩。这时，不要把大灯打开，只打开地灯，让宝宝看到妈妈的身影就可以了。如果宝宝哭闹，妈妈可握住宝宝手，并放在宝宝胸前，轻轻摇晃着宝宝，另一只手轻轻地抚摸宝宝的头部。也可以让宝宝临时枕在妈妈的臂弯里，妈妈轻轻哼着摇篮曲，宝宝就会满足而安心地入睡了。

如果宝宝仍然让妈妈陪着玩，不陪着玩就大声哭闹，妈妈也不能放弃"半夜不陪着玩"的原则。但不能训斥孩子或发怒。

不该让孩子做的事情，从一开始就应该拒绝，这并不构成对孩子的伤害。不该让孩子做的，父母一开始允许孩子这么做，而终于有一天忍耐不了了，或认为该管教了，再改变态度，孩子不但不接受，还会产生极大的心理创伤。

❖ 宝宝睡得很晚怎么办

最好不让宝宝傍晚小睡。如果到了傍晚还睡上一觉，宝宝晚上通常就会睡得比较晚了。如果从傍晚一直睡，晚上不起来吃饭，那就会在半夜醒来玩好一阵子。

如果宝宝白天要睡两觉，争取让孩子在上午睡一觉，午饭后睡一觉，傍晚就不要再睡一觉了。尽量让宝宝早睡早起，如果有妈妈陪着，宝宝才能早睡，妈妈就放

下手中的事情，陪宝宝早些睡觉。如果妈妈确实不能像孩子一样早早睡觉，待宝宝睡着后，妈妈再悄悄起来。但需要在宝宝旁边做事，否则，宝宝很可能会醒来。

如果父母上班，孩子一天看不到爸爸妈妈，到了晚上不舍得睡觉，希望和爸爸妈妈一起玩耍。爸爸妈妈要尽量满足孩子的愿望，多抽些时间陪孩子。如果下班后，父母总是有忙不完的事情，到了快睡觉的时候，才想起来要哄宝宝睡觉，宝宝当然不舍得睡了。

如果什么原因也找不到，父母没有办法让孩子早睡，也不必着急生气，更不能训斥孩子。孩子不会一直这样下去的，说不定哪一天，孩子就主动早睡了。顺其自然是最好的解决办法。

❖ **宝宝半夜起来吃奶和玩耍**

我的孩子已经20个月了，晚上一般还起来吃奶两三次，如果8点睡觉则12点半和4点各一次，这样是否正常？另外，近来第二次吃奶后常常不睡觉，而要玩上一两个钟头，够烦的，不知是什么原因？

孩子良好的睡眠习惯，是在父母的帮助下逐渐养成的。半夜起来喝奶，应该是从婴儿期沿袭下来的习惯，需要慢慢改变，不可硬性纠正。如果不给他喝奶，他就拼命哭或不睡觉，就不要强迫断夜奶，继续给孩子喝就是了，不会影响孩子发育的。

孩子幼时就是需要父母投入精力，要父母照顾的。孩子就是孩子，不能一夜睡到大天亮是正常现象。妈妈可要有耐心哟。

❖ **半夜醒来哭**

我家宝宝21个月了，最近四五天，每天晚上睡觉都要哭几次。小时候间隔十几天才哭一次。白天一切很好，吃的也没有问题。到医院去看医生，开了打虫药，告诉我们吃完打虫药就好了，可药吃完了，宝宝还是照样哭，这是为什么呢？

已经带宝宝看过医生了，医生没有发现异常体征，也没有诊断出什么疾病。医生凭借临床经验，猜测宝宝夜间哭闹，很可能是肠蛔虫引起的，就给宝宝开了驱虫药。

如果认为，宝宝夜间哭闹与肠道寄生虫感染有关，蛲虫感染的可能性要比蛔虫感染的可能性更大些。

蛲虫的生活习性是，当感染了蛲虫的宝宝熟睡后约十几分钟时，蛲虫就由肠道出来，到肛门或女孩的阴道皱褶处产卵。虫卵引起宝宝肛门或阴部瘙痒，宝宝因瘙痒用手去抓，虫卵就粘到宝宝手指上，宝宝又多喜欢吸吮手指，虫卵再次进入宝宝消化道，引起再次感染。同时，宝宝会因为瘙痒而大声哭闹，蛲虫引起的夜哭，多呈爆发性剧烈哭闹。如果怀疑有蛲虫感染，可采取以下三种方法，确定宝宝夜啼是否由蛲虫感染所致。

• 用胶贴（专门用于诊断蛲虫症用的）粘一下肛门皱褶处（不可用于女孩阴道处）。如果发现有白线样的东西就可初步确定了。

• 也可在宝宝突然哭闹的时候，扒开宝

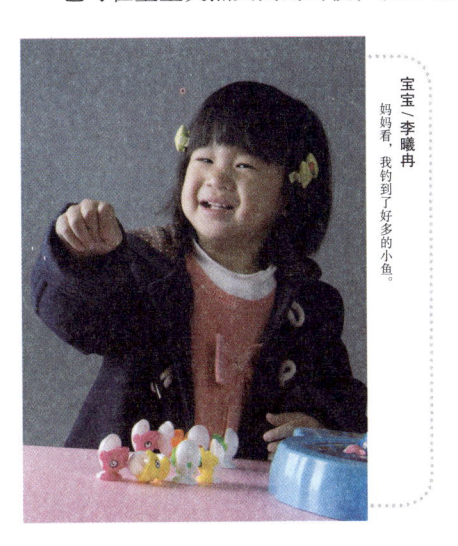

宝宝：李曦冉
妈妈看，我钓到了好多的小鱼。

宝肛门或外阴部，在台灯下观察，如果发现有白线头样的东西，也可初步确定有蛲虫感染。

• 试验性治疗也是确定蛲虫感染的方法。当宝宝熟睡后，把蛲虫膏轻轻插入肛门约0.5厘米，挤出蛲虫膏。如果宝宝不再夜哭，可间接确定，宝宝夜啼很可能是蛲虫感染所致。

引起宝宝夜啼还可能与以下因素有关：

• 生病了。宝宝生病的时候，在没有异常症状前，宝宝已经能感到浑身不适了，而父母却无从知晓。所以，如果宝宝突然夜间哭闹，父母要认真观察，发现宝宝生病的蛛丝马迹。测量体温看看宝宝是不是发烧了，如果发烧了，就给宝宝喂些温开水，用温水擦擦；摸摸肚子是不是胀气，轻轻揉一揉，如果宝宝肚子不舒服，或许揉一揉宝宝就不哭了。

• 鼻子不通气。冷热不均，会有鼻涕流出堵塞鼻腔；鼻黏膜水肿，会使鼻腔变窄。当宝宝感到通气不畅时，会被憋醒哭闹。这个月龄段的宝宝，还不会清晰表达感受，常用哭来表达自己的不适。

• 玩得过于激烈。白天，如果宝宝玩得过于激烈，乳酸增加，肌肉会有沉重、酸胀，甚至酸痛感，宝宝因此会出现夜啼。

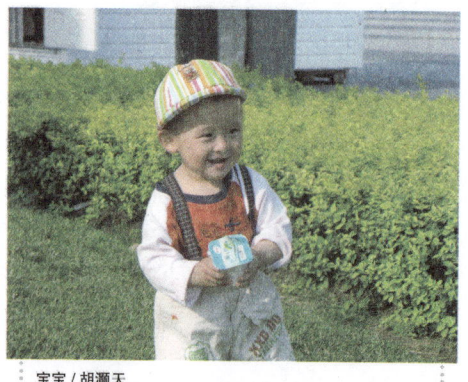

宝宝／胡灏天

• 受到刺激。白天给宝宝接种了预防针，或从高处跌落下来，或被嗷嗷叫的小狗吓到。白天的经历会让宝宝半夜做梦，宝宝被噩梦惊醒而大哭。

下面有几点建议，请父母尝试一下，或许会有所帮助：

• 无论孩子怎么哭闹，父母都不要急躁，耐心！耐心！再耐心！是让宝宝尽快停止夜啼的好办法。

• 最了解孩子的是妈妈，妈妈是发现孩子问题的第一人，也是最有可能解决孩子问题的人。相信你的直觉，静下心来，仔细观察，寻找蛛丝马迹，发现可能引起宝宝哭闹的原因。

• 室内空气浑浊、闷热、干冷等不良的室内环境，会让宝宝感到呼吸不畅，心口烦闷。困倦却无法安睡的感觉，会让宝宝出现夜啼。

• 睡觉前，宝宝吃了过多或不好消化的食物，胃脘胀痛，小肠胀气，排气不畅。这些不舒适的感觉会导致宝宝睡眠不安，啼哭不止。

• 睡前喝了太多的水，尿量增多，充盈的膀胱不断发出信号，让宝宝起来排尿。可这时的宝宝睡意正浓，不情愿被尿憋醒，就用哭闹抗议了。

• 妈妈不想让宝宝穿着纸尿裤睡觉，但又怕宝宝尿床。所以，频繁地把尿。宝宝睡梦中，不断受到妈妈的打扰，不哭才怪呢。

• 爸爸妈妈一天没见到孩子了，回到家里和孩子疯玩，到了睡觉时间还余兴不减，宝宝大脑处于高度兴奋状态，睡着了还在梦中玩耍喊叫，宝宝被自己的喊叫声惊醒，自己把自己吓哭了。

• 宝宝拒绝上床睡觉，妈妈用吓唬孩子的办法哄孩子睡觉"快闭眼睛睡觉，不然大老虎来了吃你"。宝宝睡着了，梦到老虎向他扑来。

• 父母在孩子面前大吵。父母可能不知道，对于孩子来说，没有比父母吵架更让孩子感到恐惧的事了。

如果妈妈什么原因也找不到，请不要着急，只要宝宝没病，除了夜啼，没有任何异常。妈妈就放心好了，会有一天，宝宝长大了，一夜睡到大天亮。

❖ 不希望发生这样的事

父母带宝宝就诊的原因是，孩子最近几天不好好睡觉，夜里总是要醒来哭几次。妈妈把带宝宝到其他医院看病的资料拿给我看，有两张X线照片，一张照的是胸部和腹部的正位片，一张是胸部和腹部的侧位片，还有一张血常规报告单。开的药方是：口服的阿奇霉素，三联益生菌，还有感冒药。病历本上写的是妈妈的主诉、简单的查体和药方，没写诊断。看到这里，心里有些酸楚。

妈妈说，检查这些是为了排除肠套叠。对于幼儿来说，X线检查不是安全的检查方法，如果怀疑肠套叠，应该先做B超，而不是照腹部X线片，更不需要同时照胸片，而且还同时照了侧位片。宝宝接受的X线照射，实在是不应该。

152. 妈妈常遇到的宝宝睡眠问题

❖ 独睡，还是和父母一起睡

妈妈对宝宝说"宝宝长大了，应该自己睡在小床上，不能再和爸爸妈妈睡在一起了"。聪明的宝宝对妈妈说："妈妈比宝宝还大呢，为什么还和爸爸睡在一起？"如果妈妈打算让宝宝独睡，可做以下准备：

• 按照幼儿的喜好，给宝宝布置一个漂亮的儿童房，让宝宝参观，告诉宝宝这是他自己的房间。

• 给宝宝找个伙伴，可以是一只小熊，也可以是一个布娃娃或者其他宝宝喜欢的玩具，并起个宝宝喜欢的名字，陪着宝宝睡觉。

• 安装一个3-6瓦的地灯，不影响宝宝睡眠，又能使在夜间醒来的宝宝看到室内的东西。

• 宝宝和父母的房门都应该开着，当宝宝半夜醒来，需要找爸爸妈妈时，能够顺利地走到父母房间，父母也能听到宝宝的动静。

• 如果半夜发现宝宝来到父母房间，父母不要大惊小怪，也不能批评孩子，把宝宝搂到你的怀里，继续睡觉。

• 如果宝宝总是在半夜三更跑到父母房间，说明宝宝还不能接受独睡，继续让宝宝和父母睡在一起，过一段时间再考虑让宝宝独睡的问题。

让宝宝在父母房间睡，等到宝宝睡着后，把宝宝抱回他自己的房间。我认为这不是好的方法，有可能导致宝宝入睡困难，或在睡眠中被噩梦惊醒，对父母产生不信任感。

宝宝不能独睡是很正常的，如果宝宝不接受独睡，让宝宝回到父母房间是正确的选择。

❖ 睡觉前宝宝闹觉

这种情况多因为父母都外出工作，宝宝由看护人看护。孩子一天没见到父母了，很想和爸爸妈妈亲昵，很想让爸爸妈妈陪着。可是，回到家的父母，还有很多事情要做，爸爸忙着未完的工作，妈妈忙着家务活。没有给宝宝足够的时间，宝宝感到委屈。这时，妈妈要宝宝上床睡觉，爸爸妈妈又不能陪着睡，宝宝"找事"也就在所难免了。

如果父母工作繁忙，早出晚归，回到

家里，就应该放下手里所有的工作，专心陪着宝宝玩。抽出时间陪宝宝玩，对宝宝身心健康有极大好处，父母也会得到满足。不然的话，父母也会因为没能陪孩子玩而后悔当初的。

有的父母说，孩子和看护人非常要好，根本就不要父母陪着他玩，这不是父母不陪孩子玩的理由。孩子和看护人亲是件好事，但是，再亲的看护人也不能代替父母的爱，陪伴孩子玩要是父母爱孩子的不可或缺的方式。父母爱孩子不仅仅是为孩子提供吃喝和物质上的需求，还要给孩子以精神上的寄托。陪孩子玩是和孩子进行交流的好机会，是对孩子智能开发的好方法，再忙也要抽出时间给孩子。

❖ 观察

我发现，宝宝普遍有"闹觉"现象。究其原因，很可能是这样的：

当黑夜降临的时候，宝宝的不安全感加剧，急需获得妈妈怀抱的温暖。但是，随着天色渐晚，一阵睡意袭来，让宝宝更加感到不安。一方面，宝宝要确定，妈妈是否在他身边保护着他？他是否安全？所以，他要保持清醒；另一方面，大脑发出信号，他必须睡觉，缓解一天的疲惫，恢复体力，以便有精力吃饭、玩耍、运动和学习。这让宝宝很矛盾，宝宝"闹觉"正是为了释放心中的矛盾。

中国古代有"暮气堕，朝气升"的说法。其实，不仅人类有这样的感受，动物应该也有这样的感受吧，不然，当黄昏来临时，动物为什么都纷纷返巢归圈呢？找不到"归宿"的都有惊恐忧伤之色。如果我们出门在外，傍晚找不到旅店，或者在野外迷路，内心会充满悲伤，感到极其沮丧。我认为，婴幼儿会更加本真和强烈地表现出这种原始和本能的情绪。

幼儿最好的入睡方法，一种是玩得特别尽兴，表面看毫无困意，突然头一歪，像小猪一样呼呼地睡着；一种是偎依在妈妈怀中入睡；一种是在妈妈讲故事、唱摇篮曲中甜甜地入睡。

妈妈可能会有这样的发现，白天，谁看着宝宝都行，一旦到了晚上，宝宝就开始找妈妈，谁也不跟了。宝宝困了、饿了，都要找妈妈。宝宝生病不舒服了，也要找妈妈，宝宝受委屈、受责骂了，还要找妈妈。对于宝宝来说，妈妈是他的天，他的地，他的全部。所以"有妈的孩子像个宝，没妈的孩子像根草"这段歌词，不但感动了妈妈，也感动了孩子。

❖ 白天不睡觉

突然有一天，白天宝宝不再睡觉了，这是很正常的事情。宝宝晚上睡得很好，像头小猪似的呼呼特香，起床后像个猴子似的精力充沛，这说明宝宝很健康啊。

一天睡10个小时正常吗

我的女儿1岁零8个月了，只在下午睡一觉，时间大约为2个小时。晚上要等到11点或12点才入睡，一天平均睡眠时间为10个小时左右。请问这种情况是否正常，如何改善？

只要宝宝醒后精力充沛，吃饭香，生长发育正常，就说明睡眠时间是充足的。在睡眠时间上，每个孩子都存在着个体差异。有的孩子睡眠时间比较长，有的孩子睡觉时间比较短。父母睡眠时间比较长的，孩子也多比较喜欢睡觉。如果父母是"夜猫子"，很难养成孩子早睡早起的习惯。

为什么宝宝睡觉时翻身

我女儿21个月，晚上自己睡小床，但睡得不太安稳，老喜欢翻身，甚至睡到被子上去。不知可能有哪些原因？如何让她睡得更好？

宝宝睡觉不安稳是很正常的，如果一

夜都不动，倒是不正常了。我们成人在一夜的睡眠中也要动几百下呀。宝宝睡觉时踢被子是常见现象，不要给孩子盖得太多，室内温度和湿度要适宜，要给孩子创造一个舒适的睡眠环境。

宝宝边睡边吃怎么怎办？

我的儿子从三四个月时养成了边睡边吃的习惯。现在他已经1岁9个月了，可是习惯于边睡边吃米粉。我们想改掉他的坏习惯，让他吃主食，他就说饱。他精神还好，但看着瘦了。全家人很着急，不知怎么办？

改变孩子已经养成的某种习惯，并不是件容易的事。养成一种习惯所需要的时间，要远远短于改变某种习惯的时间。要改变某种习惯，没有什么捷径可走，所需要的是耐心和持之以恒的坚持。

父母采取的措施，不是对付孩子的武器，不能站在孩子对立面。如果采取与孩子对抗的方法，来解决所谓的孩子问题，只能会使问题更大。其实，有很多的问题并非是孩子的问题，而是父母的问题，或父母认识上的偏颇。

宝宝趴着睡，睡眠质量差怎么办

我女儿已经有1岁9个月了，最近一个月来不知怎么喜欢趴着睡觉，睡觉时把双腿弯曲，双手支撑身体，屁股拱起来，把头和整个身子都缩进被子里趴着睡。宝宝是不是身体有什么毛病才会这样睡觉？这样睡觉有没有什么影响？她从小就睡觉睡不安，睡眠质量很差，有没有什么办法可以改变一下？

从你所描述的宝宝睡眠情况来看，不属于什么异常情况。有的宝宝就是喜欢趴着睡。只要宝宝睡得香，不哭不闹，妈妈千万不要打扰孩子。有的妈妈，因为孩子趴着睡，频繁地把宝宝抱到"正确"的睡眠位置，这样做只会让宝宝睡得更不安稳。

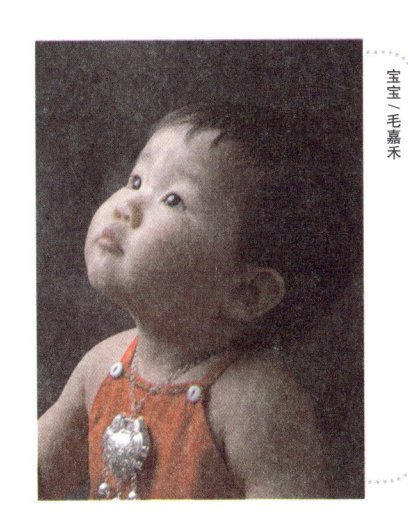

宝宝/毛嘉禾

153. 控制尿便，生理成熟是基础

一些国家的父母对训练尿便看得并不重要，基本上是顺其自然。在宝宝基本上能够控制尿便的年龄，才给予适当的指导。大多数妈妈，会在孩子能够真正控制尿便的时候，才取消纸尿裤。通常情况下，宝宝3-5岁时才真正能够自己完成排尿排便任务。

过去，父母对尿便的训练非常重视。现在情形也和其他一些国家差不多了，尤其是大城市，父母也多采取顺其自然的方法，这主要是由于纸尿裤的使用。纸尿裤解放了妈妈，妈妈不需要每天洗尿布，阳台上也不再是彩旗飘飘了。纸尿裤防尿液渗漏能力很强，妈妈不会担心宝宝尿湿裤子，训练宝宝尿便显得不那么重要，不那么紧迫了。所以，有的妈妈根本记不清，她的宝宝是在什么时候学会控制尿便的。所以说，控制尿便已经不是一种技能，而是良好的习惯和文明的体现，是必须遵守的社会公德。

❖ **这不是宝宝的错**

即使宝宝能够控制尿便了，可是什么时候排尿，什么时候排便，也并非都是自

第七章 19-21个月的宝宝

己说了算。当膀胱充满尿液的时候，会发出排尿的生理信号。但是，玩耍兴致正浓的宝宝，无暇顾及身体发出的信号。可是，膀胱不能无限地储存尿液，只能自行开闸放水了。所以，即使宝宝已经学会控制尿便了，也时常会尿裤子，这不是宝宝的错。

生理上的成熟是宝宝控制尿便的先决条件，如果宝宝没到生理成熟阶段，妈妈所有的努力都可能白费。宝宝生理成熟期并不在一条线上，有的宝宝早些，有的宝宝晚些。

如何判断宝宝是否到了生理成熟期？没有很客观的标准，妈妈凭借自己的直觉，可以初步做出判断，宝宝是否能够接受训练尿便。

如果妈妈认为，自己没有这个洞察力，找不到直觉，没有关系，可以用最简单的方法判断。如果宝宝接受了你的训练，就说明宝宝到了控制尿便的成熟期。如果宝宝还不接受你的训练，就再等待一段时间。

❖ 通过模仿学习控制尿便

宝宝喜欢和父母一起上卫生间，或自己要求到卫生间排便，这是件好事，妈妈应该鼓励。当妈妈坐在成人便盆上时，可让宝宝坐在儿童便盆上，鼓励宝宝上卫生间排便，目的就是帮助宝宝建立良好的卫生习惯。宝宝通过模仿学会排尿便，可起到事半功倍的效果。

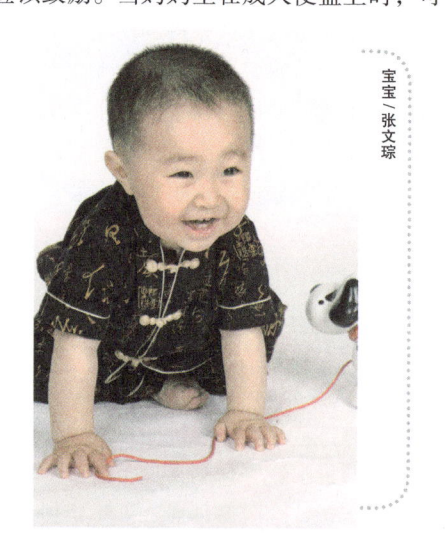

❖ 控制尿便包含的意思

我们说宝宝是否能够控制尿便，包含着很多层含义：

• 宝宝有尿便的时候，是否能够告诉父母；

• 当宝宝需要尿便时，是否能够自己脱下裤子；

• 是否能够准确地坐在专为宝宝准备的便盆上；

• 尿便完毕后，是否能够独自提上裤子，并把裤子穿好；

• 是否能到卫生间尿便；

• 是否能坐在卫生间固定的马桶上；

• 是否能放水冲净排出的尿便；

• 大便完毕，是否能够自己把屁股擦干净；

• 是否能够控制夜尿；

• 尿便完成后，是否能主动把手洗干净。

没有妈妈把宝宝是否能够控制尿便问题这样详细分解过，总是笼统地说宝宝是否能够控制尿便了。因此，妈妈总是怀疑自己的孩子比别人的孩子控制尿便晚，或认为宝宝的能力倒退了。

有的妈妈，当孩子只是拥有了多层含义中的一层含义时，就认为自己的孩子已经能够控制尿便了。有的妈妈，当孩子拥有多层含义中的几层含义时，才认为孩子学会了控制尿便。判断的标准不一样，结论的含义也就不一样了。通过询问和观察，宝宝控制尿便的时间大致是这样的：

• 告诉妈妈有尿或有便了

大多数宝宝，在1岁到1岁半左右，有尿便时，能够告诉妈妈。这一点，除与宝宝是否能够感受到尿意和便意有关外，还与宝宝语言表达早晚有关。说话早的孩子，可能会比较早地告诉妈妈，而说话晚的宝宝，即使已经有感受，也不会告诉妈妈。

- 控制夜尿

能够控制夜尿的月龄通常是在1岁半到2岁之间。为了早早地让宝宝控制夜尿，不再尿床，妈妈不辞辛苦一遍遍起来把尿，是费力不讨好的事情。因为，这样不但影响妈妈睡眠，给生活增加了烦累，也会影响宝宝睡眠和心情。宝宝并不能因为妈妈总是半夜起来叫醒他尿尿，就能提前控制夜尿了。

- 坐在便盆上

是否能够坐在便盆上，与妈妈是否为宝宝准备了专用便盆，以及告诉宝宝把尿排在便盆的时间有关。如果妈妈这么做了，多数宝宝在1岁半左右就能够自己主动坐在便盆上排尿了。但是，如果宝宝1岁半左右还不会独走，就不会拥有这个能力。

- 自己脱裤子排尿便

当宝宝要排尿便时，能够自己脱下裤子，可是不小的进步。尽管宝宝的裤子大都比较容易脱，但穿脱衣服是宝宝另一种能力的体现，不仅仅体现在控制尿便上。宝宝的动手能力与宝宝自身有关，也与妈妈是否放手让宝宝这么做有关，如果妈妈一直不放心，总是代劳，宝宝的动手能力就差，能够自己脱裤子排尿便的时间也就比较晚。通常情况下，要到2岁以后宝宝才能自己脱裤子排尿便。如果宝宝已经具备了这个能力，宝宝确实是个动手能力很强的宝宝。

- 尿便后自己提上裤子

尿便完毕后独自穿好裤子的时间要比能脱裤子排尿便的时间晚得多。对于宝宝来说，脱裤子属于"破坏性"的行为，穿裤子属于"建设性"的行为。通常情况下"破坏性"的要比"建设性"的好做得多。在这个月龄段，宝宝能自己脱裤子排尿已经是奇迹了，就不要再奢望宝宝能自己穿上裤子了。

- 到卫生间尿便

这个月龄的宝宝，是否能到卫生间尿便，与父母的示范有关，也与父母是否允许宝宝观摩父母到卫生间尿便有关。如果家里有哥哥姐姐，宝宝到卫生间尿便的时间就早得多。

- 坐在马桶上

宝宝是否能坐在卫生间马桶上尿便，与妈妈什么时候允许宝宝这么做有关。这么大的宝宝到卫生间，一定要有人陪伴。如果卫生间内没有儿童专用马桶，要在成人马桶上套一个儿童坐便套。

- 放水冲尿便

在前面的章节中，曾经就放水冲便问题有过讨论，主要是针对宝宝对"私有物"占有欲的探讨。对于宝宝来说，没有脏和干净的概念（如果父母不这么告诉孩子）。宝宝只认为尿便是他的"私有物"，用水冲掉后，有一种"失落感"。随着月龄的增加，宝宝重新认识了"私有物"，不再把尿便看成是不可丢弃的东西。这个月龄的宝宝已经能够接受冲掉尿便了，但自己还不能放水冲净排出的尿便。

- 便后擦屁股

大便完毕，是否能够自己擦干净屁股的能力，通常要等到宝宝3岁以后才能具备。有的宝宝到了四五岁才能自己便后擦屁股，还往往擦不干净。

- 便后洗手

尿便完成后，主动把手洗干净是父母帮助宝宝养成的卫生习惯，不完全属于能力范畴。如果父母从来没这么告诉过宝宝，也不要求宝宝这么做，宝宝多大也不会主动便后洗手。如果父母缺乏这样的习惯，孩子就很难养成便后洗手的习惯。

•排便受到情绪干扰

宝宝开始受到情绪干扰，当宝宝恐惧或情绪激动时，会抑制排大小便，因此而导致宝宝便秘的可能性是有的。

❖ 总结

通过上面的分析，爸爸妈妈是否理清了思路。我们所认为的宝宝控制尿便问题，并不是一句话能够概括的。如果你周围的人，说她的孩子已经能够控制尿便了。而这时，你的孩子仍然不会控制尿便，请不要着急，更不能认为你的孩子比人家的孩子差。宝宝控制尿便问题还有很多细节呢。

我的宝宝患了肛周脓肿

我的女儿现在是21个月了，一个月前，因腹泻服"宝宝利宝"后，腹泻停止了。但孩子大便时啼哭不止，经诊断为轻度肛周脓肿。刚开始使用"痔疮栓"，后又改用"马应龙痔疮膏"。到现在已有20多天了，仍未痊愈，现已停药。请问这样的情况有什么比较好的方法治疗？

肛周脓肿不是痔疮，所以使用治疗痔疮的药物是没有效果的。患了肛周脓肿应积极治疗，若治疗不彻底，可引起肛瘘等严重的并发症。建议尽快带宝宝到肛肠科或外科看医生，给予局部脓肿处理。若能保守治疗更好，若不能保守治疗，应及时切开脓肿引流，不要耽误治疗时机。

154. 不同季节护理要点

❖ 春季护理要点

如果宝宝是过敏体质，春季很容易出现过敏情况，护理上需注意以下几点：

•过敏性皮疹

谨慎给宝宝吃容易引起过敏的食物，尤其是海产品，容易引起过敏。通常情况下，壳包肉的海物比较容易过敏，如牡蛎、蛤蜊、螃蟹、对虾等。其次是带鳞的鱼，鳞越多而厚的易引起过敏，尤其鱼皮比较厚或比较粗糙的鱼容易过敏。

不吃辛辣食物，如辣椒、桂皮、各种香料、桂圆及各类补品。

扬尘风沙天气，飞絮大风（有花粉传播）天气，空气污染的天气不要带宝宝外出。

不要到新装修的房间里。

不要使用从来没有使用过的护肤品和洗涤用品。

清理房间里的地毯、床褥时，要让宝宝到户外，待"尘埃落定"后再抱宝宝回房间。

不要让宝宝在地毯或毛毯上玩耍，不给宝宝穿羊毛内衣、戴羊毛帽子，盖羊毛被褥。

宝宝一旦出现过敏情况，应带宝宝看医生。

•过敏性鼻炎

春季柳絮漂浮，也常有扬沙天气，宝宝可能会患过敏性鼻炎。宝宝出现鼻塞、流涕、喷嚏等症，但并不是感冒。这是鼻黏膜对柳絮或扬沙天气过敏的缘故。如果有这种情况存在，不要动辄吃感冒药，更不能长期吃感冒药。可给宝宝使用抗过敏喷鼻剂。

•夜眠不安

如果宝宝冬季很少到户外活动，也没有服用维生素AD，到了春季，宝宝接受日光照射多了，在紫外线的作用下，产生较多骨化醇，促进了钙的吸收和利用。可能会引起短期的钙源不足，导致一时性血钙降低，因而出现夜眠不安现象。可给宝宝补充一两周的钙剂。

•花斑癣

花斑癣主要在面部，皮肤出现白色的

斑块。此种情况不需要处理，飘柳絮期过去后，花斑癣就会慢慢消退的。

❖ **夏季护理要点**

宝宝喜欢在水中嬉戏，夏天带宝宝游泳是非常好的运动项目，不但能锻炼体能，还能增强心肺功能，提高抵抗力。需要注意的是安全，防止宝宝溺水，父母要学习溺水急救方法。

预防感染性腹泻：

- 尽量不给宝宝吃冷饮。
- 不吃剩饭剩菜，即使放置在冰箱中的，也要慎重。
- 吃生食要格外注意，一定要洗净农药残留和可能的虫卵。把菜上的泥土洗净，用蔬菜洗涤剂浸泡一两分钟，再用清水把洗涤剂洗净，然后，放在清水中浸泡三五分钟。如果是绿叶蔬菜，最好放在开水中焯一下，但不要在开水中煮。
- 手的卫生很重要，要有效洗手，只用清水冲冲不行，一定要用洗手液把手的各个部位，包括指甲缝都洗干净，然后用流动水冲洗干净，用洁净的毛巾把手擦干。
- 宝宝饮食污染往往来自父母或看护人，所以父母和看护人的卫生对预防宝宝感染性腹泻至关重要。
- 一旦腹泻，要带大便去医院化验，不要擅自给宝宝吃抗菌素或其他治疗腹泻的药物，以免因错误使用药物导致腹泻难以治愈。

❖ **秋季护理要点**

- 耐寒锻炼

从秋季开始进行耐寒锻炼，到了寒冷的冬季，宝宝的呼吸道抵抗能力就比较强了。但是，有喘息史、慢性咳嗽和婴儿期湿疹比较重的宝宝，要注意适当保暖，足部不要受凉，一旦受凉感冒，就有可能诱发喘息、咳嗽。

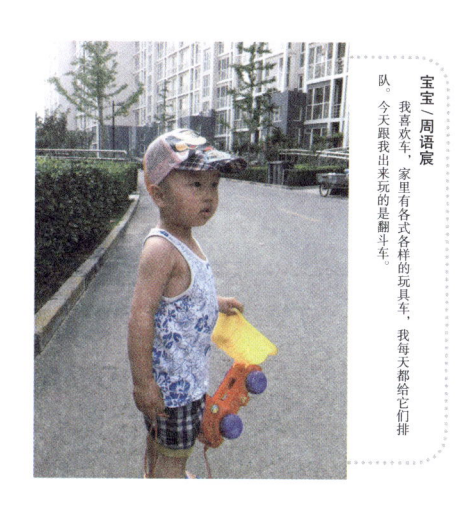

> 宝宝/周语宸
> 我喜欢车，家里有各式各样的玩具车，我每天都给它们排队。今天跟我出来玩的是翻斗车。

- 秋季腹泻

北方冷得比较早，秋季腹泻流行时间大约在10月底就开始了，南方会推迟到12月份以后。现在已经有预防秋季腹泻的疫苗，可在流行季节到来前给宝宝接种。

宝宝一旦患了秋季腹泻，重要的是补充口服补液盐。只要宝宝能喝，就频繁给宝宝喝，一次喝得不要太多。如果宝宝伴有呕吐，就要一滴滴往宝宝嘴里滴，可防止呕吐。只要补充足够的补液盐，宝宝就不需要住院输液。秋季腹泻属于自限性疾病，处理得当，一周就会痊愈的。

❖ **冬季护理要点**

预防呼吸道感染。北方的冬季，常常是户外冰天雪地，室内却温暖如春。尤其是东北三省地区，安装的都是双层玻璃，房屋外墙也比较厚，非常重视室内供暖设备。所以，冬季室内外温差比较大。由于室内温度比较高，很难保持室内湿度。湿度过低，有利于病毒繁殖，感冒病毒存活时间长。加上宝宝呼吸道干燥，影响了呼吸道纤毛运动功能，沾附在尘埃中的病毒随着尘埃进入呼吸道，宝宝易患呼吸道感染。

因为户外太冷，到了最冷的三九天，父母就不敢带宝宝到户外活动了，降低了

宝宝/肖允凝

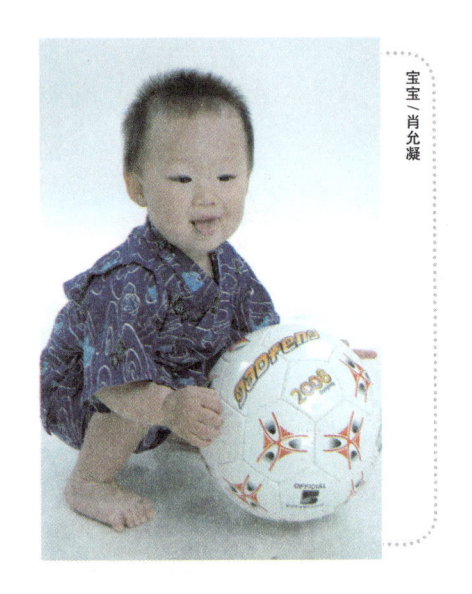

宝宝抵御疾病的能力。

宝宝为什么总是小病不断？

我宝宝20个月。在上一个月中，宝宝一直生病。先是眼睛红肿发炎，吃消炎药好了，之后开始感冒咳嗽，打了3天吊瓶后仅隔一天开始腹泻（秋季病毒性），住了5天医院后基本痊愈。回家不到3天又开始咳嗽发烧，打了3瓶新青Ⅱ，2瓶菌必治，因高烧（39℃以上）打了2支地塞米松。回家不到4天又开始咳嗽流鼻涕发烧，吃消炎药（清开灵）和中药，高烧不退，再次吃布洛芬。退烧后反复，每天下午至夜间发烧加重，必须吃布洛芬方可退烧。3天后，发烧仍然反复。现在仍在吃中药和清开灵，医生讲，布洛芬对宝宝的胃有刺激，没有吃，因此近2天仍然高烧不退。有医生怀疑宝宝的免疫系统能力较低，建议打免疫球蛋白或服用转移因子增强抵抗力。

宝宝在一次疾病后，可能会导致机体抵抗力降低，出现反复的上呼吸道感染，甚至反复肺炎。这与几种因素有关：

• 患病后，机体虚弱，对外界病原体的侵袭不能够抵抗；

• 由于病原体的感染，破坏了机体免疫系统，导致免疫系统紊乱；

• 患病后服用各种药物，致使白细胞减低，对病原菌的作战能力下降；

• 患病后父母格外保护，过于"捂"孩子，不敢让孩子接受新鲜空气；

• 室内温度过高，总是出汗，结果更容易感冒；

• 频繁服用感冒药，使汗毛孔始终处于张开状态，更易遭受病毒侵袭；

• 冬季是感冒高发季节，一两岁的孩子正是比较容易生病的年龄。

使用免疫球蛋白或转移因子，不会有立竿见影的效果，科学护理增强体质是很重要的，不要过多使用药物，更不要过多使用抗生素。

155. 预防意外事故

❖ 高处跌落

从高处跌落下来，是这个月需要重点防止的意外事故。宝宝已经不满足看和拿与他在一个水平面的东西了。宝宝会动脑筋，借助各种物体爬到高处，去拿他要拿的东西。宝宝的智力、体力和探索精神让宝宝不断挑战"高地"，意外跌落的隐患就在其中。

不该发生的悲剧

宝宝已经20个月了，家住二楼，由年轻的保姆看护。保姆趴在床上睡着了，宝宝在床上玩，床就放在窗户下面。窗户比较低，离床很近，窗边有暖气罩，床上有枕头被子。

没有人及时发现宝宝从窗台上跌落下去。保姆醒来，发现宝宝没有了，窗户开着。保姆意识到了，发疯似的跑到楼下，孩子被摔成重伤⋯⋯

悲剧是不是完全能避免呢？一定能！为什么把床放在窗户旁边？而且宝宝可以不费吹灰之力便爬到窗台上。窗户为什么不插好？保姆为什么睡着了？这一连串的事情，哪个不能避免？有效防范每一个环节，悲剧就不可能发生！

我在《婴儿卷》里就多次写意外事故，也举了很多例子，我也不忍心总是刺激本来已经不容易的爸爸妈妈。可我是医生，听到看到太多不该发生的悲剧，不得不一而再，再而三地提醒，尽管每提一次，都加重一次心痛，也必须要这么做。

❖ **大儿童造成的安全隐患**

常有大儿童扔石头、球、棍棒导致幼儿受伤的案例。所以，除了要对大儿童行为做一些要求和警示以外，只要有大儿童在幼儿附近，父母和看护人一定要有提前防范意外的意识。

20个月的欣欣寄养在奶奶家。星期日，欣欣5岁多的表哥小虎来看姥姥，小哥俩玩得特别快乐，又跑又跳，说说笑笑，大人特别高兴让他们自己玩，可以松一口气。

突然听到电钻运转的声音，爷爷意识到事情不妙，一声"坏了"把正在聊天的人吓了一跳。爷爷想起来了，电钻放在另一间卧室的地板上。爷爷破门而入，哥哥把电钻插座插上了，钻头飞转，正举着电钻对弟弟"打枪"呢。弟弟也够胆大的，正欣赏着哥哥的杰作："我也要打枪！"弟弟已经把手伸过去抢电钻了！多么触目惊心的一幕！奶奶当然要埋怨爷爷，爷爷沮丧地说"我把门关上了，而且这个房间的门特别紧，不容易打开，我告诉小虎不要进去的"。

在我看来，这不是有惊无险，而是一个没有发生的严重的意外事故！只是偶然性救了孩子。为什么把电钻放在地上？再紧的门没有锁上，孩子也有进去的可能，何况是一个5岁多的孩子！这种险情是完全可以避免的。

❖ **环境安全很重要**

这么大的宝宝会走会跑，很容易磕磕碰碰，尤其容易摔伤膝盖。所以，尽量给宝宝穿过膝的短裤。

宝宝自身不是意外事故的隐患，更不是一枚定时炸弹，威胁宝宝的定时炸弹在宝宝周围。给宝宝创造一个安全的活动空间，给宝宝提供安全的环境是父母的责任。切莫心存侥幸，侥幸是发生意外事故的罪魁祸首。

对成人不会构成危险的，对于孩子可能就是巨大的威胁。所以，家里有孩子，父母需要特别关注那些可能会对孩子造成危害的隐患，要一个一个排查。防范意外事故是父母的必修课，切不能忽视，更不能心存侥幸。

宝宝走路跑步跌跌撞撞，拿东西摇摇晃晃是幼儿成长过程中的正常情形，父母不要总是跟在宝宝身后或手不离宝宝。父母需要做的是给宝宝创造一个安全的活动空间。

头磕在衣柜的边上了怎么办？

我很疼爱自己的女儿，她现在1岁9个月了，从出生到现在她的一举一动牵动我每一根神经。可是我最疼爱她却伤她最深！由于我的疏忽，她摔倒了，头磕在衣柜的边上，流了好多血，缝了5针，我当时的心情用语言都无法形容！那一刻在我心里就像刀扎一样地痛！我愿意用我的所有换回她摔倒的那几秒钟……时间已经过去几个月了，可是那一刻我总也挥不去，天天看着她头上的疤痕，想起来就难受。而且她每次玩的时候，跑步的时候，我的每一根神经都紧张，怕她再摔倒。我觉得自己被吓坏了，您说我该怎么办？

事已发生，后悔晚矣，只能当作一次教训了。再怎么难过，怎么自责，怎么沮丧，说一千个对不去，一万个不应该，也不能让宝宝的疤痕修复。所以，意外事故永远是预防第一，一旦发生就覆水难收了。

妈妈过分内疚，纠缠在不该和后悔中，只能让自己心情更糟，情绪更低落，于事无补。如此糟糕的心情，还会影响到孩子，给孩子心理蒙上一层阴影。

　　如果因为这次宝宝的皮肉之伤，给你带来强烈的心灵受伤，继而又影响孩子的心情，就得不偿失了。妈妈的情绪对孩子的影响是深刻的，如果妈妈不高兴，孩子也不会高兴，如果妈妈总是小心翼翼地服侍孩子，过分保护孩子，孩子就会有被禁锢的感觉，不利于宝宝健康成长。

　　你一定要从阴影中解脱出来，不要因你的情绪，延续宝宝的伤害，让宝宝再背上心灵的伤害。妈妈要坚强起来，克服心理障碍，有勇气面对淘气的孩子，给孩子创造一个安全的活动空间，万万不可因为宝宝受伤一次，就让宝宝失去自由自在玩耍的乐趣。

　　1岁多的宝宝，一方面带给爸爸妈妈快乐，一方面带给爸爸妈妈麻烦：发生意外事故的可能性增加了；哭闹和耍脾气的时候多了；因沮丧而发火的时候多了。

　　随着宝宝的本事越来越大，宝宝也到了"多事之秋"。爸爸妈妈要心胸豁达，把孩子的"破坏能力"看作是"建设能力"的开始。

　　此外，还有许多需要防范的意外事故和危险隐患，应当引起父母的注意。比如，房门或柜门夹到宝宝的手指；房门突然关上，把宝宝反锁在房间里；宝宝打开冰箱门，小手粘到冰箱壁上；踩着小板凳打开燃气灶；打开饮水机开水龙头；把熨斗插到电插座上。

　　宝宝一旦学会了开门关门，就会着迷，

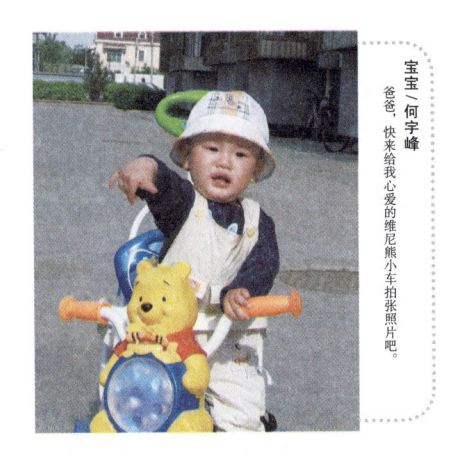

> 宝宝／何宇峰
> 爸爸，快来给我心爱的维尼熊小车拍张照片吧。

不断地开门关门，还有可能不小心夹着手指头。所以，最好在门边放上保护夹，防止宝宝关门时夹住手指头。带锁的门，一定要留好备用钥匙，而且一定要放在随时可拿到的地方，以免宝宝把门锁上时，能及时打开门锁。

❖ 开、关门

　　如果妈妈还像原来那样，想通过把门关上来阻止宝宝走出房门，恐怕没那么容易了。宝宝不但会关门，还会开门，即使有旋钮的门，宝宝也会把旋钮打开，有的宝宝还能把门闩打开呢。安装防护门套是保证宝宝安全的措施之一，在母婴用品商店中，有专门的柜台出售各种婴幼儿安全防护装置，包括厨房、卫生间、客厅和卧室里的。比如，电插座上的安全防护罩、冰箱门上的防护装置、燃气灶开关防护罩、马桶盖卡、防止门被风刮上时的防夹手夹、尖角家具的防护角等，可根据家中情况选择适合的防护装置。

宝宝/王美泽

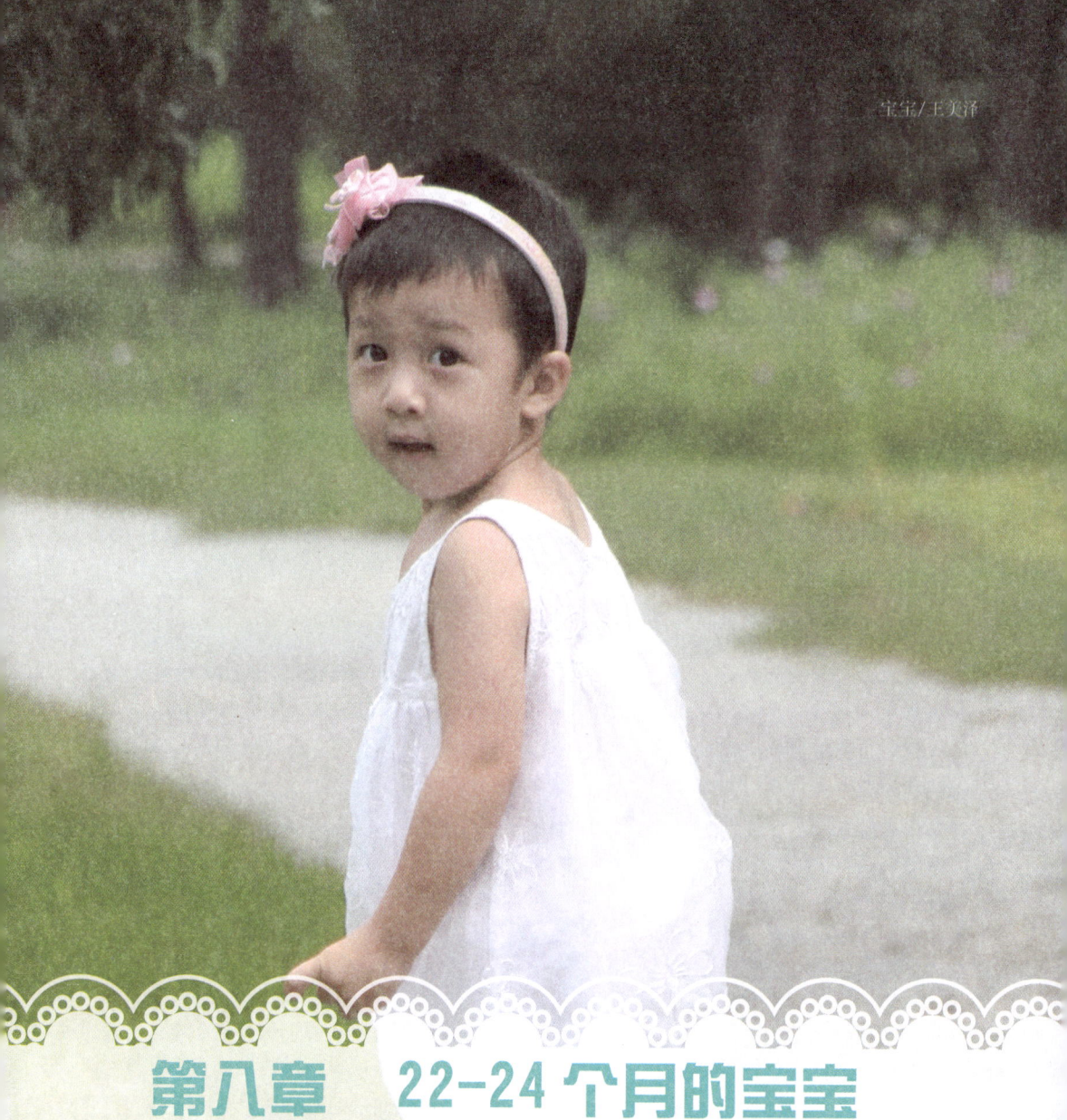

第八章　22-24 个月的宝宝

大部分宝宝开始向前跑，有的宝宝一气儿能跑出几米；

能听懂简单的指令，会说简单的句子，反复使用熟悉的单词；

喜欢看图说话，能根据物品的大小、形状、颜色等进行分类；

开始对小朋友感兴趣，有和小朋友一起玩的愿望；

喜欢模仿父母和看护人的举止行为、表情和语气；

独立性越来越强，喜欢自己动手做事……

第1节 成长和发育特点

156. 大运动和精细运动能力特点

❖ **拉着玩具行走**

到了这个月龄，几乎所有的宝宝都能独立行走了。多数宝宝还能拉了带轱辘的玩具走，甚至跑。有的宝宝能抱着一个大玩具或几个玩具走。

❖ **喜欢爬上爬下**

爬高是这个月龄段宝宝对体能的挑战。宝宝能独自爬到高处，然后再从高处爬下来，几乎没有了畏惧。沙发、椅子、桌子、板凳、大床小床，只要能够到的地方，宝宝都想爬上去。宝宝还可能会翻越床栏，还可能会爬上窗台或灶台。总之，只要宝宝能够爬上去的地方，都会尝试着爬。宝宝会借助不同高度的物体爬向高处，拿到他要的东西。

❖ **开始跑**

多数宝宝会跑了，有的宝宝能跑跑停停。宝宝开始学着单腿跳跃，这需要宝宝具有良好的平衡能力和足够的体力。有的宝宝开始用脚尖站立，妈妈不要担心出了什么问题，那是宝宝在玩呢。如果家里有楼梯，妈妈又放手让孩子在楼梯上爬上爬下的，到了这个月龄段，宝宝就能独自上下楼梯了。上下比较陡峭的楼梯，最好还是牵着宝宝的手。

❖ **摔倒时用胳膊支撑**

宝宝能在摔倒的一刹那，用自己的胳膊支撑起上身，用力抬起头部，使自己免遭面部受伤。但是，如果宝宝用力过猛，或在奔跑中被障碍物绊倒，宝宝来不及支撑，磕伤脸，甚至鼻子流血的可能性还是

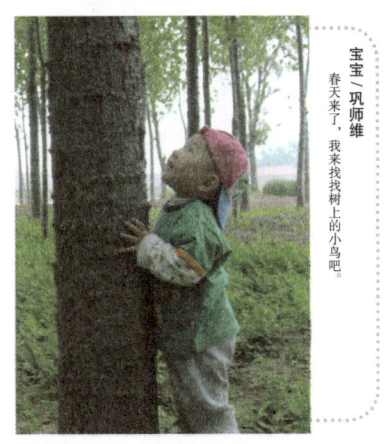

> 宝宝／巩师维
> 春天来了，我来找树上的小鸟吧。

有的。所以，要让孩子在安全的场所玩耍，沙滩、草坪是宝宝玩耍既自由又安全的好地方。

❖ **翻跟斗踢球**

宝宝开始喜欢翻跟斗。让宝宝在平地上做这样的运动是安全的，在床上翻跟斗比较危险。宝宝还喜欢踢球玩。

❖ **右力手，左力手**

如果妈妈仔细观察，会发现宝宝常用右手做事。这预示着宝宝是右力手。如果宝宝常用左手做事，比如画画写字，拿勺吃饭，用手接东西等，预示着宝宝很可能是左力手，妈妈无须纠正。

❖ **到处乱写乱画**

宝宝喜欢拿着笔到处乱写乱画，而不是像妈妈要求的那样，坐在小书桌前，在本子上或画板上写字画画。妈妈可不要因此动怒。如果不想发生这样的事，就别让宝宝随便拿到彩笔，培养宝宝坐在书桌旁画画写字的习惯。

❖ **练习用剪刀**

宝宝开始练习用剪刀，并能把纸剪开，这会让宝宝异常兴奋，开始不断地剪纸。妈妈可不要因为孩子剪了一地的碎纸而生气，没收剪刀或制止孩子这么做。妈妈只需告诉孩子，做完功课后，把地上的纸片收到纸篓里。

宝宝能把4块以上的积木叠放成塔，还能搭房子、火车、汽车等。爸爸妈妈可引导孩子搭出更多好玩的东西，这里说的是引导，不是帮宝宝搭。宝宝开始保护自己的"杰作"，如果被其他人碰倒了，宝宝会以哭抗议。

❖ **捏橡皮泥**

宝宝会把橡皮泥捏成他喜欢的形状，还会把橡皮泥搓成圆柱，但还不能捏出实物样的物体。除了橡皮泥，宝宝还喜欢和爸爸妈妈一起包饺子，宝宝不但喜欢和爸爸妈妈一起做事，还喜欢把面团握在手里的感觉。

❖ **定向投球**

宝宝能够按照妈妈所指的方向，把手中的球扔过去。可以给宝宝准备一个小的篮球筐，让宝宝练习投球。如果宝宝具备了扔球和接球两个能力，爸爸妈妈就可以同宝宝一起玩传球的游戏了。

❖ **折纸、套杆**

宝宝会模仿妈妈折纸。会把不同形状的积木，通过相应形状的漏孔，放进镂空的位置上。会把大小不同的物体叠放在一起，并喜欢把圆环套进杆子上。

❖ **喜欢变形玩具**

宝宝动手能力提高，已经不满足于玩形状固定的玩具了，开始喜欢能拉能转能发出声音的玩具。宝宝还喜欢把盛有东西的容器翻过来，把里面的东西倒出来。

❖ **过家家，扮演角色**

宝宝会给娃娃穿衣服、喂饭、喂水、盖被子；把娃娃放在童车中推着娃娃玩；哄娃娃睡觉；扮演娃娃的爸爸妈妈。宝宝开始喜欢过家家游戏，并能根据他曾经的所见所闻虚构游戏。宝宝扮演角色缘于对父母的模仿。

157. 智能发育特点

❖ **语言能力**

大多数宝宝会使用简单语句表达日常生活中的事，能听懂父母简单的指令。反复使用熟悉的单词，也愿意使用新词和妈妈对话。

宝宝说话的语序基本正常，能说不少完整的语句了。如"我喜欢爸爸"、"小猫咪受伤了"、"妈妈生气了"等。宝宝开始理解妈妈的语言，产生联想，并做出相关动作。看着图书讲故事，宝宝会一边想，一边编故事。宝宝常常语出惊人。

父母的赞赏可极大地激发宝宝学习和运用语言的兴趣。当宝宝说出一个新词汇时，父母应表现出惊讶，并加以适当地赞许。父母丰富的表情有利对宝宝潜能开发。以饱满的热情关注宝宝点点滴滴的进步，对宝宝成长意义重大。

❖ **听懂"不"的含义**

当妈妈告诉孩子"不要拿剪刀"时，宝宝能听懂妈妈的意思。如果宝宝仍然把剪刀拿起来了，不是没听懂妈妈的制止口令，而是要拒听妈妈的话，以此显示他的"自主"能力。

❖ **宝宝集中注意力的能力**

这个月的宝宝，集中注意力时间约5分钟左右。集中注意能力对宝宝的学习有极大帮助，父母应注意培养。每次和孩子说话时，都要确定，孩子是否在听你说话；每次和孩子交流时，都要确定，孩子是否把注意力集中在你们的交流上。

❖ **全方位模仿**

宝宝进入全方位模仿时期,不仅模仿爸爸妈妈,还开始模仿其他人,甚至模仿小动物。2岁前的模仿大多是后滞的,现在的模仿都是即刻的,看后马上就能模仿。

❖ **知道红绿灯的含义**

如果爸爸妈妈常告诉孩子,路口的红绿灯是干什么用的,宝宝记住了。从现在开始,宝宝就能把记住的事情,运用到实际生活中。如果妈妈在红灯亮时通过路口,宝宝会告诉妈妈:"红灯!"后面的意思是"不能过路口"。这是幼儿认识事物的一个过程。孩子一旦知道规则,就会认真执行,父母可不能破坏。

❖ **认识性别**

对于这个月龄段的宝宝来说,对性别的认识,仅仅停留在名称上,缺乏实际意义。知道自己是男孩,还是女孩,最大的意义是如厕。

❖ **认识天气**

大多数宝宝开始认识晴天、阴天、刮风、下雨和下雪。有的宝宝开始对季节有了认识,知道冬天下雪,夏天下雨。开始知道白天和黑夜的区别,当夜幕降临时,宝宝会隐约产生恐惧感,几乎一步不离爸爸妈妈或看护人。

❖ **记忆和感知疼痛**

宝宝有了较长时间的疼痛记忆,并同时记住与疼痛相关人和事。这会帮助宝宝规避某些危险,也会让宝宝拒绝接受某些事情和某些人。但是,宝宝的记忆还是很模糊,缺乏准确性。比如扎针让他记住了疼痛和护士,他记住的不是给他扎针的那个护士,而是所有护士。

宝宝对疼痛的感知有了初步定位能力,但还很不清晰,常混淆是非。让他指指哪儿疼,他一会儿指肚子,一会儿指胳膊。你问他肚子疼吗?他说疼,胳膊疼吗?他还是说疼。

❖ **感知冷热**

宝宝对冷热的感知,主要是对他用手触到冷热的感知。宝宝身体对冷热的感知能力还很弱。宝宝摸过冰块的凉,摸过热水杯子的热后,再看到冰块后,会记忆起来冷的感觉,并能用语言表达"凉"。宝宝因此拒绝碰热水杯,但这种情况不常发生,父母不要寄希望于此,还是要让宝宝远离危险物。

❖ **认知**

大多数宝宝知道上下、前后、左右、内外方位了,如果还能辨别左右鞋子,宝宝太优秀了。当宝宝听到某个物品名字时,会马上指着那个物体。能辨认出他熟悉的人和物。说出身体各部位的名称并一一指出。宝宝能够找到被妈妈藏起来的物体,因为他曾经看过妈妈藏东西。宝宝能根据物体的形状和颜色进行分类。

❖ **模仿**

宝宝喜欢模仿父母的举止行为,还喜欢模仿父母的表情和语气。宝宝的独立性越来越强,开始显露出冒险、探索、求知等挑战行为。开始逐渐意识到自己的存在,可以与父母和看护人分开,独自在房间玩一会儿。

❖ **情绪**

宝宝焦虑情绪逐渐减弱。幼儿的情绪反应,无论是愤怒,还是欢快,都有其意义,是孩子真实的感受。父母不能只接受孩子快乐情绪,压抑孩子的愤怒情绪。父母应该接受孩子的所有情绪,然后,再根据孩子不同的情绪,采取不同的方式。对愤怒情绪加以疏导,与孩子一起担当,慢慢引导出快乐情绪。对快乐情绪给予鼓励,并与孩子一起分享。

❖ 与人分享

宝宝"占有欲"开始减弱，能够把自己的东西给他喜欢的人分享，能比较容易的拿过宝宝手中的东西。与人分享快乐是一种能力，有了这个能力，就能与人很好地相处，拥有更多的快乐。

❖ 表达情感

婴儿亲妈妈，是妈妈索要的。现在不同了，宝宝会主动亲爸爸妈妈，表达对父母的爱。宝宝不但会开怀大笑，也会伤心哭泣。自己心爱的玩具当然不愿意拱手让人，可小妹妹哭了，宝宝心一软，把玩具递给了妹妹……同情心开始萌发。但宝宝的同情心弱而短暂，常让刚不哭的妹妹再次大哭。

❖ 喜欢帮爸爸妈妈做事

父母不但要鼓励孩子自己做自己的事，还要鼓励帮人做事、培养宝宝动手的能力和热爱劳动的品质。让宝宝做事同样是对宝宝智力的开发和能力的提高。

❖ 培养合作精神

宝宝开始有和小朋友一起做游戏的意愿，逐渐喜欢和小朋友在一起。但因为宝宝还不懂得合作，不会分享游戏的乐趣，和小朋友在一起做游戏的意愿还难以实现。所以，大部分时间，宝宝都是自己玩自己的。宝宝有与小朋友合作和分享的潜能，在父母的培养和熏陶下，会更好地展现出来。

158. 吃喝拉撒睡逐步走向自理

❖ 自己洗手、洗脸

如果妈妈放手让宝宝去做，宝宝会很快学会自己洗手洗脸。但是，妈妈可不要苛求孩子会做得很好。宝宝会把洗手洗脸当成玩游戏。宝宝更多的是凭兴趣做事，感兴趣的会不厌其烦地一遍遍去重复；感

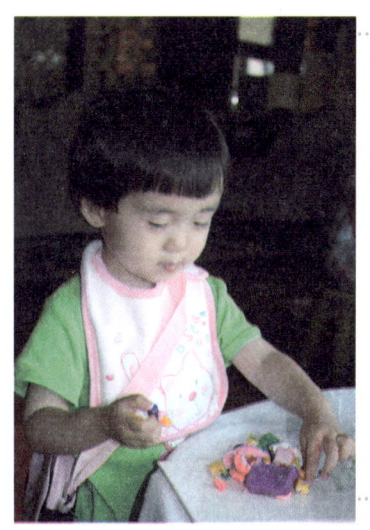

> 宝宝/翡翠
> 宝宝的动手能力越来越强，橡皮泥、积木、拼插玩具都是适合这一时期宝宝玩的玩具。

到无聊的，会很快放弃。宝宝洗手的真正目的很少是为了讲卫生，更多的是为了玩水，这就是孩子的特点，父母无须困惑。

❖ 独立吃完一顿饭

到了这个月龄，无论宝宝是否能够独立吃完一顿饭，妈妈都应该放手让宝宝独立完成吃饭任务。只要父母放手让宝宝自己吃饭，经过一两周的锻炼，宝宝很快就能学会自己吃饭的。培养生活能力和开发智力同等重要。

❖ 困了知道上床睡觉

孩子有了独立入睡的能力，父母要相信这一点，给宝宝充分自由的空间，并为宝宝创造一个舒适、利于睡眠的小环境。宝宝困了，自己就会找到那个"小窝"入睡的。

❖ 能告诉妈妈尿尿、便便了

大多数宝宝还不能给妈妈这样的惊喜——晚上醒来告诉妈妈尿尿。控制夜尿的能力，受诸多因素影响，宝宝本来有能力控制夜尿了，但其他因素影响了这种能力正常发挥，结果还是尿床了，这样的情况是很常见的。

第 2 节 体格和体能发育

159 身高、体重和乳牙

❖ **健康评价**

父母在家中可以给孩子测量身高和体重，这两项也是初步评价宝宝生长发育正常与否的重要指标。所以，父母非常重视孩子的身高和体重。

通常情况下，如果这两项指标不正常的时候，才会对宝宝做进一步检查，查找身高体重不正常的原因。

事实上，体格评价的指标，除了身高和体重外，还包括很多内容，头围和囟门（婴儿期重要指标）、胸围、腹围、坐高、上部量、下部量、上臂围、大腿围、皮下脂肪厚度、肩宽、臀围等测量指标；还有关节运动、步态、体态、皮肤情况、发质等外部表现；还有心率、血压、脉搏等生命体征；还有内外科及五官科等各系统检查，以及实验室和仪器辅助检查等。除此之外，还有宝宝大运动能力和精细运动能力、智能和心理发育等。这样的健康评价应该每年做一次。

现在，通常做的都是非常简单的检查和评估，包括测量身高、体重、头围和囟门、胸围和腹围，医生听听心肺，摸摸腹部等简单的内科物理检查，化验血常规和微量元素等。再针对父母提出的问题，做些必要的检查。所以，目前通常做的都不是真正意义上的健康检查和评估。

❖ **22个月－24个月宝宝体重**

体重简易计算公式为：年龄×2+8=体重（公斤）。

胖宝宝会给父母视觉上的享受，招人喜欢，妈妈会有自豪感，觉得喂养很成功。瘦宝宝则会让父母很有压力，带到外面，好心人会给妈妈出主意，告诉妈妈怎么能把孩子喂胖。朋友同事则直接对妈妈说，孩子这么瘦，带孩子看看（医生）去吧。父母很有挫败感，自己怎么就养不好孩子呢，觉得很对不住孩子。

❖ **22个月－24个月宝宝身高**

宝宝身高简易计算公式为：年龄×5+75＝身高（厘米）。

❖ **不能忘了遗传对宝宝身高的影响**

爸爸162厘米，妈妈150厘米。

姥爷姥姥个子都矮。

爷爷个矮，奶奶中等偏上。

姥爷家人几乎都是矮个，姥姥家人中等和矮个都有。

爷爷家人中等矮个各半，奶奶家人高个中等各半。

儿子上学后，一直坐在最前排。妈妈常为儿子身高发愁，但也只是发愁而已，没给孩子做过什么特殊检查，也没为此吃过什么增高药，穿增高鞋。妈妈是儿科护士，对儿子的身高问题还算

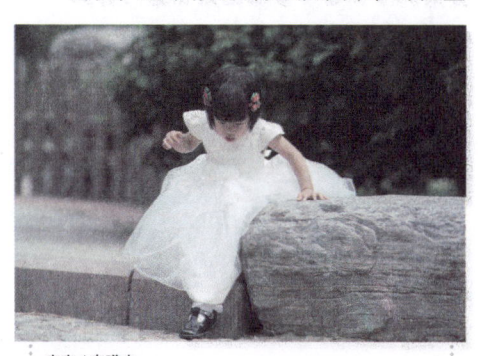

宝宝 / 李曦冉

别看我穿得很淑女，翻越这个台阶不在话下，看一步就下去了。

有正确认识。

但是，毕竟是妈妈，虽然明白，仍希望在儿子身上出现奇迹，长出儿子大伯183厘米的身高。孩子妈每每见我，都忘不了问，她儿子到底能不能用生长激素？生长激素能不能用在发育正常的孩子身上？用生长激素脑垂体会不会出事？如果生长激素使用时机没找好的，会不会比不用还矮啊？最后总是自问自答，咋能让儿子长高呢？顺其自然吧。总之，那叫一个纠结。在儿子身高问题上，妈妈可以算得上一个糊涂的聪明人了。

后来，妈妈还是决定给孩子用生长激素。首先化验了生长激素，结论是比正常低，骨龄计算结果比同龄孩子小3年。结论是生长激素缺乏引起的矮小，建议注射生长激素。

真的要用药了，妈妈向我征求意见，我不是矮小症方面的专家，缺乏这方面的经验，拿不出权威性建议。所以，我对孩子妈妈说，我只能提出保留意见，不同意如此盲目地给孩子使用生长激素。孩子才11岁，距离成熟期还有几年，如果因为治疗不当导致生长发育问题，将会后悔莫及。

孩子最终没有使用生长激素。现在孩子已经高中毕业，身高173厘米，在同龄孩子中，个子不算高。但是，父母对儿子的身高已经相当满意了。

❖ **乳牙出齐时间存在个体差异**

到了这个月龄段，多数宝宝萌出16颗乳牙了。有的宝宝乳牙萌出数在10颗以下，少数宝宝已经出齐20颗乳牙了。通常情况下，乳牙出齐的年龄在2岁半左右。有的宝宝早在2岁前乳牙就出齐了，有的宝宝迟到3岁后才出齐20颗乳牙。

乳牙的生长发育经历五个阶段：发生、发育、钙化、萌出、脱落。

- 宝宝的乳牙胚，早在胚胎7周就开始形成，到胚胎10周，所有的乳牙胚都已经形成了；
- 6个月乳牙就突破牙龈，开始萌出；
- 2岁半左右基本完成乳牙的生长；
- 宝宝的恒牙胚，早在婴儿3-4个月的时候就开始形成，直到3-4岁时完成；
- 6岁开始，乳牙逐渐脱落，恒牙开始生长；
- 12岁为止，所有的乳牙全部脱落，代之以恒牙；
- 恒牙一直生长到青春期，数目达28-32颗；
- 有人终生只有28颗牙齿，4颗智齿一直没有萌出；
- 智齿多在青春期，甚至成年后才开始萌出，最终有32颗牙齿；
- 有人发生智齿阻生，反复发炎，不得已拔除。

因为乳牙会脱落，常不被重视，宝宝乳牙出了问题，不像恒牙出了问题那样让父母着急。

乳牙发育与年龄的关系

牙位	I	II	III	IV	V
胎儿牙胚形成时间	7周	7周	7.5周	8周	10周
胎儿乳牙钙化时间	4-4.5月	4.5月	5月	5月	6月
婴幼儿乳牙萌出时间	6-7.5月	7-9月	16.5-18月	12-14月	20-24月

注：I：上下乳中切牙 II：上下侧中切牙 III：上下乳尖牙
　　IV：上下第一磨牙 V：上下第二磨牙

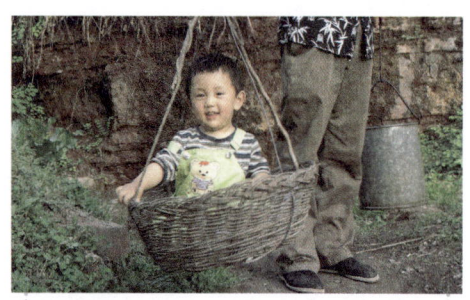

宝宝 / 王兴凯

这就错了。从上面的乳牙和恒牙生长发育经历可以看出，直到宝宝6岁的时候，乳牙才开始脱落，恒牙才开始萌出。恒牙全部出齐，要经历6年的时间，如果乳牙坏了，会影响孩子很长时间。所以，父母千万不能忽视对宝宝乳牙的保护。

宝宝有很强的模仿能力，父母可利用这一点，让宝宝尽快学会自己刷牙。父母首先要以身作则，饭后用清水漱口，早晚要刷牙。要定期带宝宝到口腔科进行牙齿健康检查和保健。

❖ 牙列间隙

常有妈妈咨询这样的问题，宝宝牙齿之间的缝隙特别大，以后长出的恒牙，是不是也会这样啊？需要做牙齿矫正吗？

乳牙有间隙是正常现象，发生率高达70%-90%，不需要处理。有学者认为，乳牙间隙有利于恒牙的正常排列，利于恒牙咬合功能的正常形成。

为什么只长了16颗牙齿？

我的宝宝23个月了，乳牙在1岁半时就有16颗了，至今还是16颗，请问乳牙何时能出齐？另外宝宝牙龈红肿，发烧，这是怎么回事？

乳牙通常到2岁半出齐。乳牙的萌出多呈连续性，但有时也呈阶段性。所以，宝宝这一段时间一直没有新的乳牙萌出也是正常的。宝宝刚23个月，距离30个月还有7个月，在未来的7个月中，余下的那4颗乳牙会全部如期萌出的。通常情况下，剩下最后4颗乳牙多会同时萌出。所以，妈妈无须着急。宝宝牙龈红肿，并伴有发热，需要马上带宝宝去看牙科医生。

宝宝自己还不能把牙齿刷干净，当宝宝刷完后，妈妈再帮助宝宝刷一次。不要挤太多的牙膏，每次挤出黄豆大小的牙膏就可以了。建议选择儿童专用的低氟牙膏，选刷毛柔软、牙刷头比较小、牙刷把比较粗的牙刷。

160. 大运动能力

❖ 蹦蹦跳跳活动自如

这个月龄段的宝宝，多数已经会跑了。有的宝宝已经能够自如地跑跑停停，甚至学会了奔跑。有的宝宝可能至今仍然不敢快走，更不敢跑。不会跑的宝宝多不是发育问题，而是胆量问题，这样的宝宝做事多比较谨慎。所以，常常是脑力强于体力。

宝宝开始喜欢蹦蹦跳跳的游戏，可在地上画不同距离的线，让宝宝跳格子。还可以和宝宝做乌龟和兔子赛跑的游戏，锻炼宝宝蹦跳的能力。

❖ 从高处跳下来

宝宝会借助不同高度的物体爬向高处，拿到他要的东西。所以，妈妈不能再像以前那样，按照宝宝在平地上所能够到的高度，放置让宝宝够不到的物品了。

宝宝有胆量，也有能力从高的物体上跳下来。所以，只要是宝宝能够上去的地方，宝宝都有可能勇敢地往下跳。这是引起宝宝从高处摔下的危险因素之一，父母要充分考虑到这点。当宝宝爬高时，要嘱咐宝宝，这个地方离地面太远了，跳下去会摔伤你的腿脚。如果让宝宝练习从高处往下跳，最好在地板上放置软垫，周围一定不能有坚硬物体，以免磕到宝宝。

❖ 还不能拔高跳

通常情况下，这么大的宝宝还不能拔高跳。运动能力非常强的宝宝，可能跳上10厘米左右的高度。如果宝宝不具备这个能力，不必加强训练。拔高跳很容易被高出的台阶或物体绊倒，把门牙磕掉可是令人伤心的事。

❖ 原地跳远和单腿跳跃

如果宝宝已经能够原地起跳了，这一阶段可能又长了新本事，能原地跳远了。如果上一阶段就能原地跳远了，这一阶段会跳得更远。运动能力强的宝宝，可能会在奔跑中向前跳。

单腿跳跃需要宝宝具有良好的平衡能力和足够的体力。如果宝宝会用单腿跳跃，应该为孩子鼓掌。

❖ 独自上下楼梯

宝宝已经能够独自上下楼梯了。为了安全起见，上下比较陡峭的楼梯，妈妈最好还是牵着宝宝的手。宝宝腿的长度可能还达不到一步一个台阶，平衡能力还在发展和完善中，陡峭的楼梯，或阶梯跨度比较高的，在下楼梯时，很有可能发生滚梯事件。有的宝宝仍然不能独自上下楼梯，很可能是由于缺乏上下楼梯的机会。

宝宝并不会因为从楼梯上滚落下来，而不再敢尝试下楼梯了，宝宝从来就不会因为挨摔而停止活动的。伸着小手让妈妈领着上下楼梯，不一定是胆怯的表现，这样的孩子多不鲁莽行事。如果宝宝要求妈妈领着上楼梯，妈妈也不要为了锻炼宝宝的胆量和独立性而拒绝宝宝的要求。宝宝这样要求一定有宝宝的道理。

❖ 喜欢翻跟头

婴儿期，宝宝满床翻滚的情形，妈妈可能还记忆犹新。现在宝宝长大了，本事也大了，不再是躺着翻滚，而是离开床面

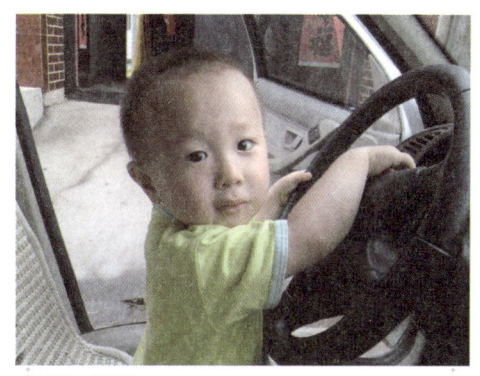

宝宝 / 巩师维
我越来越喜欢车，不只是玩具车，对阿姨开的车也很感兴趣。

翻跟头了。在地板上铺好被褥，让宝宝翻跟头，是安全可靠的。

不要让宝宝在床上翻跟头，即使父母在床旁保护，也有从床上摔下来的可能。翻跟头时从高处摔下，有伤到脊椎的可能，那可是不得了的事，一定要制止宝宝在床上翻跟斗，否则后悔晚矣！

❖ 骑小三轮车

孩子们普遍喜欢骑小三轮车的感觉，以车代步，宝宝有了另一种移动方式。从坐着往前蹭，到匍匐前行，再到正式往前爬、会走、会跑，现在又可以让脚离地，借助轮子行进了，宝宝当然喜欢。

> **提 示**
> 如果宝宝几个月前就学会走路了，但至今仍然走不好，要及时带宝宝看医生。比如，走路摇摇晃晃；容易摔倒；走路姿势和其他小朋友明显不同；还不会拉着有轮子的玩具走等。

❖ 突然走路拖拉由何原因引起

宝宝2岁，4天前突然发现宝宝的左脚走路时有点拖，问他是否有不舒服，他说没有。宝宝没有感冒、发烧等症状。4天来情况未见严重，去医院做了肌酸激酶测定，测定值为84，应属正常。不知由何原因引起？

根据你所提供的资料分析，最大的可

第八章 22—24个月的宝宝

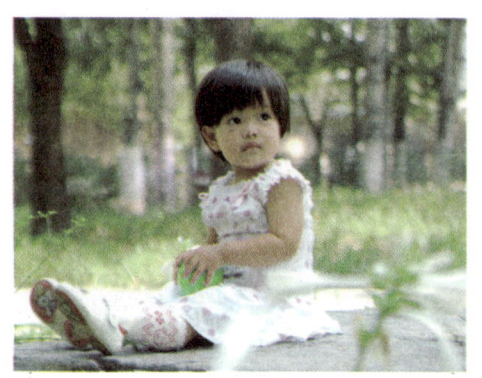

宝宝 / 王予骞

能是有轻微的肌肉或肌腱拉伤。2岁的宝宝已经能够离开妈妈的视线自己玩耍了，当宝宝自己玩耍时，难免磕了碰了，或拉伤扭伤小胳膊小腿的。如果从外观上看不到什么问题，宝宝又不能够叙述，就很难找到原因。

已经带宝宝看过医生，并做了相关实验室检查，没有发现什么异常情况，而且这几天也没有加重的趋势，不会有大问题的。如果是肌腱或肌肉拉伤扭伤，就目前情况不需要特殊处理，稍微让孩子休息、少活动，密切观察。如果孩子出现其他异常体征，或原有症状加重，要及时看医生。

❖ 喜欢踮起脚尖走路

我的孩子1岁10个月，大概从1岁5个月开始，爱踮起脚尖走路，不知有没有什么问题？需要纠正吗？

如果仅仅是喜欢踮起脚尖走路，很可能是玩耍，不应该是什么病症，所以，也就不需要纠正。另外，宝宝行走速度快时，也容易踮着脚尖走路，不必担心。

❖ 罗圈腿

宝宝已经走得很好了，可两条腿看起来罗圈样，这常常是父母带孩子看医生的原因。其实，宝宝小腿看起来还是有些弯，是正常现象，妈妈不要着急，有的宝宝到了四五岁，小腿才变得笔直。只要宝宝没有异

样，父母不要整天担忧。总是对孩子的发育持有怀疑的父母，会给孩子的成长带来不好的影响。爸爸妈妈的怀疑和担忧，会表现在脸上和情绪上，父母的不安会传递给孩子。孩子把父母当作他的保护神，保护神不安，受其保护的孩子怎么能安心呢？

❖ 走路拖拉

有的孩子走起路来，拖拉着一条腿，这也不是有病的表现。刚刚学习走路的孩子会有这样的表现，当宝宝熟悉走路后，就不再拖拉着腿走路了。如果父母不放心，可以带孩子看医生，医生经过检查认为没有事，父母切莫一百个不放心，要求给孩子做些不必要的检查。有一种情况需要父母提高警惕，及时看医生，那就是孩子走路像个鸭子，"鸭步"可能是髋关节发育有问题的表现。

161. 精细运动能力

❖ 搭建积木

宝宝能够用积木搭建他想象的房子、火车、汽车，或其他见过的物体。几个月前，宝宝搭完积木，会立即毁掉"杰作"，欣赏积木倒塌那一刹那带来的刺激。现在宝宝截然不同了，他开始保护自己的"杰作"，开始珍惜自己的劳动成果了，这是宝宝学会自爱的萌芽。

❖ 使用剪刀

宝宝开始练习使用儿童安全剪刀剪纸。如果宝宝学会了使用剪刀，家里的物品可能没了安全保证。在无人发现的时候，宝宝可能会用剪刀剪书，能力强的宝宝可能还会剪自己的衣服或被单。不过，这么大的宝宝还不会把衣服、被单、桌布剪出一条大口子。

❖ 玩橡皮泥

宝宝开始对橡皮泥产生浓厚的兴趣，

用彩色橡皮泥捏各种不同形状的物体。但宝宝还不能捏出实物样的物体，只是凭着自己的想象捏出成人猜不出来的物体。宝宝通常会告诉你他捏的是什么，可妈妈咋看都看不出来。这时，妈妈可不要打击孩子说诸如"我怎么看不出来，也不像啊"的话。

❖ <u>手指持笔画图写字</u>

宝宝已经能标准地握笔写字画图了，宝宝最喜欢画的是太阳和太阳放射出来的光芒。现在还不是教宝宝画画的时候，让宝宝尽兴去画，想怎么画就怎么画，没有必要手把手教，父母需要的是给宝宝准备足够的笔和纸。

❖ <u>把球扔进篮筐</u>

把球扔到篮筐中，要求宝宝有相当的准确程度，要比把球传给妈妈的难度大多了，需要宝宝的臂力、方向感、视力、平衡力、思维能力，以及这些能力的相互配合和协调。

❖ <u>和父母玩传球</u>

宝宝能够按照妈妈所指的方向把手中的球扔出去，偶尔也能接住妈妈轻抛过来的球。如果宝宝具备了这两个能力，爸爸妈妈就可以和宝宝玩传球的游戏了。

❖ <u>宝宝的小手小脚</u>

2岁的宝宝，能打开门插销，会画简单的图形，能搭多层积木，能玩拼插图，会在父母和幼儿园老师的指导下折纸，还会创造性地折一个小动物，尽管不像，但这是宝宝的创造，妈妈要给予热烈的赞扬。给玩具娃娃穿衣服，不但锻炼宝宝的动手能力，为将来宝宝自己穿衣服打基础，还可以培养宝宝的爱心。

❖ <u>调皮的宝宝</u>

宝宝动作之快，简直出乎妈妈意料，放在茶几上的杯子，还没等妈妈拿起来，站在妈妈身边的宝宝，会蹿到妈妈前边，以迅雷不及掩耳之势，把它撩到地上，看着摔在地上的玻璃碴儿，稍微一愣，很快就玩自己的去了，全然没有了以往的害怕。

❖ <u>手眼协调</u>

宝宝眼手配合越来越好了，会耐心地穿串珠，拼插积木。只要是宝宝想做的事情，几乎都要尝试着去做。尽管有时显得还比较笨拙，但宝宝不会气馁，更多的时候，会坚持把事情做完。

宝宝会自己一页一页地翻看图书，还会模仿妈妈折纸。会把不同形状的积木，通过相应形状的漏孔，放进镂空的位置上。会把大小不同的物体叠放在一起，并喜欢把圆环套进杆子上。会把积木、玩具小汽车排在一起，并从后面推着前进。喜欢把东西堆得高高的，再推倒重来。

❖ <u>左右手开工</u>

宝宝可能开始左右手开工，一会儿用右手画，一会儿用左手画。父母不必纠正宝宝，或告诉宝宝要用右手握笔。父母不必引导孩子应该这样玩、那样玩，只要孩子正常玩，就为他鼓掌，称赞玩得好。

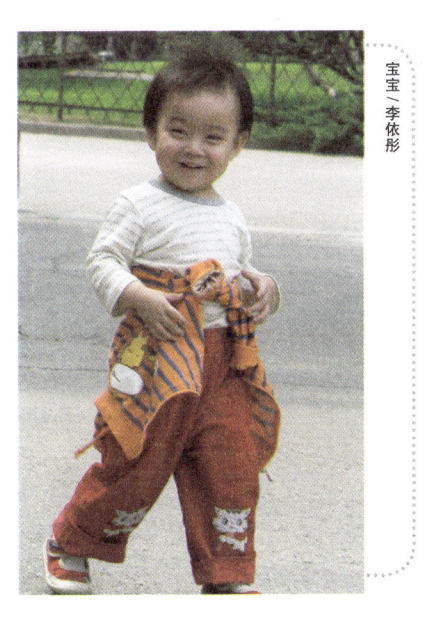

宝宝/李依彤

第3节 智能和心理发育

162. 语言能力

❖ **词汇量**

这个月龄段的宝宝，大多数掌握了200-300个词汇量，有一半宝宝会使用300个以上词汇，有大约半数宝宝会使用3-5个字词组成的句子表达自己所见所闻或感受。

宝宝开始用语言独立表达自己的要求。父母对宝宝最好的鼓励就是耐心聆听宝宝在说什么，尽量理解宝宝所表达的意愿，认真回答宝宝提出的问题。

有大约一半以上的宝宝懂得了"我"和"我们"的不同，妈妈可以帮助宝宝举一反三，理解"你"和"你们"的不同，"他"和"他们"的不同，使宝宝掌握比较抽象的复数和单数的不同，进一步理解数的概念。

❖ **通过一些词汇引起父母注意**

宝宝学到了足以让他表达日常生活的词句，语言发达的孩子，还会说出一些能引起父母注意的词汇，赢得父母赞赏。宝宝对学到的词汇进行最初的整合，派生出自己特有的语言表达方法，这是宝宝建立自己语言系统的重要过程。

❖ **直呼父母大名**

宝宝不但知道爸爸妈妈叫什么名字，还能够告诉其他人。更具有挑战意味的是，宝宝可能会直呼爸爸妈妈的名字。老人常不能接受孩子直呼父母姓名，认为这样很不礼貌。但事实上，这么大的宝宝正经历"直呼其名"的语言、心理发育过程，他内心感受到的只是会说话的喜悦，没有考虑到礼貌。

❖ **语言交流能力**

在语言交流能力方面，幼儿间存在着显著的个体差异。

常有妈妈这样说"我孩子都2岁多了，还不会说话，只是偶尔能蹦出几个单字，会叫妈妈爸爸，会说吃，但孩子几乎能听懂我和他爸爸对他说的所有话"。

这种情况很正常，宝宝学习语言，是思想在先，理解在后，然后是表达。所以，宝宝对语言的理解能力远大于对语言的表达能力。父母不必因为孩子说话晚而着急，只要孩子能够听懂你们对他说的话，就证明他具有很好的语言能力。当孩子开口说话时，或许会一鸣惊人，一下子说出很多语句来。

在孩子能够用语言表达意思前，孩子首先要对周围的事物有足够的认知能力。父母可以有意帮助孩子认知周围的人、事、物，理解简单的提问和要求，如"把玩具放到筐里好吗？""宝宝喝水吗？""撒尿吗？"等。

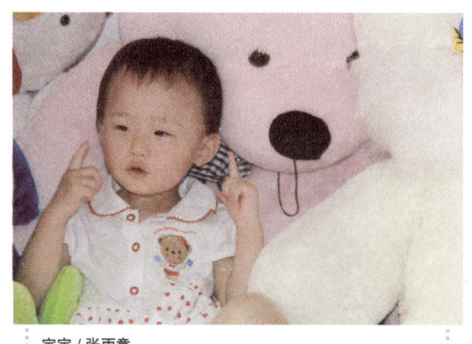

宝宝 / 张雨童

❖ 鼓励孩子自己表达

女儿23个月上幼儿园。每天从幼儿园回到家里，我都会问女儿在幼儿园的情况。起初，女儿基本上不能陈述她在幼儿园的所见所闻，也表达不清老师都讲了什么。但每次我都是非常认真地听女儿说，即使她说的句法是错误的，我也从来不加以纠正，让她尽量发挥自己的语言能力。没多长时间，女儿就能把老师告诉她的事情准确地转述给我了。

❖ 说谁也听不懂的语言

宝宝喜欢自己嘟嘟囔囔，说谁也听不懂的话，常常自言自语，连父母都听不出孩子在说些什么。原来是孩子听不懂父母说什么，现在轮到父母听不懂孩子说什么了。

宝宝的"外国语"，或许是在回放曾经让他听不懂的语音吧？或许是孩子要模仿父母说话的语调和节奏，但苦于没有丰富的词汇，只好嘟嘟囔囔说些谁也听不懂的话音了。不管宝宝为什么说我们听不懂的话，也不管宝宝为什么自言自语，我们都不要打扰，更不要取笑孩子。孩子敢大胆地说他还不会说的话，这种胆略和尝试能使宝宝快速提高语言的运用能力。如果我们成人也有这样的精神和胆略，或许会更快地学会外语吧。

❖ 口吃

宝宝开始喜欢和父母对话，尽管有时词不达意，但大多数情况下，宝宝都能理解父母的话。受语言表达能力的限制，宝宝常因说不出想说的话而结巴。父母不要急于代劳，纠正宝宝的结巴。正确的做法是，如同没听到一样，继续平静地与孩子对话。

如果宝宝从这个月开始出现口吃，并不意味着宝宝语言发育异常或智力迟滞。这个时期的宝宝，词汇急剧增长起来，几乎能听懂父母所有的话，甚至还能听懂电视里的语言。宝宝对字词的使用能力提高了，想更好地通过语言表达思想，可宝宝的思想总是先于语言，口吃也就在所难免了。

❖ 语言联想能力

宝宝开始理解妈妈的语言，产生联想并做出相关动作。比如，妈妈说吃饭了，宝宝会主动坐到餐桌旁。妈妈说去幼儿园了，宝宝会拿上自己小书包。妈妈说要出去玩了，宝宝会带上自己想带的东西。

但是，这么大的宝宝，对妈妈的话并不是总能产生相关联想。没关系，宝宝没想起来，妈妈可以提醒一下，而不是代劳。从小培养宝宝自己的事情自己想着，自己事情自己做的好习惯。长大了，就不会出现丢三落四，啥都得父母代劳的局面。

❖ 接受标准语言

宝宝对语言的理解能力已经相当强了，父母不用担心宝宝听不懂父母的话，无须有意用"儿语"说话，父母应该让宝宝接受准确的语言表达。宝宝喜欢父母怎么对他说话呢？

• 一字一句，语音清晰地和宝宝说话；

• 更喜欢听妈妈说话，因为妈妈音调高，语句显得清晰，爸爸和宝宝说话时，要尽量提高音调；

• 喜欢爸爸妈妈说话重复几遍，因为内容陌生，多次重复可以帮助孩子尽快熟悉语言并学会运用；

• 希望爸爸妈妈用简短的话语和他说话，复杂的句子让宝宝很难记住和理解；

• 尽可能多用名词和动词，少用形容词和代词；

• 最好用一般陈述句和肯定句，少用否定句和复合句；

• 不喜欢父母枯燥地教他说话，喜欢结

合当时的情景。

❖ 叫出熟悉的小朋友的名字

宝宝能够叫出他熟悉的小朋友的名字，这是宝宝与人交往能力的又一进步。当宝宝离开他所熟悉的小朋友时，偶尔也会叫出那个小朋友的名字。随着宝宝对周围小朋友的熟悉，宝宝渐渐融入社会。

接纳小朋友，和小朋友友好相处，和小朋友一起玩耍，一起游戏，一起辩论，是孩子走向社会的重要环节之一。不要因为怕把家搞乱、弄脏而拒绝其他小朋友来家里玩；不要怕孩子吃亏而干涉孩子间的"争斗"；不要担心带孩子到朋友家做客，孩子可能给你制造的尴尬。你的宝宝可能把人家的糖果都装进了自己的衣兜，这有什么可脸红的呢？

❖ 用语言拒绝爸爸妈妈的要求

这个阶段，宝宝最常说的，可能是"不"、"我不要"、"我不要吃"、"不睡觉"、"不洗脸"……宝宝想拒绝爸爸妈妈所有的要求，除非爸爸妈妈的要求是让宝宝感兴趣的事情。如果妈妈要带宝宝出去玩，宝宝会很快答应。如果妈妈让宝宝睡觉，尤其是睡午觉，那可就没那么容易了。这可不是宝宝成心气你，他是在用这种方式体会着"自我"的价值。

❖ 声情并茂地使用语言

随着语言能力的提高，宝宝的发音开始丰富起来，开始模仿其他人的语音语调。会通过语调表示发怒和伤心，会通过语音表示出兴高采烈，能够声情并茂地使用语言，会学爸爸的咳嗽声，会哼哼一两句歌词。

语言的表达形式，能够充分反映人的情绪。正面情绪的人，说起话来总是声情并茂，激昂文字；负面情绪的人，语言常是低沉、无精打采的样子。宝宝常大声喊叫，是在表达激动不已的心情。

❖ 宝宝对语言的整合能力

宝宝的语言能力，并非全部来自模仿。如果宝宝的语言全是模仿父母和周围人的语言，那宝宝说的话就应该和父母的差不多。但事实上，幼儿说话有自己的特点，无论是从说话内容、说话方式和语气上，都有他自己的特点。

我们常说"儿语"，儿童确实有自己的语言特点和对语言的特殊理解。妈妈说的是："不要动，危险！"宝宝说的却是："危险，宝宝哭！"他按照自己的理解，整合了语言。妈妈警告宝宝不要动，因为"危险"；宝宝模仿了"危险"一词，却把"不要动"改为"宝宝哭"。妈妈以"危险"告诫宝宝，宝宝以"哭"来吓唬妈妈。宝宝对语言的理解和运用能力，实在是令人惊叹的，既有模仿，又有自己的创造。

❖ 说听的问题是天生还是后天引起的

我有一个男孩，刚满2岁，体重11公斤，体型瘦，身高88.5厘米。早些时候没有注意到孩子的听力问题，因为会看电视广告、会听音响儿歌、会听开门声和门铃声、会叫、会哭、会笑，只是没有开口说话，认为是迟说话。到现在孩子已经2岁了，可还未开口叫爸、妈，发单音只有一两个，大人呼唤反应迟钝，好像注意力不集中，有些时候根本没反应。

从外表上看宝宝很机灵，爬上跳下的也很灵活。平日里与大人沟通都是把大人的手牵去，大人若让他坐着、等着，他也会。孩子性子比较急，急起来时搓手、搓眼、挠头、大叫、大哭。

宝宝小时候长了3个月的湿疹，很严重的那种，浑身长，头上厚厚的一层，像是戴着帽子。后来是坚持用皮康王，3个月后才好转，慢慢痊愈。

平时宝宝就是喜欢看电视广告，听儿歌。这时候什么声音都没办法分散他的注意力，一概不予理睬。我们看不出他与其他小朋友的区别，只是不开口说话。

上一周到省立医院神经科做"脑干诱发"，诊断结果听力差，有些声音可以听得见，有些声音听不见，影响了认识过程，导致语言障碍。建议做"CT"检查脑的发育。这可急坏了我们做家长的，不知怎样才好，想请专家帮帮忙，指导一下今后应该如何。有几个问题咨询：

小孩的耳朵聋的可能性有多大，全聋还是半聋，有办法挽救吗？

小孩的语言有希望吗，有哪些好办法让小孩开口？

小孩体质差（常感冒、流涕、咳嗽），胃口差（饭量少、挑食），有好办法调理吗？

孩子的语言发育有个体差异，有的孩子早在几个月时就能有意识地叫爸爸妈妈了，2岁基本会使用母语表达自己的意愿和需求，并能和父母进行简单的语言交流。但是，有的孩子说话比较晚，直到2岁还不愿意开口说话，想表达自己的要求时，常常是"嗯、嗯"的，可孩子什么都能听得懂。个别孩子2岁半才开口说话。

从你的叙述分析，宝宝不是单纯的说话晚，同时还有反应迟钝，注意力不集中，并伴有性急。宝宝的运动能力没有什么问题，但智能发展似乎有些落后。综合起来分析，不能排除孤独症倾向。建议带宝宝看儿童心理医生，排除此症，以免贻误干预时机。同时，也要听取神经科医生的建议。

或许你的宝宝什么疾病也没有，只是单纯的语迟，那是再好不过的事了。可当我们没有把握确定孩子是正常还是异常时，不能抱着侥幸心理，以免耽误干病情，错过最佳治疗时机。我们既不能没病找病，也不能心存侥幸，科学对待养育中出现的问题是正确的选择。

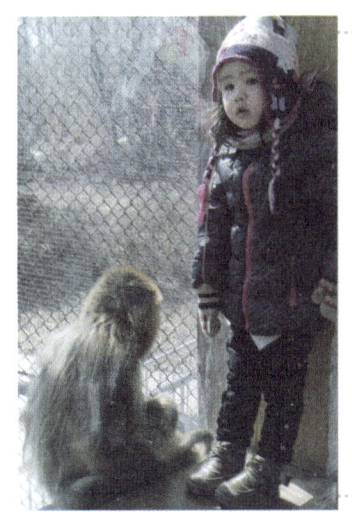

宝宝：张枝若
宝宝很喜欢去动物园，不但可以认识许多动物，而且动物园里有很多开放的区域，可以让孩子亲近小动物，这是一个让孩子接触大自然的好机会，不过父母需要陪同，注意保护孩子安全。

163. 视听觉发育

❖ 看图说话

宝宝会看着图画书讲故事，其实更接近看图编故事。因为宝宝所讲的故事，情节常与画书上的不相符。孩子对图画的理解不同于成年人，孩子会用更加自然、纯真的眼光去观赏图画、理解含义，而成人更加现实。

看图说话是这个月龄段宝宝学习的重点。实际上，宝宝可以凭借自己的想象编出故事来。父母做一个忠实的听众，是对孩子最大的支持和鼓励。当宝宝讲故事时，父母要抱着极大的热情去聆听，学会聆听孩子的声音是父母的必修课。

许多父母没有耐心"行啦，别讲了，妈妈没时间听"，"嗨嗨嗨，说错了"。殊不知妈妈的这些话，对孩子是很大的打击，父母用成人的眼光遮盖了孩子的童心世界。长此以往，孩子会失去兴趣，失去信心。

父母一方面把孩子当作永远长不大的孩子来对待，一方面又责备孩子不懂事，抱怨孩子长不大，这是"问题孩子"的父母所犯的通病。我不赞成把孩子当作"小大人"来对待，那会泯灭孩子纯真可爱的

第八章 22-24个月的宝宝

宝宝 / 刀刀

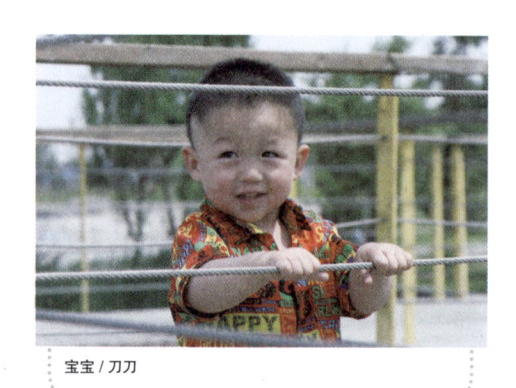

童心。同时，我也不同意"孩子不懂世事"的看法。孩子不仅会吃、喝、拉、撒、睡，还会思考、感受，拥有人类所有的感知能力，甚至超越成人，潜能巨大。在成长过程中，潜在的能力转化成显现的能力。父母需要做的是，适时适当地给孩子以帮助，给孩子创造发展和成长的空间和环境。

❖ 看到星星

在晴空万里的夜晚，宝宝能看到夜空中亮晶晶闪烁的星星和皎洁的月亮，并能把这种自然景象印刻在脑海中。如果父母总带宝宝看星星，看月亮，宝宝就能凭借自己的印象，画出他想象中的星星和月亮了。

童心的艺术创作就这样开始了。只有在绘画领域，儿童的绘画与大师的作品是不分上下的，因为大师不过是保留了童心的成人。而更多成人画家之所以不是大师，就是因为他们丢失了童心。父母们可以看看自己宝宝的"杰作"，它们在灵魂上和毕加索的作品几乎是相通的。

❖ 每天给宝宝读书

每天抽出10分钟的时间给宝宝读书，对培养宝宝的阅读能力有很大帮助。现在有很多幼儿读物，面对众多的幼儿读物，父母常常不知道选什么好，我是这样认为的。

• 读物不在多而在精。

• 画面要清晰，颜色要纯正，图案简洁明了，主题突出，能让宝宝一目了然。
• 故事情节能吸引宝宝，短小精悍，富有童趣。

❖ 辨别说话声

宝宝在很远处就能辨别出爸爸妈妈说话的声音了，还能够辨别出2个，甚至3个他熟悉的人对话的声音，并说出正在说话的人是谁。

❖ 从"录音回放"看宝宝的记忆和理解能力

宝宝能把听到的、看到的、感受到的东西收录下来，过一段时间，宝宝会用自己的行动或语言表达出来。宝宝有了比较长期的记忆能力。

当宝宝去拽电线或摸电插头的时候，妈妈严厉地对宝宝说："不要动，危险！"过些日子，妈妈要收拾宝宝的小床和玩具，宝宝可能会突然对着妈妈喊："危险，宝宝哭！"宝宝对妈妈制止他做的事情本身并没有太深刻的理解，他还很难通过妈妈对他行动的制止，认识拽电线或摸电插座的危险。但宝宝对妈妈说话的语气、语调和语言本身有很深的印象。在他看来，妈妈只是不要他动东西，那是危险的。所以，当妈妈动宝宝小床上的东西时，他也会学着妈妈的样子，大喊"危险"。

164. 认知能力

❖ 识别昼夜与季节

宝宝开始知道白天和黑夜的区别，宝宝更喜欢白天，夜幕降临时，宝宝会隐约产生恐惧感，几乎一步不离爸爸妈妈或看护人。到了白天，宝宝会放心地自己在一旁玩耍一会儿。大多数宝宝开始认识晴天、阴天、刮风、下雨和下雪，聪明的宝宝开始对季节有了认识，知道冬天下雪，夏天下雨。

❖ **识别动植物**

宝宝几乎能够认识所有看过的动物并能叫出它们的名字，还能模仿某些动物的叫声。宝宝还能凭着自己的想象力，画出某些动物的形象。

宝宝也能认识一些植物了。一般来说，宝宝对植物的兴趣比较弱，因为植物不会活动，生命力不像动物那样直观。父母要多给宝宝讲有关植物的故事，让宝宝体验到植物的生命力，培养宝宝对植物的热爱，培养宝宝热爱大自然的心灵。当宝宝长大了，就不会任意踩踏风中摇曳的小草，若见到有人踩踏小草，宝宝就会告诉那人，小草疼，不要踩小草！孩子的爱心就这样培养起来了。

❖ **对事物有了看法**

妹妹丽丽2岁，姐姐美美4岁，已经上了幼儿园。晚上，姐姐突然肚子痛，还呕吐了一次。妈妈按医生的医嘱给美美服了药，对爸爸说："看起来明天美美不能去幼儿园了，今天晚上我陪着美美睡吧。"第二天，丽丽突然对妈妈说："肚子痛。"还学着美美的样子呕了两下。医生看后，说没有什么事，再观察观察。妈妈没有说陪着丽丽睡，丽丽领着妈妈的手向卧室走去，她也要让妈妈陪着睡。真是个小机灵鬼！

❖ **对时间和数的理解**

如果宝宝对时间和数有了初步的理解，说明宝宝思维能力相当不错。如果宝宝对时间和数还没有最初的理解，不意味着宝宝思维能力差。这时的宝宝可能会使用与时间有关的词句，如现在、明天、快点等，如果妈妈要宝宝拿2个苹果，宝宝会准确地拿2个苹果给妈妈。这个时期的宝宝对数的理解是基于实物，但宝宝开始明白1是少的，100是多的。

❖ **红绿灯时遵守秩序**

宝宝可没有先知先觉。父母需要帮助宝宝先识别红、黄、绿三颜色，才能引导宝宝认识交通红绿灯。当宝宝能够认识路口红灯、黄灯和绿灯后，再告诉孩子红绿灯的意义。宝宝知道红绿灯的意义后，就像一个小交警了，看到有人破坏交通规则闯红灯，宝宝会大声指出来："妈妈他不对！"孩子纯真，会不折不扣地遵守交通秩序、社会秩序。而成人呢？现在许多孩子也学会了"商量着过马路"，这难道不是成年人、不是爸爸妈妈们的示范效应吗？我们要求孩子做到的，我们都用行动告诉孩子"做不到"，孩子当然也会和我们一样"做不到"了，未来的希望能是什么呢？

❖ **认识性别**

23个月的宝宝，朦胧中可能知道自己是个男孩或是个女孩，问题在于，男孩、女孩的概念，和父母理解的一样吗？恐怕不一样。宝宝心里男孩、女孩的概念，和这是眼睛、那是鼻子的意义没有什么差别。也就是说，他们并不知晓"男孩"、"女孩"概念背后的含义。需要强调概念背后的含义吗？有人认为有必要，也有人认为没必要。我认为，应该顺其自然，既不需强调，也不需回避。孩子会通过自己的成长，观察性别的意义。如果孩子对性别表现出兴趣，想知道自己是男孩还是女孩，以及想知道男孩、女孩的区别时，父母有义务准确、简洁地告诉孩子，切莫含糊。

告诉女孩要娴静，不能像男孩那样淘气；告诉男孩要坚强，不能像女孩那样娇弱，是非常的不应该。有情绪就要真实的表达，无论是想怒的情绪，还是想哭的情绪；无论是欢喜的情绪，还是悲伤的情绪，就情绪本身来说，没有好坏。每个孩子表达情绪的方式不同，与男孩女孩无关，不能苛求男孩有泪不轻弹，不能约束女孩不能以手舞足蹈表达兴奋。给孩子自然流露的权利是对孩子情绪最好的梳理。

❖ **镜中自我**

宝宝可能早在几个月前就认识镜中的"我"了，但有的宝宝或许现在仍然以为镜中的"我"是小朋友。没关系，随着时间推移，宝宝自然会明白那是自己。

宝宝认识镜中的自己，是从五官开始的。当妈妈指着宝宝的鼻子（宝宝有感觉）告诉那是鼻子时（宝宝在镜子中看到妈妈指着鼻子，宝宝又感觉到妈妈用手指着自己的鼻子），宝宝就把自己的鼻子和镜子里的鼻子联系起来了。原来自己的鼻子可以在镜子里看到，然后是嘴巴、耳朵、眼睛、脸蛋、额头等，慢慢地就认识了自己的全貌。所以，宝宝能力的发展是渐进的，是在不断实践中发展起来的，对宝宝能力的开发和促进是日积月累的。

宝宝知道了镜子中的宝宝就是"我"，但还不明白"我"为什么比妈妈小。观察宝宝对镜自认时的表情，是妈妈育儿的一大乐趣。宝宝认识自我，这几乎可以说是人生的一次大飞越。飞而未越时的憨态才更珍贵，值得妈妈永留心中。

如果妈妈还不能确定宝宝是否认识了镜中的"我"，有个试验可以帮助妈妈迅速搞清。

妈妈和孩子在镜子面前游戏玩耍，妈妈乘宝宝不注意时，在宝宝的脸上点一个红点，然后让宝宝在镜子前照。当孩子流露出惊讶的神情，看着镜子中的"我"，发现脸上多了个红点，并用手去摸自己的脸时，就证明宝宝已经知道镜子中的"我"了。

❖ **感觉疼痛、冷热、方位**

宝宝一出生就对疼痛、冷热有感觉，只是宝宝还不会用语言表达。这个月龄的宝宝，对疼痛和冷热有更加强烈的感觉，不仅如此，他还知道采取"措施"了。热了，宝宝会脱衣服，踢被子；冷了，会要求穿衣服，钻到被子里，甚至把头都埋进被子里去。对疼痛更是反应强烈，能初步指出疼痛的位置，但常不够准确。所以，医生会根据物理检查和临床经验，来判断宝宝到底哪里疼，而不是仅仅听孩子说的。宝宝告诉妈妈他"这里疼"，不能不信，但也不能全信，关键是看宝宝是否有痛苦的表情。真正疼痛的表情是装不出来的，这么大的宝宝并不会装痛，但宝宝对疼的位置还不能准确指出，也不能对疼痛程度做准确的描述。

大多数宝宝知道前后左右方位了，如果妈妈说把小凳子搬到电视前面，宝宝会准确地执行妈妈的指令。如果妈妈说把右手举起来，大多数宝宝会准确地举起自己的右手，但有的宝宝直到三四岁还不能区分左右手。宝宝还不能辨别出哪只鞋是左脚上的鞋，哪只是右脚上的鞋，同样也不能辨别左右手套。如果宝宝拥有辨别左右鞋子、手套的能力，说明宝宝很优秀。

165. 模仿力

孩子具有惊人的模仿力，这种模仿能力，使得孩子在成长的道路中，自然地学到很多能力。

当2岁的幼儿看到姐姐用勺吃饭时，也会学着姐姐的样子，拿起小勺往嘴里送。看到妈妈刷牙时，也会学着妈妈的样子，把牙刷放到嘴里。宝宝会学着妈妈的样子梳头，还会帮助妈妈梳头。

宝宝的许多能力都是在日常生活中通过模仿学到的。让宝宝参与到父母和家人的生活中，宝宝能够学会更多生活技能。

2岁的晨晨会坐在小凳子上跷起二郎腿，还

有节奏地摇着小脚丫。在大人们眼里，孩子的这个动作是非常滑稽可笑的。奶奶骄傲地说"看我们晨晨，像个小大人似的"。

如果一个青春少年做这样的动作，可能会遭到这样的评价"像个什么样，坐没坐相，站没站相"。

孩子小的时候，没有意识到父母的榜样作用，对孩子有多么大的影响。当孩子长大了，父母觉得该是教育孩子的时候了，并凭借自己的判断和观点规范孩子，开始喋喋不休。结果孩子非但听不进去，还可能产生抵抗情绪。

做了父母，就成了孩子的榜样。从孩子出生的那一刻起，甚至早在孩子胎儿时期，父母就要规范自己，无论是语言，还是行动。从对生活的态度，到对家庭的责任；从人际之间的交往，到对工作的敬业精神，都对孩子产生着深远的影响。

幼儿心目中的父母是英雄，他们信赖父母，崇拜父母。但随着孩子的成长，他们开始审视、怀疑、挑剔父母。当父母以自己的观点要求孩子的时候，孩子也正以自己的思想衡量着父母。

❖ 注意力时间延长

集中注意能力是宝宝学习的基础，父母要有意培养。最简单的方法是，每次和宝宝交流时，都争取宝宝的注意力集中在你们的交流上；如果宝宝的注意力已经溜走了，你就应该停下来，把宝宝的注意力引导过来后，再进行交流；如果你无论如何都不能让宝宝的注意力集中到你这里来，就说明你和宝宝交流的内容，实在不能引起宝宝兴趣，你就该换一个内容，或换一种交流方式，或让宝宝自己去玩。记住，你和孩子越多的进行无效交流，宝宝集中注意力的能力会越差。

常有妈妈因为宝宝注意力时间短向医生询问，认为孩子有多动症或其他什么问题，这是妈妈不理解孩子。幼儿很难长时间注意某一件事，即使他很感兴趣的事，集中注意力的时间也不过是十几分钟。

提示
如果宝宝还不会使用2个字的句子，不会模仿动作或语言，听不懂简单的指令，请及时带宝宝看医生。

166. 情绪和情感

❖ 占有欲减弱

占有欲的减弱是宝宝学会与人分享快乐的开端，是宝宝和小朋友一起游戏的开始。尽管这个月龄的宝宝有了与人分享东西和快乐的能力，但是这种能力还是比较微弱的，很多时候，宝宝仍然护着他的东西，惦记着别人的东西。尤其当父母要求他把东西给其他小朋友玩时，他会一反常态，不但不给，还可能会表现出不友好的态度，这会让父母感到尴尬。

这么大的宝宝就是这样"不顺毛驴"，宝宝没有任何问题，绝不能就此认为宝宝有"品德"问题。父母千万不要代替宝宝做主，替宝宝"大方"。宝宝非但不会给你们面子，还会让你们失去面子。如果父母不替孩子"大方"，孩子可能会表现得非

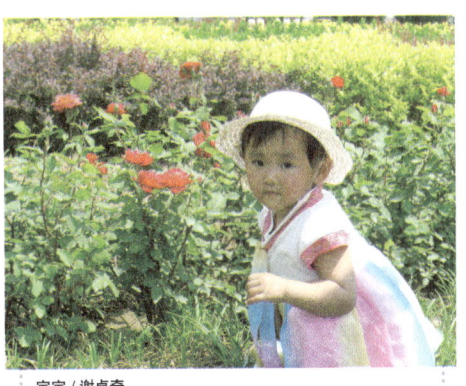

宝宝 / 谢卓奇

常好，会主动把自己的玩具送给小朋友玩。这就是幼儿！

❖ **分享玩具和饮食**

这个月龄的宝宝仍然不愿意小朋友分享他的玩具和饮食，但开始学着谦让比自己小的宝宝。如果小宝宝抢他手里的东西，他可能只是看看妈妈，并不去与小宝宝争抢。这不意味着懦弱，而是有爱心了，爸爸妈妈为自己的宝宝鼓掌吧。

对孩子行为过多的干预并不是父母对孩子应有的态度和做法。父母应该多从正面引导孩子，多顾及自身行为。因为孩子时刻在看着父母的所作所为，模仿着父母的一言一行，像海绵吸水一样吸取着父母身上的优点和缺点。如果父母总是用语言限制孩子的行为，总是用否定的语言警告孩子，孩子对父母的语言就会变得麻木，越来越听不进去父母的话。为了以后的语言交流，从现在开始，父母，尤其是妈妈不要喋喋不休地教育孩子。

❖ **表达情感**

宝宝开始对父母表达爱意，主动亲爸爸妈妈的脸颊。由保姆看护的宝宝，见到父母可能不是很亲，但随着宝宝慢慢长大，有了情感表达能力，即使父母不常陪伴，也知道亲近父母了。宝宝不但会开怀大笑，也会时而流露伤心表情，特别是当父母出门时，宝宝会表现出不高兴的神情。爸爸妈妈要学会感受孩子的感受，尊重孩子的情感表达，对孩子的情感做出积极回应，无论是高兴的，还是伤心的，无论是激昂的，还是消沉的。父母不但要积极回应孩子的情感，还要真诚地表达自己的情感。这样孩子的情感世界才能越来越丰富，才能体会到爱与被爱。

❖ **小伙伴**

到了这个月龄，宝宝开始喜欢和小伙伴交往，和小伙伴一起游戏，扮演角色，互换玩具。如果宝宝仍然喜欢自己玩自己的，要多给宝宝创造和小伙伴在一起玩耍的机会。如果宝宝很"仁义"，无论是比他大的，还是比他小的，他都谦让，父母不要担心宝宝受气或吃亏，越是这样，越需要给宝宝创造和小伙伴在一起的机会。

❖ **又开始扔东西**

父母或许还记得宝宝在婴儿期把什么都往地上扔的情景。现在宝宝又开始扔东西了，不过，这可是此一时彼一时了。那时的扔东西，宝宝是希望妈妈和他一起玩，喜欢妈妈把他扔的东西拾起来，听东西掉在地上时的响声。现在宝宝扔东西，是在锻炼自己的臂力和投掷的准确性。

❖ **情绪表现**

宝宝的情绪常常不定，刚才还高高兴兴的，一会儿不知为什么突然撅起小嘴，或发起脾气，或有些沮丧。这些情绪是宝宝自我意识提高的表现，父母应该欣然接受宝宝的情绪变化。当宝宝哭的时候，父母命令孩子："不要哭！"或用愤怒的语气呵斥孩子："哭什么！"会压抑宝宝情绪，过多地压抑情绪会阻碍宝宝良好性格的建立。

❖ **有意摔坏东西**

宝宝情绪反应越来越明显，当父母不能满足孩子的愿望，或有人招惹宝宝时，他开始有了反抗行为。比如把他喜欢的东西拿走时，他可能会坐在地上哭闹；不让他动他非常想动的某种物品时，他会有强烈的反应。这个月龄的宝宝可能因为闹而故意摔坏东西，表达自己的不满。

面对宝宝的这种行为，父母不要动怒，更不要大吵大闹，或抬起手来打孩子。父母应该以静制动，停下手里的工作，静静地看着孩子，不动声色，保持镇静。等到宝宝也静下来时，轻轻地告诉孩子，他这么做是错的，摔东西的行为是错误的。让宝宝意识到他摔东西的行为让父母感到震惊，父母不赞成孩子这么做。

当孩子做错事的时候，要给孩子明确的指令和态度。含糊其词，把自己放在某种情绪中，唠唠叨叨，只能给孩子传达一个信息：父母在生气。因为什么生气，宝宝并不十分清楚；应该怎么做，宝宝也不清楚。宝宝接受的只是父母生气的情绪。结果，孩子越来越爱发脾气，愤怒情绪越来越多。

❖ 用语言表达愤怒

当孩子能用语言表达他的愤怒情绪时，比不能用语言表达时要好办得多，父母无须揣摩孩子愤怒的理由了。孩子告诉你他为什么生气，为什么发怒的时候，你千万不能加以否认，告诉孩子他的愤怒是错误的，他不该生气。你首先要表示，你知道并接受了他的情绪。然后再帮助孩子化解愤怒情绪，帮助如何解决问题。

❖ 宝宝情绪是父母情绪的写照

2岁以后的宝宝开始更加密切地关注父母的情绪，宝宝的情绪往往是父母情绪的写照。对于这个时期的宝宝来说，父母就是他的全部。在宝宝看来，父母能够诠释整个世界，父母就是孩子的天，天晴了，阳光普照，天阴了，雷雨交加。宝宝对父母的情绪和感受是敏感的，面对父母的情绪变化，尽管有许多的不理解，但宝宝能够感受到父母的情绪是阳光还是阴雨。当父母的情绪是阴雨时，宝宝失去安全感，没有安全感时，宝宝潜能得不到充分发挥，探索精神和求知欲也被压抑。一句话：宽松快乐的环境是宝宝健康成长的保证。

❖ 害怕亲人离开，更离不开妈妈

幼儿害怕亲人离开，最怕的是妈妈离开。幼儿离不开妈妈是情感世界逐渐丰富、发展起来的表现。宝宝情感发育与父母作为有着密切的关联。当孩子对父母表现出依恋、亲近的时候，如常被父母忽视，甚至不耐烦，宝宝情感发育就会受到限制，长大成人后，可能会成为冷若冰霜的人，很难与人相处，不会施爱，也不会被爱。父母对孩子所表现出来的情感，要给予积极地响应，不但要积极响应孩子的情感表达，还要主动表示父母对孩子的爱，使孩子的情感健康地发展起来。

真正离不开妈妈的是婴儿，但妈妈却没有这样的感觉。等孩子快2岁了，许多方面都独立了，妈妈却感到孩子非常黏她"这孩子越大越不好带了，总是黏着我不放"！这是怎么回事呢？

其实这完全是妈妈基于一种错误认识上的错误判断。正是因为宝宝不再需要妈妈抱在怀里，妈妈才开始想着做一些事情了。而宝宝不能保证长时间不打扰妈妈，所以妈妈感到手里的活总被宝宝打断。宝宝不需要妈妈陪伴着玩了，妈妈可能会到厨房或其他房间做事，而宝宝看不到妈妈的身影，就会感到不安，所以又要叫妈妈陪着玩，宝宝需要随时都能看到妈妈。

不是孩子越来越离不开妈妈，而是妈妈认为宝宝可以离开妈妈了。事实是，宝宝还不能离开妈妈，自己玩不等于可以看不到妈妈。

167. 父母对孩子施教的态度和方式

❖ 认识和理解孩子的表现

有人说2岁宝宝令人头疼；2岁宝宝让人烦恼；2岁宝宝太淘气了；2岁宝宝过于执拗……是这样吗？这是对孩子天大的误解！

孩子在任何年龄都是天使，都天真活

泼招人喜爱，孩子带给父母的是快乐多多，烦恼极少，除非父母把宝宝的正常表现视为异常。

所谓的青春期叛逆也好，幼儿期执拗也好，孩子所经历的，不过是在生理和心理上的不断成熟，以及认识世界、融入社会的成长过程。

问题的关键，不是孩子如何执拗和叛逆，如何不可理喻让父母作难，而是父母能否正确认识和理解孩子的表现，能否妥善对待孩子所谓的执拗和叛逆，把孩子的表现放在成长的大背景中去理解。

不知当了父母的你，还能否清晰记起自己青春年少时的经历？你有无这样的记忆：

常被妈妈的唠叨弄得心烦意乱；

常被爸爸的大声呵斥吓得一言不发；

常因父母的不理解感到心情郁闷，产生强烈的叛逆感；

你无论怎样努力，也不能让父母满意，总是拿你的缺点和别人的优点相比，让你一点自信也没有；

你好不容易获得了优异成绩，却被告知不要骄傲，还差得远呢！你很沮丧，下定决心不再努力；

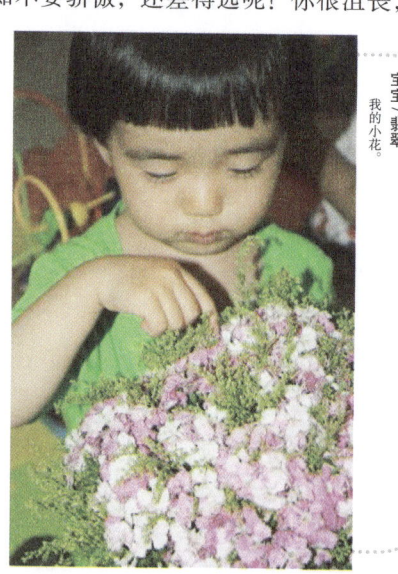

你把不理想的成绩单拿来让父母签字，听到的是对你的无情攻击，甚至拳脚相加，从此你自暴自弃，自己看不起自己；

"我怎么养了你这没出息的孩子！"你从此伤心透顶，亲情渐渐远去，从此不再愿意与父母沟通……

如果没有这样的经历，那是最好的；如果有，那就要反思了，现在自己做了父母，还要让自己的孩子重复你的经历吗？相信你不会这么做的。

❖ 与孩子建立亲密关系

在孩子的成长道路中，孩子希望与父母亲密，是可以吐露真言的朋友。孩子不喜欢事事代劳的父母，更不喜欢事事监管的父母。当孩子受到挫伤时需要父母安抚和激励；当孩子犯错时需要父母给予原谅和耐心引导。如果父母把自己放在"一家之长"的位置，凡事没有对错，一概要听父母的，只能让孩子不懂是非，远离父母。

❖ 给孩子充分的自由

给孩子充分的自由，会让孩子知道如何用自己的能力影响世界，激励孩子的探索精神和求知欲望，提高创新能力。

这里，请父母正确理解自由的含义。给宝宝充分的自由，并不意味着放任，让孩子无所顾忌，为所欲为，对错误行为必须加以制止。父母需要有原则，而不是任凭自己心情好坏。心情好时，对孩子就"宽大处理"；心情坏时对孩子就采取"专政"。让孩子无法判断事情对错。

❖ 兑现承诺

父母认真兑现承诺，对孩子的品格塑造影响深远。兑现承诺是诚信的一种表现，诚信是一个人获得别人信赖和尊重的前提。父母能够认真兑现承诺，会增强孩子对他人的信任度和对世界的认可度，也会提高

宝宝／翡翠
我的小花。

宝宝与人交往、被人接受和喜爱的能力。轻易承诺，却不认真兑现，会导致孩子对父母的不信任。

❖ 父母的信任和鼓励

父母一句鼓励的话、一个赞许的点头、一个欣赏的眼神、一个轻轻的抚摸、一个温暖的拥抱，都会在孩子幼小的心灵里留下美好的印迹，伴随着孩子一生的成长。幼时充分享受父母疼爱的孩子，长大后不但懂得爱自己，更懂得爱他人。父母对孩子的信任和鼓励，对孩子的成长起着举足轻重的作用。

史蒂夫和班上的同学比很特殊，因为他双目失明。对于一个9岁的孩子来说，"特殊"意味着被嘲笑、被冷落。小史蒂夫一度生活在重重自卑中，直到他遇见了本尼迪斯太太。

在史蒂夫的记忆中，小学老师本尼迪斯太太是颗永不消逝的启明星。她让斯蒂夫发现了自己的天赋，教他勇于做个与众不同的人。

本尼迪斯太太无疑是个睿智的人，她意识到光靠说教没法让9岁的顽童理解深奥的人生哲理。于是就发生了……

老师先是让同学们回答一个问题，其他同学都说不知道，老师让史蒂夫回答，史蒂夫流利的回答了老师的问题。"回答正确。"老师突然停下来，做出倾听的样子，"是谁在发怪声？我听到一个微弱的声音，是抓挠的声音。"老师神秘地低语，"听起来像……像是只老鼠！"

教室顿时乱作一团。"镇静，大家镇静！"老师大声说，"谁能找到它？可怜的老鼠一定吓坏了。"于是，孩子们乱找一气。

"史蒂夫，你能帮我吗？"老师向静静坐在座位上的史蒂夫求助。

"好的。"小家伙回答，他挺了挺腰板，脸上闪着自信的光芒。

"请大家保持安静，史蒂夫在工作。"老师告诉同学们。

史蒂夫歪着头，屏息凝神，手慢慢指向纸篓："它在那儿，我能听到。"

一点没错，老师果然在纸篓里找到了那只小老鼠。

一切恢复原状，但史蒂夫变了，一粒自信的种子开始在这个盲童心里生根发芽，渐渐驱散了他的自卑感。每当情绪低落时，他便想起纸篓里的那只小老鼠。直到多年以后，他才知道小老鼠不是意外掉进纸篓的，而是老师特地请来的。

他就是集歌唱、作曲和演奏于一身，摘取过22项格莱美大奖，有7张专辑打入美国流行音乐金榜，获得美国音乐世纪成就奖，入选"摇滚名人殿堂"的×××……这些都是因为曾经有只老鼠意外掉进了纸篓。（摘自《读者》）

这个感人的故事给了我们多好的启示，给孩子以理解和鼓励，是孩子获得自信的力量。

❖ 第一次送女儿上幼儿园

还记得第一次女儿上幼儿园时的情景和感受。女儿23个月时上了幼儿园小班。看着宝宝背着小书包一蹦一跳地跑进幼儿园的大门，我的眼泪不禁夺眶而出。

女儿10个月还不会爬，用力推她的小脚丫，她宁愿像只小青蛙一样向前蹦，也不肯爬一下。我这个做儿科医生的妈妈，心里也是七上八下的，隐隐约约怀疑宝宝是不是发育上有问题，但我还是努力把隐约的怀疑封存了起来。尽管和女儿一天出生的丽丽和萧萧爬得都很好，我还是坚信女儿发育没有问题。

看着孩子欢快地跑进幼儿园，我如释重负。如果我把孩子不会爬挂在嘴边，情况又会怎样呢？父母要坚信宝宝能够健康快乐地成长起来，这恐怕比什么都重要。

❖ 平等交流

宝宝原来听不懂"不"的含义；当能听懂的时候，就开始有了朦胧的"自我意识"；再等到有了理智，又开始有了清晰的"自我主张"。所以，父母不要寄希望于你的"制止口令"甚至是"命令"来阻止孩子做他想做的事。那样的话，不但达不到目的，还会逐渐降低父母威信，或者成"对峙"局势。和孩子平等的交流沟通，不但不会失去尊严，还会在赢得尊严的同时，赢得孩子的爱戴和尊重。

事情就是这样的，你希望得到的，首先需要付出。有舍才有得，有得必有失，这是永恒不变的哲理，父母慢慢体味吧，想透了，就知道怎么与孩子相处了。父母总想获得教育孩子的真经，掌握教育孩子的妙策。其实，这想法本身就是错误的，如果你不但这么想，也这么去做了，就已经预示着教育的失败。你不该想怎么教育孩子，而是应该想怎么与孩子相处。对孩子而言，父母的大是恩情的大，不是权大，父母树立的不该是威严，该是威信。孩子不会因为父母的虚怀若谷而瞧不起父母，而是会肃然起敬。

父母在限制孩子的行为时，要有所取舍，不能用成人的眼光看待和约束孩子的行为。孩子有孩子的兴趣和爱好，孩子有孩子的特点和选择。

❖ 不做发怒的父母

如果父母总是断言孩子做错了事并经常发怒，会使孩子变得懦弱，做事缩手缩脚，还会迫使孩子隐瞒实情，养成撒谎的习惯。如果父母总是对孩子发怒，孩子也会学着父母的样子，动辄发怒。

人人都会犯错，孩子也不例外，但是，只要给他们机会，他们就会从中吸取教训。

❖ 认识孩子间的个体差异

每个孩子之间的发育存在显著的个体差异；每个孩子自身的发育也不是均衡的。很早就会走路的宝宝，可能很晚才会说话；1岁还不会爬的宝宝，可能10个月就会走了。每个孩子都有其独特性，就如同长相、高矮、胖瘦、脾气秉性一样。

孩子间可见的差异是很容易理解的，但孩子间不可见的差异，就不那么容易让父母理解了。而孩子间心理、行为、智能等方面的差异，要远远大于身体发育上的差异，但却常常不被父母所接受。

父母不但要尊重孩子的生理发育规律，还要理解孩子的心理成长过程。每个孩子都拥有自己的独到之处，父母要学会欣赏孩子的独特，发现孩子与众不同之处。

不要给孩子输送他"不行"的信号。孩子需要父母的激励，而不是批评；需要的是鼓励，而不是打击；需要的是肯定，而不是否定。

168. 生活能力来自实践

❖ 实践中锻炼能力

生活能力是在不断实践中练就出来的，如果父母不给孩子自己动手做的机会，孩子很难学会自己做事。等到孩子长大了，到了该独立做事的年龄却不能胜任，父母才开始着急已经晚矣。到那时，父母开始唠叨孩子，怪孩子什么也不会做，孩子会感到委屈：我想干时你们不让我干，现在又嫌我不干，话都让你们说了，孩子从委屈到生气，从生气到抵触，从抵触到反抗，从反抗到失去自信，自暴自弃，缺乏进取精神。孩子在心里想：反正我怎么都不好，什么也不行，什么也做不好，干脆什么也不做。和父母形成了对立。这是非常糟糕的情形。从一开始，父母就不要这么做，要给孩子以充分的锻炼机会，给孩子以鼓励和肯定，多赞扬孩子，让孩子树立自信心，相信自己能做好事情，敢于承担责任。

宝宝开始学着自己玩耍，开始挣脱妈

妈的怀抱，在大自然中放飞自己。妈妈喂什么吃什么的日子一去不复返了，爱吃的食物就要吃个够，不爱吃的食物可能一口都不吃，不知什么时候，又反过来喜欢吃原来不吃的食物。宝宝的自主性体现在方方面面，吃、穿、睡、玩等都开始有了自己的想法和主见，父母要尊重孩子的选择，善于向正确的方向引导，而不是强制性的。

❖ 独立性

2岁的宝宝独立性不断增强，开始尝试着做自己喜欢的事情，开始感受父母对他的情感。但由于宝宝的认知能力还是非常有限的，当妈妈为了避免危险而制止宝宝做某件事时，宝宝感受到的是妈妈"不爱我了"。宝宝看到的是妈妈外在的表现，感受到的是妈妈"不友好的态度"。所以，当妈妈要严肃而坚决地制止宝宝做某件事时，首先要告知宝宝你是爱他的，但你不能让他做这件危险的事，这样会让宝宝的情感发展走进良性轨道。

宝宝能理解爸爸妈妈的话，也只是限于日常生活的事情，还不能理解父母讲的道理。所以，父母想通过讲道理引导孩子行为是不现实的。这个年龄段的宝宝，仍然是站在自己的角度看问题。宝宝或许能听懂一些道理，但通过道理引导宝宝行为还需要一段时间，父母还需做出很大努力。

❖ 独立解决问题的能力

宝宝开始学习独立解决问题，能做的，不能做的，宝宝都想自己动手做。这时，父母需要做的不是对宝宝指手画脚，更不能处处限制宝宝，这也不让干，那也不让干。那样会极大地影响宝宝独立解决问题的能力。如果宝宝自己打开抽屉，把抽屉里的东西全都搬出来，父母不要对着宝宝说：你看你！在做什么！你真是个淘气的孩子！然后把宝宝抱到一边，把抽屉收拾好，这样做会打击孩子的创新能力，让宝宝感到沮丧。

把宝宝的玩具放到高一点的地方，当宝宝想要高处的玩具时，你不要马上就把玩具拿下来递给宝宝，而是用探询的口气问：你自己能把高处的玩具拿下来吗（给宝宝一个思考问题和自己动手做事的机会）？不要等宝宝回答，你紧接着说：我相信宝宝一定能想办法拿到它（给宝宝以鼓励和支持）。这时，宝宝可能会把小凳子搬过来，站在凳子上，通过让自己"长高"拿到玩具，如果宝宝这么做了，父母一定要不失时机地表扬宝宝，让宝宝尝到完成任务的喜悦，产生自豪感，这样愉快的经历会激发宝宝更大的学习热情和强烈的探索精神。

❖ 自己洗手

宝宝喜欢玩水，更喜欢在水龙头下玩水，把小手伸到流水下，宝宝心里甜滋滋的，享受着水的抚摩。宝宝洗手的目的可不是为了讲卫生，只是为了玩水。不过妈妈也不要因此限制孩子，孩子就是在玩耍中增长才干的。当然要注意节约用水，水龙头尽量开小点。

❖ 熟练开门关门，甚至会锁门

到了这个月，宝宝已经能够熟练地开门、关门了，还能把门反锁上。为了安全

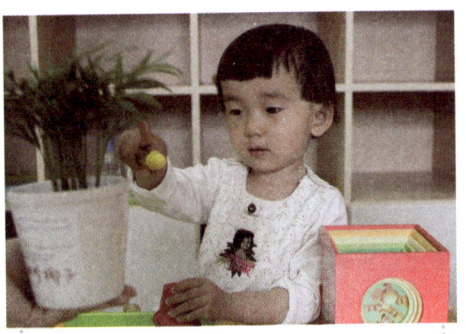

宝宝/翡翠
我的幼儿园生活。

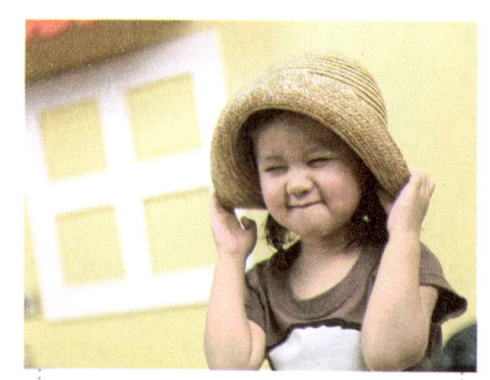

宝宝 / 张桉若

起见，妈妈要在固定的地方放置一把能开门的钥匙，以便随时帮助孩子把门打开。如果是带门闩的，当宝宝把门反锁上时，妈妈就不能从门外把门打开了，所以建议妈妈把门闩取下来。如果妈妈无法打开已经锁上的门，室内只有宝宝一个人，妈妈千万不要心慌，更不能让宝宝知道妈妈紧张着急，无计可施。妈妈应该保持镇静，平静地和宝宝说话，给宝宝讲故事，让孩子知道妈妈就在他身边，让孩子感受到这是一种游戏，妈妈在门的这一边，孩子在门的那一边，他是安全的，要让孩子情绪稳定下来。同时通知其他能够帮助你的人，尽快打开房门，因为孩子不会长时间地等待下去，把门踢开不是好的选择，这样会给孩子带来恐惧感，很长时间都不能忘记这次经历。

169. 游戏和玩耍中学习

❖ **父母的关爱**

父母和看护人要通过搂抱、抚摸、亲昵等行为，表现出对孩子的爱护和关心，让孩子时刻感受到父母对他的爱。关注孩子睡眠、吃饭、尿便、精力、疲惫、不适等生理问题，发现孩子的生物节律和生活规律，在尊重孩子内在生物钟的同时，有意培养孩子拥有健康的生活习惯。

父母要有一定的预见性，能够观察和感受到孩子的需要。因为，在很多时候，宝宝不能感受到自身的感受，不能判断出为什么会有如此的感受。所以，常常会因说不出的感受而哭闹烦躁，甚至焦虑。比如，玩耍中的孩子，一阵睡意袭来的时候，感到的是突然的疲惫，眼睛睁不开，头脑发昏，肢体站立不稳等。这种不适的感受和刚刚还在的快乐感受形成鲜明对比，宝宝一时转不过弯来，心生焦虑。倘若这时，妈妈像及时雨一样，预见到了，及时告诉孩子，玩累了，该睡觉休息了，并帮助孩子躺到床上。宝宝就不会产生焦虑心情，慢慢学会感受自身的感受。

❖ **倾听孩子的心声**

在日常生活中，父母和看护人要用成人语言和孩子进行交流。学会倾听孩子的声音，认真回答孩子提出的所有问题。可在家中物品上贴标签，以实物教孩子认字，这样能让孩子更快地认识生字，达到事半功倍的效果，比用书本教更能引起孩子的兴趣。

❖ **培养孩子的阅读能力**

鼓励孩子看书。可以和孩子一起看书，也可以让孩子自己看书。父母不要忘记榜样的作用，如果要孩子多看书，父母首先要以身作则。倘若父母常坐书桌旁看书，孩子也会学着父母的样子，坐在书桌旁看书。倘若父母常躺在床上或在饭桌上看书，孩子也会有这样的习惯。

还有一个方法可以让孩子喜欢读书。当你回答不了孩子的问题时，不要敷衍了事或只说不知道，而是要查阅书籍，最好和孩子一起查。这样，你不但正确地回答了孩子的问题，还培养了孩子认真做事的态度，同时，也让孩子知道书中自有学问在，培养了孩子爱读书的习惯。

❖ 学习外语

如果你会说外语，在日常生活中，可以用简单的外语和孩子说话。但是，不要像成人学外语那样，用母语解释外语。和孩子说外语，直接说就好了。比如，教孩子说苹果，指着苹果直接用外语说就行，不必说这个是苹果，英语就是apple。这样，孩子不容易混淆，不容易被两种语言搞蒙。

❖ 音乐绘画天才

所有孩子都是音乐和绘画天才，都有成为音乐家和画家的潜质。这话不管是有无科学根据，我都愿意这么认为，我也希望父母这么认为自己的孩子。有这样的认识，孩子的天赋才不会被浪费，被淹没，甚至被毁灭。

当宝宝准备干危险的事情时，可用简单的语句告诉孩子为什么这样"危险"，宝宝能够大概听懂父母解释安全的术语。比如，暖瓶里的水会"烫伤"你的手；果刀会"割伤"你的皮肤等。

❖ 过家家

提起"过家家"，好像是上一代人的游戏，太土了。妈妈可不要有这样的看法，更不要否定宝宝"过家家"的游戏。玩"过家家"游戏，能培养宝宝热爱劳动，助人为乐的品德。"过家家"游戏能让宝宝自由地开动脑筋，培养宝宝丰富的想象力和创造力。

宝宝会自己用玩具"过家家"，嘴里还不断地自言自语，扮演不同的角色。如果宝宝还不适应和其他小朋友一起玩"过家家"，爸爸妈妈可陪宝宝玩，让宝宝扮演爸爸或妈妈，爸爸妈妈扮演宝宝，让宝宝体验做爸爸妈妈的感觉，这是非常有益的。

❖ 对玩具的喜爱

这个阶段的宝宝具有极大的"破坏力"。宝宝把东西拆散了，是要探究其中的奥秘，是学习的过程。如果父母对宝宝的"破坏"从不制止，也不谴责，宝宝就能更快地结束"破坏"行为，转而到"建设"行为上来。当宝宝试图把拆散的玩具安装上的时候，宝宝就开始了"建设"。玩具就是让孩子玩的，实在不应该限制玩的方法，玩的方法越多，包括拆散玩具，越显示出孩子的聪明和思考能力。

当然，这种"破坏"，应该只限制在玩具的范围，对家居摆设、家用电器等非玩具的物品，还是要明确"不能动"的。有的父母很极端，一切都不限制，认为这样才能创造宝宝探索世界的宽松环境。问题在于，明确不能动的物品，本身就是宝宝探索世界的必要前提，一个没有前提概念的宝宝，是探索世界的宝宝吗？对人类已经积累的生活常识缺乏理解、缺乏敬畏的宝宝，真的是父母渴望养育的宝宝吗？这些都是值得父母们深入思考的。

❖ 会玩变形玩具

宝宝动手能力的提高，使得宝宝已经不满足于玩形状固定的玩具了，变换形状的玩具，最能引起宝宝的兴趣。一个问题摆在我们面前：玩具已经不是外在的东西了，而是加进了宝宝的创造。这是玩具本身所包含的文化内容，特别容易影响宝宝刚刚形成的精神世界。因此妈妈在选择变形玩具时，特别要注意玩具所潜藏的文化内涵，如果有不良的文化导向，就不应该选择了。

❖ 像妈妈一样关爱玩具娃娃

给玩具娃娃穿衣服、喂饭、喝水、盖被子，还会把娃娃放在童车中推着玩，妈妈对宝宝的关照和爱护，宝宝全部给了玩具娃娃。宝宝还会模仿妈妈的方法，哄玩具娃娃睡觉，还愿意当玩具娃娃的爸爸或妈妈。这是爱的传递。如果妈妈给宝宝的不是温暖的爱，宝宝还会给玩具娃娃传递关爱吗？

我的弟媳有一次打了不听话的儿子，那时果果不到2岁。第二天，果果自己在床上用小手拍打娃娃熊，嘴里念念有词："叫你不听话！叫你不听话！"弟媳当时惊呆了，她以后再没打过孩子。

父母不把爱传递给孩子，孩子传递给他人的，会是爱吗？宝宝对待玩具娃娃的态度，应该成为父母审视自己对待宝宝的一面镜子。无论工作多忙都要抽出时间和宝宝玩玩具做游戏，任何幼儿机构都不能代替父母的陪伴。

❖ 适合2岁宝宝的玩具

规格比较大的适合孩子翻页的图画书或插图故事书；

儿童用的绘画和写字笔、写字板、小书桌；

简单的积木、插孔玩具和简单的益智拼图玩具；

过家家玩具、沙滩玩具、浴室玩具、厨房玩具；

大小不同娃娃和各种动物玩具；

大小不同的汽车模型、各种球、不易破碎的瓶瓶罐罐；

能变形、推拉的玩具、各种不易碎的镜子；

三轮车、儿童乐器；

房间里的其他安全不易碎的东西。

第4节 营养和饮食管理

170. 合理搭配饮食，确保均衡营养

宝宝生长发育所需的碳水化合物、矿物质、维生素、脂肪、蛋白质、纤维素和水七大营养素，没有哪一种是可有可无的，可相互替代的。所以，父母给孩子选择食物时，不可偏废某一种，选择的食物种类要多并合理搭配，才能提供均衡的营养。均衡的营养对孩子生长发育非常重要。

❖ 每天的食物需求

每天要为宝宝提供15-20种食物，在这15-20种食物中，包括五大类基本食物：粮食、肉蛋奶、蔬菜、水果和水。

这五大类食物中，粮食主要提供碳水化合物；肉蛋奶主要提供蛋白质、脂肪和矿物质；蔬菜主要提供维生素和纤维素；水果主要提供维生素和水；水主要提供水和矿物质。

事实上，粮食也含蛋白质、矿物质、维生素和纤维素；蛋肉也含维生素和矿化合物；蔬菜也含矿物质，部分蔬菜含碳水化合物；水果也含碳水化合物和矿物质，只是含量不那么高而已。

这五大类食物中，妈妈可分类列出来食品名单，列出的名单越长越好。

❖ 每餐的食物需求

每日3次正餐，2次加餐。每餐提供的食物，都尽可能地包括粮食、肉蛋奶和蔬菜三大类基本食物，可各占1/3比例。如果孩子消化能力比较弱，可适当减少肉食比例，增加粮食比例。如果孩子比较瘦，可适当增加粮食和肉蛋奶比例，减少蔬菜比例。如果孩子比较胖，可适当增加蔬菜比例，减少粮食和肉食比例。请妈妈注意，这里所说的增加和减少强调的是适当，不

能大幅度削减和增加，以免所提供的营养素失衡。

❖ 每周的食物需求

除了每天和每餐食物原则外，还需要注意每周的食物搭配。把每周需吃的食物均分到每天中，并进行合理搭配和替换。

豆类和杂粮：每周两三次，红豆、豌豆、绿豆、白豆等，可煮豆粥或蒸豆饭。还有江米、薏米、粟米等，每周可挑选一两种煮粥。

鱼虾每周三四次；禽类肉可每周四五次；畜类肉可每周两三次，牛肉比猪肉含油脂低；动物肝可每周一两次，如果宝宝有贫血或缺铁可增加到五六次。

黄豆：每周两三次，豆浆、豆腐脑和豆腐等。

木耳、海带、菌类等山珍海味每周一次。坚果和干果每周两三次。

❖ 食量小，比较瘦的孩子

如果宝宝食量小，比较瘦，两次加餐就以奶为主，水果和水次之。睡前加餐是非常必要的，以奶为主。

如果孩子食量大，比较胖，加餐主要吃水果和水，最好取消睡前加餐。

如果宝宝不爱吃肉，可继续把肉做成泥状，做成肉粥、肉米饭、蒸肉龙、做成包子饺子馄饨等。

如果宝宝不爱吃绿叶菜，可把蔬菜切碎或把蔬菜榨汁，餐时当饮料喝。

如果宝宝不爱吃粗杂粮，可做成杂粮汁（用豆浆机做）。

如果宝宝不爱喝奶，可自做或去超市加工蛋糕（面粉、奶粉、鸡蛋），这样也解决了宝宝不爱吃鸡蛋的问题。也可用奶给宝宝做脆皮香蕉，还有奶馒头、牛奶面包粥等。

有的宝宝不喜欢吃鸡蛋，但非常喜欢吃蛋挞。宝宝可吃的食物品种多了，可采用多种烹饪方法，为宝宝改善伙食，增加宝宝食欲。

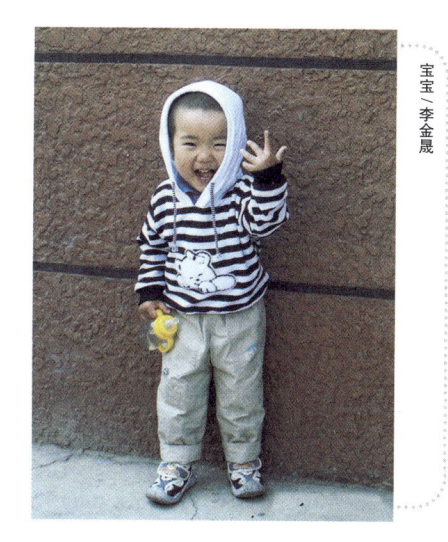

❖ 培养宝宝健康的饮食习惯

注意少食或不食垃圾食品、加工食品、合成食品、腌制食品、冰冻食品、反复融冻食品、剩饭剩菜等。

另外，还要注意少油、少盐、少糖、少调味剂，采用最大限度地保留食物本身的营养素和天然味道的烹调方法。

不给宝宝过度"重口味"的食品，如麻辣烫、油炸甜饼、咸菜、奶油甜点、巧克力等食物。

不因吃零食而影响正餐。选择水果、水、奶制品和部分饼干、海苔等零食，少吃膨化和油炸零食。

❖ 不可忽视奶类

大部分妈妈准备断母乳。尽管如此，在没有断母乳前，妈妈还是要把喂母乳当回事，不要以为孩子已经能很好地吃饭了，母乳就成了可有可无的事。乳类食物对宝宝仍然很重要，不可忽视。如果妈妈采取逐渐断母乳的方法，随着喂母乳次数的减少，要逐渐添加配方奶粉或鲜奶。

宝宝／李金晟

如果早已断了母乳,每天还要吃配方奶粉80-100克(约530-660毫升)。有的宝宝非常喜欢喝奶,在不影响一日三正餐的前提下,配方奶粉可增加到145克(966毫升)。但是,不能再超过这个量了,以免宝宝出现缺铁性贫血。有的宝宝特别不爱喝奶,包括酸奶、奶酪等其他奶制品,妈妈要想办法每天保证给宝宝提供配方奶粉72克(480毫升)。比如,把奶粉放到面粉中做成面食,也可做脆皮奶。总之,每天给宝宝进食奶制品是非常必要的。

❖ 营养素补充

如果宝宝吃得很好,饮食搭配合理,不需要额外补充营养素。如果处于冬季,可补充维生素A和D,每天维生素D 200-400国际单位,维生素A 600-1200国际单位。其他根据医生建议,缺啥补啥。

171. 制定食谱,安排进食时间

❖ 一天时间安排

一天时间安排表

06:00-07:00	起床,排尿便,洗脸刷牙,喝水(50毫升以下),活动一会儿。
07:00-08:30	早餐。(提示:食量小的宝宝,起床后先喝奶,再吃早餐)
08:30-09:00	室内亲子游戏,可陪宝宝读书,画画写字,做游戏,讲故事,过家家等。
09:00-09:30	上午加餐,主要是水果,如果早餐喝奶少,可加点奶酪。
09:30-11:00	带水瓶到户外活动,活动中让宝宝多次喝水。
11:00-11:30	室内自由活动,听音乐,也可让宝宝和妈妈一起准备菜肴。
11:30-12:00	午餐。(提示:不能让宝宝边吃饭边喝水,户外活动时要喝足水,饭前30分钟不让宝宝吃任何食物,包括水)
12:00-12:30	室内自由活动,听音乐。(提示:不要让孩子跑跳等剧烈活动)
12:30-14:30	午睡。(提示:最好挂上窗帘降低亮度,宝宝能睡得安稳)
14:30-15:00	下午加餐,奶和饼干。(提示:如宝宝比较胖,可吃水果)
15:00-16:30	带水瓶到户外活动,活动中多次让宝宝喝水。
16:30-17:00	室内自由活动,听音乐或看15分钟动画片,也可帮妈妈洗菜。
17:00-17:30	晚餐。
17:30-19:00	和宝宝做亲子游戏,看15分钟动画片。
19:00-19:30	洗澡,喝水。
19:30-20:00	喝奶,刷牙。
20:00-20:30	给宝宝读书,讲故事。
20:30-06:00	睡觉。

提示：每餐时间最好不要超过半小时。有的宝宝渴了会要水喝，但等到宝宝渴了要水喝的时候，已经是很缺水了。所以，最好定时给宝宝喝水，每天至少喝水3次，保证600毫升以上的白开水。

❖ 一天食谱举例

一天食谱表

早餐	奶200毫升，一个整蛋羹（加虾皮末和西红柿汁），豆沙包。
上午加餐	猕猴桃半个，橙子四分之一个。
午餐	红豆米饭1小碗，清蒸鳕鱼50克，油菜炒香菇三分之一小碗，银耳红枣汤半小碗。
下午加餐	奶200毫升，樱桃4个。
晚餐	芹菜胡萝卜牛肉馅包子2个，小米绿豆粥半小碗。
睡前加餐	奶200毫升。

❖ 一周食谱举例

一周食谱表

	早餐	上午加餐	午餐	晚餐	下午加餐	睡前
周一	奶，卧鸡蛋，豆沙包，圣女果。	苹果和梨，水。	软饭，胡萝卜肝泥，鲜菜鱼片汤。	葱花冬菇牛肉末细丝面。	奶，杏，水。	奶。
周二	奶，鸡肝青菜面条。	桔子和香蕉，水。	红薯软饭，豆腐鱼肉蒸蛋，海米紫菜汤。	软饭，鹌鹑蛋蒸肉饼，炒土豆丝，银耳枸杞炖大枣汤。	奶，饼干，水。	奶。
周三	奶，鸡蛋桂花粉，果酱花生酱全麦面包片。	猕猴桃和荔枝，水。	鸡肝虾段韭黄银丝面。	大米小米软饭，海带丝炒肉丝，青菜末。	奶，草莓，水。	奶。
周四	鲜豆浆，鸡蛋卷。	香蕉和橙子，水。	杂豆软饭，蒸鳕鱼，瘦肉，青菜汤。	番茄汤，牛肉菜饼。	奶，蛋挞，水。	奶。
周五	奶，蛋花瘦肉粥，小馒头。	桃和哈密瓜，水。	南瓜软饭，时鲜菜汤，金针粉丝煮鱼片。	青菜嫩段，鸡肉丝面片。	奶，樱桃，水。	奶。

周六	奶，鸡蛋饼，西红柿。	火龙果和荔枝，水。	软饭，番茄牛肉末西兰花，红萝卜土豆鸡汤。	紫米大米软饭，肉末豆腐时鲜菜汤。	奶，饼干，水。	奶。
周日	豆浆，三明治。	芒果和石榴，水。	软饭，地三鲜，青菜大枣猪骨汤。	软饭，肉末炒碎菜，木耳蘑菇鸡蛋汤。	奶，西瓜，水。	奶。

172. 培养良好进餐习惯

❖ **培养宝宝良好的进餐习惯关键期**

这个月龄段是培养宝宝良好进餐习惯的关键时期。要让宝宝坐在固定的餐桌或餐椅上吃饭。做到：不走动着吃、不玩着吃、不看着电视画报吃饭、不哄着孩子吃、不强迫孩子吃、不为吃饭做不该的许诺。按时进餐，培养宝宝不挑食不偏食的习惯。

三正餐的时间和成人进餐时间差不多，可以和成人一同进餐。合理搭配膳食结构，增加食物种类，不要只强调营养高的食品。

让宝宝练习自己拿勺吃饭，自己拿着奶瓶喝奶，自己拿着杯子喝水。

尽量营造一个良好的就餐环境，吃饭的环境尽量安静，如果放音乐，要放优美轻松的音乐，周围人不要随意走动，大声喧哗。如果宝宝和成人在一桌吃饭，不要对饭菜进行批评。不在吃饭时教育和训斥宝宝，成人不在饭桌上争吵。

另外，要少给孩子吃零食，尤其是膨化、高糖和高油的零食。养成按时进餐的习惯，正餐前1小时不让宝宝吃任何零食。

❖ **让宝宝自己拿勺吃饭**

如果妈妈不给宝宝自己拿勺吃饭的机会，宝宝很难学会自己拿勺吃饭。很多技能不是天生就有的，必须通过实践、再实践才能掌握。潜能不是终身存在的，就如同某种物品的有效期一样，超过关键期，这种潜能就不能被开发出来，或者达不到应有的水平。如果妈妈放手让宝宝去做，到了这个月龄段，绝大多数宝宝都能独立完成吃饭任务。如果宝宝仍然不会自己拿勺吃饭，不是宝宝能力差，是父母没给宝宝机会。现在也可以让宝宝练习使用筷子了。筷子不仅仅是吃饭的工具，也是锻炼宝宝手部精细动作的好方法。

❖ **宝宝也是美食家**

妈妈要认真宝宝给准备饭菜，不能因为宝宝吃的少就凑合。吃对宝宝来说不仅仅是为了填饱肚子，宝宝也要品尝食物的美味，也要观赏食物的色泽。父母不但要尊重宝宝的食量，还要尊重宝宝对食物品味的选择。为了促进食欲，烹饪时要注意食物的色、味、形，提高宝宝就餐兴趣。

❖ **喜欢像爸爸妈妈一样吃饭**

宝宝有极强的模仿能力，父母在宝宝心目中是"英雄"，所以，宝宝更喜欢模仿爸爸妈妈的行为。幼儿喜欢像爸爸妈妈一样吃饭，所以，不希望宝宝做的，父母一定不要做。如果父母喜欢剩饭在自己碗里，宝宝也会剩饭。

这个月龄的宝宝已经萌发了自我意识，如果妈妈还是喂宝宝吃饭，逼着宝宝吃他不想吃的饭菜，让他吃不能够承受的饭量，宝宝就会产生反感，由反感到逆反，最后发展到厌食。

❖ **喜欢和父母一起吃饭**

宝宝喜欢和父母一起吃饭，喜欢吃成

人饭菜。如果想让孩子和父母吃同样的饭菜，烹饪时要倾向于孩子的口味，饭菜要做得细、软、碎，少放盐，不放刺激性调料。和父母一起进餐，不但满足了孩子的喜好，也可以节省父母的时间。用节省下来的时间陪宝宝做户外活动、各种游戏。

提示

吃鱼时注意鱼刺。

不能把很热的饭菜端到桌子上，以免烫伤宝宝。

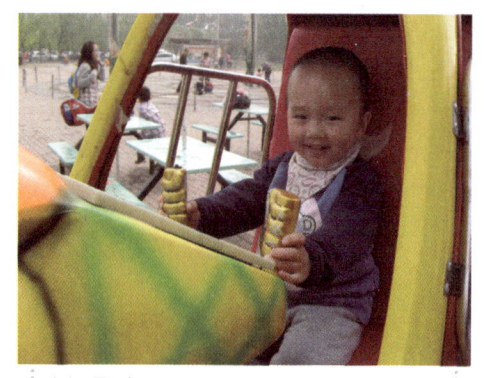

宝宝／周语宸

在公园玩的时候，有个直升机的摇摇车，我排了好长的队才坐上，太高兴了。

173. 妈妈遇到的宝宝吃饭问题

导致宝宝吃饭难的因素有：过度喂养、不愉快的进食经历、不满意饭菜的味道、没有养成好的进餐习惯、餐厅环境不好、饭菜不适宜宝宝吃、饭菜不符合宝宝的意愿、宝宝病了。觉得宝宝吃饭难的时候，父母多从自己身上找原因，从一开始就要注意，避免宝宝养成不好好吃饭的习惯。

❖ 偏食

父母要正确对待宝宝偏食，宝宝的偏食多是一时性的，宝宝对新的味道还不能马上接受，父母应耐心等待。宝宝对每一种他第一次品尝的食物，都有一个适应过程。如果宝宝不能接受某种新的食物味道，通常需要尝试7次，宝宝才有可能接受。对宝宝接受新饭菜的宽容，是避免宝宝偏食、厌食的最好办法。

宝宝对饮食的偏好不能视为偏食，只是比较喜欢某种食物罢了。对饮食的偏好与宝宝自身有关，也与父母饮食习惯有关。多数宝宝比较偏好甜食，也有不少宝宝喜欢脂类食物，脂类可以释放出芳香的味道，闻起来让人感到香喷喷的，比甜食更能引起宝宝食欲。甜食是吃到嘴里以后，宝宝对这种感觉产生了美好的记忆，并不断记忆哪些食物吃到嘴里是甜的，这种记忆使得宝宝能够有意识地去选择甜食。

宝宝如果对某种食物太偏好了，就会拒绝另一些食物，这样就发展成偏食了。偏食会导致营养不均衡，而均衡的营养是宝宝健康生长的基本保证。所以，父母要适当纠正宝宝对某种饮食过度偏好，避免向偏食方向发展。

当我们感觉饭很香时，不仅仅是通过味觉品尝出来的，嗅觉也积极参与其中。如果丧失了嗅觉，很难感觉到饭菜的味道。闻到饭香时，会引起胃液分泌，食欲大增。饭菜做得香味扑鼻，会使宝宝的食欲增加。父母不要拒绝宝宝进厨房，在保证安全的前提下，让宝宝参与到做饭中来，会引起宝宝极大的兴趣，不但培养宝宝热爱劳动的品德，还会让宝宝对饭菜产生兴趣，吃的愿望增强。

❖ 饿着不吃

随着宝宝自主能力的增强，对食物开始挑剔，不爱吃的饭菜宁愿饿着不吃。已经不单单是为了充饥才吃饭，宝宝把吃赋予了新的意义。当宝宝能够很顺利地把饭送到嘴里时，他会感到自豪。宝宝吃着妈妈做的饭菜时，会感受到浓浓的母爱。当宝宝和爸爸妈妈或其他亲人们坐在一起吃饭时，会感受到温暖和快乐。

现在的问题是什么吃的都有，孩子就是不吃。细细想来，科学认识一下，这实在不应该成为问题。如果父母从来不逼着孩子吃饭，很可能就不会有这么多的孩子拒绝吃饭。

❖ 选择味道

宝宝开始喜欢闻香气宜人的花草香味，对饭香味也变得敏感起来了，常常会被厨房中的饭香吸引，这是促进宝宝食欲的好时机，父母不要拒绝宝宝进厨房。对难闻的气味，宝宝同样开始敏感，拒绝品尝，所以这个月龄的宝宝更难喂药了。

❖ 宝宝不好好吃饭

宝宝食欲不佳，首先要排除是否患有消化系统或全身性疾病，及时给予治疗。若没有器质性疾病，则要从饮食安排、进餐环境、饮食习惯、精神因素等方面考虑，采取可行的方法，促进宝宝的食欲。切不可在孩子面前着急，更不能强迫孩子进食。在孩子进食时，父母唠叨、哄吃、训斥、打骂、讲条件、许诺等，都会造成孩子精神性厌食，或用进食要挟父母。正确安排孩子进食，要注意以下几点：

• 进食要有规律。胃肠道消化酶的分泌是定时的，如果进食不能定时定量，很容易引起消化功能紊乱，食欲降低。

• 食品要多样化。父母往往只让孩子吃营养高的食品，造成饮食单调，也不利于营养的均衡，影响食欲；

• 不要过多吃零食。正餐前1小时一定不要吃零食。吃零食也要定时定量。不要喝碳酸饮料，少吃膨化食品。吃饭前不要喝水，更不要用水泡饭；

• 吃饭时不要看电视、画册、讲故事等，要让孩子注意力集中，千万不要边玩边吃，更不要让孩子离开饭桌，追着喂孩

子。一定让孩子自己独立吃饭，孩子若不好好吃，到下顿前不要给他吃任何食物，直到再吃饭，孩子自然会很正常地进食；

• 创造良好的进食环境，父母做出表率。可吃些开胃的食物，如山楂；

• 孩子食欲不振，是否缺锌、铁等微量元素，是否贫血，有无肠道寄生虫等可能，也应该及时到医院检查、排除。

❖ 饭量小

宝宝饭量并不会随年龄增长而增长很多。如果正处于炎热的夏季，宝宝的饭量可能还会减少。如果上个月正值秋天，宝宝吃饭特别香，到了这个月，可能会出现积食，因而食欲并不像原来那么好了。总之，宝宝吃的问题不会有太大变化。如果孩子吃得不错，生长发育都正常，就不要总是盯着孩子的饭量。宝宝长大了，越来越有自己的主见，不愿意吃的饭，恐怕妈妈不能像原来那样哄着吃了。给宝宝更大的吃饭自由，是争取孩子好好吃饭的最好方法。

孩子的食量存在着差异，只要你的宝宝生长发育正常，父母就不要因为"这么大的宝宝应该每天吃800克的饭菜"，而你的宝宝一天却只吃600克，就硬是逼着宝宝完成那200克的饭菜量，可能会招来一系列的吃饭问题。

❖ 还离不开奶瓶

2岁的孩子还离不开奶瓶，这让父母费解，也会遭到周围人的疑问。其实，2岁的孩子还愿意用奶瓶喝奶并没有那么不可思议，也不会给孩子带来什么健康上的问题。

什么时候应该让宝宝离开奶瓶？这个问题没有统一的答案和标准。但可以肯定的是，长期用奶瓶的宝宝，对口腔牙齿和咬合关节没有什么好处。宝宝喜欢含着奶嘴睡觉，这样会影响宝宝口腔卫生，也会影响宝宝的咀嚼功能。所以，如果妈妈能

够做到，并且宝宝也乐意接受的话，改用杯子喝奶或喝水是个不错的选择。

让2岁的宝宝离开奶瓶并不是件难事，2岁的宝宝已经没有多大的吸吮欲望了，只要妈妈想这么做，是能做得到的。

个别宝宝就是爱用奶瓶喝奶喝水，不用奶瓶就不好好喝水喝奶。对于这样的宝宝，妈妈也不必为了让宝宝离开奶瓶，而非要强迫宝宝使用杯子。

❖ 不要让孩子养成喝饮料的习惯

孩子们几乎喜欢喝任何种类的饮料，因为饮料都是以甜为主，酸甜适中。但是，饮料对孩子的健康没有益处，不但不能多喝，还要少喝，尤其是很容易令孩子有饱胀感的高糖、碳酸、苏打饮料，还有含咖啡因、茶等成分的饮料也不适宜孩子喝。这些饮料不但会影响孩子食欲，还会降低消化功能，导致胃肠胀气、腹部不适。

可适当选择纯果汁制作的饮料，如果太浓，可以加水稀释后给孩子喝。最好使用杯子给孩子喝饮料，因为用奶瓶喝饮料，往往会让孩子喝得过多。

❖ 夏天喝奶上火吗

我的女儿2岁了，断奶后（16个月）就非常愿意喝牛奶，现在她一天能喝1斤纯奶，2斤酸奶，是不是太多了呢？夏天是否应该少喝一些奶，会上火吗？孩子吃饭不是很多，身体还不错。

随着年龄的增长，幼儿对奶的吸收能力就弱于对碳水化合物的吸收能力了，热量的来源也不能单靠脂肪和蛋白质，应逐渐增加碳水化合物的摄入。2岁的幼儿，不要再以奶代替全部的食物，每天喝3斤奶（相当于1500毫升）确实太多了，这么大的孩子，建议奶量在480-960毫升。宝宝喝奶多，突然减量会引起宝宝反抗。可逐渐减量，最好控制在960毫升以下。如果控制在960毫升以下，宝宝吃饭仍然少，再控制在800毫升以下。

第5节 睡眠、尿便和意外防护

174. 睡眠问题

❖ 睡眠时间

孩子到底需要多长的睡眠时间？当确定孩子"不标准"的睡眠是正常时，父母就要调整心态，改变认识，找到适合孩子又适合父母的办法。如果孩子一天睡10个小时就足够了，父母却因为"这么大的孩子每天应该睡12小时"，而硬把孩子按到床上，以保证睡12个小时，那么孩子和父母间的冲突就不可避免。

让我们再来看看我们成人，你们夫妇俩的睡眠时间又如何呢？你和你们同事都有同样的睡眠标准吗？你认为你的"标准"睡眠时间是多少？你周围的人都像你那样需要你的"标准"睡眠时间吗？一定不是的，你每天睡觉少于7个小时，可能困得头都抬不起来，工作效率低下。可你的一个同事，每天只睡5-6个小时，中午从来不午睡，却总是精力充沛，思维敏捷。还有的人似乎应该总是睁着眼的，甚至你怀疑她是否睡觉，结果她每天要睡8个小时以上！这就是差异。

我为什么用这么多时间谈成人睡眠呢？这不是在浪费时间，因为我发现用这种方法更容易让父母明白一个道理：没有适合所有孩子的"标准睡眠"时间，你的孩子需要睡多长时间就会睡多长时间。

❖ 夜啼

对于不会说话的宝宝来说，哭是语言，宝宝用哭表达他的需求和感受。2岁的宝宝几乎可以用语言表达自己的感受了，不再需要用哭表达。这个年龄段的宝宝哭多是情感的表达，宝宝很少因为饥饿和困倦而哭闹，宝宝的哭更多来源于他的主观认识。比如：他的要求没被满足、他的情感没被重视、他东西被人拿走、他还不能按照自己的想法做某件事。比如：他要像爸爸一样用遥控器把电视机打开，但几次都没有成功，这时宝宝不但不愿意接受父母的帮助，可能还会因为父母要帮助他完成而哭闹。宝宝开始不服气，这个年龄段的宝宝开始认为自己什么都能做，但有时又认为自己什么都不能做，以至于已经会做的事非要父母帮助。宝宝这种矛盾性是基于宝宝的自我把握能力还极其有限。所以，如果宝宝不能顺利完成某一件事，父母不要直白地提供帮助，而是以询问的口吻提醒宝宝完成的方法，这样不但给了宝宝思考机会，还不会让宝宝产生挫败感。

宝宝还会因为疲劳而哭闹，这时，如果父母认为宝宝是因为没意思，或认为宝宝没有玩耍够而哭闹，带着宝宝继续玩耍做游戏，宝宝可能会闹得更欢，因此宝宝会更疲劳。对于这个年龄段的宝宝来说，还不能感受自己是因为疲劳而不舒服，因此不能主动停止玩耍休息恢复体力，这一点是父母需要注意的。如果你的宝宝玩得特别欢，但转后却开始不耐烦，甚至哭闹，妈妈可试着让宝宝安静下来，躺下来给宝宝讲故事，或让宝宝坐在你的腿上，摇着宝宝轻轻哼一曲优美的歌，安静下来的宝宝困意袭来，伴着妈妈的歌声甜甜地入睡。

❖ 困也不睡

困了也不睡，不舍得睡觉，但又难以摆脱睡意的袭扰，常会在"就是不睡，就是不睡"的对抗中，忽然倒头大睡起来。宝宝可能会装睡，这是宝宝在和妈妈玩游戏，而绝非是有意欺骗，妈妈可不要揭开这个谜底哟。

这个月龄的宝宝，能够靠自己的努力保持清醒，困也不睡。但这种意志力是很有限的，无论宝宝怎么不舍得睡觉，都难以摆脱睡意的侵袭，会在"就是不睡，就是不睡"的对抗中突然倒头大睡，这就是孩子的特性。所以，如果宝宝晚上不愿意睡觉，让你陪着玩，你就耐心陪着宝宝玩好了，只是不要像白天那样真的和宝宝疯玩，尽量找能够让宝宝安静下来的游戏或故事，也可以给宝宝唱摇篮曲，宝宝总是熬不过你的。当宝宝考验父母的耐心时，父母权且就当补习一堂修养课，保持和缓的语言和动作。让宝宝气得发疯的父母，不能算合格的父母。理解是把万能钥匙，谁拿到这把钥匙，谁就能解决养育宝宝过程中的难题，并揭开养育宝宝的困惑。理解万岁，包括理解宝宝。

❖ 假装睡着了

宝宝可能会假装睡着了，这是宝宝在和妈妈做游戏，而非有意欺骗妈妈。既然是宝宝发起的游戏，妈妈就跟着游戏下去好了，不必马上揭开谜底。

当宝宝假装睡着了，一动不动躺在那里时，游戏开始了。妈妈悄悄走过来，蹲在床边，信以为真地夸奖宝宝"好乖"，同时仔细观察宝宝半闭半合的眼皮，哈哈，宝宝的眼球正在眼皮底下骨碌碌打转呢！妈妈顺水推舟，做出完全相信宝宝已经睡着的样子，可以小声自言自语："宝宝终于睡着了，妈妈也可以休息一下了。"其实宝宝也知道心疼妈妈，知道妈妈"也可以休息一下了"，还是很愿意把游戏玩下去的，继续假装睡觉。可能不一会儿，宝宝真的睡着了。宝宝入睡是神速的，不会像成人那样心事重重，躺在那辗转反侧，半天不能入睡，甚至整晚失眠。如果宝宝晚上不肯上床睡觉，不妨和宝宝玩"假睡"游戏，让宝宝在快乐中入睡。

❖ 白天不睡觉

孩子已经有独立入睡的能力了，父母要相信这一点，给宝宝充分的自由空间，同时为宝宝创造一个舒适、利于睡眠的小环境。有的宝宝不能独自睡觉，必须有人陪着，甚至还需要妈妈抱着、哄睡。这恐怕不能全怪宝宝，也不能认为宝宝要求高，是个"磨娘精"。父母应该检查一下自己的做法，看看哪些做法，不利于养成宝宝困了自己上床睡觉的习惯，迅速调整，宝宝很快就会自己睡觉的。

传统社会生活中，人们有午睡的习惯，现在工作、生活节奏加快，尤其是在大中城市，享受午睡时光，可能已经是一种奢侈了。人们普遍有睡眠不足的问题，而孩子们的睡眠时间，也越来越短了。

在瑞士，3岁时还有午睡习惯的孩子占60%；到了4岁，有午睡习惯的孩子已经不足10%了，有70%的孩子从来不睡午觉，20%的孩子有时睡，有时不睡。

在北欧一些国家，三四岁孩子有午睡习惯的比瑞士还少。法国幼儿园现在还保留着午睡的习惯；地中海国家和我国差不多，成人和孩子都有午睡的习惯，但能午睡的成人越来越少。

孩子是否愿意午睡，午睡多长时间，与孩子的年龄有密切的关系，也与父母的习惯和文化背景等因素有关。

23个月的宝宝，白天不肯睡觉是可以理解的，孩子到底是否需要午睡？答案是肯定的。睡眠心理学家的研究表明，所有年龄段的人午睡都不是多余的，午睡对人身体健康是有帮助的，所以应尽量帮助孩子养成午睡的习惯。

午睡需要多长时间呢？通常情况下，睡半小时就足以恢复疲劳感，下午和晚上都会精神抖擞。23个月的宝宝白天可能还会睡上一两个小时，甚至两三个小时，这都没关系，只要宝宝不因白天睡多了，半夜起来玩，或半夜起来哭闹，就任由宝宝去睡吧。如果宝宝白天睡三四个小时，到晚上该睡觉了还很精神，甚至半夜三更还不睡觉，要爸爸妈妈陪着玩，那就需要加以调整了。调整的方法应该是和缓的，在不影响宝宝整体睡眠的情况下进行。

如果宝宝白天一次性睡眠超过2个小时，晚上睡得很晚，或半夜起来不再睡，那就在宝宝白天睡到一个多小时的时候，轻轻呼唤宝宝的名字，并轻轻地推动宝宝的肩膀，也可拍拍宝宝的小屁股，或亲亲宝宝的小脸蛋，手里拿个宝宝喜欢的动物玩具，学着动物的语言，叫宝宝起来玩。但如果宝宝因此哭闹，那就不要这么做了。

❖ 幼儿不爱睡午觉

2岁的孩子大脑发达起来，精力旺盛，

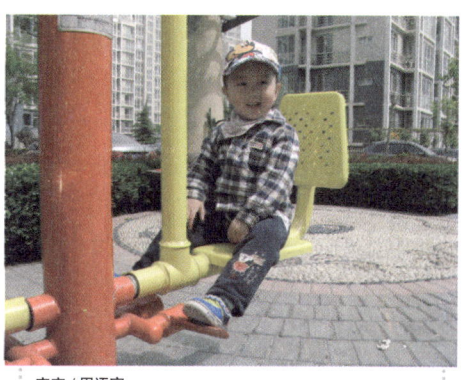

宝宝／周语宸
小区里的绿化很好，我经常在外面玩，我最喜欢在运动器械区做运动了。

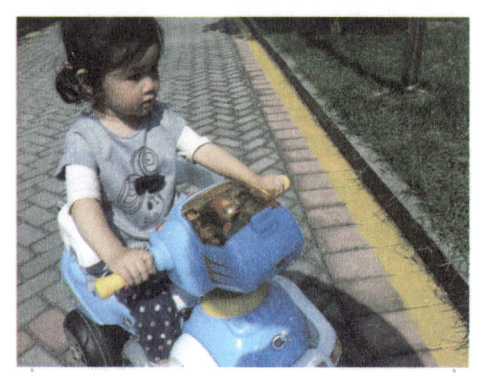

宝宝 / 张桉若
骑着小车去郊游。

不舍得睡觉是常有的事，尤其是午睡问题，会让父母和看护人很是挠头。

• 如果你希望让孩子睡午觉，你也应该要求自己睡午觉；

• 如果你的目的是把孩子哄着，然后你好干点家务活，那孩子很难听从你的指令；

• 让孩子老老实实睡午觉，最好的方法是你陪着孩子一起睡午觉，无论孩子多不情愿上床睡觉，为了和你在一起亲密，获得搂抱和疼爱，孩子会放弃玩耍，选择睡觉的。

白天宝宝是否真的能够入睡并不是最重要的，重要的是让孩子养成到点上床休息的习惯，如果每天总是在固定的时间上床休息，孩子会自然养成午睡习惯的。如果孩子不愿意午睡，而你非常希望孩子能够在午间小睡一会儿，你不妨尝试着这么做：

• 可尝试着改变孩子睡觉的地方，不让宝宝到晚上睡觉的床上，而是在儿童房，或在其他某个角落，为孩子设计出一个属于午休的专门空间，他会为了到那里享受特有的空间，而愿意午休；

• 你也可以制定一个规则，找一本宝宝喜欢听的故事书，只有在午睡前才给孩子讲，孩子为了听那些有趣的故事，并能

和妈妈或看护人一同享受躺在一起讲故事、听故事、休息的温馨时刻，宝宝宁愿放弃玩耍的时间。

其实宝宝从早晨起床，到现在一直闲不着，已经有些疲劳了，只是没有更能吸引他的事情，让他停止大半天的嬉戏玩耍。我相信父母和看护人一定有更多的办法解决孩子拒绝睡午觉的问题，不需向他人讨教，你自己的办法应该是最好的，因为他是你们的孩子。如果你的孩子拒绝睡午觉，不要采取下面这些对抗的方法：

• 生气地把孩子抱上床，按到那里睡觉是最糟糕的方法；

• "如果你不睡觉，我就……"不是引导孩子健康发展的好方法；

• 爱什么时候睡，就什么时候睡，哪怕是快到晚饭的时间睡午觉也不去管，这可不是还孩子自由啊。

❖ 不强制、不对抗但不等于放任

孩子良好的睡眠习惯是良好的生活习惯中的一项，不能走两个极端。如果一切都可以不管，父母就太好当了，养育孩子能简单得像一加二吗？父母需要学习的是如何管，而不是不管。

❖ 拒绝上床睡觉

常接到这样的咨询，妈妈述说宝宝就是不肯入睡，或半夜起来哭闹，由此怀疑宝宝是不是有什么病啊！

常有妈妈抱着孩子找到医生去诉说，但几乎没有哪个妈妈从医生那里取得"真经"，很快解决了宝宝的睡眠问题。大多数情况下，医生的招数都不灵验，包括我自己的招数。由此我思考，健康的宝宝却长时间不好好睡觉，恐怕没有人能准确破解其中的缘由，只有宝宝自己知道，但遗憾的是宝宝又不能诉说清楚。妈妈心烦意乱，说的大多是自己的感受，如同隔靴搔痒，

医生则以病视之，然而睡眠问题极少因疾病所致，更多的是养育问题和认识问题，可能一场噩梦，扰乱了宝宝的睡眠，留下心理阴影，从此就不能安然入睡了，直到长大成人，才逐渐好转。

父母常把宝宝不好好睡觉归因于缺钙，有的医生也这样告诉父母，这是不客观的、缺乏科学依据的断言。宝宝缺钙可能会表现出不好好睡觉，但不能仅凭借不好好睡觉就断言宝宝缺钙，诊断缺钙是需要依据的，包括临床症状、体征和其他辅助检查。另外，维生素AD和钙超量了，也会引起宝宝不好好睡觉，甚至类似于缺钙的临床表现，如多汗、烦躁、易惊等。

面对没理由，就是不好好睡觉的宝宝，父母能做的就是拿出极大的耐心，安慰半夜醒来哭闹的宝宝。如果宝宝半夜醒来不吃东西就是不睡觉，最好的解决方法就是给宝宝吃东西；如果宝宝半夜醒来需要陪着玩，不陪着玩就哭个没完，最好的办法就是陪着宝宝玩，所不同的是，不要主动出招，现在可不是开发宝宝智力、训练宝宝能力的时候，玩的形式越简单越好，越安静越好，或许宝宝只需要你静静地看着他玩，那你就看着宝宝玩，想着自己的心事，或托着腮帮子打个盹，算是一种休息方式。最坏的应对方法就是焦躁、发怒，那样只会让事情变得更糟，延长了孩子不好好睡觉的时间，弄得"两败俱伤"。

我愿意给父母一个育儿理念，这个理念好像有点"消极"，但却实用。其实世界上的事情，不都是"积极"所能为，"消极"也有它的意义，所谓"无为而无不为"，"无为而治"，讲的就是这个意思。这个理念就是：以母亲一颗伟大宽厚的包容之心，接纳你的宝宝所有的问题，宝宝的问题就解决了大半。然后见机行事，不烦躁，心平

气和地养育孩子，一切都会好起来的。

睡觉出汗为什么？

我的女儿2岁，平时状况良好，不知是何原因，她一直都会在睡觉初期流汗。

出汗是一种生理现象，就像心脏跳动、肺脏呼吸、肾脏过滤尿液、肝脏解毒一样，人的皮肤是人身体最大的器官，皮肤有着很复杂的组织结构，拥有很多生理功能，出汗就是其中的一项。皮肤对人的身体来说是极其重要的器官，随着宝宝的生长发育，皮肤器官也逐渐成熟起来，对维系人的生命发挥着它重要的作用。如果皮肤丧失了出汗功能，人就生病了，如：干燥症、硬皮病等。你的宝宝睡觉时出汗也是正常的，2岁的孩子睡觉不老实，总是翻来覆去地活动，"火力"比较旺，盖不住被子，睡觉初期是妈妈替他盖上了被子，热了当然会出汗，等妈妈睡觉了，就不知道宝宝是热得出汗呢，还是把被子踢开了凉快呢？

宝宝睡觉说梦话是何原因？

我的小儿2岁整，半夜经常说梦话，请问是否异常？另外，小孩经常用手挠头，说痒痒，尤其是在晚上临睡前更是使劲用手抓脑袋，而且头上有头皮屑状物，请问2岁孩子头上是否也有可能有头皮屑？一直使用的是"强生"婴儿洗发液，开始怀疑是洗发液所致，可有大概2个月没有使用该洗发液，情况并没有改变。请问假如有头皮屑，是否和使用洗发液有关系？此外，小孩性格比较犟，脾气暴躁，特别喜爱吃水果（各种水果），一天最少吃3-4个苹果或其他水果，但活泼好动，协调性也好于同龄小孩。请给予建议。

说梦话和有梦游一样是个别孩子所具有的现象，原因不明，有的到成年人仍然说梦话，有的过一段时间就不说了，不用管他。

宝宝可有少量头皮屑，但如头皮屑过多，还有痒感最好看医生，确定宝宝是否

患有头癣。头皮屑多寡与洗头液有一定关系，你已经停止使用洗发液2个月，就不能考虑是洗头液的问题了。

喜欢吃水果不是毛病，但要适当限制，以免影响其他食物的摄入而造成营养不均衡。

2岁是孩子发育过程中了不起的阶段，在这个阶段，孩子开始逐渐形成自我意识，学着独立于父母，同时也有执拗的一面，应正视这个时期幼儿所具有的特殊气质，不要过于强迫和训斥孩子，要给孩子一定的自我空间。父母以身作则，尽量少说：别干这、别干那、你怎么这么气人等词语，以免损伤孩子的自尊心。如果他自己想干他自己还不能做的事情，也不要拒绝他要自己干的要求，即使干不好也不要批评，而是教他做好。父母要在教育和自由中找到均衡，这不是件容易的事，要坚信你们有能力养育好孩子，因为你们是孩子伟大的父亲和母亲。

❖ **大师的音乐催眠曲**

医学博士西尔斯在他的《夜间育儿》一书中，推荐了一组能够让宝宝安静入睡的曲目，我把这些曲目摘录下来，看看我们的孩子们能否听着这些曲目安然入睡，这些都是国外音乐大师的曲目，音乐没有国界，我想也应该适合我们中国孩子吧。

这些曲目是一位音乐教授推荐给西尔斯博士的。这位音乐教授有一个"高要求"的孩子，为了安抚他那"高要求"的宝贝入睡，把已经累坏了的妻子解脱出来，音乐家选择了这些曲目，结果出人意料，这些曲目真的让他的宝贝安然入睡了。如果说这是解决孩子不好好睡觉的好方法，不如说这是音乐家爸爸借助优美的音乐，表达对妻子、对孩子的深深爱意。这爱意传给了妻子，妻子忘却了疲劳，愉悦的心情又传给了孩子。结果，孩子得到了慈祥爸爸的爱，得到了温柔妈妈的爱，还得到了美妙音乐的爱，宝宝在这三重爱意的包围中，甜甜地睡着了。以下便是大师的推荐曲目：

安东尼·德沃夏克《弦乐小夜曲》，作品第22号，第二乐章；

克劳第·德彪西《牧神之午后前奏曲》；

克劳第·德彪西《明月之光》；

毛利斯·威尔《为悼念逝去公主的帕凡》；

W.A.莫扎特《G大调第十七交响乐》，K.129第一乐章；

J.S.巴赫《勃兰登堡第三协奏曲》；

J.S.巴赫《平均律钢琴曲集》第一、二部分；

弗朗斯·约瑟夫·海顿《弦乐四重奏》；

毛利斯·威尔《钢琴作品》；

W.A.莫扎特《弦乐嬉游曲》，早期交响乐；

克劳第·德彪西《神圣的和世俗的舞蹈》，《钢琴前奏曲》。

175. 尿便自理能力

来自瑞士育儿科学普查的数据报告显示：参与调查的孩子中，只有不到10%的宝宝半岁时接受尿便训练，1岁宝宝接受尿便训练的也不足20%，1岁半开始接受尿便训练的宝宝在40%左右，2岁接受的达60-70%，90%以上的孩子是在3岁时接受尿便训练的。

从数据中可以看到，瑞士宝宝中男孩与女孩在尿便自理方面存在着一定差异，大多数情况下，女孩比男孩尿便自理的时间要早两三个月。瑞士宝宝1岁能够小便自理的比例为零，1岁半时，30%女孩和18%男孩小便自理；2岁时，60%女孩和40%男孩小便自理；3岁时，90%女孩和78%的男孩实现小便自理。

在训练尿便方面，我国的妈妈们更加

积极，大多数妈妈在宝宝1岁左右就开始训练尿便了，有的甚至更早些。

我国宝宝尿便自理的发展进程与瑞士宝宝差不多，大多数宝宝3岁左右才能尿便自理。进行这样的跨国比照分析，无非是想说明一点，提早训练宝宝尿便，并不能使宝宝提前自理尿便。

❖ 雷莫博士的研究

育儿科学家雷莫博士研究得出的数据显示，宝宝尿便的自主性，最早开始时间是1岁到1岁半之间，大部分开始于1岁半到3岁之间。因此他认为早期的训练，并不能促进宝宝控制尿便的自主性的形成。

根据我的临床观察和总结，发现在尿便自主性方面，每个孩子同样存在着显著的个体差异。有的宝宝早在1岁的时候，就知道告诉妈妈要大小便了，并能自己蹲到便盆上尿便。这是自理性很强的孩子，在以后的成长过程中，表现出在其他生活方面自主性也比较强。而3岁还不能完全控制尿便的孩子，聪明度并不差，但生活能力显然要弱些。

宝宝控制尿便的时间并不是并行的，也不都是顺序性的，即不都是先能控制大便，后能控制小便，最后控制夜尿。雷莫博士经大量观察，得出一组研究数据，同样值得中国的妈妈们了解。

- 大便自理：5%的宝宝2岁左右能大便自理；70%左右的宝宝3岁左右能大便自理；90%左右的宝宝4岁左右能大便自理。
- 白天小便自理：2岁时不到10%；3岁时达到70%左右；4岁时就达到了90%以上。
- 不尿床的年龄：2岁时一个也没有；3岁时有40%的宝宝不再尿床；4岁时，有70-80%的宝宝能够控制夜尿；直到5岁，女孩中还有10%左右尿床，而男孩不能控制夜尿的还高达20%。

❖ 我的观察

我的观察数据和雷莫博士的数据没有太大的区别，但整体上要比雷莫博士的数据提前两三个月。这两三个月的提前，可能与中国妈妈们训练的早有关。提前两三个月控制尿便，比起妈妈付出的巨大努力，似乎有些不太值得。宝宝该会的，到时候都会，妈妈不必额外付出辛苦。

在临床诊疗和咨询中，我曾对5个孩子控制尿便的情况，做了实验性的跟踪观察。因为采样少，可信程度是很有限的，这里给以说明，仅供参考。

- 尿便控制排序

开始训练尿便的时间，从早到晚的排序是：第一闪闪，第二奕奕，第三尔尔，第四舞舞，第五司司；

大便控制时间，从早到晚的排序是：第一奕奕，第二闪闪，第三尔尔，第四司司，第五舞舞；

小便控制时间，从早到晚的排序是：第一奕奕，第二尔尔，第三司司，第四闪闪，第五舞舞；

夜尿控制时间，从早到晚的排序是：第一奕奕，第二闪闪，第三尔尔，第四司

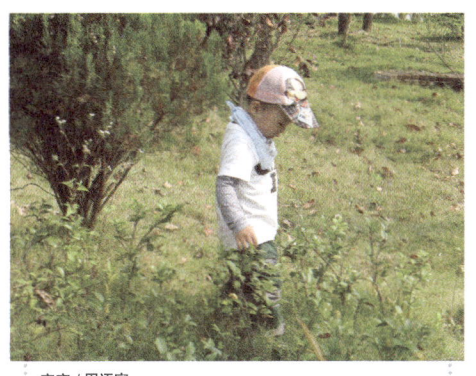

宝宝 / 周语宸

小草软乎乎的，踩上去好舒服呀。可是，妈妈说了，不能踩草坪，我这是错误示范，不要模仿。

司，第五舞舞。

- 个性分析

奕奕是个聪明、活泼、上进心强、有些争强好胜的女孩，但运动能力比较差。她开始训练尿便的时间排在第二位，但她取得的成绩，三项均排名第一；

闪闪是个中等以上聪明度、好动、人际关系好、动手能力强的男孩，但注意力比较差，阅读能力不够。他开始训练尿便的时间排在第一位，但取得的成绩，两项第二名，一项第四名；

尔尔是个聪明程度中等以上、文静、少言寡语、运动能力和技巧性较强的女孩，思维能力略显差些。她开始训练尿便的时间排在第三位，取得的成绩是：一项排名第二，两项排名第三；

司司智力超群，好动，运动、语言能力强，善解人意，完成任务能力强，就是胆子有点小。他开始训练尿便的时间排在第五位，取得的成绩是：两项排名第四，一项排名第三；

舞舞聪明程度中等，性格温和谦让，老实腼腆，语言能力略差。她开始训练的时间排在第四位，各项成绩均排在第五位。

- 几点总结

控制尿便早晚，与训练时间的早晚并不存在明显的正向关系；

男孩、女孩控制尿便的时间，并无显著差异；

尿便控制早晚存在显著差异；

孩子自身控制大便、小便和夜尿时间的早晚是均衡的，要早都早，要晚都晚。

❖ <u>学会告诉妈妈尿尿、便便</u>

- 白天

如果宝宝从这个月起就能告诉妈妈要尿尿、便便，那当然是件大好事，但大多数宝宝还不能给妈妈这样的惊喜。无论妈妈是否用心训练，这个月的宝宝在控制尿便方面，即使什么也做不到，都属正常现象，妈妈不必气馁。

- 晚上

有的孩子早在几个月前，晚上有尿时，就能够坐起来通知妈妈要尿尿，但同时也会经常尿床，夜尿控制断断续续，为什么呢？宝宝控制夜尿，固然是一种能力，但这种能力正常发挥，还需要适当的条件。从能力角度讲，宝宝已经能够控制尿便了，但如果白天喝水多了，或睡前喝水了，或白天玩得太累了，或感冒不舒服了等等，而宝宝有尿的时候又恰好正处于深度睡眠阶段，充盈的膀胱不足以把熟睡的宝宝刺激醒，宝宝感受到尿意，却做到梦

5个孩子控制尿便的情况

宝宝	训练开始	大便控制	小便控制	夜尿控制
奕奕（女）	9个月	18个月后	13个月	18个月后
尔尔（女）	8个月	30个月后	14个月	36个月后
闪闪（男）	6个月	24个月后	30个月	36个月左右
司司（男）	12个月	48个月后	18个月后	36个月后
舞舞（女）	12个月	72个月后	36个月左右	48个月后

里了，梦见自己坐在便盆上开心地撒尿，结果就是在暖和的被窝里尿床了。所以，孩子尿床，妈妈不必责备孩子，更不要抱怨孩子没有控制尿便的能力。仔细检查外部因素，把可能导致宝宝无法控制夜尿的生活细节调整一下，宝宝自然就不会继续尿床了。

176. 尿便管理

我们的祖辈，大多是全职母亲，从孩子三四个月的时候就开始把尿，不到1岁就开始训练大便。她们盼望孩子离开尿布，那时的尿布需要一块块地用手搓洗，增加了很大的劳动量。她们多是多子女家庭，大的才一两岁，可能就有了弟弟妹妹，妈妈希望孩子们都能早些自立。但尽管如此，也并没有因为妈妈的努力，而使孩子们自行控制尿便的时间提前很多。

现在的妈妈们大多是职业女性，一方面没有更多的时间训练孩子大小便，另一方面，一次性尿布和纸尿裤的应用，使妈妈们从洗尿布中解脱出来，孩子的尿便问题已经不再是主要问题了。但尽管如此，现在孩子也并没有因为父母推迟训练的时间，而拖到很晚才会控制大小便。

孩子间的个体差异仍然存在。有的孩子很早就能控制大小便，可有的孩子却很晚才会，但并没有证据表明，很早就能控制大小便的孩子比很晚控制大小便的孩子更聪明。

我并不是说，孩子大小便的自理能力与父母的训练无关，而是要告诉父母，孩子的发育遵循着一定的规律。父母要承认孩子间存在的差异性。

❖ 生理条件

宝宝能否控制尿便，生理成熟度是不得不考虑的，是宝宝学会控制尿便的基础条件。这包括：肌肉与神经系统已经发展到能够控制大小便的程度；可以灵活地运用双脚走路，会蹲下，会坐下，并且可以自己安静地玩一段时间；直肠括约肌发育比较完全，膀胱控制能力有所增加，能够间隔30分钟以上才需要排尿一次；具备上述这些控制尿便的生理条件时，宝宝才可能学会控制尿便。

❖ 心理条件

宝宝自主控制尿便，认知能力的成熟度和情绪的因素也需考虑。这包括：对一些简单的语句与词汇有一定的认知能力；自己能用语言或声音与父母进行交流与沟通；能够听懂父母的命令；对周围环境有基本的信任感；能够配合父母学习控制排便；与父母拥有良好的亲子关系；情绪能够保持稳定一段时间。具备了上述心理条件，才能够保证宝宝学习控制尿便的过程顺利进行。

❖ 长时间蹲便盆

在训练宝宝尿便时，应注意不要长时间让宝宝蹲便盆，也不要让宝宝养成蹲便盆看电视、看书、吃饭的习惯。长时间蹲便盆不但不利于宝宝排便，还有导致痔疮的可能。蹲便盆看电视会减弱粪便对肠道和肛门的刺激，减慢肠道的蠕动，减轻肠道对粪便的推动力。让宝宝长时间蹲便盆是引起宝宝便秘的原因之一。

如果爸爸喜欢蹲在卫生间里看书、看报、抽烟，宝宝多会模仿爸爸的做法，把卫生间当另一个书房。成人这样做是好是坏姑且不做评价，但有一点是清楚明白的：不想让孩子养成蹲便盆看书的习惯，父母最好不要蹲在卫生间看书。

长时间让宝宝蹲便盆是不可取的，更不能养成宝宝蹲便盆看电视、看书、吃饭的习惯。宝宝排便常会受情绪影响，当宝宝焦虑或发脾气时，会拒绝排便，当宝宝恐惧时也会拒绝排便。

❖ **缘何憋着尿便**

当宝宝能够控制尿便后，宝宝也就有了憋着尿便不排的可能。排便受到宝宝情绪的影响。当宝宝焦虑或发脾气时，会拒绝排便，当宝宝恐惧时也会拒绝排便。如果宝宝憋着尿便不排，妈妈不要表现出急躁的情绪，要安抚孩子，让宝宝安静下来，放松紧张的神经，这样才能够让宝宝顺利排出尿便。宝宝憋尿的情形不多，即便故意憋着，或因情绪影响拒绝主动排尿，大多也会因控制不住而尿裤子。父母总是在吃饭的时候唠叨孩子，甚至训斥，会影响宝宝食欲，降低胃肠道胃液的分泌能力，减弱消化功能，出现胃肠神经紊乱，肠蠕动缓慢，而导致便秘。所以，父母切莫习惯在餐桌上给宝宝上教育课。

❖ **美国妈妈对训练尿便的认识**

在美国，大多数妈妈会在宝宝2岁以后开始进行如厕训练，90%的宝宝直到4岁左右学会控制尿便。全套的训练尿便产品：一个漂亮的音乐便盆、20条传感尿片、卡通画册、为父母写的小册子。专家反对强制训练孩子大小便，反对对尿床的孩子进行体罚和羞辱。5岁以下的宝宝尿床是正常现象，训斥和批评尿床的宝宝，只会增强心理压力，对宝宝学会控制尿便没有任何好处，还会适得其反。训练宝宝尿便，同样需要尊重宝宝的天性，必须正面鼓励，树立宝宝的自信心，让宝宝感到他是有能力的。任何形式的打击，都会延长宝宝学习控制尿便的进程。

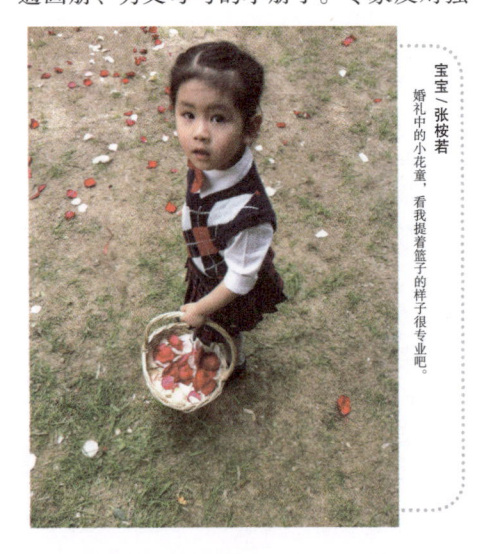

❖ **日本妈妈对训练尿便的认识**

日本的妈妈几乎不把训练宝宝尿便做为一项任务，一直等到宝宝自然而然地学会控制尿便，她们认为强制宝宝学习控制尿便会导致以后心理隐患。即使宝宝把尿便排在很难清理的地方，妈妈也不会责骂，只是在孩子面前默默地清理。

❖ **澳大利亚妈妈对训练尿便的认识**

澳大利亚的妈妈在这方面表现得更加大度和乐观，她们认为宝宝自由尿便是宝宝成长过程中一段难得的人生乐趣，不该被剥夺。妈妈们认为给宝宝把尿是违反自然的，令宝宝很痛苦，所以，她们不愿意这么做。为了不让宝宝尿床，为了早点撤掉纸尿裤，总是让宝宝大哭大闹地反抗妈妈把尿，实在是对宝宝的折磨。2~3岁的宝宝有了更多的自我意识和自控能力，妈妈通过语言和宝宝交流，慢慢离开尿布是自然而然、水到渠成的事，即使5~6岁还时有尿床，那又何妨？宝宝就该受到父母的责骂吗？

为何便秘导致肛裂？

今晚下班回家，正好赶上孩子（23个月）因大便干燥，流了一屁股血。这孩子算是愁死我了！生下来3天开始拉肚子，想尽办法也没治好。六七个月时突然好了，还没来得及高兴，她又开始大便干燥了，一直到现在。多吃香蕉、蜂蜜、香油、蔬菜，甚至中药也吃了不少，但都没什么

宝宝／张桉若
婚礼中的小花童，看我提着篮子的样子很专业吧。

效果，反而越来越重了！小屁股已撑裂，时常红肿，每次大便都要出血，今天流得更多。她平均一天大便一次，又粗又硬，全是蛋状。如果两天一次，那就更惨了，痛得嗷嗷叫！我实在想不出什么好办法了，心中焦虑难耐！孩子生下来时，右侧腹部就高出一块，是不是和拉稀、大便干燥有关系啊？

我想，所有看到这段叙述的人都会难受，为孩子遭受的痛苦难过。宝宝大便干燥如此严重，已经超出父母能够解决的能力了，应该马上带宝宝去医院看医生，排除疾病所致的便秘。不是很严重的先天性巨结肠症，可误诊至成年方得以确诊，其主要表现是便秘。一定要治好肛裂，否则将形成恶性循环：便秘造成肛裂，肛裂导致孩子不敢排便，进一步加重便秘，因此一定要在治疗便秘的同时医治肛裂。

关于饮食疗法方面，建议尝试这样的做法：生吃胡萝卜；吃油炒黄豆芽或油炸黄豆（先用水泡，晒干后再油炸）；多吃红薯、玉米面；芹菜、胡萝卜、花生、黄豆煮熟做成菜泥，多放点香油或橄榄油，直接让孩子吃；花生黄豆酱炖白菜叶。饮食疗法并不都能有效，因为引起便秘的原因不都是饮食因素，有些顽固性便秘多是肠道本身的问题，不解决肠道本身的问题，很难通过食物缓解便秘。但是尽管如此，还是不能放弃饮食调理，至少饮食调理是安全的，总比不调理要好。中药可服用麻仁滋脾丸，副作用少，不易造成腹泻。

便秘

我的孩子今年2岁，由于是吃奶粉长大的，从他出生后的4个月开始，就一直有一个坏毛病：好几天也没大便一回。从他平时的饮食习惯来看一切都很正常，找当地的医生看了几次，喝过蜂蜜，吃过七珍丹、王氏保赤丸，甚至大黄苏打片也吃过，但都是临时性见效，没有起到根本性的

作用。请问，这一毛病如何才能彻底根治？

咨询这类问题的父母不少，为什么现在发生便秘的宝宝这么多？除了少部分是疾病导致的继发性便秘外，很大一部分是由于生活习惯所致。现在都是精细、高热量、高蛋白食品，食物残渣太少，孩子喝水也少，运动量也不足；有些父母怕孩子不安全，也怕把室内搞脏，因而限制孩子的活动；和其他小朋友在户外玩耍的时间短，不能够有效地刺激肠蠕动。所以，缓解便秘最好的是饮食疗法加运动，多吃蔬菜，尤其是含纤维素高的，多吃些粗粮，不要吃得太精细，养成定时排便的习惯。

177. 用警告预防意外事故

❖ 用警告预防意外事故

有的时候，孩子能够接受父母的警告，主动规避危险。有的宝宝能听懂父母用简单的语句解释的安全问题。但是，更多的时候，更多的孩子，不能主动规避危险。父母不能寄希望于孩子"不会去做"、"已经知道"。这么大的孩子还没有这个能力。

我们提倡宝宝在实践中认识事物，但不能让孩子通过"实践"体会危险。我们不能让宝宝把手伸到火中取得烧灼皮肤的教训，更不能让宝宝磕伤头部来体会头部不能承受创痛的教训。所以，父母既要不断警告孩子什么是危险的，什么不能动，什么不能做，还要最大限度地规避危险，给孩子创造安全的生活空间。要为孩子设立一道道安全防线，阻止宝宝实践那些不能用实践来认识的危险。

这个月龄的宝宝开始明白父母警告的含义，但还不能对父母的警告产生长久的记忆，更多的时候可能根本就没听进去。所以，安全教育不是一天两天就能够完成的，要经常"警告"，指向明确，不带情

绪，好懂易记，既不要弄得孩子缩手缩脚，又不要放任孩子经常临近"危险"。安全防线屏蔽的是不安全的行为，而不是正常发育所需要的实践探索。

要求宝宝识别危险度是不切实际的，宝宝或者高估危险，或者低估危险，这就需要父母耐心解释和对待。如果父母带宝宝去电影院，当电影开演前，电影院熄灯光时，宝宝在黑暗中突然大哭起来是再正常不过的事了。这时，父母就要给宝宝安全的感受，并告诉宝宝熄灯是为了看清电影屏幕，不是危险的事情。

❖ 睡眠安全

宝宝睡在自己的小床上，醒后，会爬过栏杆下床，很有可能摔伤。所以，要把床垫放到低档位，宝宝站立在小床里，栏杆要高过腋下。宝宝睡的床上不要放帷帐，床周围不能有电源电线。不要在宝宝床上挂摇篮或玩具等。

❖ 玩具安全

不给宝宝玩带有电源插座的玩具，不能让宝宝单独骑电动摩托车。不给宝宝购买铁制并能够拆卸的玩具，以免划伤宝宝手指。不让宝宝玩易爆裂的充气气球，以免气球爆裂碎片伤及宝宝眼睛。

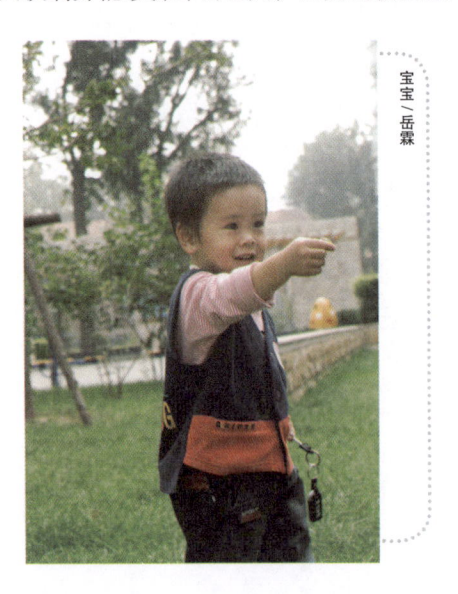

❖ 居家安全

宝宝单独在房间玩耍时，一定要保证窗户是紧闭并上了插销，纱窗不能当作安全屏障。不要把床、沙发、椅子等放在窗户下面，以免宝宝登高爬上窗台。

没用的电源插座要安装上保护套，已用的电源插座，如果是长期不拔，要用透明胶带粘上，以免宝宝拔下触摸电源插座。各种洗涤剂都要放到孩子拿不到的地方。所有刀具都要放到安全地方。浴盆或洗衣盆中存水时，不能让宝宝单独在旁边玩耍。

宝宝在客厅玩耍时，客厅中的饮水机制热开关要保证在关闭状态。厨房中的热水瓶等要放到宝宝拿不到的地方。

宝宝喜欢爬高，要注意安全。往上爬容易，下来可就不那么容易了，可能会从高处摔下来。所以，要在宝宝可能摔下的地方放置保护垫。如果没有保护垫，宝宝身边要有人看护。妈妈可在宝宝裤子的膝盖处缝一块厚一点的布，或缝上一个动物卡通图，不但好看，还结实，并能保护宝宝的膝盖。宝宝有胆量从高的物体上跳下来，但尚不具备安全落地的能力，一定要注意安全防护。

❖ 户外安全

在水塘和河沟边玩耍时，一定要注意安全，最好远离这些地方。不带宝宝在有汽车和摩托车驶过的路边玩耍，尤其是老人看护时，更要远离马路。

❖ 乘车安全

一定不能让宝宝坐在副驾驶座位上，即使有大人抱着也不是安全的。最好的位置是后排座位，而且一定要让宝宝坐在汽车座椅中并固定好安全带。上车后第一件事就是锁上车门和窗玻璃。

宝宝/周语宸

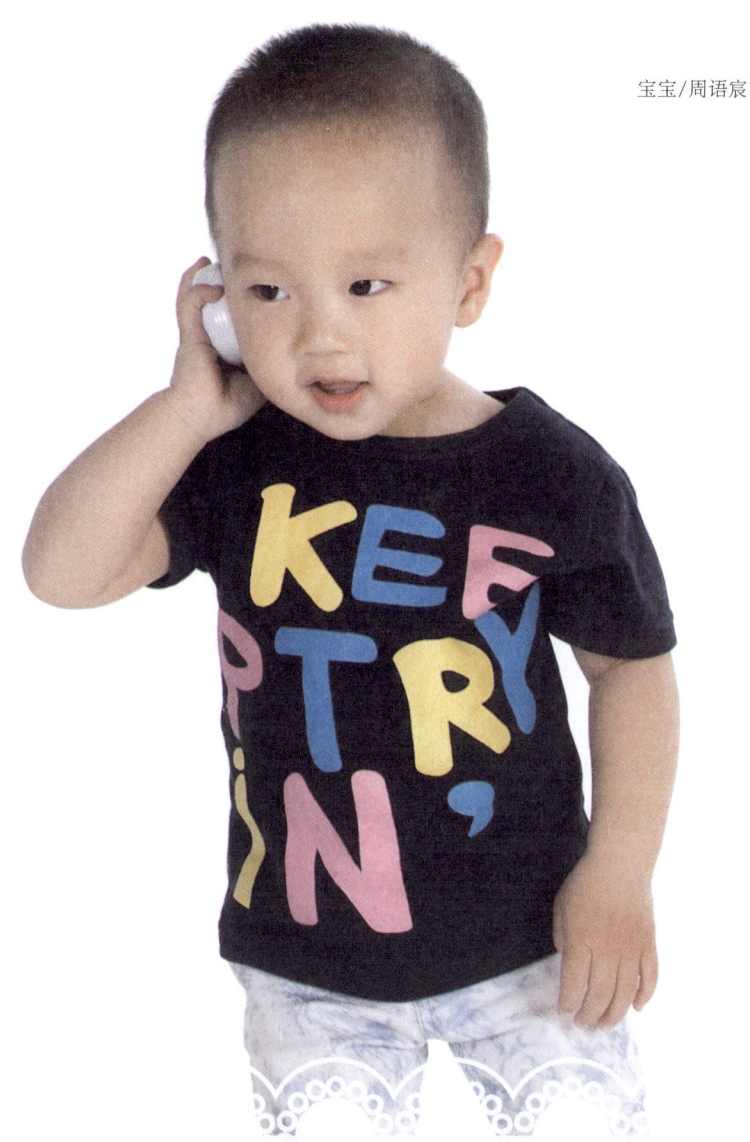

第九章　25-30 个月的宝宝

能跨过障碍物，两脚交替上下楼梯；

更多的用跑代替走，走路时能随时弯腰拾物；

学着拇指和四指配合握笔，画不规则的线；

能说完整的句子，根据形状将物体分类，理解数字的概念；

开始模仿小伙伴的行为，理解什么是我的他的；

开始表达更多的情感……

第 1 节　成长和发育特点

178. 大运动和精细运用能力特点

❖ **不停地运动**

爬走跑跳踢，宝宝能用各种方式让自己的身体动起来。只要睁开眼睛，就像发动机一样，不停地运动着，精力旺盛，毫无倦意。宝宝常以磨人、哭啼、耍赖、不听话等方式告诉父母他累了。所以，只要孩子高兴地玩耍，不要担心会累坏他，他累了自然会停下来找你。

❖ **走路更自如**

宝宝走的更加自如了。能向后退着走、走着转弯、边走边说、走着用手做事。宝宝还能走着向不同方向转头，不断改变行进方向。

有的宝宝，走路中随时弯腰拾物，并能转着圈走。借助一点力能单腿直立并保持平衡几秒钟。牵着妈妈的手可以两脚交替上下楼梯。

❖ **踢、跑、爬**

宝宝更多地用跑代替走；开始爬障碍物，喜欢攀爬和滑滑梯；在垫子上打滚；踢球有一定的方向性了；能蹬着三轮车向前移动几十厘米。

❖ **手的精细运用能力**

宝宝能拧开瓶盖，转动门把手。会蹲下解开鞋带脱鞋。有的宝宝还会穿鞋，但不知反正，在妈妈指导下能改正过来。能拉开拉链，把衣服脱下来。宝宝手的精细运用能力增强，开始喜欢摆弄比较小和比较复杂的物体。有的宝宝会用一只手拿杯子，把糖纸剥开。

宝宝开始学习用拇指和四指配合握笔，

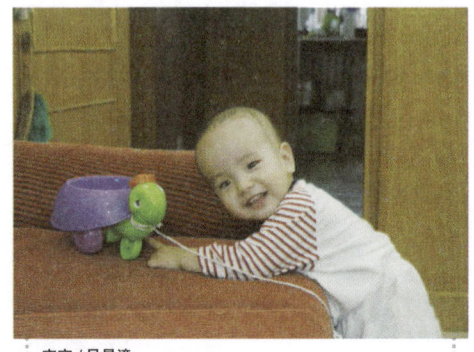

宝宝 / 吴昊潼
和我最喜欢的玩具合张影吧。

并能画不规则的直线；能一页页地翻书看；宝宝能两手配合把一张纸折起来或折起一个角；把4块以上积木搭成塔；能把积木插到与积木形状一样的插孔中。

179. 智能发育特点

❖ **语言**

在未来的几个月里，宝宝词汇量快速积累，每天可记忆20-30个单词，会说2-3个完整的句子。宝宝基本上能够用较完整的句子表达自己的意思了。理解爸爸妈妈日常生活中常说的话。宝宝能听从爸爸妈妈的简单指令，能按爸爸妈妈要求完成某些任务。宝宝和妈妈能进行简单的对话，还能回答陌生人某些很简单的问题。

听到宝宝自言自语，却不知道宝宝在说什么。妈妈不要感到困惑，自己和自己说话是这个月龄宝宝的特点。

❖ **认知**

看图画中画有家中物体时，能辨别出来，并能说出来和指给妈妈看。几乎认识家中所有的常见物品。能说爸爸妈妈姓名中的一两个字和自己的姓名年龄。学着理解"我的""他的"。陌生人能听懂他说的某些话。

开始学着玩机械玩具和过家家游戏。根据形状将物体分类，开始理解拼图游戏，理解数字1的概念。

❖ 求知欲

爱问"为什么"是这个年龄段宝宝显著的特征。宝宝常常问："为什么啊？""猫咪为什么哭啦？"但宝宝所问的问题并非总是有所指向，有时也并非需要妈妈解答。宝宝是通过提问和父母交流。有一点需要父母注意，如果宝宝没完没了地问"为什么"，而且有的时候问得没有道理，父母也不要表现出不耐烦的样子，更不要拒绝宝宝的提问。

❖ 社交

2岁以后的宝宝开始对小朋友感兴趣，并愿意主动和小朋友玩耍。但这个年龄段的宝宝还不能计划玩耍的内容，多是你追我，我追你。

模仿是这个月龄段宝宝的主要游戏内容。宝宝开始模仿小伙伴的行为，一个宝宝跑，其他小朋友也会一起跟着跑。成人做什么，宝宝也会跟着做什么。

❖ 情感

宝宝开始对熟悉的小伙伴表示关心，偶尔能轮流玩游戏。开始表达关爱，如果妈妈说哪里不舒服，宝宝会皱起眉头，学着妈妈曾经帮助他的样子，给妈妈吹吹，抚摸一下。如果妈妈不高兴了，宝宝会搂着妈妈的脖子亲亲妈妈。宝宝开始表达更多的情感，能被他感兴趣的事情吸引而与父母分开。会因日常生活的重大变化出现焦虑。

❖ 分辨我的他的

偶尔理解我的他的概念。宝宝开始使用"我"、"他"人称代词，基本能够分辨"我"和"他"。在一大堆玩具中，宝宝会说"小熊是我的，小兔子是他的"。宝宝对"我"和"他"的分辨，不仅仅是对人称代词的分辨，还是对物品所属权的分辨，不再把什么都看作是"我的"了。

❖ 学着听电话里的话语

当宝宝听到电话里有说话的声音时，会出现疑惑的神情，不知电话里的声音是怎么来的。有的宝宝还会害怕，把电话听筒扔掉，跑到妈妈身边，指着电话"啊，啊"。妈妈可在孩子面前，用手机拨打家里电话，让宝宝拿起听筒，宝宝听到了听筒里的电话是妈妈说出来的。然后，再到其他房间拨打电话。慢慢地，宝宝就明白电话是怎么一回事了。有的宝宝已经能够用电话和远在外地的亲人通话了。

❖ 辨别声音

妈妈利用家里所有可以利用的物品，帮助孩子学习辨别不同的声音，用不同的物品敲响不同的声音。宝宝非常喜欢这种认识事物的方式，还可以教宝宝初步认识家里物品的轻重，帮助宝宝辨别一些物品的材质。

❖ 判断速度的快慢

宝宝开始理解快慢。当宝宝跑时，妈妈说慢点跑，宝宝会放慢脚步。当妈妈和宝宝做追逐游戏时，妈妈在前面加速跑，并对宝宝说快追妈妈，宝宝会加快步伐去追妈妈。

❖ 需带宝宝看医生的情形

经常跌倒并不会上楼梯；一直流涎或言语不清；不能搭起3块积木塔和捡起小物品；至今还未开口说话，也不能执行妈妈很简单的指令；父母几乎没看到孩子与他们有过对视，对物品比对人更感兴趣；除了妈妈谁也不跟，片刻不离妈妈。

第九章 25-30个月的宝宝

第 2 节　体格和体能发育

180. 体重、身高、头围、乳牙

❖ 25 个月－30 个月宝宝体重

男婴体重均值13.19公斤，低于10.60公斤或高于16.15公斤，为体重过低或过高。

女婴体重均值12.60公斤，低于10.20公斤或高于15.95公斤，为体重过低或过高。

2岁后，同龄儿身高和体重出现比较大的差异。所以，父母不要总是拿自己的孩子和周围小朋友比。比较没意义，只要宝宝体重和身高都在正常范围内，父母就不要担心了。每个孩子都遵循着自己的生长发育规律，按照自己独特的生长轨迹和方式成长起来。

❖ 25 个月－30 个月宝宝身高

男婴身高均值91.2厘米，低于84.0厘米或高于98.1厘米，为身高过低或过高。

女婴身高均值89.9厘米，低于83.0厘米或高于97.8厘米，为身高过低或过高。

这个月龄段，有的宝宝发育速度会比其他同龄儿稍慢，大多是正常减缓，只有少数是疾病信号。

如果宝宝身高增长不理想，父母仔细想一想，孩子睡眠充足吗？饮食搭配是否合理？零食和饮料吃的太多了？晒太阳少，运动量不足？是不是频繁更换看护人，使宝宝缺乏安全感？家庭不和睦，使宝宝产生焦虑感？

❖ 头围、囟门

宝宝头围平均增长0.2厘米，基本上测量不出与前几个月的差别。从外观上父母很难发现孩子头围是否增长了。相反，宝宝身体逐渐匀称，父母会感到孩子头不但没大反而还小了。宝宝大大的前额也随着年龄的增长，慢慢变平。头睡偏的也慢慢看不出来了，宝宝的头形越来越好看了。

❖ 牙齿

多数宝宝，2岁半后，20颗乳牙全部出齐。但有的宝宝还没有出齐乳牙，属个体差异，父母不必着急，再等一段时间乳牙自然会出齐的。

多数宝宝会自己刷牙了。但还不能把牙齿清理干净，妈妈要在宝宝刷完后，再帮助宝宝把牙齿刷净。

一定要把每颗牙齿的表面都清洁干净。不要给宝宝吃粘牙的食物，尤其是甜食。20颗乳牙都出齐后，要带宝宝看牙科医生。

每天晨起和睡觉前给宝宝刷牙。每次吃饭后都应该用清水漱口，或用棉纱布轻轻擦拭牙齿表面。宝宝牙齿的保护非常重要，要定期为宝宝做牙齿保健。

我儿子现在2岁2个月，囟门还没有闭合，有些"X"型腿。但他的身体比较健康，不容易感冒、发烧。我一直在给他补钙，为什么还会出现这样的症状？请问这样的腿型如何快速纠正？

宝宝2岁2个月囟门没闭合并不意味着异常。"X"型腿是医生确定的，还是你自己看着像呢？2岁多的宝宝腿不会是笔直的。你一直都在给孩子补钙，是否补充维生素D了？如果只补钙，不补维生素D不能预防佝偻病。如果维生素D也补了，而且都是按照预防量给予正规补充的，你就不要担心了。

牙齿有污垢怎么办？

我女儿2岁1个月，牙齿黄，有牙垢，下面的

比上面的更厉害，不知对今后的牙齿生长有无影响。除喝清水外，有无更好的方法？

2岁多的宝宝牙齿黄且有牙垢是不正常的，应该看牙科医生。另外，宝宝是否经常服用抗菌素等药物，药物导致幼儿牙齿变黄的临床病例并不少见。

出16颗牙，正常吗？

女儿2岁2个月，还只有16颗牙，请问这正常吗？听说2岁牙就该出齐了，是吗？

通常情况下2岁半出齐20颗乳牙，但也有的宝宝会延迟到3岁，所以你的宝宝牙齿发育是在正常范围内，不必担心。

口腔异味是何原因？

我儿子现在2岁半，发育正常。最近嘴里有酸臭味，而且老是喊肚子疼，有时候是上腹部，有时候是下腹部，一会儿就好了。请问为什么这样，该怎么办？

口腔有异味首先应排除口腔内疾病，如口臭病。其次考虑是否由于胃肠道疾病，如消化不良、胃炎等引起。根据你的叙述，考虑宝宝患胃肠道疾病的可能性较大，建议到医院看医生或服用助消化药。注意饮食卫生，不要吃生冷的食物，少食煎、炸、烤肉类食品。

另外，这么大的宝宝喜欢说肚子痛，很多时候都不是疾病所致，如果医生看过了，没有发现什么异常情况，并告诉你孩子没有什么问题，你尽可以放心。如果宝宝的肚子痛是真的，除了肚子痛以外，还会有相应症状和体征。如宝宝患了胃肠炎，除了肚子痛以外，还会有食欲减低、恶心，甚至呕吐、腹泻等。

❖ **内斜视怎么办？**

我女儿现在2岁3个月，因遗传原因，她鼻梁较塌，因此双眼往前看时，两个眼球靠近内侧，看上去好像有些内斜，使我非常担心。多次仔细观察，她的两个眼球均运转自

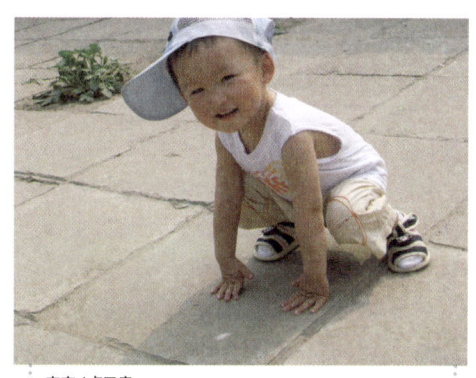

宝宝/卢乙童
快看我的青蛙跳！

如，我有意在她身旁逗她，她侧目看我时，眼球可自如地转动到外侧。请问，内斜的眼睛有哪些典型症状，我女儿的眼睛有可能是内斜吗？如果是，我该怎么办？

通过你的叙述，不能判断宝宝是否有内斜视。如果宝宝现在还有明显的内斜，就应该带孩子看眼科医生了。

❖ **X型腿和O型腿**

宝宝开始学习走路时，两条腿还比较直溜，父母感到很欣慰。可到了两三岁，宝宝的两条小腿看起来有些不对劲了，两个膝盖靠得有些过近，而两只脚却好像离得远了，腿呈"X"型；或者两个膝盖离得过远，两只脚脚尖相对，腿呈"O"型。

孩子是不是患了佝偻病？妈妈们都很关切这个问题。一般来说，"X"型腿和"O"型腿都是宝宝身体发育过程中出现的暂时现象，不属于发育异常，一般到了四五岁时，宝宝的小腿都会恢复笔直的状态。如果医生看过宝宝，确定宝宝没有佝偻病和其他问题，父母就不必再做过多的检查了，也不要限制宝宝的正常活动。另外，看一看你为宝宝购买的鞋子是否合脚，是否质量过关。如果宝宝的鞋子有问题，不但会影响宝宝脚踝的发育，还会影响宝宝腿部、乃至整个身体的发育。

181. 大运动能力发育

❖ 运动能力逐月进步

25个月的宝宝，能够独自双脚稍微跳起，独自能跑，妈妈牵着宝宝双手，宝宝能够单足站立了，但还站不很稳。妈妈扶着宝宝双手，宝宝能够双脚一起跳起。

26个月的宝宝，能够独自走障碍棒。方法：在地上放一根木棍或小塑料棒，当宝宝走近障碍棒时，会轻松地抬起脚跨越地上的障碍物。如果宝宝不敢，或还不能独自跨越，妈妈可牵着宝宝的小手，鼓励宝宝跨越。也可让爸爸在前面给宝宝做示范，妈妈领着宝宝，跟在后面模仿着爸爸的动作。

27个月的宝宝，已经走得很稳当了，能随时根据需要，起步走或停下来，能加速向前走，也能减速向前走。跑步时两个胳膊会前后摆动。能双足并拢连续向前蹦几步，有的宝宝会单足向前蹦一步，但大多数宝宝还不能单足蹦跳。

28个月的宝宝，扶着宝宝一只手时，宝宝的双脚能够稍微跳起；扶着宝宝两只手时，宝宝能单足站立，但不太稳。

29个月的宝宝，扶着宝宝一只手时，双脚能够跳起；扶着宝宝两只手时，单脚能够站稳。

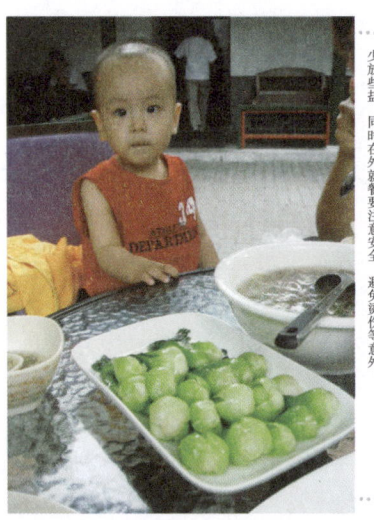

30个月的宝宝，能独自双脚跳起；扶着宝宝两只手时，能够单脚稍微跳起；宝宝还会双臂举起抛掷物品。

宝宝喜欢蹦来蹦去，会从上往下蹦，并开始从下往上蹦。宝宝腿脚运动能力越来越强，而且喜欢用脚做事，见到地上的东西，总是喜欢踢一踢。

2岁半的宝宝大多能够单足站立。宝宝有了这个能力，穿鞋和裤子时，就不再喜欢坐在小板凳上穿了。尽管宝宝在单足独立时，可能会东倒西歪，但宝宝还是不肯坐下来。这就是宝宝学习新事物，掌握新技巧的内在动力。宝宝一旦拥有了某种能力，学会了某项技巧，就会不断地重复，直到最终掌握这种能力和这项技巧。

宝宝腿部肌肉力量增强了，坐在小凳子上，不再需要扶着某样东西站起来，可完全靠自己的平衡能力和腿力，以及动作的协调性稳当地站起来。但如果宝宝坐在平地上，徒手站起来的可能性几乎没有。其实，即使是成年人，有时也需要借助一只胳膊的力量才能站起来。

宝宝可能不再需要借助任何物体上、下楼梯。有的宝宝可能会独自两脚交替着迈上台阶，有的宝宝还需要牵着妈妈的手才能独自两脚交替上下楼梯。

每个宝宝的发育，都有着各自的进程，不可能总是按照普遍发展模式和时间完成。这一段时间，孩子的能力发育可能落后于一般水平，但另一时段时间，很可能又超前于一般水平。另外，这方面落后些，而那方面又超前些，这种情况也是很普遍的。父母要全面地观察宝宝生长发育情况，用发展的眼光看待宝宝的成长。

❖ 用腿脚做事

宝宝／吴昊潼

现在生活越来越忙碌，带宝宝在外就餐的机会也越来越多，有的餐厅提供儿童餐是很不错的，如果没有这方面的服务，父母可请厨师把菜做的烂些，少放些盐，同时在外就餐要注意安全，避免烫伤等意外。

宝宝足部运动能力越来越强，喜欢用脚做事。见到地上的东西，总是喜欢踢一踢。宝宝最喜欢踢球运动，无论是男孩还是女孩，都喜欢踢皮球。给宝宝选择鞋的时候要注意，即使在夏季，最好也不要给宝宝选择露脚趾的鞋子，以免宝宝踢球和其他物体时，把趾甲踢伤。

如果上个月会抬脚踢球了，从这个月开始，宝宝可能会把一只脚先向后伸，然后向前使劲对准球把球踢出去。这可是不简单的动作，要保持身体的平衡，还要恰到好处地把脚落在球体上。当宝宝会这样踢球时，就可以把球踢得比较远了，离在跑步中踢球就不远了。

❖ 自由地蹲下起来

宝宝能自由地蹲下做事，能够比较快速地从蹲位变成站立位，而不再需要一只手撑地或两手扶腿了。弯腰时，如果妈妈叫宝宝，宝宝会在弯腰状态下，把头扭过来看妈妈。宝宝还会弯腰低头，从两腿之间看妈妈。可别小看这个动作，这个动作需要宝宝全身都受力，在异常体位下保持着平衡状态，说明宝宝的平衡能力已经相当不错了。

❖ 溜滑梯

宝宝蹬上滑梯，从滑梯上滑落下来。有的宝宝不敢往下溜，但看到其他小朋友快乐地溜滑梯，也跃跃欲试，一次次爬上滑梯，要往下溜却现出害怕神情，甚至抱着妈妈的脖子不放。没关系，妈妈不要急，不必担心宝宝的胆量。即使你的宝宝是男孩子，也不能因为宝宝不敢溜滑梯而认为宝宝懦弱。孩子间发育存在着个体差异，性格也是迥异的。在运动方面不愿意冒险的孩子，不一定是胆子小，而是感觉到他没有把握完成这个动作，说明宝宝开始有了安全意识。父母陪着宝宝慢慢练习，重复次数多了，宝宝就敢自己往下滑了。

❖ 喜欢爬高

宝宝喜欢爬到高处，有的宝宝还会从高处往下跳，以此寻求新的刺激。宝宝喜欢在沙发上跳跃，体会被沙发弹簧弹起来的感觉。宝宝在沙发上跳跃可能会遭到妈妈的反对，因为妈妈担心把沙发跳坏了。宝宝利用一切可以利用的"体育器械"锻炼自己的运动能力和体魄，无须妈妈购置体育器材，这是宝宝因地制宜，就地取材的聪明之举。妈妈可能会说沙发是用来坐的，不是用来供孩子跳的，可孩子哪能像成人一样老老实实地坐在沙发上？在沙发上跳来跳去、爬上爬下，是幼儿的天性使然，等宝宝长大了，自然会稳当地坐在沙发上。如果现在让宝宝像成人那样坐在沙发上，那就违反了孩子的天性。

❖ 喜欢赛跑

现在宝宝不喜欢走路了，因为走路已经没有挑战了。宝宝很喜欢和爸爸妈妈赛跑，和孩子赛跑是引发孩子走路兴趣的好方法。幼儿天生喜欢竞技活动，喜欢竞技带来的刺激。但孩子多喜欢追赶爸爸妈妈，因为，在幼儿看来，追爸爸妈妈是主动和安全的，而被爸爸妈妈追赶是无法把握和不安全的，是令他感到恐惧的事情。但也有的孩子更喜欢被爸爸妈妈追赶，因为那样刺激性更大。

走路时，发现路上的小石子或落叶，也是一种活动。还有数步子的游戏，不仅能鼓励孩子自己走路，还能教会孩子数数，是一举两得的走路游戏。

❖ 喜欢水

宝宝喜欢听踩水时发出的声音。雨过天晴，带宝宝到户外活动，如果地上有积水，宝宝不会像成人那样绕着水过，而是会毫不犹豫地踩在积水中快乐地玩耍。溅

第九章 25—30个月的宝宝

起的水花越大，宝宝越兴奋。

❖ **喜欢骑三轮车**

宝宝非常喜欢骑三轮车，尽管还不能控制方向，到处撞来撞去，却非常高兴，并不为此感到恐惧。带宝宝到户外骑三轮车时一定要注意安全，不要让宝宝在小河沟旁、有过往车辆、坑坑洼洼的地方骑车。

❖ **快跑**

宝宝可能开始快跑，遇到障碍物能及时停止脚步或减慢速度绕过障碍物继续跑起来。上了年纪的老人已经追不上2岁多的宝宝了。年轻的父母认为随时都能够控制宝宝的行动，随时能够追到奔跑中的宝宝。因此，并不在意路上的车水马龙，那可就错了。一眨眼的工夫宝宝就可能跑到路上，离奔驰的汽车不远了，等你回过神来的时候，已经晚矣。父母千万记住，这个月龄的宝宝像个泥鳅，有时真的抓不住。

宝宝跑得太快，自己突然想停下来，但宝宝还没有控制惯性的技巧，脚收住了，身体却收不住，常常会摔倒。这时妈妈该怎么办？惊叫一声，急忙上前把孩子抱起来，到处查看，一副惊恐万状的样子。妈妈这样的反应，会把宝宝吓坏了，原本没有大哭，现在却开始大哭起来。妈妈以为宝宝摔疼了，其实宝宝认为这是向妈妈求得更多关爱的绝佳机会。结果宝宝失去了勇气。

偶尔磕破点皮不要紧，如果哪位妈妈说，她的孩子在小的时候从来没有摔过跤，没蹭破过一点皮，这位妈妈一定是不顾宝宝的需要，过多限制了宝宝的活动。

❖ **无处不在的宝宝**

宝宝趁你没注意，爬到了茶几、桌子、沙发背上，这已经不是什么新奇事了。如果宝宝只是爬上去玩，倒没关系，有的宝宝可能会从这些地方往下跳，这可就危险了。应该不断告诉孩子："从上面跳下来危险！"这对孩子会有一定作用，但谁也无法保证宝宝就不"天兵天降"了。妈妈能够做到的，是保证宝宝跳下来时不会碰到危险的物品。

182. 精细运动能力发育

❖ **一双灵巧的手**

宝宝喜欢用纸折叠东西，比如飞机、小衣服。尽管宝宝折叠的什么也不像，妈妈也不要打击宝宝的积极性。如果宝宝告诉你他折叠的是什么，你尽管没看出来，也要加以鼓励。

宝宝能够用积木搭建桥梁，会把2块积木拉开距离，然后用第3块积木搭在2块积木上边，构成一个桥型。宝宝能够把10块积木搭成塔。妈妈可以和宝宝进行一场比赛，看谁插图插得快，看谁搭积木搭得高。

❖ **涂鸦能力增强**

宝宝用笔涂鸦的能力大大增强，不再是胡乱画，似乎有些得心应手了。想画一条直线就真的能够实现了，而且还能连续画几条相互平行的直线，当然是弯弯曲曲的，这已经是不小的进步了。妈妈要多鼓励，不要说宝宝画得不好，也不要像绘画老师一样，教宝宝如何画。现在宝宝不是学画什么，更不是按照父母的要求去画。在这一点上，父母可千万要注意，在孩子面前，父母可不要把自己当成万能专家，什么都能教授。

❖ **画横线，临摹图案**

宝宝喜欢用彩色笔画各种图画，开始练习临摹画书上的图案。宝宝画什么并不重要，重要的是要充分发挥孩子的想象力。每当孩子画画时，妈妈都要问宝宝画的是什么呀，这时宝宝就会告诉你。可能在你看来宝宝画的和你看到的一点儿都不沾边，你可千万不要说这不像，这会伤害宝宝的自尊心。我们不能用我们看世界的眼光去理解孩子，孩子眼中的月亮就是那样，这没有任何关系，不会因此影响宝宝认识月亮。妈妈能做的是带宝宝看天上的月亮，看月圆月缺。

❖ 让宝宝自由地涂鸦

妈妈可以做示范，边示范边说，小白兔的眼睛是红色的，然后用红色的笔把小白兔的眼睛涂上红颜色。也可以在一旁，用提问的形式，帮助宝宝回忆，如宝宝正在涂一只小熊猫，你就问宝宝，熊猫的眼睛是什么颜色的，可拿画有熊猫的图给宝宝看，并说，原来熊猫的眼睛是黑色的，耳朵和胳膊也是黑色的。通过这样的游戏，帮助宝宝提高观察问题的能力。

宝宝不再是拿着笔在纸上画很长的线条，或画很大的圆圈，或胡乱地、大刀阔斧地在整张纸上画。宝宝开始画短线，并开始写数字，一笔一画地写，这是不小的进步。宝宝画画的进步如同运动，先是有大的运动，然后才是小的精细运动。宝宝先是大幅度地画，然后才是小幅度地画。能够小幅度地运用笔，才能写字。从现在开始，宝宝可以照着数字和简单的字帖临摹字和画了。

❖ 使用剪刀

在纸上画一条线，宝宝可能会沿着线把纸剪开，当然不会严丝合缝的。有一天，妈妈发现床单有一个小口，很可能是宝宝的杰作。妈妈不要发火，因为发火通常不能奏效，宝宝正处在记吃不记打的年龄。今天宝宝被妈妈的恶劣态度吓坏了，可明天就忘到九霄云外了。妈妈不要认为宝宝不可救药，这仅仅是某一阶段的破坏能力。没有这一阶段破坏能力的锻炼，宝宝怎么进步啊。

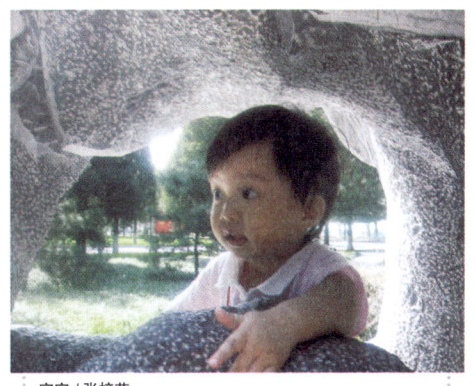

宝宝／张梓芊

妈妈能够接受宝宝"好的能力"，难以接受"坏的能力"。但对宝宝来说，他可没有搞破坏的想法，更不想让妈妈生气。宝宝所做的一切，不过反映出他在成长过程中所拥有的一份能力。如果说宝宝因他拥有的能力而破坏了物品，扰乱了秩序，妈妈也不要误以为宝宝在成心捣乱。宝宝的行为需要妈妈正确的指引。

❖ 喜欢制作

宝宝开始喜欢制作。最初的制作是从折纸开始的，然后是用橡皮泥捏各种形状的东西，父母很难一眼看出宝宝捏的是什么，但宝宝自己知道他捏的是什么。宝宝可能还会把一块布包在玩具娃娃或玩具小动物身上，给它们"制作衣服"，宝宝开始做"手工艺"了。手的精细运动能力与智能发育有密切的联系，多让宝宝接触，多给宝宝机会。

❖ 拆卸玩具

喜欢拆卸，是这么大宝宝的特点。宝宝喜欢把所有能够拆卸的玩具都拆得七零八落，探究内部结构。宝宝拆卸玩具，体现了宝宝对事物的探索精神。拆卸玩具本身不是坏事，但玩具被拆卸以后，对孩子可能会构成威胁，如划破皮肤，把小部件误吞入气管、食道，这是妈妈特别需要注意的。

第3节 智能和心理发育

183. 语言能力发育

人类大脑有140多亿个脑神经细胞，其中每个细胞又与另外5万个其他细胞相连接。大脑皮层充满皱褶，每平方毫米大约分布有8万个脑细胞，这些脑细胞可以记忆8600条信息。人类大脑装载了人类几千年的经验和文明史，创造着现代高科技技术和更加美好的未来。

在不断地实践和认识中，把大量的信息储存到大脑中，大脑对这些信息进行编码后，转换成大脑自己的程序语言。宝宝接受的信息量越大，接受新的刺激信号就越多，建立起来的神经联络也越多。因此，宝宝丰富的生活经历对智力开发是很重要的。

宝宝出生时的脑重是400克，1岁时达800克，3岁时达1100克，4岁时达1200克，6岁时接近成人。

右脑主要储存从祖先继承下来的信息，记忆在人的遗传因子里的信息大约有500万年的人类经验。可以说右脑是储存500万年人类智慧的基础；左脑是储存出生以后一辈子所获得的人生信息。

在这一阶段里，宝宝每月平均能够增长200左右词汇，多数宝宝掌握了100-200口头用语，半数宝宝掌握了400-500左右的口头用语，多数宝宝的词汇量可达100-700左右，半数宝宝能够说出包含7个字以上的句子。

本阶段语言发育水平比其他阶段差异更大。爱说话的孩子并不一定比不爱说话的孩子掌握更多的词汇，更聪明。宝宝没经过任何正式教育，上学前，仅通过听和实践掌握语法基本规则。

❖ 使用介词

宝宝开始在句子中使用介词，常用的有：里面、上面、下面、外面、前面、后面。宝宝可能会说：我要到外面去玩、我要站在桌子上面去、我把小布熊放到玩具箱里面了。

❖ 开始使用形容词

过去宝宝愿意说：狗狗、猫猫、书书等，现在宝宝不再喜欢把两个相同的字放在一起。这是因为宝宝掌握的词汇量多了，开始说带有形容词的语句：大狗、小花猫，甚至说一只小花猫。如果宝宝说，我看到一只小花猫了，那宝宝的语言表达能力真的很强。

❖ 培养宝宝语言交流能力

2岁以前，孩子还不会用语言与父母交流。2岁以后，孩子会用语言表达，和父母进行语言交流。父母与孩子说话的方式和次数，对孩子语言发育有着非常重要的影

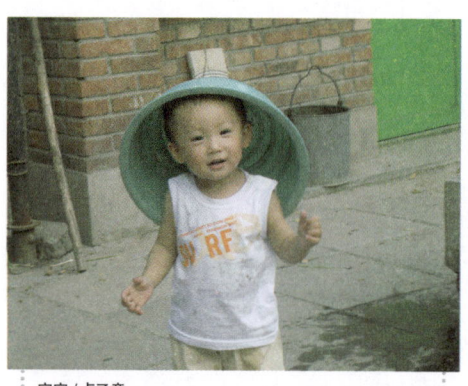

宝宝/卢乙童
看我这个帽子不错吧！

响。与孩子交流的次数越多，孩子掌握的词汇量就越大。如果从宝宝出生开始，父母就恰当地和孩子交流，现在宝宝一定已经掌握了非常丰富的词汇，再过几个月，宝宝就能够和父母进行正常的交流了。

如果父母总是用粗鲁的语言命令孩子不要做那个，不要做这个，孩子就只服从粗鲁的命令，并且对父母产生恐惧。孩子和父母就不能建立起顺畅的沟通渠道，宝宝可能会变得沉默寡言，甚至自闭，不愿意开口说话。

如果家里来客人了，父母正在陪客人聊天，孩子在一旁玩耍，孩子玩够后，要找妈妈，而这时妈妈正在和客人谈论重要话题，希望孩子能够继续自己玩耍，别来打扰与客人的谈话，用什么样的态度，对孩子更好呢？

"妈妈正在和阿姨谈一件重要的事情，请宝贝安静一会儿，先去自己玩。"这样的语言，让孩子接到两个信息：妈妈和客人谈话时要安静；要与人合作。

"别捣乱，自己上一边玩去！再捣乱我揍你！"孩子也接到了两个信息：妈妈讨厌我；妈妈要揍我。可见妈妈采取的态度不同，孩子感受到的信息也就天壤之别了。

❖ **培养宝宝语言使用能力**

• 使用"我"、"你"等人称代词

2岁以前的幼儿对代词的理解非常有限。如果妈妈对宝宝说："把拖鞋给我。"大多数宝宝可能不会理解，妈妈要他把拖鞋给谁。如果说："把拖鞋给妈妈。"宝宝就容易理解了。尽管当妈妈说"把拖鞋给我"时，宝宝也能毫不犹豫地把拖鞋递给妈妈，但不能由此说明宝宝对"我"有了真正的理解，宝宝理解的只是"给"和"拖鞋"。宝宝或许是因为认识那是妈妈的拖鞋，才会在不理解"我"的情况下把拖鞋递给了

妈妈。如果跟前有几个人，有几双拖鞋，恐怕宝宝就猜不出该把拖鞋给谁了。

2岁以后的幼儿开始理解某些代词，但运用代词的能力还非常弱。在对代词理解和运用方面，幼儿之间也存在着很大的差异性。有的宝宝早在2岁以前，不但能够理解某些人称代词，甚至还会使用代词了。可有的幼儿直到3岁还不能完全理解代词，更不会使用代词。父母不要着急，宝宝慢慢就会自然而然地熟练运用代词了。

2岁以后，宝宝开始分辨"我的"和"你的"。在一大堆玩具中，宝宝会说："小熊是我的，小兔子是你的。"而原来宝宝仅会说"小熊是宝宝的，小兔是妈妈的"。宝宝不仅有了物品所属的概念，还会使用代词表达物品的所属关系。

宝宝认识事物的过程是不断发展和进步的，依次是：看到物品；知道物品的名称；知道物品的用途；能说出物品的名称；不见到物品能说出名称；看到与物品相关的事物或物品能想到物品；意识物品所属：我的、你的、他的、我们的、你们的、他们的、大家的、公共的、社会的、世界的。

• 用完整句子表达意思

幼儿掌握的词汇都是与其生活经验密切相关的，在此基础上，能够掌握一些较为抽象的词汇。先掌握实词中的名词、动词，其次是形容词，后掌握虚词中的连词、介词、助词、语气词。

• 每天都能说出新词

宝宝的词汇量增长很快，几乎每天都能说出新词，这很让父母惊讶，不知道什么时候学的，因为父母从来没有教过啊。

幼儿的语言学习是先积累，后使用。宝宝在未开口说话前，大脑中已经存储了很多词汇。随着对语言的理解和运用能力的提高，宝宝学会了用语言表达。所以，

父母今天听到孩子说的，是长期积累和学习的结果。

宝宝不但从父母那里学习语言，还把储存在大脑中的单词、语句进行加工整合，变成自己的语言来表达。宝宝还根据自己对事物的认识和理解，用自己对词句的理解来描述事物、表达看法、提出建议和意见，这已经不仅仅是语言的表达了。语言能够促进幼儿智力发展，智力发展又帮助幼儿理解语言。随着幼儿的成长，各种能力都相互促进、相互影响、协调发展。因此对孩子的智能和潜能开发应该是全面的，没有哪个重要、哪个不重要之分。

❖ 记录宝宝有趣的语言

从现在开始，宝宝进入了语言表达期，非常愿意和爸爸妈妈对话，而且宝宝总是语出惊人。把宝宝的语言记录下来，你会发现，随着孩子语言表达能力的提高，宝宝会用他独特的语言表达方式和父母对话，常常能说出让你想也想不出的语句。

当你听到宝宝这么说时，你会觉得你一辈子也忘不了宝宝这些有趣的话，可是你根本记不住孩子的话。当你认为已经记住了孩子的"妙语"，学宝宝的话时，说出来的却完全不是宝宝的词句，更不是宝宝的表达方式，听起来没有一点意思。当时让你捧腹大笑的话语，你复述时，没有人觉得有意思。这就是宝宝童语的魅力，快把宝宝的"妙语连珠"记下来吧。当宝宝长大时，翻开宝宝的语录，你会不相信自己的眼睛，这纸上的文字是你记录的吗？这些想也想不出来的话是孩子说出来的吗？因为长大的孩子，说话完全不是这样。那是只属于2岁孩子的语言。

❖ 理解物品单位

如果宝宝哪天突然和你说：妈妈给我1块饼干，给我2个苹果。所反映的不仅仅是对数的理解，还对与数相对应的物品单位有了理解。但妈妈可不要以为宝宝真的能够用好计量单位了，到了2岁半，宝宝还是说1个饼干，而不是说1块饼干，还是把一双鞋叫一个鞋是再正常不过的了。

❖ 用语言表达心情

宝宝开始用语言表达自己的心情，描述自己的感受。不高兴时，会对妈妈说：我生气了。当肚子不舒服时，会告诉妈妈：我肚子疼。但这个年龄段的宝宝对情绪和感受的描述通常是不准确的。如果宝宝告诉你他的肚子疼，你不要只是听宝宝说，同时要看宝宝的表情。如果宝宝说肚子疼时，表情和平时一样，甚至都没用手捂着肚子，连一点不舒服的表情也没有，你大可放心，宝宝没病。

❖ 用直接的感受传递信息

随着年龄的增加，宝宝不但会直接运用语言表达自己的要求，还会通过间接的陈述表达自己的要求，或向妈妈传递信息。

当宝宝说"我喝"或"喝水"的时候，妈妈会理解宝宝渴了。现在宝宝不直接向妈妈提出要求了，他会客观地陈述一种状态："我渴了。"宝宝通过陈述自己"渴"的感受，向妈妈传递了一种信息，妈妈接到这个信息，给宝宝端来水。

表面上看，两种情况好像没有什么差别，或者这种差别没有什么实际意义。但认真分析，我们就会发现，宝宝对妈妈说"我喝"，仅表达了宝宝对妈妈的一种请求；而宝宝对妈妈说"我渴了"，不仅表达了这种请求，还传达了一个客观信息：宝宝口渴了。这是宝宝认识事物、表达事物、改变事物的一次质的飞跃，是了不起的进步。

❖ 不要"戳穿"宝宝用词错误

每个妈妈都会在自己的育儿过程中，经历难忘的时光：孩子对世界的描述，那种错觉，那种对词语的使用，给父母带来了太多的乐趣。

女儿这么大的时候，给她讲《狐狸与乌鸦》的故事，其中有个成语叫做"以牙还牙，以血还血"。宝宝不理解，我就和她解释其意思。结果宝宝很快把这个刚刚学来的词派上用场。我给宝宝削了一个苹果，宝宝把苹果举起来放到我的嘴边，我表扬并谢谢宝宝，宝宝脱口说出："我要以牙还牙，以血还血。"说话的语气不但不严厉干脆，还笑眯眯的，很轻松愉快的样子。是我告诉错了吗？不是的，是宝宝对词汇的理解能力还没达到成人的高度，这种乱用的现象不足为奇。

幼儿对客观世界的认知还未具体化，还不能细致地分析事物的特征和细节，当然也就不能用准确的语言来描述了。幼儿出现用词、语法等语言方面的错误，是很正常的事情。妈妈听到宝宝语言表达上有错误，不必马上加以纠正，因为那样做，不但会挫伤宝宝学习语言的积极性，还会让宝宝感到迷惑不解。

宝宝已经能领会故事中的情节，理解并记住书中情节和片段信息。爸爸妈妈最好每天安排固定的时间给宝宝讲故事，通过阅读丰富宝宝的词汇量、加深对语言的理解和使用。

❖ **语言能力不是孤立的**

任何一项发育都不是孤立的，都与其他项目的发育密不可分，相互协调促进，相互依赖。语言能力发育同样与整体发育密不可分，同样不能独立于其他发育项目之外。

❖ **宝宝阅读特点**

·喜欢反复听父母讲一个故事，读一本书；

·喜欢睡觉前听爸爸妈妈讲故事；

·喜欢自己选故事选让爸爸妈妈读；

·喜欢自己拿着书，一页一页地翻。

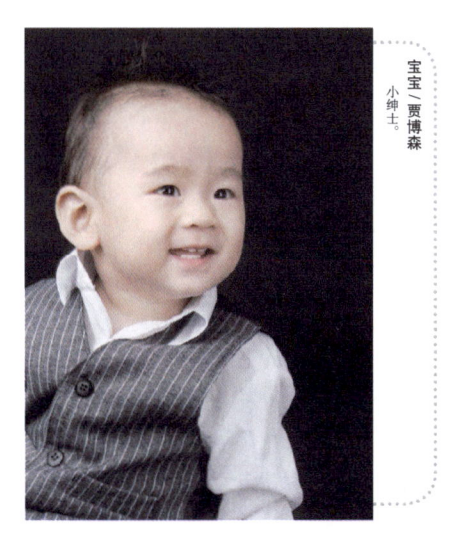

宝宝／贾博森 小绅士。

宝宝不但喜欢反复听一个故事，还喜欢听他自己的"故事连载"。妈妈每天都可以编出与宝宝有关的故事，如果把白天刚刚发生的事情讲给宝宝听，宝宝会表现出极大的兴趣，比听任何故事都起劲儿。

在宝宝的潜意识中，对自我行为以及自我行为在父母眼中是否被重视非常关心。宝宝把对父母强烈的依赖感，逐渐发展为对父母的情感。宝宝希望得到父母的喜欢，开始在意他在父母心目中的样子和位置。通过讲他自己的故事，宝宝感受到父母对他的爱，同时也体会到他自我存在的价值。

不爱说话为什么？

我儿子已经2岁半了，可是仍然不爱说话，也不愿跟大人学说话，但大人的要求能理解。他能发一些单音，是否有什么良方让他早日开口？

宝宝并不能把掌握的词汇都能够用语言表达出来，也不能把掌握的口头用语都说出来，也不能常常说出完整和正确的句子。词汇量储存在宝宝大脑中，不会被丢掉，随着宝宝对语言理解能力和语言运用能力的提高，被储存起来的词汇就开始发挥作用，让宝宝有足够的词汇量组合句子，表达自己的意愿、要求和想法。

父母不要总是希望孩子能说出更多的语言，总是让孩子说，说，说。宝宝语言学习遵循着普遍的规律，也遵循着自己独特的规律。只要宝宝没有语言发育障碍，父母就不要按自己的理解要求宝宝。

2岁半是幼儿学习语言的最佳时期，口语是学习语言的基础。学习口语的方式方法多种多样，可用实物训练，也可通过画报、看图说话等帮助宝宝训练口语。带孩子多与外界接触，多和小朋友交流，在玩耍中教孩子学习说话。父母要多和孩子交谈，给孩子说话的机会，使孩子在反复的练习中得到提高。

孩子的语言发育是个复杂的过程，要重视，但不要在孩子面前表现出急躁情绪，更不要在其他人面前说孩子不会说话的缺点，这样会损害孩子的自尊心，对孩子的语言发育不利。

有的宝宝语言发育比较早，口齿也比较清晰。有的宝宝直到现在仍不能说几句完整的话，只说一些父母听不懂的话。请父母不要着急，语言发育在个体间存在着一定的差异性，只要宝宝能够听懂父母的话，并能够比较正确地发音，说多说少并不要紧。

发音不准

孩子2岁2个月，发音不准，前后去医院2次，第一次医生说是舌下黏膜的问题，但太小了不适宜做手术，建议大一点再做手术。第二次医生说可以现在做手术。到底该什么时候做手术呢？另外孩子每晚都要醒来两三次，醒来就大哭，一般喂了牛奶就没事了。不怎么爱吃饭，该怎么办好呢？再有就是他现在没有以前那么听话了，好像有点皮，很好动，没有耐心，是不是缺乏什么营养？

医生所说的舌下黏膜问题，可能是舌系带过短。如果是这种原因引起的发音障碍，越早治疗越好，现在就应该做手术。

夜哭是很常见的现象，原因也很多，只要白天一切正常，生长发育也无异常，就不必太介意。宝宝喝奶后就没事了，哭闹的原因很可能是宝宝感到饥饿，睡前给宝宝吃饱饭、喝足奶。

随着幼儿年龄的增长，大脑不断发育，好奇心和求知欲不断增强，知道的事情也会越来越多。孩子天生喜欢玩耍，顽皮是孩子的天性，尤其是男童，更是一会儿也闲不住。这么大的孩子，注意力集中时间有限，感兴趣的事情，可能会有半个小时左右的注意力；不感兴趣的事情，恐怕连1分钟都不能集中注意，这是很正常的，我们不能要求2岁多的宝宝有极大的耐心去做某件事情。

语言理解或表达问题可由听力障碍、智力低下、家中缺乏口语交流所致，但多数原因不明。如果父母怀疑孩子有语言理解和表达方面的问题，要及早看医生，在其他发育未受到影响前开始干预，以免孩子的语言发育受到持续影响。

184. 视听发育

❖ **听电话**

宝宝通过电话玩具，已经认识了电话，现在开始会用真正的电话了。起初宝

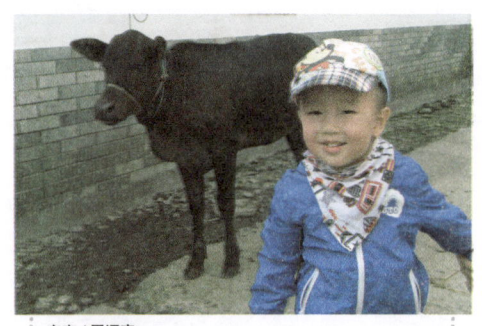

宝宝 / 周语宸
牛哞哞，只看过画册中的，原来真实的牛是这样的，快给我们合张影吧。

宝听到电话里有说话声时，显出疑惑的神情，不知电话里的声音是怎么来的，怎么看不到说话的人呢？宝宝会把电话听筒拿到眼前，试图看一看说话人在哪里。这时，妈妈可告诉宝宝电话是怎么回事，宝宝从电话里听到的说话声是从哪里来的。尽管宝宝还不能完全理解妈妈的话，但妈妈的解释至少能让迷惑中的宝宝知道事出有因。随着宝宝阅历的增加，慢慢就会明白电话是怎么一回事了。

父母不能认为宝宝听不懂就不讲了，父母应尽量使用孩子能听懂的词句和容易理解的解释，告诉宝宝不知道的事情。就如同我们把专业的知识变成人人都看得懂，听得明白的科普知识一样。

❖ 辨别声音

妈妈利用家里所有可以利用的物品，帮助孩子学习辨别不同的声音。在宝宝听来，每一种声音都是一串音符，这是来自生活的音乐。当宝宝学习真正的音乐时，会把这些来自生活中的音符融入到纯粹的音乐中去，创造出贴近生活的音乐。

❖ 喜欢听父母的读书声

宝宝喜欢父母大声朗读优美的文字和有趣的故事。争取每天抽出一点时间，大声朗读给宝宝听。

书的内容要有乐趣。父母不要认为，专门给孩子写的书，孩子一定会感兴趣。试想，专门写给成人的书，成人就都感兴趣吗？显然不是的。

每天在相对固定的时间为孩子大声朗读，如果不做这样的安排，妈妈可能就挤不出时间给宝宝读书了。

和宝宝一起看图说话，把宝宝讲的记下来，第二天再读给宝宝听，宝宝一定对自己编的感兴趣，记忆也深刻。

让宝宝自己捧着书一页一页翻着看，就如同宝宝自己拿勺吃饭，在自己控制之下，注意力会更集中，也会更感兴趣，更有参与感。

和宝宝一起欣赏书的封面，每本书封面都是经过认真设计的美术作品。欣赏封面，不但加深对书的理解，还练习欣赏作品。

让孩子看字，不是要教孩子认字，让宝宝对字有个大概的认识就可以了。宝宝认字不是记笔画，而是把字看成是一个图形，宝宝记的是图形，是在理解最古老的象形文字。

为宝宝读书可不能像念经似的，要栩栩如生，声情并茂。有动物叫声，就要学得惟妙惟肖；有描写咳嗽的，就要真的咳嗽几声。

读完故事后，要问宝宝几个与你读的故事有关的问题，了解宝宝对书的理解。宝宝回答正确与否并不重要，重要的是鼓励宝宝动脑筋，敢于表达自己的意见，学习用语言表达自己的思想。

读完一个小故事，鼓励宝宝把故事重新讲给你听，不要打断宝宝，直到宝宝讲完。宝宝讲得对与不对并不重要，重要的是锻炼宝宝的语言整理能力和复述能力。

❖ 对眼

女儿2岁4个月，看书写字时，眼睛总是离书本很近，提醒她，才离远些。另外，有时感觉她看东西有点对眼。她现在还不懂事，去医院检查也不配合，何时去检查才不会延误治疗？

检查幼儿视力比较困难，一般要到3岁才能使用视力表检查视力。幼儿在注视某一物体时，会出现瞬间的对眼，不属于病理情况，是幼儿眼肌和动眼神经还没有发育完善之故。幼儿比较多见的眼病是屈光不正。如果是屈光不正，一般从3岁开始纠正。

185. 注意力、模仿力与学习能力

幼儿生来就有探究和学习的欲望，好奇心驱使幼儿一次又一次地尝试每一件事，直至掌握。玩耍是获得信息，发展智力的必要过程。接受的信息越多，智力水平越高。过去的经历有助于幼儿以后的学习，在学习中获得新知识、拥有新技能。没有足够的刺激，幼儿对学习会感到厌倦，失去学习兴趣。

集中注意力是学习的必备条件。幼儿注意力集中时间很短，注意力有限，但并不意味着幼儿只能学习很少的东西。幼儿对新鲜事物有极强的兴趣，大脑需要不断得到新的刺激，来满足对新刺激的信息要求。尽管幼儿很难把精力长时间集中在某一件事上，但对不断变换的、感兴趣的事却很容易被吸引。宝宝常常是一个游戏没做完，立刻想换另一个游戏。

要求幼儿长时间做一件事是不切实际的。对幼儿来说，再喜欢的玩具也不能让他长时间感兴趣。给孩子新的刺激越多，他的兴趣越大，学习热情越高，因而学习的知识会更多，心智进步会更快。

❖ 感兴趣的就是一个"新"字

最好的早期教育，是让孩子对最初的学习充满好奇心和探索精神。新的经历和刺激不断促使大脑发育，大脑的发育反过来又促使新技能的发展。好奇心驱使幼儿学习和探索。幼儿注意力集中时间短，是因为幼儿对新的事物才有兴趣，丰富孩子的生活环境，从小激发孩子学习的潜能和欲望。

❖ 一遍遍地学

幼儿越不具备的能力，越有浓厚兴趣学，不厌其烦地不断尝试，从来不在乎失败。刚刚学会的本事，更是乐此不疲，一遍遍地去做，甚至把其他的事情都忘了。

❖ 模仿性学习

幼儿有极强的模仿力，父母可以通过这一点培养孩子的阅读习惯。如果父母吃完饭就看电视、打麻将，或玩游戏机，就不容易培养孩子的阅读习惯。阅读习惯和能力的培养，对孩子今后学习能力的提高是很重要的。

一位老护士长，丈夫在部队，一个月回家一次。家里有一儿两女，都在读书。护士长的工作很紧张，还要照顾孩子，很是辛苦。但她从来不叫苦，晚饭后她总是坐在孩子旁边，陪着孩子聊天或读书看报。她知道，要想让孩子好好学习，必须给孩子做好榜样。当孩子学习时，她就默默地坐在孩子身边，或看书，或织毛衣，或缝缝补补。她说：只要我在孩子身边，孩子们就能踏踏实实地学习读书。孩子们长大了，有很好的自学能力。儿子高中毕业，不但高考成绩优秀，还学习了两门外语，大学毕业后去了国外留学。两个女儿在大学里都是品学兼优。三个孩子的优秀得益于幼时妈妈对他们阅读习惯的培养。那时她不懂得什么叫早教，但她知道如何表达母爱，理解孩子们的需要。

❖ 认真对待孩子的问题

女儿非常喜欢提问题，而且总是没完没了，常常使妈妈陷入尴尬境地，在孩子面前我深深感到知识是多么有限。妈妈开始摆正思想，要认真对待孩子提出的每一个问题，决不能敷衍孩子，更不能不懂装懂，给出不正确，或含糊不清的答案，那样就扼杀了孩子的求知欲望，弄不好，孩子也跟着妈妈学会不认真对待问题的态度。

妈妈如果不能准确回答孩子的问题，就和孩子一起在书中找答案，尽管那时孩子对阅读没有任何兴趣，认识的词汇非常有限，但孩子并不反对妈妈这么做，而且更喜欢问问题了。其实，在很大程度上，女儿不是为了学习知识，更多时候是为了能和妈妈在一起交流，女儿喜欢依偎在妈

妈怀里查书找答案的学习方法。这样做的结果让妈妈喜出望外，孩子不但明白很多道理，还认识很多字，4岁就开始读报纸，看字画书。妈妈们不妨也这样试一试。父母不要认为陪孩子就是耽误时间。

186. 理解数字和物体之间的关系

❖ 理解物体之间的关系

宝宝已经有了轻重的概念，初步认识了家里的物品有轻有重。当宝宝拿起比较重的物品时，妈妈夸奖宝宝是个大力士，能拿起这么重的物品。当有两件物品时，妈妈对孩子说，宝宝拿这个轻的，妈妈拿这个重的。慢慢地宝宝自己就能够判断物品的轻重了。

宝宝可以辨别一些物品的材质了，但这种辨别还很局限。比如宝宝知道杯子是玻璃做的，就会认为所有的玻璃器皿都是杯子，或所有的杯子都是玻璃做的。宝宝还不能理解杯子可以用不同材质做成，或者玻璃还可以做成不同的东西。

这是对物品认识不断深化的过程，父母不必担心宝宝不懂，要用最容易理解的方式告诉宝宝不同材料的物品，帮助宝宝学会对物品材质的认识。

在家里，可能没有宝宝叫不上名字的物品了。这时，便要开始训练宝宝注意物品细节的能力，这不仅仅是为了让宝宝了解物品，还是为了增强宝宝的注意力，延长集中注意力的时间。幼儿对物体的认识有了很大进步，如果妈妈把物体描述得很具体，宝宝就会按照妈妈的要求，把不在他眼前的物体找出来，并送到妈妈手里。比如，妈妈说"把那个系着绳子的、大的红塑料球拿给妈妈"，宝宝可能会很顺畅地拿给妈妈。

妈妈给宝宝提供的信息包括：物体的大小、颜色、形状、材质，还有附加条件。宝宝对材质可能还不能分辨，但结合到实物中，宝宝能分辨出日常生活中常见的材质，如玻璃杯子、塑料杯子。如果改变了实物，如玻璃盆子，塑料盆子，宝宝可能就不能分辨了，多作这样的比较，能帮助宝宝分辨物体的材质。不但要告诉宝宝是什么材质，还要让宝宝用手摸一摸，并用语言描述摸起来是什么样的感觉。还可以敲一敲，让宝宝听一听，让宝宝慢慢明白，敲打不同材质的物体会发出不同的声音。

比较才有鉴别，要让宝宝区分物品，就要把两种物品放在一起进行比较。父母要给孩子充分的机会，让宝宝直接参与，并给宝宝发表意见的机会，让宝宝与父母和周围的人直接沟通。

过去，宝宝认识了香蕉，当香蕉在宝宝眼前时，问香蕉是什么形状的，宝宝会告诉妈妈香蕉是长的，再问是什么颜色的，宝宝会说香蕉是黄的。但当物体没在宝宝眼前时，宝宝可能说不出来，这就是幼儿对事物和物体的记忆能力。随着宝宝年龄的增加，宝宝对事物和物体的记忆时间逐渐延长，在宝宝记忆时间内提问，宝宝就会通过回忆来寻找问题的答案，比如，妈妈问苹果是什么形状的？苹果的记忆被调

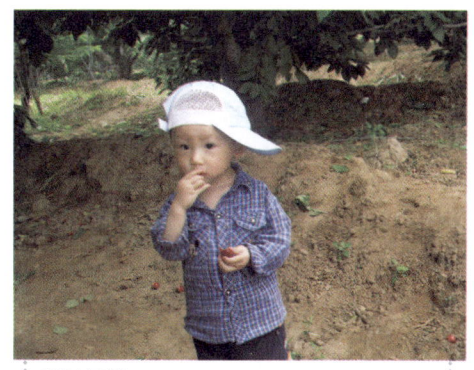

宝宝 / 卢乙童
刚采到的果子，我来尝尝味道如何。

动出来，并在宝宝眼前浮现，宝宝就会根据他对苹果的记忆来描述。

❖ 理解数字的概念

宝宝对数有了实际认识，会从1数到10，甚至数到20、30。单纯的数数对宝宝来说是抽象的，如果把数与生活中的实物对应起来，比如3个苹果，这样宝宝就能理解数的概念了。

数数与父母的开发有关，如果父母从来没教过宝宝数数，也没给宝宝数的概念，宝宝可能至今还不会数数，也没有数的概念。宝宝有天生识数的潜能，但潜能需要适当的环境和促进才能得以实现的。所有的能力都不能仅仅靠与生俱来的天性去发展。

❖ 判断速度的快慢

宝宝开始理解快慢。当宝宝在路上跑时，妈妈会说慢点跑，别摔着。当妈妈和宝宝做追逐游戏时，会对宝宝说，宝宝快跑啊，小青蛙追上你了。宝宝逐渐体会到了速度的快与慢。当宝宝真正认识到速度时，就能够听懂妈妈的话，妈妈让宝宝快跑，宝宝会加速；让宝宝慢跑，宝宝就会减速。

❖ 用生活中的物品做游戏

宝宝会把一个大扫帚当马骑；把凳子当卡车推着走。这是宝宝想象力和创造力的结合，父母应该鼓励和支持，千万不能干涉。也许宝宝会把屋子弄得乱七八糟，没关系，有孩子的家不可能像两人世界那样整洁。宝宝在游戏中开动脑筋，想出各种稀奇古怪的游戏，这说明宝宝非常聪明，有想象力和创造力。

宝宝开始学会扮演各种角色。宝宝最愿意扮演爸爸、妈妈、医生、护士，通过扮演别人的角色，明白别人怎样做事，使自我为中心的趋势逐渐降低，父母最好能和宝宝玩这样的游戏。

❖ 联想能力

宝宝有了联想能力，会把一些物品想象成另外某一物品。宝宝看到一个鹅卵石，会告诉妈妈这是鸡蛋；宝宝看到一个很像"八"形状的小树枝，会举着树枝告诉你这是"八"。

联想能力是创造力的源泉之一。有了联想能力，才能创造出前无古人的新生事物。让宝宝去漫无边际地联想吧。

❖ 用思维解决问题

宝宝开始用思维解决问题，而且解决问题的能力不断提高。比如：借助桌布拿到想要的东西已经是轻车熟路，踩着凳子拿柜子上的物品，或直接踩着凳子上到柜子上，想拿什么就拿什么，也不再是什么难题。如果箱子里的东西不想让宝宝翻，只能上锁。如果冰箱放得下宝宝，宝宝都可能把自己装到冰箱里。妈妈可不要掉以轻心，不该让宝宝拿到的，一定要放得远远的，千万不要低估宝宝的能力。

❖ 举一反三

宝宝不但认识身体上的器官，还能说出一部分器官的功能，而且还能够举一反

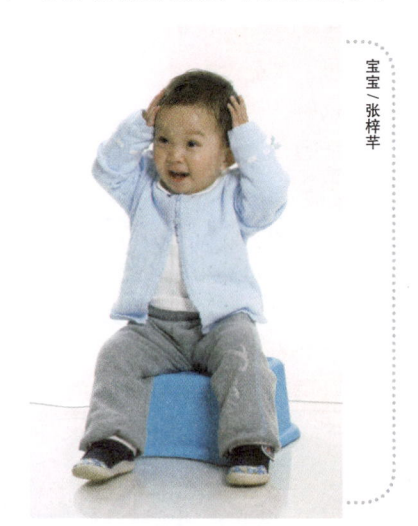

三。妈妈问：耳朵是干什么的？宝宝会回答：是听声音的。如果妈妈问：用什么听声音啊？宝宝会回答：用耳朵。耳朵还会做什么呀？会听小狗叫。

❖ **理解简单的时间概念**

宝宝开始理解简单的时间概念。如果妈妈说等一会儿妈妈就过来，宝宝虽然不知道一会儿是多长时间，但宝宝知道妈妈不会马上过来，他需要等待。如果妈妈说明天再带你去公园，宝宝不知道明天是多长时间，但宝宝知道现在不能去公园。宝宝有了最初的时间概念。

❖ **理解因果关系**

宝宝理解了某些事物间的因果关系。知道打开电灯开关，灯就会亮；知道给玩具车上发条，玩具车就会在地上跑起来。宝宝还能把两种不同的游戏串联在一起，得到一个合乎逻辑的结果。

❖ **责任感**

宝宝有了最初的责任感，感到似乎所有的事都与他有关。家里的小狗病了，宝宝会认为，因为他拒绝上床睡觉，小狗才病的，因此他会爬到床上躺下来，把眼睛闭起来让自己睡觉。妈妈感到迷惑，怎么大白天的上床睡觉了，一定是宝宝不舒服或生病了。其实，宝宝是感到了自己的责任。

❖ **不能分辨幻觉与现实**

宝宝看到天上飞的燕子，会想象着自己也会在天上飞。宝宝还不能分辨幻觉与现实，因此和宝宝讲道理是非常困难的事。宝宝会把梦境当成现实，会把他脑子里所有的想象都当作现实。随着宝宝认识能力的提高，逐渐把幻想和现实分开。

❖ **自我意识与权利意识**

幼儿开始有了自我意识和权利意识，开始坚持自己的意见，并主动要求做事。但幼儿往往以任性的形式表现他的进步，让妈妈头痛，给父母"难以管教"的印象。

父母要学会理解孩子，理解孩子的举止行为，理解孩子在成长过程中的"异常"，用另一种眼光解读孩子。

幼儿对自己的形体越来越感兴趣，照着镜子跳舞就是对自我形体的一种赏识。当宝宝对着镜子跳舞时，妈妈要对宝宝加以赞赏，帮助宝宝学会自爱。对自己的喜欢是非常重要的，妈妈可不要打击宝宝的"自我欣赏"，只有学会爱自己，才能学会爱别人。自我肯定，自我欣赏是自信的基础。

187. 鼓励宝宝表达情感

宝宝逐渐从惧怕中分化出羞耻和不安；从愤怒中分化出失望和羡慕；从愉快中分化出希望和分享。宝宝的情感变得丰富起来，开始有了我们看得见、感受到的喜、怒、哀、乐、悲、恐、惊。

宝宝还出现了同情心、羞愧感、道德感等高级情感，成为幼儿社会性行为产生、发展的内部动力和催化剂。但幼儿高级情感不是随着月龄的增加而自然拥有的，在很大程度上高级情感需要父母的引导与培养。

这么大的宝宝情绪变化比较大，一会儿愉快，一会儿烦恼，一会儿友善，一会儿攻击。这个月龄段的宝宝一起玩耍比较困难，常会发生冲突。但是，父母最好不要插手孩子之间的冲突，让他们自己解决冲突，要比父母参与更能让孩子对自己的蛮不讲理有所收敛，对自己的懦弱有所改变。

宝宝常会因为父母不满足他的无理要求而大声尖叫、哭闹、撕咬，在地上打滚、乱踢乱蹬。宝宝在测试自己的能力，同时也在测试父母的忍耐极限，测试周围所有人和环境对他的极限。宝宝常以这种方式

第九章 25—30个月的宝宝

311

面对困境，缓解挫折感。

但是，这种情况常发生在有父母陪伴的时候，父母不在孩子身边时，孩子很少会有这样的过激表现。聪明的宝宝知道，无论他怎样的表现，父母都会帮助到他，会谅解他。而父母以外的人，即使是看护人，他也不相信会帮助他。所以，父母常听看护人夸奖孩子懂事，而父母的感受却不是这样。

❖ **鼓励宝宝表达情绪**

对于宝宝来说，情绪没有好坏之分。当宝宝有负面情绪时，父母首先要先接受，然后再进一步询问和劝导。当宝宝发怒时，妈妈切莫不问青红皂白地训斥宝宝。当宝宝哭闹时，不要用生硬的态度制止：哭什么哭，有什么好哭的，再哭我给你锁到屋里！再哭就不带你出去玩了。这样做的结果会让宝宝压抑自己的情绪，让宝宝知道自己不该有这样的情绪。以后当宝宝再次遇到令他生气的事情，或令他伤心的事情时，就会不表现出来，长期压抑负面情绪，会产生心理障碍。

当宝宝发怒时，父母首先要保持平静，以安慰的方式让宝宝停止发怒。静下来后，和声细语地询问宝宝为什么发火，能帮助你吗？然后帮助宝宝找到解决问题的方法，引导宝宝情绪向愉快的方向发展。对宝宝情感的培养，父母需要避免的语言有：

- 不要大喊大叫！
- 有什么可高兴的！
- 哭什么哭！
- 你有什么权利发火！
- 再气人我们不要你了！
- 都是假的，不必伤心。

❖ **让宝宝学会分享**

分享有物质上的分享和精神上的分享，让宝宝学会分享是很重要的。什么都让宝宝独自享有，不但不能培养与人分享，还会滋长贪心。

这个月龄的宝宝不情愿与人分享，是因为分享就意味着东西少了，或暂时不能拥有了。父母要让孩子体会分享带给他的快乐。当宝宝把饼干送到妈妈嘴里时，妈妈表示极大的快乐，对宝宝加以赞许，并亲吻宝宝。宝宝感受到分享的快乐，会愿意再次分享。下面的做法不能让宝宝学会分享：

家里来了客人，带着与宝宝年龄相仿的小朋友。小朋友看到宝宝的玩具当然要玩，你也会拿出小食品给小朋友吃。这时，宝宝可能会反对，甚至把玩具或食物从小朋友手中抢过来。你感觉到很没面子，这孩子怎么这个样子！你可能会强制性地让宝宝把东西给小朋友玩，宝宝会因不平等待遇而号啕大哭。

如果宝宝还不愿意与小朋友分享，你千万不要这么做，用权力施加给孩子。这时不应该考虑你的面子，而要考虑宝宝的感受。你平时没有培养宝宝的分享能力，需要时就要求宝宝拥有这个能力，这怎么可能呢？

虽然来到家里的小朋友是客人，你也要公平地对待你的孩子。如果你为了表现你的热情和友好，而要求你的孩子也这么做，不但会伤害孩子，还会让孩子对小朋友产生敌意，甚至会动手打小朋友。在宝宝看来，是因为有了这个小朋友，妈妈才不爱他了。宝宝不会理解成人的用心，只是按照实际情况做出反应。这样的结果不但不能培养宝宝良好的品格，还会伤及宝宝自尊心。

分享是在日常生活中不断培养起来的，平时不注意培养，突然就让孩子分享，孩子是做不到的。在家里，一切都让孩子独占，到了外面，很难让孩子有分享的能力，因为孩子不会装啊。记得当时奶奶很不理解我的行为，孩子越是喜欢的东西，我越是要和孩子分享，而且都是真拿真吃。如果只是假装分享，孩子同样不能学会分享，会认为那只是游戏而已。

188. 独立性和依赖性同步增强

2岁以后，宝宝独立性增强了，几乎与依赖性并驾齐驱。宝宝一方面有着强烈的独立愿望，愿意按照自己的意愿做事，有了更多感兴趣的事情要做，开始独自忙碌自己的事。但伴随着独立性的增强，宝宝的依赖性并未随之减弱，而是与独立性同步增强。如果说几个月前妈妈还可以离开宝宝，到了这几个月，宝宝可能一步也不想离开妈妈，尤其在晚上，没有妈妈陪伴，宝宝几乎不能上床睡觉。宝宝和父母的情感纽带连绵不断，编织得越来越稠密牢固。

宝宝发生着变化，父母也在变化，养育宝宝的重点开始慢慢转移，从全身心地关注宝宝的吃喝拉撒睡，到越来越多地关心孩子的成长、生活习惯、道德秉性、智力发展、学习能力。

父母总是喜欢拿自己孩子的缺点和其他孩子的优点比较，总是喜欢指出孩子的不足，以此来刺激孩子进步。其实这样不但不能激励孩子进步，还会极大地伤害孩子的自尊心，使孩子没有自信，使孩子从不能肯定自己到否定自己，从谦虚到自卑，胆小怕事，不相信自己有能力。这样一来，有能力做到的事情也做不到了，结果是孩子的能力越来越低。激励是令孩子奋进的一剂良药，父母对孩子要少批评，多赞扬；少否定，多肯定。

宝宝已经有了丰富的情感世界，不希望被父母忽视。因此总是希望爸爸妈妈不离左右。与此同时，宝宝又感觉自己长大

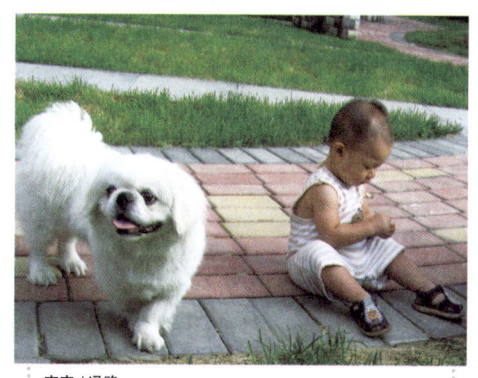

宝宝 / 冯路
虽然狗常被称为人类最忠实的朋友，但对这个年龄的宝宝还是有一定危险的，存在被狗咬伤或者惊吓的风险，家长一定要注意防范。

了，有要求独立的强烈愿望，不想受爸爸妈妈的限制。

独立性与依赖性并存，是这个时段宝宝身心发育的特点，不了解这个特点，爸爸妈妈与宝宝之间就会产生矛盾，有时甚至是很激烈的矛盾——宝宝想做的，爸爸妈妈不让做；爸爸妈妈想让宝宝做的，宝宝却不愿意或不能做。

比如宝宝希望自己玩，爸爸妈妈想，那好啊，你自己玩自己的吧，我们也有我们的事情，就到另一个房间去了，结果宝宝自己也不玩了，可能还要大哭一场。爸爸妈妈认为"宝宝自相矛盾"，其实宝宝没有自相矛盾。他们既依赖父母，又争取独立，这种双重性，正是幼儿必不可少的成长阶段。

❖ 独立与依赖的价值

爸爸妈妈可能感到宝宝执拗，令人头痛。其实看看宝宝的思考能力和解决问题能力正在快速发展起来，智慧在增长，越来越聪明，就应该明白宝宝"既独立又依赖"的巨大价值了。

"依赖"是想获得一种环境，这个环境让宝宝有安全感。安全感是人类最朴素的生存要求，没有安全感，任何其他的努力

都没有价值。

"独立"是获得一种探索的精神，这种精神能帮助宝宝进入任何未知的世界。探索的欲望，同样是人类最朴素的要求，没有这个欲望，人类就退化了。站在这样的高度来理解宝宝对父母的依赖和自我独立的愿望，就不会感到宝宝"令人头痛"了。

❖ **为宝宝建造安全港湾**

为宝宝建造一个安全的家庭港湾，是父母给这个成长阶段宝宝的最好礼物。有了来自父母的安全保障，孩子才能放心大胆地自由活动，才能大胆地去探索未知世界。孩子的独立性和创造性是建立在安全感基础之上的。孩子在父母营造的安全气氛中，探索世界，感知世界，获取认知。父母要想锻炼孩子的独立性，必须给孩子创造一个安全的环境——有父母或宝宝信赖的看护人在身边，并给予关心和爱护。如果孩子生活在父母争吵不休的环境中，父母总是喜欢训斥孩子，孩子就会失去安全感。没有安全感的孩子，是很难独立的。

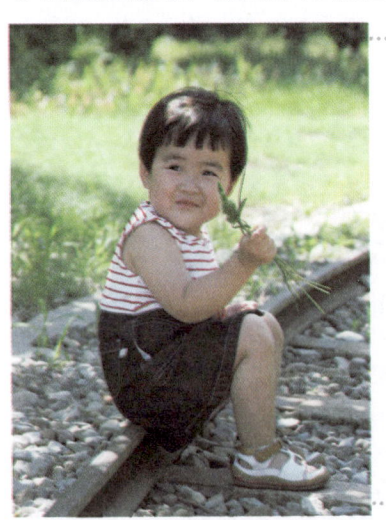

❖ **树立宝宝的自信心**

自信就是一个人所拥有的对自己的信心和感觉的集合。它在很大程度上影响着人们的做事动机、态度和行为。当孩子学会用汤勺将饭放进自己嘴里时，就会出现"我能做到"这种自信心理。自信心强的孩子比较乐观，自我感觉好，喜欢与别人交往，愿意追求新的兴趣，从不轻视自己。相反，缺乏自信心的孩子，就表现出对事物的无能为力。

自信心的建立，与其说是孩子的事情，不如说是父母的事情。父母营造的养育环境，要有利于孩子建立自信心。现在是检查这个环境的时候了。

孩子做得好的时候要表扬，孩子做出努力后，尽管未达到预期的目标，也要进行表扬。不管孩子做的事成功与否，父母都要将孩子抱在怀里，告诉他你为他感到骄傲。爸爸妈妈就应该这样经常性地、真诚地表扬自己的孩子。

189. 感知父母的爱

孩子能够感受到父母对他的爱。在爱意中成长起来的孩子，会学着爱护别人。一个从小不被父母疼爱的孩子，不但不会爱别人，还不会信任他人，缺乏安全感，做事谨小慎微，猜忌心强烈。

不爱孩子的父母少之又少，但不知道怎么去爱孩子的父母却大有人在。以下种种事例，都是父母"爱"的写照，却揭示着这样的事实：多少错误，都在"爱"的名义下强加给孩子！

• 当妈妈强迫孩子吃他不想吃的饭菜时，妈妈会说这是为了孩子的发育；

• 当爸爸训斥孩子把大便又拉到裤子里的时候，爸爸会说这是在教育孩子；

• 不让孩子动这，不让孩子动那，怕的是不安全；

• 硬把一点困意都没有的孩子按在床上，说是到了睡觉时间；

宝宝/巴今

大自然中有许多孩子喜欢的天然"玩具"，比如宝宝手上的这个用狗尾草编织的小兔子，玩了很长时间都不舍得扔掉，非常宝贝呢。

- 宝宝"不好好吃饭，不好好喝奶"，就趁宝宝睡得迷迷糊糊时把饭菜和奶瓶子塞入宝宝口中；

- 当孩子只是玩，而没有按照父母的意愿去弹琴、学英语时，父母就对孩子施加压力，"呕心沥血"地让孩子学这学那，为的是孩子将来有出息。

所有这一切，出发点都是为了孩子，但实际效果却往往相反，这是真正的爱的误区。孩子的一举一动，点点滴滴都牵扯着父母的心，这是无法回避的事实。问题的关键在于，父母是孩子的第一任老师，家庭是孩子的第一所学校，父母肩负着多重责任，既要把孩子喂养大，又要把孩子培养好。正因为如此，父母才特别应该了解孩子身心生长发育的规律，按照规律办事，而不仅是按照自己的"想当然"办事。

❖ 从父母的态度中感受爱

这个年龄段的宝宝，还不能体会父母内心世界中是多么地疼爱孩子，他通常只能从父母的态度中感受父母的疼爱。宝宝幼小的心灵，对什么样的疼爱，最容易感知到呢？

- 把宝宝舒舒服服地抱在怀里；
- 对着宝宝开心地笑；
- 和颜悦色、轻声细语地和宝宝说话；
- 很投入地陪着宝宝玩耍；
- 既能让宝宝一眼看到，又不打扰宝宝自由玩耍。

❖ 这是正常的

2岁半的宝宝，可能还会做出许多"出格"的事情，父母不可明白为什么会这样。但不管明白还是不明白，都要理解孩子，不要认为是孩子"不正常"。

- 宝宝已经会控制大便了，但突然变得"弱智"了，大便拉得到处都是；
- 宝宝突然喜欢把床上的东西都扔到地上；
- 宝宝把抽屉里的东西都翻腾出来，把玩具飞机的翅膀拽下来，把能破坏的东西都破坏掉等等。

总体上讲，这是孩子独立性和自我意识不断增强的一种表现。大便拉得到处都是，我们会认为不卫生，但孩子也许会由此发现自我存在的实在性。比如动物，许多都是通过尿便划定地盘、认知自身存在的。从生物学意义上讲，人就是动物，而越幼小的人，动物性越强烈。如果我们能够这样看待孩子突然的"出格"行为，我们就不会生出许多疑惑了。

190. 自我意识和自主能力

台阶风波

晚饭后出去散步。过地下人行横道时，2岁半的果果对一层层的台阶来了兴趣，走下台阶后，又反身上台阶，然后又下台阶，又上台阶……

爸爸没了耐性："这么多人陪着，不许再玩了，快走！"果果哭了，一边向前走，一边用小手朝后面指，还不时回头看看早已远去的台阶。

11岁的姐姐悄悄说："我想陪弟弟玩行吗？""不行，在弟弟面前，成人必须保持意见一致！""我不喜欢你们大人了！"姐姐站在弟弟一边，她是感性的，成人是理性的，有时感性的东西更能体现真实。

爸爸之所以制止孩子继续玩，是觉得那样会惯坏孩子。爸爸完全在用成人的思想考虑孩子的问题。其实，孩子是在探索新奇的事物。爸爸不但不应该制止，还应该参与到孩子的游戏中。

果果受本能驱使，以他那颗幼稚的童心去探索台阶的奥秘，爸爸的反对并不能削弱他的探索精神，只能让他愤怒、压抑、怨恨。

即使有父母陪着玩，孩子也不会永远

玩下去的。孩子的注意力和兴趣是短暂的，他不会沉溺于小小的台阶，他不会像成年人沉溺于麻将桌一样，这一点孩子比成人优秀得多。

如果父母有事情要做，没有时间让孩子在台阶上尽兴，就果断地把孩子抱起来，离开台阶，大步向前走："现在不能玩台阶，爸爸有事要做。"

如果父母没有重要的事要做，但不想让孩子在这里玩台阶，可以说："爸爸带你放风筝去。"用更能引起孩子兴趣的游戏代替现在的游戏。

❖ **自我不等于自私**

幼儿还不具备分享的思想能力，因此不可能自发地产生分享的行为。幼儿的分享行为需要父母逐渐培养起来，从而形成有关分享的价值理念。

如何引导孩子从完全生物学意义上的"自我"走出来，实现人的社会化，是父母面临的养育问题。从分享行为开始，也许是不错的选择。

• 父母给孩子树立榜样，在生活中多做分享行为。讲很多，不如做一件，宝宝还不能通过教导，理解分享的意义。

• 创造分享机会，可以让孩子分发东西，给宝宝讲"孔融让梨"的故事。

• 营造分享后的愉快感，让孩子体会到分享的快乐，这是鼓励孩子学会分享的重要环节。

• 树立分享行为的规则，让宝宝知道分享需要顺序、等待、轮流、平等、合作等规则。

❖ **挑战自我是宝宝最大的能力**

这个年龄段的幼儿，已经有许多能力了，但他最大的能力就是不断地挑战自我，对未知世界有着强烈的探索精神，总是试图去做他不会做的事，了解他不认识的事物。父母要了解孩子的发展规律，创造利于孩子探索的养育环境。

宝宝是不是孤僻？

我的儿子已经2岁半了。当时我并没计划要孩子，怀孕时还以为是感冒，吃了些感冒药。曾因害怕药物影响，对是否要这孩子，矛盾了一段时间。后又由于妊娠反应身感不适。总之，整个怀孕过程心情都很差。

儿子出生时体重3公斤，体长50公分，现体重12公斤，高92公分。由于我没有带小孩的经验，在喂养与照顾各方面都很不到位，特别是现在想起来更觉得是常没给他吃饱。我儿子体质较弱，易感冒、咽喉发炎。平时饭量就少（早上180毫升牛奶，中、晚餐一般是一碗稀饭，睡前再喝180毫升牛奶，水果等也不太爱吃），生病时更是吃得少了。睡眠也不足，一般晚上十一二点才睡，早上七八点就醒了，有时会半夜醒来，白天也才只睡1-2小时，且每次睡觉都要哄1小时左右才能睡得着。

我儿子脾气也不好，夸他、哄他都没有效果，他总是跟你对着来：我不，我不听话，我不要，我不会学；有时跟他讲十句八句才会理你；也不是很爱运动；想要的东西，得到慢了点就狠狠往地上摔；不太喜欢与其他小朋友玩，是不是孤僻啊？

从妈妈的叙述中可以看出，对于这位妈妈来讲，最重要的是自己首先要有一个平静、自然、健康、正常的心理状态，然后才能正确地面对自己的孩子，才能正确引导孩子向健康的方向发展。父母的态度对孩子的影响是很大的，父母经常烦躁，对孩子身心健康是不利的。

191. 和小朋友交流

宝宝在7岁前，还不能感受到别人的痛苦和难受。所以，当孩子气父母的时候，父母想通过自己的"痛苦和难受"赢得孩子的同情，使孩子停止气人，常常达不到目的。这个月龄段的宝宝，更关心自己的需要，行为更自我，拒绝分享他感兴趣的东西，不愿意和他人合作。

这个时期，孩子对惩罚记忆并不持久，甚至转头就忘。所以，用惩罚的方法阻止孩子的"坏行为"，往往也是徒劳的。父母正确引导和以身作则是有效和合乎情理的方法。

❖ 小朋友之间交流

这个年龄段的幼儿之间的交流方式主要是非语言交流。尽管宝宝已经掌握了不少词汇和语句，但小朋友之间语言交流还需要一个过程。幼儿之间的语言交流多是针对玩具和物体归属权的，宝宝喜欢说"这是我的"，另一个宝宝也会不甘示弱地说"是我的"，父母不必在宝宝间做裁判，也不必刻意纠正。

宝宝开始有了和小朋友一起玩的意愿，但还不能主动找小朋友一起玩。一起玩时，缺乏合作精神，还不能感受到一起玩的乐趣。宝宝对小朋友的玩具开始感兴趣，会抢小朋友的玩具，但却不情愿把自己的玩具给小朋友分享。

外向型的宝宝对小朋友，甚至陌生的成人，都会表现出热情和友好，会主动与小朋友打招呼；内向型的宝宝开始注视着小朋友，经过一段时间的熟悉过程，如果小朋友主动过来和他玩，宝宝也会很友好地接纳，但在陌生成人面前会表现出害怕，会躲到妈妈背后，把头探出来观察陌生人。如果陌生人表现出友好的神情，宝宝会放下警觉，但如果陌生人试图抱他，他会向后躲，或跑到妈妈怀里寻求安全。

❖ 过家家扮演角色

宝宝喜欢过家家游戏。对宝宝来说，没有比游戏更让他欢喜、令他兴奋的事情了。而在各种游戏中，宝宝比较青睐过家家游戏。

宝宝喜欢扮演角色，女孩子喜欢扮演妈妈、爸爸等家庭角色，也喜欢扮演医生、护士等社会角色；男孩子则多喜欢扮演社会角色，如警察、法官、军人，也很喜欢扮演老虎、狮子等动物角色。

有些宝宝开始愿意和小朋友一起玩过家家游戏，上幼儿园的宝宝可能更早就愿意和其他小朋友分享游戏的快乐。但有的宝宝拒绝上幼儿园，很长一段时间都不能适应集体生活。这样的宝宝非但不愿意和小朋友一起分享游戏的快乐，还会对小朋友产生"敌意"。父母不能就此认为宝宝性格不好，或人际交往能力差。这么大的宝宝正处于独立性与依赖性的并存时期，还不能体会分享带来的快乐，需要父母的引导和培养。

❖ 生活能力

有的宝宝已经会自己穿外衣、穿鞋子，有的宝宝直到3岁才会自己穿衣服。宝宝自己会做事的时间，与妈妈是否放手让宝宝自己做有很大关系。如果妈妈总是不放心，怕宝宝做不好，或怕耽误时间，什么

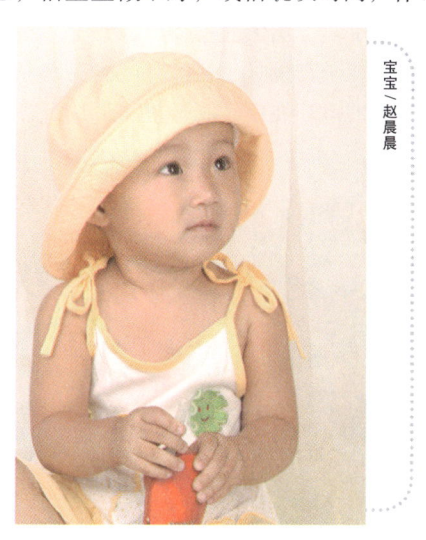

宝宝／赵晨晨

都为宝宝代劳，宝宝学会自己做事的时间就会比较晚，甚至到该自立的年龄也离不开父母的帮助。

❖ 喜欢脱鞋袜

宝宝总是把鞋和袜子都脱下来，光着脚在屋里走来走去，无论妈妈怎么反对，宝宝都不予理会，妈妈穿几次，宝宝就可能脱几次。从心理上来说，穿上衣服和鞋袜，有被束缚的感觉。穿衣服是人类文明的体现，宝宝还不理解穿衣服的社会意义，更喜欢什么也不穿的自然感受。这么大的宝宝，自我意识不但增强，还逐渐萌发按照自己意愿行事的主观意识。因此服从性越来越差，这一点让父母感觉到，孩子常常和他们对着干。从生理上来讲，光着脚走路有利于宝宝足弓的发育，足弓形成得越早越好，走起路来越快、越稳、越省力。人是遵从生理发育要求的。

❖ 喜欢穿父母的鞋子

宝宝喜欢穿着父母的大鞋在屋里走来走去，还会站到镜子前面欣赏，看着自己穿着爸爸的大鞋，戴着爸爸帽子，冲着镜子咯咯地笑，宝宝开始自己打扮自己了。如果爸爸在孩子面前吸烟，宝宝也会把烟卷叼在嘴里，模仿爸爸吸烟的样子。女孩会拿着梳子在镜子面前给自己梳头，会拿着妈妈的口红往自己的口唇和脸上涂。看

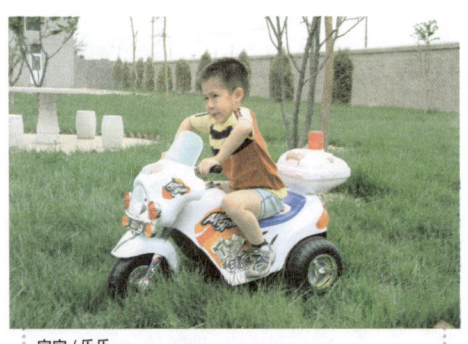

宝宝/乐乐
开动吧，小车！宝宝的模仿能力超强，这可是准赛车手的架式啊。

到这些，妈妈可不要大叫，这会让孩子认为自己犯了大错误。

192. 玩耍和游戏中学习

喜欢玩耍和游戏是幼儿的的天性，在玩耍和游戏中学习，会让孩子更有兴趣学习。

可购买整套厨房玩具，教宝宝和玩具娃娃一起演示做饭游戏。宝宝会模仿着爸爸妈妈做饭的情形，扮演妈妈或爸爸的角色。宝宝也会拿着奶瓶喂玩具娃娃喝奶，还会给小娃娃梳头、编辫子、穿衣服。

妈妈也可以用其他游戏方式和宝宝进行比赛，锻炼宝宝手的精细运动能力。即使宝宝做得不那么理想，也要加以表扬，而且是热烈地称赞。

一般来说，男孩与女孩在很多方面存在着差异，影响着他们对游戏、玩具的选择偏向：

• 男孩身体运动比较多，女孩面部表情比较丰富；

• 男孩更注重事物本身，女孩对人更感兴趣；

• 女孩很在意父母对她的态度，喜欢与父母进行眼神和语言的交流，愿意被父母搂抱，喜欢有人注意她，并能给关注她的人以甜甜的笑。男孩则多把注意力集中在对事物的观察上；

• 男孩会对着物体"说话"，女孩则喜欢看着人脸"说话"；

• 男孩更愿意在独自一人的时候"自言自语"，女孩则会对着人呀呀学语；

• 女孩对游戏过程更感兴趣，会把游戏做得有滋有味，一环扣一环。男孩在游戏中常常被玩具所吸引，翻过来倒过去地"研究"，总想把玩具拆开看个究竟；

• 女孩口语表达能力要比男孩强，男孩

对语序理解能力更强；

• 男孩比女孩运动能力强，但女孩却多比男孩更快地学会用勺吃饭，用杯子喝水，以及脱袜子和脱衣服；

• 男孩多愿意使用工具，如遥控器、手机，按动各种电器开关。女孩对妈妈的梳子和化妆品更感兴趣，男孩对改锥、钳子、扫帚、拖布等感兴趣；

• 女孩喜欢毛绒娃娃，男孩喜欢汽车坦克。

男孩和女孩在各方面的不同，成因是男女差别，还是父母的引导？两方面都有关系，父母引导可能发挥着更重要的作用。

没有人会送女孩汽车、坦克、手枪之类的玩具，也没有人会送漂亮的布娃娃给男孩子。妈妈总是对女孩说不要像男孩那样淘气，女孩子应该文静。爸爸总是对男孩说不要像女孩子那样爱哭鼻子，男孩子应该勇敢。父母对女孩和男孩的养育方法存在着显著的差异，这种差异性可以说是对幼儿性别差异的强化和塑造。

父母如何面对女孩与男孩的差异，是有意去做一些事情，把女孩养育成女孩的样子，把男孩养育成男孩的样子，还是忽视性别上的差异，让孩子们自己去自由发展呢？

在我看来，父母不需要刻意做一些事情，不需要时刻想着宝宝的性别，知道自己是在"养育女儿"，还是在"养育儿子"。父母只需知道自己在养育孩子，无论是男孩还是女孩，都需要给予同样的爱护和关怀就行了。

首要的是把孩子看成是有独立思想、独立人格的人。每个孩子都是唯一的，都是一个独立的个体，应该尊重孩子的个性发展。一个孩子无论是生理上还是心理上，都有着不同于其他孩子的生长曲线、成长轨迹。尊重孩子的个性，就意味着女孩并不一定具备所有女孩的特性，或许在某些方面，她比男孩还男孩，男孩应该具有的性格特点，在女孩身上更彻底地显现了。不要大惊小怪，尊重孩子的自然生命表现，像男像女不重要，身心健康发育才是最重要的。

有一种养育方法，必须明确指出来是错误的。个别父母，内心深处特别想生个男孩，面对出生的是女儿，就有意把女儿当男孩养。或者相反，想生养女孩，就把儿子当女儿养。这样的养育后患无穷，会导致成人后性别意识错位。这将毁掉孩子一生的幸福，父母一定不要开这样的玩笑。

一对夫妇生了6个孩子，青一色全都是女孩，为此，丈夫很生妻子的气（这位丈夫认为生男生女取决于妻子，生不出男孩是妻子无能），十足的愚昧男人！有了这样的认识，对妻子的态度可想而知。排行老四的梅子心疼妈妈，勇敢地充当起男孩的角色，为的是减轻妈妈的罪过。不幸的事情发生了，还在读初中的她开始有了同性恋倾向……一位被她追求的女生结束了花季年华，另一位被她追求的女生已濒临心理崩溃，而她自己则正在和第二任丈夫闹离婚，患了严重的抑郁症。虽然这不能说明是性别错位导致的结果，但不能否认父母对性别的歧视对孩子的伤害。

这是个极特别的例子，在这里讲或许并不合适，但我还是写出来了，目的只有一个：希望所有的孩子都有一个快乐而正常的童年，因为童年的经历可能会影响着人一生的幸福。

193. 父母对孩子的约束力

父母面临的最大挑战是对孩子的约束力。对孩子良好行为的鼓励和奖励，父母容易做到，对孩子不良行为的惩罚，父母往往做不好，做不到位。父母常不能按照提前制定控制孩子行为的原则行事。而且，父母也很难根据孩子发育水平设置奖惩原则。父母通常会根据自己当下心情随意更改原则和惩罚措施。如果家里有老人或其他看护人，很难让所有人都有一致意见，父母之间也常因为孩子教育问题发生冲突。父母也时常忘记自己的榜样作用。

❖ 父母的榜样作用

宝宝优良品德的建立得益于父母榜样的作用。如果父母希望宝宝成为待人友善，有亲和力，能够尊重他人并有礼貌的孩子，父母必须也这样去做，当宝宝不这样做时，父母要和蔼地告诉宝宝该怎么做，当宝宝做得很好时，要给予宝宝鼓励和赞扬。

❖ 鼓励和赞赏

鼓励和赞赏对宝宝成长极其重要，如果父母给宝宝的常常是责备、批评、抱怨、唠叨，甚至是呵斥，宝宝就不能建立起最起码的自信心，而自信是孩子进取的内在驱动力。

❖ 让宝宝爱上书

阅读能力是学习知识的基础，让宝宝爱上书是培养宝宝读书习惯的关键，如何让宝宝爱上书呢？通过父母的语言是难以实现的，即使父母和宝宝说一万遍读书的重要性，孩子也不会因此而喜欢上读书。有效的办法是利用宝宝强烈的求知欲和对未知世界的探索精神，不断发现孩子的兴趣点，并把兴趣引向深入，启发孩子问问题，带着宝宝到书中去寻找答案。让宝宝知道他不懂的问题可以在书中找到答案。

❖ 让宝宝去玩

对于幼儿来说，一切尽在玩耍中，如果没有玩耍，没有游戏，宝宝就不会快乐地成长。让宝宝喜欢书，但不能让宝宝成为书虫，成为只是看书不去思考、只学习

已知不探索未知、死记硬背的孩子。要让宝宝在玩耍中了解自然，认识世界，让宝宝在玩耍中培养性格和优良的品格，让宝宝在玩耍中学会与人交流和沟通的能力。父母积极地参与宝宝的玩耍，是对宝宝最大的奖赏和鼓励。

❖ 适时开发潜能

父母越来越重视孩子能力的早期开发和早期教育，这无可非议。但凡事都要适时、适度、适量，需要掌握时机和火候。只有适时开发、把握尺度、量力而行才能取得好的结果，揠苗助长只能适得其反、浪费气力、毁了幼苗。

❖ 下结论应该慎重

父母总是自觉不自觉地给孩子下结论，这些结论往往是消极的：

• 这孩子一点也不听话；
• 真是个令人烦心的孩子；
• 这孩子从来都不好好吃饭；
• 我们的孩子总是有病；
• 越不让他干什么，他偏要干什么。

还有许多类似的结论，父母经常脱口而出，无意间伤害了孩子幼小的心灵。

消极结论影响孩子自信心的建立，夸张和空泛的表扬对孩子同样没有好处。父母不要经常把这样的话挂在嘴边：

• 你真是个乖孩子；
• 你是最听妈妈话的好孩子；
• 妈妈只喜欢你；
• 你比世界上所有的孩子都棒。

这样夸张、空泛的表扬，会误导孩子自我膨胀、唯我独尊、心胸狭窄、性情乖戾。如果妈妈们都不遗余力地告诉自己的孩子"你比世界上所有的孩子都棒"，孩子如何面对"有比我更棒的孩子"这样一个客观现实呢？

不淘气、不乱说乱动、让干什么就干

什么的孩子，才是父母眼中的好孩子吗？如果是那样的话，孩子的天性哪去了？孩子的创造力如何体现？孩子的好奇心、冒险精神、求知欲望和探索精神如何发挥？

"妈妈只喜欢你"很难实现，当你看到其他孩子时所表现出来的喜爱，会让你的孩子产生更加强烈的妒忌，会影响孩子包容性和宽厚品格的建立。

父母不要习惯给孩子下这样的结论，也不要给自己下这样的结论：

- 我真是个倒霉的妈妈；
- 我怎会有一个这么调皮捣蛋的孩子；
- 你这样，妈妈就不喜欢你了；
- 你下次再敢这样，我就揍你；
- 再闹，我永远也不带你出来玩了！

这些结论对孩子的健康成长没有好处，不但伤害孩子情感，也降低父母在孩子心目中的地位和威信。一句"你这孩子怎么这样！"对孩子的伤害并不比骂孩子轻。孩子会从父母的话语中感受到父母对他的否定和厌烦。

❖ 规避语言伤害

并不是打骂孩子才伤害孩子，父母平时的话语也会伤害孩子。父母应该注意说话技巧，不说对孩子有伤害的语言。有的孩子非常反感父母，但父母却不知道为什么，父母对孩子倾注所有的爱，孩子为什么这么不理解父母呢？这就是父母爱的方法有问题。父母应该走进孩子的世界，学会理解孩子的情感，体会孩子的感受。

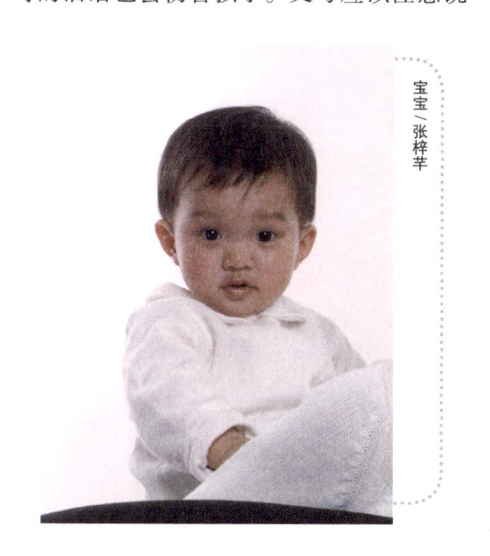

194. 理解孩子对事物的认识

孩子对事物的认识，对世界的理解，以及情感、内心世界等诸多方面，与成人相比，存在着本质区别。父母不能以自己的思想、认识、看法、感受去要求孩子。不能孤立地从自己的视角出发，认为孩子难以管教。

一个2岁的幼儿，完全以自我为中心，还不会感受到妈妈的辛苦。如果妈妈在孩子面前抱怨多么辛苦，多么不容易，孩子很难明白妈妈到底在说些什么，只会感到抱怨发火的妈妈让他害怕。

宝宝可能把大便拉到了裤子里，妈妈说"哎呀，你可给妈妈找大麻烦了，你太气人了！"宝宝并不能领会妈妈说话的意思，只会感到害怕。如果妈妈说"宝宝要老老实实趴在这里，等妈妈给你洗干净。"宝宝可能就会领悟到，把大便拉到裤子里是一件不好的事情。

2岁半的宝宝还不能理解更深层次的道理。妈妈说"胡萝卜有营养，多吃会长高，眼睛会明亮"。对于这么大的宝宝来说，他想象不出"长高"、"眼睛明亮"是个什么样子，因此这样的语言很难打动宝宝。如果妈妈说"宝宝不吃，就给小狗吃了"，宝宝可能就会和小狗抢着吃。尽管这不是妈妈让宝宝吃胡萝卜的起因，但宝宝却能够接受这种因果关系。

从理解孩子的角度说，父母要把宝宝看成是什么都懂的孩子，这样才能给予孩

宝宝／张梓芊

子最大的尊重和自由。但在养育孩子的具体过程中，父母也要知道，孩子毕竟是孩子，心智上与成人有着本质的不同，因此不能对孩子要求过高，要找到适合孩子成长的养育方法。

❖ 切莫成为宝宝替身

有的父母，一方面希望自己的孩子绝顶聪明，不遗余力地开发宝宝潜能；另一方面又不自觉地禁锢孩子各种能力的正常发展，一切都由父母代劳。本来是宝宝自己的事，现在变成父母的事了，父母成了孩子的替身，孩子还能发展起来吗？宝宝有病，妈妈恨不得替宝宝受罪，这种心情是可以理解的，但妈妈不能代替宝宝生病，也不能代替宝宝吃饭、穿衣、睡觉、拉屎、撒尿、洗脸、刷牙。让宝宝有更多的时间，学习"有用的东西"。结果会怎么样呢？

❖ 培养孩子热爱劳动

培养孩子热爱劳动的品德是非常重要的，尤其是对现代的都市宝宝来说，这其中的意义就更大。城市父母们对孩子的期望几乎都集中在孩子的智能上，都非常重视孩子的学习，而其他项目的锻炼，只要是父母能够代劳的，都不会让孩子去做，甚至在学习上父母都要代劳，其结果可想而知。

孩子不是学习的机器，纯粹的学习只会让孩子很快产生厌倦感，为了学习而学习不会给孩子带来一点点乐趣，更谈不上学习的快乐。只让孩子学习已知的知识，孩子会失去创造力、兴趣和快乐。而创造力、新奇感、探索精神是孩子求知的原动力，扼杀了孩子的原动力，孩子哪里还会有学习的欲望？！

妈妈可以让孩子给花浇水、给小动物喂食、自己洗手帕、自己洗手洗脸。宝宝可能还做不好这些，甚至给妈妈带来更多的麻烦，因此许多妈妈索性不让孩子做了，这是不对的。如果妈妈一直不让孩子做，孩子就永远做不好。追根溯源，难道这不都是父母养育的结果吗？

人的性格特征受先天和后天两方面的影响，我们不能忽视家庭对孩子性格形成的影响。家庭和睦，夫妻恩爱并共同关爱孩子，是孩子形成良好性格的基石。正如前苏联遗传学科学家巴甫洛夫说的那样："性格是天生与后生的合金，性格受于祖代的遗传，在现实生活中又不断改变完善。"

❖ 秩序和社会规范

幼儿需要一个有秩序的环境来帮助他认识事物、熟悉环境。当幼儿熟悉的环境消失时，幼儿会出现对陌生环境的恐惧感。当幼儿逐步建立起内在的秩序时，智能也随之逐步构建起来。

幼儿逐渐脱离以自我为中心，对结交朋友、群体活动有明显的喜好倾向。这时，父母要帮孩子建立明确的生活规范、日常礼节，使其日后能遵守社会规范，拥有自律的生活习惯。

195. 父母能否承受教育之重

❖ 父母的父母和孩子的孩子……

我们的祖辈养育我们的父母时，重要的是让孩子吃饱穿暖。我们的父辈养育我们的时候，比我们的祖辈有了更多的要求和希望，除了吃饱穿暖，要求我们接受文化教育，希望我们成为人才。到了我们这辈养育孩子的时候，比我们的父辈有了更多的希望和幻想，望子成龙、望女成凤的父母比比皆是。当我们的孩子又成为父母的时候，一定比我们具有更多的幻想，希望自己的孩子成为天才，成为超常的孩子。

这样的变革，这样的期望，这样的梦想，这样的幻想，现代的孩子如何承载

"成龙成凤"之重？父母们不忍心给孩子增加过多的压力，可父母们也深知，现在轻松的结果，可能会让孩子的未来承担更重的压力。

❖ 学龄、学前、幼儿、0岁……

从学龄教育到学前教育，是八十年代的进步。孩子们开始上学前班，把小学一年级的课程放到学前班，五六岁的宝宝开始学习数学公式。从学前教育到幼儿教育，是九十年代的进步。3岁开始学习1加2、背唐诗。从幼儿教育到婴儿教育，是新世纪的进步，婴儿开始参加竞技，看哪个宝宝爬得快，哪个宝宝认识的英文字母多。现在又开始了0岁教育，不输在起跑线上，激烈的竞争意识引入还没出生胎儿。从孕育胎儿开始，父母就为孩子编织着伟大的梦想，还在受精卵时就听贝多芬、莫扎特的音乐。

这是人类的进步，还是教育的进步，抑或是为人父母的进步？没有孩子的人说这些父母活得太累、太俗；有了孩子的父母早已忘记曾经的"看不惯"，恨不得让自己成为画家、音乐家、教育家。不管这些，反正要跟上潮流，父母们都"一切为了孩子"谁都输不起啊！这就是现实。

❖ 有"金科玉律"吗

现在，年轻的爸爸妈妈大多是知识型的父母。孩子还没有出生时，准妈妈们就读过一些介绍孩子们成长的书，从各种媒体中也得到很多育儿知识，知道很多规范性的条条框框。

标准、规范、建议、忠告充斥父母的头脑。如果孩子不按照这些标准和规范发育或成长，父母就凭借自己的理解和想象，把孩子视为异常。父母忘记了孩子间存在着差异性，无论在生理、心理，还是在能力上，孩子间都存在着很大的差异。不会

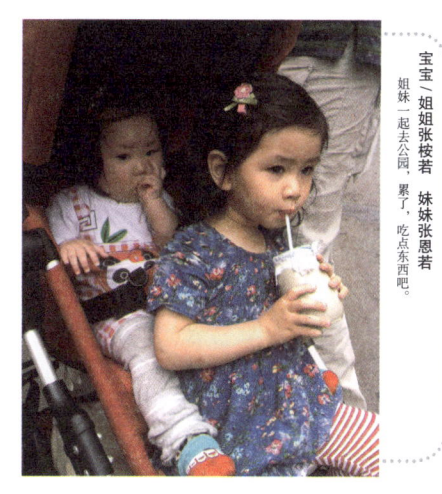

宝宝／姐姐张桉若　妹妹张恩若
姐妹一起去公园，累了，吃点东西吧。

有一个孩子和另一个孩子的成长轨迹完全一样，包括同卵双胞胎。

养育孩子，真的有父母们所期待的"金科玉律"吗？真的有一套适合每一个宝宝的规则和方法吗？

父母真正需要的是，在了解孩子发育共性的基础上，充分理解孩子在发育过程中的多样性。关注自己孩子的个性发展，适时调整养育策略，凭借一定的知识和做父母的直觉，给予孩子更多的扶助，而不是强制和代替。

对于孩子来说，他们的成长过程只有一次，不可能从头再来。所以，当到了某个成长阶段，孩子的表现不能令父母满意时，父母便会感到失望，因而背负上无形的压力，或怨恨自己，或抱怨孩子。最终这些压力都会转嫁给孩子，使孩子在成长过程中背负起沉重的包袱，形成了一种精神上的负担和心理上的压力。

难道说父母们不希望孩子有快乐的成长经历吗？当然不是。为什么还会有这么多"苦难"的父母？在父母的眼里，为什么有这么多"问题宝宝"？是缺乏好的教育方法吗？是父母没有能力教养孩子吗？不是！那又是什么原因，使得现在的父母

面临如此大的挑战——育儿上的挫败感？

在孩子的成长过程中，所有的遗憾都将是永久的遗憾，一切都不能从头再来。很多事情都是当它变成现实后，我们才悔悟当初，但都已经晚矣。

在我的书中，我总是在不遗余力地谈孩子的差异性；谈孩子自然的生命发育规律；告诉父母要正确认识和理解书本上的"发育标准"；希望父母相信自己的育儿直觉等。其目的就是让父母找回养育孩子的平常心态，顺应孩子的生命发育过程，快快乐乐地把孩子养育成人。

❖ 学习做父母

营造一个健康良好的养育环境，是对父母水平的考验，并不是每一个父母都能交出理想的答卷。父母不是因为有了孩子，就自然而然成为合格的父母；不会因为做了父母，就能担当起父母的大任。要担当起父母的大任，比承担父母所从事的工作更需要学习和积累。

• 父母是孩子的供养者、守护神、伙伴和知心朋友。父母要时刻关心孩子成长，为孩子身心健康发展提供可能的帮助。

• 父母要在孩子不同的发育阶段，给孩子必要的建议和忠告，帮助孩子建立生活规范。

• 父母既是"权力中心"，又是"自由平台"。父母既要对孩子有约束力，制止、杜绝孩子的不良行为，同时又要学会放开孩子的手脚，给孩子足够的自由空间，让孩子自由自在地成长。

• 父母要学会用"个体差异"的眼光看待孩子的成长发育。所有的标准、尺度、数字、方法等"普遍真理"，都是一个均数，一个值得参考的有价值的信息，但不是唯一的裁定。

• 父母要知道，每个孩子成长过程都各不相同，都具有自己的个性和特点，任何"普遍真理"，建议、忠告，都需要父母根据自己孩子的实际情况相应调整，找到适合自己孩子的养育方式。

• 父母要承认自己"有所不知，有所不能"。尽管与孩子朝夕相处，但这并不等于完全了解了孩子。承认有所不知是父母应该拥有的境界，有这样境界的父母，必然会获得育儿的"真知"。

• 爱比一切都重要，做父母的一定要明白这个道理。孩子有着丰富的内心世界，父母不可能了如指掌，但这并不影响父母对孩子的浓浓爱意。爱比了解重要百倍。

❖ 孩子心中的父母

"以人为镜"是提高"做父母"水平的一个好办法。这个"人"是谁呢？就是孩子。父母的一举一动，孩子如同镜子一样，都会准确地照给父母看。

• 如果大声训斥孩子，孩子会"哇"的一声大哭起来——孩子害怕、感到委屈、提出抗议、难以理解等心理活动，都尽在"哭"中了。

• 妈妈哼着摇篮曲，陪孩子入睡，孩子会心情舒畅，享受着妈妈浓浓的爱。

• 父母是孩子最后一道安全防线，当这道防线决堤时，孩子就没了安全感。父母是孩子的保护神。当妈妈怒斥孩子，父母吵架时，孩子会非常恐惧。

❖ 想想自己的童年

• 那时你眼中的父母是怎样的？

• 希望父母怎样对待你？

• 现在你是否犯着和父母同样的错误？

• 你是否吸取了父母留给你的宝贵的育儿经验？

• 你是否继承了父母自然养育的理念？

• 你是否还依稀记得幼时父母对你的殷切教诲？

- 你是否还记得和小朋友们怎么谈论自己的父母？
- 你曾希望自己的父母怎样做？

这样的问题我们还可以想出许多。当我们细细思量这些问题时，我们也许突然有所感悟：许多育儿问题，根本就不是什么问题；许多烦恼都是自寻烦恼；许多欢乐是自己丢掉的。

第4节 营养与饮食管理

196. 为宝宝准备饭菜

❖ 做什么吃的好呢

有的妈妈给宝宝做饭时会很犯愁，每天都给宝宝做什么吃的好呢？尤其是面对"挑食"的宝宝，妈妈更是不知给宝宝准备些什么样的饭菜了。

其实，为孩子准备饭菜，并没有那么复杂，一日三餐，无非就是粮食、肉蛋奶、蔬菜三大类食物相互搭配而已。父母过去积累的做饭经验、营养知识、烹饪技巧、食物搭配方法等，在给孩子做饭中都派得上用场，并非需要一切从头开始学习。除此之外，再学习一些幼儿饮食知识就可以了。

- 品种多样

每天不少于15种食物；每餐都要有谷物、蛋或肉、蔬菜；每天都要有奶和水果；每周都要有动物肝、大豆、坚果及木耳、海带等非日常食物。

- 合理搭配

每天喝奶500-800毫升，谷物100-140克，蛋1个，肉50-100克，蔬菜150-200克，水果200-250克，水200-800毫升。这个量是给父母的一个最基本的参考，范围很大。因为每个孩子食量存在着很大的个体差异，一个孩子的食量每顿每天也有比较大的变化，父母要尊重孩子的食量，不要过于控制。

- 食物新鲜

食物要求新鲜，做出的饭菜味道鲜美、色泽好看，符合孩子的个性口味。

- 少放盐

每天食盐量不超过2克，孩子不能吃过多的食盐，做菜时要少放盐。如果父母都比较口重，那正好借此机会减少食盐摄入。过多摄入食盐，对成人的身体健康同样不利。

- 少放油

每天食油量不超过20克，选植物油。摄入过多油脂会出现脂肪泻，也影响孩子食欲。过于油腻的菜肴，容易引起宝宝厌食。宝宝喜欢吃味道鲜美、清淡的饮食。

- 不要太硬

孩子咀嚼和吞咽功能还不是很好，如果菜过硬，宝宝会因为咀嚼困难而拒绝吃菜。

- 菜要碎些

宝宝咀嚼肌容易疲劳，如果菜肴切得过大，宝宝就需要用力咀嚼，很容易疲劳。宝宝口腔容积有限，块大的菜进入口腔会影响口腔运动，不利于咀嚼，宝宝会因此把菜吐出来。

- 适当调味

宝宝有品尝美味佳肴的能力，但妈妈给孩子做饭多不放调料，我们成人吃起来难以下咽，孩子也同样会感到难以下咽。

给宝宝的饭菜也要适当调味，孩子喜欢吃有滋有味的饭菜。

• 给宝宝自己吃饭的自由

这是避免孩子偏食厌食的重要方法，孩子已经有能力自己吃饭了，妈妈就不要代劳了；孩子已经有了选择饭菜的能力，妈妈不要总是干预孩子该吃什么，不该吃什么。父母有义务为孩子准备孩子应该吃的食物，孩子有权利选择他喜爱吃的食物。"应该吃"与"喜爱吃"能做到基本一致，孩子饮食就没什么问题了。

❖ 一周食谱举例

星期一

早餐：豆浆，鸡蛋软饼，圣女果。

加餐：水果沙拉。

午餐：碎菜炒肉末，米饭（小米和大米），冬瓜紫菜海米汤。

加餐：奶。

晚餐：清蒸鳕鱼，排骨藕块汤，红豆包子。

睡前：奶。

星期二

早餐：奶，鸡蛋羹，素馅包子。

加餐：橘子。

午餐：米饭、胡萝卜甜椒细丝炒肉丝、牛骨髓白菜汤。

下午：酸奶。

晚餐：三鲜馅馄饨佐以香菜、木耳和菠菜。

睡前：奶。

星期三

早餐：奶，煮鹌鹑蛋，豆沙包。

加餐：白梨。

午餐：大米绿豆饭、黄鳝炖豆腐、银耳大枣枸杞汤。

加餐：柚子。

晚餐：对虾蘑菇油菜汤、牛肉馅包子。

睡前：奶。

星期四

早餐：奶，鸡蛋虾肉碎菜汤、芝麻酱

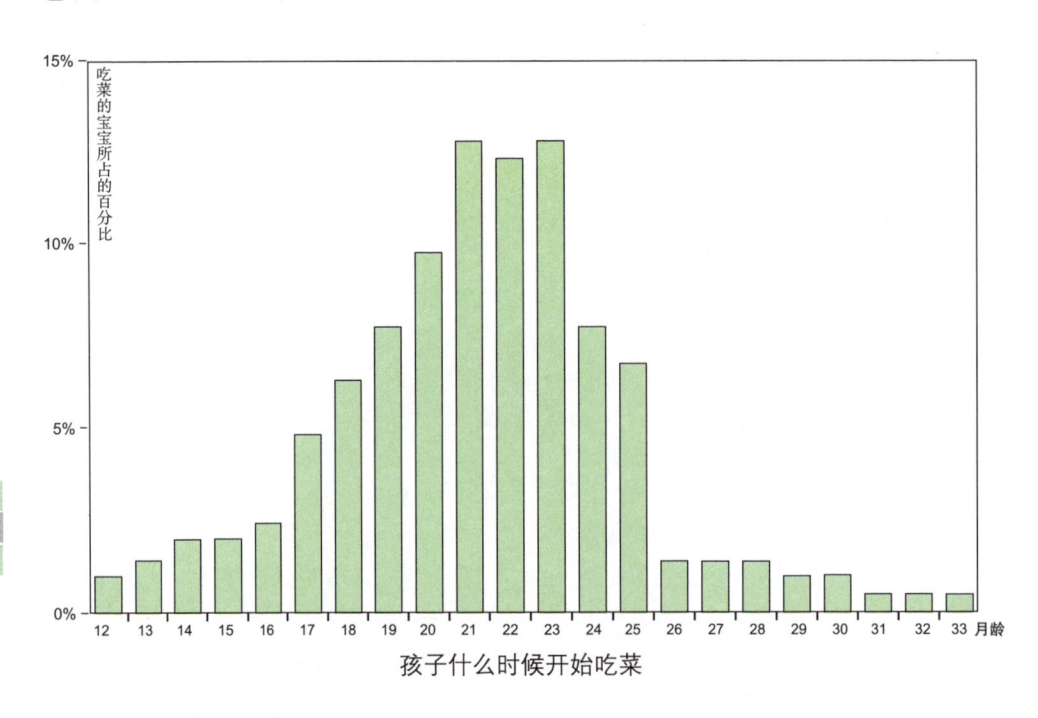

孩子什么时候开始吃菜

花卷。

加餐：猕猴桃。

午餐：胡萝卜腊肉饭、素炒青菜、西红柿鸡蛋汤。

加餐：酸奶。

晚餐：馒头，猪肉豆腐丸子汤，汤内放木耳、蘑菇、白菜叶。

睡前：奶。

星期五

早餐：奶，小米粥，鸡蛋碎菜软饼。

加餐：橙子。

午餐：豆沙包，小鸡炖蘑菇，菜花炒海米。

加餐：奶。

晚餐：大米红薯粥、清蒸鳗鱼、三鲜馅小包子。

睡前：奶。

星期六

早餐：豆浆、面包夹奶酪、蔬菜沙拉。

加餐：苹果。

午餐：馒头，炒芹菜虾仁百合，芋头白菜排骨汤。如果带宝宝出去玩，比如去动物园或游乐场，午饭就要到餐厅吃了，点些适合宝宝吃的饭菜，两三种就可以了，或者让厨师专门为宝宝做一两种饭菜。

加餐：奶。

晚餐：牛肉香菇蘑菇包子，稀粥。

睡前：奶。

星期日

早餐：奶，面包夹水煎蛋，蔬菜沙拉。

加餐：提子。

午餐：米饭、清蒸鲈鱼，山芋莲藕汤（用鸡汤或排骨汤炖）。

加餐：酸奶。

晚餐：木须肉、家常豆腐、绿豆米饭。

睡前：奶。

❖ 选择食物原则

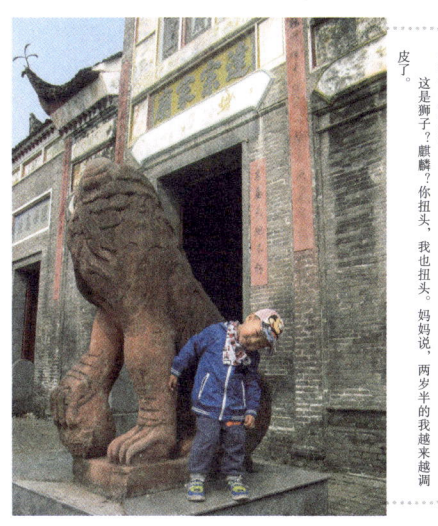

> 宝宝／周语宸
> 这是狮子？麒麟？你扭头，我也扭头。妈妈说，两岁半的我越来越调皮了。

上面所列的一周每日三餐只是简单的举例，其实食物品种不止这么多，现在食品非常丰富，在超市中几乎能够买到各种蔬菜、水果和粮食，已经没有地域差异了。在选择食物时，我的建议是：

• 睡前喝奶。

• 最好选择时令蔬菜水果和粮食，储存的食物多需要保鲜，保鲜过的食物总不如新收获的食物。

• 以当地有的蔬菜水果粮食为首选和主要食物来源，适合我们居住地域生长的食物也应该是最适合我们吃的食物。

• 不是越贵的越好，应该是越新鲜的越好，再贵的食物，都不会包含人体需要的所有营养素。不偏食、食物种类全面是获得全面营养的最好途径。

• 如果有新鲜的食品就不要买速冻的食品，尤其不能把速冻食品买回家再放到冷冻室二次冷冻起来。

❖ 西餐食谱推荐

早餐：180毫升奶，半片面包，120克含铁丰富的谷类或鸡蛋一个，120毫升橙汁或西红柿汁或80毫升哈密瓜或草莓汁，2克人造黄油，5克胶果子冻。

第九章 25－30个月的宝宝

点心：30克奶酪，4块饼干，120毫升果汁。

午餐：120毫升奶，半块三明治或1片面包，5克人造黄油或10克沙拉酱，30克肉和二三要胡萝卜条或30克深黄色或深绿色蔬菜，15毫升麦片粥。

点心：120毫升奶，半个苹果，3个枣，80毫升葡萄糖汁或120毫升橙汁。

晚餐：120毫升奶，60克肉，80克面食或大米或马铃薯，30克蔬菜，5克人造黄油或10克沙拉酱。

197. 钙铁锌缺乏

当宝宝缺铁时，可导致贫血、免疫功能低下、细胞色素及酶活性减弱，氧的运输和供应不足，能量代谢紊乱，生长发育不良等。

当宝宝缺锌时，可导致厌食、智力低下、免疫力下降、无意识地咬食手指、撕咬手部皮肤及指甲，生长发育不良等。

当宝宝缺钙和维生素D时，会患佝偻病，还能导致宝宝食欲低下、发质稀疏，容易患呼吸道感染，影响宝宝生长发育。

矿物质缺乏会导致疾病，过量也会损伤身体。铁过量会引起脑部神经损伤；钙过量会导致内脏钙化；锌过量会致矿物质比例失调。

❖ 钙铁锌缺乏的蛛丝马迹

当宝宝出现下述情况时，应去医院看医生，确定宝宝是否有矿物质缺乏：

- 食欲明显下降持续达一周以上；
- 出现脱发现象，出现斑秃、片状脱发或稀疏；
- 发质缺乏光泽变黄杂乱；
- 不像以前那样爱活动了，看起来有些倦怠；
- 表情有些发呆，不那么兴致勃勃，爱哭易烦躁；
- 睡眠不安易醒夜啼；
- 皮肤变得粗糙易出皮疹；
- 牙齿发黄发黑有斑点；
- 生长发育缓慢；
- 小脸蛋不再红扑扑有光亮了，面色显得发黄发暗；
- 常出现屏气（俗话说哭得背过气去）；
- 常肚子痛；
- 常说腿痛；
- 爱感冒，病好得不像原来那样快了。

❖ 药补

药物补充要在医生指导下进行，下面的剂量和时间仅供参考。

铁剂补充：2毫克/公斤体重/日，一日三餐后服用，2-4周。

锌剂补充：5-8毫克/日，餐后服，1-3个月。

钙剂补充：150-200毫克/日，餐后服用，维生素D200-400国际单位/日，1-3个月。

❖ 食补

高铁食物有动物肝、瘦肉、大枣、芝麻、含铁谷物等。

高锌食物有海产品、动物肝、瘦肉、坚果等。

高钙食物有奶、虾皮等。

锌、钙同补，一并驱铅可以吗？

我儿子现在2岁6个月，体重才12.5公斤，身高91厘米。看上去特别瘦小。最近幼儿园进行微量元素（头发）检测，结果是：元素锌72.2（参考值是86.3-133.8），钙620.9（参考值是576.4-1103.5），铅14.8（上限值10）。结论为低锌、钙低、铅特高，其他铁、碘、锰均为正常。请教一下，补锌、补钙和排铅能不能同时进行？

宝宝目前情况，关键是要明确诊断，确定宝宝是否有钙铁锌缺乏，是否有铅超标。建议查血钙铁锌铅。

另外，宝宝是否缺钙，单纯的血钙不能判断宝宝是否患有佝偻病（缺钙），需要查血钙磷镁、骨碱性磷酸酶、骨密度或腕骨片。倘若缺钙，不能只补钙，还要补充维生素D。

还有，排铅不是简单的治疗，需要在医生密切观察和指导下进行，通常需要住院。如果铅超标，但没有达到驱铅治疗指标，可服用少量多种维生素和矿物质。重要的是要查找导致宝宝铅超标的原因，祛除病因。

缺铁会导致贫血，需要查血常规，明确宝宝是否有缺铁性贫血。如果有缺铁性贫血，需在医生指导下给予治疗。

198. 困扰父母的宝宝吃饭问题

在临床工作和大量健康咨询中，常遇到因孩子吃饭问题而愁眉不展的父母。到底是什么原因导致这么多的孩子有吃饭问题？事实上，真正有病所致的不吃饭问题，可以说是微乎其微，能称得上厌食症、胃肠道疾病的，更是少之又少，绝大多数吃饭问题，都与父母喂养方式有关。

❖ **吃饭马拉松**

有妈妈说，好像一天都在给孩子喂饭，没时间带孩子到户外活动，有时还因为宝宝睡觉而无法完成"吃饭任务"。

有这些问题的妈妈，普遍存在着一个现象，就是宝宝一顿饭要吃很长的时间，有时最长达2个小时！大多数吃饭时间长的宝宝，都不是自己完成吃饭的，而是妈妈追着喂。这就是马拉松式吃饭的成因。

吃饭时间长被认为是宝宝的问题，其实绝大多数是父母喂养的问题。如果告诉妈妈，一顿饭要控制在半个小时以内。妈妈就会说，那样的话，宝宝就会饿着，因为半个小时，宝宝连两口饭也吃不进去。

不忍心埋怨如此辛苦的妈妈，但追着喂饭，真是宝宝的问题吗？如果一开始就不这样做，宝宝自己会发明"让妈妈追着喂和边跑边吃"的习惯吗？

从现在开始着手，给宝宝建立起良好的进餐习惯，协助宝宝自己吃饭，用不了很长时间，宝宝就会自然而然地缩短吃饭时间，逐步养成良好的进餐习惯。尝试以下几种方法，有效控制宝宝的进餐时间：

• **吃饭时间不做其他事情**

避免边吃饭边看电视、边吃饭边教育孩子、边吃饭边对孩子进行营养指导、边吃饭边游戏。

• **不让宝宝吃饭时离开饭桌**

让宝宝坐在餐椅上，避免宝宝到处跑。宝宝还没吃完饭就离开饭桌，妈妈不要追着宝宝喂饭，也不要呵斥宝宝，只需把宝宝抱回饭桌，继续让宝宝吃饭。如果宝宝实在坐不住，可以让宝宝围着饭桌转悠两圈，但不要让宝宝离开饭桌。

• **控制吃饭时间**

如果宝宝没有在半小时内完成吃饭，就视为宝宝不饿，最多延长10分钟，不要无限延长吃饭时间。妈妈可能要问了，宝宝没吃饱怎么办？妈妈的心情可以理解，但建立好习惯一定要有规矩，并坚持下去。虽然半个小时内宝宝没吃几口饭菜，也不要因为宝宝没吃几口，就一直把饭菜摆在饭桌上，等宝宝饿了随时吃。要增强宝宝对"一顿饭"与"下一顿饭"的时间概念。

• **父母的模范作用**

不希望宝宝做的，父母首先不要做，如在饭桌上看书、看报、看电视；在饭桌上吵嘴或说饭菜不好吃。

❖ **挑食、偏食、厌食**

父母应该给宝宝提供生长发育所需食

物，用心给宝宝做饭，尽可能地给宝宝提供既有营养又美味的饭菜。在保证营养和合理膳食的基础上，尊重宝宝的饮食爱好，给宝宝更多的选择。给宝宝创造愉快的进餐环境，不要在吃饭时教育训斥孩子。父母做到这些就可以了，剩下的就交给宝宝好了。

吃多吃少，主要由宝宝的胃容量、食欲和对食物的需求决定。孩子和父母一样，也有自己的饮食偏好。吃是生命的本能反应，如果父母总是干涉宝宝的吃饭问题，宝宝会感受到"吃的压力"；宝宝的食欲反应被打乱；弱化了宝宝的自我感知能力；宝宝失去对吃的期盼。

常说孩子有哪些不良习惯，我想为孩子说句公道话了：习惯不是与生俱来的，与父母的养育和引导有着直接的关系。如果孩子饮食习惯"不良"了，应该是父母喂养习惯"不良"的结果。不会有父母执意要把宝宝喂养出不良的饮食习惯，但父母常不知不觉这么做了。个性化永远是养育孩子的主题，父母应尊重孩子的个性。给宝宝更多吃的自由，就没有这么多困扰父母吃饭的问题宝宝了。

喜欢含着奶瓶入睡怎么办？

宝宝6个半月断母乳，现2岁零3个月。现在睡觉总是要含着空奶瓶才能安然入睡，不能断掉，半夜里迷迷糊糊地还要找。

喂母乳的时候，孩子含着母乳睡觉，断母乳以后，开始让孩子含着奶嘴睡觉，由此，逐渐养成了含着奶嘴睡觉的习惯。习惯易养不易改，习惯一旦养成，非一日之功所能纠正。

现在妈妈能做的就是用足够的耐心，逐渐纠正孩子的习惯。总有一天，孩子会不再吸着奶嘴睡觉了。还有就是强迫断掉，不惜以孩子哭闹为代价，达到改正习惯之目的。不赞成"硬着陆"。

宝宝营养不良为什么？

我是旅日华人，女儿现在2岁4个月，身高89厘米，体重12公斤。由于孩子出生后我没有奶水，所以一直是奶粉喂养。孩子断奶后吃饭一直不好，含着饭不咽，再加上我带孩子没经验，孩子明显营养不良，头发稀黄，不见长，今年夏初还有脱发现象。每隔两三个月就会扁桃腺发炎加发烧。我想从饮食上加以调理，该给她吃些什么好呢？

宝宝身高在正常范围内，体重值偏低，但在正常值两个标准差之内，仍属正常水平。因此可以初步认为你的宝宝体格生长发育基本正常。宝宝头发黄稀，长得慢，出现脱发现象，考虑是否有锌铁缺乏及缺铁性贫血的可能。

建议每日三次正餐，上下午两次加餐，睡前喝奶。每天保证15种以上食物，包括奶、谷物、蔬菜、蛋肉、水果等。每餐都要有谷物、蛋或肉，蔬菜。每天奶500毫升以上，谷物100克，整鸡蛋1个，肉（鱼虾鸡牛羊猪肉）100克，油20克，蔬菜200克，水果200克。每周吃一次动物肝、大豆、坚果、大枣、木耳、蘑菇、海带、紫菜等食物。

爱吃巧克力是何原因？

女儿2岁4个月，爱吃巧克力，每次限制她，一次只给2小块，常常和她说"没有了"。小孩吃巧克力的利弊是什么？能否天天吃，有进食量限制吗？

任何食物，都不宜多吃。巧克力属高热量低营养食品，宝宝吃多了，势必要影响对其他食物的摄入。尤其是饭前吃了巧克力，宝宝很难完成吃饭任务。巧克力不是每天应该吃多少，而是每周吃一两次，一次一两块。最好的办法就是不让宝宝看到巧克力。

第5节 睡眠和尿便管理

199. 睡觉应该是自然而然的事情

这个月龄段的宝宝，通常情况下，每天累计睡眠时间是9-13个小时，其中白天睡2-3个小时。

一觉睡到大天亮不再是奢望了，醒来吃奶的孩子越来越少，宝宝可能会半夜醒来排尿一次。多数宝宝会在晚上八九点钟入睡，早晨五六点钟醒来。白天多会睡一觉，午后睡2-3个小时。如果宝宝早晨醒得很早，可能会在上午睡一小会儿。如果宝宝傍晚睡觉了，晚上会睡得比较晚。

宝宝的睡觉习惯会受父母影响，父母习惯晚睡晚起的，孩子很难早睡早起。父母觉比较少，孩子睡眠时间也多比较少。孩子应该早睡早起，不宜晚睡晚起。父母应给宝宝创造早睡早起的环境，并帮助孩子养成习惯。

❖ **陪伴睡眠与宝宝独睡**

这个月龄段的宝宝，既有独立愿望，又有恐惧心理。一方面什么都想自己做主，一方面又有强烈的恐惧感。宝宝对这个世界还很陌生，对事物的认识也相当有限。这种矛盾心理使得孩子一方面要独立于父母，一方面又希望父母一步也不要离开。宝宝希望父母在一旁，他随时可以看到父母的踪影，不愿意父母干预他的活动，他可以在那里自由地玩耍。需要的时候随时能够把父母叫到身边，不需要的时候，父母就在他的视野之内。

妈妈可能会认为宝宝已经长大了，该自己独睡了。这种想法是天真的，孩子不会因为自己2岁了，就自觉地独立睡眠，除非从新生儿期就开始独立睡眠。现在正是依恋妈妈的年龄，如果现在让宝宝独睡，可能会导致宝宝睡眠障碍。

如果妈妈让宝宝到其他房间睡觉，宝宝是不会答应的，即使把宝宝哄睡了，半夜醒来看不到妈妈，宝宝也会大声啼哭，而且从此不再离开妈妈半步，或开始半夜噩梦惊醒。

❖ **容易入睡的宝宝**

有的宝宝困了就乖乖地上床睡觉，有的宝宝刚刚还在快乐地玩耍，一会儿就趴在沙发上睡着了。这样的孩子大多是受到较少干预的孩子，妈妈从宝宝一生下来就不哄宝宝睡觉，什么时候想睡就睡，从来不考虑孩子睡眠时间是否够，在孩子醒着的时候，不停地和孩子玩，一直到孩子困得挺不住了，自然而然地睡着了。

❖ **入睡困难的宝宝**

有的宝宝很难自然入睡，为把孩子哄睡，父母几乎想尽所有能够想到的办法。良好的睡眠习惯是从宝宝出生后就开始培养的，宝宝还没有睡意时，就让宝宝上床睡觉，是导致宝宝睡觉困难的原因之一。

不让妈妈哄睡，妈妈会担心宝宝睡眠不足。给宝宝睡眠的自由并不意味着保证不了宝宝充足的睡眠，因为困着不睡的宝宝是坚持不下去的，宝宝只不过是困了还要和爸爸妈妈玩，当爸爸妈妈不让宝宝尽兴玩时，宝宝非但不睡，还会闹人、发脾气。尽管妈妈认为宝宝该上床睡觉了，可宝宝就是不想让妈妈干预，因此妈妈越是让宝宝睡觉，宝宝越是不睡，就是和妈妈较劲。如果妈妈放开不管，他就没了较劲的兴致，或许一会儿就睡了。

睡觉前，宝宝喜欢听爸爸妈妈讲故事，尤其喜欢听妈妈自编的、与宝宝成长有关的故事。如果宝宝入睡困难，妈妈可尝试着一直给宝宝讲同一个故事，让宝宝非常熟悉这个故事，几乎不用听就知道故事情节，这个故事就成了宝宝的催眠曲。

早晨起来不要急忙穿衣服做家务，一派忙乱景象。当宝宝睁开眼第一眼看到爸爸妈妈时，是爸爸妈妈的笑容和一声温馨的问候，这是宝宝快乐一天的开始。然后，让宝宝自己动手穿衣服，妈妈在一旁协助宝宝，坐便盆，洗脸刷牙，做做肢体运动，然后进早餐。

有入睡前妈妈的催眠故事，有醒后爸爸妈妈的笑脸，宝宝或许就不拒绝睡觉了。

❖ 担心宝宝睡眠不足

父母总是担心宝宝睡眠不足，因为书上说这么大的孩子一天应该睡9-13个小时。妈妈更愿意接受上限，而不是下限，所以，如果宝宝睡眠不足13个小时，妈妈就认为宝宝睡眠不足。

这么大的宝宝尽管很贪玩，也有了困了不睡的可能，但宝宝实在坚持不下去的时候，就睡着了，一旦睡着了，就会把困着不睡耽误的时间都补回来，也就是说，宝宝睡得晚，起得也晚，整体睡眠时间是有保证的。父母是否发现，很多时候，都是宝宝自己决定着做什么，父母只是帮助而已。

❖ 不想睡午觉

不想睡午觉的孩子，大多夜间睡觉时间比较长，睡得比较沉。如果宝宝就是不愿意睡午觉，父母不必烦恼，下面建议可能会帮助到父母：

•午饭后不要带宝宝到户外活动，也不要和宝宝玩游戏；

•午饭时和午饭后不要开电视，放欢快、节奏感很强的音乐；

•把窗帘拉上，让室内光线暗下来；

•陪伴宝宝一起躺到床上；

•如果宝宝能够躺在你身边，不闹着你陪他玩耍，你就闭上眼睛睡你的觉；

•如果宝宝让你陪着玩，你就闭着眼睛，搂着孩子轻轻地哼摇篮曲或轻声地讲故事，语速放慢，声调放低；

•给宝宝搭建一个午睡小窝，宝宝会像小猫小狗一样躺到他的小窝里；

•宝宝连眼睛都不闭，你就陪着宝宝躺半个小时，更长的时间没有意义；

•如果你希望宝宝睡午觉，就要坚信宝宝总有一天会闭上眼睛入睡，即使现在不睡，也要按时躺到床上去。

❖ 噩梦惊醒

宝宝正值大脑发育旺盛期，视、听、触、感的每一个信号刺激，都会在脑神经细胞之间建立广泛联系，而此时脑神经细胞就像一棵裸露的小树，尚未形成细胞间的包裹、隔离，电流信号不能很准确地进行传递，对刺激产生泛化。当宝宝受到恶性刺激时，这种泛化就会在宝宝"记忆"中留下"噩梦"般的回忆，造成所谓的"惊吓"。宝宝不能区分幻想和现实，常把幻想当成现实，把噩梦当成真实发生的事情。所以，要避免任何不良刺激，如吵架、看可怕的电视片、吓唬、训斥孩子等。

200. 控制尿便的差异

在控制尿便方面，孩子间存在着很大的差异，而且这种差异与训练尿便早晚没有必然的关联。有时过早训练，不但不能让孩子更早地学会控制尿便，还会延长孩子控制尿便的时间。

到了这个年龄段，有的宝宝会告诉妈

妈他要尿尿或便便；有的宝宝会自己坐到便盆或儿童马桶上排尿便，男孩会站着排尿；有的宝宝夜间会醒来告诉妈妈尿尿。如果宝宝什么都不会，也是正常的，父母不必着急，就从现在开始训练吧。

首先要给宝宝买一个漂亮的儿童小尿盆，色彩鲜艳，上面有小动物或小娃娃的卡通图案，并带有小椅子的小尿盆。尿盆要放到宝宝容易找到的地方，如宝宝的房间或浴室。先让宝宝穿着尿不湿坐在尿盆上，并告诉宝宝这是排尿便用的，和其他的小椅子不一样。等宝宝喜欢上了这个小尿盆，愿意坐在上面，并坐得很稳的时候，就可以把宝宝的尿不湿拿下来，让宝宝光着屁股坐在上面。注意观察孩子的排便信号，恰到好处地让孩子把尿便排在便盆中。在认为宝宝该排尿便的时候，引导宝宝坐在尿盆上，并脱下尿不湿。如果宝宝很快就把尿排在便盆中了，一定要不失时机地表扬孩子，搂抱亲亲孩子，让孩子感受到把尿排在尿盆中带给父母的喜悦。

行动和语言引导同时进行，当宝宝发出尿便信号时，妈妈或看护人要告诉宝宝：宝宝要尿尿了，或宝宝要便便了，与此同时帮助宝宝脱下裤子，打开纸尿裤或尿布，让孩子坐在便盆上。

如果宝宝不反对，可发出嘘嘘和嗯嗯的声音，让宝宝排尿便。如果宝宝反对这么做，请父母立即罢手，切不可等宝宝哭闹反抗了才停止。

如果宝宝的反应是"我不要坐便盆，我没有尿便"，妈妈或看护人应立即帮助宝宝穿上纸尿裤，穿上裤子，爸爸妈妈或看护人要尊重宝宝的排便选择。

当宝宝能自己坐到尿盆上排尿时，白天就不用再给宝宝穿尿不湿了。但是，尽管宝宝做得很好了，也时常会有把尿便排在裤子里或排在其他地方的可能。父母一定不要批评孩子，相反，还要鼓励孩子，告诉孩子这只是偶然的，父母相信孩子会做得更好。

通过模仿训练尿便是最直接的方法，让宝宝和父母一起上卫生间，如果家里有哥哥姐姐，宝宝能更快地学会控制尿便。有时宝宝也会有一种像"大人"一样的愿望，要求父母把他也抱到马桶上，这是个好兆头。如果宝宝强烈要求坐马桶，妈妈则需要在马桶上套上适合宝宝使用的马桶套。

总之，父母用积极乐观的心态，和孩子进行愉快的合作，使训练过程得以顺利完成。

上幼儿园后大便不规律了为什么？

女儿2岁2个月了，1岁7个月时上幼儿园。刚开始每天早晨起来在家大便，然后再去幼儿园。最近2个星期大便开始2天一次，而且大便也不干，量很大，颜色很正常，就是特别臭，这是怎么回事？

应该向幼儿园的老师询问一下，最近宝宝食欲怎么样，是否吃得比较少？有无消化不良情况？2天一次大便并不意味着疾病，如果没有什么异常情况，暂时不需要干预。注意宝宝饮食情况，多吃蔬菜和

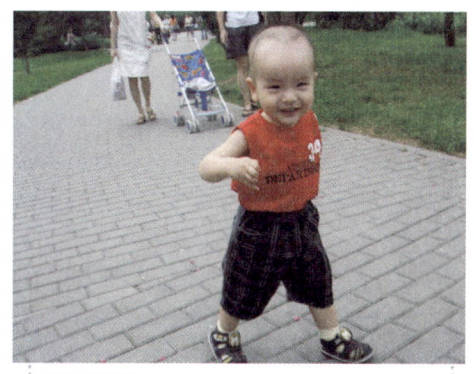

宝宝 / 吴昊潼
今天天气可真好，妈妈带我到公园玩。我长大了，可以不用小车推，我要跑步了，我敢说你肯定跑不过我的。

水果，多喝水。这么大的宝宝可以吃一些粗粮，粗粮可刺激肠道蠕动。另外，每天定时排便的习惯是需要培养的，宝宝长大后，开始贪玩，不到万不得已时，宝宝是不愿意拿出时间坐在便盆上的。可以和幼儿园老师谈一谈，希望老师帮助宝宝建立每天排便的习惯。

宝宝夜尿次数怎么这么多？

我儿子今年2岁6个月。最近我发现他晚上尿特别多，晚9:30左右睡觉，睡前要大便和小便；11:00左右我要把一次尿，然后每隔2小时又要把尿，有时候摸不清他的规律，就尿床了。白天工作忙，这样折腾，我们实在有些吃不消。不知这种情况是否正常？他到现在只长了16颗牙，我们有点着急，其他的牙齿能长出来吗？

如果只是最近夜尿多，其他方面都正常，首先想一下，宝宝是否喝过多的饮料、水，尤其是在睡觉前。请问：宝宝有无消瘦，口渴等症？宝宝尿床父母是否常责备？是否怕宝宝尿床，所以频繁给宝宝把尿？如果有第一种情况，请带宝宝看医生。如果有第二种情况，请父母改正。如果有第三种情况，请停止把尿，给宝宝穿尿裤。2岁半20颗乳牙出齐，有的宝宝会晚些，有的宝宝会早些。你的宝宝属于晚些的，但不是异常情况，只是个体差异而已，不需要处理。

尿道和阴道同时排尿是什么原因？

我女儿现在2岁5个月，一直能自己控制排尿。在1岁半时，发现尿道和阴道同时排尿，排出的尿量相同。可现在尿道排尿量少，阴道排尿量多。进入今年8月后，右侧腹股沟处淋巴结明显肿大，至今已经半个月左右了，并常常出现发烧。我们这儿的医生建议吃些消炎片就行，其他的事情等长大了再说。是这样吗？

需要带孩子看泌尿科医生，排除先天尿道下裂，还应看妇科医生排除阴道尿道漏。这两种病都需要积极治疗，如果长时间从阴道排尿可引起阴道、尿道炎，还可引起盆腔炎症。现在经常发烧，还有腹股沟淋巴结肿大等炎症表现，应采取更积极的治疗措施。

第6节 防蚊、防痱、防晒，防意外、入托和疫苗接种

201. 防蚊、防痱、防晒

❖ 防蚊

夏天让宝宝长期待在空调房内，会导致宝宝患"空调病"。而且室内温度必须低到一定程度，蚊子才不会咬人，而过低的室内温度对宝宝的身体健康是不利的。电风扇防蚊就更不可取了，风扇不能对着宝宝吹，没有防蚊作用，对着宝宝吹风扇，宝宝会感冒，如果长时间吹风扇，特别是宝宝睡着后，有发生面神经麻痹和关节肌肉疼痛的可能。

蚊子喜欢朝光亮的地方飞。人们都有这样的经验，当天黑下来的时候，如果室内开灯，纱窗上就会有很多的蚊子，而没有开灯的房间，纱窗上就很少有蚊子落在上面。所以，如果没有必要，最好不开卧室的灯，以免蚊子透过纱窗的缝隙钻到卧室中。要及时消灭纱窗上的蚊子，对准蚊子聚集的纱窗，快速喷洒杀蚊药水。

在洗澡水中放入防蚊水时，一定要避免把洗澡水弄到宝宝眼睛里。用风油精防蚊，对宝宝不是很安全，风油精进入宝宝

宝宝／翡翠 野外烧烤。

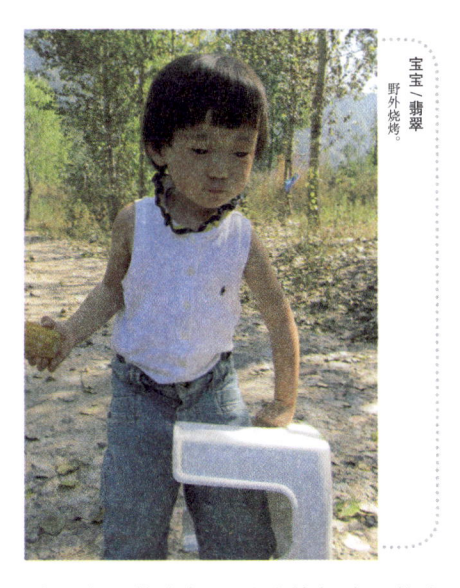

眼睛里会比较麻烦。风油精气味比较大，会刺激宝宝流泪。

宝宝被蚊子叮咬后如何处理呢？医院、药店、商场有各种治疗蚊虫叮咬的药水、药膏等，可选择一两种备用。如果家里没准备治疗蚊虫叮咬的药水，也可因地制宜，采用一些小窍门，使用苏打水清洗，涂抹牙膏、仙人掌或芦荟，具有消炎、消肿和止痒作用。

• 齐齐妈妈的防蚊法

清除家里各种容器中的积水，如盆景、假山、花盆、电冰箱接水盘等等。能加盖的容器都加盖并盖好。

纱门、纱窗安装到位。每到黄昏，往纱门纱窗边沿喷点驱蚊剂，防止蚊虫飞入。

如果房间内已经有了蚊子，齐齐妈采取三种驱杀方法：

蚊香驱蚊法：用电热蚊香驱蚊，位置要放在上风口。

烟熏片灭蚊法：点燃烟熏片后，紧闭门窗，30分钟后打开通风。期间，宝宝需要抱离房间。

气雾剂灭蚊法：喷洒气雾剂后，紧闭门窗，10分钟后开窗通风。采用上述方法灭蚊时，家人不要待在房间内。

分析：齐齐妈妈做得不错。有积水、污水的地方确实容易孳生蚊子。蚊子是某些病原菌的中间宿主和一些疾病的传播媒介，我们大家所熟悉的乙脑病毒，蚊子就是传播的载体之一。国家卫生防疫部门也非常重视灭蚊工作。大家都行动起来，讲究卫生，不给蚊子得以孳生的环境，才能从根本上解决蚊子对人类的侵扰。但尽管层层设防，也难免会有一两只蚊子在室内兴风作浪。宝宝的皮肤薄嫩，是蚊子第一个攻击的目标。采取齐齐妈妈的三种灭蚊方法，再加上蚊帐做最后一道防护会更加安全。

• 点点妈妈的防蚊法

第一道防线：纱窗、纱门装得很好、很密封，到了傍晚，尽量减少进出纱门的次数。

第二道防线：在宝宝睡的小床上挂上蚊帐，无论宝宝熟睡后怎样翻动，也不会把蚊帐踢开。

第三道防线：当宝宝熟睡后，轻轻地在他的手上、脚上涂些蚊香水。

分析：防蚊蝇的纱窗、纱门对苍蝇的阻挡作用很好，但对蚊子的阻挡作用就不那么好了，即使密封很好的纱窗，蚊子也有可能钻进来，尤其是目前大多数家庭使用的平拉式纱窗，蚊子会通过拉窗的缝隙钻进来。玻璃窗只开到一半时，蚊子更容易钻进来，最好在有缝隙的地方用封条封好，玻璃窗要完全打开或完全关上。

蚊帐是很好的防蚊工具，但宝宝睡觉爱活动，如果手脚等部位挨到蚊帐，蚊子会通过蚊帐的空隙叮咬宝宝。最好在小床的四周放上床挡，高度约30-50厘米。如果蚊帐本身已经带有这种功能，就不用额

第九章 25-30个月的宝宝

335

外放床挡了。

防蚊香水擦到宝宝的手上不妥,因为宝宝睡眠时,可能会用小手揉搓眼睛,也可能会把小手放到嘴唇上,所以最好不要把防蚊水擦到手上。

• 陶陶妈妈的防蚊法

在黄昏临近时(蚊子活动最猖獗的时候),把宝宝抱出居住房间,向房间喷洒药物或烟熏灭蚊;

勤给宝宝洗澡,保持皮肤清洁,避免和减少身体汗味吸引蚊虫;

在宝宝身体暴露的部位,如四肢、躯干涂抹上安全、温和、高效、优质的婴儿防蚊用品(如强生婴儿防蚊露);

中午、晚上睡觉时,为确保宝宝安全,尽量使用蚊帐;

室内放置开盖的清凉油;

让宝宝口服1片维生素B1,通过汗腺排出的汗水有一定气味,也可以起到防蚊作用。

傍晚,把宝宝抱到户外也要注意防蚊。傍晚时分,户外的蚊子是比较猖獗的时候。可以用扇子在宝宝周围轻轻地扇风驱赶蚊子。另外,室内喷洒杀虫药物后,至少要开窗通风半小时,才能把宝宝抱入室内。如果你的宝宝已经会走,能够到处摸东西了,就要避免杀虫药水滴落到物品上,以免宝宝触摸这些物品时,滴落的杀虫剂沾到宝宝的手上。有的宝宝还会直接去舔物品,在喷洒杀虫药时,要考虑到其毒性。

• 壮壮妈妈的防蚊法

试来试去,最后我还是选择挂蚊帐。我买的是四角立体蚊帐,洁白带有暗花的蚊帐挺漂亮的,配上流苏就更别致了,就是挂起来不方便。我们的办法是充分利用了床边的衣柜,把颜色相近的挂钩粘在衣柜的边角上,看起来也浑然一体,而且带有动物图案的挂钩宝宝也很喜欢呢。

白天我们就把蚊帐的下垂翻到帐顶上,避免每天摘挂麻烦。虽然有些影响美观,但是为了宝贝也只能这样了。现在,市面上出售的帐罩简洁大方,用起来很方便。一种叫撒开式的蚊帐,不用时卷成一朵花,挂在居室的中央,挺漂亮。

分析:蚊帐防蚊的确是很好的选择,但蚊帐只能用于宝宝睡眠时,如果宝宝不睡觉,就不能为了防蚊而把宝宝放在蚊帐里玩耍。尽管蚊帐的透气性和透亮度都很好,但宝宝在蚊帐中玩耍时,会影响宝宝的视觉效果,最好保持室内无蚊。

• 航航妈妈的防蚊法

我购买了电驱蚊器,它就像小小的网球拍,在充电后,只要按上开关,当蚊子接近电驱蚊器时,蚊子就会被"电网"击灭,既环保又方便。

天气稍微凉爽,我们就挂上薄薄的蚊帐,蒲扇轻摇,将蚊子统统赶出蚊帐,一家人躺在床上隔着蚊帐吹电风扇,别有一番韵味。

给宝宝洗澡的时候,在洗澡水里滴上几滴婴儿花露水或宝宝金水,不仅宝宝身上香气怡人,还能起到防蚊、防痱的作用,真可谓一举多得。

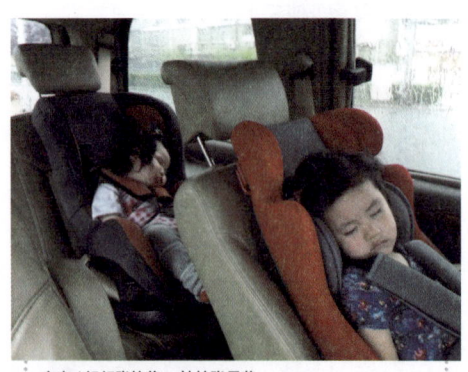

宝宝/姐姐张桉若 妹妹张恩若
瞧,这对小姐妹睡得多香啊。

分析：使用电驱蚊器时注意安全。

❖ 防晒

防晒需注意以下几点：

- 7个月的宝宝就可以使用防晒乳液了，擦防晒乳前，要先擦护肤霜，要在外出前15分钟擦防晒乳；
- 可选择防晒系数为15的儿童专用防晒乳液；
- 日光强烈，或在外面暴露时间比较长时，可选择防晒系数为25的防晒乳液；
- 防晒乳液通常只能有五六个小时的防晒效果，如果在阳光下暴露时间过长，要补涂防晒乳液；
- 所有露出来的部位都要涂上防晒乳液，而不单单是面部；
- 夏季阴天也要擦防晒乳液，因为尽管阴天见不到阳光，紫外线的照射量并没有显著减少；
- 回到家里，立即洗掉防晒乳；
- 最好避开阳光最强烈的时候带宝宝外出，如果必须外出，可使用防紫外线伞；
- 在树阴凉下乘凉是不错的选择，既可避免烈日照射，又能让宝宝接受适当的光照；
- 不要为了避阳光而把宝宝放在高楼背阴处乘凉，这样宝宝见不到阳光，还会受夹道风的侵袭。

日光中含有紫外线，会使皮肤产生能够促进钙的吸收和利用的物质——骨化醇（维生素D）。维生素D在食物中的含量极少，且宝宝吃的食物种类有限，从食物中得到的维生素D很少，主要是通过药物补充。因此通过日光中紫外线照射皮肤获取维生素D，就显得异常重要了。但是，凡事都有正反两个方面，日光中的紫外线在给宝宝带来巨大益处的同时，也会给宝宝稚嫩的皮肤带来损伤。

这是为什么呢？我们知道日光中含有A、B、C三种波长的紫外线，对人体皮肤损害作用最大的紫外线C可被大气层阻断，但紫外线A、B却能穿透大气层进入皮肤表面，对我们的皮肤造成伤害。

如何解决这个矛盾呢？夏天上午10点到下午4点，最好不要带宝宝晒太阳，这段时间里紫外线很强。即使不是在阳光最强的时候，也应在树阴下活动，或使用防晒伞、浅色遮阳帽及遮阳眼镜等。穿上透气性良好的长袖薄衫或长裤，以免宝宝皮肤直接暴露在日光下。到海边、露天泳池和山坡缺乏遮阳的地方，一定要做好防护，以免宝宝受到严重的晒伤。不要在湿润或出汗的皮肤上使用防晒用品，即使阴天，也要注意防晒。

可以给宝宝选购一副太阳镜，但一定要注意质量，不能随便买一副，要到正规眼镜店购买有质量保证的太阳镜。

宝宝一旦被晒伤，要马上带宝宝看医生。妈妈应该做什么呢？

- 为宝宝清洗身上的汗水，清除盐分和灰尘；
- 用干净、湿润的棉毛巾在晒伤处轻轻拍打；
- 用凉毛巾冷敷半小时；
- 给宝宝多喝水和鲜果汁；
- 晒伤未好前不要再直接暴露在日光下。

❖ 防痱

痱子最主要的成因是"热"和"汗渍"。很显然，让宝宝凉爽，及时洗掉身上的汗液就能有效预防痱子。可妈妈会说，别说夏天，就是冬天也难免宝宝不会出汗！勤为宝宝洗澡，室内通风好，或使用冷气设备，就能解决了。当然，如果天气闷热，即使采取一定的预防措施也难免出痱子。

宝宝一旦长出痱子，会非常不舒服，双手会不停地乱抓，怎样才能早日消退痱子呢？

勤洗澡很重要，即使用痱子药，也要在洗干净汗液后使用，否则效果不好。如果不能避免宝宝出汗，最好不要使用痱子粉。水剂的比膏剂好，膏剂又比粉剂好。

洗澡后妈妈喜欢给宝宝擦上爽身粉，以防宝宝出痱子，我不赞成给宝宝使用，原因是，痱子粉遇湿后会贴在宝宝皮肤上，不但不能起到润滑作用，还会增大摩擦，刺激稚嫩的皮肤，发生红肿，加速糜烂。有的宝宝本身就对爽身粉中的一些成分过敏。

❖ **防皮肤损伤**

宝宝皮肤的结构和功能都不够完善，皮肤细嫩而薄，特别是皮肤角质层薄，因此很容易受到摩擦损伤，也容易受病原菌侵扰发生炎症。宝宝的汗腺还不是很发达，排汗功能较差，汗腺管开口容易被上皮细胞所堵塞。春季气候干燥，柳树开始飘柳絮，并有花粉飘散在空气中，这些都会引起宝宝皮肤过敏，尤其是婴儿期长湿疹的宝宝，更容易发生皮肤过敏。

宝宝皮肤薄嫩，一旦皮肤受损，细菌很容易侵入受伤的皮肤，引起感染，形成脓疱疮、疖子、毛囊炎、皮下蜂窝组织炎、尿布性皮炎等。尿布性皮炎如果治疗不及时，有形成肛周脓肿的危险，也可波及肛门周围、臀部、大腿内侧及外生殖器，甚至可蔓延到会阴及大腿外侧。如果皮肤局部感染没有控制住，或宝宝抵抗力低，细菌会进入血液，在血液中繁殖，导致败血症，危及宝宝的生命。所以，不能小视宝宝皮肤发炎。

202. 防止意外事故发生

这个月龄段的宝宝，运动能力已经相当强了，但宝宝的自控和判断能力却还很弱。所以，防止意外事故发生仍是这个月龄段的护理重点。

以宝宝的高度，看室内是否有不安全的隐患。妈妈可蹲在地板上，观察室内所有的物品：高耸的家具、开着的橱门、陡峭的楼梯、陈列架、书架，以及所有摆放零碎物品的地方，也许某些物品正对宝宝的安全构成威胁。

如果父母暂时不能照看孩子，完全自由地让孩子自己玩，而孩子并不在父母视线能及的地方，父母就要提前采取必要的防范措施了：

• 将孩子能够打开的所有小柜门都用安全防护装置加以防护或直接锁上，以防孩子打开。

• 将易碎、沉重的物品放到高处。在放置物品时，不仅仅要考虑物品离地面的高度，还要考虑到宝宝站在凳子、椅子上面时，所能达到的高度。因为宝宝已经能够借助某一物体增加自己的高度，甚至能借助物品爬到高处。所以，放置的物品一定要保证，即便借助其他物体宝宝也够不到。

• 所有电插座、插头、烤箱旋钮、电磁炉、电熨斗、吹风机都必须放置在安全地方，并进行安全防护。没有不可能发生的危险，只有想不到的危险。

• 如果衣柜里挂了很多衣物，宝宝有可能把所有的衣物都拉下来压在身上。承载衣物的挂竿也有被孩子拉下来的可能。衣物落在孩子身上，可能罩住头部，哭喊声传不出来，而挣扎又是在不易发出声响的衣服中进行，妈妈不能及时发现，宝宝已经处在危险之中了。

• 宝宝已经会到卫生间排便了，宝宝进

入卫生间通常不是去排便，而是去玩耍。宝宝可能会打开浴盆的水龙头，如果浴盆的地漏没有打开，或漏水的速度慢于水龙头水的流速，浴盆中就会积水。宝宝可能会踩着小凳子，把手伸向浴盆，当宝宝弯腰够水时，有可能一头栽进浴盆，引发悲剧。同时要注意马桶，要将马桶盖盖好，并安装防护套。水龙头上也要安装防护套，防止孩子拧开水龙头。

• 还有很多七零八碎的东西，统统都要保证安全性。你可能会认为宝宝已经2岁多了，不会故意把玻璃杯打碎，更不会蹬着凳子爬上写字台，再蹬着写字台上的一摞书，去够摆在书架上的像框、字画、装饰画盘等。可2岁孩子的能力，父母可能并不全都了解，宝宝时常有令父母意想不到的本领。父母能做的就是一切都要以安全为第一目的。

• 饲养了几年的宠物，并不意味着绝对不会伤害你的孩子，因为父母不能保证2岁的宝贝，可能会对小宠物做什么。他可能会用梳子给宠物梳头，可能会用玩具积木敲打宠物。宠物或许会被宝宝激怒，咬了孩子一口，或抓了孩子一把。宝宝除了有皮肉之苦外，还要接受多次疫苗注射，最让父母难受的是担心宝宝可能得狂犬病。

以前谈到的从窗户上掉下去；被开水烫伤；把洗涤剂当饮料喝等意外，在这个月龄段仍有可能发生，仍需注意防范。

203. 宝宝入托及疫苗接种

什么时候可以把宝宝送到托儿所。托儿所招收最小的宝宝是1岁半，很少有招收1岁半以下幼儿的托儿所。如果你计划把宝宝送到托儿所去，最适宜的年龄是2岁半以后，宝宝基本能做到：

• 会独自行走、蹲下、弯腰拾东西等；

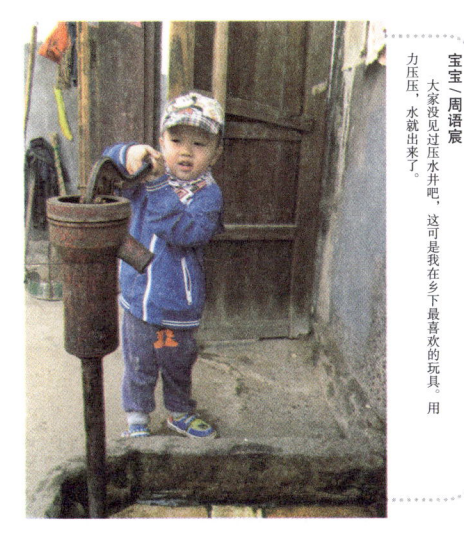

宝宝、周语宸
大家没见过压水井吧，力压压，水就出来了，这可是我在乡下最喜欢的玩具。用

• 能够自己用勺吃饭；
• 能够听懂老师的话，如上床睡觉了、要吃饭了、大家都去卫生间排尿等；
• 有尿便了，能告诉托儿所老师；
• 基本上能够使用母语表达最基本的要求和意愿了；
• 能够认识自己的小书包、衣服、鞋子等；
• 会独自玩玩具。

❖ 入托前的准备

• 蹲下来，认真而郑重地告诉孩子：宝宝长大了，要去托儿所和老师小朋友们在一起玩耍学习，爸爸妈妈要去上班，下班后再来接宝宝回家；

• 带好宝宝所用的东西，这对孩子来说是很重要的。妈妈给宝宝带的是属于他独自拥有的，有了妈妈带的东西，宝宝会有一种安全感。宝宝会把妈妈带的东西与妈妈陪伴联系起来，有见物如见人的感觉；

• 告诉老师宝宝睡眠、尿便、吃饭等日常生活中的习惯和作息时间表，希望老师不要一下子改变孩子的作息时间和生活习惯，以免宝宝不能接受，要循序渐进地改变，最后达到与托儿所的规定相一致；

- 把宝宝的健康状况告诉老师。如是否对某种食物过敏，是否对某种洗涤品或其他物品过敏等。当宝宝发热时，通常吃什么类型的药物效果好，是否有高热惊厥史等；

- 把父母的联系电话告诉老师，使老师能在任何时候，任何情况下都能在第一时间内找到父母；

- 把宝宝或你们的家庭医生电话告诉老师，以便发生疾病情况时，及时联系到他们。

❖ 接送仪式

接送仪式对宝宝来说也是很重要的。每天把宝宝送到托儿所后，要和老师见面，并表现出友好，这样宝宝知道妈妈和老师有着友好而密切的关系，宝宝会感觉到与老师在一起是安全的。离开时还要告诉宝宝，在托儿所里要和老师，还有小朋友们在一起玩耍，妈妈下班后会来接他回家，这样宝宝就会很安心地在托儿所里玩耍。

回到家里，妈妈要和宝宝谈一谈托儿所的所见所闻，认真听孩子讲托儿所的事情，这样宝宝就会对去托儿所感兴趣，也锻炼了孩子的语言表达能力和分析问题能力。妈妈不要问宝宝：在托儿所有人欺负你吗？有不少妈妈会问宝宝这样的问题，妈妈不必担心宝宝会遭到其他小朋友的欺负，妈妈的担心给宝宝的是负面东西，妈妈应该从正面引导孩子。

❖ 避免宝宝周一病

双休日可能会带宝宝到亲属或朋友家做客，亲属和朋友也可能会来到你家做客。人多的时候最容易打乱宝宝生活规律，也容易使宝宝生病。我曾经写过一篇短文《宝宝周一病》，说的就是双休日过后，周一父母都该上班了，可宝宝却生病了。宝宝周一生病，大多数是由父母休息日拜亲访友、休闲出游等活动安排不当造成的，是完全可以避免的。

双休日如果成人不能按时吃饭睡觉，最好保证宝宝的作息时间不被打乱，至少不要差太长时间。如果宝宝有午睡习惯，要想办法为宝宝创造午睡环境。人多最易使宝宝吃乱、睡乱、大小便乱，这三乱对宝宝来说可是大问题，应引起妈妈注意。人多，都喜欢让宝宝吃，你给一口，他给一口，不撑坏肚子才怪呢！

可能还会有亲朋好友给宝宝带些小零食，如果宝宝从来没吃过这些食物，妈妈要慎重给宝宝食用，不要一下子让宝宝吃太多从来没吃过的食物。

双休日宝宝可能会和父母一起睡懒觉。中午又因为人多，宝宝就可能不午睡了。这样一来，晚上宝宝可能会睡得比较早，因而影响晚上吃饭。而星期一早晨要早起，午觉因此又要提前，这样整个作息时间都被打乱了。

宝宝已经养成定时排大便的习惯，可能会因为人多，宝宝玩得正兴奋，而忘记排便；即使有了便意，也会因玩兴正浓，而不愿意坐在便盆上。妈妈可不要忽视这个问题，一定要帮助宝宝按时排大便。人多宝宝拉裤子、尿裤子的事情经常发生，不是宝宝的错，不要埋怨孩子，伤了孩子的自尊心。如果拉裤子了，妈妈帮助收拾干净就是了，不要把过错推到宝宝身上。如果没有把握，妈妈可给宝宝穿上纸尿裤。

❖ 预防接种

规划外疫苗：甲肝灭活疫苗，30月龄1剂次。

宝宝/李曦冉

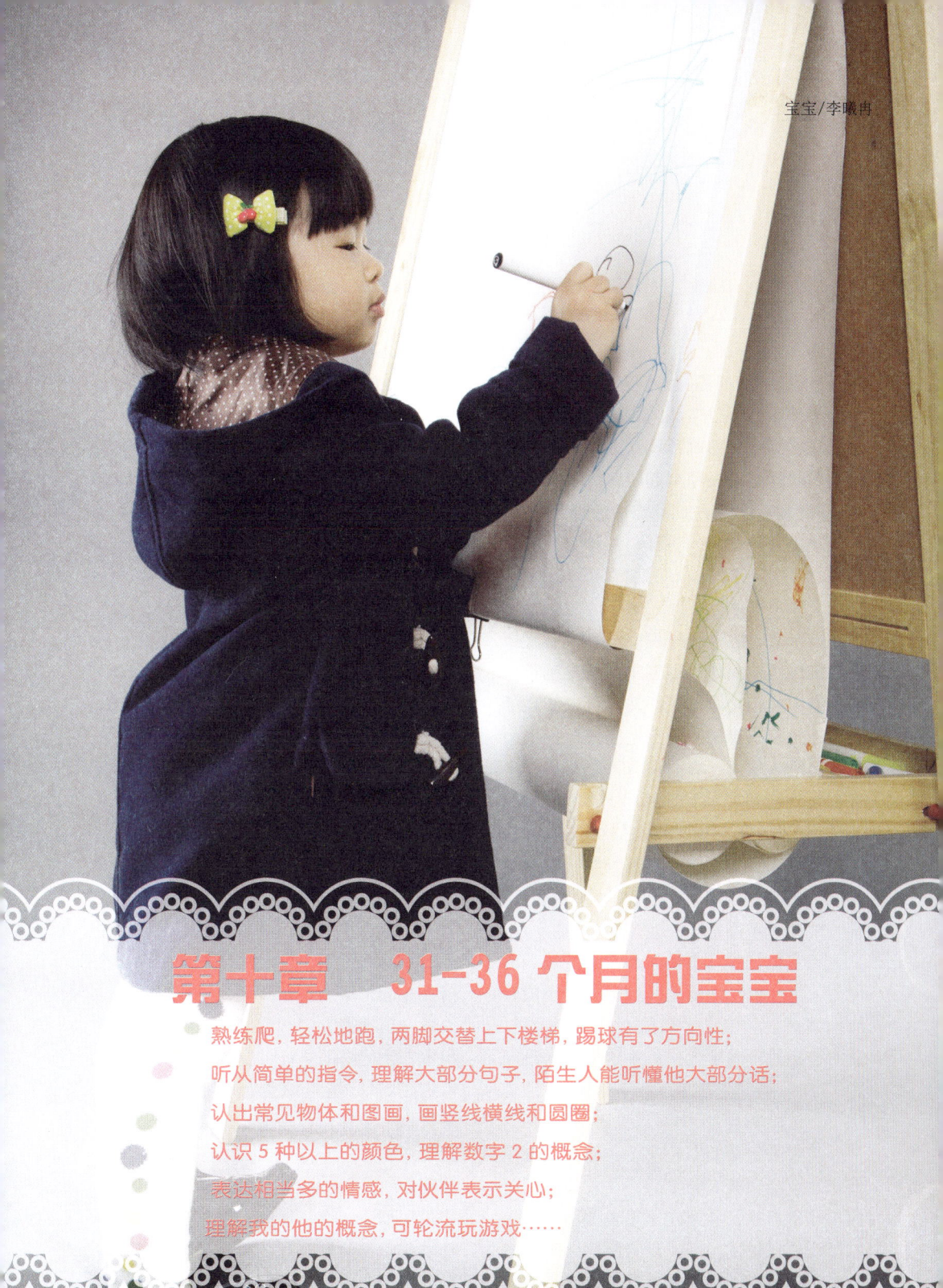

第十章　31-36个月的宝宝

熟练爬，轻松地跑，两脚交替上下楼梯，踢球有了方向性；

听从简单的指令，理解大部分句子，陌生人能听懂他大部分话；

认出常见物体和图画，画竖线横线和圆圈；

认识5种以上的颜色，理解数字2的概念；

表达相当多的情感，对伙伴表示关心；

理解我的他的概念，可轮流玩游戏……

第1节 成长和发育特点

204. 大运动和精细运动能力特点

❖ 运动全能

这个月龄段的宝宝，站立时，头能向各个方向转动，听到有人叫他的名字，能立即循声转过头去。几乎成了运动全能，变着花样地走；熟练地爬这儿爬那儿；轻松地跑步；能站在原地起跳，跳出几十厘米；会单脚站立并跳起；能从台阶上跳下，也能跳上台阶；不扶栏杆，两脚交替上下楼梯；喜欢向各个方向翻滚。

❖ 踢球有方向性

如果说"把球踢到妈妈这里来"，宝宝会对准球踢向妈妈，尽管不那么准确，但开始有方向性地踢球了。父母可以和孩子在草地上玩踢球游戏。宝宝能把球投出去了，但距离很短，方向性也不是很好，常常会投到脑后去。不要紧，随着宝宝腕力和臂力的增强，手眼协调能力的提高，在不久的将来，宝宝就能和爸爸妈妈玩投球接球游戏了。

❖ 顺利弯腰不倒

宝宝能把腰弯很低，头几乎着地。弯腰时，宝宝能从两腿之间向后看，还能转头向两侧看。宝宝平衡能力已相当了得。这时，妈妈牵着宝宝一只手走平衡木没问题了。

❖ 骑三轮车

宝宝真正会骑三轮车了，而且能自由转弯。宝宝会骑三轮车后，在较长一段时间都非常喜欢，甚至在家里也要骑。如果家里没有足够的空间，没有能够让宝宝安全骑车的地方，从一开始就告诉宝宝不能在家里骑车。如果每次都是在宝宝哭闹时，不得已让孩子骑一会儿，宝宝玩得不开心，安全也无法保障，而宝宝却学会了用哭闹获得权利的方法。

❖ 画竖线横线和圆圈

宝宝会用拇指和四肢配合握笔了，有的宝宝已经会像成人那样握笔写字了。宝宝会一只手握笔，一只手固定在纸或本子上，画画写字。宝宝不再是胡乱涂鸦，开始认真地画线，画圈圈。

❖ 一页页翻书

宝宝开始喜欢看图画书和图文并茂的儿童故事书，并喜欢一页页翻书。有时，在妈妈看来，宝宝一页页翻书，不是在看，只是在翻书而已。即便如此，妈妈也没必要干预孩子。孩子有孩子看书的方法，父母不能要求这么大的孩子像成人一样认真读书。孩子的快速浏览就是他目前的读书方法。

❖ 搭积木，玩拼图

积木和拼图游戏对宝宝有了与以往不同的意义。过去，宝宝只是把积木一个个搭在一起，即使不断倒塌，宝宝仍然如此去做。现在，宝宝知道了，在底层多放些积木，才能搭的更高，宝宝真的开始用积木搭建塔了。宝宝还会用积木搭火车、汽车、小房子等，都是他想象中的实物。拼图对于这么大的宝宝来说还是有相当的难度。

父母要知道，任何时候，都不能让玩具哄孩子，父母要和孩子一起玩玩具，在玩耍中不但告诉孩子玩具的玩法，还教会宝宝很多知识。

❖ 灵活的小手

宝宝的小手越发灵活，能做很多父母意想不到的事了：把瓶盖拧开再拧紧，把门闩关上再打开，能自如地转动门把手，打开关闭水龙头，开关电视，换频道，打开空调电风扇。

205. 语言发育特点

❖ 听从指令

宝宝能听从父母简单的指令。如果指令过于复杂，句子过长，宝宝会因听不懂而不能执行。所以，父母发出的指令要简单。妈妈需要注意的是，不让宝宝做什么，一定要用简短的句子制止，千万不要唠叨。唠叨的话宝宝一句也听不进去，更不可能按妈妈的意愿行事。结果就成了妈妈不断唠叨，孩子把妈妈的话当作耳旁风，成为无效的交流。

❖ 认识物体

宝宝几乎能认出并辨别家中所有常见物体了。而且，在别人家或其他地方看到和自己家同样的东西，不再认为那就是自己家的东西了。宝宝能把图画中画的物体和现实中的真实物体区分开来。知道画中的苹果不能吃，画中的电视不能开，镜子中的妈妈不能抱宝宝。

❖ 理解大部分句子

宝宝对语言的理解能力有了很大提高，不但理解父母和看护人说的大部分话，还理解一部分陌生人说的话。宝宝的发音已经相当清晰，能说出5个字词组成的句子。宝宝能说出自己的姓名、性别和年龄，有时还能说出父母的姓名。

❖ 理解方位和人称代词

宝宝对方位有了进一步理解，开始理解在上面，在里面，在下面等方位。明白你我他，有的宝宝还理解你们我们他们。当宝宝会用你我他时，常会因为礼貌问题被妈妈说。比如，阿姨给宝宝一个苹果，妈妈问谁给的，宝宝会说她，并用手指着阿姨。妈妈觉得宝宝这样子不礼貌，就会告诉孩子不要说"她"，要说"阿姨"，也不能用手指阿姨。这是对孩子礼貌和社会能力的培养和教育，已不再是语言问题了。可见，宝宝的任何一项发展都不是孤立的。当宝宝刚刚会用你我他的时候，妈妈可暂缓对孩子礼貌的教育，以免宝宝不解。

206. 认知和社会生活能力特点

❖ 将物品分类

宝宝能根据物品的形状和颜色，将物品进行分类。但宝宝并不能把所有物品都进行这样的分类。宝宝认识的颜色有限，并不能识别所有物品形状。有时，如果你让宝宝把所有圆的物品都拿过来，宝宝只把球拿过来，却不能把苹果橙子等拿过来。如果告诉宝宝把像球那么圆的东西都拿过来，宝宝可能执行的更好。宝宝抽象思维的能力还比较弱。

❖ 理解数的概念

宝宝已经理解了数的概念，但只理解3以下的数字概念。如果让宝宝拿3个苹果，宝宝可能会完成妈妈的指令。如果让宝宝拿5个苹果过来，宝宝可能就完成不了了。

❖ 玩具

宝宝喜欢玩上发条的小汽车、小鸡吃米等机械玩具，愿意玩能变形的玩具。能完成由三四块拼板组成的拼图游戏。宝宝会把图画书上的物品和家里的物品进行比较，并能指着图画书告诉你，这是家里的哪件物品。

❖ 模仿行为

宝宝不但模仿父母，还开始模仿其他

人的行为，模仿小伙伴的言行最快最到位。宝宝还会模仿小动物的行走和叫声。学老虎的样子要吃人，学小白兔的样子蹦跳。模仿能力也是一种学习能力，宝宝通过模仿来认识事物。

❖ **表达关爱**

宝宝能自发地对熟悉的伙伴表示关心，小伙伴哭了，宝宝会把自己心爱的玩具递给小伙伴，希望小伙伴不再哭。小狗受伤了，宝宝会拿着妈妈曾经为他擦伤的药水给小狗上药。爸爸妈妈下班了，宝宝会跑过去搂着爸爸妈妈亲昵。宝宝还能表达相当多的情感，一定要鼓励孩子公开表达他的情感。

❖ **理解我的他的概念**

宝宝开始理解我的和他的概念，不是再认为啥都是他的。如果家里有哥哥姐姐或弟弟妹妹，宝宝开始知道爸爸妈妈不只属于他，也属于哥哥姐姐和弟弟妹妹，但这种理解还很肤浅，还常常因为爸爸妈妈照顾弟弟妹妹而心生妒忌，想独占爸爸妈妈。

其实，兄弟姐妹对父母爱的争夺和妒忌，不是对所属关系的理解问题，常常是本性使然。父母很难做到公平，即使父母觉得公平，孩子也未免认为公平。父母要多创造条件，增加兄弟姐妹之间的友谊和感情，会削弱妒忌和不公平感。

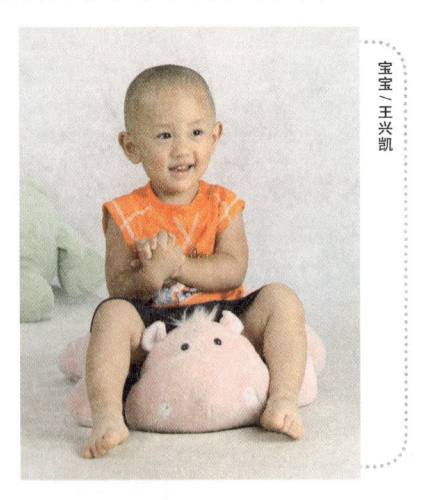

宝宝理解了我的他的，和小朋友可以轮流玩游戏了。把自己的玩具拿给小朋友玩，小朋友的玩具拿给自己玩。在理解的基础上慢慢学会分享。

❖ **分离焦虑减弱**

这个月龄段的宝宝，比较容易与父母分离了，分离后的焦虑明显减弱。但是，宝宝仍然难以适应日常生活出现重大变化。一旦出现重大变化，宝宝会出现焦虑、烦躁，睡眠不安，食欲下降等。父母吵架，爸爸摔门离开，妈妈哭着跑到其他房间等情况，对宝宝刺激非常大，宝宝会因此失去安全感。

❖ **完成吃饭**

为孩子准备好饭菜，宝宝基本能自己完成吃饭任务，不再需要父母喂饭。学会自己吃饭，去幼儿园就不用看护人员喂饭了。如果宝宝还不会自己吃饭，从现在开始，妈妈一定要放手让宝宝自己练习吃饭。宝宝自己吃饭会比妈妈喂饭吃得更好。

❖ **脱衣穿衣**

多数宝宝会自己把衣服脱掉，会解开纽扣，拉开拉链脱下上衣，会解开背带裤上的纽扣，把裤子脱到脚踝处坐到小便盆上排尿便。宝宝会解开鞋带把鞋脱掉，但不会系鞋带，只会用粘贴式鞋带。多数孩子会脱衣服脱鞋子穿鞋子，但很少有孩子会穿衣服。

❖ **收拾玩具**

宝宝会把玩具都收拾到玩具箱中，能帮助妈妈把拖鞋摆整齐，会帮助爸爸妈妈做些简单的家务活。培养孩子热爱劳动，自己能做的事就自己做。帮助父母做家务，把垃圾扔到果皮箱。爱护公共卫生和公物，要从小培养公共道德，遵守公共规范。

第 2 节 体格和体能发育

207. 体重、身高、头围、前囟

❖ **31个月-36个月的宝宝体重**

男婴体重均值14.28公斤，低于11.50公斤或高于17.60公斤，为体重过低或过高。

女婴体重均值13.73公斤，低于10.93公斤或高于17.20公斤，为体重过低或过高。

宝宝体重可按简易公式计算：体重（公斤）=年龄×2+8。满3周岁宝宝平均体重为14公斤。

❖ **31个月-36个月的宝宝身高**

男婴身高均值95.4厘米，低于88.2厘米或高于102.8厘米，为身高过低或过高。

女婴身高均值94.3厘米，低于87.0厘米或高于101.6厘米，为身高过低或过高。

宝宝身高可按简易公式计算：身高（厘米）=年龄×5+75。以此公式计算，满3岁宝宝平均身高为90厘米。

3岁以后，宝宝身高受遗传因素影响明显了。通常情况下，父母个子高，孩子多比同龄儿高。

❖ **头围囟门**

3岁宝宝头围48-51厘米，3岁以后，单从外观上看，很难看出宝宝头长大了。

囟门闭合，极个别宝宝还有小指尖大小的凹坑，但摸起来没有柔软的感觉，接近颅骨的硬度。

❖ **乳牙**

这个年龄段，宝宝完成了乳牙生长任务，出齐20颗乳牙。如果宝宝3岁乳牙数还未出齐，虽然并非意味着疾病，还是应该带宝宝去看医生。

❖ **注意磨牙**

宝宝开始用磨牙咀嚼食物。磨牙上面的窝和沟都比较深，不容易清洁干净，易患龋齿。有的父母认为乳磨牙迟早会被恒牙替换，长不长龋齿无所谓，这样的认识是不对的。乳牙的发育状况会直接影响恒牙的排列，甚至影响孩子的面部发育。如果磨牙龋齿比较厉害，导致牙齿疼痛或部分剥落，会影响未来恒牙的排列和牙齿的功能。

妈妈要教宝宝正确的刷牙方法，每天刷牙2次，顺着牙齿生长方向刷过牙齿的里外面，刷净磨牙的咬合面，将牙齿窝内滞留的食物残渣尽可能地清理掉。每颗牙齿上粘的食物都要清洁干净。如果居住地不是低氟区，要购买含氟低的牙膏。如果居住区是高氟区，要购买不含氟的牙膏。长时间用含氟高的牙膏，牙齿可出现永久性斑点。

刷牙很重要，日常口腔护理也不容忽视，进食后要及时用清水漱口，不要让宝宝含着奶嘴睡觉。有的宝宝喜欢含着饭睡觉，这是非常不好的习惯，一定要避免。

要选择刷头较小而软的尼龙毛牙刷，握柄粗胖的牙刷，易于深入到宝宝口腔中，宝宝也比较好拿。宝宝可以自己完成刷牙任务了。此阶段妈妈仍然要监督，宝宝尽管会刷牙了，但宝宝因为贪玩不愿意认真刷牙，刷牙时间不足，方法有时也不正确，所以妈妈还不能大撒手，定期查看刷牙方法，做好牙齿保健，定期看口腔科医生，这些都是必要的。

窝沟封闭防止龋齿：理想的窝沟封闭3

次，三四岁时乳磨牙1次，6岁后第一恒磨牙1次，12岁时第二恒磨牙1次。

医学解释：窝沟封闭是一种防龋齿的方法，是用一种合成的高分子有机材料，涂在磨牙的缝隙内，材料坚固后，可长期保留在窝沟缝隙中，避免食物和细菌进入窝沟，防止龋齿的发生。儿童牙齿萌出后达到咬合平面，即适宜做窝沟封闭，封闭的最佳时间是3-4岁。窝沟封闭是预防儿童龋齿有效的方法之一。

宝宝牙不好怎么办？

我女儿现在30个月15天，自20个月起，我就发现她的大门牙旁边的左右两颗牙（牙根处）各有一个小洞。带孩子去医院，大夫说我孕期缺钙造成现在女儿牙釉质发育不好。可我孕期并不缺钙，而且还一直补钙啊！

现在女儿4颗上门牙只剩下黑黄的牙根——牙釉质已脱落，下门牙表面处已有不同大小的洞，有一颗只剩一半了。其他牙齿无杂色，也无痛意。上个月又带她看口腔医生，医生说是奶瓶龋。我不明白的是：女儿20个月前牙齿非常好，可这半年多为什么有四颗牙齿严重脱钙——牙釉质脱落。我担心不到换恒牙时，乳牙就都掉光了，如何是好？

女儿身体健康，不缺钙，也始终补钙。有人说，头发好，牙齿就不好，这对吗？我女儿身高一直超标，现在96厘米，是否个子长得太快，牙齿的钙质吸收就跟不上了呢？女儿不缺钙，是否也应该按预防量给她补钙？是否可以补到恒牙长完，使恒牙不要再出现发育不良的现象？

你虽然一直给孩子补钙，但方法是否正确，是否正常吸收了？孩子生长速度快，是否补充不足？乳牙萌出后是否给予了正确的牙齿护理？这些都需要考虑。

女儿残留牙根由于暴露在外，时间长了露出牙髓，引起牙髓炎，有医治这种牙病的医疗手段吗？前一阵子，他患过口腔溃疡（先是舌头烂了个大水泡，随后牙床红肿，见凉就出血），打了三个吊针已好。但后来她下牙床同一处，时常起一个白泡，时而硬，时而软，孩子无痛意，这是为何？

引起牙齿疾病的原因有很多，儿童期常见的龋齿、牙釉质发育不良与缺钙等营养不良和牙齿的护理等因素有一定关系。宝宝是否缺钙或营养不良，不能单从表面上看，应该做一些必要的检查。

牙齿本身也会患病，全身疾病也会反应在牙齿上。如你所说，在短时间内牙齿迅速破坏，应该考虑综合因素，如是否有"药物牙"的可能，长期服用药物（抗菌素最为常见）可破坏牙齿，患病后也可出现牙齿突然损坏的情况。除了钙元素，其他微量元素也与牙齿发育有关。建议先看口腔科医生，再看儿内科，排除其他疾病引起的牙齿表现。只有作出了正确诊断，才能采取有效的治疗措施。

208. 大运动能力

❖ **全能运动员**

这个月龄段的宝宝，可以说是精力旺盛，一刻也不停歇，不停地运动着。一会儿跑，一会儿跳，一会儿踢，一会儿爬，摸爬滚打样样行。走、跑、跳、站、蹲、坐、摸、爬、滚、登高、跳下、越过障碍物，这就是3岁幼儿——全能运动员。

❖ **自由地走和跑**

宝宝走得更自如了，会后退着走，随意转弯，还能边说话边走，两手抱着相当重的东西走。宝宝开始喜欢原地转圈，转迷糊了就爬到椅子或沙发上，缓过神来继续转圈玩。宝宝走路中可以任意变换方向，并能按照父母的指令，向后转，向前转，有的宝宝还会向右转和向左转。但这个月龄的宝宝大多还不能分出左右。

宝宝跑得很稳了，能够在跑步中停下来，会跑着踢球，跑着和爸爸妈妈捉迷藏。

❖ 脚跟离地走路

宝宝刚刚学习走路时，常常是脚尖着地，为此妈妈还比较担心。现在，宝宝仍然会时常用脚尖踮着走，不但如此，还会把脚尖抬起来，用脚跟走路，宝宝是在走花样呢。宝宝还喜欢沿着一条直线走路，这是宝宝在练习平衡能力。

宝宝能抬起一条腿站立数秒钟，这表明宝宝的平衡能力已经不错了，有的宝宝还能单脚跳。

❖ 跳越障碍物

这个月龄段的宝宝，大多能越过障碍物，往更高的地方爬，甚至要站在沙发背上。宝宝不仅能跨过障碍物，还能双脚起跳，跳过障碍物。体能强，喜欢冒险的孩子，能够跳跃得更高、更远。宝宝的胆子越来越大了，因此又面临着新的危险——跌落、摔伤、磕碰伤。

❖ 踢球有方向

踢球、掷球是这个月龄段宝宝喜欢的运动项目。宝宝喜欢和小朋友在一起踢球，喜欢和爸爸妈妈一起玩掷球。宝宝开始把球抛向他希望抛向的地方，力争把球踢得更远，并能够主动把球踢给和他一起玩的人。宝宝还喜欢做翻滚、跳远、骑木马、滑滑梯、攀爬等运动。

❖ 借助运动器材运动

宝宝已经不满足徒手运动了，开始喜欢借助运动器材进行运动。宝宝所运用的运动器材，可不是父母在体育用品商店买的器材。在宝宝看来，任何东西都可以作为运动器材，凳子、桌子、餐具、炊具，甚至爸爸的大鞋。孩子的眼光与成人不同，创造力常常超过成人的想象。孩子以他独特的眼光看这个世界，父母可不要扼杀孩子的创造力。家里的东西如果能给宝宝带来创造的乐趣，就不要心疼那些物品了，

如果宝宝把凳子当大马骑，就让他骑好了。

面对淘气的孩子，父母需要做的是，首先给宝宝创造安全的活动空间；其次给宝宝制定规矩，由他带领父母或看护人，一起收拾残局。记住，是由孩子带领，不是父母代劳。父母参与收拾，目的是教会孩子如何做事。等到宝宝会自己做这些事了，父母和看护人就不用参与其中了。

有的宝宝比较安静，喜欢坐在一个地方玩，或看书，或画画，或玩玩具，从来不把玩具扔的到处都是，从来不翻箱倒柜，也不跳上跳下的。这样的孩子很让父母放心，也很让父母喜欢。但是，无论是淘气的孩子，还是安静的孩子，都只是孩子的个性使然，不是病态。淘气不意味着多动，安静不是孤独的表现。

❖ 孩子间的差异

运动能力和其他能力一样，每个孩子间存在着很大的差距。差距不仅仅与孩子自身有关，也与父母养护方式有关。一个处处受到限制的孩子，运动能力多多少少会受到影响；一个没有任何限制，运动能力可能比较强，但孩子也缺乏应有的规矩。

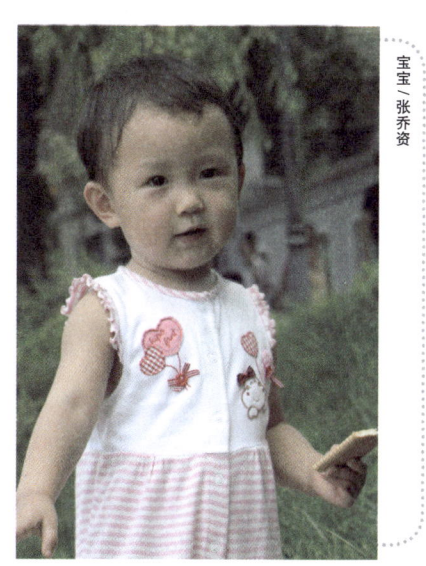

宝宝／张乔资

所以，父母要收放自如，限制有度。该限制的一定要限制，比如不能在家骑三轮车，不能爬到电视柜上等。该放手的就放手，比如允许孩子把玩具摆满一地，但要制定规矩，玩后必须收拾起来。

❖ **需看医生的情形**

如果宝宝走路跑步时经常摔到，站起来速度比较慢，需要双手支撑才能让自己站立起来，还不能独自上下楼梯的话。宝宝很有可能有运动能力发育问题，应该带宝宝去见医生了。

209. 精细运动能力

❖ **小手越来越灵活**

宝宝能分别伸出五个指头；用食指和中指夹起一件东西；用拇指和四指配合握笔；会使用剪刀剪纸；能把纸折起一角；会系纽扣鞋带；会把糖纸剥开；能用一个手拿着杯子喝水；会玩积木和拼图；有的宝宝还尝试着使用筷子……

宝宝能做的事越来越多，手的精细运动能力是对宝宝智能很好的开发，父母切莫以危险为由阻碍宝宝手的运动。父母的任务是给孩子创造安全的活动空间，并不断地告诉孩子什么是危险的，什么是不能做的。

要给孩子明确的指令，明令禁止的一定要设立规矩，拿出适当的限制方法。比如，宝宝动了不该动的东西，让宝宝面墙几分钟以示惩罚。孩子惹出了麻烦，半天之内不让他骑三轮车。惩罚不是目的，目的是让孩子知道守规矩，从现在开始就该这么做了。

❖ **画画**

宝宝能在一张纸上画出垂直或水平的直线，开始自发地画线段、弧线及各种形状的线条。写1-10的数字是宝宝比较喜欢做的事情，开始临摹和模仿一些图案。

有的宝宝会想象着把线、圆、数字以及他能画的笔画组成"一幅画"告诉妈妈他画了什么。这时，尽管妈妈看不出宝宝画的是什么，也要鼓励，不能说"不像啊"、"看不出来啊"、"看妈妈给你画"，然后说"这才是……"。这样会打击孩子绘画的积极性和创造性。

❖ **搭建积木**

宝宝开始学习用积木搭建镂空的造型，桥梁、房门等。通常情况下，需要父母给宝宝做几次示范，宝宝才能自己完成搭建任务。练习搭建镂空积木，不但可练习宝宝的思维能力和手的运动能力，还能够帮助孩子理解空间概念。

❖ **正确看待孩子的发育**

每个孩子发育进度都不尽相同，有的慢些、晚些，有的快些、早些。就某一种能力而言，孩子间的差异可能很大，相互比较没有什么意义。走得晚的孩子，与走得早的孩子相比，仅仅是会走的时间早晚不同，从发育的角度讲，前者不一定属于落后，更不能认定孩子运动机能发育不好。

要用发展的眼光看待孩子的成长，只要孩子自己在进步，父母就应该为孩子高兴，为孩子祝贺。父母应以宽宏的态度对待发育中的孩子，允许孩子一时的"不如人愿"。

在任何时候，只要有父母的关爱围绕着孩子，包容着孩子，孩子就会有所进步，有所发展。父母时刻要牢记，不要奢望孩子是天底下最棒最好的，但可以而且应该帮助孩子，让孩子拥有幸福快乐的童年。

❖ **需看医生情形**

如果宝宝还不能把4块积木搭在一起，捡不起很小的物品，如发丝、线头、绿豆等，在妈妈的启发和教导下，宝宝仍然不能模仿画圆圈的话，还是带宝宝去看医生吧。

第3节 智能和心理发育

210. 语言发育上的差异增大

2岁到3岁这一阶段，宝宝的语言发育水平存在着很大的差异，比其他阶段差异更大。

有的宝宝3岁时基本掌握了母语的口语，在父母看来几乎没有孩子不会说的话，没有孩子听不懂的话，和父母能顺畅地进行日常交流。

有的宝宝则不然，直到2岁后才开口说话，在父母看来，孩子会说的话不多，尽管懂得父母的话，但很少应答，和孩子交流起来显得不那么顺畅。

有的宝宝特别爱说话，总是没完没了地说，问这问那，讲这讲那，像个"小话痨"似的。

有的宝宝喜欢默默地自己玩，不爱和父母交流，也不太喜欢和小朋友交流。宝宝什么都明白，什么都懂，喜欢研究玩具，喜欢画画看书，摆弄手里的小物品。尽管不爱说话，发育正常，并没有自闭倾向，只是性格内向而已。爱说话的孩子并不一定比不爱说话的孩子掌握了更多的词汇。

下面所说的语言发育情况，是针对这个月龄段绝大多数宝宝发育情况的整体水平。每个宝宝都有其特性，都遵循着自己的语言发育速度发育着。

❖ <u>基本掌握母语中的口语对话</u>

宝宝3岁时，基本上掌握了母语口语的表达。宝宝能够通过语言表达自己的意愿，提出自己的要求，回答父母的问题，和父母进行日常生活中的对话。

但是，由于宝宝还没有太多的经历，对世界的认识才刚刚开始，词汇量和语言表达能力有限，宝宝还不能很好地用语言描述自己的感受，提出自己的看法，表达自己的思想。随着宝宝认知能力的提高，宝宝语言发育将会上一个新台阶，开始用语言表达自己的所思所想，能和父母进行更深的交流。

宝宝会使用"我们"、"他们"、"小朋友"等复数名词，并理解它们的意思。还会100百以上的数字，并开始理解更多数的概念，开始使用多种比较类词汇。有的宝宝已经认识几百甚至上千字，有的宝宝只认识几个简单的字，甚至一个字也不认识。有的宝宝能写出几十个字，有的宝宝只会写一两个，甚至一个字也不会写。是否识字和是否会写字与孩子对识字和写字兴趣有关，也与父母是否教孩子识字有关。

❖ <u>跳跃式的语言发展</u>

这个阶段的宝宝，词汇量突飞猛进。一觉醒来，宝宝语出惊人，常令父母惊讶不已！幼儿语言的发展是渐进的，但在某

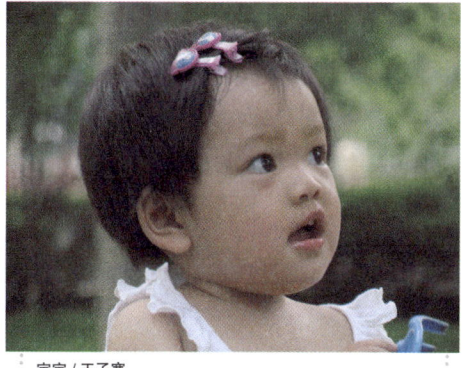

宝宝／王子骞

一阶段，会呈现跳跃式的发展。父母几乎不知道什么时候，孩子突然会说很多话了，而且语出惊人。

宝宝在学习语言的过程中，始终抱着满腔热情，不管什么语法语句，敢于开口表达，脱口而出，语惊四座！

❖ **尝试着说复合句**

当宝宝能够说出比较完整的简单句时，就开始尝试着说复合句了。但这么大的宝宝，还不会把复合句用连接词恰当地连接起来。宝宝复合句的运用能力，是与简单句的运用能力平行发展起来的。在不断完善简单句的同时，复合句的运用能力也在不断得到发展。

❖ **连续性语言**

3岁以前的幼儿，语言主要是情景性的，只有结合此时此刻的情景，并辅以手势、表情，甚至是带有表演性的动作，才能够表达出比较完整的意思，才可能让成人理解幼儿的思想。3岁以后的儿童，开始逐渐向连续性语言发展，能够离开具体情景表述一些意思了。

❖ **自言自语**

3岁左右的幼儿开始沉浸在自言自语的语言快乐中。宝宝在语言发展的这个阶段，就是喜欢自言自语，嘴里常常嘟嘟囔囔。有时能清晰地听到宝宝在说什么，有时就不能清晰地听到宝宝说什么了。

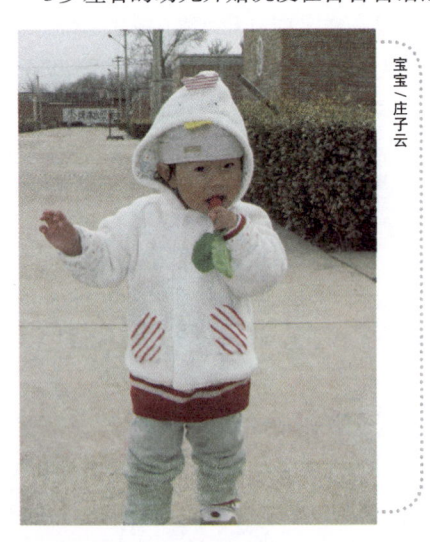

父母不必担心，这是幼儿语言发展过程中的正常表现，是幼儿语言概括和调节功能的发展过程。随着幼儿知识、经验的丰富，思维能力不断发展，语言的概括能力逐渐增强，自言自语、嘟嘟囔囔的现象就会逐渐减少，直到完全消失。

❖ **内语言和外语言**

成人思考时，使用的是"内语言"，也就是无声的语言，成人不会把自己思考的事情"自言自语"出来。幼儿还没有这个能力，使用的是"外语言"，宝宝脑子里想什么，就"自言自语"出来了。宝宝用自言自语表达内心思考。

当"外语言"发展到一定程度，就会产生"内语言"能力。宝宝嘟嘟囔囔自言自语的时候，正是"外语言"与"内语言"相互交叉的过渡期。3岁以后，宝宝逐渐像成人一样，静静思考，用"内语言"来指导自己的外在行为。

❖ **阅读提高语言能力**

阅读可丰富词汇量，提高语言能力。这么大的宝宝已经能领会故事中的情节，能理解并记住书中的情节和信息片段。父母可轮流给孩子讲故事，朗诵诗歌散文等，培养宝宝的阅读能力和读书习惯。

❖ **需看医生的情形**

宝宝至今仍然口齿不清，言语不明，父母很少能听懂孩子的话，孩子也很少用语言表达，仍以肢体语言为主，来表达自己的意愿和要求。父母和孩子之间不能用简单的语句进行交流，孩子不理解父母简单的指令，更不能去执行。如果有上述情况，就必须带孩子看医生了。

宝宝／庄子云

导致宝宝语言理解或表达障碍的原因多数不明，有的是因听力障碍或智力低下，有的是因家中缺乏口语交流。无论是什么原因导致的，都要尽早干预，以免受到持续影响。

211. 认知能力

❖ 认出动态中的自己

宝宝能从动态的录像播放中认出自己和熟悉的人，而不仅仅是从静态的镜子里和照片中认识自己。这是幼儿对自我认识的又一进步，有了这个能力，宝宝看动画片的时候，很快能记住动画片中的人物以及人物之间的关系。

❖ 旁观时间缩短

宝宝站在一旁看别人玩的时间在缩短，什么都不做的时间越来越短，吃东西时间逐渐缩短，更多的时间用来玩耍。宝宝独自玩耍时间的长短，取决于玩耍内容和父母。如果幼儿喜欢某个玩耍内容，就会坚持比较长的时间。如果父母在身边，或参与游戏，孩子会比较长时间地专注玩耍。

❖ 初识性别

宝宝看到和妈妈差不多的人会叫阿姨；看到和爸爸差不多的人会叫叔叔；看到和奶奶差不多的人会叫奶奶；看到比他大的女孩会叫姐姐。这样的判断，都基于宝宝独立思考的能力和对事物的把握能力，以及对事物的判断能力。

父母对女儿说：女孩子不能这么淘气，像个假小子似的，不会招人喜欢。让女儿学会体贴照顾他人，过分强调女孩特质，约束女孩行为。对儿子说：男子汉，总是哭哭啼啼的，多让人笑话。倡导"男儿有泪不轻弹"，男孩要坚强，有出息，要成功，让孩子压抑情感。这样做，对孩子成长没有帮助，相反，还有可能阻碍孩子的

正常发育。父母让孩子知道，女孩和男孩要去不同的卫生间就足够了。

❖ 对复数的理解和使用

宝宝能够使用我们和他们等复数名词了，并能理解这是很多的意思。如果妈妈说："我们到外面玩去好吗？"宝宝理解了"我们"指的是他和妈妈。如果妈妈说"我们全家去动物园"，宝宝知道"我们全家"指的是他和爸爸妈妈。

❖ 理解数的概念

宝宝不但会数数，还能理解数的意义，知道一个苹果意味着什么。如果一家三口人在一起，妈妈说我们1人吃1个苹果吧，宝宝会知道这需要3个苹果。一家三口吃饭，妈妈让宝宝把筷子拿过来，如果宝宝拿过来3双筷子，那宝宝真的很棒，宝宝对数的理解已经相当到位。

❖ 比较和选择的能力

玩具筐里装了各色皮球、乒乓球、小汽车、洋娃娃等，妈妈说"把红皮球给妈妈"，宝宝会准确地把红皮球选出来，递给妈妈。这个年龄段的幼儿，有了多向选择的能力，能够在几种物品中选择出父母指定的物品。

❖ 理解物体之间的关系

此前宝宝就可能已经知道里、外、上、下等方位了，但其理解还仅局限于具体事物上，而非抽象的认识。现在宝宝开始在抽象的意义上理解上、下、里、外、前、后等方位概念。宝宝正站在床头橱上，妈妈看见了，说"快下来"，宝宝明白妈妈是在命令他从床头橱上下来，而以前宝宝就不能理解妈妈这样的省略。但现在的宝宝仍然还不能分辨左、右。

❖ 认识颜色

宝宝认识了更多的色彩，多数宝宝可认识5种以上的颜色——黑、白、红、绿、

蓝、黄。

宝宝认识颜色的顺序是：红、绿、蓝、黄、黑，但并不是所有的宝宝都按这样的顺序，父母经常给宝宝看并告知什么颜色，是宝宝认识的关键。

起初，妈妈让宝宝在众多颜色中找到一种颜色时，需要先拿一种颜色的物品做样本，让宝宝在众多颜色物品中找到和样本同样颜色的物品，宝宝可以比较快地找出来。

如果妈妈不给出颜色样本，直接用语言告诉宝宝拿出某种颜色的物品。宝宝思考一下，把妈妈指定的物品拿了出来。这说明，宝宝不但能分辨不同的颜色，对颜色还有了抽象的认识，当妈妈说要红色的球时，宝宝头脑中就出现了红球的影像，宝宝再根据头脑中的影像找出红球。

宝宝容易把绿和蓝、红和绿混淆，不能因此认为孩子有色弱或色盲。这个月龄段的宝宝还不能分辨某些颜色是正常的。

❖ 认识形状

任何物体都有其形状，如果父母在宝宝成长过程中，妥善地将正方形、长方形、圆形等形状的概念教给宝宝，那么宝宝在这个阶段认识物体的形状就没有什么问题了。但如果父母没教，宝宝就缺乏对物体形状的认知力。

❖ 理解简单的时间概念

宝宝开始理解简单的时间概念，知道早晨起床后是去幼儿园的时间，知道爸爸妈妈晚上会下班回家，白天要去上班。宝宝对时间有了初步理解，可以教宝宝认识钟表，宝宝认识钟表后，对时间会有更具体的理解。

❖ 理解因果关系

电动玩具要放电池或充电，要打开开关才能运动，机械玩具要上发条才能跑。把开关打开，电灯才能亮。宝宝理解了一些事物的因果关系，这是宝宝认知能力的进步。宝宝还能把两种不同的游戏串联在一起，得到一个合乎逻辑的结果。

❖ 有了最初的责任感

宝宝有了最初的责任感，但宝宝还不能分辨责任所属，会认为所有的事都与他有关，都感到是自己的责任。比如，爸爸妈妈吵架了，妈妈难过地坐在那里擦泪。宝宝不会把妈妈的难过归因于父母之间的吵架，而认为是自己气了妈妈，宝宝会因内疚和害怕变得很乖。

❖ 不能分辨幻觉与现实

这个月龄段的宝宝，还不能分辨幻觉与现实的区别，常把幻觉当现实。如果宝宝梦见有老虎追赶他，有魔鬼要吃他，会噩梦惊醒，妈妈叫醒了宝宝，可宝宝仍然不能从梦境中醒来，认为那只是梦中幻觉而已，而是把梦境当现实，仍会睁着眼睛大哭。因为宝宝常把幻觉与现实想混。

❖ 需看医生情形

如果宝宝不会玩过家家游戏，要注意观察宝宝其他方面的发育情况。除此之外，还有其他发育方面的问题，请带宝宝看医生。

212. 思维和解决问题的能力

❖ 用思维解决问题

通过思考解决问题是这个月龄段发育上的里程碑。尽管宝宝还不能分辨幻觉和现实，有了这一能力，也使得父母通过讲道理引导孩子的行为成为可能。思维和解决问题能力上的不断提高，使宝宝有了比较强烈的自我心理感受。

宝宝开始为完成比较困难的任务而感到自豪，开始为自己鼓掌。这意味着宝宝有了自我肯定的能力，开始愿意与小朋友建立友谊、分享玩具。长期的伙伴关系能够让小朋友之间更好地建立起友谊。孩子间发生冲突是难免的，这个时期的幼儿可能会有进攻行为，最好的解决方法是让孩子们自己解决问题。

❖ **自我感受**

宝宝开始有了自我感受，但这种感受还是非常直接的，直来直去，不会"拐弯"。每当父母搂抱他，亲吻他，他就会感受到父母对他的爱。如果父母训斥他，不让他做某件事，他就会感受到父母不爱他了。

当孩子即将出现危情时，父母会突然激动起来，大声呵斥孩子。因为父母知道，一旦危情发生，后果将不堪设想。即使没发生危情，父母也会因后怕而惊魂未定，还会继续训斥孩子，心情难以平静。宝宝还不能感知这是父母对他表达的另一种爱。

❖ **行动与思考**

宝宝先是用行动解决问题的，有了思考能力后，宝宝开始通过思考解决某些问题。比如，宝宝要到户外去玩耍，这时外面正下着大雨。当宝宝还没有通过思考解决问题的能力时，他全然不能理会，妈妈不带他出去玩的原因是因为外面正在下雨，他只会因为妈妈不带他出去玩而哭闹或耍脾气。现在，宝宝开始学习通过思考解决问题了，开始接受妈妈的建议。但父母不要寄希望于通过讲道理制止孩子某些行为，宝宝通过思考解决问题的能力还相当弱。

❖ **放手让孩子做**

如果父母事事代劳，孩子就很难成长为一个独立的人。孩子能够自己做的事情，尽量放手让孩子去做，做不好没关系，谁能一下就做好一件事情呢？能让孩子决定的事情就让孩子决定，父母提供"咨询服务"、"技术帮助"、"心理支持"和"物质

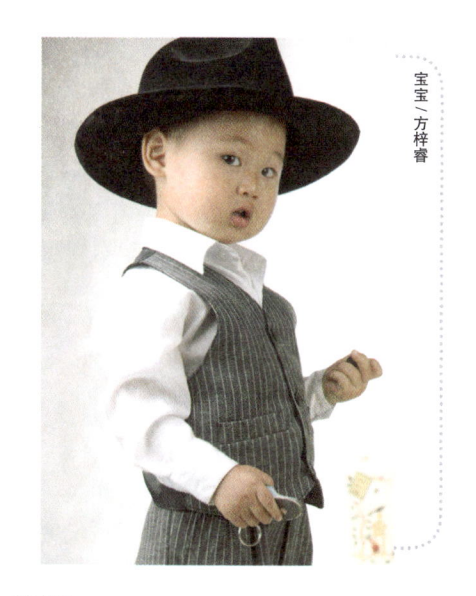

宝宝／方梓睿

基础"。

❖ **限制与放任**

我们不赞成给孩子过多的限制，不切实际地要求孩子，也不赞成放任自由，事事都听孩子的意见。应该是有所能有所不能，危险的事情坚决不能做，如玩火玩刀等。不合乎社会规范和道德的事情不能做，如随处大小便，乱扔垃圾，闯红灯等。不能因怕孩子弄乱了房间，不让孩子嬉戏玩耍，不让小朋友来家里玩。

既有限制，又有自由，要坐在餐桌旁吃饭，不能边走边吃，边吃边玩，边吃饭边看电视。不能因怕孩子弄脏了衣服和地板，不让孩子自己用勺吃饭，拒绝孩子使用筷子。让孩子做不该做的事情，一味地妥协，是溺爱。限制孩子自由，束缚孩子手脚，会阻碍孩子成长。

孩子并不能把握什么是应该做的，什么是不应该做的。父母有义务帮助孩子了解世界，遵守应该遵守的规条。"随便怎样都行"是不可取的，"什么都不行"更是不可取的。

❖ **父母要坚持一致性**

孩子拉裤子了，正好赶上妈妈今天劳累或不高兴，妈妈有可能要唠叨，甚至训斥孩子。如果妈妈今天很高兴，就愉快地帮助宝宝处理干净。

父母高兴的时候，孩子做什么都行，该批评的也不批评，该限制的也放任自由。父母气不顺的时候，孩子做什么都不行，不该限制的也限制，不该发火的也发火。这会让孩子茫然，感到无所适从，做事缺乏章法，不能建立起很好的规则。一切跟着父母的情绪走，父母成了孩子的晴雨表。

父母的一致性和一贯性，对孩子建立认知行为规则，养成良好的习惯是很重要的。父母的有所能有所不能对孩子也是非常重要的，父母"随便怎样都行"的态度是不可取的。

父母相互间的一致性和一贯性更为重要。然而，父母却常常缺乏一致性，甚至唱反调，爸爸告诉孩子不能做，妈妈却在一旁替孩子求情，更严重的是妈妈和爸爸对着干，不但不站在爸爸一边，还和爸爸吵。这对孩子形成生活规则非常不利。而且，孩子并不领情，支持他的和反对他的，统统令他烦恼。因为，父母吵架是最令孩子难过的事，而谁支持他，谁反对他已经无关紧要了。

❖ 鼓励和赞许

更多地赞许和鼓励孩子，孩子会积极地评价自己，这对宝宝未来的人生意义重大。学会接受他人帮助，并帮助他人是很重要的，培养孩子助人为乐的精神，对幼儿未来发展有着积极的意义。

建立良好的生活习惯对孩子的身心健康大有益处，孩子幼时成长环境是否安全，对孩子日后发展独立性和创造性有非常重要的作用。让孩子做自己喜欢做的事，能教会孩子通过自己的能力影响周围的环境，通过自己的努力改变一件事情的结果，学会主动做事，而不是被动地接受。

❖ 先天潜质与后天塑造

· 孩子生下来就带有遗传的烙印，有先天的个性和潜质；

· 孩子生长在社会中，社会对孩子的影响不容忽视；

· 孩子在成长过程中，不断认识和感知世界，不断探索和学习，并不断修正自我、塑造自我，增加人生的各种修为。

上述三点，在孩子成长过程中起着举足轻重的作用。父母作为孩子的第一看护人，对孩子的成长有着决定性的影响。纵使父母一切言行全部出于爱孩子的动机，其结果不一定都是正面的影响，有时候甚至负面影响大于正面影响。父母总是把"为孩子好"挂在嘴边，较少考虑自己的行为是否真的符合孩子成长需求。

这里有个问题需要澄清：既然父母对孩子的影响很大，为什么兄弟姐妹同是父母所生，同是父母所养，也几乎是在同一个学校接受教育，甚至玩耍的伙伴都差不多，为什么长大后却有截然不同的性格和气质？为什么对生活的态度、对人生的

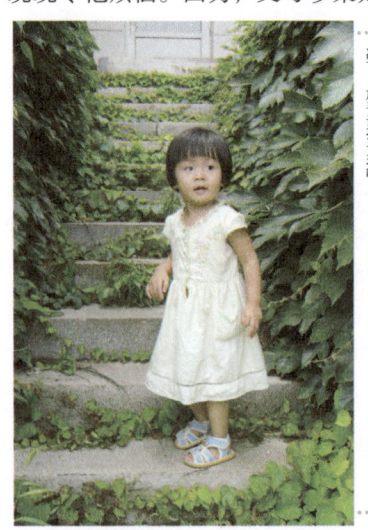

宝宝／爬爬
宝宝的运动能力进步飞快，可以两脚交替上楼梯，每当宝宝新学会一项技能时总喜欢不厌其烦地练习。爸爸妈妈一定要有耐心，确保周围环境安全的情况下，放手让孩子玩吧。

追求等很多方面都不一样？如果是遗传决定个性，遗传决定一个人发展的潜质，那为什么同卵双胎的孩子，个性可以完全不同？

孩子心智成长、发育过程的确极为复杂，父母和看护人对孩子成长的影响是巨大的。但这不等于说父母能"影响"出同样的孩子，每个孩子天生都带有某种特殊的潜质和个性。父母施加好的影响，孩子的潜质和个性就会向好的方向健康地发展。施加不好的影响，孩子的潜质和个性就可能病态发展。这就是天生潜质与后天塑造的关系。

❖ 性格各异的兄弟姐妹

为什么同是父母所生，同在父母身边长大的兄弟姐妹，会有截然不同的个性发展？根本原因是兄弟姐妹拥有的遗传基因，还有父母的养育方式和孩子成长的环境。

父母遗传给后代的基因是随机的，其基因组合千差万别。所以，每个孩子都是不同的个体，都具有不同的个性。这是一个孩子不同于另一个孩子的根本原因。

同时，父母对孩子的养育方式及态度，也影响着孩子个性的发展。也就是说，孩子的基因组合所确定的个性潜质，是通过后天的养育环境逐步展现开来的。

同一个家庭中，内部环境也在不断变化着，生活条件、成员数量、父母工作情况等都在不断变化之中。所以，一个家庭里的几个孩子，在他们相同的成长阶段里，所处的家庭环境并非完全一样。几个孩子的经历也不尽相同，父母对每个孩子的态度也不可能完全一样。尤其是父亲，更容易根据自己的喜好和判断，决定对孩子的态度。父亲认可的孩子，其个性为父亲所喜欢，能得到父亲慈爱的关怀和宽容的养育。

不同个性的孩子，会得到父母自发或自觉的不同养育方法和态度，从而获得多少有些不同的生活经历和心理感受。个性倔强的孩子，可能常遭到父亲斥责，父子母子关系紧张，孩子也越发偏激。性格温顺的孩子，更多得到父母宠爱，与父母关系多比较融洽，沟通顺畅，交流较多，这样的孩子多比较听话乖巧。

但是，如果父母给予性格温顺的孩子过分的宠爱，可能会把这个孩子惯坏。这个孩子还可能因受到父母宠爱，转而欺负被父母嫌弃的兄弟姐妹。而被父母嫌弃的孩子也会憎恨或妒忌被父母宠爱的孩子。在这样环境中成长起来的孩子，无论是被父母忽视，还是被父母宠爱，都不会健康成长。所以，无论孩子的性格如何，都需要父母平等对待，把握训斥和呵护的尺度。

通常情况下，受到父母更多关爱的孩子，会成长的更好，有较好的社会生活能力，更容易相处和富有爱心。但如果父母给予更多的是溺爱，则会显得过于自我，甚至自私。

一般情况下，父母忽视的孩子，多因缺乏父母的爱而不会表达爱的感受，给人冷淡无情的感觉。

213. 社会生活能力

❖ 建立友谊

从现在开始，孩子不再只喜欢和父母在一起，也开始喜欢与小朋友在一起了。宝宝愿意与小伙伴建立友谊，分享玩具。

现在一个孩子的家庭居多，可给宝宝找几个小伙伴，让孩子接触更多与他年龄相仿和年龄差异比较大的孩子。给孩子找一两个恒定的伙伴，建立长期的伙伴关系，建立起更深厚的友谊。

❖ 帮助与被帮助

让宝宝接受其他人的帮助，并让宝宝帮助其他人，这是很重要的。父母常常喜欢帮助孩子，即使孩子能够自己完成的事情，父母也因为担心宝宝做不好，或耽误时间而代劳。这样做，不但不利于发扬宝宝独立做事的精神、锻炼宝宝独立做事的能力，还会伤及宝宝的自尊心。同时，父母认为宝宝小，什么也不会干，从来不寻求孩子的帮助，这样不能培养孩子助人为乐的精神。培养孩子互相帮助的精神，对孩子今后发展有着积极的意义。

❖ 父母与孩子的交流不可忽视

孩子和父母生活在一起，似乎不存在交往、交流缺乏的问题。但事实上，孩子与父母有效交流与交往常是不足的，甚至被忽视。父母与孩子认真对话，正确回答孩子提出的问题，给孩子清晰、明确的指令，对孩子提出恰当合理的要求，这些都是在与孩子交往和交流。宝宝的交往、交流能力，更多地是通过与父母交往、交流练就的。

❖ 与自然的交流

交往、交流有狭义内容，就是指人与人之间的交流、交往；同时还有广义内容，人与整个自然界、整个社会所发生的关系，都是人的交往、交流活动，是人存在的基本状态。宝宝对着宠物狗说话，还对着电动小汽车说话，这同样是交流、交往活动。

当妈妈把废弃物丢在公共场所时，宝宝告诉妈妈要把垃圾扔到垃圾箱中，就是宝宝与社会建立起来的交流。宝宝知道怎么处理垃圾，就是宝宝知道怎么处理他与社会公德的关系，处理他与环境的关系。

交流和交往无处不在，如果一个人能够正确地与人、自然、社会交流交往，就会被人称赞，被社会认可，受人尊敬。

常听到这样的谴责：现在的孩子越来越不文明了，不遵守公共秩序，自私自利。这样的谴责公平吗？遵守公共道德和秩序，爱护公物是需要后天培养和教育的，孩子不会生来就懂得。成人，尤其是父母是孩子的榜样，榜样本身就不遵守公共秩序，孩子如何学会呢？

在一辆公交车上，孩子说："妈妈，我们还没有买票呢。"

"老实坐着，别说话！"妈妈训斥孩子。

妈妈的言行，能给孩子带来良好的影响吗？乘车买票，这是公共秩序的要求。妈妈不买，还制止孩子提醒，孩子能获得公共秩序要遵守的教育吗？

❖ 如此交流要不得

一位妈妈在拥挤的地铁列车上，大声对孩子说："你怎么这么不听话呀！你这孩子真气人！""就知道玩，3加7等于几？""你猪脑子啊！和你爸一样，四肢发达，头脑简单，你看人家姗姗，多聪明，都会说好几句英语了！"

真为这位妈妈与孩子的交流方式感到难过，为那位天真可爱的宝宝鸣不平。如此育儿，宝宝的自信如何建立起来？宝宝的独立性如何形成？这样的交流除了会打击孩子的自信心以外，还能起到什么积极作用呢？

❖ 良好习惯和社会公德需要培养

培养宝宝饭前饭后、便前便后洗手的卫生习惯，让宝宝按时就寝、起床、吃饭，衣帽穿戴整洁，物品存放有序，礼貌待人。

遵守公共秩序，交通安全教育放在首位，知道最起码的公共道德，如不能随地吐痰、不要乱扔果皮、不可采摘花草、不要践踏草坪、不能随地大小便、见人要打招呼。

❖ 生活能力需要锻炼

如果宝宝还不能完成洗脸、洗手、穿外衣、鞋子，不会自己拿勺吃饭，端着杯子喝水，那不是宝宝"无能"，而是父母没有放手让宝宝锻炼，或者很晚才放手。

宝宝自己动手做事越多，"犯错误"的几率越高，父母不应以成人的眼光要求孩子，对孩子的"笨手笨脚"要给予极大的包容。对孩子总是持否定态度并不断地批评，会打击孩子自己做事的积极性。

宝宝把洗脸、洗手当成玩。妈妈不让宝宝自己洗脸，是担心孩子洗不干净，弄得满地都是水，衣服也搞得湿漉漉的。如果妈妈总是这样担心，宝宝就不能更早地学会做自己应该做的事情。

在没有人帮助的情况下，宝宝能够穿上外衣，但可能还不会系纽扣，或者即使系上纽扣了，衣襟也没对齐。宝宝会穿袜子和穿鞋了，但宝宝可能还不知道哪只是左脚的，哪只是右脚的。

❖ 讲究卫生

讲究卫生是人类文明的一种体现，其现实意义就是预防传染病传播。饭前饭后、便前便后要洗手，事情很简单，做起来却难以到位，不用说两三岁的幼儿，就是成人，也很难一贯坚持。

• 饭后洗手。吃饭时，宝宝会用手抓食物，大多数饭菜都有油，食物残渣和油沾在手上，宝宝的手黏黏的。当宝宝再拿玩具或其他物品时，玩具或其他物品上的灰尘微生物就很容易沾到宝宝黏黏的小手上。宝宝再拿其他小食品时，灰尘微生物就会进入宝宝口中。如果恰好赶上宝宝抵抗力比较弱，"病从口入"就会发生了。

• 便前洗手也很重要，尤其是当宝宝学会了自己管理尿便，自己擦屁股、洗屁股时，就更重要了。便后洗手的目的，是避免大便中的细菌、微生物，以及卫生间门把手等污染手。但我们忽略了自我感染，谁能保证自己便前手是洁净的呢？如果刚

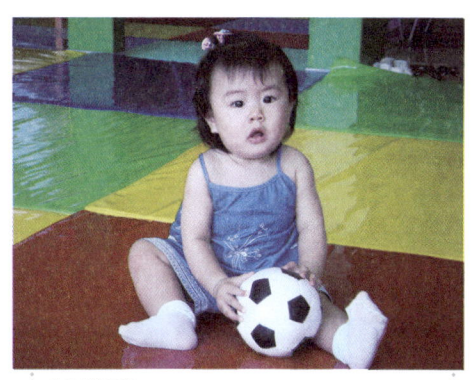

宝宝 / 葛子童

刚数过钱，就去卫生间了，便后擦拭和清洗时，生殖泌尿器官就有被污染的可能，尤其是女孩生殖道更容易形成接触性感染。

❖ 双休日特例

睡觉、起床、吃饭等日常项目，就算平常很有规律，到双休日恐怕也要被打破了。让我们的生活更轻松一点吧，孩子不是让父母发愁的，双休日更不是让父母"按时按点"紧张分分的，轻松带来快乐，父母快乐带来孩子快乐。所以，双休日父母和孩子都放松一下吧。让孩子和父母一起享受双休日的轻松快乐，不必担心打乱生活习惯，事实上，丰富多彩、轻松快乐的生活本身，比习惯更重要。

❖ 衣帽整洁，存放有序

孩子们总是喜欢随便摆放东西，到处是玩具会让孩子感到欣慰，而整洁的室内环境会让孩子很不舒服，很无聊。在孩子看来，摆有各种小玩意的环境，才是他的天地，他的天地越大，他会越有安全感，越开心。那些小玩意儿围绕着他，是对他的一种保护。这么大的宝宝，更喜欢和物体对话，喜欢把物体拟人化。一个妈妈还不足以让他感到安全，因为妈妈并不能总是陪伴在他身边。一个看护人也不能让他感到安全，因为看护人常常让他感到寂寞。

这么大的宝宝已经有了独立性，渴望自立。他要尝试着离开父母、离开看护人，但同时对世界还充满着恐惧，好奇心常常被恐惧感淹没，独立性和自立愿望常常被孤独寂寞左右，宝宝的探索精神常被害怕情绪笼罩。而宝宝身边的小玩意儿，以及他所熟悉的所有物品，都成了他的保护神。如果妈妈为了整洁，把保护神都隐藏起来，宝宝的安全感就受到挑战，更多的时间只好回到父母和看护人身边，从而放慢了独立的脚步。

家有幼儿不要期望"两人世界"的清静和整洁了，更何况乱中也有整洁，到处摆放着漂亮玩具，这是一道多么好看的风景啊！

高高的衣柜，通向屋顶的书架，还有饭桌、凳子、椅子等。在宝宝可见的视野内，所看到的，就如同盲人摸到的大象腿。对于宝宝来说，只有地上的小玩意儿，以及在他视野下的物品，才属于他的"势力范围"。如果父母要求地面整洁，孩子面前就只剩下"茫茫沙漠"了。

整洁不是整齐，整洁要求的是不要满地垃圾、满地脏物。宝宝的玩具和宝宝喜爱的物品放在哪里，哪里就是好看的景象。如果父母都能这样面对宝宝创造的"玩具世界"，还会烦心吗？

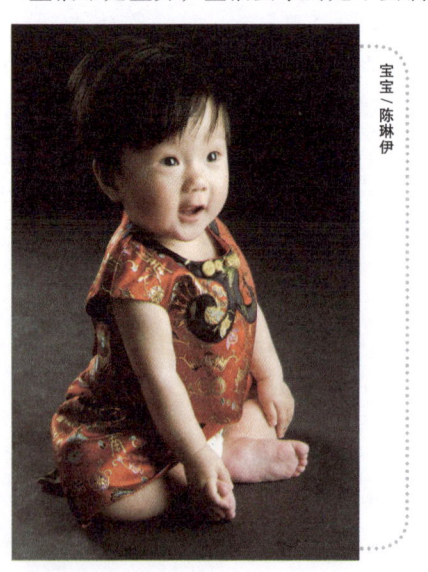

❖ 需看医生情形

如果宝宝对其他小朋友没有兴趣，从来不和其他小朋友一起玩，甚至连看都不看；与妈妈分开非常困难，甚至连爸爸都不能从妈妈身边把孩子抱走，就要带孩子看一下医生了。

214. 宝宝的心智发育

❖ 好情绪和坏情绪

父母常把孩子的情绪分为"好情绪"和"坏情绪"。父母认为的好情绪是孩子不哭不闹，快快乐乐地玩耍，乖乖地吃饭睡觉洗澡，带到户外玩也高兴，回到家里也不闹。听爸爸妈妈的话，和小朋友在一起玩得很好。坏情绪则是让干啥不干啥，哭哭啼啼，一点也不乖巧，到睡觉的时间不睡，按到床上就闹，不好好吃饭，动辄就把玩具扔掉，不高兴就乱喊乱叫，甚至撕咬打滚。

通常情况下，父母能接受孩子的好情绪，难以接受孩子的坏情绪，这是人之常情，可以理解。理解归理解，父母还是要全面接受孩子的情绪，无论好的还是坏的。

• 接受负面情绪

面对孩子的负面情绪，父母首先要坦然接受，然后询问负面情绪的原因并进行疏导。如果父母用自己的负面情绪面对孩子的负面情绪。不但不能疏导孩子的负面情绪，还会使孩子的负面情绪升级。最重要的是，孩子没从父母那里学到如何处理负面情绪，帮助孩子学习处理负面情绪，对孩子来说是非常重要的，人人都会有负面情绪，孩子更是如此。有负面情绪不怕，

宝宝·陈琳伊

怕的是不会处理，不能面对，不能接受和被接受，不能理解和被理解。

• 不能压抑负面情绪

面对孩子的负面情绪，对孩子伤害最大的是压抑负面情绪。当孩子有负面情绪时，父母比孩子的负面情绪还坏，大声恐吓、制止，甚至动用武力。其结果是孩子的负面情绪暂时被压下了，并没有得到梳理。长此下去，孩子不再把负面情绪表现出来，压于内心，对心理会造成巨大伤害。

如果父母没有把握控制自己的情绪，暂时回避不失为好的方法，等孩子情绪平稳后再与孩子沟通。孩子相信父母，尤其是妈妈，能够为他诠释这个世界，能够为他提供最可靠的保证。从根本上说，孩子的情绪是父母情绪的写照，父母处理情绪的方式、方法，对孩子有着潜移默化的影响。

❖ 冲突

强烈的好奇心和对安全环境的需求，仍是这个月龄段宝宝的"矛盾"。独立和依赖的双重性导致父母与孩子冲突不断。宝宝越来越多地关注父母的情感和对他的态度，父母的情绪对孩子的影响也逐渐增强。孩子开始为自己完成了某个比较困难的任务而感到自豪。当父母赞赏孩子时，孩子也会为自己鼓掌。孩子开始为不能做他想做的事情而懊恼，为完不成、不会做和做不好事情而沮丧。懊恼和沮丧情绪让孩子变得焦躁不安。所以，父母在和孩子游戏时，常不知孩子为什么突然摔东西，为什么突然大哭。小伙伴刚还玩得好好的，一会儿就打起来了。孩子不断地和自己发生着冲突，和周围发生着冲突。

❖ 测试极限

幼儿不断挑战自己，挑衅小伙伴，测试父母忍的耐极限。当父母制止孩子做某件事时，孩子可能会用尖叫、大闹、大声哭喊、撕咬、坐在地上乱踢乱蹬、摔东西、躺在地上打滚等激烈方法，把自己的情绪暴露无遗，这就是幼儿遇到困境和挫折的处理方法。而且，孩子的极端表现多发生父母在场的情况下，父母不在时，孩子很少有这样的爆发。这是因为他相信父母会帮助他，不相信别人会帮助他。所以，如果把孩子暂时寄放到朋友家，朋友会告诉父母他的孩子非常乖巧，很听话。而父母的感受恰恰相反，孩子很闹，常不可理喻。

❖ 攻击行为

这个时期的宝宝可能会有攻击行为，动手打小朋友，甚至打他的小伙伴。兄弟姐妹之间更少不了冲突，弟弟妹妹攻击哥哥姐姐的情况也时有发生。

两个孩子发生冲突，父母无须评判谁是谁非，他们还没有这样的觉悟。父母也无须训斥攻击他人的孩子，训斥不会让孩子学会友善待人，反而会把训斥转化成更大的攻击。被攻击的孩子，不会因为攻击他的孩子遭到训斥，而感到欣慰，学会保护自己。

最好的方法是让孩子自己解决问题，如果孩子寻求父母的帮助，父母要公正客观评价，教会孩子解决问题的方法，如让两个孩子握手言和，向被攻击的孩子道歉等。

❖ 父母对孩子情感的影响

父母和看护人的态度，在孩子幼小的心灵里留下深刻烙印，对孩子影响长远。性格开朗、豁达、宽容、富有爱心的父母，会让孩子拥有稳重、自信的品格。心胸狭窄、斤斤计较、怨天尤人的父母，会使孩子形成多愁善感、神经敏感的性格。父母养育孩子的方式和态度，对孩子情感发育的走向，有着很深的影响。

菲菲7个月时开始由奶奶看护，奶奶是个多愁善感、谨小慎微、凡事都挂在心上的老人。菲菲吃饭要哄，睡觉要哄，在奶奶手里，菲菲是个爱耍脾气的孩子，不满足她的无理要求，就会一屁股坐在地上耍赖。

快2岁时，菲菲开始由姥姥看护，姥姥是位开朗、豁达、大大咧咧的老人，啥事到她那里都不算事。慢慢地，孩子困得自己倒在沙发上睡着了，饿得见了饭狼吞虎咽，耍赖的毛病没有了。

❖ **孩子怎样拷贝？**

•如果父母总是跟孩子发脾气，孩子就把发脾气当作理所当然，也常用发脾气表达情感，把发脾气变成一种习惯。

•如果父母总是否定孩子，批评话语不断，孩子就会对自己产生怀疑，缺乏应有的自信。

•如果父母总是牢骚满腹，任劳不任怨，孩子就体验不到生活的快乐，只感觉到压抑和艰辛。

•如果父母脾气暴躁，动辄就骂孩子，甚至举手打孩子，事无大小，常怒火中烧，一触即发。孩子或者懦弱，或者孤僻，或者暴躁，与人相处困难。

•如果父母在孩子面前总是表示不满，谴责他人，说别人的坏话，孩子可能会成为爱挑剔，对人刻薄，缺乏信任和同情心的人。

•如果父母心胸狭窄，做事谨小慎微，妒忌心强，孩子可能会成为非常敏感，甚至神经质的人。

•如果父母总是说话不算数，喜欢承诺，但不兑现，孩子会缺乏信任，没有安全感。

•如果父母常常是说一套，做一套，对孩子进行的语言教育和自身行为有很大差距，孩子心理可能会受到扭曲，缺乏主见，遇事彷徨茫然。

•如果父母霸道，不讲道理，凡事都没有商量的余地，孩子可能会心口不一，从不自觉地撒谎，到谎话连篇，懦弱，不能坚持自己的意见和看法。

•如果父母没有原则，事事依着孩子，孩子会目中无人，蛮不讲理。

孩子的成长离不开自我的提升，与孩子自身性格和内在品格休戚相关。但不能否认的是，父母良好的品质和对孩子正确的教育和引导，对孩子的成长有着积极和长远的影响。斯波克博士指出：孩子是乐观主义者还是悲观主义者？是富有爱心的人，还是冷漠无情的人？是守信誉的人，还是令人怀疑的人？在很大程度上取决于孩子幼儿阶段，看护人对他们的态度，父母和看护人的个性对孩子的成长十分重要。

215. 安全感、自信心与创造力

❖ **培养孩子积极评价自己**

如果父母总是批评孩子，尤其是在别人面前批评孩子，孩子对自我的评价往往是消极的；如果父母使用赞许和鼓励的话语，宝宝就会积极地评价自己。能够积极评价自己，才能够积极面对自己，只有积极面对自己了，才能积极面对生活，面对周围的人。

❖ **培养孩子的判断力**

让宝宝看到做米饭的过程，把米放到电饭煲后，插上电源，十几分钟后，饭就熟了。

把闹钟定时，告诉孩子，现在是12点，开始睡觉，2小时以后，闹铃响了，你睡醒了，妈妈带你出去玩。

宝宝把衣服搞脏了，把衣服泡在水里，打上肥皂，用手搓，脏的地方被洗干净了。

还有很多事例，可以帮助孩子理解因果关系。一开始，孩子会认为父母很神奇，后来，觉得发生的事情很神奇，再后来，觉得某些现象很神奇。好奇心驱使孩子不断认识事物，提高对事物的判断力，培养思考能力。

❖ 不能预知危险

带孩子出去前，妈妈和孩子商量好了，到外面不许乱跑，绝不能跑到马路上去。孩子理解并答应了妈妈的要求。可是，到了户外，妈妈一不留神，孩子已经快步冲向马路。听着妈妈在身后"惊呼"，不但不会停下来，还会更勇猛地往前跑。

宝宝不能预知危险，只想寻找刺激。父母要有心理准备，不是和宝宝商量好的所有事情，宝宝都会按约执行的。

❖ 扬长避短

父母既要尊重孩子自身的个性和潜质，又要给孩子创造良好的成长环境，从而塑造出一个身心健康的孩子。父母不要给孩子下这样的定义：这孩子个性很差，可谓"朽木不可雕也"。这孩子没这个潜质，不可能有这方面的发展。

无论孩子个性怎样，带有怎样的遗传烙印，父母都应该把孩子视为可塑之才，充分发挥优势的一面，扬长避短。

斯波克博士说得好：人的个性既不完全由遗传决定，也不完全是环境的产物。遗传和环境这两个方面都起着关键性的作用，且它们之间的相互作用是复杂多变的。父母的正确思想和做法，是孩子身心健康成长关键因素。

父母和看护人如果能够做到：

•一直肯定孩子的优点，鼓励孩子能做到；

•从不怀疑孩子，不轻易批评孩子，更不否定孩子；

•从不动辄迁怒于孩子，不站在"统治者"的地位对待孩子；

•从不忽视孩子的存在，对孩子充满关心和爱护。

孩子将是一个自信、友善、富有同情心、为人善良、热情、对生活充满热爱的孩子。

❖ 好奇心和创造力

宝宝好奇心和创造力大增，对所看、所听、所触、所经历过的事情有所感受，对问题有自己的理解。有一天，宝宝会明白自立和呵护、独立和安全是可以兼得的。

孩子一方面需要接受新的刺激，来满足他的好奇心和探索精神，一方面又需要一个相对稳定的环境，使他感受到这个世界是安全的。这种双重需求，常让父母感到孩子自相矛盾。如果父母不理解孩子的特性，很容易和孩子发生冲突，而这些冲突会给孩子带来困惑和恐慌。他不知道父母为什么生气，不知道父母为什么会突然大声训斥他。在孩子看来，"双重需求"很正常。

❖ 规律生活与安全感

规律的生活习惯能给孩子带来安全感，所以建立良好的生活习惯，不仅是为了孩子的身体健康，对孩子的心理健康也大有裨益。

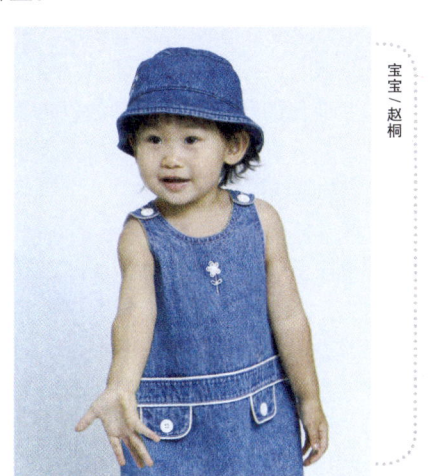

宝宝／郭纪茗

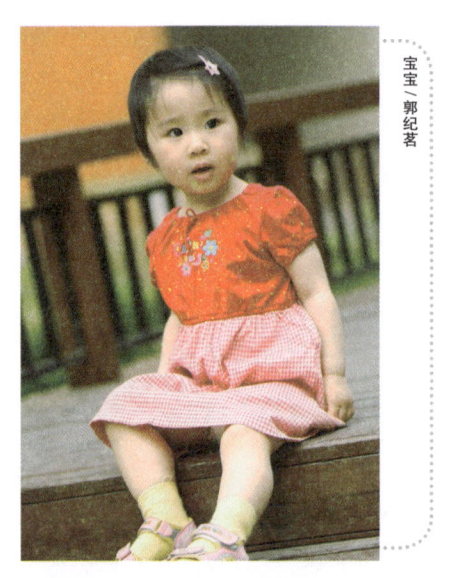

孩子幼时成长环境是否安全，对孩子日后发展独立性和创造性有非常重要的作用。给孩子建立有章可循的生活规律，让孩子感觉到很多事物都在他的掌握之中，他对这个世界就不再有陌生的感觉，孩子的身心发展就会处于最佳状态。当孩子被恐惧笼罩时，神经系统处于高度紧张状态，免疫系统将会遭到重创。

父母可能会问，不是说，不断变化着的环境有利于孩子大脑的发育吗？孩子不是需要新的刺激吗？规范有序的生活会不会让孩子感到寂寞和厌烦呢？

新刺激与有序生活并不矛盾。给孩子提供不断变化的环境和新的刺激，也是有章法的，并不意味着让孩子经历突发事件或不稳定的情绪波动。

❖ **父母的奖励与自然而为**

一个孩子用积木搭建"小房子"，因此而获得2块糖果的奖励，宝宝为了获得更多糖果，去完成搭建小房子的任务，这是奖励下发生的结果；另一个孩子没有得到这样的承诺，自己愿意搭建什么就搭建什么，完全靠自己的想象和兴趣去做事，这是自然发生的结果。两种不同的方法会有不同的结果。第一个孩子学会了完成任务，以便得到糖果。如果没有人提供类似的奖励，这个孩子可能就没有兴趣去做这件事情了。第二个孩子学会了怎样影响他所处的环境，他会把堆放在那里的杂乱无章的积木，通过他的努力搭建成各种有意义的东西——房子、火车。他不但会重复做这件事情，还会推而广之运用到其他事物中去——学会了创造性地做事。

必要的奖励是可以的，但不能为了奖励而奖励，不能为了让孩子完成某一件事情而奖励。让孩子自觉地去做某件事，让孩子做自己喜欢做的事，其结果是自然发生的，这样才能教会孩子通过他自己的能力，去影响他周围的环境，通过他自己的努力改变一件事情的结果，学会主动做事，而不是被动地接受。如果让孩子总是带有很强的目的做事，会极大削弱孩子做事的积极性，削弱孩子的创造力。

对孩子所取得的成绩给予恰当的奖励是必要的，但如何既奖励了孩子的成绩，又不让孩子沉湎于当下的成绩或仅仅为已取得的成绩骄傲呢？

女儿在幼儿看图说话比赛中获得第一名，我们对她的奖励是一个大地球仪，并对她说：你在看图说话中取得了很好的成绩，爸爸妈妈非常高兴，也为你骄傲。你在看图说话中获得第一名，说明你努力去做了，你有能力学习更多的东西。这个地球仪上有世界上所有国家的名字，还有江河、湖泊、大海、盆地和山脉（让孩子知道有更多的东西需要了解，提高求知欲和探索精神）。孩子或许还不懂得这些，但这样做至少没让孩子停留在已取得的成绩上，既奖励了她已经取得的成绩，又引发了她进一步学习的兴趣。

❖ **礼貌待人**

有礼貌的孩子招人喜爱，没礼貌的孩

子招人厌烦。可问题的关键是：我们成人的礼貌标准是否适合孩子呢？这么大的孩子对礼貌有无认识呢？孩子心目中的礼貌是什么样的？孩子是否愿意执行父母的礼貌标准？这样看来，孩子是否有礼貌，真的不是一句话就能判定的。

我曾经到一个朋友家给宝宝看病。妈妈对孩子说"问郑大夫好"，宝宝的回应是：举起一只小手，"打！"我还没缓过劲儿来，妈妈一句"什么孩子呀"，就一巴掌落在宝宝的屁股上。虽然力量不大，但也"掷地有声"，孩子哭了。这对孩子学习礼貌待人有帮助吗？

宝宝的良好习惯是后天培养起来的，宝宝的礼貌是父母谆谆教导出来的。可是父母不要忘了，对于这么大的孩子来说身教大于言传，妈妈举手就打，孩子必然也举手就打。

另一方面，父母也不要忘了，快3岁的宝宝已经有了思维能力，有了自己的主张。宝宝已经通过自己亲身经历，把大夫护士与打针吃药联系在一起，见到大夫喊"打"也就不足为奇了。

如果父母认为宝宝犯了错误，就把"打"挂在嘴边，不管是真打，还是假打，"打"的信息就储存进宝宝大脑了。一旦宝宝遇到不顺心的人和事，大脑编程很自然给出"打"的指令。

216. 玩中学，学中玩

❖ 玩耍，宝宝永不厌倦

爱玩是孩子的天性。如果父母认为宝宝从现在开始必须接受"正规训练"了，必须要开始"学习知识"了，父母的麻烦不但不会减少，可能还会增加——这个阶段宝宝仍然是以玩为主的！

玩耍是宝宝的最爱，在玩中学习，在学习中玩，宝宝最容易接受，效果也最好。宝宝喜欢电动、变形、可拆卸、可安装以及刺激性强的大型玩具。能自己和自己玩，也能和小朋友一块玩，让宝宝最高兴的还是和父母一起玩。

如果过早让宝宝承担"学习的重任"，宝宝非但不会好好学习，还可能对学习失去兴趣，到了上学的年龄，宝宝可能已经感到"筋疲力尽"了，学习知识已经不是乐趣，而是负担和压力了。

既然玩耍仍是孩子生活的主要内容，那就让宝宝在游戏中学习，在玩耍中认识事物。如果想让孩子静下来学习某些知识，请记住：

- 要在孩子兴趣盎然的时候；
- 要在孩子精力充沛的时候；
- 要在孩子情绪高涨的时候；
- 时间一定要短，不要等到孩子烦了才结束；
- 找到让孩子感兴趣的方法；
- 孩子表示拒绝时，不要使用父母的权力压制；
- 让孩子多看、多听、多说、多想、多问、多交流、多交往。

❖ 触觉练习

把不同的物体放在一个布袋里，让宝宝用手去摸，说出是什么东西，然后把摸到的东西拿出来验证一下，宝宝是否说对了。如果宝宝没说对，可以把所有的东西都倒出来，让宝宝看一下，摸一摸，再把东西放进去，接着让宝宝摸。当宝宝能够说出4个以上物品时，就基本掌握了通过触觉认识物体的能力。

❖ 多少的概念

宝宝看到小朋友手中的饼干比他手中的多，他马上就会意识到自己的饼干少。因为宝宝已经开始有了多与少的概念。

宝宝对玩具、食品、游戏感兴趣，可

以利用这些载体教宝宝学习数学。这么大的孩子集中注意力的时间比较短，要适时结束，以免孩子厌烦。

- 棋子、饼干、糖块、葡萄、玩具等都可以作为教具，最好一次只教一个数字，解释数字的形状，帮助记忆，举实际例子，帮助理解。
- 可以用钱币(硬币、纸钞)作教具，但要注意卫生，钱币经过众多人的手，不要让孩子边吃边玩，游戏后要立即洗手。
- 可以用饼干、糖块等食品教孩子做加减法，让孩子边吃边做减法，会引起宝宝学习的兴趣，也帮助宝宝理解数字的奥妙。妈妈把糖块放在衣袋里，一个一个给宝宝，边给边让宝宝做加法。
- 用日历教宝宝学习数字，告诉宝宝一个星期是7天；一个月是30天；一年是365天……
- 带宝宝外出，指出路边标牌上的数字；在家里，可以教宝宝认识日历、钟表上的数字。
- 教孩子一对一地数，培养孩子理解逻辑数数法。

如果宝宝对这些不感兴趣，根本不能集中注意力于你的教学上，就不要再继续下去了，寻找更适合宝宝的方法，或暂时停几天。

❖ 与孩子一块"出版"家庭图书

自己动手装订出版家庭图书，一方面可以锻炼孩子的动手能力，另一方面也可激发孩子对读书的兴趣。将这样的书保存下来，给孩子和家庭留下永久的记忆，也可算作家庭的珍藏吧。

做法其实很简单，将孩子开始握笔"涂鸦"的资料装订到一起，一本图书就"问世"了。

- 记载有趣的家庭活动、旅游、游戏、宝宝有趣的瞬间照片；
- 宝宝的"艺术作品"；
- 宝宝成长过程中有趣的语言、行为的描述文字；
- 带宝宝出游时的旅游门票根、采摘的花瓣、树叶等可以追忆童趣的东西；
- 在每张照片、"艺术"作品旁边，写上一段有趣的说明，增添家庭的和谐幽默气氛；
- 设计出漂亮的封面，题写书名，作者署名（宝宝大名），这些都是"出版"前必不可少的步骤。如果想"正规合法"，你甚至可以启发宝宝在封面上画上条码，那一定很精彩。

❖ 旅游也能玩游戏

周末、节假日一家三口驾车旅游，爸爸开车，妈妈带宝宝坐在后排，这是做亲子游戏的好时机。尽管旅途遥远，也不会让宝宝感到腻烦，时间会过得飞快，旅途充满欢乐。

- 编写旅行小册子，带上活页纸和活页夹，一盒蜡笔或水彩笔，把旅途中的新鲜事和风景记下来，或画下来，画出旅途所经过的地区草图，再加上解说词，用活页夹装订起来，就成了一本旅游小册子了。
- 带一本好歌本。在旅途中唱歌是很欢快的，领着宝宝一起唱，也可以把歌词念给宝宝听。
- 认识车牌号和代码，各行政区都有各自的车牌号，和宝宝比赛，看谁认识的车牌号多。
- 绳游戏。带上一根小线绳，和宝宝一起做翻绳游戏，宝宝会非常喜欢。
- 下象棋。带上磁性棋盘，和宝宝一起学下棋，可以是象棋，也可以是跳棋、围棋。
- 欣赏沿途风景。经过农村时，教宝宝

认识农作物、家禽家畜，数一数有几头牛、几只羊。

❖ 美国父母针对孩子看电视的做法

• 限制宝宝看电视的时间，一天不超过2小时。

• 租适合孩子看的录像带，把认为不适宜孩子看的频道，使用特殊装置锁闭。

• 吃饭时一定要把电视关闭。

• 不把电视放在孩子的卧室里。

• 只在某个电视节目时，才打开电视机，看完那个节目后立即关闭电视机，和孩子一起讨论节目内容和情节。

• 不以是否让孩子看电视作奖惩，以免给孩子传达错误信息：看电视非常重要。

• 让孩子到大自然中玩耍、游戏，做些体育运动，看书，帮助做家务等。

• 父母率先示范，读书、锻炼身体、谈话都是不错的活动。

❖ 宝宝喜欢芬芳的气味

每个孩子对不同的味道有不同的反应，但普遍现象是，无论孩子还是成人，都喜欢气味芬芳，而对臭气熏天都会感到厌恶。

对一些特殊的气味的喜好，每个人之间却存在着较大的差异。有的孩子喜欢刺激性强的味道，有的孩子喜欢清淡的味道。有的孩子喜欢辣，有的孩子喜欢咸。有的孩子喜欢酸，有的孩子喜欢腥。但无论是婴儿还是幼儿，都普遍喜欢甜味，而不喜欢苦味。大多数药物都是苦味的，所以，绝大多数孩子不喜欢吃药。即使是婴儿，如果妈妈喂过一次苦药，他就会牢牢记住，再想喂他药吃，他就会反抗。

朋友的宝宝丹丹3岁，一天，我下班回家，一进门就闻到一股刺鼻的药味，原来丹丹喝了外用药水，我立即采取紧急措施，没出什么意外。丹丹妈开始担心女儿是不是有什么病，这么难闻的药水，她怎么能喝呢？这孩子一定有问题。事实上，丹丹是个正常的孩子，只是对这种特殊的味道没有反感而已。

❖ 心灵感觉

成人有完善的内视觉、内听觉、内味觉和内感觉。所谓"心中有音乐"，就是内听觉，本来没有音乐，但心中仍然"听"到了激扬的乐曲，说明这个人的内听觉能力非常强，音乐家都是内听觉的大师。

"望梅止渴"，其实没有望到梅子，更谈不上吃到梅子，那为什么口干舌燥的士兵会"止渴"呢？是内感觉在起作用，感觉吃了梅子，口水就出来了。

孩子各项能力都在发展，会看了，会听了，会闻了，会感觉了。从现在开始，孩子开始发展自己的内视觉、内听觉、内味觉、内感觉，开始了心灵之旅。

父母可开发孩子的内视觉、内味觉、内听觉和内感觉。让孩子闭上眼睛，想一想动物园的小猴子怎么吃香蕉，大象如何卷起一根木棍，海豚喷水顶球的情景。问问孩子，昨天在小伙伴中吃的蛋糕是什么味道的。让孩子听听妈妈唱的摇篮曲。让宝宝感受一下摸可爱小狗时的感觉。

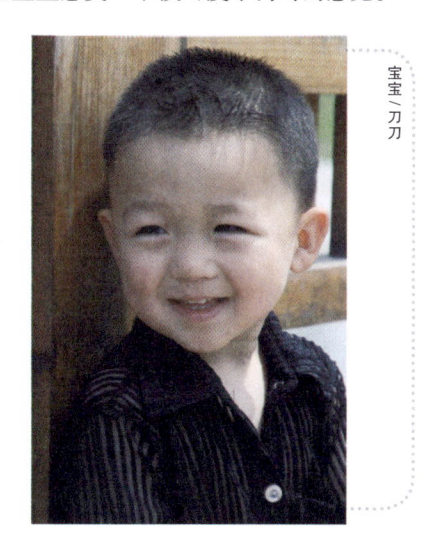

宝宝／刀刀

第4节 营养需求与饮食安排

217. 饮食安排

❖ 吃饭和活动时间安排

6:30–7:00 放欢快的音乐,起床,穿衣服,去卫生间,刷牙,洗脸,喝水(50毫升左右)。

7:00–7:30 放轻松音乐,吃早餐。

7:30–8:30 室内亲子游戏,读书,讲故事。

8:30–9:00 吃水果。

9:00–11:00 户外活动,随时喝水。

11:00–11:30 放舒缓音乐,室内自由活动。

11:30–12:00 吃午餐。

12:00–14:30 午睡。

14:30–15:00 加餐。

15:00–17:00 户外活动,随时喝水。

17:00–17:30 放音乐,室内自由活动,也可看动画片。

17:30–18:00 吃晚餐。

18:00–19:00 室内亲子游戏,不要做剧烈的游戏。

19:00–19:30 洗澡,喝水。

19:30–20:00 读书,讲故事。

20:00–20:30 睡前加餐,刷牙,上卫生间,放摇篮曲,睡觉准备。

20:30–6:30 睡觉。

上面的时间安排只是给父母和看护人一个提议,每个宝宝都有已经习惯的作息时间,每个家庭都有已经习惯的生活安排。双职工父母还有工作,你们可以根据具体情况制定孩子的作息时间,和父母时间兼顾。但是,无论父母多么忙,还是应该给孩子和自己制定基本的作息时间表,让孩子有章可循,从小培养良好的生活习惯。

如果宝宝已经上幼儿园,可根据幼儿园作息时间安排宝宝在家中的时间。幼儿园一般都是早晨8点送,下午5点接,可根据路途远近安排起床时间。去幼儿园的宝宝不用在家吃饭,父母会省很多事。但是,幼儿园下午4点就吃晚餐,宝宝要到晚上八点睡觉,所以,晚上需要给宝宝加餐一次。

❖ 不送幼儿园的宝宝一周食谱举例

周一

早餐:奶,碎菜鸡蛋饼,豆沙包。

加餐:水果。

午餐:米饭,西红柿炖牛腩,三色蔬菜素炒。

加餐:酸奶。

晚餐:芝麻酱花卷,清蒸鳕鱼、碎菜汤。

睡前:奶。

周二

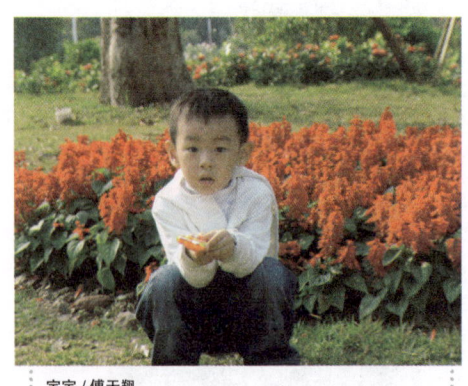

宝宝 / 傅天翔

早餐：奶，碎菜鸡蛋羹，奶馒头。

加餐：水果。

午餐：红豆米饭，虾仁百合炒芹菜胡萝卜，三色蔬菜猪肝汤。

加餐：酸奶。

晚餐：素馅包子，红烧带鱼，银耳大枣汤。

睡前：奶。

周三

早餐：豆浆，面包夹奶酪，蔬菜沙拉。

加餐：水果。

午餐：馒头，西红柿炒鸡蛋，牛肉丸子冬瓜汤。

加餐：奶。

晚餐：咖喱饭，莲藕白萝卜炖排骨。

睡前：奶。

周四

早餐：奶，三鲜馅馄饨荷包蛋（汤中放紫菜和虾皮或海米）。

加餐：水果。

午餐：米饭，土豆胡萝卜炖肉，鸭血豆腐汤。

加餐：酸奶。

晚餐：芝麻酱花卷，清蒸鳕鱼、碎菜汤。

睡前：奶。

周五

早餐：奶，水煎蛋，素馅包子。

加餐：水果。

午餐：米饭，红烧鸡翅，蔬菜豆腐汤。

加餐：酸奶。

晚餐：家常饼，虾肉丸子蔬菜汤。

睡前：奶。

周六

早餐：奶，水煮蛋，面包，蔬菜沙拉。

加餐：水果。

午餐：米饭，三色蔬菜炒鸡肝，海带肉丝汤。

加餐：酸奶。

晚餐：八宝粥，炖鲶鱼、蘑菇汤。

睡前：奶。

周日

早餐：奶，蛋糕，碎菜鸡蛋羹。

加餐：水果。

午餐：米饭，素炒三色蔬菜，豆腐猪肉丸子紫菜汤。

加餐：酸奶。

晚餐：三鲜馅饺子。

睡前：奶。

> **提示**
>
> 送幼儿园宝宝加餐的原则是，弥补幼儿园食谱中的不足。
>
> 如果幼儿园晚饭时间较早，与睡觉时间间隔过长，宝宝胃已经排空，可考虑添加宵夜。

❖ 宝宝在幼儿园就餐

这个月龄段宝宝基本上都上幼儿园了，一日三餐都在幼儿园吃。回到家里随便给宝宝吃点零食或和父母一起吃晚餐，很少会单独给宝宝做饭。

如果宝宝起得比较早，距离去幼儿园吃饭还有2小时，可给宝宝喝奶并告知老师，以便老师掌握宝宝早餐的情况。

接回家里，多数宝宝会和家人一同吃晚餐。如果宝宝每天都要和父母一起吃晚餐，最好能给宝宝单独做点在幼儿园没吃过的食物。

爸爸妈妈会利用双休日带宝宝去奶奶姥姥家，或去朋友家，或带宝宝外出郊游，去动物园或游乐场等，午餐只能在外面吃。成人菜肴油多口重不适合孩子吃，最好能让厨师做些适合宝宝吃的菜肴，这样父母也能吃到可口的饭菜。

通常情况下，幼儿园会科学配餐，以保证幼儿的生长发育。在家不好好吃饭的幼儿，到了幼儿园，受小朋友的影响，在老师的鼓舞下，吃饭热情高，吃得很好。但并不是所有的幼儿都是这样，尤其是在上幼儿园的最初3个月，有些宝宝不适应，哭着喊着要妈妈，影响了进餐。另外，上幼儿园的幼儿生病几率大，三天两头生病，也影响了进食。

❖ 父母需要做的事情

把幼儿园一周食谱抄下来，了解宝宝在幼儿园都吃了什么，以便你确定在家给宝宝做些什么吃。

向幼儿园老师询问，宝宝在幼儿园的吃饭情况，喜欢吃什么，不喜欢吃什么，吃得好不好。在幼儿园是否喜欢喝水，一天喝多少毫升。监测宝宝去幼儿园后的体重增长情况。

218. 关注宝宝的营养状况

❖ 不可忽视铁缺乏

缺钙问题备受父母关注，缺铁问题却常被父母忽视。奶是很好的高钙食物，父母很重视孩子奶的摄入，宝宝从食物中能获取足够的钙。尽管如此，父母也多常规给宝宝补钙补鱼肝油，也很重视户外活动。真正缺钙的宝宝并不多，有的宝宝钙的摄入量甚至超过需求量。在临床工作中发现，缺铁的宝宝远远多于缺钙的宝宝。究其原因，可能与以下几点因素有关：

• 出生前储铁不足

妈妈在孕期，尤其是孕晚期缺铁，甚至出现了缺铁性贫血，虽然补充了铁剂，但补充不足，重视不够，胎儿体内储铁不足。如果胎儿在36周前出生，体内铁储备更加不足。

• 出生后摄入不足

分娩出血导致产妇进一步缺铁，但分娩后却忽视了产妇缺铁问题，母乳喂养的妈妈忽视了铁的补充，母乳中铁含量低，宝宝摄入不足。

• 食物中铁不足

半岁前，宝宝主要吃奶，奶中铁的吸收比较差，过多的铁剂添加不但不能被吸收，还可能会导致宝宝腹泻。所以，宝宝半岁前，通过饮食不能获得更多的铁，除奶中摄入的铁外，还需靠消耗胎儿期储存的铁，才能提供宝宝生长发育所需的铁。可见，出生前铁储备不足和出生后铁摄入不足都会导致宝宝缺铁。

• 钙和铁彼此影响吸收

小肠钙和铁的竞争性结合影响相互吸收，高钙膳食能够影响铁元素的生物利用率，同时，铁元素也会影响钙质的吸收。

• 铁不足延续到幼儿期

半岁后，宝宝体内没有了储存铁，必须从食物中获取，而一般食物很难满足需要。辅食添加期，不能过早过多添加高铁食物。进入幼儿期后，饮食中高铁食物不足，很少给宝宝吃动物肝和动物血等高铁食物，宝宝就会延续婴儿期的铁不足。

食物中铁有血红素铁和非血红素铁之分。血红素铁存在于动物血、动物肝、肉类（红肉含量较多）、鱼类中，被小肠直接吸收。非血红素铁存在于谷物、蔬菜等植物中，此类铁要先溶解，还原为亚铁离子后才能被吸收。

含铁丰富的食物有：动物血、肝脏、牛肾、大豆、黑木耳、芝麻酱、牛肉、羊肉、蛤蜊和牡蛎。

含铁较多的食物有：瘦肉、红糖、蛋黄、猪肾、羊肾、干果、海草、麦麸。

含铁一般的食物有：鱼、谷物、菠菜、扁豆、豌豆、芥菜叶、蚕豆、瓜子。

含铁微量的食物有：奶制品、蔬菜和水果。

动物铁比植物铁含量和吸收率均高，吸收率最高的是动物血，25%左右，其次是动物肝，22%左右，红肉和鱼肉为11%左右，其他食物吸收率为1%-7%。

促进铁吸收的物质有：胃酸、维生素C、钙、肉类。妨碍铁吸收的物质有：谷类中粗粮及蔬菜中的植酸、草酸、鞣酸、茶、咖啡及部分水果。牛奶本身就是低铁食物，奶中的乳铁蛋白也影响铁的吸收。

缺铁对宝宝健康的影响：贫血、认知能力障碍、抗感染能力降低、增加铅的吸收。

建议：每周给宝宝吃一两次动物肝或动物血。

❖ 食物纤维与便秘

食物纤维摄入过少，饮食过于精细是导致宝宝便秘原因之一。食物纤维的补充主要是通过蔬菜、全麦粉、燕麦、粗杂粮等。现在父母给宝宝吃的食品过于精细，高蛋白，高热量食物摄入过多，没有足够的食物残渣。

饮水不足和运动量不够也是导致宝宝便秘的原因。便秘还与家族史有关，父母有便秘的，孩子发生便秘的可能性增大。

孩子一旦出现便秘，不要等待，需要积极采取措施。养成每日排便习惯，在固定的时间鼓励宝宝排便。排便前帮宝宝按摩腹部。多饮水，摄入高纤维素食物。如果通过护理和饮食不能缓解宝宝便秘，要带宝宝看医生，寻求治疗方法，如服用乳果糖口服液、益生菌等。也可寻求中医疗法，如推拿按摩针灸等。

❖ 营养失衡

过去是没有足够的营养性食物供给孩子们，发生的营养不良都是因为营养素摄入绝对不足所致，可以说是全线缺乏，那时的营养不良是"穷病"。现在的营养不良主要是营养失衡，造成营养失衡的主要原因是，膳食结构不合理，过于强调所谓的高营养食物，忽略所谓的低营养食物。事实上，只有全面的营养，合理的膳食搭配才能提供合理的营养。任何单一食物，或所谓的高营养食物，都不能满足孩子生长发育所需营养素。简单地说就是什么都要给孩子吃。

❖ 营养过剩

过度喂养的父母越来越多，小胖墩也就越来越多了。宝宝在婴幼儿期，父母都非常努力把孩子喂得胖嘟嘟的，到了学龄期，父母又努力为孩子减肥。父母几乎都知道肥胖对孩子的伤害，不希望孩子将来成为肥胖儿。可更多的父母希望自己的孩子比周围的孩子胖些，高些，尤其宝宝小的时候，似乎只有胖乎乎的，父母才认为孩子健康，很有成就感。

❖ 关于饮料

中国成了饮料消费大国，这并不是令人们鼓舞的事情，喝汤、喝水才是我们曾经有的骄傲。瓶装水给生活带来很多方便，外出旅游再也不用背个大水壶，渴了可随处买到喝的，这是社会的进步。节假日和各种活动，饮料会给人们带来欢娱，对不

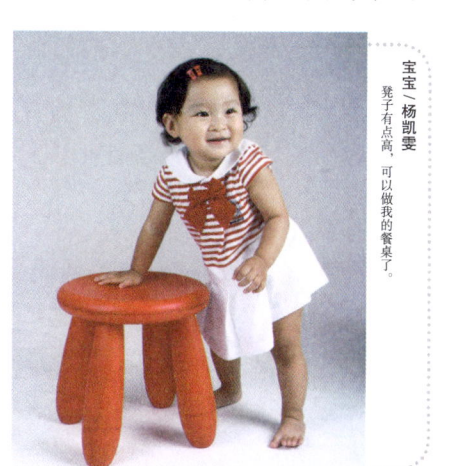

宝宝·杨凯雯
凳子有点高，可以做我的餐桌了。

能喝酒的孩子们是一种很好的补偿。这里讨论的不是该不该喝饮料，讨论的是什么时候喝，喝多少的问题。

纯果汁中含有丰富的维生素C，应该说是一种健康食品。但多数果汁中都含有大量的糖分，摄入过多可导致宝宝胃肠胀气，降低食欲。成品的果汁中添加有甜味剂、人造香料、食物色素、防腐剂等食物添加剂。即使这些食物添加剂是对人体没有确切伤害，也是不吃为好。直接吃水果一定比喝成品果汁好，饮料就更不宜喝了。所以，不要把成品果汁和饮料当作日常饮品。下面是关于宝宝喝果汁的几点建议：

- 外出游玩，为方便起见，可给宝宝带成品果汁；
- 节假日或庆祝生日时，果汁和饮料可当作冷餐饮品；
- 宝宝肠胃或口腔疾病，需要吃流质食物时，可把水果榨汁喝或购买成品果汁；
- 如果宝宝很想喝果汁，最好给宝宝用水果榨汁，优于成品果汁；
- 不能以果汁代水，给宝宝喝水对宝宝的健康很重要；
- 餐前和睡觉前不给宝宝喝果汁和饮料，以免宝宝腹胀，夜眠不安。

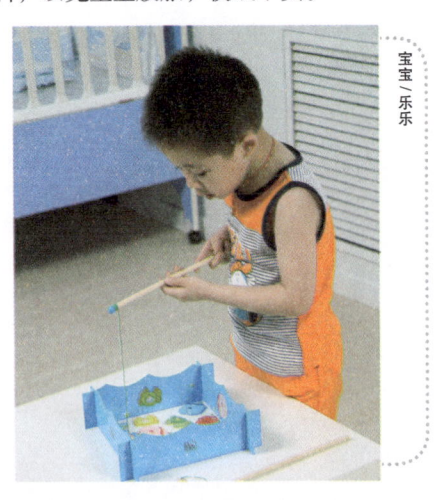

宝宝／乐乐

❖ 关于钙铁锌的补充

只要宝宝吃饭正常，父母给宝宝提供食物的品种多样结构合理，就不需要额外补充。只有确定宝宝缺乏某一元素，或膳食中不能满足某一元素所需量时，才需要额外补充。请父母记住，食物补充永远优于药物补充。

如果宝宝很不爱喝奶，每天奶量达不到500毫升，可适当补充乳钙；如果宝宝很少吃海产品，要适当补锌；如果宝宝基本不吃动物肝和血，可适当补铁。

父母大多很重视给孩子额外补充营养素，尤其听到周围父母给孩子补充了什么营养素，更不放心自己的孩子，生怕自己孩子不如人，给孩子补上了就安心了，也觉得对得起孩子了。其实，药物补充的作用是非常局限的，在孩子生长发育过程中并没有起到什么作用，至少不像父母所认为的那样。

以补充小儿碳酸钙D颗粒为例，每袋含钙300毫克，维生素D200国际单位，每日服1袋，可获得90毫克钙（以30%的吸收率计算），400国际单位维生素D，相当于75毫升奶的含钙量。而宝宝喝75毫升奶摄入的不仅仅是90毫克的钙，还有多达几十种的营养素。如果宝宝服用了1袋钙剂，出现了便秘，食欲下降等副作用就更不划算了。日光中的紫外线照射皮肤可生成骨化醇，也优于药物补充维生素D，且宝宝到户外活动获得的不仅仅是骨化醇。所以，父母不要寄希望于药物补充营养素。

219. 建立良好的饮食习惯

❖ 食物的合理搭配

现在，一听说什么营养高，什么东西好，父母就拼命地给孩子吃，不管多贵都舍得。父母的爱心没有错，关键是父母的舍得并没给孩子带来健康。过多摄入某些高营养食物，忽视某些便宜食物，会导致某些营养素的缺乏。

蛋白粉是好东西，但也不能过度摄入，摄入过多，会产生过多代谢废物，加重肝肾负担。蛋白不能代替矿物质、维生素、热量等其他营养物质，即使有的能转化，也是走"曲线救国"。浪费钱财是小，损害身体是大。什么都吃是最好的。

❖ **美国父母培养孩子的饮食习惯**

- 与孩子共同进餐，增进孩子食欲，了解孩子喜欢吃什么，给孩子介绍一些新食品，在进餐的过程中分享孩子的喜与忧；
- 购买食品种类丰富，包括：水果、蔬菜、全麦粉面包、蛋肉及其他食品；
- 吃饭时间固定；
- 零食或加餐中限制糖和脂肪的量；
- 不吃太多盐；
- 让孩子喝足量的水和牛奶，尽量少喝果汁和碳酸饮料；
- 饮料中避免咖啡因；
- 父母以身作则；
- 尽量不给过分挑剔食物的孩子另做饭菜；
- 区别饭量小和饭量大的孩子。

唠叨、强迫或惩罚都只能使事情更糟，即使是吃得极少的孩子也不会让自己饿肚子。如果父母感觉孩子是"靠喝西北风活着"，请注意他饭前是否已经用饮料和零食填饱了肚子，应防止孩子喝甜饮料或饭前1小时吃零食。孩子和成年人一样，身高和体重都存在个体差异，不要一味攀比，只要宝宝正常健康发育就行了。

❖ **不评论桌上的饭菜**

面对桌子上的饭菜，当妈妈对孩子说：多吃肉，你能长得高高的。孩子从妈妈那里得到的信息可能是这样的：肉能让他长

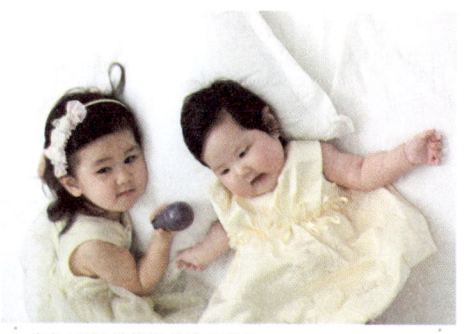

宝宝 / 姐姐 张桉若 妹妹 张恩若

高，菜会让他长矮。尽管妈妈没这么说，但孩子有举一反三的能力。一盘菜里有胡萝卜、芹菜、蘑菇，妈妈对孩子说：多吃胡萝卜，胡萝卜有营养。宝宝就会自然得出：芹菜和蘑菇没营养。如果妈妈一会儿又说：多吃芹菜，芹菜含铁高。孩子就会感到茫然，到底该吃什么？当孩子感到茫然时，就失去了对妈妈话的信任。慢慢地，妈妈的话变成了孩子的耳边风。既然把饭菜端到桌子上来了，一定希望宝宝吃。既然饭菜不止一样，一定给了孩子选择的余地，他可能会多吃这种，而少吃那种，孩子不会很均匀地把你准备的饭菜等量吃下。妈妈认为不适合孩子吃的饭菜请别端到桌子上去。

父母的榜样作用对孩子的影响非常大。要让宝宝养成良好的饮食习惯，父母首先要养成良好的饮食习惯。

❖ *所有的孩子都爱吃零食*

几乎所有的孩子都爱吃零食，父母会给孩子买些零食，亲戚朋友也会送孩子零食。

如果父母认为某种零食不适合孩子吃，就不要给孩子购买。即使是朋友亲戚送的，如果不适合孩子吃，也要明确告诉孩子。

❖ *绝对不给孩子吃零食不现实*

一点儿零食都不给孩子买，不给孩子吃是不现实的，父母要把握尺度。不能因为吃零食影响吃饭，就不购买健康小零食。

最难处理的是朋友送给孩子的零食。朋友往往送一大堆各式各样的儿童小食品，而且朋友常常把这些小食品直接送到孩子手中。当朋友没有离开时，父母不好意思限制孩子，这是养成孩子贪吃零食的一种情形。其实，父母没有必要碍于这样的面子，在朋友面前恰当地规范孩子，并不是难堪的事。拿出你认为可以吃的零食，其余的保存起来。

220. 不好好吃饭

❖ 不爱吃饭

吃饭是维系生命必不可少的，小动物都知道通过觅食使自己生存下来，宝宝怎么会拒绝维系他生命的食物呢？吃的能力既然是天生就具备的，怎么会随着宝宝逐渐的长大而失去吃饭能力了呢？宝宝又缘何饿着不吃呢？宝宝不吃饭，是没了吃的能力，还是什么原因？有多少是需要医学干预的吃饭问题？又有多少是由于疾病导致的吃饭问题呢？

过度喂养是导致孩子不爱吃饭的主要原因。父母在不知不觉中"帮助"孩子养成了不良的饮食习惯。

父母常以吃饭为条件许诺孩子：只要多吃饭，就可以……孩子也学着父母的样子："不让我……，我就不吃饭！"父母和孩子都把吃饭当筹码，相互要挟。

❖ 厌食症

厌食症是指长时间的食欲减低或消失；食量减少至正常情况下的二分之一到三分之一，且持续时间达2周以上。厌食造成孩子不能摄入每天所需的热量和营养物，阻碍孩子生长发育，使孩子失去了健康的体魄。引起厌食的主要因素有：局部或全身疾病影响消化系统功能，使胃肠平滑肌的张力降低，消化液分泌减少，酶的活动减低；由于中枢神经系统受人体内外环境刺激，影响消化功能并使调节失去平衡；患有肝炎、胃窦炎、十二指肠球部溃疡等；锌铁等元素缺乏，使孩子味觉减退而影响食欲；长期使用某些药物，如红霉素等，也可引起食欲减退；长期不良饮食习惯扰乱了消化、吸收的固有规律，消化能力减低。

幼儿患厌食症的极少，由某一器质性疾病引起的厌食也不多见。多是由于不良饮食习惯和不正确的喂养方式导致的不好好吃饭。

• 偶尔不爱吃饭

孩子每天的食量不可能一成不变，今天吃得少一点，明天吃得多一点，都是很正常的现象。孩子的食欲也不会每天都像妈妈所期望的那样旺盛，今天可能很爱吃饭，明天可能就不那么爱吃了。这顿吃得还很香，下顿就把吃饭当玩了，也是很正常的。孩子偶尔不爱吃饭，父母不要着急，更不要强迫孩子吃，适当的休息一下胃肠，对孩子是有好处的。如果强迫孩子进食，情绪急躁，不仅不能增进孩子的食欲，反而会引起孩子对吃饭的反感。

• 短时食欲欠佳

因为某种原因，引起孩子短时食欲欠佳。比如，孩子感冒发热等患病期间，食量减少是对身体的一种保护。倘若父母此时还哄着孩子吃饭，会增加胃肠负担，造成长时间食欲下降，欲速不达。还有，孩子前一段时间吃多了，导致积食，会出现食欲降低，食量减少等情况。吃多导致的积食最好的处理方法就是让孩子少吃，给孩子做些容易消化的清淡食物，而不是给孩子吃很多的提升食欲的药物。那样的话，胃肠得不到休息，停药后，食欲会更差，父母总不能让孩子把吃药当成吃饭吧。

• 一段时间食欲不振

由于一些原因导致孩子在某一段时间内食欲不振。如在炎热的夏季，患胃肠疾病后导致消化功能不良等，都会使孩子在某一个阶段食欲不振。随着季节的转凉，消化功能的改善，孩子食欲会恢复正常的。

❖ 不好的饮食习惯

不好的饮食习惯是导致宝宝不好好吃饭的重要原因。

·饮食结构不合理

过多摄入高糖、高蛋白、高脂肪等高热量食物，如巧克力、奶糖等，还有过多食入话梅、果冻及膨化食品。

·暴饮暴食

有的父母看到孩子喜欢吃某种食品，就毫无限制地让孩子吃个够，从而养成了孩子暴饮暴食的不好饮食习惯。

曾有位妈妈带着她的宝宝来看我的门诊，就诊的原因是宝宝的面部和手心黄疸。经检查发现，孩子颜面、手足、掌心明显发黄，其他未见异常。我问孩子妈妈，近几天是否吃了很多橘子，妈妈说孩子特别爱吃橘子，4斤橘子不到2天就被吃光了。

很显然孩子的黄疸，是因为吃了过多的橘子引起的。再有营养的食物，也不能让孩子过量食入；孩子再喜欢吃，妈妈也要有所节制，要做到饮食有节，饥饱有度。

·偏食、挑食

孩子天生喜欢吃甜的、香的，而不喜欢吃蔬菜和杂粮。过分挑食偏食导致膳食结构不合理，营养失衡。过多食入甜食，会降低宝宝味觉，增加饱腹感，使食欲下降。油炸食物不易消化，增加胃肠道负担，引起消化不良。

·过多摄入冷食

宝宝胃黏膜娇嫩，对冷热刺激都十分敏感，易受到冷、热食的伤害。若进食冷热不均，更易损害胃肠道功能。过多食入冷食会引起胃肠道缺血，致使胃肠道功能受损，出现一系列胃肠道功能紊乱症状，导致食欲下降，甚至厌食。

·过多饮用饮料

幼儿普遍喜欢喝酸甜的饮料，碳酸饮料、咖啡饮料、可可粉饮料等都可引起腹部胀气、嗳气和消化不好，使宝宝食欲减低。

❖ 让宝宝自己吃饭

如果宝宝还不会自己吃饭，不是宝宝的问题，一定是父母不放手。妈妈越来越忍受不了孩子"闯祸"，但宝宝"闯祸"是难免的啊，父母还会不小心打碎碗和盘子呢，何况是正处于学习中的孩子。孩子做得越多，"犯错误"的几率越大，宝宝就是在不断的"错误"中成长起来的。

221. 宝宝缘何口中有异味

健康的宝宝口腔中没有任何异常的气味，即使把鼻子贴近宝宝的口腔，也不会闻出成人口腔中令人不舒服的气味，更多的情况是闻到奶香味。即使是从未接触过宝宝的陌生人，抱起宝宝，也不会闻到令人不愉快的气味，宝宝身上的奶味常常令成人们欢喜。但当宝宝患有某种疾病，尤其是口腔和胃肠道疾病时，宝宝呼出的气味就不那么宜人了。

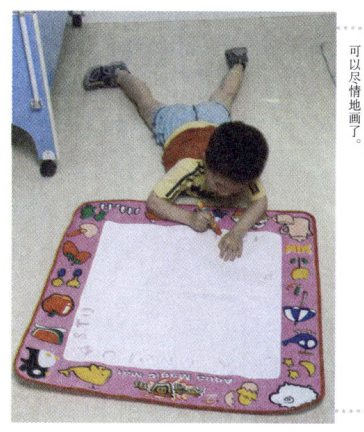

> 宝宝、乐乐
> 我特别喜欢画画，妈妈给我买了一张大画布，这样我就可以尽情地画了。

❖ 常见的口腔异味

- 口臭味：口腔异味最常见的是口臭和酸腐，引起口臭常见的原因有：不按时刷牙、牙周炎、口腔糜烂、龋齿、化脓性扁桃炎、鼻炎、鼻窦炎、鼻腔异物。

- 酸腐味：饮食过量，特别是暴饮暴食后引起消化不良，急性或慢性胃炎，均可引起口腔酸腐味。

- 血腥味：口腔中的血腥味多是由牙龈出血、上消化道出血或鼻出血所致。

- 烂苹果味、大蒜味、苦杏仁味、臭鸡蛋味：患有糖尿病酮症酸中毒时，呼出的气味带有烂苹果味，这也是医生判断糖尿病酮症的体征之一；有机磷农药或灭鼠药中毒可闻到类似霉烂大蒜的气味；氰化物中毒呼出的气味可带有苦杏仁味；硫化氢中毒则有臭鸡蛋味。

❖ 引起宝宝口腔异味常见原因

- 消化不良：是引起宝宝口腔异味最常见的原因。当宝宝消化不良时，胃内食物积存，而父母却不知道宝宝已经消化不良了，胃肠道已经"罢工"，还按顿喂宝宝食物，造成积食，积存在胃肠内的食物发酵，宝宝呼出的气味就会带有酸腐味。

- 食物残渣：有的宝宝喜欢含着饭就睡着了，食物积存在口腔中引起口腔异味。

- 龋齿：有的宝宝乳磨牙刚出齐，就出现龋齿，食物残渣积存在牙洞中发生腐败，呼出的气味就不那么爽了，甚至出现口臭。

- 牙周病：患有牙周病的宝宝，不但容易牙龈出血，还会出现口腔异味。

❖ 消除口腔异味的简便方法

宝宝口腔不会无缘无故有异味，去除病因，才能真正消除宝宝口腔异味。所以一旦宝宝口腔中出现难闻的气味，要及时看医生，寻找导致口腔异味的原发疾病，给予治疗。

另外，消除口腔异味也有快速简便的方法：芦根泡水，薄荷液漱口或2%浓度的苏打水漱口，都可快速减轻或消除口臭。但这些只适合会漱口的宝宝。

❖ 口腔卫生习惯需要培养

良好的口腔卫生习惯是需要培养的。没有哪个孩子愿意刷牙漱口，宝宝2岁后，就可以教宝宝自己动手刷牙漱口，尽管做不好，也要鼓励宝宝做。如果妈妈总是认为宝宝这也不会，那也做不好，宝宝就没有锻炼的机会了。妈妈要知道，宝宝有很大潜力，只要妈妈肯放手，宝宝很快就会掌握的。饭后漱口，早晨起床后，晚上睡觉前，一定要让宝宝刷牙。

❖ 不吃糖就不会患龋齿吗

关于预防龋齿的文章有很多，防龋防蛀的知识可以说非常普及，幼儿园和学校也做了大量的工作。但尽管高度重视，儿童龋齿的发生率还是居高不下。有些父母认为少给宝宝吃甜食，少吃糖，甚至不吃糖，就可以防止宝宝患龋齿了，这种认识不能说不对，但存在片面性。残留在牙齿间的所有食物，都有引起龋齿的可能，仅仅不吃糖还是不够的，必须保持牙齿的清洁。另外，妈妈还要重视宝宝牙齿的健康检查和保健，定期带宝宝看牙科医生，接受专业医生的指导。

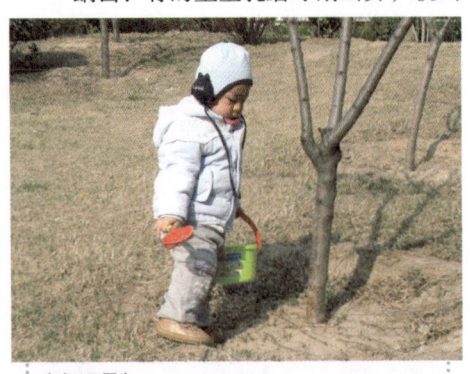

宝宝 / 王冠为

第5节 睡眠、尿便、接种疫苗

222. 睡眠管理

❖ **睡眠时间**

3岁的宝宝，妈妈再也不为宝宝的睡眠问题犯愁了。困了会告诉妈妈他困了，或直接告诉妈妈要睡觉，或自己上床睡觉。宝宝看着父母都在忙事，当睡意袭来时，就自己找个小窝睡了，甚至手里还拿着他喜爱的玩具，或还拿着他喜欢吃的小食品。有的宝宝甚至能趴在沙发上睡着了。这样的宝宝是让父母省心的宝宝。但有一点不好，宝宝还没有刷牙，这样对牙齿不好，有的宝宝喜欢嘴里含着饭入睡，这更不利于牙齿健康。除此以外，宝宝这样确实不错，这样的宝宝不会有睡眠问题的，可能大多是遇到了粗心的父母或看护人。

现在这样粗心的父母和看护人不多了，反而是过于精细敏感，对宝宝干预过多的父母多了起来。如果能够让宝宝养成良好的睡眠习惯，又能讲究卫生，保护牙齿当然比粗心好。可是如果因为父母和看护人的精心反而使得宝宝出现睡眠问题，就不如粗心的父母好了。父母和看护人应该掌握这样的原则，如果你的宝宝睡眠很自然，不用你千方百计哄宝宝睡觉，宝宝也不闹觉，能够一觉睡到大天亮，就不用去干预孩子。为了刷牙洗脸把孩子叫醒，导致孩子哭闹，引起睡眠问题是不值得的。

总有父母问孩子到底应该睡多长时间，不管宝宝到了哪个年龄，父母都有这样的问题。其实，睡多长时间是由宝宝来决定的。无论是睡眠、饮食，还是身高、体重，都有普遍标准，也都有一定的生长发育规律可循，这些标准和规律是通过大量的调查后，通过医学统计学计算得来的，这些数字和图表代表人群中的普遍性和一般性。但是，具体到某一个体，并非都在均值上。孩子间在各个方面都存在着差异性，如果父母理解了这一点，不会再奇怪，人家孩子为什么能一夜睡到大天亮，而我的孩子却要醒几次？

每个孩子都是唯一的，都是独立的个体。我们不能苛求孩子处处都领先。只要孩子在进步，就应该为孩子喝彩，鼓励孩子获得更大的进步。

多数宝宝每天睡9-13个小时，习惯睡午觉的宝宝，晚上睡眠时间相对短些，白天不睡觉的宝宝，晚上可能会一觉睡十几个小时。

有的宝宝会在晚上起来尿尿。大多数宝宝尿尿后很快能自行入睡，不再要吃的或要妈妈陪着玩。有的宝宝却不能让父母这样省心，再次入睡有困难，或无端醒来，不再入睡。但是，半夜醒来哭闹的宝宝少了。如果宝宝醒来让父母陪着玩，父母可要从一开始就拒绝这么做、要明确告诉宝宝晚上要睡觉，白天爸爸妈妈要上班工作。

有的宝宝白天不再睡觉，即使把宝宝放到床上，宝宝也是翻来覆去睡不着。妈妈不必为此着急，更不要担心会影响孩子健康。如果你的宝宝说什么也不愿意睡午觉，说明他不需要午休，他精力过剩，也说明他前一天晚上休息得很好，白天是他玩耍的时间。如果为了让宝宝睡午觉，把宝宝憋在床上两三个小时是不可取的。如果宝宝没有睡午觉的习惯，让宝宝在床上躺半个小时已经足够。半个小时还不能入睡的宝宝，就没有必要让宝宝继续躺下去了。

宝宝为什么总缠着讲书？

我的儿子不到3岁，他晚上睡觉很晚，总是缠着我们给他讲书、讲故事、陪他玩，通常睡意都很晚来临，有时11点，有时甚至12点。第二天早晨起得也不早，9点多。为了让他早睡，我们就让阿姨8点多叫醒他，中午一般从1点睡到3点叫醒他，可是晚上他还是睡不着，需要长时间地阅读和讲故事。他的睡眠时间一般在11小时左右，对他这么大的孩子是不是少了点？

宝宝睡11个小时是正常的。睡觉前过度兴奋，引人入胜的故事情节，听妈妈讲故事的幸福感觉，和父母在一起的快乐时光，这些都可能成为孩子不愿意睡觉的原因。孩子睡眠习惯或多或少会受父母的影响，如果父母是夜猫子，孩子也很难早睡早起。不要急，慢慢改变，争取每天早睡5分钟。

❖ 梦中醒来

仍然会有做噩梦的宝宝。但即使宝宝做了噩梦，从噩梦中惊醒也不会哭闹，也许会尖叫一声，或突然坐起来两眼紧张地看着妈妈。如果宝宝已经独睡，被噩梦惊醒后宝宝可能会跑到父母房间，钻进父母被窝，并很快再次入睡，遇到这种情况父母不要拒绝宝宝。

如果宝宝噩梦惊醒后哭闹，父母也能很容易地让哭闹中的宝宝安静下来。因为宝宝已经能够听懂父母的话，能够明白噩梦中所见到的恐惧景象不是真实的。为避免宝宝做噩梦，父母不要让宝宝看恐怖的电视片，不要吓唬宝宝。当宝宝受到惊吓时，要安慰宝宝，直到情绪平复，再让宝宝进入梦乡。

❖ 陪伴睡眠与宝宝独睡

宝宝什么时候开始独睡，父母应根据具体情况灵活掌握。有的宝宝从一出生就自己睡小床，为了喂养方便，妈妈把孩子的小床放在父母大床旁边，宝宝已经习惯自己睡一张小床了。宝宝长大了，婴儿床换成儿童床，宝宝能够很快适应一个人睡儿童床，只是不愿意离开父母的房间。如果因为把宝宝放到另一个房间而影响宝宝安稳睡眠，建议父母暂时不要这么做。把宝宝床放在父母房间，并不影响父母的生活，也不影响宝宝的独立。研究表明，过早离开父母陪伴不利于宝宝心理发育，即使是倡导宝宝尽早独立的美国，也有越来越多的专家学者，建议让孩子更长时间在父母身边。

❖ 入睡仪式

要建立良好的睡眠习惯，每天上床睡觉前和入睡前的"仪式"是必不可少的。要让孩子产生一种条件反射，每到父母进行这样的"仪式"时，宝宝就意识到该睡觉了。宝宝建立起这样一种条件反射，规律睡眠就变得很容易了，宝宝生物钟也会很好地配合，到了睡觉时间宝宝就会出现

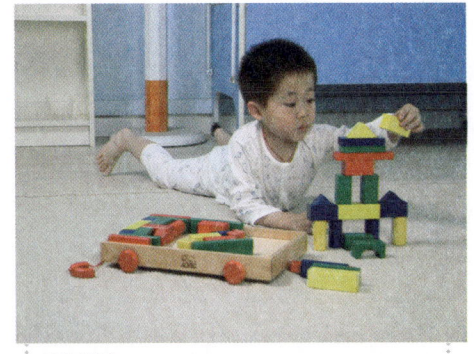

宝宝 / 乐乐

我的理想是当一名建筑工程师，为了这个理想我每天都在学习，搭积木可是我的必修课，看我的技术不错吧。

睡意。睡觉仪式、条件反射、生物钟配合、规律形成、习惯建立，这就是妈妈在孩子睡觉前应该做的事情，同时在这样的规律性、一贯性的行为指导下，宝宝形成自己的生活习惯。

❖ **起床后**

早晨起来给宝宝一个好心情，会带给宝宝一天的快乐心情。宝宝喜欢重复快乐的经历，如果一件事情让宝宝快乐，他会一遍遍地重复去做。如果一件事情给父母带来快乐，宝宝也会这样。宝宝不但会主动获得快乐，还希望给父母带来快乐，常听父母说他们的宝宝会哄爸爸妈妈高兴，这是真的。当宝宝做某一动作让父母大笑时，宝宝会不断重复这一动作，以此给父母带来更多欢笑。起床后父母亲亲宝宝，夸奖宝宝昨晚睡得很好，爸爸妈妈很高兴。宝宝会愿意上床睡觉，以便醒来享受父母的亲亲和夸奖。

❖ **踢被子**

宝宝睡觉不安稳，踢被子，不是什么异常。一夜不动，安安静静地睡，那倒不正常了。新生儿大多不会踢被子，因为运动能力还不够强，劲儿还不够大。出了满月，运动能力就强了，妈妈给盖的轻软的被子，说不定什么时候就被踢到脚下了。随着月龄增加，宝宝的肢体运动能力进一步增强，踢被子更容易了。妈妈为宝宝踢被子而头痛，真是大可不必。踢被子是运动，是一种本领，就让孩子踢好了。现在宝宝都快3岁了，踢被子更是家常便饭。

❖ **被子仅盖到脚踝处**

踢被子不是被子厚薄的问题，所以许多妈妈给宝宝换薄被的努力，差不多都没有效果。有一个方法比较管用，那就是被子不要把孩子的脚盖上，只盖到脚踝处，脚基本露在外面。当孩子把脚举起来时，被子在身上，踢不着。可能腿会露出来一些，但被子还盖着大半个身体，基本冻不着。如果担心宝宝脚凉，可给宝宝穿一双厚而宽松的棉线袜。

睡袋也是一种选择，有专门防止宝宝踢被子的睡袋，设计比较合理，但价格不菲。妈妈不妨看一看，然后照猫画虎缝制一个，也是亲子生活不错的内容。睡袋要用纯棉细布，做得宽松、柔软。

满床打滚，一会儿仰着，一会儿趴着，一会儿撅着屁股，对这样的"踢被三郎"，反倒不要用睡袋了，因为不安全。管用又安全的办法是：给孩子穿细棉线秋衣睡觉，同时把被子盖到脚踝处。摩擦力大了，不容易踢掉被子，即使踢掉，也冻不着。妈妈们根据自己养育孩子的实际情况，不妨尝试一下。

喜欢吸着拇指睡觉为什么？

我的侄女有4岁了，从小就喜欢含着大拇指睡觉，到现在还没有改掉这个坏习惯，而且她老是吃毛毯上的碎毛、木头屑、纸等一些不可吃的东西，喜欢到处乱咬东西，她这种情况是不是一种病态，该怎么办？

宝宝含着大拇指睡觉是把大拇指当成安慰物"哄自己睡觉"呢，不太容易改掉，只能慢慢来，不能采取任何强制措施。你说宝宝吃诸如毛毯上的碎毛、木头屑、纸等物，是吃进嘴里咽下去，还是咬，并不吃进去呢？如果宝宝把这些东西都吃进胃里的话，请带宝宝看医生，排除缺锌。

223. 尿便控制及预防接种

❖ **鼓励和赞许是永恒的**

这个阶段的宝宝大都能够告诉父母或看护人，他要尿尿或他要大便。有的宝宝已经能够到卫生间，坐在为宝宝专门准备的马桶上排便了。有一部分宝宝已经能够在熟睡中醒来，告诉父母或看护人他要尿尿。有的宝宝到了3岁，或许自己会在半夜起来拿到便盆排尿，这可是太能干的宝宝了，妈妈一定非常放手。不过，如果妈妈每晚都这样享福，宝宝总会有把尿尿到床上的时候，甚至把接到便盆中的尿撒到床上。如果哪天宝宝睡得实了，白天玩得太激烈了或把排尿放在了梦中，宝宝可能会骑在枕头上尿尿。无论是怎样一种情况，妈妈都不能抱怨孩子，更不能训斥孩子。训斥不但不会让宝宝更快地学会控制尿便，还会让宝宝有畏难情绪，使宝宝控制尿便的时间来得更迟。

尿便控制早的宝宝

妮妮13个月就能够告诉妈妈她要尿尿便便，无论醒着还是睡着。妮妮只是还不会自己把裤子脱下来，更不会把裤子提上去。妮妮的妈妈生妮妮的时候已经38岁。妮妮妈妈告诉我，她从来没有刻意训练过女儿控制尿便，但她一直给女儿看画册，画册里有宝宝排便的画面。在女儿很小的时候她就准备了非常漂亮的小便盆，后来又给女儿购买了适合宝宝用的马桶套。她是全职妈妈，女儿是她的小"尾巴"，妈妈走到哪里，妮妮跟到哪里，即使去卫生间，也是紧紧跟随。

尿便控制晚的宝宝

宝宝差几天就3岁了，可是还需要穿着纸尿裤。妈妈说这孩子拿不准，不知什么时候就尿裤子，不知什么时候又自己坐在便盆上尿尿去了，摸不到规律。晚上也是，有时会起来喊尿尿，但大多数情况下都是尿床，所以，至今还不敢撤掉尿布。妈妈担心她的孩子是不是智力上有什么问题，因为她朋友的孩子都能够控制尿便了。

宝宝并没有什么问题，当宝宝尿液充满膀胱时，正是宝宝睡得最深最熟的时候，也就是说宝宝处于深睡眠状态，白天又疯玩了一场。对于这个年龄的宝宝，充满尿液的膀胱不能给宝宝以足够的刺激让他从深睡中醒来，而是把这刺激变成了梦，宝宝就在睡眠中完成了排尿，这是再正常不过的事了。

❖5岁前都能控制尿便

爱玩的宝宝，或对玩很投入的宝宝，不会把排尿放在心上，宝宝的精力都用在对新奇事物的探索，用在游戏和玩耍上了，哪里还顾得尿尿啊。妈妈不要急，宝宝一定能够学会控制尿便的，或许在一个月以后，或许几个月以后，5岁以后还不能控制尿便的孩子几乎没有，除非个别孩子患有不能控制尿便的疾病。父母千万不要训斥孩子，如果父母没有时间训练尿便，就多给孩子做示范，如果父母有充足的时间就适时地给予训练。在父母看来，宝宝已经能控制尿便了，可某一天宝宝尿床了，或把尿便拉在裤子里，父母都应该视为正常现象，不要动肝火。

如何解决宝宝便秘问题？

我有一男孩，差2个月3岁，大便一直很硬，小孩很痛苦，有时大便出血，他一天喝2次奶，奶中放蜂蜜，平时也吃蔬菜。另外，小孩体重只有28斤，但是，特活泼，一天到晚，动个不停。

大便在结肠内停留的时间太久，水分含量降低，使大便干硬，导致排便困难。如果只是大便次数少，而不干燥坚硬，不能认为是便秘。

宝宝属于大便干燥，可能是孩子吃得太精细了。快3岁的孩子，应正常进食，牛奶作为辅食，多食含纤维素的食物和适当的粗粮，如玉米面、全麦粉等，养成定时排便习惯。宝宝肛门出血很可能发生了肛裂，肛裂的疼会使宝宝拒绝排便，大便干硬导致肛裂，肛裂使宝宝不敢排便，大便更干硬。所以，首先要把肛裂治好，在肛裂没治好前，不能让大便干硬，要服用益生菌或乳果糖等药物，使大便变软，宝宝排便不费力，大便不干硬了，可使肛裂快速治愈。

第一次便秘

宝宝第一次发生便秘是在带她外出旅游回来后，可能是在外面吃乱了，当时还很怕宝宝腹泻，可孩子不但没有腹泻，却发生了便秘。宝宝一直喊着要大便，可就是解不出来，宝宝满屋转着哭，可急坏了我这个当妈妈的。当时没想到去医院，就给宝宝打开塞露，结果还真管事，没几分钟就排了，可宝宝肛门破了，流了鲜血。从此，我吸取了教训，无论到哪儿，都不能忽视宝宝饮食。

第二次便秘

真是天有不测风云，有了第一次教训，万般注意了，可宝宝又发生了第二次便秘。发生便秘前宝宝感冒了，因为宝宝发热、咳嗽，给宝宝吃了好几天的抗菌素，医生说这可能是引起宝宝便秘的原因，我当时很困惑，宝宝婴儿时，动辄就大便不好，多是腹泻，尤其是感冒吃了抗菌素后多是腹泻，可这次为什么便秘呢？医生给我作了解释，我明白了，可宝宝再次发生便秘，我还是有些内疚，感觉到有些失职。这次发生便秘我没给宝宝使用开塞露，而是用肥皂条，然后给宝宝吃了些益生菌，多饮水，多吃水果，多吃蔬菜，经过几天的调整，宝宝便秘才改善了。

第三次便秘

这次宝宝发生便秘实在找不到原因，看了医生，也没能找出直接引起便秘的原因，考虑可能是宝宝有"食火"，又赶上秋燥，给宝宝吃的营养太高了。这次便秘时间也最长，经过一个月的调整才缓解了便秘。我采取了3项措施：一是保证充足的水分摄入；二是帮助宝宝按摩腹部，养成宝宝定时排便习惯；三是蔬菜中多吃萝卜和绿叶菜，水果多吃西瓜和香蕉，粮食中适当增加粗粮，如玉米粥和豆类食物，不能拼命给宝宝吃高蛋白食物，或只吃肉，不吃粮食。

引起便秘的原因很多，如果是胃肠道器质性疾病，称为功能性便秘，如果是由胃肠道器质性疾病所致，则称为器质性便秘。由喂养不当导致宝宝便秘是比较常见的原因。

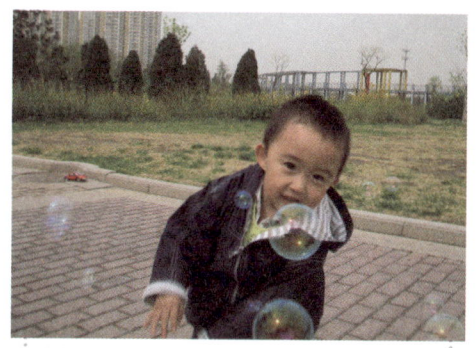

妈妈能及时采取措施改善宝宝便秘是很好的。如果宝宝只是在某天，或某段很短时间出现便秘，多是由于感冒、积食等不适导致食量减少，或饮食结构不太合理等因素所致，这样的便秘比较好纠正。不轻易使用开塞露是正确的，宝宝偶尔出现便秘，父母及时寻找喂养的问题，并加以纠正是正确的做法，药物治疗则应在医生指导下。

❖ 预防接种

规划外疫苗：3岁A群流脑疫苗第3剂。已接种1剂A群流脑疫苗者，间隔不少于3个月；已接种2剂者，间隔不少于1年。

❖ 结语

好多妈妈问我什么时候出3岁以后的育儿经呀。我告诉她们这本育儿经就写到3岁为止了。妈妈们非常遗憾地说，为什么不继续往下写了？没有您的书陪伴着，我们心里没底啊。

听了这些话，我恍然大悟，我应该把我的想法告诉给妈妈们。

妈妈可能感觉到了，在《胎儿卷》中，关于孕前准备写得最多，孕初期的嘱咐最

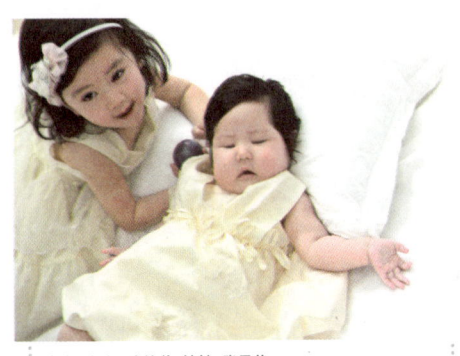

宝宝 / 姐姐 张桉若　妹妹 张恩若

小姐妹之间只差1岁多，从外形来看，妹妹是典型的胖嘟嘟的可爱婴儿，而姐姐已经出落成秀气的小姑娘了。可见，从婴儿到幼儿转变的这段时期，宝宝的生长发育是飞快的。

多。因为有太多的准妈妈被曾经的疏忽困扰着。我心疼这些准妈妈们，所以，我只能不厌其烦地一遍遍说，希望她们不再担忧。

在《婴儿卷》中，新生儿一章的文字，占整卷的五分之一。我把大量的笔墨都放在了宝宝前半岁。我不想让宝宝们受到更多的医疗干预，没有哪个妈妈愿意让自己的宝宝过多的接受最先进的医疗设备检查和最高级的药物治疗。很多时候，疾病都能通过妈妈正确的护理得到避免。

很多习惯都是从一开始养成的，在《幼儿卷》中，我用了很多笔墨写宝宝的最初的习惯养育问题，上了学的宝宝所出现的很多问题，都是源于幼时。人们常说"从小看大，三岁看老"，是对幼儿教育的精辟论述。

多病的宝宝，偏食的宝宝，夜啼的宝宝，不爱学习的宝宝，性格古怪的宝宝……又有哪个宝宝生来就是这样的呢？

没有，都是后天养成的。很多问题，几乎都是从婴儿和幼儿期开始的，甚至是从妈妈肚子里开始的。我之所以把妈妈在育儿中所遇到的问题，几乎都写在胎儿期、婴儿期和幼儿期，就是不希望妈妈吃后悔药，把问题消灭在萌芽之中。育儿问题是递减的，越小的宝宝问题越多。

到了学龄前期，妈妈仍然会遇到这样和那样的问题，但大多数问题都是幼儿期问题的延续，妈妈在育儿中遇到的问题仍然可以从本书中找到解决的办法。

由于篇幅问题，把《幼儿卷》疾病一章删减了。养孩子粗犷一点，让孩子接受医疗干预少之又少，孩子是不会那么爱生病的。孩子是崭新的生命，除了先天性疾病外，大多数疾病源于不正确的护理，"无药而医"是儿科医生的最高境界，更应该是妈妈育儿的最高境界。随着宝宝抵抗力的提高和妈妈养育经验的丰富，幼儿也不爱得病了。但真的病了，还是要带宝宝去正规医院看病，对体质弱的宝宝，关键是提高抵抗力，而不是找好药。

3岁以后的宝宝，养的问题少了，教的问题多了，妈妈开始把更多的时间用来教宝宝学习。其实，学龄前儿童仍然是以玩为主的，妈妈不要把更多的时间用来教孩子识字，背诗，应多带宝宝到大自然中去，到无限丰富的社会中去，让宝宝多见识，多参与，多体验，多想，多看，多做。提醒父母永远记住，给宝宝一个快乐的童年！宝宝学习的人生会很长的。

宝宝/李承厚

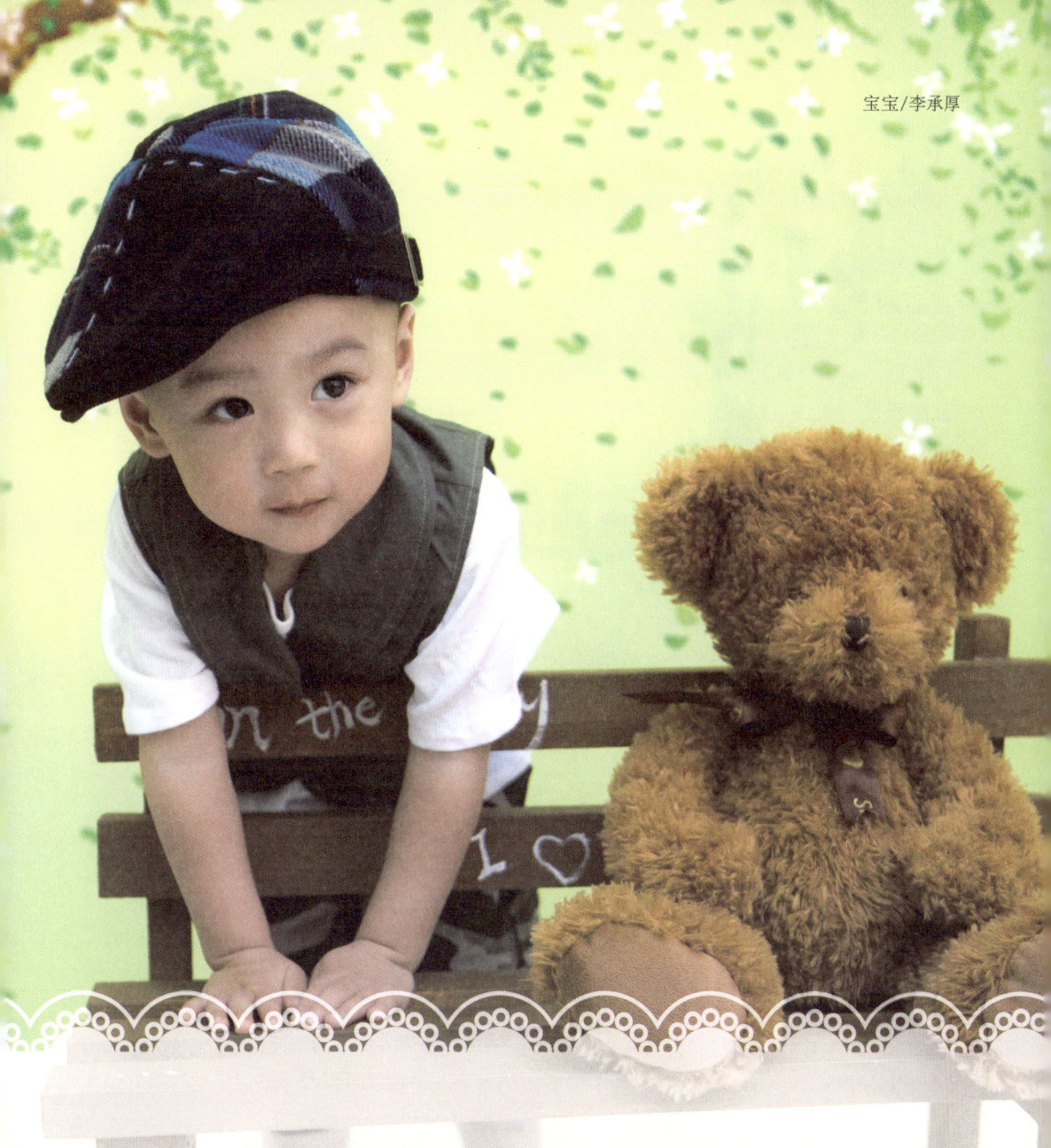

第十一章 幼儿疾病预防与护理

224. 无药而医是一种境界

除了先天性疾病，即遗传性疾病、胎儿期或出生过程中罹患的疾病，宝宝是健康的，无病的。很多疾病与问题，都是养育、护理不当造成的。如果能用科学方法养育、护理孩子，孩子就能少得乃至不得疾病。

吃、喝、拉、撒、睡是宝宝生长发育的基础，属于"养"的范畴；体能训练、智能开发和良好习惯的建立，属于"育"的范畴，"养"和"育"是不可分割的。

医学固然是为人治病的，但医学的目的却不是治病，而是健康。现在医院儿科门诊人满为患，但又有多少是真正需要治疗的疾病？很多时候都是养育问题。

养育问题没有得到很好的医学指导，才导致大量的喂养性疾病出现。如果医学把绝大部分力量都放在少数高端医疗救助上，忽视普遍的医学关怀，医学就不可能达到维护健康的终极目的。

养育孩子需要普遍的医学帮助，需要把医学科学知识，融入妈妈养育孩子的日常实践中。而现实却是普遍忽视养育中的医学指导，医生在患儿的哭闹声中超负荷工作着，无暇顾及养育问题，没时间给予养育指导；父母则过于紧张，风吹草动就往医院跑。更多的时间用在就医途中和排号候诊，医生诊病时间短暂，基本没有询问和指导时间。

无药而医是一种境界，就是尽量少用医疗手段，避免扩大化治疗。但这并不是否认医疗的作用，对于"真病"，一旦确诊，就应该积极采取有效的治疗措施，这与"无药而医"的育儿理念并不冲突。

该治的病一定要治，我所反对的是扩大化治疗，因为扩大化治疗会导致医源性疾病；我更反对无的放矢的治疗，明确诊断，用最少的药治疗疾病，而不是包罗万象，能沾上边的，无论是否必须，都选用，甚至同一作用的药物，选择几种，提前使用抗菌素预防细菌感染，甚至提前使用退热药预防发烧……这些都属于无的放矢，滥用药物。

❖ "无药而医"的临床准则
- 有疗效的治疗才是好的治疗；
- 有疗效是治疗的底线，同时兼顾其他价值；
- 能打针就不输液；
- 能吃药就不打针；
- 能局部用药就不全身用药；
- 能用一种药就不用两种药或多种药；
- 贵药并非都是最佳的，对宝宝疾病有疗效的药物才是最佳的；
- 对其他孩子有效的药物和治疗方法，不一定适合你的宝宝，个性化治疗才是关键；
- 业余建议可以参考，但采纳时最好经过了专业过滤；
- 并非所有的食疗都是安全的；
- 选一位可信的医生为宝宝长期提供医疗服务，要比到处寻找知名专家好得多，除非宝宝的病情诊断不清，治疗无效；
- 没有那么多宝宝真正需要强有力的医学干预，通过科学的养育方式，都可喂养出健康的宝宝；
- 疾病需要积极治疗，那就不要犹豫

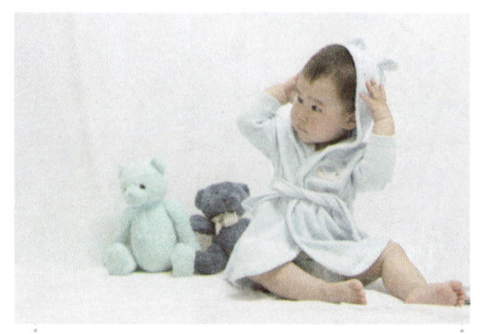

宝宝 / 叶子仪

了，马上接受最有效的治疗措施；

• 拿不准的药物一定不要吃，抱着试试看的想法是不明智的；

• 减量服用成人药物是不妥的选择，除非药物是成人和儿童都可使用的；

• 疾病治疗需要过程，不能为求立竿见影使用更多的药物；

• 抗菌素不是灵丹妙药；

• 静脉给药不一定比口服药物疗效更佳，要看什么病，什么药；

• 医疗仪器的检查不能完全代替医生的观察，详细询问病史，做细致的物理检查，仍是医生必须掌握的临床技术。

挺健康的宝宝，妈妈就是不相信，蛛丝马迹，顺藤摸瓜，查书看报，帽子乱戴：厌食宝宝、夜啼宝宝、不睡宝宝、不吃宝宝、不长个儿宝宝、不长肉宝宝、囟门不闭宝宝、囟门早闭宝宝、囟门小宝宝、囟门大宝宝、头小宝宝、头大宝宝、不爱爬宝宝、撇着腿走路的宝宝、打嗝宝宝、放屁臭宝宝、长湿疹宝宝、流口水宝宝、不长牙宝宝、牙缝大宝宝……统统都是有问题的宝宝。很多时候都是因为妈妈过于焦虑、过于紧张，把原本发育中出现的正常现象、个体差异当成疾病看待。

225. 慎用药物是一种责任

宝宝器官正处于发育和功能完善期，承受不住过多药物的副作用。哪怕是副作用很小的药物，对宝宝来说都可能会造成伤害。对待宝宝一时不适，一点小病，不是治疗方法越多越好，不是使用药物种类越多越好，更不能寻求复杂多样的治疗方法。

给婴幼儿治病，能不用药物的，就不要用药物；能少用药物的，就少用；必须使用药物的，就选用最适宜宝宝使用的药物。用简单有效的治疗方法，使用适量的药物，把孩子的疾病尽快治好。

在病毒、细菌等微生物的环境中，宝宝自身在产生着抵御疾病的抗体。在这个过程中，宝宝可能得病，必要的医学干预，是帮助宝宝战胜感染。如果强烈干预，宝宝身体非但不会强壮起来，反而可能会变得越发脆弱，受不得一点风吹草动。因为医学越俎代庖了，把宝宝应该自己办的事情，一并给办了，宝宝的抗体完全依赖医药，离开医药，弱不禁风了。

如果不是救命，不是避免残疾和后遗症，在为宝宝选择治疗方案时，医疗的原则是：最大限度地减少医疗带给宝宝的毒副作用，也就是医源性损伤，给宝宝自身增强抗体，留有余地。

有时我也曾想，在医学干预和药物选择上，我是否有些过于保守了，以至于妈妈们一遍遍地提醒我，是不是该给孩子抗菌素，该给孩子输液，该给孩子手术？

父母的担心值得理解，医生也并非高枕无忧，放走一个高热的宝宝，医生也是心有余悸，有时甚至寝食难安。但是，如果医生也不能担当，父母又如何能担当得起呢？在这种情况下，我都是与父母们进行良好的沟通，共同分析宝宝的病情，让父母心中有数，尽量避免扩大化医疗。我非常感谢这些父母，他们接受我的理念，不折不扣地执行我的医嘱，把用药降低到了最小的限度。面对宝宝，医生和父母有共同的责任，都要有所担当，同心协力，既不能贻误病情又不要扩大化治疗，医生和父母追求是一致的。

❖ 再重复一次用药要点

• 正确选用药品。看药品使用说明书，向药剂师询问。查看药品包装，不能购买"三无"产品，不要购买包装破损或封口已开的药品，更不要购买过期药品。

• 使用时详细阅读说明书。严格按说明书中标示的剂量使用，切不可超量使用。一定要看说明书中注明的禁忌症。如果宝宝有说明书中列举的禁忌症，切莫侥幸使用。还要注意药物说明书中的注意事项，如服药时应禁食的东西、服用时间、服用方法等。

• 注意保管好药品。通常需放置阴凉干燥通风处。有些需放置低温处的，一定要遵照要求放置。药品不要放在小孩可以拿到的地方。

第1节 宝宝感冒怎么办

226. 流鼻涕打喷嚏不一定就是感冒了

感冒的典型症状是流鼻涕、打喷嚏，但流鼻涕、打喷嚏不一定就是感冒了。冷热不均、尘埃过敏、鼻黏膜敏感等都可能引起流鼻涕、打喷嚏。

宝宝吃饭出了一身汗，刚好一股冷风吹过来，宝宝很可能会打个喷嚏，流清鼻涕。妈妈清理房间，被絮等尘埃钻进宝宝的鼻腔，宝宝也会打喷嚏、流鼻涕。

如果偶尔流鼻涕、打喷嚏，或偶尔咳嗽几声，妈妈一定不要惊慌失措，也不要立即给宝宝吃药，更无须急急忙忙带宝宝去医院，至少要观察一天。即使真的感冒了，也不说明应该紧急用药，更不会因为没有及时吃感冒药，使宝宝病情加重。

如果宝宝吃得好，喝得好，睡得好，只是流清鼻涕或打几个喷嚏或咳嗽一两声，妈妈就无须紧张，妈妈要细心观察，监测宝宝体温等变化，发现异常情况及时看医生。

流鼻涕有时并不一定是坏事，如果宝宝鼻腔黏膜遭受了病毒侵袭，鼻腔黏膜就会有炎性分泌物渗出，其中会夹杂着感冒病毒，这时流鼻涕是好事，把病毒和炎性分泌物通过流涕排出体外。妈妈的任务是帮助宝宝把鼻涕清理掉，而不是靠药物强烈阻止宝宝流鼻涕。

清理宝宝鼻涕有很多方法，用"布捻子"清理鼻涕，如果宝宝比较大了就不那么灵验了，使用吸鼻器是不错的选择。

❖ 呼噜呼噜是怎么回事

有湿疹，比较胖，有哮喘家族史的宝宝，到了秋冬时节，开始呼噜呼噜的，喉咙中总像是有痰，晚上咳嗽时，可能会把吃的奶吐出来。有的宝宝会持续一冬天不好。这主要是因为湿度过低，使呼吸道黏膜干燥，纤毛运动能力降低，清除气管内废物能力降低。而渗出体质的宝宝，气管内分泌物比较多，加之分泌物黏稠不易被清理，宝宝的嗓子就出现了呼噜呼噜的声

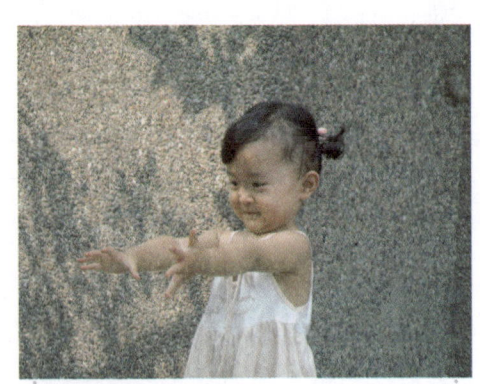

宝宝／杨圣嘉

音。千万不要因为宝宝喉咙呼噜呼噜的就认为宝宝患了气管炎，甚至认为是肺炎而给宝宝服用抗生素。

不反对带宝宝去医院看病，但一定要慎重接受X线检查，慎重接受静脉输液和使用抗生素。父母千万不要做扩大化治疗的催化剂，如果医生没给宝宝做什么检查，没给宝宝开什么药物，没说宝宝有什么病，父母就责怪医生，认为医生不负责，没水平。其实，对于医生来说，说孩子有病，甚至有比较严重的病，要比说孩子没病容易的多。医生不给宝宝做更多的辅助检查，不给孩子用更多的药，甚至一点药也没给宝宝开，医生需要有更大的把握，更过硬的技术才能做得到。同时，医生所承担的医疗风险会更大。

如果宝宝喉咙中总像有痰似的，妈妈要给宝宝拍背排痰，多给孩子喝水，使痰液容易咳出。耐寒锻炼对于总是爱感冒的宝宝更加重要，如果因为孩子爱感冒，嗓子里总是有痰，而不敢让孩子到户外，就更容易感冒。

秋冬季节，鼻黏膜干燥，有的宝宝会发生鼻出血。除保持室内适宜的湿度外，还要补充维生素C。

227. 感冒不需要医学治疗

❖ 感冒治疗更多的是缓解症状

感冒最常见的症状是流鼻涕、打喷嚏、咳嗽、发热和肌肉酸痛，还会出现食欲不振、呕吐、腹泻等伴随症状。这些症状都是因为病毒侵犯人体所引起的一系列反应。

人体有很强的自我保护能力，当病毒侵入人体后，机体会做出一系列的反应，大多数反应对机体是有保护作用的。

流鼻涕、打喷嚏是呼吸道黏膜对侵入病毒的第一道防护，黏膜通过自我牺牲——充血水肿，来阻挡病毒进一步侵犯机体，并通过流鼻涕、打喷嚏把病毒驱逐体外。比较弱的病毒大多被阻挡了，不能再深入侵犯机体。

抗感冒的药物大多含有抗过敏成分，减少黏膜对病毒的反应，让黏膜变得干燥，不能通过流鼻涕和打喷嚏把病毒快速清除，病毒向下蔓延，引起咽喉部甚至气管、支气管损伤。所以，不赞成给宝宝服用抗感冒药物。

因为感冒带宝宝去大医院，在医院等待很长时间，这样做并不妥。医院有很多患儿，本来是无碍的轻微感冒，由于就诊时受热，周围又都是有病的孩子，可能加重疾病程度。

❖ 感冒发热了要冷静

发热是宝宝抵抗疾病的一种生理反应。宝宝的病情与宝宝发热的程度并不成正比，就是说宝宝体温高，并不一定预示着宝宝病情就重；体温不是很高，也不一定意味着病情就轻。宝宝体温升高可使侵入体内的病毒复制速度减慢，甚至完全停止复制。

宝宝患肺炎不是"烧"出来的。常听到妈妈说，宝宝烧不退，老是这么烧（宝宝烧一天，妈妈可能感觉烧了好几天），怕把宝宝烧出肺炎来。宝宝会因为患了肺炎而发烧，不是因为发烧而导致肺炎的。

❖ 最好是缓慢降温

缓慢降温，让宝宝体温不要过高，但也不要在短时间内让体温降到正常。当体温降到正常时，病毒会再次加速复制。

当宝宝发热时，父母担心宝宝会抽风（医学称为高热惊厥）。所以，不让宝宝体温过高是对的。最好的降温方法是物理降温，把体温控制在39℃以下，宝宝就不容易发生惊厥了。

❖ **不要采取强烈措施退热**

既然发热是保护性反应,就没有必要采取强烈措施退热,维持体温在安全范围内就可以了。随着疾病的好转和痊愈,体温也会逐渐转为正常。所以,宝宝感冒时,父母不要为宝宝发热而焦急,恨不得医生一针就让宝宝体温正常,从此不再发热。

父母的心情可以理解,但要正确对待宝宝的发热。一针就让宝宝体温恢复正常,再也不回升,这只有两种情况:一种可能是宝宝感冒很轻,即使不用这一针,宝宝体温也会很快恢复正常;第二种可能就是医生在退热针中加了激素,如地塞米松。通常情况下,激素配合退热药,退热效果好,可以保持一两天,甚至两三天。如果宝宝的感冒两三天就好了,那这一针退热针就非常有效了。

这样的治疗是不可取的,激素不可乱用!激素乱用比抗菌素乱用还可怕,因为激素有更多的副作用。用如此强烈的药物对付感冒发热,真如同杀鸡用了牛刀。

❖ **感冒不需要服用抗生素**

引起感冒的致病微生物主要是病毒,占85%以上。引起感冒的病毒,几乎都是自限性病毒,就是说病毒感染人体后,到一定时间就会自行消除,所以说感冒是自限性疾病,通常不需要治疗,要多喝水,注意休息,吃清淡食物就可以了。

• 发现孩子哪不对劲儿了,第一要看医生,或向医生咨询,而且要多看几次医生,多向医生咨询,但不急于用药。

• 父母千万不要怕看医生麻烦,看医生是很重要的,一是可以及时发现孩子的异常症状和体征,及时治疗;二是可以解除妈妈的担忧;三是可以最大限度地避免使用过多的,或没有治疗意义的药物。

• 父母慢慢学习观察孩子的情况,父母最了解孩子,也最知道孩子日常的状况。当孩子有病时,会精神不好,不爱吃饭,本来比较淘气的孩子,也变得乖巧了,本来非常能吃的孩子,突然减少了食量,本来不爱哭、不爱闹的孩子,无缘无故闹人了。父母比医生更容易发现宝宝的异常表现。

❖ **父母不要做治疗的催化剂**

对父母来说,孩子病了不吃药,实在没这个胆量,所以只要有一点儿风吹草动,马上给孩子吃一大堆的药物,各种感冒药、退热药、消炎药、咳嗽药全都上。孩子每感冒一次,就被灌很多药水,甚至非常苦的药水,结果搞得孩子连水也不喝,奶也不要。对于感冒,父母应该把精力用在护理上,而不是选用很多的药物。

❖ **看看你家的药箱**

我到过很多患儿家中给孩子看病,发现家庭药箱存在一些问题:

• 家里备有很多药物,不但非处方药一大堆,处方药也一大堆;

• 药物放置很不合理,外用的和口服的在一起,成人的和儿童的在一起,类别更是不分;

• 当孩子有病时,就根据以往给孩子吃药的经验选择药物,甚至不向医生咨询。

228. 居家护理感冒

• 多饮水。感冒多饮水是非常好的方法,不但可稀释痰液,易于咳出,还能通过多排尿带走热量,起到降低体温的作用。

• 多休息,多睡眠。睡觉对缓解感冒症状,加速感冒痊愈是非常有效的。孩子感冒后睡眠增多时,父母千万不要害怕。感冒本身可使孩子睡眠增多,一些感冒药中也含有镇静药物,如扑尔敏、扑热息痛等,吃了这些药都会让孩子发困。

• 多吃清淡饮食。感冒后，不但呼吸道黏膜肿胀发炎，消化道也受累，引起宝宝食欲下降。有的孩子感冒后会出现明显的消化系统症状，如呕吐、腹泻。父母千万不要在这个时候考虑宝宝的营养问题，千万不要强迫孩子吃这吃那，尤其是肉蛋等不易消化的食物。

宝宝生病时多吃肉蛋这类食物，不但不能保证宝宝营养，还会让宝宝"积食"，使消化道功能更加下降，宝宝更不爱吃饭。宝宝生病了，让宝宝的肠道得到充分休息，是对宝宝最大的帮助。当然也不能故意饿着宝宝，原则是宝宝想吃就给宝宝吃，选择清淡饮食；宝宝不想吃，就别强迫宝宝吃，尊重宝宝的选择。

• 喝红糖姜水。治疗风寒感冒，喝红糖姜水的确不错。把红糖和姜末放在开水中滚开，倒在杯子里，用小勺一勺一勺喂给宝宝喝。最好稍微热一些，如果喝凉的红糖姜水，宝宝的肚子会不舒服的。如果宝宝喝完红糖姜水，前额部有些出汗，千万不要给宝宝减衣服；如果宝宝不发热，还可以多给宝宝穿点；如果能让宝宝睡上一觉就更好了。

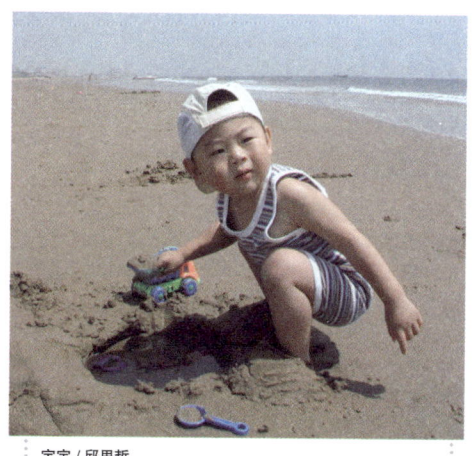

宝宝 / 邱思哲

当宝宝醒来时，就会感觉舒服多了，甚至感冒症状一下子也减轻了很多。大一些的孩子还可以制作可乐姜水，把可乐放在器皿中烧开，把姜末放进去，盛到杯子里给宝宝喝就可以了。

• 金银花冲水喝。金银花冲水喝可治疗感冒，还可治疗咳嗽和咽炎。如果宝宝因为苦而不愿意喝的话，可以加一些冰糖在里面，口感就好多了。

❖ "感冒了就别再冻着了"对吗

多数妈妈认为，宝宝感冒最主要的原因是冻着了，所以宝宝感冒后就开始"捂"。本来宝宝穿得就不少了，这一病，穿得更多了，室内温度也调得比较高。结果是父母穿得越来越少，宝宝穿得越来越多，真是可怜天下父母心啊！可惜错了！对宝宝一点儿好处都没有，越"捂"宝宝体质越差，越来越容易有病。

如果说宝宝感冒是冻的，那也常常是冻在后，热在前。宝宝受热了，汗毛孔都打开了，毛细血管开放，一旦遭到冷空气刺激（这在冬季是难以避免的），宝宝就会外感风寒。

预防宝宝感冒最好的方法，是培养宝宝耐受寒冷的能力，千万不能捂着宝宝。宝宝已经感冒了，再捂宝宝只能让宝宝的抵抗力再度下降，对治疗和预防感冒没有任何帮助。同时不要让感冒的人接触宝宝。

❖ "感冒要加营养把病扛过去"对吗？

宝宝感冒后，对食物的消化吸收能力会有不同程度的降低。这时如果妈妈强迫宝宝进食，会引起宝宝反抗，甚至会把吃进的食物吐出来。一旦宝宝呕吐，比少进食更影响健康。

宝宝消化功能降低，食欲下降，是消化道的自我保护，通过减少食物的摄入，减少消化道负担，让消化道得以休息。父

第十一章 幼儿疾病预防与护理

387

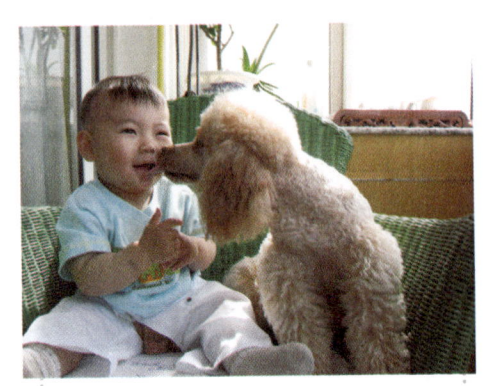

宝宝 / 秦子毫
狗狗太热情了，我都有点招架不住了。

母要尊重宝宝的本能选择，相信宝宝自身保护能力。

给宝宝加强营养，要适时适度，如果不适时，不适度，就适得其反。即使是身体健康的孩子，增加营养同样也要注意方式方法，否则非但不能帮助宝宝健康，还会损害宝宝健康。宝宝感冒了，给宝宝吃些容易消化、富含营养的食物是必要的，但切莫让宝宝多吃，硬让宝宝吃。

❖ "早吃感冒药就不会加重了"对吗

及时发现宝宝感冒，及时用药，使宝宝病情得到控制，这是对的。但不能刚有风吹草动，就喂一大堆药。药物本身也有副作用。当宝宝只是流点清涕，打几个喷嚏，或咳嗽两声，妈妈就不由分说，给宝宝喂很多的药，这是没有必要的。

诊断比吃药重要一百倍！如果宝宝遭到了比较厉害的感冒病毒侵袭，吃感冒药，也难以阻止病毒对宝宝呼吸道的侵袭。如果宝宝只是轻微外感风寒，或仅仅是感染了比较弱的鼻病毒，即使不吃药，也会很快就好了。所以病情的发展，并不取决于是否在感冒初期吃了多少感冒药。

感冒是宝宝最容易得的病，有的宝宝一年要患十来次、几十次。如果每次都吃很多药，宝宝会越来越容易感冒。尤其是一感冒就输液的，第一次输一天就行了，第二次可能就要输三天了。用药越来越多，宝宝小小的身体，哪里能承受得了那么多的药物啊！

❖ "感冒吃抗菌素避免发展"对吗

大多数感冒是由病毒引起的，抗菌素对病毒没有杀灭作用，所以大多数感冒不需要使用抗菌素。是否需要使用抗菌素，要由医生来判断，关键是是否存在细菌感染，并根据不同的细菌感染，选用不同的抗菌素。抗菌素是处方药，其种类、药量、疗程都需要医生来确定，父母不能擅自做主，给宝宝使用抗菌素。

有的妈妈说了，每次孩子感冒，不管是流鼻涕、打喷嚏，还是咳嗽、发热，都一律给开抗菌素，就是腹泻还都开抗菌素呢。习惯的事情并不意味着是正确的，关于抗菌素的滥用问题，国家已经很重视了，已经有了相关的法律法规来遏止滥用抗菌素的现象。

我想告诉父母们，不要让宝宝成为抗菌素的试验田。抗菌素不能作为感冒预防药使用，有细菌感染证据，或至少怀疑有细菌感染时，才能使用抗菌素。严格掌握抗菌素使用指征，是医生的责任，父母应该帮助医生担负起这份责任，而不是成为使用抗菌素的催化剂，更不能自行给宝宝使用抗菌素。

❖ 湿度对预防感冒作用大

病毒和细菌常吸附在比它们大数倍的浮尘上，粒径在0.3微米左右，称为可吸入颗粒物，通过呼吸进入人体，长期积累，可导致严重病变。

空气干燥导致尘土飞扬，夹带病菌的尘埃被吸入呼吸道，引发呼吸道感染，还造成一些病毒、细菌生长繁殖。日本学者已经得出量化数值，说明适宜的环境湿度，能有效抑制流感病毒的存活。环境湿度低于35%时，流感病毒的存活时间超过24小时；环境湿度高于50%时，流感病毒的存活时间不超过10小时。因此只要适当提高环境湿度，将其控制在50%以上，就可有效抑制流感病毒的存活，防止病毒侵袭。

❖ 保持室内适宜湿度的方法

空气加湿的方法有很多，如擦地，在室内放水盆，暖气上放湿毛巾，地上泼水等。这些方法的缺点是：第一，湿度保持不恒定；第二，湿度保持时间短；第三，雾气大，视觉不舒服；第四，水滴比较大，对呼吸道不能起到有效的湿润作用，对婴儿呼吸道黏膜保护没有太大意义。最科学的方法还是利用空气加湿器。

❖ 挑选什么样的加湿器

加湿器主要有三种，一种是超声波加湿器：采用超声波高频振荡，将水雾化为1-5微米的超微粒子，扩散至空气中，从而达到均匀加湿空气的目的。

第二种是纯净加湿器：除去水中杂质，再经过净水洗涤处理，最后将纯净的水分子送到空气中，从而达到加湿空气的目的。

第三种是电热式加湿器：是用发热体将水加热至沸点，产生水蒸气并释放到空气中进行加湿，这是最简单的加湿器。

三种加湿器都可以为宝宝选择。市场上还出售用于加湿器的香料、消毒剂、杀菌剂、抗流感病毒药物等添加剂，除经医生许可，不要在加湿器中放入这些添加剂。

❖ 如何安全使用加湿器

台式加湿器不要放在婴幼儿活动范围内。尤其是电热式加湿器，安全系数比较低，如果放置在孩子能够触摸到的地方，会对尚没有自我保护意识的幼儿造成意外伤害。

另外，超声波加湿器对婴幼儿健康的影响，尚有待进一步观察。因此放置在距离孩子较远的地方，其声波对婴幼儿健康安全，相对有较大把握。

❖ 秋冬交替添加衣裤

常常看到妈妈穿着薄薄的线衣，爸爸甚至还穿着单衣，可宝宝却穿上了厚毛衣。不会走的婴儿，在妈妈怀中抱着，接受妈妈的体温。能行走的幼儿，一刻不停地蹦蹦跳跳，活动量很大，小脸蛋热得红红、汗津津的。

妈妈穿得正好，却频频给宝宝加衣服，完全忘记了妈妈的穿着，已经和宝宝的差了一个季节。结果宝宝汗毛孔常常处在开放状态，深秋冷风吹袭，就感冒了。婴幼儿自身产热能力差，适当给孩子多穿一层单衣是可以的。但没有理由让孩子穿的和父母差一个季节。在秋冬交替时节，天气逐渐转冷，随天气变化给孩子增加衣服是一门技巧，掌握好了，孩子患感冒的几率就会大大减少。

❖ 添加衣服小窍门

早晨起来时，看一下天气，和前一天做下比较，如果没有大的变化，就不要轻易给孩子添加衣服。如果早晨起来穿得多，感觉热的时候再脱下，就很容易使孩子感冒。穿多少衣服，最好在早晨起床时决定。如果天气没有发生突变，不要随意给孩子增加衣服。

不要急于给孩子添加衣服，加上后就不好减掉了。因为从秋季到冬季，天气一天比一天冷，只能是越加越多，到了真正寒冷的冬季，就没有衣服可加了。最好的办法是，妈妈与孩子穿一样厚薄的衣服，妈妈静坐时不感到冷，孩子就不会冷。宝宝虽然没有大人耐寒，但更多处在运动状态，即使是睡着了也不会安静的，所以衣服厚薄与妈妈的基本相同就可以了。

掌握"春捂秋冻"的原则，再根据天气预报的气温变化，妈妈自己的感觉，有计划地给孩子增衣服，不要随心所欲，想给孩子穿什么就穿什么。

切莫天气一凉，就不让宝宝出屋。宝宝呼吸道长期不接受外界空气的刺激，得不到耐寒锻炼，待到春暖花开时，或接触了感冒病人后，都会因呼吸道对病原菌抵抗力差而染病。

宝宝需要穿多厚的衣裤，要根据气候、室内环境等来确定。不会走的宝宝，穿的衣服应该和大人安静状态下感觉舒适、不冷不热时所穿的衣服一样厚薄。如果宝宝已经会走、会跑了，就要比成人少一件。给宝宝穿衣，以宝宝不出汗，手脚不发凉为标准。

❖ **提高自身抗病能力**

"春捂秋冻"、"要想小儿安，三分饥与寒"，来自民间的谚语有一定道理。有些父母，惟恐孩子冻着，天气一凉，就不让宝宝出屋，呼吸道长期不接受外界空气的刺激，得不到耐寒锻炼。天气冷时，可选择阳光充足，风较小的时候，坚持每天让宝宝在大自然中活动，可提高宝宝的自身抵抗力。培养宝宝晨起用凉水洗脸的习惯，一年四季都用凉水洗脸，可增强宝宝抗感冒的能力。

❖ **能增强抵抗力的饮食**

• 当宝宝受凉时，立即给宝宝喝一碗热的红糖姜水，不要等病发作起来再吃药。

• 多吃含锌食物。缺锌时，呼吸道防御能力下降。海产品、瘦肉、花生米、葵花子和豆类等食品都富含锌。

• 多吃富含维生素C的食品，如番茄、菜花、青椒、柑橘、草莓、猕猴桃、西瓜、葡萄等。维生素C在加热过程中会大量丢失，所以烹饪时要注意保护。吃维生素C片剂，也是一种选择。

• 多喝水对预防感冒和咽炎有良好的效果，如果宝宝实在不爱喝白开水，喝些淡的果汁水也可以，比不喝水强。

❖ **减少去医院的次数**

尽管父母百般注意，孩子生病也是难免的。当孩子出现异常时，能够及时通过电话请教医生，及时采取预防干预措施，达到少去医院的目的，这是最好的。当然，该去医院看医生，一定要带孩子去，不要耽误孩子的病情。

不仅医院，人群密集的公共场所也要少去。因为父母无法保证繁杂人群的健康状况，人越多宝宝被感染的几率就越大，规避是最好的选择，除了防止感冒，还防止其他严重的传染病。

❖ **出汗时别脱衣**

给孩子穿多了，孩子玩耍时出汗了，这时父母可能就给孩子脱衣服了，马上就感冒了。

宝宝玩得满头大汗时脱掉衣服，会受到冷风侵袭，外感风寒。孩子体温调节中枢和血液循环调节中枢都尚未发育完善，对体温的调节功能比较差，不能随着外界环境的变化而迅速发生相应的变化。出汗时毛细血管和毛孔处于开放状态，当受到冷风刺激，毛孔突然闭合，以减少散热，但是开放的毛细血管没能及时收缩，血流的速度仍然很快。或者相反，汗毛孔没有及时关闭，仍然持续开放，向外散热，而毛细血管却遇冷收缩，血流缓慢，进一步使原本不协调的体温调节中枢与血液循环中枢失衡加重。皮肤抵御病毒和细菌侵袭的力量下降，致使小儿感冒，甚至患气管炎、肺炎。

❖ **运动时穿什么**

孩子在外活动时，应该给孩子穿吸汗、透气、宽松、适合运动的衣服，要比平时穿得少。一旦出汗，千万不要马上脱衣服。如果穿多了，先擦干身上的汗，让孩子安静下来，不再出汗了，脱掉一件衣服，再放孩子去玩。出汗时一定要用温水洗脸，不能出着汗就给宝宝洗澡。不要马上给孩子喝冷饮，吃冰激凌。

❖ 睡眠盖被不要多

最好不让宝宝穿着内衣、内裤或比较厚的睡衣睡觉。穿短睡衣、小背心睡觉，孩子就比较安稳，不那么爱踢被子了。妈妈怕宝宝受凉，被子盖得比较厚，孩子出汗，踢被子；到了后半夜，气温下降，妈妈睡着了，孩子踢开了被子，很容易受凉感冒。

宝宝已经睡着了，不管是在怀抱中，还是在推车中、自行车后座上、汽车座椅中，父母都要避免孩子受风。宝宝睡觉时受风侵袭，是造成感冒的重要原因。宝宝刚刚醒来，不能马上抱到户外去，应该让孩子在室内先活动一会儿。开窗睡觉时注意不要让对流风吹到宝宝。

❖ 宝宝为什么反复感冒

• 宝宝自身免疫力弱。自身免疫力强弱，不同宝宝存在着一定的差异，与喂养方式有关，也受遗传因素影响。

• 不良护理习惯。宝宝总是被捂得严严实实，容易感冒，并且会反复感冒。

• 家庭传染。父母感冒，难免传染给孩子。家有宝宝，父母感冒了，一定做好自己与孩子的隔离。

• 隔离措施不当。父母或看护人感冒了，戴上口罩照顾孩子。戴口罩确实减少了打喷嚏带出的唾液飞沫在空气中散播，但不会阻绝病毒分子在空气中随着尘埃漂浮，宝宝仍可能把病毒吸入体内。另外，父母处理鼻涕的手如果清洗不干净，也会携带一些致病菌。应该完全避免宝宝与感冒父母的接触，宝宝房间就不要再进去了，请其他看护人看护宝宝。

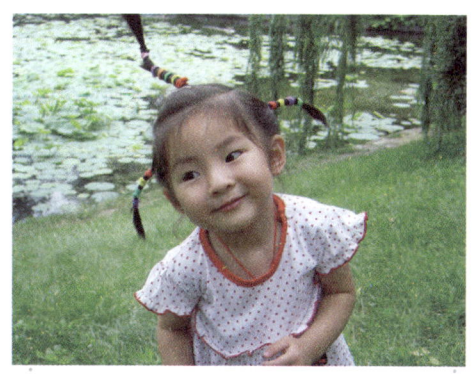

❖ 空气、温度和湿度

通风换气。仅在早晨打开窗户通风换气，然后就一天紧闭，这是不对的。午睡后和晚睡前需要再通风换气。使用空调的家庭更不能一天紧闭窗户，不能完全靠空调的换气保持室内空气新鲜。每天换气次数不少于3次，每次不少于10分钟，大居室适当延长。另外，早晨要在太阳出来后再开窗换气，如果太阳还没有出来，室外的二氧化碳浓度较高，对宝宝健康不利。

即使在寒冷的冬季，也不要让室内温度过高(18-22℃比较适宜)，同时要加大室内湿度(40%-50%比较适宜)。

适宜的环境湿度能有效抑制流感病毒的存活。环境湿度低于35%时，流感病毒的存活时间超过24小时；环境湿度高于50%时，流感病菌的存活时间不超过10小时。将环境湿度控制在50%以上，就可有效抑制流感病毒的存活。

❖ "大气候"与"小气候"

宝宝的房间是"小气候"，其他房间是"大气候"。"小气候"要与"大气候"相协调。如果小气候和大气候相差比较大时，宝宝容易感冒。所以不要刻意给宝宝制造一个特殊的小环境，整体与局部环境温度

宝宝 / 孙可昕
今天妈妈给我梳了三条小辫，走起路来一甩一甩的，可好玩啦。

第十一章 幼儿疾病预防与护理

一致是最好的。

冬天由室外进入幼儿园、小学、商场、空调车（暖气开放）、餐厅、室内游乐场等地方后，应立即脱掉棉衣、大衣、帽子、手套、围巾等。出来时要在门口全部穿戴好，再到室外。

夏季由烈日炎炎的室外进入带有空调的室内，一定要先给宝宝身上的汗擦干，给宝宝穿上长袖衫和裤子，不要马上给宝宝吃冷饮冷食。夏季带宝宝进快餐店时，尤其要注意。

科学使用空调、暖气、电风扇，不要把室内温度调得太低或太高，一般情况下，室内与室外温度不要超过7℃。

夏季室外温度比室内温度还高，而妈妈却习惯了带宝宝出去穿衣，回家后脱衣。如果室内温度比室外温度还低时，就不宜这样做了。

229. 出行如何预防感冒

❖ 出行计划

出行前，无论是远是近，爸爸妈妈都应做到心中有数：要到什么地方，逗留多长时间，那里的环境、气候怎样，由此做个比较周全的衣物计划。都市父母喜欢带宝宝到自然环境或大型娱乐场所去玩，环境变化大，有时情况会出乎意料，妈妈要提前准备。

❖ 交通工具

如果乘坐私家车，就几乎可以带上所需的一切，又不增加旅途负担。如果乘坐公交车、出租、火车、飞机、轮渡等，就要好好考虑所带物品，既不能因怕行李多而舍弃该带的东西，也不要带过多的行李，增加出行负担。爸爸妈妈太劳累，就无暇顾及宝宝，增加了宝宝患病的几率。现代交通工具都有空调系统，要防止因过凉或过热使宝宝感冒。

❖ 需要带的东西

一定要带上宝宝必需品，吃的、穿的、用的、应急药品一个都不能少。商业再发达也不容易随处买到幼小宝宝需要的特殊商品，加上人生地不熟，许多产品存在地区差异，宝宝可能不适应。尤其是药品，宝宝不会给你寻找的时间。

❖ 到了目的地

了解当地医院的电话、地址等医疗情况。因为小宝宝即使是很轻的感冒，在外面，父母也最好不要轻易自行给孩子用药，向医生咨询或看医生是比较稳妥的做法。了解当地气候环境，比如到牧区游玩，即使白天气温比较高，到了晚上，气温也会很低，要注意宝宝保暖。

❖ 饮食照顾

出门在外，多会打乱原有饮食习惯，宝宝可能会"上火"，水土不服。要让宝宝多饮水，多吃水果蔬菜，不要过多吃小食品或甜点，尽可能保证按时进餐。

❖ 采取主动的预防措施

带宝宝出行，即使是很注意了，也难免不出状况，因此可采取主动的预防措施。如每天喝板蓝根冲剂，或每天喝一小杯红糖姜水；晨起用淡盐水漱口。小宝宝不会漱口，妈妈可以用淡盐水帮宝宝轻轻擦一擦口腔；保证宝宝充足的睡眠；让宝宝多喝水。

❖ 宝宝入托防感冒

我在临床工作接诊的宝宝感冒病例，有这样一个粗略统计，宝宝在托幼机构患感冒的频率，要比在家高出七八倍；全托宝宝又比日托宝宝感冒几率高出两三倍。这个统计不能说明在更加广泛的范围内，情况是否相同，但有一点可以肯定，生活在托幼机构的宝宝，比在家独立护理的宝宝，感冒频率要高得多。

230. 如何预防流感

❖ 流感可不是感冒

流感在人类历史上已存在很长时间。早在1580年，就有全球性流感流行的记录。20世纪人类社会有几次大的流感爆发：1918 — 1920年的西班牙流感，造成2000万人丧生；1957年亚洲流感和1968年香港流感，共有150万人丧生。20世纪60年代起，流感疫苗开始广泛应用，1966年金刚烷胺出现，能有效治疗甲型流感。1999年科学家发现，通过抑制神经氨酸酶活性，可以在细胞水平上阻止流感病毒的释放，于是神经氨酸酶抑制剂——奥司他韦问世了。该药于1999年10月获美国FDA批准，2001年9月获中国药监局批准，用于治疗儿童和成人流感。

我国是流感多发地，基本上每年都有局部爆发流行。卫生部已将流感列为重点监控的疾病之一。每年12月的第2周为流感教育宣传周，中华医学会呼吸病学分会制定了《流行性感冒临床诊断与治疗指南》(草案)。

流感与普通感冒并没有非常显著的界定，轻型流感几乎和普通感冒症状所差无几。是普通感冒还是流行性感冒，最主要的区别不是症状和体征，而是流行病学意义上的群发还是偶发。普通感冒多散在发生，而流感多群体发生，或在小区域、小群体内集中发生，或在大区域、大群体内广泛发生。

从症状上来看，普通感冒症状较轻，流感症状较重；普通感冒可仅有流鼻涕、打喷嚏、咳嗽等症状，流感则均有发热，甚至是高热症状，周身酸痛，头疼乏力，精神欠佳，容易合并其他病症，如气管炎、肺炎等。流感多发生在5岁以上的儿童，6个月以下的婴儿较少发生流感。但越小的宝宝，发生流感后症状越重，合并症越多，所以预防婴幼儿流感是非常必要的。

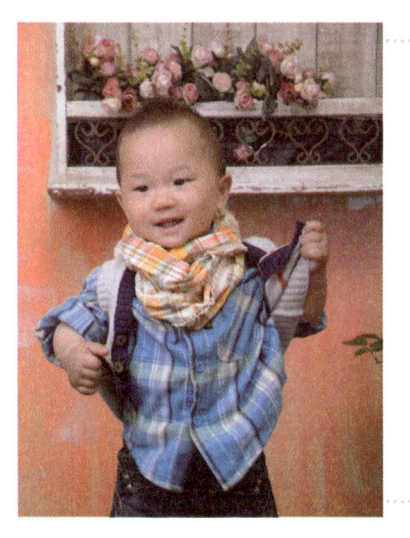

宝宝／郭辰懿

❖ 接种流感疫苗

接种流感疫苗是预防流感的主要方法，因其作用不是终身的，所以通常情况下每年都需要接种流感疫苗，至少每两年需要接种一次。一旦确诊流感，必须经过医生治疗，父母需在医生指导下进行护理。

接种了流感疫苗，是否就能保证宝宝不得流感了呢？不一定。流感疫苗的保护率在80%左右，因此接种过流感疫苗的宝宝，在流感流行期间，仍应注意预防传染。

有的父母问："我的宝宝已经接种了流感疫苗，怎么还感冒了？"这种疑问普遍存在，原因是没有弄清流感疫苗的主要功能。流感疫苗只是针对流感病毒株制作的，因此只对流感有预防作用。感冒是流感病毒以外的其他病毒引发的，流感疫苗当然不会对普通感冒有什么预防作用。因此，接种了流感疫苗，宝宝照样会得感冒。

❖ 盐水漱口

病毒和细菌主要存在于口腔和咽部，

第十一章 幼儿疾病预防与护理

盐水可以杀灭细菌和病毒。经常含漱盐水能预防流感和感冒，特别是在周围已经出现患病者的时候。染病后，用盐水漱口也能促进康复。

❖ **冷水洗脸**

经常用冷水洗脸可以刺激皮肤和鼻黏膜，提高耐寒抗病能力，是预防流感和感冒的好办法。

❖ **食醋熏蒸**

在室内，将醋的稀释液放入容器中加热，使之产生蒸汽，并持续一段时间。虽然迄今尚无一项完整的研究，能证明醋能杀死细菌和病毒，但这种在民间广为流传的方法，确实有预防感冒和流感的作用，特别是当周围已经有患病者的时候，更容易显示出它的效力。

❖ **多喝水**

冬天很多地区，特别是我国北方地区比较干燥，易于流感和感冒传播。多喝水将口腔和呼吸道内易于繁殖病毒和细菌的黏液，冲刷出体外。得了流感或感冒后，多喝水也可缩短病程。

❖ **饮食预防**

·热姜汤，适合比较大的宝宝。

·鸡汤，鸡肉中含有人体所需多种氨基酸，营养丰富，特别是其中所含的半胱氨酸，可以增强机体的免疫力。

·吃大蒜，大蒜具有抗病毒、提高机体免疫力的作用，宝宝很难接受生蒜的辣味，可以给宝宝服用大蒜素胶囊。

·含锌食物，人体中许多种酶依赖锌的参与才能发挥作用，锌对调节免疫功能十分重要。海产品、瘦肉、粗粮和豆类食品都富含锌。在流感流行期间，可给宝宝服用一段时间的锌剂，每天50毫克，连服一两周。

·吃富含维生素C的食物，维C可以降低毛细血管通透性，阻止病毒进入人体组织。维C含量较高的食物有绿叶蔬菜、番茄、菜花、青椒、柑橘、草莓、猕猴桃、西瓜、葡萄等。也可在流感流行季节给宝宝服用一两周的维生素C片。

第 2 节　宝宝腹泻怎么办

231. 宝宝腹泻缘何经久不愈

❖ **滥用抗生素可致腹泻经久不愈**

腹泻患儿病程时间较长，甚至长达几个月的，绝大多数都是药物治疗造成的，主要是抗菌素错误服用。在腹泻病例中，并非所有的腹泻都需要服用抗菌素。致病菌感染引起的细菌感染性肠炎，服用抗菌素才是必要的，但这种肠炎在腹泻疾病中所占比例并不大。只要宝宝腹泻，不问青红皂白，就服用抗菌素，这种治疗方法是错误的。

❖ **"有白细胞就是细菌性肠炎"不对**

确定宝宝是否患了细菌性肠炎，必须观察宝宝大便外观，并进行显微镜检查。显微镜检查发现大便中有白细胞，就诊断宝宝患了细菌性肠炎，这个逻辑不成立。患了细菌性肠炎，大便检查会发现白细胞，但大便中发现白细胞，却不能推定就是细菌性肠炎。

只要大便化验有白细胞，无论多少，就断定细菌性肠炎，就使用抗菌素，而且大多选用比较高级的抗菌素，给药途径也多选择静脉给药。这样的治疗，不但不能止住宝宝腹泻，还会因为抗菌素对肠道内环境的破坏，使腹泻加重，或迟迟不愈。

❖ 抗菌素是把双刃剑

宝宝腹泻一定要慎用抗菌素，因为抗菌素是把双刃剑。如果宝宝肠道内有致病菌感染，抗菌素在杀灭致病菌的同时，也杀灭了肠道内的益生菌。如果宝宝肠道内没有致病菌，那么服用抗菌素就只能导致肠道菌群失调。如果宝宝确实需要使用抗菌素，也没有必要通过静脉途径给药，除非宝宝呕吐得非常厉害，绝对不能口服药物，或者宝宝有中毒症状，或是宝宝已经发生脱水，不能通过口服补液，完成补充水和电解质的任务。

❖ 口服补液盐不该遭冷遇

我接诊过许多这样的患儿，腹泻已经很多次了，大便有便、水分离现象；药物治疗也有几天了，却还没有喝过口服补液盐。

妈妈们认为，口服补液盐不是药，只是水；既然是水，口服补液盐不好喝，还不如给宝宝喝水或自己配糖盐水。但妈妈配的糖盐水通常是糖多盐少，而且加的是白糖。妈妈不知道，白糖水喝多了本身就可能导致宝宝腹泻，盐的比例配比不当，也不利于腹泻的改善。还有些妈妈干脆就给宝宝喝矿泉水，孰不知喝矿泉水不但不能缓解腹泻，还会使腹泻加重。

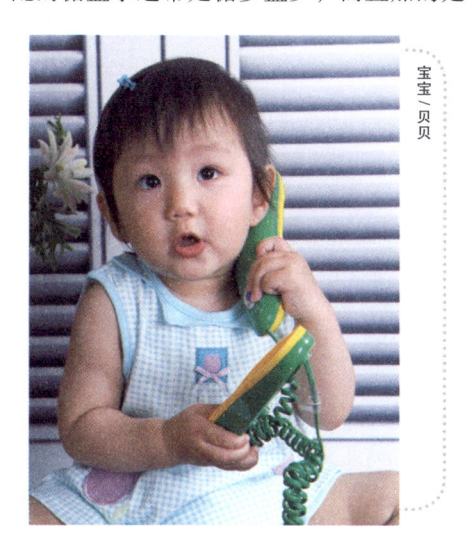

这样的做法显然是对口服补液盐存在认识上的偏差。在治疗腹泻的药物中，口服补液盐的作用是很大的。口服补液盐与人体血液渗透压一致，作为肠道平衡电解液，不但有补充水和电解质作用，还兼有止泻作用。妈妈一定不要忽视口服补液盐在治疗宝宝腹泻中的作用。

❖ 中药止泻要对因

宝宝腹泻，选择中药治疗当然可以，但也要针对腹泻病因，给出不同配伍，不能一种方子，包揽所有不同原因引起的腹泻。有的中药是针对消化不良导致大便异常配伍的，这类药物会含有消食化积的药物。如果宝宝不是这个原因引起腹泻，吃了这类中药反而会使腹泻加重。在治疗过程中，根据宝宝转归情况，随时调整治疗方案。不管好不好，一治到低的做法是要不得的。

事实是，腹泻期间，用药越少越好，因为，腹泻时，肠道黏膜受到伤害，对食物都出现了吸收障碍，有些食物都导致腹泻加重，药物就更难说了。有的宝宝服用中药止泻药，泻没止住，把吃进去的药都拉出来了。

❖ 腹泻治疗力求快

腹泻病治疗应该快，治疗方案最多使用3天，如果3天无效，必须重新判断病情，制定新的治疗方案。应该每天跟踪宝宝的大便情况，随时调整治疗方案，因为宝宝多泻一天，营养损失就多一天。

腹泻病的治疗是综合的，任何单一方法都不能快速见效，必须从护理上、饮食

宝宝／贝贝

调整上、药物使用上等诸多方面着手，才能达到快速治疗的作用。

❖ **必须重新制定治疗方案**

宝宝在治疗过程中出现以下任何一种情况，都要马上告知医生，请医生重新诊断，更改治疗方案：

- 每天大便次数仍然超过7次；
- 每天有3次大便是水样便；
- 大便中发现有脓样物或血样物；
- 每天喝的水量还不及排出大便中水分的一半；
- 进食就呕吐；
- 开始发热，体温超过38℃；
- 精神不好，喜欢趴在妈妈的肩膀上，抱着宝宝感觉到宝宝没有力气；
- 通过几天的治疗，宝宝腹泻症状不但没有减轻，还加重了；
- 有好转但不显著，病程超过3天。

232. 腹泻治疗三要点

❖ **要点一：补充水、电解质比服用止泻药重要得多**

补液是关键。腹泻丢失了电解质，血浆晶体渗透压降低，肠腔内的水分不但不能吸收，还会有水分析出，如果只喝水，就不能吸收，出现喝水拉水现象。这时如果能口服电解质（口服补液盐），不但会使水分吸收，还能吸收补充的电解质，纠正水、电解质紊乱状态，起到止泻作用。

孩子一旦发生腹泻，尤其是水分含量多、次数多、量大的腹泻，要不失时机地喂口服补液盐。吐出去不怕，只要吐得少，喝得多，就能达到补充液体的目的。这一关键问题，往往不能引起家长的重视。

❖ **要点二：正确使用口服补液盐的方法**

- 一定要严格按照说明书或医嘱，配制口服补液；
- 用温开水冲，也可加米汤；
- 如果宝宝没能把冲的口服补液一次喝完，剩下的不要用开水烫或煮沸加热，温一下就可以了。但存放时间不能超过12小时。所以每次要少冲，争取都喝完，尽量不喝剩下的补液；
- 不能一下让孩子喝很多，以免引起呕吐；要频频地喂，一点点地喂，就像静脉输液一样，不断地补充；
- 如果宝宝不喜欢吸吮，可用小勺一点点地喂，这需要很大耐心。如果能避免静脉补液，再辛苦父母也应该坚持。

❖ **要点三：不要动辄使用抗生素**

- 要有充分的理由，才使用抗生素；
- 要在医生指导下使用；
- 要在有细菌感染证据时，根据感染病原菌，正确选择抗生素的种类；
- 不能长期使用抗生素；
- 不要轻易使用两种以上的抗菌素；
- 不要轻易使用抗菌力很强的广谱抗菌素。

只要腹泻就使用抗菌素是不对的，父母要提醒医生注意，父母有权利对医生的治疗提出质疑。父母有这方面的知识，发生疑问时，不要顾虑，这是对孩子负责。腹泻宝宝乱用抗菌素的现象是普遍存在的，应引起父母的注意。

❖ **如何短期快速止泻**

- 首先要化验一下大便常规，明确诊断后，正确选用药物。
- 迅速补充丢失的水分和电解质，这样做不但降低了发生危险的可能性，还能起到止泻的作用。
- 短期快速止泻是非常必要的，如果治疗方法正确，能够快速收到效果。如果让宝宝泻的时间长了（老百姓说的"肠子

宝宝 / 付雨浠

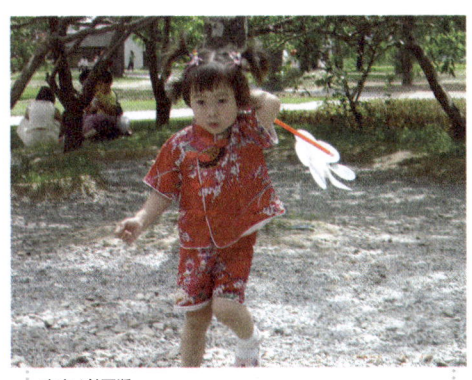

拉滑了"），就给治疗带来困难。

❖ **宝宝只是腹泻，并无其他症状**

• 停止吃所有不好消化的食物；

• 频繁喝水（放食盐和葡萄糖，没有葡萄糖就放白糖），拉多少水分出去，就给宝宝喝进多少水；

• 使用暖水袋；

• 服用药物思密达。

❖ **宝宝连拉带吐，喂不进去水**

立即去医院，由医生想办法。在没有见到医生前，可以像输液那样，慢慢地，一滴一滴给宝宝喝口服补液盐，以保证宝宝血容量。

❖ **宝宝连拉带吐，伴发热**

立即去医院看医生。在没有见到医生前，妈妈可以做的是物理降温，或服用安全剂量的退热药，并注意补充水分。

233. 宝宝腹泻护理误区

❖ **误区一：拉稀跑肚小毛病**

腹泻对宝宝健康危害很大。拉稀跑肚丢失大量电解质和水分，这些物质的丢失，对宝宝体内环境影响很大。电解质对维系人体血浆容量必不可少，是维持体内酸碱平衡的物质基础，而水对人体的作用就更重要了，严重脱水可导致生命危险。

❖ **误区二：最重要的是吃药打针**

实际上，治疗腹泻，最重要的方法还不是吃药打针，而是护理。宝宝肠道环境受到侵害，药物并非最重要，更不是唯一的治疗方法。口服补液盐、食物疗法、精心的饮食护理，在腹泻治疗中举足轻重。尤其值得注意的是，有些药物，患儿腹泻期间肠道很难吸收；而打针输液，药物有效成分作用到肠胃，也并不理想。

❖ **误区三：一拉稀就给药**

有些父母知道了腹泻的危险性，只要宝宝腹泻，马上给药。药物的来源可能有三个：上次腹泻没有用完的药物；根据以往经验自己购买的药物；药店店员推荐购买的药物。只顾给药，不顾护理，这正是治疗失败、腹泻迁延不愈的原因之一，导致频繁换药，造成药物耐受。事实上，每一次腹泻，病因、症状、治疗方法都可能不同，父母应在医生指导下用药，尤其要注意医生有关护理的医嘱。

❖ **误区四：腹泻就该吃止泻药**

止泻药不能止住所有的腹泻。当宝宝出现腹泻时，不要仅仅盯住止泻药，换了一种又一种，吃了一大堆，白白花钱，孩子受罪不见好转。腹泻是结果，不是病因。治疗腹泻必须治本，而不仅仅是止泻。

❖ **误区五：拉稀是病从口入，限制饮食天经地义**

幼儿腹泻，治疗的同时不能限制其食量；没有医学指征，绝不能禁食禁水。幼儿正处于身体和大脑快速生长阶段，每时每刻需要外源性热量和营养的供给，必须满足最基本的营养需求，才能保证孩子大脑、身体正常发育。腹泻的孩子，已经丢失了养分，再禁食岂不是雪上加霜！许多腹泻患儿，往往由于处理不当，导致并发饥饿性腹泻，造成病情迁延。

❖ **误区六：既然有"炎"就吃抗菌素**

这是最值得注意的问题，是滥用抗菌素的典型表现。滥用抗菌素治疗宝宝腹泻，是导致治疗失败的主要原因。宝宝肠道内非致病菌群数目少，还没有建立正常的菌群系统，肠道内环境不稳定，容易被外界因素破坏，一旦内环境遭到破坏，不易恢复。所以保护宝宝肠道内环境是很重要的，只有经医生确诊为细菌感染性腹泻，才需要抗菌素，且必须在医生指导下使用。

❖ **误区七：宝宝都拉水了，少喝点水吧**

这更是大错特错。腹泻补液是关键，腹泻时丢失水和电解质，导致宝宝脱水，电解质紊乱，酸碱失衡，这是危及生命的最主要原因。所以宝宝腹泻治疗的重点，是及时补充足量的水和电解质。不是少喝，而是能喝多少喝多少。

❖ **误区八：宝宝拉稀，就一定是腹泻病**

在添加辅食过程中，宝宝的大便可能会有所改变，大便变得发稀，发绿，有奶瓣，次数偏多，这不是腹泻病，可能是对新加的辅食不适应。减少辅食量或停止添加，会很快好转的。

❖ **误区九：腹泻病治疗都是一样的**

引起腹泻的原因有很多，都有相对应的病名。如：细菌感染性腹泻，其中最具代表性的是细菌性痢疾；病毒感染性腹泻，其中最具代表性的是秋季腹泻；饥饿性腹泻；消化不良性腹泻；菌群失调性腹泻；乳糖不耐受性腹泻；肠道易激惹综合征等。它们都各自有不同的治疗方法，如果治疗缺乏针对性，就难以取得疗效。

❖ **误区十：就靠医生**

在治疗腹泻病方面，父母应扮演更重要的角色。这是因为：第一，药物不是治疗腹泻的主要手段，而最重要的是补充足够的电解质和水；第二，食疗法是治疗腹泻的关键；第三，父母需要对宝宝进行特别饮食护理；第四，饮食卫生有更严格的要求；第五，粪便管理是截断感染的途径。这些都应该在医生指导下，通过父母日常护理来实施。

❖ **腹泻要不要禁食**

• 宝宝腹泻，过去沿袭禁食疗法，现已基本被否定，至少不能长时间禁食；

• 是否需要禁食，要由医生来决定，父母不应自行决断；

• 即使是禁食，时间也有严格限制，不是一说禁食，就一直禁下去。对于单纯腹泻，大多不需要禁食。即使禁食，也多不超过6-8小时。

• 一般采取的饮食策略：适当延长喂哺间隔时间；适当减少喂哺剂量（对于吃得少的宝宝，只要宝宝想吃，就不要限制）；减少食物种类；改变烹饪方法（如把米粉干炒后再吃，把鲜奶多煮沸几次，弃去上面的奶皮）等。

• 禁食可能会使宝宝出现饥饿性腹泻、脱水、电解质紊乱等现象，长时间禁食或控制饮食，还会造成宝宝营养不良。因此，没有医生嘱咐，父母不能对腹泻宝宝实行禁食或饥饿疗法。

❖ **如何食疗**

食疗在治疗宝宝腹泻中的作用，有时与用药并驾齐驱。食疗具体方法包括如下内容：

• 减少脂肪

如果宝宝有脂肪泻，妈妈在哺乳时，尽量给宝宝吃前一部分的母乳，因为前一部分母乳含较多蛋白质，而后一部分母乳含较高脂肪，不利于腹泻儿的消化。牛乳喂养儿，可把奶煮沸，去掉上面的奶皮，降低脂肪含量，成为脱脂奶后给宝宝食用。

•焦米粉

前面提到的炒米粉，也是有效的食疗法（但不适合4个月以前的宝宝）。把米粉放在文火上炒，直到米粉变焦黄。每次取适量焦米粉，加少量的水和糖煮沸后食用。

•藕粉

藕粉也可作为腹泻的食疗方，把藕粉放入水中溶开，加适量糖煮沸后食用。

•胡萝卜汤

将胡萝卜洗净，切成丝或小块，加水煮烂，过滤去渣后饮用；饮用时，可加水或米汤。

•苹果泥

用勺刮成泥状，直接喂，也可煮后捣成苹果泥，加几滴高粱酒后食用。

234. 秋季腹泻，预防是关键

秋季腹泻是由轮状病毒引起的，每年11月以后都有不同程度的流行，主要发生在2岁以下的婴幼儿之中，是流行较广的小儿肠道传染病。如果赶上大流行，婴幼儿几乎在劫难逃，集体托幼机构可能"全军覆没"。

秋季腹泻预防是关键，父母要明白这个道理。呕吐、发热、稀水便是秋季腹泻的主要表现。病程一周左右，对患儿的主要危害是脱水、电解质紊乱，在医疗和经济落后地区，可造成患儿死亡。治疗的关键是补充电解质，纠正脱水、酸中毒状况。

❖ 病儿粪便中可排出轮状病毒

秋季腹泻是传染病，经粪口传播，也可通过气溶胶形式，经呼吸道感染而致病，所以做好肠道、呼吸道隔离是很重要的。秋季腹泻患儿可于感染1-3天后，从大便中排出大量轮状病毒，最长可排6天。健康宝宝要远离患病的孩子，也要远离病儿父母，更不能接触他们给的食物。在秋季腹泻流行季节，不要带孩子到人多的场所玩耍，独来独往是最好的。

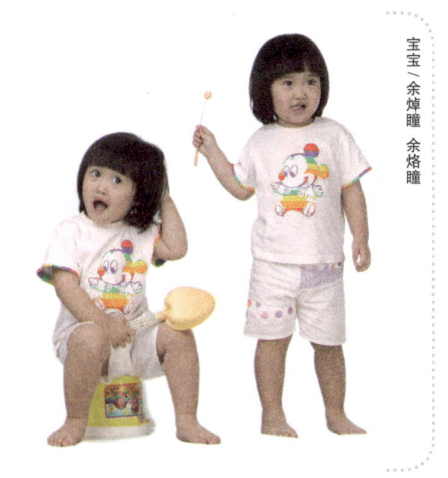

❖ 躲避传染

•不要带宝宝到人多的公共场所去，避免接触患腹泻的孩子。

•宝宝使用的玩具，能够触摸到的家具，都要勤用清水冲洗。吃东西前一定要洗手。

•爸爸妈妈喂宝宝吃奶或吃饭前，一定要有效地洗手。

•不吃生、冷食。吃现成的熟食时，一定要注意出厂日期，品种质量，外售熟食最好不吃。

•冷热要均匀，预防感冒，使宝宝能够抵御轮状病毒的侵袭。

❖ 患了秋季腹泻怎么办

•最重要的是保证液体的摄入，如果宝宝没有呕吐，爸爸妈妈要耐心地喂口服补液，就像静脉点滴那样，一点点地喂。请爸爸妈妈记住，只要把住脱水这一关，宝宝病情就不会恶化。

•治疗秋季腹泻，抗菌素是无效的，相反还可能造成小儿肠道正常菌群失调，加重

宝宝·徐誉兮

- 可暂停部分辅食，如肉、蛋、菜、水果等，待腹泻减轻再开始食用。停辅食时间不要超过3天，保证宝宝所需热量和营养同样重要。
- 体温超过38℃，使用退热药。
- 呕吐严重，不能经口补液，必须通过静脉补液时，不要犹豫，不要等待，以免脱水，危及宝宝生命。
- 不要以任何饮料代替口服补液。
- 处理完宝宝粪便后，要彻底清洗手部、被粪便污染过的物品，以免造成粪口传播。

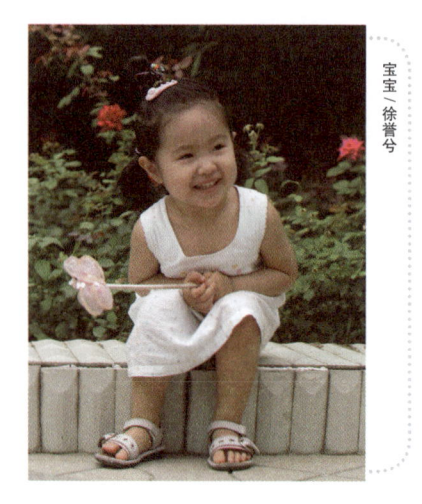

腹泻症状。

- 不要禁食，继续给宝宝喂奶，可把粥改成米汤，并在米汤中加少许食盐。米汤要熬得粘稠一些，起到收敛的作用。

- 保持室内空气新鲜、流通。
- 到了来年的秋末、冬初，如宝宝仍是3岁以内的幼儿，仍会面临秋季腹泻的威胁，爸爸妈妈仍要小心预防。

第3节 宝宝发热怎么办

235. 随时掌握体温度数，确定是否用药

发热是疾病的外在表现，是疾病症状，不是疾病本身。引起幼儿发热最常见的疾病是呼吸道感染，如感冒、咽炎、扁桃体炎、气管炎、肺炎。

- 使用体温计测量体温，准确反映宝宝体温到底有多高；
- 不同的体温计有不同的使用方法和注意事项，要正确使用，以免影响体温测量的准确性；
- 如果测量部位有汗，要用干毛巾擦干汗水；
- 宝宝体温受某些因素影响，测量时最好在宝宝安静状态下进行，吃饭、喝奶、哭闹、出汗、室内温度高、穿盖较厚等都

影响体温度数；
- 一次测量只提示目前的体温，宝宝发热时要勤测量。

❖ **不一定吃退热药**

- 宝宝发热一定要吃退热药吗？当然不是的，要看宝宝体温有多高。当宝宝体温高于38℃时，需要密切观察体温变化，随时准备给宝宝服用退热药。在什么情况下就需要服用退热药了呢？采取物理降温没有任何作用时；体温呈现上升趋势，刚刚还是38℃，几分钟后测量已经超过38℃了，这时尽管体温还在38.5℃以下，也应该给宝宝喂退热药了，只是按照说明书上的量减半服用。
- 退热药不是对原发疾病的治疗，只是缓解发热症状；

- 吃退热药后，体温降下来并不意味着治好了疾病，也不意味着宝宝的体温不会再升上来了，还需要密切观察宝宝的体温变化，一旦发现体温复升，应采取降温措施；
- 宝宝体温的高低并不预示着宝宝病情的轻重，所以爸爸妈妈千万不要因为宝宝体温比较高就慌了手脚，使得医生不得不采取强烈的医疗干预，其实有时宝宝的病情并没有那么重。

❖ **给宝宝选择退热药**

幼儿可选择的退热药范围比较大，适合儿童服用的退热药基本上都可以选择。对于幼儿来说，比较安全的退热药仍然是扑热息痛类（对乙酰氨基酚），其次是布洛芬。有出血倾向的宝宝，如经常发生鼻出血的宝宝，不宜选择阿斯司林类退热药。

❖ **温水浴降温很好**

温水浴降温比较安全，水温可与宝宝体温差不多，或略比宝宝体温低0.5~1℃，温水浴降温可反复多次使用。

❖ **预防高热惊厥**

幼儿发生高热惊厥的几率，要比婴儿和学龄前儿童高。如何预防宝宝发生高热惊厥呢？

- 当宝宝体温达到38.5℃时，要采取积极的降温措施，首先是物理降温，如果物理降温无效，需要药物降温。
- 当宝宝体温超过39℃时，要在物理降温的同时，给予药物降温。
- 宝宝发热千万不要给宝宝加衣服，更不能用被子捂，或提高室内温度。这是导致宝宝发生高热惊厥最常见的原因。
- 采用降温措施后，宝宝体温下降了，这时父母可不要放松对宝宝体温的监测，一定要每小时，甚至每半小时测量体温一次，一旦发现宝宝体温有升高趋势，要重复上述降温措施。
- 通常情况下，宝宝在发热24小时之内最容易发生高热惊厥，当宝宝发热超过24小时后，就不太容易发生高热惊厥了，除非宝宝体温特别高。所以，及时发现宝宝发热是很重要的。

❖ **外出发热怎么办**

- 立即打电话给你熟悉或曾经为你的宝宝看过病的医生，当然最好是宝宝的私人医生，或你的家庭医生；
- 立即测量体温（旅游必带物品）；记下体温度数；
- 把宝宝放在温水中，洗5~10分钟温水澡，水温比宝宝体温低1℃；
- 在宝宝额部贴上一贴降温贴；
- 饮白开水，如果你的宝宝不喝白开水，可以在水中添加宝宝爱喝的东西，如橘子汁；
- 根据体温度数服用退热药（最好在医生指导下服用），如果你暂时找不到医生，经过上述处理，宝宝体温不能得到很好控制，就根据药物说明书上所写的剂量服用二分之一或三分之二的量，这是比较安全的用量。
- 在进行上述处理时，无论如何都要想办法联系就近的医生或医院，以备需要时能够随时看到医生。

236. 引起发热的常见疾病

❖ **感冒引起的发热**

感冒引起的发热，有如下特点：

- 持续发热。退热药可起效，但几个小时后，体温会再次复升，或和吃退热药前差不多，或比吃药前还要高。但这并不预示宝宝病情加重了，也不预示着退热药无效。退热药不是治疗疾病的药物，只是退热而已。
- 尽管宝宝体温比较高，但宝宝精神还

是不错的，面颊通常不会因为发热而明显发红，只是有些闹人，吃饭不太好。

• 宝宝多没有因发热而引起的寒颤。

• 大多数情况下，三四天后体温降至正常，不需要再吃退热药，很少再复升，除非合并了其他疾病，或合并了其他病原菌感染。

❖ 扁桃体炎引起发热

这么大的宝宝还可因化脓性扁桃体炎而发热，其特点是：

• 持续高热，退热药不能使体温下降，或虽然能降低体温，但不能把体温降到正常水平。阿司匹林类退热药可能短时间发挥退热作用，激素类退热药能使体温降至正常。如果没有使用有效的抗菌素，一两天后体温会再度回升。

• 发热同时常伴有寒颤，面色发白，或满脸通红，如果宝宝会用语言表述，会告诉妈妈冷。

• 如果选择了有效的抗菌素，体温会在24小时左右降到正常，但如果抗菌素疗程不足，细菌未被彻底消灭，停药后体温会再度回升。这与普通病毒性感冒不同，如果是病毒性感冒，体温降到正常后，不会再回升。

❖ 发热与出疹的关系

婴幼儿发热常会伴随着出疹。幼儿急疹最大特点是热退疹出，皮疹出来了，病就好了。但是，如果你的宝宝没有经历过这样的良性过程，你可能就会看着宝宝满身的皮疹而紧张。

麻疹的特点是发热四天出皮疹，而且出皮疹时，体温也是最高的。现在麻疹已经不多了，因为麻疹属于国家计划免疫项目，宝宝出生后都接种麻疹疫苗，患病率已经很低了。

风疹和水痘大多是在发热一天后出皮疹，体温不是很高，或低热，或中度发热，有的宝宝可不发热，只表现皮疹。猩红热的宝宝体温比较高，除了发热和出皮疹外，宝宝扁桃体多肿大，有杨梅舌（舌表面有红色疙瘩，就像杨梅一样）。斑疹伤寒和伤寒发病率很低，发病者多见于比较大的儿童，发热、脉搏慢是其特点。

第4节 宝宝便秘怎么办

237. 便秘原因不同处理也不同

便秘是消化系统常见症状，粪便在结肠停留时间久了，水分被吸收，使粪便干燥，不易排出体外。对于幼儿来说，一旦发生便秘，会比成人更难解决，成人会主动克服由于便秘带来的排便不适，不会因此而拒绝排便，而是积极想办法解决排便问题。宝宝则不然，排便越难，宝宝越拒绝排，尤其当发生肛裂、痔疮时，由于排便导致肛门疼痛，宝宝不敢排便，形成恶性循环。因此，避免宝宝发生便秘是非常重要的。

❖ 肠道蠕动速度慢就便秘

食物中纤维素过少，或进食太少，没有足够多的东西刺激肠壁，使肠道蠕动速度减慢，粪便在肠道内停留时间延长，导致大便干燥，引起便秘。幼儿饮食比较精细，不能食入较多的纤维素，加上饭量小，容易发生便秘。

❖ 腹部按摩加快蠕动

- 对于食量小，不喜欢吃蔬菜和杂粮的宝宝，要让宝宝适当增加运动量；
- 帮助宝宝进行腹部按摩，加强对肠道的机械刺激，使肠蠕动增加；
- 鼓励宝宝多喝水；
- 养成定时排便习惯。

❖ 结肠应激性减退

正常情况下，结肠内容物刺激结肠黏膜，引起结肠蠕动。当结肠应激性减退时，尽管粪便已经进入结肠，甚至进入直肠，但并不能因此引起宝宝排便动作。引起结肠应激性减退的常见原因有：宝宝长时间处于紧张情绪中；妈妈突然上班，把宝宝交给保姆看管；刚刚送到幼儿园，产生分离焦虑；父母脾气不好，经常争吵；父母对宝宝管教过于严厉；对宝宝排便问题疏于管理，宝宝贪玩，即使有了便意也顾不上排，导致结肠对粪便刺激的应激性降低；高血钙也可使结肠应激性降低，所以甲状腺功能异常，过多服用钙剂和促进钙吸收的维生素AD等，也可引起便秘。

❖ 应激性如何恢复正常

- 不要频繁更换宝宝看护人，妈妈上班前要不断和宝宝讲，让宝宝明白妈妈是去上班了，到时候就会回来，宝宝明白了这个道理，紧张情绪会得到缓解；
- 刚刚送到幼儿园时，妈妈要和老师保持良好的关系，每次接送宝宝时，最好和老师亲热交谈几句，宝宝知道老师和妈妈的关系很好，紧张情绪会缓解些，对老师产生信任；
- 给宝宝一个轻松、愉快的环境是父母的责任和义务，这一点不用多说，父母应该做得很好；
- 宝宝排便问题是需要管理的，定时提醒宝宝排便。
- 不要过多补充钙剂，以免增加宝宝肠

胃负担，影响食欲，还会引起便秘。

❖ 肠道平滑肌功能异常

低血钾、应用抗胆碱药，如阿托品、654-2、莨菪片、颠茄等，可使结肠平滑肌张力减低，发生弛缓性便秘。肠道易激惹综合征、慢性铅中毒等可使肠道平滑肌发生痉挛，引起便秘。克汀病（甲状旁腺功能减低）可引起顽固的便秘。肛裂、肛门周围脓肿、痔疮等肛门疾病，因在排便时引起肛门疼痛，宝宝不敢排便而发生便秘。同样，便秘也可以引起肛门疾病，两者互为因果。

❖ 应对方法

- 在使用抗胆碱能药物时，要严格按照剂量。尤其是宝宝肚子疼时，妈妈为了尽快缓解孩子腹痛，不到服药间隔时间，就提前给宝宝服药，或自行加大用药剂量。这样不但可引起宝宝腹胀、便秘，还可引起宝宝排尿困难、烦渴等症。
- 有肠道易激惹综合征的宝宝，常常引起饭后肠痉挛性腹痛。慢性铅中毒、克汀病需要医学干预。
- 防止宝宝发生便秘，护理好宝宝的小小屁股是预防肛门疾病的重要环节。大便

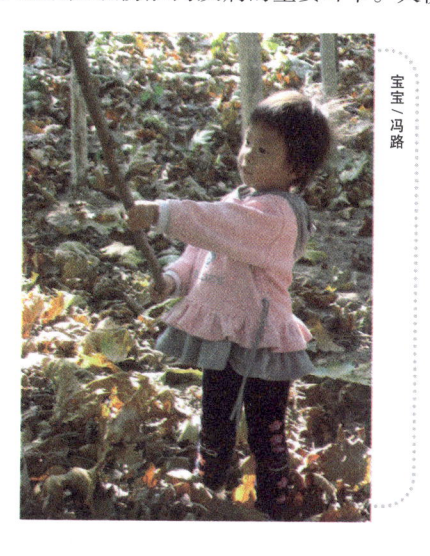

宝宝/冯路

后最好用清水冲洗，用纸巾沾干。

❖ **能缓解便秘的食物**

· 胡萝卜：胡萝卜有双重功效，缓解腹泻和便秘。妈妈很不理解，一种食物，又能缓解腹泻，又能缓解便秘，腹泻和便秘是两种截然相反的病，怎么可用一种食物呢？原因是胡萝卜生吃性凉，有清热祛火之功效；胡萝卜熟吃性温，有止泻收敛作用。所以，要想用于便秘，应该让宝宝生吃胡萝卜；要想用于腹泻，应该让宝宝熟吃胡萝卜。

· 红薯和花生：把红薯和花生煮熟，做成红薯花生酱给宝宝吃，对缓解便秘有很好的作用。

· 蜂蜜与香蕉：早晨起来，给宝宝吃一根香蕉，然后喝一杯蜂蜜，可有效地缓解便秘。

· 菜泥：芹菜、菠菜、韭菜等绿叶蔬菜煮熟剁成泥，可单独吃，也可和在面条或粥中。

· 水果：香蕉、西瓜、葡萄、荔枝、猕猴桃、白梨等可用于便秘宝宝，但橘子、苹果对便秘没有任何效果，橘子还有干燥作用。

· 黄豆：黄豆、芹菜、花生、胡萝卜放在一起做成菜食对缓解便秘有很好的作用。

· 小米粥拌红糖过去是月子饭，宝宝吃了有缓解便秘的效果，不妨试一试。

第5节 宝宝呕吐怎么办

238. 宝宝突然呕吐怎么办？

❖ **呕吐并非都是疾病所致**

呕吐分病理性呕吐和非病理性呕吐，所以呕吐并不一定就是疾病所致，健康状态下宝宝也可能呕吐。

宝宝不喜欢吃某种食物，就会把食物吐出来；宝宝受不了药的苦味，也会把吃进去的药吐出来，甚至用手抠嗓子，引起呕吐；宝宝还会把吃饭当游戏，把吃进的饭吐出来，引起妈妈的注意和着急，宝宝有控制周遭事态的胜利感，妈妈被他激怒了，他是有力量的，他对周遭有很强的影响力。有的宝宝被妈妈逼着吃饭，已经吃到嗓子眼了，妈妈还是哄着宝宝吃，结果宝宝只能把多余的饭菜吐出来。有的宝宝有精神性呕吐现象，有谁惹他不高兴了，就会呕吐；有的宝宝一哭就吐，成为神经反射性呕吐。

身体任何系统的疾病，都有可能导致宝宝病理性呕吐。这么大的宝宝生病，很少是单一症状的，都是几个症状连在一起，一下很难判定宝宝究竟患了什么病，究竟因为什么呕吐。

❖ **宝宝突然吐了怎么办**

宝宝突然吐了，很可能只是吃得不舒服了，如吃饭前吃小零食了，饭前吃冷饮了，吃了过多的水果等；在户外活动时间长了，宝宝受凉，"喝了一肚子风"等。宝宝一时不舒服，吐了以后，宝宝就舒服了。非疾病情况下的呕吐，宝宝只吐一两次，没有什么其他不适，呕吐后宝宝照样玩耍，甚至连吃都没耽误，体温也正常。如果是这样，妈妈不需要处理，也不要急着去医院看医生，再观察一段时间，如果没有任何异常情况，就不用去医院了。如果宝宝连续吐三次以上，或第二天又呕吐了，请

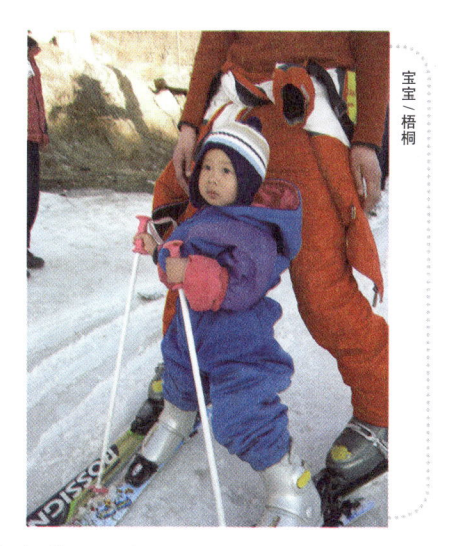

观察，及时发现其他病症，如感冒合并中耳炎时，宝宝会出现虚性脑膜炎症状而引起呕吐。

- 腹泻、发热后出现的呕吐。宝宝患腹泻病时，通常伴有呕吐。这时的呕吐，妈妈不可掉以轻心，因为腹泻已使宝宝丢失肠液，有出现水电解质紊乱可能，呕吐又会丢失胃液，进一步加重呕吐，且因呕吐影响宝宝进食服药。如果此时宝宝再发热，发热本身和使用退热药都会使宝宝丢失电解质和水分。因此，当这些症状同时发生时，要比单一的腹泻更容易引起宝宝脱水，因此要及时带宝宝看医生。
- 发热伴呕吐。除发热、呕吐外，宝宝没有任何伴随症状，而发热和呕吐都是症状，很多疾病都会引起发热和呕吐，就是说宝宝发热和呕吐原因不明。这时，妈妈就需要仔细观察宝宝病情变化，及时带宝宝看医生，寻找发热和呕吐的原因。
- 宝宝只是呕吐，没有其他症状。但宝宝呕吐前有不适或痛苦表情，呕吐后伴有面色不好，或额部冷汗，或呕吐后宝宝精神欠佳，不爱进食，在妈妈看来宝宝有些打蔫了，这时需要带宝宝看医生。
- 宝宝呕吐剧烈。几乎是向外喷，而且反复呕吐，把胃里的东西全都吐出来，宝宝还是不断干呕。这样的呕吐不能排除消化道异物，宝宝有可能把什么东西吞到消化道了，或什么东西刺到宝宝咽部，妈妈不要犹豫，立即带宝宝看医生。
- 宝宝呕吐物中有黄绿色胆汁样物，或褐色血样物。无论宝宝精神好坏，是否伴有其他异常症状，都要立即带宝宝看医生。

妈妈带宝宝看医生。

非疾病性呕吐，妈妈可以采取适当的护理措施：

- 最有效的方法是从吐后开始什么也不要给宝宝吃，除了喝水以外；
- 喝白开水是最好的选择，如果宝宝吐两次以上，建议在白开水中放一点食盐和白糖（葡萄糖最好）；
- 如果宝宝实在饿，要吃的，可给的食物有：大米汤、大米粥、小米粥、馒头、面条、鸡蛋羹或白煮鸡蛋；
- 如果宝宝肚子疼，用暖水袋装上六七十度的热水，用干毛巾包起暖水袋放在腹部；
- 可吃的药：思密达、莨菪片、胃舒冲剂（最好在医生指导下）；
- 上述所有处理方法最好是在向医生咨询后进行；
- 准备好医院及医生电话，以备急需。

❖ 需要及时看医生的几种情形

- 宝宝感冒、发热后出现的呕吐。宝宝越小，越易出现呕吐。感冒、发热是引起宝宝呕吐的常见原因，随着病情好转，呕吐消失。但疾病继发的呕吐，妈妈要认真

❖ 呕吐停食有时限

非疾病性呕吐可采取限时停食的办法，就是不给呕吐的宝宝吃任何东西，直到宝宝想吃为止。但这个方法对停食时间有严

宝宝／李金晟

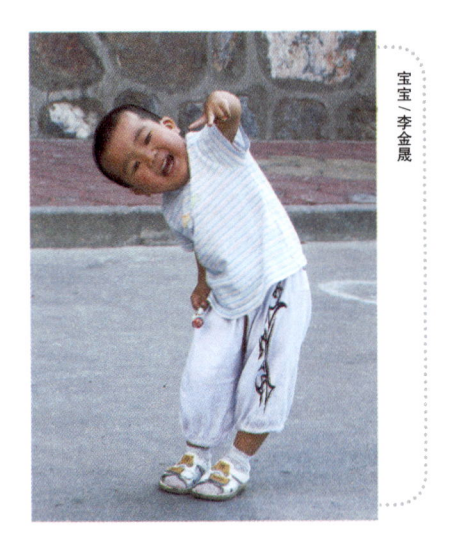

格限制：

- 新生儿停食时间不能超过4小时；
- 6个月以下的婴儿，停食时间不能超过6小时；
- 12个月以下的婴儿，停食时间不能超过8小时；
- 1岁幼儿，停食时间不能超过10小时；
- 两三岁幼儿，停食时间不能超过12小时；
- 宝宝停食时间内，不主动要食物，不要给宝宝吃任何东西；
- 宝宝停食时间内主动要食物，可少量给宝宝吃容易消化的食物，但如果进食后立即出现呕吐，马上停止喂食；
- 宝宝超过停食时间，仍然不主动要食物，妈妈可试着先给宝宝少量容易消化的流质饮食；
- 停食不停水，只要宝宝喝水就频频给宝宝喂水。最好喂口服补液盐，按照1:1000比例配比，宝宝能喝多少喝多少，不要一次性喝很多，像输液一样，小量频饮不易引起呕吐，还容易吸收。无论宝宝吐、泻多么严重，保证电解质水分的补充就没危险，这一点父母要牢记。此时吃药并不

重要，当宝宝胃肠道有病时，食物都不吸收，药物就更难吸收了，还加重胃肠道负担，只有补充口服补液盐是至关重要的。

239. 常见病理性呕吐

❖ 肠套叠呕吐

多发生在比较胖的宝宝，男宝宝多见，发病前常有腹泻病史，呕吐同时伴有阵发性哭闹是其特点，哭闹是因肠套叠引起腹痛，宝宝突然哭闹，又突然停止，停止哭闹时，宝宝表现异常安静，不再向从前那样活泼，果酱样大便是典型的肠套叠大便，一旦出现果酱样大便预示病情较重，可能已经有肠坏死，所以，肠套叠关键是早期诊断，宝宝可免遭手术之苦。

❖ 神经系统疾病呕吐

任何神经系统疾病都可引起病理性呕吐，在呕吐同时伴有其他疾病症状和体征。神经系统疾病伴有呕吐，呕吐多不是唯一症状，也多不是首发症状。

❖ 其他疾病呕吐

对于婴幼儿来说，几乎任何疾病都有引起宝宝呕吐的可能，所以以呕吐为依据诊断疾病是比较困难的。父母需要清楚的一点是，宝宝呕吐并非就意味着宝宝消化系统疾病，几乎任何系统疾病都可引发宝宝呕吐。

❖ 维生素AD中毒呕吐

过量补充维生素AD可引起蓄积中毒，其症状类似缺钙，宝宝多汗、烦躁、睡眠不能实易惊醒，严重者出现呕吐。

❖ 各种感染性疾病呕吐

消化系统感染是引起呕吐最常见原因，其他系统感染，如感冒、肺炎，也同样可引起呕吐。

❖ 急腹症呕吐

肠套叠、阑尾炎、腹膜炎等疾病都可

以呕吐为首发症状，并伴有腹胀、腹泻、便秘、腹痛等相应消化系统症状。

❖ **代谢性疾病呕吐**

代谢性酸中毒、尿毒症、糖尿病酮症酸中毒等都可出现呕吐。

❖ **各种中毒呕吐**

包括药物、食物、毒物中毒，呕吐常为首发症状。

通过上述讨论，父母可能感觉到，无论是生理状态，还是病理情况，几乎都可引起宝宝呕吐，而且可能是唯一的症状，或首发症状，或以呕吐为主要症状。可以得出这样一个结论，呕吐症状在幼儿时期是非常常见的症状，那么，宝宝到底是生理性呕吐，还是疾病性呕吐，根据上面所述，父母可能有了大体了解，但父母终究不是医生，不能做出最终判断。但随着经验的积累，当宝宝出现呕吐时，父母至少能够初步判断是否需要带宝宝看医生，这就足够了。

❖ **什么是张力液**

无张力液：不含电解质的液体。

张力液：含有一定浓度电解质的液体。

等张（力）液：液体中的电解质浓度与血液电解质浓度相等的张力液称为等张液。

1/2张（力）液：把等张液稀释1倍，就是1份张力液加1份无张力液。

1/3张（力）液：把等张液稀释2倍，就是1份张力液加2份无张力液。

第6节 宝宝腹痛怎么办

240. 宝宝常说肚子疼

❖ **"妈妈，肚子疼"可能并非是真的**

会说话的宝宝，第一次告诉妈妈他哪里不舒服，说的可能就是"肚肚疼"。如果妈妈马上就停下手里的活，很紧张，给宝宝极大的关注，揉肚子，用热水袋暖肚子，宝宝就会把说"肚肚疼"当成家常便饭。

宝宝很聪明，这种方法比用哭要挟还来得容易，得到的关注也周全得多，父母的态度也好得多。当然了，如果父母把宝宝带到医院，当医生问宝宝哪里疼时，宝宝可能说哪里也不疼，妈妈提醒，你不是肚子疼吗？宝宝会说，现在不疼了。宝宝可不想做抽血之类的检查，更不想打针吃药。

幼儿可能把肠蠕动、饥饿时的饥肠辘辘、大便前的腹胀感觉、肠鸣音等等，都说成是肚子痛，这也算不上小题大做，宝宝没有经验，还不能分辨这是怎样一回事嘛。

妈妈可用询问的方式，引导宝宝认识真实的情况：是不是要大便呀？是不是饿了？告诉宝宝人饥饿时，肠子会通过蠕动发出信号——要吃东西了；大便前会有一种感觉，肚子紧紧的，要把大便挤压出来，这时就要蹲到便盆上了。宝宝的生活经验就是这样一点点积累起来的，经验的积累离不开父母的教导。

❖ **怎样识别真假**

如果宝宝真的肚子疼，不用宝宝说，父母也能看出大概：宝宝用手捂着肚子，脸色不像平时好看了，宝宝不会再嬉戏玩耍，虽然没有痛苦表情，至少也不那么安静愉悦。所以，宝宝是否真的肚子疼，不要听宝宝说，而是观察宝宝表现。

如果妈妈觉得宝宝没有什么异常表现，可宝宝坚持说自己肚子疼，以达到某种目的，如不吃饭，不睡觉，不去幼儿园等，那就要明白地告诉宝宝：如果你真的肚子疼，妈妈带你去医院看医生，到医院我们必须听医生的，做血液检查或打针输液。这不是吓唬孩子，而是给孩子一个明确的概念，对自己所说的话是要负责任的。从小给宝宝一个明确的概念，对自己所说的话要负责，说谎话是要付出代价的。这样不但能判断宝宝是否真的肚子疼，还能就此给宝宝正确的教育。

241. 需看医生的几种情形

尽管病理性腹痛有赖于医生的诊断和鉴别，但父母也应该有初步的了解，以便确定是否需要带宝宝去医院。如果宝宝说"肚肚疼"，并伴有如下症状，那就应该看医生了：

• 大便异常，包括大便干燥或溏稀，大便次数增多或减少，以及异常色泽和特殊气味。

• 体位异常，如宝宝弯曲着腰，或蹲在地上不起来，或撅着屁股趴在床上很痛苦的样子，或捂着肚子在床上翻滚。

• 面色苍白，额头冒汗，手脚发凉等。

• 嗳气、恶心、呕吐等。

• 无法转移宝宝的注意力，宝宝平时感兴趣的事情，也不能使宝宝忘记肚肚痛。

• 发热、频繁咳嗽、精神不爽、不爱玩耍等。

❖ 腹痛类型

• 绞痛

多是空腔脏器（胃、肠管、输尿管、胆管膀胱等）肌肉痉挛或梗阻引起的，表现为阵发性疼痛，用生活语言来说，就是难以忍受的疼痛，宝宝不敢动，保持一个固定的体位，不让碰，不让抱，更不让摸肚子，甚至当有人走近时，他都会因为害怕被触动而大叫，不让人靠近。引发绞痛的疾病有胆道蛔虫症和肠套叠。现在饮食卫生条件好了，胆道蛔虫症的患病率比较低，临床中不多见。

• 钝痛

腹腔脏器被膜（包裹在脏器表面的包膜）受到牵扯引起疼痛，如肝脏肿大、肾盂积水、阑尾炎等，都可引发持续性钝痛，疼痛的位置多与病灶器官临近。

宝宝对腹部持续性钝痛并不敏感，可能常用手触摸疼痛部位，或喜欢把玩具或其他物体抵在疼痛的部位，以减轻不适；或者更愿意趴着，或把腹部抵靠在家具等物体上。如果父母发现宝宝有这些表现，可询问宝宝是否肚子疼，或用手触摸一下宝宝的腹部，观察宝宝的表情。如果触到疼痛部位，宝宝会有相应反应。当然最好是带宝宝看医生，由医生做出诊断。

• 放射痛

腹腔脏器疾病通过植物神经，沿脊椎神经反射到相应位置，形成放射性疼痛，比如肝脏和胆囊疾病，疼痛可放射到右肩部。

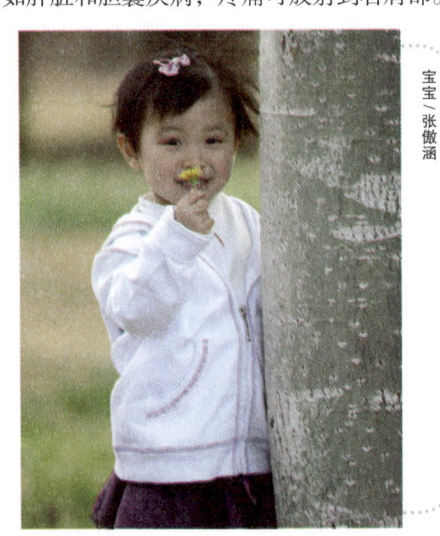

宝宝／张傲涵

第 7 节 宝宝咳嗽怎么办

242. 引起咳嗽的疾病及护理

❖ **咳嗽是症不是病**

咳嗽本身不是疾病，而是一种症状，是某些疾病引发的一种外在表现。很多疾病都可以引起咳嗽，最常见的是呼吸系统疾病，比如感冒、气管炎、肺炎、咽炎等。针对咳嗽的治疗药物，主要是缓解咳嗽症状，以祛痰止咳为主要功效。如果原发病不需要药物治疗，或原发病已经得到控制，单纯服用止咳祛痰药就可以了。如果原发病没有得到有效控制，只服用止咳祛痰药，就难以取得好的治疗效果了。因此，当宝宝出现咳嗽症状时，需要寻找咳嗽病因，对症治疗和对因治疗同步进行，才能取得好的疗效。

❖ **什么疾病引起咳嗽**

• 按解剖部位划分，引起咳嗽的常见疾病有：额窦炎、鼻窦炎、鼻炎、咽炎、喉炎、气管炎、支气管炎、毛细支气管炎、肺炎等。

• 按疾病谱划分，引起咳嗽的常见疾病有：百日咳、百日咳综合征、感冒、流感、上呼吸道感、过敏性咳嗽、支气管哮喘、心因性咳嗽等。

• 按咳嗽类型划分，有外周性咳嗽、中枢性咳嗽等。

• 按中医理论划分，有湿热咳嗽、寒喘咳嗽、发热咳嗽、伤风咳嗽等。

❖ **家庭护理不可少**

宝宝咳嗽，对因治疗、对症治疗都是必要的，但正确的家庭护理更是必不可少：

• 室内温度保持在 18-20℃ 左右，室内湿度保持在 45%-50% 左右，最好让室内保持相对恒温、恒湿状态。

• 保持室内空气新鲜和流通。即使在寒冷的冬季，也要坚持每天开窗换气 20 分钟以上；夏季室内使用空调，也要定时把空调关闭，打开门窗通风换气。通风换气最好在空气质量良好，适宜户外活动的时候进行。

• 坚持户外活动，即使是冬天也不要间断。如果宝宝整个冬天几乎没有出屋，开春到户外难免外感风寒。耐寒锻炼要从头年秋季就开始，春捂秋冻，没有"秋冻"，冬季就不敢出屋，开春就很容易感冒了。

• 不要给孩子穿得过多，和大人穿得差不多就可以了。如果宝宝能跑能跳了，穿的应该比成人少些为好，因为宝宝一刻也不停歇，总是满身汗水，穿多了就更易出汗。出汗的宝宝，只要遇到冷风就难免感冒咳嗽。

• 可给宝宝选择有止咳清痰作用的食物，如白梨冰糖水、煎过的大枣泡水、橘子皮泡水等。

• 给宝宝吃清淡且营养丰富的食物，不要吃刺激性和辛辣的食物，不要给宝宝吃过甜或过咸的食物。

• 多给宝宝喝水，尤其是睡前和起床前给宝宝喝些水，可减轻宝宝睡眠时和清晨起床后的咳嗽。

• 大一点的宝宝可以含药片了，可以给宝宝含清凉润喉含片。

• 雾化吸入治疗咳嗽是不错的选择，宝宝容易接受，效果很好。购买一台雾化机，在家中给宝宝雾化治疗,可避免宝宝常往医院跑,被染上其他疾病。

• 如果宝宝喉咙中有比较多的痰液,要不定时地给宝宝拍痰,帮助宝宝把痰液咳出来。通常情况下,2岁半以后宝宝才能学会咯痰,所以在宝宝还不会自己咯痰前,父母要帮助宝宝把积聚在呼吸道中的痰液排出来。

243. 咳嗽治疗

❖ **针对疾病的止咳治疗**

止咳治疗是辅佐治疗,不能把止咳治疗的砝码全部压在止咳药上,要分析引起咳嗽的病原,针对原发疾病进行治疗,才能收到好的疗效。

• 额窦炎、鼻窦炎、鼻炎、咽炎。这些疾病都比较难治,属于耳鼻喉科范围,而宝宝看病大都在儿内科。如果宝宝流浓鼻涕,说话鼻音比较重,述说头痛、嗓子痛、干咳,尤其睡觉前或晨起后咳嗽,就要想到有上述疾病的可能,最好带宝宝看耳鼻喉科医生,及时治疗引起咳嗽的原发病。

• 气管、支气管、肺感染。病毒、细菌及其他微生物均可作为致病菌,侵犯气管、支气管和肺脏,引起气管、支气管和肺脏炎症。

用大树来比喻,树根以上就是上呼吸道,树根以下就是下呼吸道。整个呼吸道都可遭受各种外来因素的侵袭而发生病理变化,这些外来因素,并不单纯是病毒、细菌及各种微生物,有些理化因素、环境因素等也可引起呼吸道病理改变。

呼吸道黏膜发生病变,当致病病毒、细菌及各种微生物被药物消灭后,呼吸道黏膜自身功能的损伤,并不能跟着就好了,相反可能形成经久不愈的咳嗽。因此,宝宝咳嗽并不一定意味着有感染,不要不加分析就使用抗菌素。滥用抗菌素,只能增加药物的副作用,导致菌群失调,胃功能受损,食欲下降。

对于经久不治的咳嗽,应该把重点放在对呼吸道黏膜的保护、修复、功能的恢复上,如服用维生素AD胶丸,有利于内膜的修复;多喝水,保持室内空气湿度适宜,使纤毛运动功能改善;服用化痰药使痰液变稀薄,有利于痰液排出;空气新鲜,减少室内灰尘,减少理化因素刺激,帮助呼吸道内膜功能的恢复。

❖ **咳嗽重不一定病情重**

咳嗽是父母能够看到的症状,如果宝宝把吃进的饭都咳出来了,父母就会很着急。咳嗽是一种保护性动作,强烈止咳对宝宝的病情是没有益处的。呼吸道中分泌物咳不出来,堵塞在呼吸道内,那更糟糕。让宝宝适当咳嗽,对宝宝病情是有好处的。服用稀释痰液、消炎、祛痰的止咳药也是必要的。

如果宝宝咳嗽剧烈,引起呕吐,使原本就受损的呼吸道发生水肿,甚至有点状出血,这时止咳就显得比较重要了。但止咳药主要是对症治疗,治标不治本。

宝宝感冒或患气管炎、肺炎,可能会持久咳嗽,父母为此跑遍医院和药店,寻找最好的治咳嗽药。其实父母不必过于担忧,如果医生说你的宝宝没什么问题,偶尔咳嗽几声不要紧,天气暖和后宝宝的咳嗽自然而然就好的。

❖ **针对咳嗽的治疗也有意义**

咳嗽本身不是一个独立的疾病,它只是一种症状,是保护性反射动作,通过咳嗽把呼吸道中的"垃圾"清理出来,所以咳嗽也不是一件坏事。那么是不是就不需要止咳治疗了?当然不是。止咳治疗有其独立的医学价值,表现如下:

- 减轻气管内膜充血、水肿。如果宝宝是干咳，也就是说呼吸道内没有"垃圾"，通过咳嗽清除垃圾的作用就没有了，而咽部和气管内膜的充血、水肿，会由于咳嗽而加重，这时止咳治疗就有现实意义了。

- 降低咳嗽中枢兴奋性。由于长期咳嗽刺激，使咳嗽中枢持续处于高度兴奋状态，这时的咳嗽，就不是具有保护作用的反射动作了，应积极进行止咳治疗。

- 缓解伴随症状。尽管咳嗽具有保护性，但如果咳嗽很剧烈，影响睡眠和进食，甚至因为咳嗽而把胃内食物吐出来，积极的止咳治疗就非常必要了。

❖ 止咳祛痰药的选择

- 祛痰、稀释痰液。绝大多数止咳药物都不仅具有镇咳作用，还兼有祛痰、化痰、减轻呼吸道黏膜水肿、恢复气管内膜纤毛功能等作用。因此服用止咳药，不仅是针对咳嗽症状，对疾病康复也有很重要的作用。

- 兼有祛痰、化痰的药物。这类药物多是中药制剂，糖浆优于片剂。糖浆会附着在咽部黏膜上，保护黏膜免受刺激，达到止咳目的，服用糖浆时不要用水稀释。

伤风止咳糖浆是临床比较常用的一种止咳药，也叫非那根糖浆，以止咳为主，兼顾化痰，并有镇静作用，适用于夜间咳嗽较重或干咳少痰的宝宝。服用时要掌握好剂量，切不可随意加量。

- 中枢性镇咳药幼儿咳嗽反射较差，气道管腔狭窄，血管丰富，纤毛运动较差，痰液不易排出。对于呼吸道炎症显著、痰液较多的宝宝来说，咳嗽是件好事，能够帮助宝宝把积聚在呼吸道内的痰液清除出来。

中枢性镇咳药具有强效止咳作用，但同时也抑制了气管黏膜纤毛运动功能和支气管平滑肌的收缩蠕动功能，导致痰液不能顺利排出。大量痰液蓄积在气管和支气管内，将会影响呼吸功能。面对剧烈刺激性干咳，可选用中枢性镇咳药，但要同时治疗原发病。

第8节 宝宝患了气管炎、肺炎怎么办

244. 宝宝患了气管炎怎么办

❖ 年龄越小症状越重

宝宝越小，患支气管炎后症状越重。由于气管内膜遭受病毒、细菌等微生物侵袭，支气管发生炎症反应，大量分泌物渗出，堵塞气管，使气管内膜上的纤毛运动受到限制，不能有效清除炎性分泌物，导致呼吸道气体交换不畅，通气功能出现障碍，宝宝呼吸困难、咳嗽，甚至发生喘憋。白天症状还不是很重，到了晚上，宝宝很难入睡，翻来覆去，烦躁哭闹。

❖ 主要症状是咳嗽、咯痰

支气管炎最主要的症状就是咳嗽、咯痰。但同样是支气管炎，咳嗽的表现却不尽相同；即便是同一个宝宝，两次患的都是支气管炎，但这次咳嗽和上次咳嗽也可能完全不一样。妈妈很难通过宝宝怎样咳嗽，来判断宝宝病情轻重，也很难判断是感冒引起的咳嗽，还是咽炎引起的咳嗽，抑或是肺炎引起的咳嗽，因此要及时就医。

❖ 药物治疗和物理治疗

支气管炎的治疗并不复杂。药物治疗

主要选用两类药物，一是抗菌素，一是止咳祛痰药。物理治疗也有两类，一是理疗，即通过物理方法对肺脏进行局部治疗，通常也称电疗；另一种是雾化吸入。雾化吸入其实也是药物治疗的一种，只是给药途径是通过雾化器，把药物变成雾滴，直接吸入呼吸道中，属于局部给药治疗。

❖ **不可长期使用抗菌素**

支气管炎可引起宝宝长时间咳嗽，尤其是在冬季，患了支气管炎，咳嗽可持续几周甚至一两个月。因长期咳嗽而给宝宝长期使用抗菌素，也属于乱用抗菌素，不但于病无利，还会引起菌群失调等一系列不良后果。

抗菌素的使用原则是：在支气管急性炎症期，选择有效的抗菌素，足量使用一个疗程后就要停掉。炎症引起气管黏膜损伤，需要一段时间恢复，咳嗽、咯痰也需要一段时间康复。恢复期治疗主要是修复气管内膜功能，清热化痰，可用理疗，或雾化吸入化痰药，服用对气管内膜有修复作用的药物，如鱼肝油和微量元素等。恢复期的正确护理很重要，要保持室内适宜的温度和湿度，冷热要均匀，服用清肺化痰的食疗方，如喝白梨红枣冰糖煮水、鲜橘皮泡水、煎过的红枣泡水等。总之，千万不要因为宝宝一直咳嗽，就长期给宝宝服用抗菌素。

❖ **雾化吸入疗效好**

采用雾化吸入的方法治疗气管炎效果比较好，根据如下：

• 解剖特点。气管、支气管、毛细支气管、肺泡的解剖结构就像一棵大树，树根是鼻腔、口腔、咽部、喉部，这些都是气体交换门户，就像扎根在土壤中的树根，吸收土壤中的养分。主树干就相当于气管，树枝相当于支气管，树叶梗子相当于毛细支气管，树叶就相当于肺泡了。

幼儿支气管直径是成人的1/4，毛细支气管直径是成人的1/2，毛细支气管管壁厚度是成人的1/3。毛细支气管平滑肌薄而少，直到3岁以后才明显发育起来，逐渐接近成人水平。所以，当幼儿患支气管炎时，一旦发生支气管痉挛，很容易出现管腔狭窄。

• 疾病特点。由于炎症导致气管黏膜肿胀，分泌物增加，堵塞管腔，而幼儿不会咯痰，很难自行清除呼吸道内的分泌物。

• 功能特点。幼儿支气管管壁缺乏弹力组织，软骨柔软，毛细支气管没有软骨，往外呼气时气管容易被压，致使气体滞留在肺泡内，从而影响气体交换。也就是说，含氧量很低的废气残留在肺内，占据一定的空间，含氧量很高的新鲜气体不能进入肺内，进行气体交换，最终导致宝宝缺氧。可见幼儿患呼吸道炎症，治疗的关键是清除呼吸道内的分泌物，解除支气管痉挛。而有效清除呼吸道内分泌物的方法之一，也是比较理想的方法就是雾化吸入。

• 雾化吸入的优点。操作简单，在家就可以实施；局部使用药物，不但有的放矢，药量也小，减少药物的毒副作用；可代替打针、输液、吃药，宝宝易于接受，没有痛苦；通过雾化器内的药物实现抗菌、稀释痰液的疗效，达到消炎、祛痰、止咳作用；改善由于环境干燥所致的呼吸道黏膜干燥；通过雾化的湿化和消炎作用，恢复被损伤的气管内膜和纤毛运动功能。气管内膜纤毛运动功能，对维护气管内的清洁功不可没。纤毛就如同一把大扫帚，清扫呼吸道内的分泌物，纤毛的摆动就像麦田在风中摇曳的麦浪，一波接一波，不知疲倦地工作着。当气管内分泌物过多或过于黏稠时，纤毛之间发生粘连，加上较多的分泌物压在纤毛上，使得纤毛再也不能很好地摆动了，纤毛就不能很好地完成清理任务。

通过雾化吸入，让黏稠的分泌物变得稀薄，使相互粘连的纤毛打开；再配合拍背排痰，迫使分泌物移行到咽部，咽到消化道中。宝宝可能会发生呕吐，那是因为黏稠的分泌物不易被咽到消化道，刺激软腭，同时宝宝在咳嗽吞咽过程中，会增加腹腔压力，最终导致呕吐。妈妈不必为此着急，呕吐是清除痰液的有效方式。宝宝吐完，要等安静下来之后，再喂食物。

245. 宝宝患了肺炎怎么办

❖ 需要看医生了

父母很难通过症状和体征，确定宝宝患了肺炎，只有医生能做出诊断。但有许多症状，提醒父母，也许应该马上带宝宝看医生了：

• 呼吸加快。一般情况下，宝宝呼吸频率大于40次/分，就要想到宝宝可能患了肺炎，尽快看医生。在清醒状态下，宝宝很难安静下来，让父母计数呼吸次数；在睡眠状态下，宝宝能够安静地让父母计数呼吸次数，但结果不能完全反映宝宝的呼吸状态。

医学上快速计数呼吸频率的方法是：计数15秒内宝宝觉醒状态下的呼吸次数，再乘以4，得数就是宝宝每分钟呼吸频率了。快速计数往往也有误差，准确计数还是应该完整地计数1分钟。

父母可凭直觉判断宝宝呼吸频率是否正常，尽管不够准确，但还是能及时发现异常情况。父母不需要确定宝宝患了什么病，只需及时发现异常情况，带宝宝看医生就足够了。

• 出现喘息。正常情况下，妈妈听不到

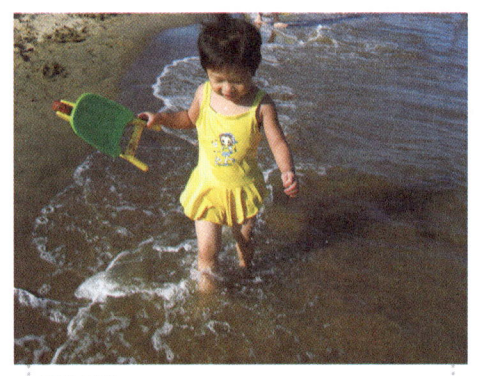

宝宝/冯路

宝宝的呼吸声，即使能够听到，声音也很柔和、均匀，不会让人难受。而宝宝喘息，那是呼哧呼哧的声音。妈妈可把耳朵贴在宝宝背部，细心倾听。正常呼吸音清晰、均匀、干净；喘息呼吸音混浊、粗糙，有杂质，也不均匀。

• 鼻翼扇动。正常情况下，宝宝呼吸时鼻翼是没有动静的；患肺炎时则会出现鼻翼扇动，两侧鼻翼随着呼吸频率一起一落的，如同扇扇子。

• 感冒症状加重。宝宝流鼻涕，打喷嚏，发热，咳嗽，父母断定孩子感冒了，就给宝宝吃感冒药。但几天过去了，宝宝症状不但没有好转，还有所加重，甚至出现了新的症状。

父母发现孩子有上述情况，或一种或多种，就要怀疑宝宝可能得了肺炎，马上带宝宝上医院，请医生诊断治疗。

❖ 什么引起肺炎

肺炎可由病毒、细菌和支原体等感染引起。引起肺炎的常见病毒有流感病毒、副流感病毒和腺病毒等。引起肺炎的常见细菌有肺炎球菌、链球菌等。病毒性肺炎可同时合并细菌感染，这是因为病毒感染削弱了宝宝的免疫能力，平时非致病菌也会成为致病菌，侵袭到宝宝肺部，引发肺炎。所以，宝宝一旦患了肺炎，无论是病毒性的还是细菌性的，都需要使用抗菌素。因为医生很难估计宝宝是单一病毒感染，还是单一细菌感染，抑或是病毒和细菌双重感染。

❖ **肺炎典型症状**

肺炎最初症状类似感冒。轻症肺炎只表现为咳嗽、咯痰，或有发热、呼吸频率略快等症。重症肺炎除上述表现外，还可出现喘憋、口周发青、精神不振、烦躁不安、精神萎靡和嗜睡等症，并伴有食欲减退、呕吐、腹泻等消化系统症状。

❖ **什么抗菌素最有效**

检测出病原菌和敏感菌后再使用抗菌素，当然是最理想的，但一般很难做到。临床上，医生选用抗菌素，首先根据以往经验，判断引起肺炎可能的感染菌，再根据宝宝年龄、病情轻重、既往使用抗菌素情况等因素，合理选配适当的抗菌素。

通常选择一种抗菌素就足够了，急重症肺炎可选用2种。引起肺炎的细菌多是阳性菌，所以一般首选针对阳性菌的抗菌素。支原体肺炎属于肺炎中的特殊类型，需要选用对支原体敏感的抗菌素，通常情况下，大环内酯抗菌素效果佳。

❖ **祛痰止咳并重**

祛痰治疗就是通过药物及其他方法，祛除呼吸道内异常分泌物。止咳治疗是借助药物或其他物理方法，减轻咳嗽症状。通常情况下，祛痰、止咳相辅相成，呼吸道异常分泌物被清除了，咳嗽得以减轻和缓解；咳嗽减轻了，宝宝痛苦减弱，由咳嗽引发的呕吐也有所缓解，呼吸道黏膜水肿也会有所减轻。这类药物多是祛痰止咳作用兼而有之，但要强调的是，肺炎引发的咳嗽，一般不宜选用中枢性镇咳药，除非宝宝咳嗽实在太厉害了。

❖ **雾化吸入应唱主角**

雾化吸入属于物理治疗，也属于药物治疗，是借助雾化器把药物送到呼吸道内，起到局部治疗的作用。父母可能更重视输液、打针、吃药治疗，把雾化吸入看作是辅助手段，可有可无，这种理解是错误的。对于呼吸道疾病而言，雾化吸入是很好的治疗方法，应该成为主要的治疗手段。

❖ **拍背排痰父母必修**

宝宝患了肺炎，受到致病菌侵袭的不单单是肺泡，整个呼吸道都会受到不同程度的损伤，因此呼吸道内异常分泌物的清理，对病情好转至关重要。要清理呼吸道异常分泌物，任何单一的治疗措施，效果都是有限的，综合治疗才能事半功倍。父母切不可忽视拍背排痰的作用，要按照医生的指导，认真为宝宝拍背排痰。

❖ **退热治疗**

体温高低与肺炎轻重没有直接的关系，体温高不等于肺炎重，体温正常也不等于没有肺炎，或肺炎很轻。肺炎引起的发热，与其他疾病引起的发热，在治疗原则上没有本质差异。退热治疗仅仅是针对发热症状的对症治疗，不是对疾病本身的治疗，所以当肺炎引发宝宝发热时，选择适合的退热药就可以了。

❖ **精心护理最重要**

肺炎确诊了，医生多会收宝宝住院，比较轻的肺炎，医生可能建议每天到门诊输液。无论是住院治疗，还是在门诊输液，抑或在家用药，父母的精心护理，对宝宝的康复都非常重要。输液、吃药只是肺炎治疗中的一个重要环节，但忽视父母护理环节，宝宝病就好得慢，甚至疗效甚微。

❖ **室内温控**

宝宝患肺炎了，妈妈居家护理宝宝，对室内温度要格外注意。冬季控制在24℃左右，最低不要低于18℃，最高不要高于26℃。夏季控制在28℃左右，最高不要高于30℃，最低不要低于24℃。春秋季节不需要人工调节室内温度，但要注意通风换气。

❖ 别忘了湿度

在家护理肺炎宝宝，冬季室内湿度控制在50%左右，春、秋两季湿度控制在60%左右，夏季控制在70%左右。湿度与温度相关联，冬季如果室内温度过高，很难保持适宜的湿度。如果通过加湿器保证室内湿度，室内就像蒸笼一样，雾气比较大，宝宝会感到不舒服，也不利于肺炎的康复。夏季湿度比较大，温度比较高，需要减湿、降温。冬季湿度比较小，温度比较低，需要加湿、升温。春秋两季温度适宜，湿度偏小，需要适当增加湿度。

❖ 通风换气有时间

空气质量良好的情况下，开窗通风换气，是保持室内空气清新的最好办法。

夏季上午8-9点，下午17-18点。

冬季上午10-10:30，下午15-15:30。

春秋两季气候比较宜人，开窗换气时间可适当延长。夏季气候炎热，上午10点、下午15点正是天气最热的时候，可把窗户关上，室内温度就不会太高了。如果安装了空调，也要定时开窗通风，不可一天24小时都门窗紧闭。另外空调调整的室温不要过低，28℃比较合适，室内外温差保持在7℃比较好。早晨太阳出来前不要开窗通风。

❖ 保证营养

患肺炎的宝宝消化功能降低，食量下降。父母想尽一切办法，给宝宝喂食。但千万不要强迫宝宝进食，这样只能进一步恶化宝宝的消化系统及其功能。给宝宝提供容易消化的食物，如果宝宝不想吃，就先放一放。

食物要富含蛋白质、矿物质和维生素，同时要清淡，容易消化，引起宝宝胃口。大多数幼儿都比较喜欢喝奶，生病期间，妈妈可以满足宝宝的喜好，这样既能保证营养物质的摄入，宝宝又喜欢食用。生病期间宝宝喜欢某种食物，即使不是非常有营养，吃了也比不吃强，妈妈要灵活掌握，如果一味强调高营养食物，拒绝让宝宝吃他喜欢的食物，结果会影响宝宝疾病康复。

第9节 宝宝常见皮肤问题

246. 皮肤问题内服药物

❖ 7点提示最重要

• 幼儿皮肤表皮比较薄，仅有0.1毫米左右，容易脱落起疱疹。但表皮基底层发育旺盛，细胞分裂快，所以尽管宝宝容易起疱疹，也很容易愈合。

• 宝宝皮肤容易出问题，但真正患皮肤病的并不多，常见皮肤感染、湿疹、荨麻疹、病毒疹等，都不是难以治愈的皮肤病。

• 治疗幼儿皮肤病变或暂时异常，不是越积极越好，很可能反而越坏。因为某些治疗皮肤病变的药物，对宝宝皮肤本身就是一种强刺激，甚至成为过敏源。

• 皮疹、糜烂、疱疹等，只要不破坏真皮，不合并严重的细菌感染，均不会留下疤痕，妈妈不必过于担心。比较严重的面部湿疹，其实也不会留下疤痕。

• 皮肤病病因比较复杂，诊断方法有

限，多依靠医生望诊和触诊，结合病史、年龄、季节及全身情况做出诊断，多数情况下是靠医生经验做出诊断，所以会出现这样的情况：同样病情，不同医生会做出不同的诊断。

• 皮肤疾病诊断比较困难，但治疗并不复杂，主要是内服药和外用药；外用药在皮肤病的治疗上起主导作用，配合使用内服药。

• 与遗传有关的皮肤病难以治愈；以皮肤损害为主要表现的全身性疾病，需要治疗原发病，只针对皮肤问题进行处理，不能取得好的效果。

❖ 更多还是对症治疗

皮肤与身体其他脏器关系密切，皮肤病变很多情况下是身体其他病变的外在表征，如不充分考虑全身问题，只针对皮肤施以治疗，很难收到效果。

但还有很多皮肤病，不知道真正的病因；有一些虽知病因，但尚缺乏诊断方法，如很多与遗传因素有关的皮肤病，还难以通过遗传学做出最终诊断。所以真正能对因施以治疗的皮肤病并不是很多，病因不清的皮肤病，主要是对症治疗。

❖ 内服药介绍

• 抗组胺药物。这种药物最常用，也比较有效。抗组胺药具有抗过敏、镇静和止痒作用，最常用于治疗荨麻疹、湿疹、接触性皮炎、药物性皮炎等。常用的药物是扑尔敏、苯海拉明、非那根等。抗组胺药主要副作用是嗜睡，其次是口干，停药后症状消失，患病幼儿可服用此类药物。

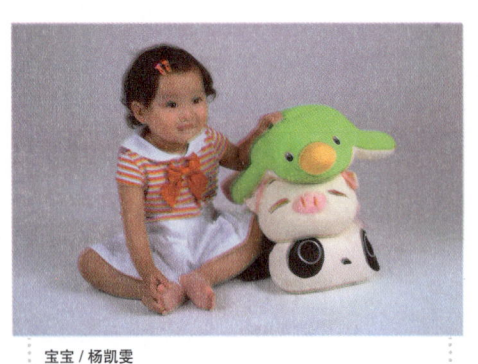

• 钙剂。钙剂可降低毛细血管通透性和脆性，减少皮损局部渗出，常用于湿疹、皮炎等渗出性皮肤病，常用的有10%葡萄糖酸钙和5%氯化钙注射液、葡萄糖酸钙口服液等。正常剂量的钙剂对宝宝几乎没有副作用，静脉注射速度不能过快，不能有药物渗漏到血管外；局部注射可出现疼痛、皮肤发红等刺激症状。

• 维生素。一些维生素对皮肤病有治疗作用，缺乏某些维生素也可引起某些皮肤病，所以维生素不但是皮肤病治疗的普遍性用药，也是某些皮肤病对因治疗药物。维生素C缺乏可引起坏血病性皮肤损害，维生素C就是坏血病性皮肤损害的病因治疗药物。维生素B2缺乏可引起口角炎、唇炎、脂溢性皮炎等，口服维生素B2就是对病因加以治疗了。

维生素A、C、B1、B2、B6、B12、维生素E、维生素D、维生素K等都可作为皮肤病的普遍性治疗药物，对皮肤病有综合治疗作用。

• 皮质类固醇激素。皮质类固醇激素可以说是治疗皮肤病的"万能药"，绝大多数皮肤病对皮肤的损害，都可通过皮质类固醇药物治疗得到缓解。但长期使用皮质类固醇激素，可产生较大副作用，而且皮质类固醇激素不能对因治疗，停药后皮肤病复发，有时比用药前还要严重。

• 抗菌素类药物。抗菌素类药物主要应用于细菌感染性皮肤病，其他皮肤病不需要使用抗菌素。宝宝患湿疹，可能皮肤会有黄色液体流出，妈妈误以为流脓了，

宝宝 / 杨凯雯

就给宝宝涂抗菌素类药物，这是不对的。千万不要随便使用抗菌素类药物，包括外用药物。不正确使用抗菌素，不但有引起二重感染的可能，抗菌素本身也可能会引起过敏反应，使宝宝湿疹进一步加重。

247. 皮肤问题外用药物

❖ 外用药介绍

外用药物是治疗皮肤病的重要选择，针对不同类型皮肤病，选择不同作用的外用药，同时还要考虑外用药的剂型和种类。

•止痒剂。皮肤病最常见症状就是瘙痒。常用止痒剂含有0.5%-2%石炭酸、2%-5%樟脑、1%-4%薄荷、0.5%-1%达克罗宁、3%-5%苯佐卡因。止痒剂可缓解瘙痒症状。购买止痒剂时，不仅要知道其商品名称，还要了解其化学成分。止痒剂是临时用药，有痒感时使用，不痒就不用使用了。

•收敛剂。收敛剂可使皮肤毛细血管致密，降低毛细血管的通透性，减少组织液渗出，减轻皮肤水肿，促使炎症消散。常用收敛药物含有0.25%-1%醋酸铅、0.25%-0.5%硝酸银、0.25%-0.5%明矾、1%-2%鞣酸、5%福尔马林等。

比较安全的收敛药物是鞣酸。烧伤和烫伤引起皮肤液体渗出，可选择硝酸银；其他剂型的收敛药最好不要给宝宝使用。妈妈在为宝宝选择收敛药时，不要仅看商品名，一定要明白药物的化学成分；如果是中药制剂，要知道药方组成是什么，含哪些中药成分。

•抗菌剂。抗菌剂不是抗菌素，它是具有抗菌作用的外用药物，只能外用。常用的抗菌剂有2%硼酸、1%龙胆紫、1:10000高锰酸钾、5%碘酒。

•抗真菌剂。抗真菌剂能杀灭或抑制真菌的生长、繁殖，一般有2%-5%水杨酸、6%-12%苯甲酸、40%硫代硫酸钠、1%-3%克霉唑、制霉菌素等。

•保护剂。常用的保护剂有10-50%氧化锌、10%炉甘石洗剂等。

•激素制剂。常用的激素制剂有0.01%-0.025%肤轻松、0.025%丙酸倍氯美松、0.05%-0.1%地塞米松、0.5%强地松龙等。

❖ 外用药剂型的重要性

外用药物剂型不同，发挥的作用也就不同，如果剂型选择不当，会影响治疗效果，甚至导致不良后果：

•溶液。将一种或多种药物溶解于溶媒中，外观澄清透明。常用的溶媒有水、酒精、乙醚、丙酮和二甲基亚砜等。水溶液具有散热、消炎及清洁作用，可用于涂搽、湿敷和药浴。酒精溶液具有杀菌、消炎和光敏作用。二甲基亚砜溶液溶解力和渗透性较强，适用于慢性干燥性苔藓样病变等皮肤损害。

•洗剂。洗剂又称搽剂，是不溶于水的药物粉末和水的混悬剂，具有散热、消炎、干燥、保护及止痒作用，适用于红斑、丘疹、风团、疱疹性皮肤损害。皮肤有糜烂面时不宜使用，有毛发部位禁止使用。

•粉剂。药物加入矿物性和植物性粉末，主要作用为干燥、保护及散热，用于治疗痱子等浅表性无糜烂渗出面的皮损。

•油剂。药物不溶性粉末与植物油适量混合或药物油性浸出液，均称为油剂，具有软化、清洁、消炎、收敛作用，适用于渗出湿润性皮肤损害。

•软膏。药物加入矿物脂肪或动物脂肪，有保护、润泽、软化和促进上皮细胞生长的功能。软膏油脂性较大，能阻碍皮损中水分的蒸发，故多用于急性渗出性湿

第十一章 幼儿疾病预防与护理

润糜烂面、脓汁较多的溃疡面以及水疱等皮肤损害。

•糊剂。软膏内含药物粉末达30%-50%，称为糊剂，具有消炎、保护、收敛、滋润、软化以及少量吸水作用，适用于仅有少量渗出液的亚急性皮炎。

•乳剂。乳剂是水、油和适当有效药物，在乳化剂作用下合成的外用药，呈乳白色，细腻如雪花膏，或呈乳汁状。乳剂有两种，一种是水包油型，也称为霜；一种是油包水型，也称为脂。乳剂具有消炎、保护、润泽和轻度软化作用，适用于急性无渗液、亚急性或慢性皮炎、皮肤瘙痒等症。乳剂禁止用于糜烂渗出性皮损。

•硬膏。药物与黏稠、韧硬基质混合，并摊涂在布上，即成硬膏，具有阻止水分蒸发、软化皮损和加强药物渗透等作用，适用于慢性皮炎、疖子、皲裂、疣等病变。禁用于糜烂、水疱、结痂、溃疡等皮肤病变。

•涂抹剂。药物混溶于成膜材料中而成的黏稠性液体，其作用是有利于药物渗透，保护创面，防止皮肤干燥，适用于局限性慢性皮炎、苔藓样病变及角质肥厚、干燥、角化性皮损等。

❖ 外用药选择要点

•宝宝皮肤一旦出现破损，要避免用手抓搔、摩擦，也不要用热水或盐水洗泡。

•使用任何一种外用药，无论是否用过，都要在局部先试一试，没有异常反应才能大面积使用。

•起初要选择最低浓度和最小剂量，以后根据情况再适当调高浓度，加大剂量。但改变用药浓度和剂量，要征求医生意见。

•特殊部位用药，如面部、女婴外阴、男婴阴茎等重要部位，要选择刺激性小的外用药物。

•不但要正确选择外用药的药物成分，还要注意选择外用药的剂型，尤其要注意某些皮损禁忌使用的某种剂型。

•不同部位皮损选择不同剂型，有毛发的部位不宜外用水粉剂和糊剂，肢体屈侧和皱褶部位适宜用刺激较小的外用药，面部等暴露部位不宜外用龙胆紫、红汞等。

•同一种药物在不同宝宝身上反应可能不同，在选用药物时要注意个体差异。

248. 常见的皮肤问题处理办法

❖ 皮疹一定要先看医生

•首先要保证让医生看到患病的宝宝。无论多么典型的皮疹，医生看不到，仅凭妈妈的描述，都很难做出正确的判断，更谈不上给出正确的治疗方案了。

•不能盲目使用治疗皮疹的药膏。宝宝出皮疹，大多是过敏因素引起的，如果一时查不出过敏源，也就不能排除过敏因素，使用药膏仍会继续过敏。治疗皮疹的药膏，并不都是针对皮肤过敏的，有的是针对细菌、病毒、真菌等感染；有的是针对皮肤瘙痒、皮肤营养或神经性皮炎的。这些皮疹药膏反过来都有可能成为过敏源，刺激皮肤，引起过敏。

•护理宝宝时，爸爸、妈妈或其他看护人，手一定要洗干净，保持清洁。

•宝宝指甲要修剪，以免抓伤皮肤，使皮损进一步恶化。

•皮损在非暴露部位时，要穿宽松、透气、柔软、清洁、吸湿的内衣，以免皮损处受到摩擦刺激。

•宝宝会借助其他物品搔痒，如枕头、床栏杆、玩具等，要注意保护宝宝皮损部位免受机械性损伤。

•皮损部位尽量不用水洗，尤其不要用热水、盐水、肥皂水或其他洗涤剂清洗，越洗越严重，尤其是湿疹、皮炎、皮肤糜烂等。

❖ **尿布皮疹，脱去尿不湿最有效**

• 暴露疗法最好。宝宝一旦患了尿布皮疹，脱去尿不湿，光着小屁股，并保持局部清洁。

• 患处隔水很重要。尿液和粪便对宝宝臀部的刺激，会使尿布皮疹进一步加重。清洁宝宝臀部后，涂上隔水防护层，保护宝宝嫩嫩的小屁股。妈妈要注意一点，如果宝宝小屁股仅仅是发红，起小疹子，涂隔水防护层就可以了；一旦有糜烂或溃破，就不能涂这种药膏了，要选择鞣酸软膏、橄榄油、护臀霜、香油等。

• 中草药牙膏加台灯照射效果好。不能再用尿布或纸尿裤了，一定要暴露，在糜烂处涂上刺激性小，含薄荷少，具有消炎、清热、消肿、利湿作用的中草药牙膏，用装有25瓦白炽灯泡的台灯照宝宝臀部，台灯距离宝宝臀部50厘米左右，约5分钟；牙膏干燥后不需剥落，待宝宝排便后再清洗；清洗后再重复上面做法，每日不超过4次，不少于1次；大多数情况下，经过两三天的处理，尿布皮疹就消失了。

• 给宝宝穿尿不湿时，不要兜得过紧，要让纸尿裤与宝宝臀部留有一定空间，这样有利于空气流通，宝宝发生尿布皮疹的几率会下降。

• 宝宝晚上睡觉，一般都穿着纸尿裤。如果宝宝晚上八九点入睡，早晨六七点醒来，这时才更换纸尿裤，时间就太长了。有妈妈发现，前半夜宝宝的纸尿裤几乎是干的，不需要换。可后半夜妈妈和宝宝都睡得很熟，就算宝宝尿了，也要到早晨起来才换。宝宝穿了一夜纸尿裤，尿液在纸尿裤中留了半夜，宝宝患尿布皮疹的机会就增加了。我建议妈妈前半夜可以先不给宝宝用纸尿裤，后半夜再给穿上。

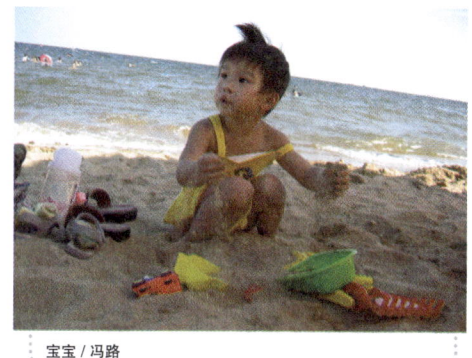

宝宝/冯路

❖ **湿疹顽固别依赖激素**

只要使用激素类药物，湿疹就会消失；可停药后又会很快出现，而且更加严重。长期使用激素类药物，会导致皮肤抵抗力下降，容易合并细菌感染，还可能引起用药局部皮肤变厚变黑。

宝宝湿疹不是一两天就能治愈的，有的可长达几个月，甚至一两年。长期使用激素类外用药，药物经皮肤吸收入血，对宝宝全身会产生副作用。

给宝宝穿得过多，室内环境过热是宝宝患湿疹的诱因之一。宝宝生活环境应该空气清新、凉爽，空气浑浊、闷热就不可取。宝宝长湿疹时，面部看起来不干净，妈妈可能会多次给宝宝擦洗，可越洗湿疹会越严重，应尽量保持湿疹处皮肤干燥。宝宝湿疹与喂养也有一定关系，营养不均衡也是湿疹的诱因之一，如缺乏维生素D、钙、锌等营养素，也会使湿疹加重。

❖ **婴儿、幼儿不一样**

婴儿湿疹与幼儿湿疹，在护理方法上有所不同。一般来讲，一岁以后的幼儿患湿疹的少了，但还是有一些幼儿宝宝，仍然湿疹不断。幼儿湿疹护理要注意以下几点：

• 在患有湿疹的部位做好记号（可用圆珠笔轻轻圈点）。因为用药后皮损消失，再用药可能忘了往哪里擦，而皮损消失后的巩固治疗又非常重要。如果看不到皮损就停药，复发的可能性很大。记住皮损部位，巩固治疗成果，就能大大降低复发的可能性。

- 一种药物往往不能收到好的疗效，要几种药物配合使用。先用一种有效药物使皮损减轻，可选择尿素软膏，通常情况下3–7天见效；然后停止使用此类药物，用自制药膏涂抹患处，坚持用药1–3个月。自制药膏要有这些成分：氧化锌、鱼肝油、维生素B6、液态甘油、钙剂。

- 根据皮损程度，采用不同剂型的药物。皮损表现需要医生鉴别，剂型选择原则是：

针对急性皮肤损害，如果皮损处无渗液，可选用水粉或粉剂（红斑、丘疹、疱疹）；如果皮损处有大量渗液，可选用水溶液湿敷或油剂涂抹（水肿、水疱、糜烂）。

针对亚急性皮肤损害，如果皮损处有少量渗液，可选用糊剂（红斑、丘疹、轻糜烂）；如果皮损处无渗液，可选用乳剂或水粉剂（红斑、丘疹、脱屑）。

针对慢性皮肤损害，局部浸润肥厚、干燥角化皮肤，可选用软膏、脂、涂膜剂或硬膏（苔癣样变、皲裂、脱屑）。

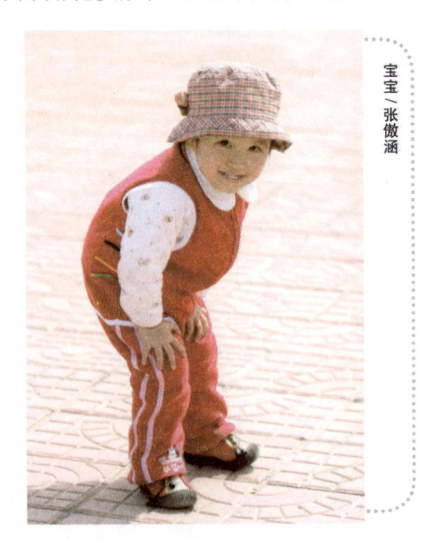

❖ **痱子最好勤洗**

宝宝夏季出痱子很常见，妈妈护理时要注意以下几点：

- 最有效、绿色的处理方法就是勤洗澡，不让汗液粘在宝宝皮肤上。汗液是宝宝出痱子的主要原因，出汗后及时洗去汗液，宝宝就不大可能出痱子了。

- 少穿、少盖、睡凉席、睡凉枕，居室环境通风，温度适宜。

- 痱子水优于痱子水粉，痱子水粉优于痱子膏，痱子膏优于痱子干粉。

- 安痛定针剂涂抹在痱子处，可有效治疗痱子；庆大霉素针剂涂抹，可有效治疗"毒痱子"。

- 给宝宝洗澡时，在水中滴几滴防痱子用的滴露，可有效防止宝宝出痱子。

- 给宝宝穿宽松、透气、吸汗的薄布衣服。

- 居室环境如果潮湿、闷热，最好购买一台除湿机。大多数空调有除湿功能，有些空气净化器也有除湿功能。

❖ **脓疱疮一定避免水洗**

因卫生条件差，导致宝宝生脓疱疮，这种情况已不多见。宝宝患脓疱疮，多是因为皮肤有糜烂、溃破、蚊虫叮咬、毒痱子、毛囊炎等，抓破后引发细菌感染。因此当宝宝皮肤损伤后，要特别注意护理，避免发生脓疱疮。

一旦患了脓疱疮，一定要避免水洗，要保持局部干燥。脓疱疮局部彻底清创，是治疗脓疱疮最有效的方法，妈妈不要因心疼宝宝，拒绝医生处理。如果局部处理不彻底，用再多的药物也难以奏效，即使是静脉输液也无济于事。

清创消毒能大大缩短脓疱疮愈合时间。清创后开始生长出新皮肤组织，这时宝宝会感到很瘙痒。不要让宝宝用手抓搔，妈妈可帮助孩子在皮损周边轻轻用手抓搔，减轻宝宝瘙痒感。

雷夫奴尔是治疗脓疱疮的有效外用药物，而红霉素、金霉素等抗菌药膏，其作用不如雷夫奴尔有效。

❖ **毛囊炎用牙膏效果好**

汗毛多的地方容易发生毛囊炎，患处皮肤可见小脓点。用消毒棉签蘸上碘酒或碘伏，略用力使脓点溃破，擦干脓汁，再用酒精脱碘。碘酒必须用酒精脱碘，碘伏不用脱碘。

脓汁被清理后，可在毛囊炎患处涂少许牙膏。牙膏透气性比红霉素或金霉素软膏好，经验表明，用红霉素软膏不如用牙膏效果好。用硫磺皂清洗毛囊炎患处，可使毛囊炎减轻。妈妈可用食指擦点硫磺皂，再用带有硫磺皂的食指摩擦毛囊炎患处，清洗被堵塞的毛囊孔。

❖ **风团样荨麻疹和丘疹样荨麻疹**

风团样荨麻疹常常是起得快，消失得也快，几乎无须任何处理。丘疹样荨麻疹常常是来得比较缓，消失也比较慢，很难在短时间内自行消失，多需要处理。丘疹样荨麻疹的治疗，多数情况下局部用药不如全身用药效果好。有时局部越涂药，皮疹起得越多，越厉害。因为这时宝宝皮肤对任何外来物质都过敏，治疗药物也就成了致敏原因。

治疗丘疹样荨麻疹可服用抗过敏药物，如维生素C、钙剂、皮质类激素等。同时消除过敏源也是重要环节，如宝宝吃虾蟹引起荨麻疹，那在一段时间内就不要再吃虾蟹了；如果是因为使用了某种护肤品或洗涤品，就要立即停用。

某种食物或用品引起荨麻疹，并不意味着宝宝从此再也不能吃这类食品，或再用这类产品。过了这段时间，宝宝可能就不会产生过敏反应了。

❖ **水痘极易传染**

水痘只要不发生合并感染，起得再多，看起来再严重，也不会留下皮肤疤痕。一旦合并感染（俗称混浆型水痘），就有留下皮肤疤痕的可能。

水痘是传染病，出了水痘的宝宝需要隔离，避免传染给周围小朋友。如果家里有两个宝宝，一个宝宝出了水痘，另一个宝宝出水痘的几率就非常高。如果宝宝接触过出水痘的宝宝，就算发现后马上隔离，宝宝被感染的几率也极高。

宝宝出水痘会有痒感，抓破是导致水痘感染留疤的原因之一。不要让宝宝去抓，在水痘上涂龙胆紫可有效止痒，并兼有预防感染的作用。水痘一旦溃破，马上把六神丸调成糊状，涂在溃破的水痘创面上，可使溃破面愈合时间缩短。

宝宝出水痘处在急性期，不要给宝宝洗澡，更不要受风，需要每天更换内衣。宝宝出水痘期间，不要给宝宝吃"发性食物"，如海产品、鸡蛋、香椿、香菜等。

药物治疗水痘，效果其实并不令人满意，如果宝宝很反感吃药，就不要逼着宝宝吃了。水痘属于自限性疾病，病程时间到了，水痘也就消失了。

❖ **幼儿很少有猩红热**

猩红热多发生在较大儿童，3岁以下幼儿发病率较低。猩红热发病特点是：发热2天后全身出现皮疹，尤以面部为重。猩红热面部皮疹有三个显著特点，一是鼻根部和鼻部周围不出现皮疹，而是出在鼻部周围的苍白圈；二是皮疹与皮疹之间没有正常色泽皮肤，围绕着皮疹的皮肤呈现潮红色，用手按压，皮肤转呈苍白，停止按压，皮肤很快恢复潮红，这在医学上称为"皮肤转白试验呈阳性"；三是杨梅舌，这是猩红热典型的体征，即宝宝舌体表面出现很多小红点，类似杨梅外皮。

猩红热与幼儿急疹最大的不同是，猩红热出疹期间体温继续升高，而幼儿急疹是热退疹出。

❖ **风疹不需要处理**

风疹几乎不需要任何处理，几天就过去了。宝宝患风疹不要紧，但如果孕妇或准备怀孕的女性，接触了患风疹的宝宝，风疹病毒可能侵袭胎儿，导致胎儿罹患先天性风疹综合征。

❖ **幼儿急疹特征明显**

幼儿急疹是可萨奇病毒B6感染引起的，多发生在2岁以下的幼儿。幼儿急疹典型的临床表现是热退疹出，宝宝先是持续发热，体温可高达39℃以上，除发热外，没有其他异常症状，发热三四天，出现红色小皮疹，皮疹一旦出现，体温即降至正常，三五天后皮疹消退，宝宝痊愈。

❖ **出疹性热病**

出疹性热病，发热与皮疹在时间上大致有如下关系：水痘和风疹是在发热1天后出皮疹；猩红热是在发热2天后出皮疹；麻疹是在发热4天后出皮疹（麻疹就像草莓一样疙疙瘩瘩的）。我们不能仅凭发热与出疹的时间，诊断出疹性疾病的具体种类，只是可以帮助我们做出初步的判断。

除了幼儿急疹以外，其他出疹性热病大都是在体温最高时出皮疹的，尤其是麻疹，出皮疹时体温可高达40℃以上。风疹和水痘发热时间短，热度低。

宝宝出生后常规接种麻疹疫苗，因此麻疹发病率非常低，即使患病，症状多比较轻。接种过麻疹疫苗的宝宝，患麻疹的症状大多不怎么典型，病程也比较轻微。荨麻疹是过敏性出疹性疾病，很少伴随发热，偶有低热，与过敏源反应有关，或与感冒同步发病。

病毒感染也可引起皮疹，医生称为病毒疹，具体什么病毒感染，一时也并不清楚。宝宝感冒后出现皮疹，随着感冒好转，皮疹也慢慢消退，不必针对皮疹做什么特殊处理。如果宝宝瘙痒，可用些外用止痒药。

药物疹也不少见。宝宝生病了，妈妈少不了给宝宝吃药，一些药物可能诱发药物疹，比如抗菌素。宝宝感冒服用抗菌素，这时出现皮疹，判定是药物皮疹还是疾病本身引起的皮疹，就比较难了。

宝宝发热，妈妈要沉住气，带宝宝看医生，如果没有发现其他异常，就不要急于使用药物，先用物理方法控制体温。如果体温超过38.5℃，服用单一退热药，密切观察病情变化，不要动辄就服用很多药物，尤其不要随意服用抗菌素。

第10节 宝宝常见五官问题

249. 常见口腔问题

❖ **卡他性口炎**

主要是继发于全身感染或局部刺激的炎症反应，常是其他口炎的最初表现。表现为口腔黏膜广泛充血水肿，有大量液体分泌，宝宝可有烧灼和疼痛感，不敢进食，只能饮用流食和温凉食物。如果宝宝会漱口，可用漱口液漱口，涂龙胆紫药水。卡他性口炎病程短，不需要口服药物，更不需要打针输液，局部口腔护理上药即可。

❖ 细菌感染性口炎

多发生在全身抵抗力减低的情况下，口腔中非致病菌成为致病菌，引起口腔黏膜感染。表现为口腔黏膜广泛充血水肿，出现大小不等，界限不清的糜烂面，黏膜表面可见有假膜，剥脱假膜后可见出血。偶见浅溃疡，宝宝口腔疼痛明显，流口水较多，不能进食，可有淋巴结肿大和体温升高现象，全身症状消失后，口腔局部症状还会持续一段时间。因为宝宝口腔疼痛明显，不要用棉棒或棉球擦拭口腔，可以让宝宝漱口，用冰硼散和龙胆紫交替涂口腔。如果宝宝儿一点也不能进食，体温比较高，一般状况比较差，可静脉输液。

❖ 会厌炎

会厌位于咽部，具有防止食物和液体进入呼吸道的作用。嗜血流感B菌（HIB）感染可引起严重的会厌炎，可威胁宝宝生命。由于嗜血流感B菌疫苗的应用，此病已经比较少见。此病对宝宝的威胁主要是出现呼吸道堵塞，如不及时救治，将气管切开通气，宝宝会有生命危险。接种HIB疫苗是必要的。

❖ 舌系带过短

新生儿出生后，医生会给宝宝做全面检查，如果发现宝宝舌系带过短，就会简单地把舌系带前部薄膜剪开，既不需要麻醉，也不需要缝合，用无菌棉球略挤压一下，就不出血了，很快就会愈合，不影响宝宝吸吮。

值得注意的是，新生儿舌系带是延伸到舌尖或接近舌尖的，在舌的发育过程中，系带逐渐向舌根部退缩。正常情况下，2岁以后舌尖才逐渐远离系带。如果宝宝舌系带过短，影响舌尖前伸，可先把系带薄膜

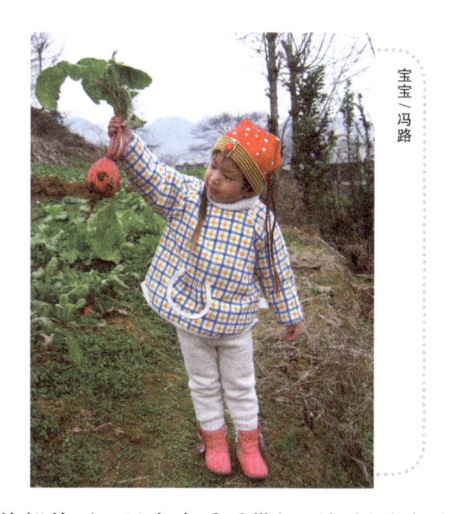

宝宝/冯路

前部剪开。只有当舌系带短而粗硬时才需要手术治疗。

❖ 地图舌

地图舌多发生在婴幼儿，病初呈现小范围丝状乳头剥脱消失，舌面上有形状各异的红斑，斑块边缘可见灰黄色；随着病程进展，剥脱面积逐渐扩大，向周围蔓延；如果有多个剥脱区域，看起来就像地图一样。

由于丝状乳头一边剥脱，一边修复，所以其形状不断变化。如果剥脱浅表，宝宝可无任何不适感觉；剥脱严重时，宝宝吃刺激性食物可感到不适或疼痛。地图舌原因尚不清楚，可能与微量元素锌和B族维生素缺乏有关，可补充锌和B族维生素。地图舌多能自行消退，或呈阶段性出现和消退。宝宝无不适，无须干预。

如宝宝有不适，可采取以下治疗措施：

• 避免刺激性食物，保持口腔清洁。

• 局部用药：2%碳酸氢钠液，2%硼酸钠液，5%金霉素甘油。三种可任选其一，轻轻擦拭舌背，一日3-4次。

• 口服药物：复合维生素B、维生素C。

❖ 淋巴结肿大

淋巴结肿大是婴幼儿比较常见的体征，

第十一章 幼儿疾病预防与护理

423

妈妈在护理宝宝时，可能无意中发现宝宝颈部、耳前、耳后、枕后等处有小疙瘩，那就是淋巴结。

淋巴结是身体抵抗感染、预防疾病的重要系统。正常情况下，淋巴结中有许多组淋巴细胞，其作用是对抗感染。淋巴细胞可以产生一种称为抗体的物质，破坏或中和感染的细胞和毒素，当淋巴结肿大时，通常意味着感染，或其他疾病导致淋巴细胞数量上升。

淋巴结肿大并不预示着宝宝病情严重，或病菌厉害。婴幼儿感染后，淋巴结肿大是非常常见的现象，甚至轻微的感冒都可能引起淋巴结肿大。有时宝宝已经没有疾病了，却还有淋巴结肿大，这是因为肿大的淋巴结并不都能随着疾病痊愈而完全消退，甚至能持续很长时间。大多数情况下，随着疾病的好转，肿大的淋巴结会逐渐消退。

单纯淋巴结肿大比较少见，大多数是继发于其他疾病。如果宝宝没有任何异常，只是在宝宝某处能够触及到肿大的淋巴结，活动性好，表面光滑，没有触痛，宝宝也没有任何不适感觉，妈妈不必给宝宝服用药物。如果妈妈不放心就去看医生，不要自作主张给宝宝吃抗菌素。

250. 常见耳朵问题

❖ **急性化脓性中耳炎**

细菌侵入中耳是引起急性化脓性中耳炎的重要原因。幼儿的中耳结构处于发育形成期，鼓室里有胶样组织，周围缺乏上皮覆盖，有比较多的疏松骨质，血管丰富，部分骨髓与胶样组织密切相连，咽鼓管短直而粗，且位置接近水平。当宝宝遭受细菌侵犯时，感染就有可能蔓延至中耳，引起中耳急性炎症。

幼儿中枢神经系统发育尚未完全成熟，当中耳发炎时，许多内脏器官也出现相应症状，如呕吐、腹泻、烦躁不安、嗜睡、高热等症状，还可出现脑膜炎症状。全身反应明显，体温可高达40℃以上。耳膜未破前，宝宝耳痛比较明显，会说话的宝宝可能会告诉妈妈耳朵痛或头痛。还不能用语言表达的宝宝，会因为耳痛而剧烈哭闹，也可能会用手拍打脑袋，用手拉耳朵，异常摇头。当耳膜溃破，有脓液流出以后，宝宝症状迅速减轻。幼儿中耳炎常与其他疾病并行，或继发于其他疾病。常见与之并行的疾病有感冒、气管炎、支气管炎、肺炎、咽喉炎等。

❖ **外耳道炎**

宝宝发生外耳道炎的直接原因是细菌感染，诱因主要是接触水，尤其是宝宝在温热水中游泳时间过长，挖耳朵，包括妈妈帮助宝宝清洁耳朵，清理耵聍后，都有诱发宝宝外耳道炎的可能。

外耳道发炎最常见症状是耳痛。不会用语言表达的宝宝，可能会在吃饭、喝奶时哭闹。宝宝或用手捂着耳朵，以减轻疼痛；或把手指伸到耳朵里试图缓解耳痛；有的宝宝会有低热，甚至有耳旁淋巴结肿大，感染严重者，可见有脓性物或樱桃红色物从耳道中流出。

中耳炎鼓膜穿孔时也会有脓液流出。中耳炎宝宝发热显著，外耳道发炎多为低热。最终鉴别要看医生，妈妈一旦发现宝宝耳朵出问题，一定要看医生，由医生检查后做出诊断，并做局部处理，指导回家后如何护理，如何给宝宝用滴耳药，不能自行在家处理。

251. 常见鼻问题

❖ **鼻出血家居护理**

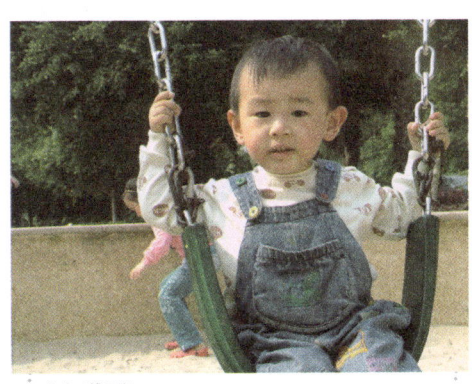

宝宝 / 傅天翔

- 保持镇静。发现宝宝鼻出血，父母一定要保持镇静，以免宝宝恐惧。鼻子出血，宝宝已经很害怕了，如果父母再表现出紧张情绪，会加重宝宝恐惧心理，导致出血加重。

- 取坐位式。让宝宝先坐下，头部稍微向前倾斜。千万不要让宝宝躺下，尤其是仰卧躺下更应避免。也不要让宝宝头向后仰，因为后仰时鼻腔内的血，通过后鼻道流向咽部，如果血流量比较大，宝宝不能及时咽下时，可能会呛入宝宝气管，引起宝宝呛咳，宝宝更加紧张害怕，加重鼻腔出血。

- 按压鼻部。用中指、拇指分别压在鼻翼两侧，食指轻压鼻梁，时间控制在10分钟左右。妈妈常常因为紧张和着急，松开了按压鼻子的手，想看看是否还在流血，这样做是不对的。10分钟后停止按压，观察出血是否停止；如仍有出血，重复上面的做法；如果仍然无效，要与医生取得联系，或直接去医院看医生。

- 鼻部冷敷。在宝宝前额和枕部（后脑勺）进行冷敷，在足部进行热敷。鼻腔出血，血液可能沿着鼻后孔流向鼻咽部，宝宝可能会感到恶心，告诉宝宝有东西就往下咽。

- 四项不宜。一是父母不宜惊慌；二是不宜让宝宝仰卧、仰头；三是不宜反复停止按压鼻部（需要持续按压鼻部直至血流停止）；四是不宜在鼻腔中塞东西。

❖ 紧急处理方法

如果宝宝突然出鼻血，情形紧急，家中急救方法是：

- 让宝宝头向后仰，或让宝宝躺下，把枕头垫在宝宝的颈肩部，头部稍向后仰；
- 告诉宝宝吞咽倒流进咽部的鼻血；
- 立即用冷毛巾湿敷在鼻根部；
- 用消毒棉擦去流到鼻子外面的血迹；
- 将浸有收缩血管药物的消毒棉球，轻轻塞入鼻腔，快速止血；
- 不可将三七止血粉放入鼻腔中，因为这样有可能堵住后鼻腔，影响宝宝呼吸，或误吸入气管，引起剧烈咳嗽；
- 去医院，做进一步处理。

❖ 如何预防鼻出血

- 保持室内湿度，妥善使用湿度计和加湿器，将室内湿度保持在40%左右；
- 不要让宝宝养成挖鼻孔的习惯，宝宝常会在睡前或醒后挖鼻孔；
- 发生过鼻出血，在以后的日子里，给宝宝服用一两个星期的维生素C是必要的；
- 多饮水；
- 如果宝宝曾经有过鼻外伤，出鼻血的原因多是外伤时血管破损，留下瘢痕，会连续或间断发生出鼻血，要看医生。

❖ 鼻腔异物

鼻腔异物容易发生在幼儿时期，因为幼儿喜欢将小玩物放在鼻腔中，果核、纸团、小石子、玻璃球、小珠子、笔帽、坚果、豆子等都可成为异物。大多数情况下，宝宝会告诉妈妈把东西塞到鼻腔中了，或妈妈发现宝宝鼻腔内有异物。但有时宝宝没有告诉妈妈，妈妈也没有及时发现。小的异物并没有完全堵住鼻孔，另一侧鼻孔

第十一章 幼儿疾病预防与护理

还通畅，宝宝并没有出现明显的鼻塞症状。当出现鼻塞症状，或流鼻涕、打喷嚏时，妈妈以为宝宝感冒了，会给宝宝吃感冒药。异物在鼻腔内几天后可出现脓样鼻涕，甚至鼻涕带血，可误诊为感冒、气管炎、鼻炎等病，如果不经过专科医生检查，很难发现是由异物引起。

不要把可塞入鼻孔、耳道、口中的小玩物拿给宝宝玩，以免宝宝把小玩物塞入鼻孔或耳道或吞入食道或气道中。也不能给宝宝玩筷子、铅笔类玩物，以免伤及宝宝鼻、耳、咽喉、眼睛等器官。宝宝一旦突然打喷嚏、流鼻涕、呛咳、呼吸困难、剧烈哭闹时，要想到异物的可能，及时带宝宝去医院检查。异物处理的唯一方法就是由医生取出异物。取出异物后，根据异物对鼻腔损伤程度、时间长短，确定是否需要后续治疗。

第 11 节 营养素补充问题

252. 缺钙问题

❖ **不可忽视的维生素 D**

钙不足，维生素 D 不足，都可引发佝偻病，因此一说预防佝偻病就是补钙，这是非常片面的。维生素 D 缺乏性佝偻病，主要是由于体内维生素 D 不足，致使钙、磷代谢失常。显而易见，在这种情况下，缺钙是维生素 D 不足的结果，因此应该补充维生素 D，而不是补钙。

❖ **血钙、发钙与骨钙**

宝宝血钙检测数值，无论高低，都和宝宝是否缺钙没有直接因果关系，父母们一定要记住这一点。因为维生素 D 缺乏性佝偻病，主要引起骨骼改变，纵使骨骼已明显缺钙，血钙在正常范围或稍低。维生素 D 缺乏性手足搐搦症，多见于 6 个月以内的婴儿，以血钙低为主要表现。

❖ **预防量远小于治疗量**

宝宝未患佝偻病前，预防性用药，维持每日生理需要，药量很小。患了佝偻病，需要治疗，使用维生素 D 和钙剂的量，就要大很多了，否则没有效果。病情稳定后，要恢复到预防性用药的剂量。

妈妈们知道维生素 A 吃多了会中毒，这是好事，但因为怕中毒，就不给宝宝补充了，这是不对的。过量补充维生素 A，会造成蓄积、中毒，按照规定的剂量补充，则是非常安全的。问题的关键是正确掌握补充的剂量。妈妈可别认为鱼肝油中的维生素 A，只会让宝宝中毒。维生素 A 是视力发育的营养物质，没有它的参与，宝宝是看不到东西的。宝宝全身皮肤代谢，也离不开维生素 A。

❖ **怎么补鱼肝油**

补充鱼肝油，剂量正确最重要。以补充维生素 D 为计算依据，冬季补鱼肝油每天 400 国际单位，春秋每天 300 国际单位，夏季每天 200 国际单位。如果夏季每天能接受 2 小时的阳光浴，七八月份可停服鱼肝油 2 个月。建议补到 1 岁半，但还要根据宝宝具体情况，做出相应选择。

❖ **哪种鱼肝油好**

国家有关部门检验合格的鱼肝油，AD 比例合理（2：1 或 3：1），都可选用。但我建议最好只选择维生素 AD 单一制剂，也就是说本品只含维生素 AD，不含其他营养素。这种单一制剂，AD剂量容易掌握，不受其他成分制约，避免营养素间吸收与利用的相互影响。需要补充其他营养素，可再单独购买该营养素的单一制剂，指向明确，成分、剂量有保证。

❖ 钙有好有坏吗

只要是质量合格，没有好坏之分。钙的品种主要有碳酸钙、葡萄糖酸钙、乳酸钙、枸橼酸钙、氨基酸螯合钙、生物钙等。

❖ 到底应该补多少钙

婴幼儿每天补充钙，推荐量是300毫克左右。如果补充了含有维生素D或其他成分的复合钙，就要考虑吸收率和营养素的相互作用，避免补充过量。是否需要额外补充钙剂，以及补到何时，补充多少，需要根据宝宝具体情况，由医生帮助做出决定。

❖ 出牙迟不一定缺钙

孩子出牙或早或晚，有一定个体差异。一般情况下，生后6个月开始有乳牙萌出，但有的宝宝出生4个月，就会有乳牙萌出，可有的宝宝，迟至10个月，甚至到了1岁，才开始萌出乳牙。不能根据孩子出牙早、出牙晚，推论孩子缺钙还是不缺钙。

❖ 头大、囟门大与缺钙无关

头大、囟门大不是缺钙的特征，不要因为宝宝囟门大了，就增加补钙剂量；也不要因为孩子囟门小了，就认为是维生素D补多了。

❖ 枕秃、头发黄别拿缺钙说事

在"全民缺钙"的误导下，父母给孩子补钙"有过之而无不及"，把孩子睡眠不踏实、不好好睡觉、爱出汗、枕秃、头发黄、长得慢、烦躁、易惊等等现象，都与缺钙联系起来，进而超量补充鱼肝油和钙，这是非常错误的。

❖ 厌食不一定等于缺钙

缺钙可能引起宝宝厌食，但厌食可不一定等于缺钙。妈妈刚好看到书上说，这么大的孩子应该吃1000毫升奶，而宝宝才吃700毫升，就紧张了，是不是厌食啊？厌食可就是缺钙啊，赶紧增加鱼肝油和钙量吧！这种推理真是岂有此理。

❖ 鸡胸、方颅、肋缘外翻与缺钙的关系

严重缺钙可造成鸡胸、方颅、肋缘外翻，但鸡胸、方颅、肋缘外翻不一定就指证缺钙，所以不能根据这些表现，就确定宝宝患有佝偻病，不能因而增加维生素D和钙的剂量，更不能因此使用治疗量的维生素D和钙。

有许多宝宝，可能有鸡胸、方颅、肋缘外翻等体征，但这些体征可能没有医学临床意义。比如宝宝可能脑袋超大，也许他遗传了爸爸或妈妈的体征；有的宝宝比较瘦，胸廓比较窄，腹部相对比较大，显得像鸡胸，实际上也是遗传体征；有的宝宝胸廓比较宽，腹部比较小，再加上比较瘦，肋骨都清晰可见，看起来就像肋缘外翻。

❖ 特殊类型缺钙难治愈

95%以上的维生素D缺乏性佝偻病，是可以治愈的。少数非营养性维生素D缺乏性佝偻病，常规预防或治疗不见效，就应考虑可能是特殊类型的缺钙，如家族性低磷血症、远端肾小管性酸中毒、VD依赖性佝偻病、肾性佝偻病等。

❖ 准确区分类型是关键

佝偻病（即缺钙）有普通类型和特殊类型之分，相应的治疗措施也就有所不同，用药剂量、时间、药物剂型以及药物种类等诸多方面，都有明显区别。因此治疗的关键是准确区分缺钙到底属于哪种类型，是普通型还是特殊型，否则治疗无从谈起，更说不上疗效了。

❖ **重点提示**

关于缺钙和补钙的问题，是父母育儿的大问题，也是非常容易出现错误的问题。总结临床经验，最后再嘱咐新手爸爸妈妈们，注意这样10条提示：

- 按照佝偻病预防方案，正规服用预防量的维生素AD；
- 是否补充钙剂，听从保健医生的意见，并根据宝宝饮食情况，初步计算每天钙的摄入量，不足部分由药物补充；
- 客观对待宝宝"异常"，不要动辄就给宝宝戴上"缺钙"的帽子；
- 过多补充维生素AD和钙剂，对宝宝健康同样有害；
- 钙可引起宝宝便秘、食欲减退、高钙尿等，所以不要把钙当作只有好处，没有坏处的营养素；
- 矿物质之间也需要均衡，一种元素摄入过多，会影响其他元素吸收和利用，所以在补充矿物质时，要兼顾其他元素。人体还需要其他很多矿物质，不仅仅需要钙；
- 预防量的维生素AD和钙，是为了预防佝偻病，宝宝一旦患了佝偻病，就需要服用治疗量的维生素AD和钙了。如果医生说你的宝宝有佝偻病（缺钙），还让宝宝服用预防量，那就不对了；
- 如果宝宝一直按照佝偻病预防方案，正规服用维生素AD和钙，宝宝还缺钙，就要考虑是否服用方法有误，或有其他问题，不要擅自或听从其他人劝告，加大剂量；
- 没有必要频繁更换维生素AD和钙的种类；
- 特殊类型的佝偻病治疗与普通佝偻病治疗不完全相同。如果宝宝按照正规方案补充维生素AD和钙，仍然有顽固的缺钙，就要考虑宝宝是否患有特殊佝偻病，并考虑双方家族中是否有类似情况。

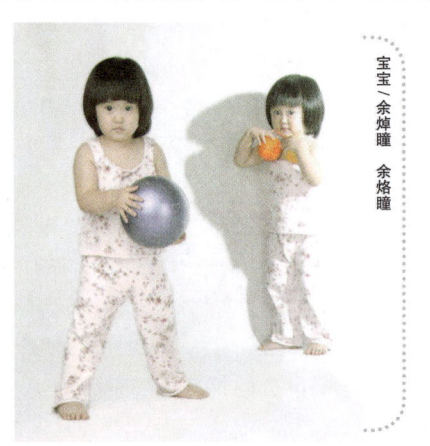

253. 缺铁问题

营养不良性贫血主要包括缺铁性贫血和巨幼红细胞贫血（主要是维生素B12缺乏）。婴儿期发生营养不良性贫血主要是缺铁性贫血，巨幼红细胞贫血比较少见。

❖ **缺铁性贫血**

缺铁性贫血多见于6个月以后的婴儿，6个月以前发生的主要是婴儿生理性贫血，但未成熟儿早产儿在很早就可发生营养不良性贫血。

❖ **饮食不当导致贫血**

人体铁元素主要来源于食物，食品中含铁量最高的是黑木耳、海带和猪肝等，其次是瘦肉类、蛋类和豆类。蔬菜、粮食、蛋类中的铁，人体吸收率比较低，仅为1%，肉类食品中的铁，吸收率比较高，可达10%~22%。如果植物和肉类同时摄入，可增加植物中铁的吸收率。

牛奶和蛋类则起不到促进铁吸收的作用。维生素C、维生素A有促进铁吸收的作用，而茶和咖啡则影响铁的吸收。我国南方一些地区，有给婴儿喝凉茶解暑的习惯，这会影响宝宝铁的吸收。

❖ **体质与贫血**

宝宝/余焯瞳 余烙瞳

宝宝出生体重越低，体内铁的总量越少，发生贫血的可能性越大。早产儿比足月儿对铁的需求量要大，足月儿一年如果需要补铁156毫克，早产儿就需要补充276毫克，可见早产儿比足月儿需要更多的铁，不及时补充就更易发生贫血。

❖ **乳品、辅食与贫血**

乳品铁含量极其低下，母乳含铁比牛乳和羊乳高些，但如果乳母饮食中缺乏含铁食物，母乳中铁的含量也会相对减少。母乳中铁的吸收为50%，牛乳为10%。另外，牛乳蛋白可损伤婴儿胃黏膜，导致胃黏膜出血，可影响铁的吸收，所以配方奶喂养儿更易出现铁缺乏。

6月龄婴儿如不及时添加辅食，储存的铁用完了，也会发生贫血。人工喂养儿，要注意配方奶中的铁含量，在没有添加辅食前，喂强化铁配方奶。母乳喂养儿，6个月以后，如果没有及时添加辅食，也有发生贫血的可能。

❖ **缺铁的表现**

铁储备不足的婴儿，食欲低下，烦躁或精神欠佳；如果出现了贫血，婴儿面色发黄，口唇缺乏血色。但婴儿轻度贫血不易被妈妈发现，宝宝烦躁不安，对周围事物不感兴趣，妈妈抱着时，不是很欢，总是喜欢依在妈妈的怀里，吃奶和吃饭都不是很香，虽然没有厌食，但看起来对吃没有什么兴趣，妈妈可考虑是否贫血，请医生检查一下。一旦确诊，治疗比较简单，多吃含铁的食物，配以铁剂治疗。

❖ **铁的补充**

来自母体铁的储备，宝宝到了4-6个月时，基本耗尽，宝宝必须自己从食物中摄入足够的铁，以保证供应生血原料。我的建议是在宝宝4个月以后，给宝宝添加含铁丰富的辅助食物，如果有缺铁因素存在，短时间补充含铁营养素，具体到每个宝宝，应该由医生根据宝宝的具体情况而定。

❖ **巨幼红细胞性贫血**

婴儿期体内维生素B12存量较多，用量较少，因此发生巨幼红细胞贫血的比较少。如果母亲缺乏维生素B12，导致婴儿体内维生素B12储存不足，出生后又是纯母乳喂养，这可能造成婴儿巨幼红细胞贫血。

婴儿期发生巨幼红细胞贫血，其主要表现是表情呆滞，对周围反应极不灵敏，目光发直，少哭不笑。原来会笑的宝宝，现在不笑了，那就要想到巨幼红细胞贫血了。这种情况及时请医生确诊并做治疗。

254. 缺锌问题

❖ **缺锌的表现**

锌是人体必需微量元素，参与各种代谢活动，经由小肠吸收。引起缺锌的主要原因是摄入量不足、吸收不良、丢失过多和遗传缺陷。缺锌的主要表现是厌食，矮小，性成熟障碍，免疫功能低下，皮疹及脱发等。

❖ **缺锌的诊断**

• 诊断缺锌，不能仅靠临床症状和体征，还要有实验室检查。

• 发锌可作为慢性缺锌的参考指标。但头发受生长速度、环境污染、洗涤方式及采集部位等多种因素影响。

• 血锌可反映宝宝目前体内锌的情况。但采血时放置的时间长，或有溶血现象，血锌值会增高。标本不要被含锌的物质（如橡皮塞）污染，或近期食入含锌高的食物，血锌也会增高。

• 要请正规机构检测和有经验的医生判断，不要轻信保健品推销机构的检测。

❖ **缺锌治疗**

如果确诊是锌缺乏症，可以补充到1.5毫克/公斤体重/日；或6个月以下婴儿每日6毫克；6个月以上婴儿每日10毫克。最长疗程是3个月。补充锌后，要注意铁是否缺乏。

如果医生认为宝宝缺锌，宝宝也有缺锌的症状，但没有化验血，不能明确诊断，可试验性给予补锌。6个月以下婴儿，每日补充锌剂3毫克，6个月以上婴儿，每日补充锌剂5毫克，也可按照公斤体重计算，0.5毫克/公斤。最大量不能超过10毫克。连续补充不能超过3个月。正常喂养的婴儿，不需要预防性补充锌剂。

过量补锌会影响铁的吸收，补铁时也会影响锌的吸收。长期补充锌剂，不但会引起锌中毒，还会因为影响铁的吸收，导致婴儿缺铁性贫血。

255. 铅超标问题

❖ **儿童铅中毒临床症状**

无特异症状，可有腹隐痛、便秘、贫血、多动、易冲动等；血铅等于或高于700微克/升时，可伴有昏迷、惊厥等铅中毒脑病表现。儿童铅中毒多为慢性中毒，早期缺乏特异性表现。婴幼儿最早出现的症状表现为厌食及哭闹，食欲减退、腹泻、便秘、消化不良，常伴有烦躁、冷漠、倦怠、嗜睡等，较大儿童表现为注意力不集中、生长迟缓、免疫力低下。追踪研究发现，铅对儿童体格和智力发育可持续相当长一段时间，短期内难以逆转。儿童铅代谢具有吸收多、排泄少、储存池的铅流动性大等特点，即使脱离铅污染环境，进行驱铅治疗使血铅水平下降，也不能使已经受损的神经细胞发育恢复到原先正常水平。所以预防是很重要的。

❖ **儿童高铅血症和铅中毒诊断标准**

高铅血症：连续两次静脉血铅水平为100-199微克/升。铅中毒：连续两次静脉血铅水平等于或高于200微克/升。

❖ **高铅血症和铅中毒治疗**

儿童铅中毒的治疗，首先要找出铅污染源，尽可能脱离铅环境，减少铅接触。其次，补充营养素，如蛋白质和氨基酸、维生素C、铁、锌、钙等，可减少铅的吸收，促进铅的排泄，缓解铅中毒症状。

二巯基丁二酸能与铅结合成水溶性螯合物从肾脏排出，对组织中的铅有较强的清除力，对铅毒性所致生化变化的改善效果较好。不良反应有皮疹、胃肠道不适、恶心呕吐、腹泻、食欲下降等，个别患儿会出现肝转氨酶异常。

❖ **铅污染预防**

•汽车尾气。尽量减少乘车次数和时间，带宝宝外出、户外活动尽量到空气好的地方。尤其避免将宝宝推在儿童车中在马路边散步，让宝宝成为"马路吸尘器"。

•室内使用环保涂料。国外报道，居住在陈旧住宅中的宝宝，会舔，甚至误食剥落的油漆（40年代以前油漆含铅量高达20%）。所以为了宝宝健康，应该检视室内涂料和旧家具涂料的安全性，重新涂上环保涂料。

•父母从事蓄电池制造、金属冶炼、印刷、造船、机械制造、石油化工等职业的，下班后应立即洗头洗澡，换上干净衣服，严禁将工作服穿回家，将污染带回家。

•购买质量保证、安全性高的儿童玩具和学习用品。宝宝大部分有吮指和啃咬玩具的习惯，经检测，玩具、图书、蜡笔等，铅超标现象时有发生。所以，要买安全的、知名大企业生产的产品，宁可贵一些，少买一些，绝对不买劣质的小商品。

•父母少吸烟或避开宝宝吸烟。香烟烟

雾中铅含量较高，会使宝宝长期处于被动吸烟的状态。研究证实，父母吸烟与儿童血铅浓度、儿童智商有密切关系。

• 不吃土法（铁罐）制作的爆米花和土法制作（含金生粉）的松花蛋；不吃公路两旁的蔬菜（购买有检测的）；不用锡器、铅壶、彩釉陶器装食物；不用报纸包食物。

• 不能用长时间滞留在管道中的自来水为儿童调制奶粉或烹饪。

❖ 铅超标或铅中毒儿童的饮食

• 高蛋白食物，能与铅结合成可溶性复合物，从尿中排出。

• 含钙、铁、锌的食物，能抗拒人体对铅的吸收。

• 高纤维素的食物，可以阻碍人体对金属离子的吸收。

• 含维生素B1和维生素C的食物，具有驱铅作用。临床上采用以上两种维生素联合驱铅疗法，能有效降低血铅和内脏中铅含量，减轻体内蓄积，改善铅中毒所致智力损害。

• 已经有铅超标的宝宝，要少吃或不吃含油脂的食物，因为油脂可以加速人体对铅的吸收。

256. 维生素缺乏问题

❖ 维生素A缺乏

宝宝出生后常规服用的不是维生素D，而是维生素AD，因为维生素A本身就能促进骨骼和牙齿的正常生长。婴儿主要以乳类为主，如果乳量不足，会引起维生素A缺乏；幼儿如果饮食结构不合理，也会引起维生素A摄入不足。

❖ 维生素A缺乏的主要症状

• 暗适应差，从亮的地方到暗的地方，不能很快适应暗环境，定向发生困难；

• 角膜与结膜失去光泽，眼科检查可见形似泡沫的白斑，称为结膜干燥斑；

• 泪腺分泌减少，泪腺管被脱落的上皮细胞堵塞，眼泪减少，出现畏光、经常眨眼等现象；用手揉眼睛，继发结膜炎；

• 皮肤干燥、角化增生、脱屑，抚摸时有鸡皮疙瘩样感觉，四肢伸侧明显；

• 指甲多纹，失去光泽，易折裂，发脆，易脱落；

• 容易患呼吸道感染；

• 食欲减退，生长发育迟缓。

维生素A缺乏的最终诊断必须由医生做出。

❖ 鱼肝油的选择

婴幼儿预防佝偻病和维生素A缺乏，适宜选用维生素A与维生素D的比例为3:1或2:1的鱼肝油。

幼儿户外活动时间长，接触阳光时间多，饮食种类也多，通过饮食能够摄入一定量的维生素AD，因此基本上不需要额外补充鱼肝油。

婴儿户外活动少，尤其是北方的冬季，宝宝不能保证每天1小时以上充足的日光照射，也不能通过饮食获取所需的维生素AD，所以就需要额外补充。

❖ 维生素A中毒的标量

只有摄入了过量的维生素A，才能引

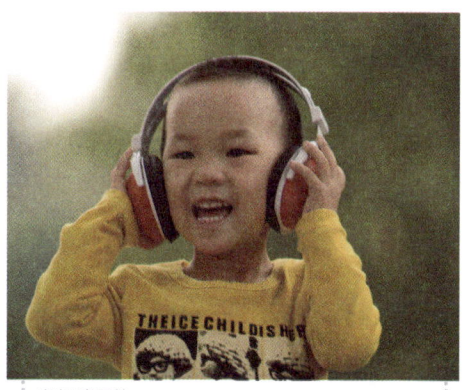

宝宝 / 郭辰懿

发中毒，正常剂量是不会引起中毒的。

急性型维生素A中毒：绝大多数情况下，如果一次给宝宝服用或注射维生素A 30万国际单位，宝宝数天内即可出现中毒症状。慢性型维生素A中毒：维生素A用量每日达数万单位，婴幼儿每日每千克体重维生素A摄入量达1500国际单位，数月后即可产生中毒症状。因为维生素A为脂溶性，摄入体内可产生蓄积性中毒。

日常给宝宝服用预防量的鱼肝油，以维生素AD滴剂为例，每粒含维生素A 1500国际单位，维生素D 500国际单位。如果隔天服用1粒，则每天额外补充维生素A是750国际单位，与每天每千克体重1500国际单位相距甚远。所以正确补充鱼肝油不会引起维生素A中毒。

❖ 防止宝宝维生素A中毒

- 不要同时服用两种以上的含有维生素A的营养素或保健品。一定要计算每日摄入的总量，包括食品、配方奶所含维生素A的剂量。

- 父母不要因噎废食，担心宝宝发生维生素A中毒就不给宝宝服用正常剂量的鱼肝油，这同样是错误的。

❖ 维生素B1缺乏症

这里说的脚气病可不是足癣，而是一种营养不良性疾病，是由于缺乏维生素B1导致的一系列病理改变。现在生活条件好了，营养素缺乏性疾病发生率大幅度降低了，像脚气病这类发病率本来就不高的营养缺乏性疾病的发病率就更低了。但因为营养不均衡的现象存在，宝宝脚气病并不少见。

❖ 脚气病常见病因

- 谷物加工过度。维生素B1在谷物的外皮和胚芽中含量很丰富，约占80%，如果加工过度，去净外皮和碾掉胚芽，则维生素B1大量丢失。

- 做饭方法。过分淘米、用力洗米甚至用手搓米、过长时间煮熬大米、在大米粥中加入苏打粉等，都可使维生素B1丢失，诱发脚气病。

- 长期以碳水化合物为主要食物来源，缺乏肉、蛋及豆制品。

- 患有慢性疾病，摄食过少。

- 患有慢性消化系统疾病，降低维生素B1在十二指肠及小肠中的吸收。

- 肝脏功能有损害时。

- 生食鱼虾类食物。

- 肠道外营养未补充维生素B1。

❖ 脚气病临床表现和症状

- 消化道症状。食欲不振，消化不良，大便呈绿色而稀，或腹胀、便秘、呕吐，还可发生呛咳。

- 神经系统症状。脑神经麻痹症状，神情淡漠，嗜睡，眼睑下垂，颈部和四肢绵软，头颅后仰，手不能抓握，吸吮无力，少哭。

- 心血管系统。烦躁，气促，面色苍白，口唇发绀，咳嗽，皮肤出现紫色花纹。

脚气病诊断必须由医生做出。

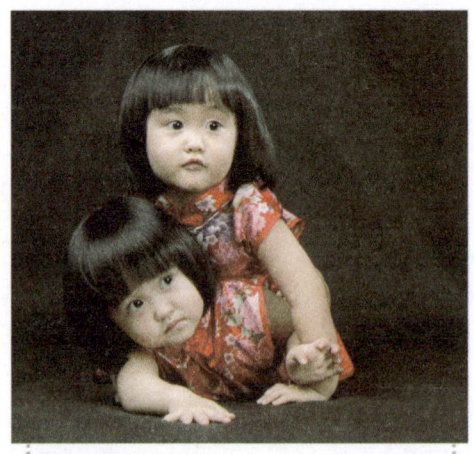

宝宝 / 余焯曈 余烙曈

❖ 脚气病预防措施
- 以米为主食时，要注意煮食方法；
- 食品多样化，不能单一只吃大米或只吃谷物；
- 猪肉含维生素B1最高，黄豆制品次之，应适量食用。

❖ 脚气病治疗措施
用维生素B1治疗，安全可靠。

❖ 维生素补充注意事项
服用脂溶性维生素（维生素A、D、E）：
- 有蓄积性，补充时一定要考虑到有引起过量，甚至中毒的可能，补充时一定不能超量；
- 在油脂参与下利于吸收，油脂食物中含量高；
- 易氧化，不宜暴露或放置在日光下。

服用水溶性维生素（维生素B、C）：
- 无蓄积作用，一次补充再大的量，也不能储存在体内慢慢利用；
- 必须的水溶性维生素须每日从食物中摄取；
- 过多补充某一种，会影响其他维生素的吸收和利用，所以，尽管没有蓄积作用，也不能一次大量补充；
- 维生素C易被氧化，不宜暴露在日光下，打开的食物不宜久放。

第12节 营养不良和肥胖

257. 营养不良

❖ 为什么会营养不良
- 长期饮食不当。尤其是断奶后，饮食结构不合理，没能跟上宝宝生长发育的要求；
- 食物不能被充分吸收利用。几乎所有消化系统疾病都能引发宝宝营养不良，如肠吸收不良综合征、先天性肥厚性幽门狭窄、长期消化道感染性疾病、肝脏疾病等；
- 慢性消耗性疾病，如结核病、巨细胞包涵体病等；
- 整体营养摄入不足，如宝宝吃得很少；
- 饮食营养结构不合理，营养成分不均衡；
- 不正确补充营养素。

❖ 营养不良常见表现
- 体重不增甚至减轻；
- 身高增长不理想；
- 皮下脂肪变薄，顺序是：腹部、胸部、背部、腰部、上肢、下肢、臀部、额部、颈部、面部；
- 皮肤干燥，缺乏光泽和弹性；
- 肌肉软塌塌的，没有力气的感觉；
- 能力减低甚至倒退；
- 表情不丰富甚至呆板；
- 不活泼，喜欢妈妈抱着，且喜欢把头枕在妈妈的肩上；
- 宝宝或烦躁多哭，或淡漠，对周围事物不感兴趣；
- 睡眠不好，食欲减低；
- 大便前部分干燥，后部分稀；
- 免疫力下降，很容易患病，尤其容易患呼吸道感染和腹泻等疾病。

❖ 营养不良并发疾病
- 小细胞性贫血；
- 低白蛋白血症；
- 维生素缺乏症，最常见的为维生素

A、维生素B、维生素C缺乏症；

• 呼吸道感染、鹅口疮、腹泻、肺炎、中耳炎、皮炎等；

• 低血糖症；

• 电解质紊乱。

❖ 营养不良的治疗原则

• 一度营养不良：逐渐调整膳食结构，治疗第1周先不增加蛋白质和热量，以后逐渐增加，循序渐进，切不可一口吃个胖子，那样的话，不但不能调整宝宝营养状况，还会引起宝宝消化功能紊乱，加重营养不良。

• 二度营养不良：增加营养素的速度应更慢些，等到宝宝食欲增加了，再逐渐增加蛋白质食物。

• 三度营养不良：需要住院治疗。

258. 营养失衡

现在单纯蛋白质摄入不足或整体营养不良的病例大大减少，不少宝宝表现的是营养过剩，肥胖儿发生率增加。整体营养状况有了很大提高，但营养不均衡的问题出来了。

由于对某些营养素过于强调，超量补充，影响了其他营养素的吸收和利用。

259. 肥胖

❖ 超重与肥胖的诊断

• 超重的标准

当体重超过了同性别、同身高正常儿正常值最高限时，视为体重超标，也称为超重。婴幼儿超重尽管不能称其为病，也要引起父母的重视，调整好宝宝的饮食结构，以防发展成肥胖病。

• 肥胖的诊断

体重超过同性别、同身高正常儿均值20%以上可诊断为肥胖，超过20%-29%为轻度肥胖，超过30%-39%为中度肥胖，超过40%-59%为重度肥胖，超过60%为极重度肥胖。

❖ 肥胖分类

• 单纯性肥胖。占儿童肥胖病的95%。找不到确切的病因，大多数是由于热量摄入过多，营养过剩，活动量少所引起的脂肪沉积，脂肪体积或数目增多引起。父母对单纯性肥胖存在认识的误区，认为孩子只是胖了些，没有什么疾病，很健康，不需要治疗。甚至有的父母认为胖是健康的标志，看着孩子又胖又壮，觉得喂养得很成功。相反，如果孩子不是那么胖，或者稍瘦些，做父母的就很着急。其实，孩子过胖过瘦都是不健康的表现，不胖不瘦，体重在正常范围内，体型匀称适中才是健康。单纯性肥胖和器质性疾病引起的肥胖同样都是病，都可引起代谢紊乱和组织器官的损害。

• 继发性肥胖。继发性肥胖是由某些器质性疾病导致的，占儿童肥胖病的5%。如下丘脑调节中枢病变、内分泌失调、某些代谢性疾病等。有些器质性疾病导致的肥胖，原发病治愈了，肥胖病也就不存在了，如肾上腺皮脂腺瘤，把腺瘤切除了，病也就好了。

❖ 肥胖症的脂肪细胞类型

• 增值性

肥胖是由于脂肪细胞数目增多所致。脂肪细胞的增值分三个阶段，第一阶段是在胎儿期，从妊娠30周至出生。第二阶段是婴儿期，从出生至1岁。这两期脂肪细胞处于很活跃的增殖期，很容易因母体或婴儿营养过剩而致脂肪细胞数目过多，出现婴儿肥胖。第三阶段是青春期，儿童12-14岁进入青春期，青春期是生长发育高峰期，儿童身高和体重快速增长，如果营养不均衡，热量摄入过多，营养过剩，很容易出现儿童肥胖。

- 肥大性

肥胖是由于脂肪细胞体积的增大所致。脂肪细胞体积增大是由于脂肪在细胞内大量沉积。青春期以前，脂肪细胞既有数目的增值，也有体积的增大；青春期以后，脂肪细胞数目不再改变，如果热量摄入过多，营养过剩，只是细胞体积出现肥大。青春期以后的肥胖多是肥大性。但近来发现，当脂肪细胞肥大到一定程度时，会刺激前脂肪细胞增值，也就是说细胞数目也会增加。

- 混合性

脂肪体积大，数目也多。混合性多发生在青春期以前的儿童。

❖ 肥胖的危害

婴幼儿肥胖也会引起很多病理生理改变，导致某些脏器的损害，主要表现在以下几方面：

- 生长激素水平下降

当婴幼儿肥胖时，生长激素分泌受到一定程度的抑制，体重越高，受抑制程度越大。夜间分泌高峰也下降，甚至消失。器质性肥胖多会出现生长发育障碍，比如遗传代谢病和内分泌疾病引起的肥胖儿身高多比较矮。

- 引发高血压

肾上腺皮脂激素有降低脂肪合成的作用。肥胖儿脂肪数目多，体积大，为了降低脂肪合成，肾上腺就要分泌更多的肾上腺皮脂激素，肾上腺皮脂功能增强可引起血压增高等一系列病理生理改变。

- 青春期发育提前

肥胖儿脂肪多，促使性激素合成的芳香化酶活性高，因此，肥胖儿性激素水平要高于正常体重儿，青春期提前。

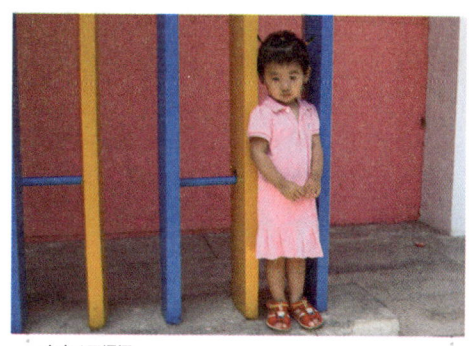

宝宝 / 王语涵

- 免疫功能低下

肥胖儿补体（参与免疫的物质）下降，使得免疫细胞杀伤力下降。妈妈可能疑惑了，胖宝宝理应比瘦宝宝更壮实啊，胖宝宝能抗饿、抗冻、抗病、抗折腾啊，免疫力怎么还会降低呢？是的，婴幼儿期体重在正常范围内，偏高的比偏低的更壮实；超过正常范围了，高和低都是病，对宝宝健康都有危害。

- 呼吸功能障碍

肥胖儿膈肌升高，胸廓周围脂肪增厚，导致胸腔狭窄。妈妈可能有这样的经验，靠近很胖的人时，能够感到很重的呼吸音，也会感到呼吸很费劲，呼哧呼哧地喘气。严重肥胖儿，在睡眠中，甚至会出现呼吸暂停。

- 骨关节病变

肥胖儿身体重，每天都如同驮着一袋面，使关节承受很大的负荷。婴幼儿处于高速生长发育期，骨骼和关节还没有那么坚硬，天长日久，会引起步态、姿势和整个运动系统的改变，可引发关节炎、膝内翻（"X"型腿）。

- 心理疾病

宝宝在婴幼儿期，越胖越招人喜欢，但到了学龄期，肥胖儿童开始受到同学们的排斥、讥笑。处于社会化初期的小学生、

第十一章 幼儿疾病预防与护理

435

中学生缺乏科学的自我认知和调节能力，往往自卑，久而久之就会导致心理问题。

❖ 肥胖治疗

继发性肥胖要治疗原发病。单纯性肥胖治疗主要是有氧运动、饮食结构和行为调整三个方面。

• 有氧运动

适合婴儿的有氧运动是爬行、散步，给宝宝创造爬的条件，每天让宝宝快爬3-4次，每次5-10分钟。爸爸妈妈和看护人要和宝宝一起爬，这样才能引起婴儿爬的兴趣，如果家里有小哥哥小姐姐，就让哥哥姐姐带着宝宝爬。

适合幼儿的有氧运动有追逐跑跳、跳绳、投球、旱冰、游泳、攀爬、骑车、上下楼梯等，能让幼儿感兴趣的有氧运动是儿童运动场和儿童游乐园，在那里，有很多适合幼儿玩耍的大型玩具（滑梯、秋千、虫虫屋、蹦床等），还有很多小朋友，宝宝的兴趣会很高，每周带宝宝去运动场玩两三次，每次玩一两个小时，对减肥会很有帮助。

最好请医生针对不同肥胖宝宝制定运动计划。

• 饮食结构调整

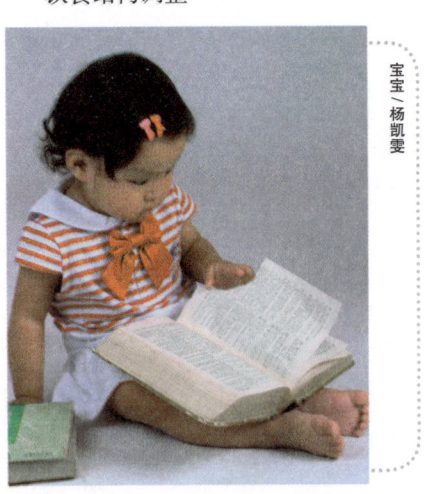

宝宝／杨凯雯

婴幼儿不能通过控制食量达到减肥目的，更不能吃减肥药，最好方法是饮食结构的调整。在保证婴幼儿生长发育（一定要保证适量蛋白质的摄入）的基础上，减少脂肪、碳水化合物及高热量食物（油、糖、蛋白质、盐）的摄入量，增加低热量食物（蔬菜、水果）的摄入量。从纯奶、添加辅食、三正餐各个阶段，妈妈都要注意培养宝宝良好的饮食习惯。

家庭饮食健康，父母言传身教也是避免儿童肥胖的关键。喜食高热量、高脂、高糖、高盐食物是儿童天性，但不健康的饮食习惯更多的是父母或家庭后天养成的。

请医生根据不同肥胖宝宝制定每月、每周饮食控制计划，对于肥胖宝宝，限制高热量、高脂、高糖、高盐食物是必须的。

• 行为调整

主要是纠正不良的饮食习惯，减慢进食速度，不要让宝宝狼吞虎咽，养成细嚼慢咽的进食习惯，对食物进行充分的咀嚼。按顿进食，少吃零食。不要偏食，什么都吃是最好的，食物多样可保证营养均衡。

减少看电视（包括各种光碟）的时间，尤其是不在看电视的同时进食。用丰富多彩的运动和游戏代替看电视。

针对现有宝宝行为习惯，请医生做出行为调整建议。

（更多关于婴幼儿户外运动、饮食结构安排、不良进食习惯改正的内容，以及宝宝超重的内容，请参见《郑玉巧教妈妈喂养》相关章节）

260. 身材矮小

❖ 身材矮小常见的原因

• 家族遗传，占身材矮小最大比例。
• 发育迟缓是身材矮小比较主要的原因。
• 患有慢性病，尤其消化系统慢性疾

病，如慢性腹泻，肠吸收不良综合征、婴儿乳糖不耐受、牛乳蛋白过敏等。

- 染色体或基因异常，是比较少见的原因。
- 内分泌异常，不多见。2-5岁之间，其生长率≥6厘米/年，内分泌原因引起矮小症的可能性较小。
- 精神社会因素。家庭不和睦，单亲家庭，重男轻女家庭中的女婴。
- 宫内因素。胎儿宫内发育迟缓、宫内窘迫、胎盘过早老化、脐带细、母亲孕期营养不良等。

❖ 身材矮小诊断需做的检查

全血细胞计数、尿分析、血沉、甲状腺素、促甲状腺素，胰岛样生长因子。

❖ 发育迟缓导致的身材矮小有什么特点

- 无全身性疾病的症状和体征；
- 骨龄推迟达2-4年，但与高度年龄一致；
- 最低生长期常在18-30个月龄时发生，以后是稳定的线性生长期；
- 父母或同胞兄妹的发育迟缓史；
- 身高预测与家族特征一致。

❖ 生长激素的使用

生长激素用于生长激素缺乏引起的身材矮小，如特纳综合征，以及有慢性疾病引起的矮小身材儿童的治疗。

生长激素的检测要求极高，要求连续24小时收集尿中的生长激素水平，或者每20分钟抽血1次。这会影响宝宝的睡眠，或使宝宝因抽血疼痛而哭闹，这些刺激会影响生长激素的产生、释放和调节作用。另外，有5%-10%的正常儿童对药物刺激不产生反应。所以，生长激素检测要求是比较高的，不是随便检测一下就可以说明问题的。

对家族性身材矮小使用生长激素仍存在争议。对于非生长激素缺乏的矮小儿，不宜使用生长激素治疗。

❖ 骨龄测定对身材矮小的评价作用

骨龄成熟率和生理发育应该是符合的，如果宝宝身材矮小，与年龄不符，骨龄能够帮助我们确定宝宝是否有病理性的身材矮小。通常情况下，左手合腕部X片可以评估骨龄，少数情况下需要做其他部位的，如膝关节、肘关节和踝关节等。

家族性矮小和遗传疾病性矮小骨龄是正常的。内分泌疾病骨龄进行性降低并落后于实际年龄，很严重或时间比较长的慢性病骨龄延迟。生长发育迟缓的宝宝最好能每半年或一年做1次骨龄评估。

第13节 心理问题

261. 多动症

多动症全称叫注意力缺陷多动障碍（ADHD），学龄期儿童发病率1.5%-12%，多动症在婴幼儿期常常已经有所表现，如果能早期发现，进行早期干预，有助于减少和减轻多动症的症状。

❖ 孕期和婴幼儿期的诱发因素

母孕期：母孕期营养不良，罹患各种疾病，接受X线照射。

分娩期：早产，分娩期难产，胎儿宫内窒息，新生儿窒息。

出生后：颅脑外伤，脑部炎症，惊厥

等可造成脑损伤的因素。

家庭：单亲家庭或父母患有精神病、酗酒、行为不端等。

养育：自幼未能养成良好生活习惯、过于随心所欲，过于溺爱，或管制严厉，对孩子过于苛求，使孩子长期处于紧张、压抑的环境中。

铅污染：环境中的汽油尾气、油漆、家居用品、玩具、学习用具等，食物中的铅污染有爆米花、皮蛋、蔬菜、粮食等，都与多动症有密切关系，要注意避免铅污染。

❖ 多动症倾向在婴幼儿期的表现

多动症表现为与年龄发育不相称的活动过多。

婴儿好哭、易激惹、手足不停地舞动、兴奋少眠。

幼儿难以养成有规律的饮食和排便习惯。会走路后活动明显较同龄儿增多。除了睡眠外，难以有安静的时刻。

进幼儿园后不守纪律，好喧闹和捣乱，玩耍无常性，注意力不能集中。

喜欢破坏玩具，常常把玩具扔的到处都是，如果会拆卸，会把玩具拆的七零八落。

> **提示**
> 幼儿天性好动，妈妈不要把正常的活动看作是多动症，不要轻易给孩子下多动症的结论，不要当着孩子面把自己的怀疑说出来，这样会给孩子带来心理上的负担和精神上的打击，使孩子产生自卑感。
> 如果有疑虑，要事先和医生沟通，然后带宝宝看医生。医生检查时，妈妈在一旁静静等待就可以了，不要把自己的怀疑说出来。

❖ 预防和干预

如果怀疑宝宝有多动症倾向，要向专业医生咨询，给予积极干预，以防最终发展到多动症。

避免各种可能的致病因素，加强孕期营养，预防早产，重视孕期保健，及时发现胎儿宫内窒息。

防止脑外伤，避免孩子从高处坠落和摔伤。

心理行为矫正。在专业心理医生的指导下进行心理行为矫正。

主动注意能力训练，找出与孩子年龄相适应的训练项目，如看图识字、认识图形和颜色、学习简单的计算、画画、学儿歌、讲故事、做手工等。

262. 重复性行为

婴幼儿期重复性行为是比较多见的，如吸吮手指、咬嘴唇、身体摇摆、两脚踢动和蹭足跟等，多属于正常行为，出现在1岁以内的婴儿。这些重复性行为的出现，与宝宝自身生理有关，但真正的原因至今仍不清楚。

环境因素在重复性行为中也起到重要作用。严重的环境剥夺（交由保姆全权带养，家庭不和睦，总是争吵不断，单亲等）可产生这类重复性行为频率的增加和程度的加重。改善环境，可减轻重复性行为。对于年长儿来说，重复性行为多出现在疲倦、无聊、被其他刺激分散注意力或生气发怒时。这种重复性行为还会发生在发育障碍的儿童中。

❖ 吸吮手指

吸吮手指是婴儿正常行为，几乎所有的婴儿都有不同程度的吸吮手指行为。早在胎儿期，胎儿就会吸吮自己小手，只要有东西触碰到嘴唇，就会引起吸吮动作。新生儿出生后吸吮手的能力就已经很强了，甚至能听到啪嗒啪嗒的响声，在婴儿还不能伸开手指，攥着小拳头的时候，宝宝吸吮的是小拳头。多数情况下，随着月龄的

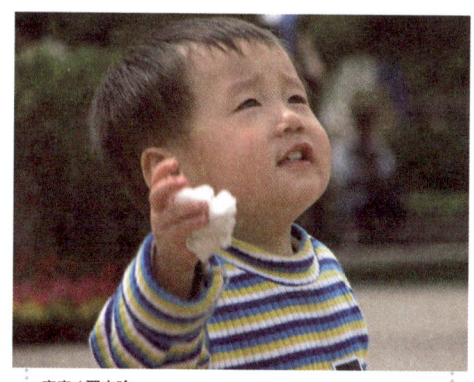

宝宝 / 邢宇晗

增加，吸吮手指的强度减低，到了幼儿期，几乎不再吸吮手指，只是在寂寞或睡前吸吮。

• 吸吮手指的原因

选择玩具不当，给宝宝选择的玩具多是棒状的，宝宝很容易把玩具放入口中吸吮，当玩具不在手里时，就把手指当作玩具吸吮。

睡眠习惯不良，宝宝还不困的时候，就让上床睡觉，宝宝通过吸吮手指打发无聊时光，把吸吮手指作为睡前安慰，哄自己睡觉。

• 需要干预的情况

通常情况下，婴幼儿期吸吮手指不需要特别干预，更不需要医学治疗。有以下情况需要略加干预：

吸吮手指频率高，除了喝奶吃饭和熟睡，几乎都在吸吮手指，即使转移注意力也难以让宝宝停止吸吮，或只能停止一会儿，很快又开始吸吮了。

到了学龄前期（4岁以后）仍有难以克服的吸吮手指行为，并且影响宝宝的其他活动。

引起牙齿咬合不良等口腔方面的异常时。

影响宝宝手指的形状和手指的精细运动，甚至导致局部皮肤脱皮、感染等异常

情况时。

• 干预措施

用其他物品代替宝宝手指，也就是用客体代替主体，常用的替代物是安抚奶嘴；满足婴儿的心理需求，及时回应宝宝的哭闹，满足宝宝吸吮乳头的需求；在宝宝还不困的时候，不要强哄宝宝睡；用有趣的事情转移宝宝的注意力。

提示

不能用强烈的干预措施，如果妈妈总是在宝宝吸吮手指时，把手指从宝宝的嘴中拿开，其结果是宝宝吸吮手指的欲望更加强烈。到了学龄前期，还频繁的吸吮手指，需要在医生指导下进行综合干预。

❖ 屏气发作

屏气发作是宝宝在剧烈哭闹后突然出现呼吸暂停现象。多发生于6-18个月婴幼儿，3-4岁减少或消失，7岁以后几乎不再发生，发生率4%-5%。每次发作屏气时间30秒到1分钟不等。通常情况下，宝宝屏气发作时，爸爸妈妈心急如焚，1秒当作10秒，妈妈常常会说宝宝呼吸暂停发作了几分钟，甚至十几分钟了。

屏气发作分紫绀型和苍白型。紫绀型多见，发作时，颜面部和口唇青紫。苍白型少见，发作时，颜面和口唇发白。

屏气发作发生原因不明确，可能与婴幼儿情绪反应有关，是表达愤怒的一种形式。缺铁可使屏气发作程度加重。

• 第一次发作怎么办

当宝宝第一次发作时，爸爸妈妈要尽可能保持镇静，不要大喊大叫，爸爸妈妈的惊慌失措会使宝宝再次发作屏气，也使下次发作屏气的程度加重，频率增加。

宝宝第一次发生屏气发作，一定要看医生，排除器质性疾病引起的屏气发作，如癫痫、心律失常、脑干肿瘤等。

第十一章 幼儿疾病预防与护理

❖ 预防

屏气发作不会引起严重后果，不会影响宝宝智力发育，爸爸妈妈一定要消除紧张情绪。要给宝宝营造和谐的家庭环境，父母不要总是争吵。认真分析引起宝宝屏气发作的诱因，加以避免。

一旦宝宝有屏气发作的经历，父母都很紧张，不敢让宝宝哭，因此，凡事都小心翼翼，无条件地满足宝宝的要求，过分溺爱宝宝。这样不但不能减少屏气发作，还会使宝宝更加爱哭，发作频率更高。

宝宝屏气发作时，不要刺激宝宝，耐心等待，注意保护宝宝舌头，为避免咬伤舌头，可用勺把或筷子包裹上干净的纱布或手帕，插在宝宝上下牙齿之间。保持宝宝头略后仰位，以保持呼吸道通畅。如果口腔内有胃内容物要清理干净。

❖ 撞头

这里所说的撞头，是指宝宝用自己的头部撞向物体，是有节律的、反复发生的动作。通常情况下发生在6个月到1岁的婴儿，1岁半后显著减少，4岁完全消失。撞头动作常常出现在睡觉前后和不愉快时，听到有节律的音乐时也会出现撞头动作。当宝宝撞头时，爸爸妈妈很担心宝宝会撞伤，甚至把脑子撞坏了。如果宝宝撞向坚硬的物体，会发生头皮外伤，但几乎不会出现脑内伤。在宝宝撞头的物体上做好保护，用软物包上，尖锐的物体要远离宝宝。宝宝偶尔在生气、耍赖、情绪激动、要求得不到满足时发生的撞头不属于此范畴。当宝宝出现撞头时，爸爸妈妈要用平和的语气劝导，不要训斥，更不能惩罚。如果宝宝撞头比较严重，要看医生。

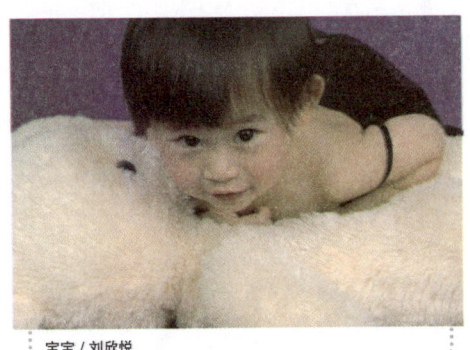

❖ 身体摇摆

有节律的、缓慢的摇摆身体多发生在婴儿期，2-3个月先出现摇头动作，6-10个月时出现摇摆身体，18个月后明显减少，多数在4岁消失。摇摆身体对宝宝不会构成伤害，通常情况下不需要干预，但需看医生，排除发育迟缓和视觉损害的可能性。

263. 孤独症

❖ 孤独症的表现

儿童孤独症由美国儿童精神病学家Leo Kanner 于1943年首先描述。他发现有一批被诊断为儿童精神病的儿童，从婴儿时期开始出现，天生的不能与周围人建立正常的情感联系，他们似乎与环境是隔离的，语言异常或者没有语言，不寻求亲人的拥抱，对人如对物，甚至对物比对人更感兴趣，与人很少有目光接触，甚至不和妈妈的眼光接触。我国还没有孤独症发病率的调查。

孤独症的病因至今不确切，可能与遗传因素、神经系统发育异常、心理发育异常、各种感染等有关。

孤独症主要临床表现有社会交流障碍、狭隘的兴趣和重复刻板的动作、语言障碍、智力障碍、感觉异常、多动和注意力分散等症状。

❖ 孤独症的诊断

主要通过病史询问、体格检查以及儿童行为观察和量表评定。对可疑患儿，病史询问和行为观察应该根据事先设计好的

宝宝 / 刘欣悦

有关问题和量表进行。

以下情况需要带宝宝看心理医生，排除孤独症：

- 2岁以上仍不会说话，或者出现语言发育倒退，或虽然说话，但缺乏实际意义、重复刻板的语言，不能与父母进行最简单的交流；
- 喜欢独自玩耍，对父母的话和指令没有反应；
- 对亲人的离开和到来似乎缺乏应有的反应，亲人离开无所谓，亲人回来也不兴奋；
- 对某一件物品或某一件事异常感兴趣；
- 多动和注意力分散，发怒和具有攻击行为等类似多动症的表现。

孤独症目前没有可靠的药物治疗，主要是行为治疗。

第14节 其他问题

264. 空调病

夏季，母婴长期在比较低温的空调环境中，会出现很多不适症状。在高温季节，身着单薄，汗腺敞开，当进入低温环境中时，皮肤血管收缩，汗腺孔闭合，交感神经兴奋，内脏血管收缩，胃肠运动减弱，宝宝会出现鼻塞、咽喉痛等症状。严重者经常反复出现腹泻，久治不愈的感冒，这就是空调病。

母婴空调病属于生活方式不当造成的疾病，改变生活方式，适度使用空调，尽量在自然环境中养育宝宝，母婴空调病就会无影无踪了。

❖ 母婴空调病的表现

- 宝宝的表现：哭闹不安，小手冰凉，小脸青白，大便稀、发绿，溢乳、恶心，甚至呕吐，食欲不振，经常腹泻，反复感冒。
- 妈妈的表现：很容易出现疲倦，工作效率下降，甚至出现皮肤干燥、手足麻木、头晕、头痛、咽喉痛、胃肠不适、胃肠胀气、大便稀、食欲不振、月经失调等不适症状。

哺乳的妈妈得了空调病，会通过乳汁把病带给宝宝，引起宝宝腹泻。

❖ 空调可以用，方法要正确

- 缩小室内外温差。一般情况下，在气温较高时，可将温差调到6-7℃左右，气温不太高时，可将温差调至3-5℃。
- 避免冷风直吹。宝宝的床和玩耍场所不宜放在空调机的风口处。从炎热的室外进入空调环境中，最好给宝宝穿上长袖衣裤。晚上睡觉，如果气温不是很高（30℃以下）父母入睡前可把空调关掉。如果气温比较高，可开着空调，但要适当调高温度（26℃）。如果在24℃以下，要给宝宝盖空调被，但通常情况下，宝宝会把被子踢开。所以，宝宝睡觉时，最好不要把空调调得很低。如果宝宝在车内睡着了，暂时把空调关掉，或调高温度，或给宝宝盖上小被子。

❖ 怎样避免"空调病"

- 缩小室内外温差。一般情况下室内外温差不能超过6-7℃左右。
- 定时通风，每4-6小时关闭空调，打开门窗，令空气流通10-20分钟。
- 避免冷风直吹，特别是宝宝的床不宜放在空调机的风口处。

- 进入空调环境略增加衣物或用毛巾被盖住腹部。
- 在空调环境中睡觉，要盖上被子，适当提高温度。

265. 冰箱综合征

❖ 冰箱为什么带来综合征

病从口入不单是指进食不洁、不卫生的饮食，还包括摄入过冷、过热、不易消化的食物，导致胃肠道疾病。冰箱综合征，就是食用冰箱内的食物，导致胃肠道疾病，常见的有胃炎和肠炎。冰箱综合征一年四季都可发病，但夏季发生率最高。盛夏饮用冷饮和冷食，一时舒服，紧接着就是难忍的胃肠道不适了。

- 冰箱不是保险箱。有消毒、杀菌作用的冰箱，也不是保险箱。细菌都有可能在冰箱内繁殖生长，长时间存放在冷藏室中的食物，若不加热消毒，会引起胃肠道炎症。

- 冰箱内的食物温度显著低于胃内温度。冰箱内食物温度比人体胃内温度至少低20-30℃。当胃黏膜受到过冷食物刺激时，会急剧收缩、痉挛，造成胃内黏膜严重缺血，致使胃酸、胃蛋白酶等明显减少，使胃的消化能力、杀灭细菌能力、免疫能力都出现不同程度的降低。

- 冰箱中熟食易坏。熟食放置冰箱冷藏室2-3天就可腐败。冰箱内空气不流通，又比较潮湿，很容易造成食物霉变。若没有加热消毒就直接食用，胃黏膜遇冷刺激，抵御细菌的能力降低，免疫力下降，可迅速引发胃炎。

- 胃肠承受不住连续伤害。经常食用冰箱冷食，使胃肠道始终处于异常状态，最终会造成胃肠道功能紊乱，出现腹胀、腹痛、恶心、呕吐、食欲下降、消化不良等冰箱综合征。

- 宝宝胃肠道更敏感。宝宝胃黏膜娇嫩，对冷食刺激十分敏感，更易受到冷食的伤害。同时宝宝胃黏膜对热食也十分敏感，若宝宝进食冷热不均，很易损害胃肠功能。

❖ 避免冰箱综合征

- 即使是在盛夏，也不要吃过多过冷的饮食；
- 从冰箱中拿出的熟食不宜直接食用；
- 不要把熟食长时间放置在冰箱中，放置时间长了，即使经过加热，也容易导致胃肠道疾病；

食物在冰箱里保存的时间

食品	冷藏时间（天）	冷冻时间（天）
牛肉	1-2	90
鸡肉	2-3	360
肉排	2-3	270
鱼类	1-2	80-180
鱼肠	2-3	60
鲜蛋	30-60	
熟蛋	6-7	
牛奶	5-6	
酸奶	5-7	
罐头食品	360	
咖啡	14	
苹果	7-12	
柑橘	7	
西红柿	1-2	
瓜类	7	
菠菜	3-5	
胡萝卜	7-14	

- 尽量不剩饭菜，偶尔吃剩的饭菜，一定要加热后再放到冰箱中，食用前再加热；总放置时间不要超过2天；
- 打开真空包装的熟食，放置时间也不要超过2天，食用时最好放到屉上蒸一下；
- 无论怎样储存，都不给宝宝吃过夜的剩饭菜。

266. 节日病

节假日时全家团聚欢乐的时刻，有谁愿意自己的宝宝生病呢，节日过完了，又该投入到紧张的工作中去了，可宝宝病倒了，不能送到托儿所、幼儿园。每次过节后上班，宝宝的"节日病"为数不少，希望爸爸妈妈从以下几方面预防：

❖ **不给宝宝喝过多的饮料**

爱喝甜饮料是孩子们的天性。饮料中除了含有一定的营养素外，在制作过程中常加入色素和防腐剂，这些物质过量或长期吸收会对身体产生不良影响。有些果味饮料并非含有果汁，只是加入了一些化学香料，如枸橼酸钠。即使是一些天然果汁饮料，所含蛋白质、脂肪、维生素等也是有限的。饮料含糖较多，会影响孩子的食欲，含有咖啡因的饮料会影响宝宝睡眠。在冬季，喝过凉的饮料，会使宝宝胃黏膜受到寒冷刺激，血管收缩，导致消化功能下降，因此，一定不要让宝宝喝过多的饮料。

❖ **饮食要有节制**

节日里，家家都准备丰盛的饭菜。孩子自制力差，会不顾肠胃负担大吃大喝，往往导致急性胃肠道疾病。节日食品往往高糖高脂高盐、滋味重，不易消化吸收，增加胃肠道负担，引起消化不良，甚至腹痛、腹泻、呕吐及食欲下降。节日里准备各种食物较多，往往是吃了那样吃这样，造成叠食，表现为打饱嗝，口中有生食味道，食欲下降，腹部胀满，放屁无响声，感觉不通畅，夹带有屎的味道，可持续很长一段时间不能恢复至正常饮食。另外，冷热食物混合吃，尤其是先吃热食后吃冷食，更容易造成胃内"打架"。吃过多油腻的食物后腹部受凉，也是导致胃肠功能失调的原因。

❖ **带宝宝做客预防感染疾病**

节日里，家家人都比较多，过多串门是不利健康的。首先是容易传染疾病，许多传染病是通过接触传播的。如果发现朋友家有患传染病的病人，要及早带孩子离开。孩子的手洗净，不要马上回家，在阳光下多待一会儿，或在室外多走一会儿，减少被传染的机会。其次是容易给孩子养成不好的习惯。在家中，妈妈有一些好的规矩，由于串门在外，不好意思在朋友家教育孩子，朋友也会迁就孩子，使孩子失去辨别是非的能力。

❖ **尽量少带宝宝去公共场所**

公共场所是病毒密集的地区。春节前后和春节期间正是流感高发期，住院人数和门诊就诊人数都翻几番。节日聚会烟酒不断，空气污浊，室内应经常开窗通风，保持空气新鲜。少去人群密集的公共场

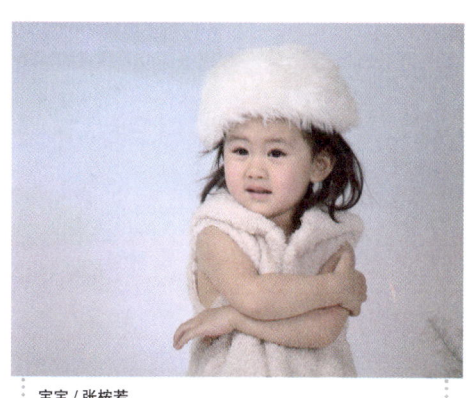

宝宝 / 张校若

第十一章 幼儿疾病预防与护理

所，避免感染病毒。加强户外体育锻炼，注意加减衣服，多饮开水，多吃清淡食物。

❖ 保证睡眠

节日里最高兴的是孩子们，大人们聚会、看电视，正常作息时间被打乱，孩子睡眠时间大大减少。睡眠不足，机体抵抗力就会下降，就难以抵御自然界中病原菌的侵袭，消化功能也下降，食欲不振，甚至恶心呕吐，还可出现头痛、腹痛，严重睡眠不足，就像患了大病一样。睡眠不足还会影响孩子的生长发育。

❖ 少看电视

长期盯着电视屏幕会使孩子出现眼肌疲劳，降低孩子视力。现在戴眼镜的宝宝年龄越来越小。上海曾对一所幼儿园内的309名2岁至5岁半的儿童做了一次视力检测，结果有25%的孩子视力异常。不要总是想"以后"好好管理孩子，从小就要养成好习惯。

❖ 预防鞭炮伤

燃放鞭炮是有一定危险的，即使自己不亲身燃放，观看时也要注意安全。防患于未然就是防止意外事故发生最好的良药。

第15节 急症处理

267. 心肺复苏

- 让自己冷静下来；
- 立即让周围的人通知急救中心；
- 同时判断宝宝急症类型；
- 立即进行急救处理；
- 送医院。

❖ 马上实施心肺复苏（CPR）

CPR就是心肺复苏，就是做人工呼吸，是紧急挽救生命的重要方法，父母必须学会。当孩子处在下面状态，要马上实施CPR：

- 无反应，没有有效呼吸迹象；
- 呼吸极其困难；
- 呼吸困难伴口唇青紫；
- 剧烈喘鸣，几乎近似啸吼；
- 肢体苍白。

❖ 心肺复苏步骤

- 判断宝宝病情；
- 如果周围有人，立即大声呼喊救命；
- 立即拨打120，请求有关人员协助你投入急救；
- 判断宝宝是否有知觉：摇动，或拍打宝宝肩膀并大声呼喊宝宝的名字；如果叫不醒宝宝，认为宝宝已经失去知觉，需要立即抢救；
- 判断宝宝是否有呼吸：把耳朵贴在宝宝嘴上，听呼吸声，并同时观察宝宝胸廓是否有呼吸运动，如果判断宝宝已经没有了呼吸，立即做心肺复苏。

❖ 心肺复苏方法

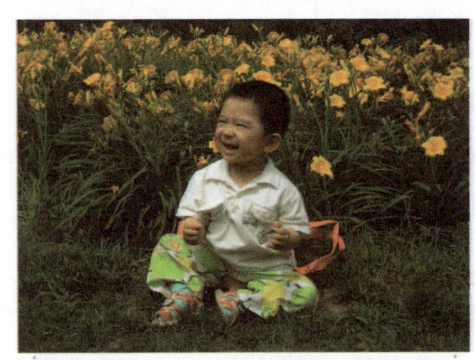

宝宝／井明

- 让宝宝平躺在平坦而硬的地方；
- 在移动宝宝时，一定要注意保护宝宝的脊椎；
- 将头后仰，抬高下颌以保证呼吸道畅通；
- 检查口腔和咽部是否有异物，如果有异物马上清理干净；
- 清理完呼吸道后，仍然没有呼吸，立即进行心肺复苏；
- 口对口人工呼吸；
- 心脏外按摩；
- 两次人工呼吸后，检查呼吸和心跳情况。

268. 烫伤处理

如果宝宝被烫伤立即用凉水（自来水就可以）冲洗烫伤处；

- 脱去衣服，要注意，一定要先用冷水降温后才能脱去衣服，且要注意衣服是否贴到皮肤上，不要硬性脱衣，以免撕伤皮肤；
- 如果家里有烫伤膏，立即涂在烫伤处；如果家里没有烫伤膏，用牙膏、白糖、豆腐等涂抹烫伤处；
- 不要包扎，烫伤最好的处理方式就是暴露；
- 如果仅仅皮肤烫红了，经过上述处理就可以了，不必去医院；如果皮肤起了水泡，千万不要把水泡弄破，因为水泡里面是无菌的，破口后细菌就会侵入，引发感染。如果水泡已经破了，就需要把水泡皮剪掉。不锈钢剪刀在沸水中煮5分钟后，用剪刀剪去敷在烫伤处已破的皮肤。经过上述处理后，带宝宝看医生。

269. 划割伤处理

❖ 划割伤处理

幼儿发生划割伤并不罕见，水果刀划伤，坚硬物品棱角划伤，质地比较硬的纸边也会划伤宝宝皮肤。出现划割伤，妈妈要应急处理：

- 让伤口处的血流出来；如果没有血液流出，可以轻轻挤压一下。流出或渗出的血，暴露在空气中已被污染，沾在伤口上会增加伤口感染的机会，因此要清创。
- 用双氧水冲洗伤口，直到没有泡沫为止。
- 用酒精消毒，这会引起宝宝疼痛哭闹。动作要迅速，不要用酒精棉球或棉棒在伤口上来回擦拭，最好把酒精直接倒在伤口上，这样可减少棉球或棉棒对伤口的摩擦，会减少疼痛。等待片刻，酒精就会挥发掉，宝宝很快就不会疼了。然后，把创可贴轻轻贴上就可以了。12个小时更换一次创可贴，不要沾水，尽管是防水创可帖，也不能完全保证沾水后没有水的渗漏。如果伤口被水搞湿了，需要再次用酒精消毒。
- 如果伤口超过了1厘米，或虽然伤口小，但伤口比较深，在1厘米以上，就要带宝宝去医院，由医生判断是否需要缝针。
- 是否需要打破伤风抗毒素，需要向医生咨询。

一定不要让伤口沾水，直到伤口结痂。即使结痂了，也不要清洗伤口，只是可以给孩子洗澡了，但动作要快，不要让水把结痂浸泡掉。洗澡后，立即用碘酒或酒精把结痂处消毒一次。

结痂时宝宝会感到伤口刺痒，避免宝宝把结痂抓破的唯一办法是用纱布把伤口包扎上，但一定不要让包扎纱布处湿润，也不要长时间包扎，宝宝入睡后可以把纱布揭下。

对于这么大的宝宝来说，对自己受伤

的感受是恐惧，而且比任何年龄的孩子都来得强烈。所以，当宝宝受伤后，父母一定要镇定，以减轻孩子的恐惧感。

270. 动物咬伤

幼儿咬伤中最常见的是动物咬伤；而在动物咬伤中，最常见的是被宝宝熟悉的宠物咬伤，被野生动物和动物园饲养的动物咬伤的情形并不多见。父母通常会制止宝宝接触陌生的宠物，怕伤及孩子。但已经和宝宝熟悉的宠物，父母会很放心。宝宝非常喜欢小动物，会和小动物建立很友好的关系。但宝宝也有和小动物发生冲突的时候，动物终究是动物，被宝宝激怒的小动物会毫不留情地咬伤宝宝。

需要提醒的是，当宝宝被小狗咬伤后，无论伤口是大是小，无论是否有出血和破口，只要有狗齿痕，就应带宝宝见医生，由医生决定是否需要进一步处理。这是因为小狗咬伤可以传播两种疾病：狂犬病和破伤风。这两种传染病都是极其危险的疾病，一旦发病将危及生命。

❖ 狂犬病

狂犬病是由携带狂犬病毒的动物咬伤人而传播的病毒性疾病动物通过咬伤人类把狂犬病毒带到人体内，使人发病。由于对宠物严格管理，以及狂犬疫苗的广泛应用，狂犬病已经非常罕见了。但父母千万不可掉以轻心，因为动物感染狂犬病毒的机会还是不小的。

被猫狗咬伤一定要接种狂犬疫苗吗？理论上似乎只有被病猫、病狗咬伤才需要接种，但实际上，被猫狗咬伤时都常规接种疫苗，原因是：

• 动物感染狂犬病毒，存在不显性感染、顿挫性感染的情况，外表健康的猫犬，可能携带着慢性、不显性感染的狂犬病毒。

• 狂犬病病死率非常高，没有特殊治疗方法，重点是预防。所有被猫狗咬伤、抓伤、舔伤的人，为安全起见，一律应注射狂犬疫苗。

❖ 发病率与咬伤的关系

• 伤口在头、面、颈部和上肢，由于咬伤距离中枢神经系统比较近，发病率高。

• 伤口深、大，或多处被咬伤，发病机会增加。

• 对伤口处理及时彻底，及早接种狂犬病疫苗，发病率降低。

• 免疫力高的宝宝被咬伤后发病率低。

• 宝宝曾经接种过狂犬疫苗，血清中有特异性抗体，对狂犬病毒感染有免疫力，被咬伤后，感染几率下降。

❖ 咬伤处理

被猫狗咬伤后处理的关键是：第一时间对伤口进行正确的处理；尽可能在最短的时间内接种狂犬病疫苗；如果宝宝没接种过破伤风疫苗，或接种过，但已经超过3年，应考虑同时接种破伤风疫苗。无论是什么样的伤口，父母都不可在家自行处理了事，一定要立即带宝宝到医院进行处理。

271. 异物

这可不是件小事情，这种意外一定要避免。预防气管异物是护理宝宝的重点，因为气管异物可危及生命！如果宝宝把异物吞到气管中了，也会引起一系列严重问题。

可能会引起气管异物的东西或食物，要统统远离宝宝。宝宝嘴里有饭菜时，不要逗孩子笑，不要和孩子玩耍，也不要让孩子一边跑一边吃东西。妈妈给宝宝吃果冻时，一定要避免可能发生的危险，不要让宝宝直接把整个果冻吞入口中，不要通过挤果冻盒的办法，把果冻挤到宝宝口中。

用勺切成小小的块给孩子吃，就安全多了。

❖ 鼻腔和耳朵内异物

小宝宝可能会把小东西放到自己的鼻腔或耳朵眼里。在临床工作中，常遇到宝宝把小纸团、花生豆、玻璃球、小扣子等物品塞到耳鼻孔里的病例。当你发现宝宝把小东西塞到鼻孔或耳朵中时，千万不要慌张，以免吓到宝宝。

• 观察小东西部位，判断是否能够用手取出来，如果用手能够取出来是最好的，因为手是最好用的。

• 如果需要借助工具取出小东西，最好用小镊子。有父母会想到用筷子，但是成功的几率太小了，筷子太粗，可能会把小东西顶到深处，夹的力量也不足，很容易在半路脱落。用镊子取物时一定要固定好宝宝的头部，如果宝宝挣扎，镊子可能会伤及到宝宝，或把异物顶得更远。

• 如果父母没有把握，或宝宝不能配合你的行动，最好带宝宝去医院。由专业医生为宝宝取出异物是比较安全的。

• 大一点的宝宝会擤鼻涕，妈妈可能会尝试着让宝宝像擤鼻涕一样把异物擤出来。这样做不是很好，因为当宝宝知道鼻腔内有异物时，通常会比较紧张，宝宝可能会向里吸鼻涕，结果异物被吸到深处。

272. 外伤

❖ 头外伤

头部外伤并不少见，从高处坠落，奔跑中摔倒，玩耍中头部磕到物体上，行走中被障碍物绊倒等，都有可能发生头部外伤。宝宝发生头部外伤后，父母需观察如下细节：

• 摔伤一刹那宝宝是否立即大哭；

• 如果宝宝没哭，摔伤后多长时间开始有哭声；

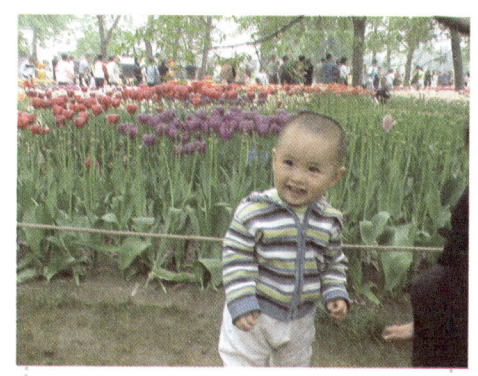

宝宝／邸绩坤

• 宝宝摔伤后哭的持续时间有多长，哭声越来越大，还是越来越小。哭声停止后，宝宝精神状态如何；

• 摔伤后宝宝精神状态如何，是否有呕吐、嗜睡、头痛等症状；

• 是否有意识不清表征，是否和摔伤前一样玩耍；

• 被磕伤局部有何表现；

• 和摔伤前有无不同。

❖ 处理原则

• 无论是否有异常，都应该密切观察24小时；

• 皮肤有伤口，应给予积极处理；

• 不要揉搓磕伤部位，也不要热敷，如果皮肤没有伤口可冷敷；

• 宝宝磕伤后不要刻意哄宝宝睡觉，如果宝宝自然睡眠也不要叫醒宝宝；

• 如果宝宝睡眠时间明显超过了平时的睡眠时间，应该叫醒宝宝，观察宝宝醒后的情况，如果精神不好，最好带宝宝看医生；

• 宝宝述说头痛，并有不耐烦的表现，或用手拍头等表现，需要带宝宝看医生；

• 宝宝摔伤后立刻哭了，神智也是清醒的，但很快就陷入意识不清，而并非是入睡了，这时需要看医生；

- 宝宝摔伤后，千万不要慌张地把宝宝抱起来，因为这时你不知道宝宝哪里受伤了，如果是脊椎受伤，挪动是很危险的。在抱起宝宝时，一定要保护好宝宝的头部和脊椎；
- 磕伤后呕吐一两次，但宝宝精神很好，没有其他异样，不是伤重的表现；
- 如果宝宝频繁呕吐，并伴有精神不佳，或嗜睡，需要看医生；
- 只要你感觉宝宝有异样，不要犹豫，带宝宝去看医生。

273. 误食有害物应急处理

一经发现，立即与医院或急救中心取得联系；如果你所在城市有毒物控制中心，立即报告。日常要把急救中心的电话放在电话机旁，以便随时可以查到。

知道孩子吞食了什么是非常重要的，关系到如何处理，以及对预后的判定，不要放过任何可以提供线索的东西，如孩子呕吐物，穿过的衣服，空瓶子，如果发现孩子身上有污迹不要洗去（对皮肤有伤害的毒物，或皮肤中毒则必须立即处理）。

催吐是必要的，但如果是强酸（卫生间清洁剂）、强碱（清洁剂或去污剂），对消化道黏膜有腐蚀作用，就不要催吐了，可以让孩子喝牛奶。用于催吐的药物叫吐根糖浆，日常备一瓶，应急时拿起就用。

记住你发现孩子吞食毒物的时间，吞食毒物可能的剂量。

附录一　男童身高曲线图

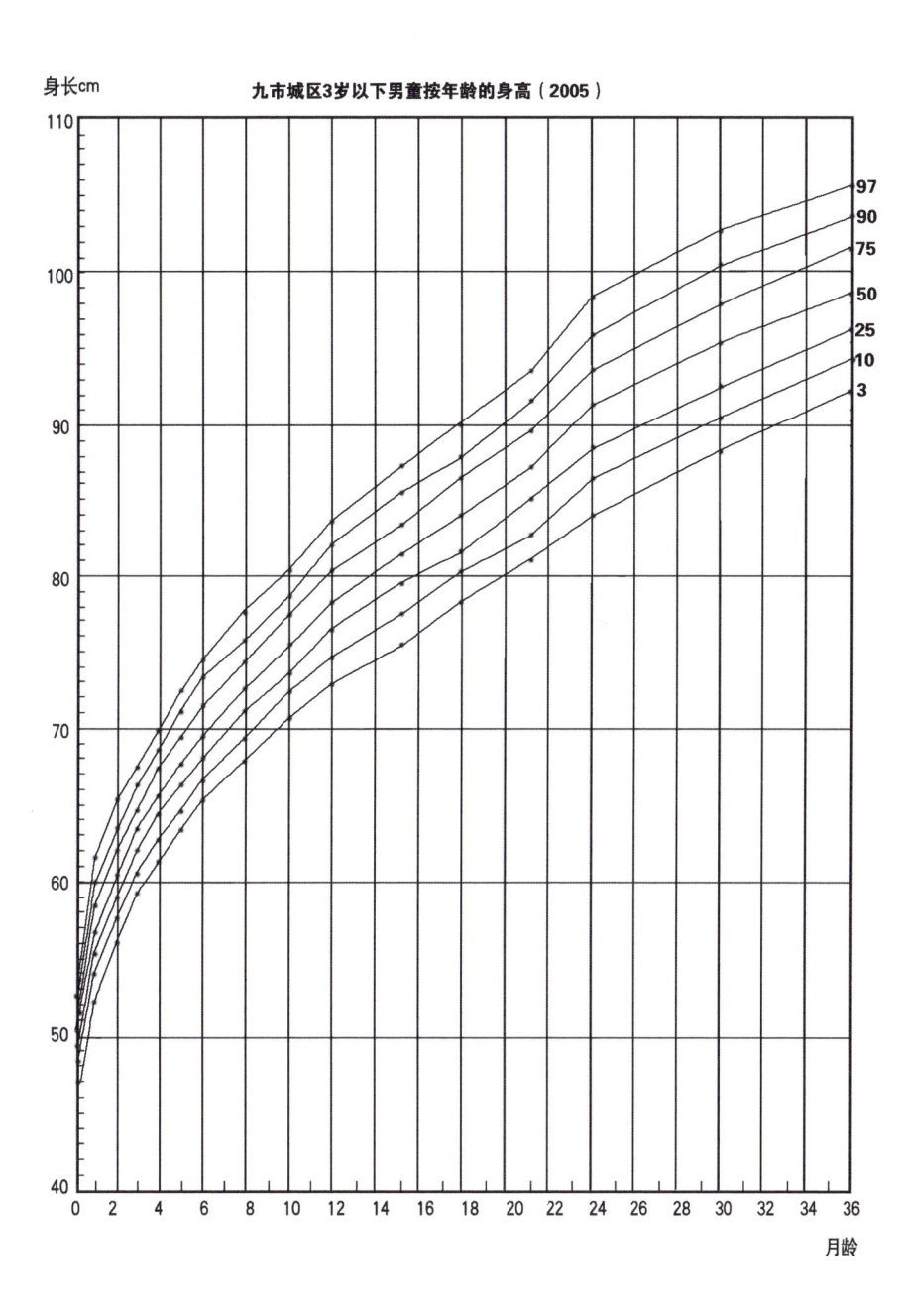

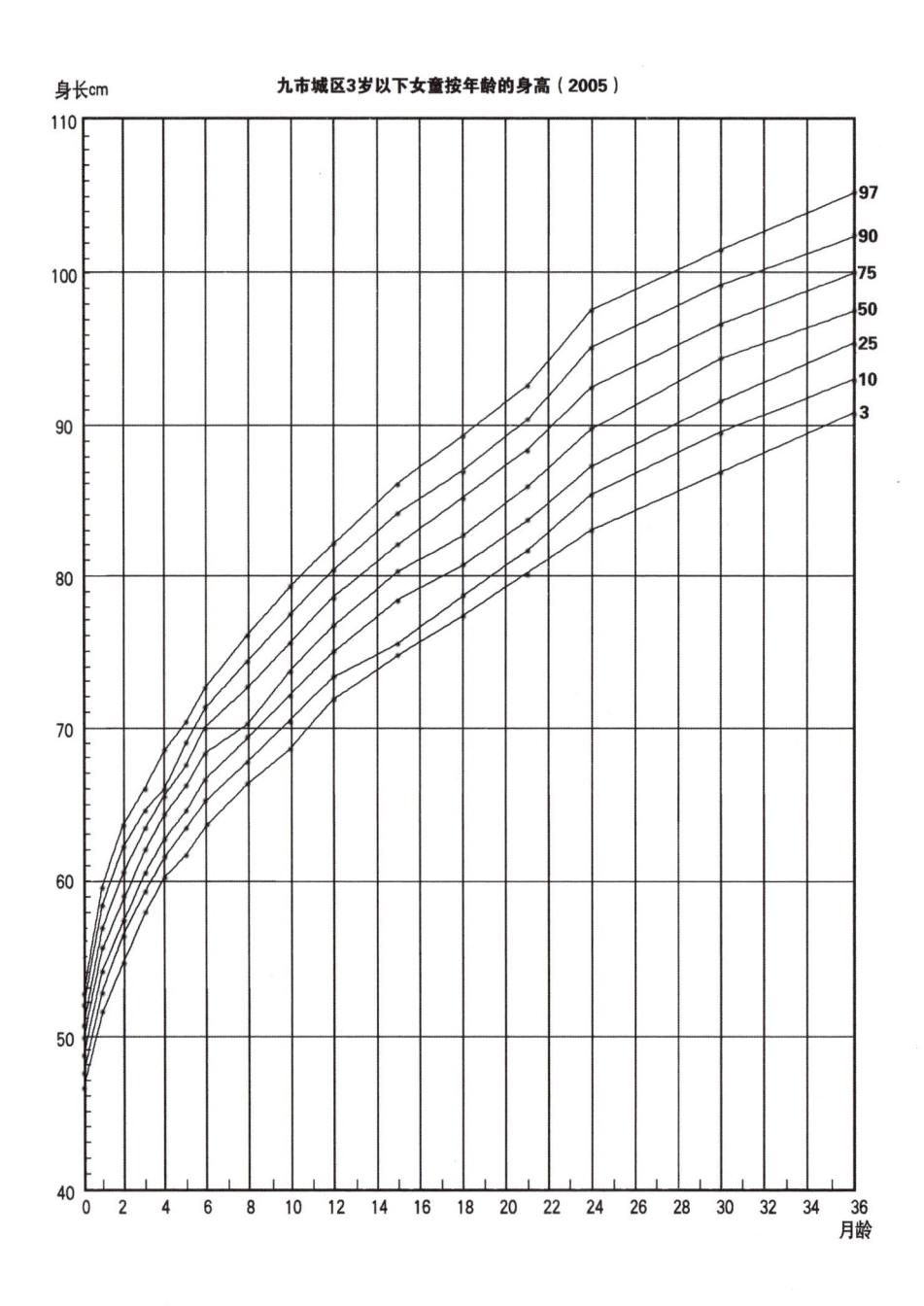

附录二 女童身高曲线图

附录三 男童体重曲线图

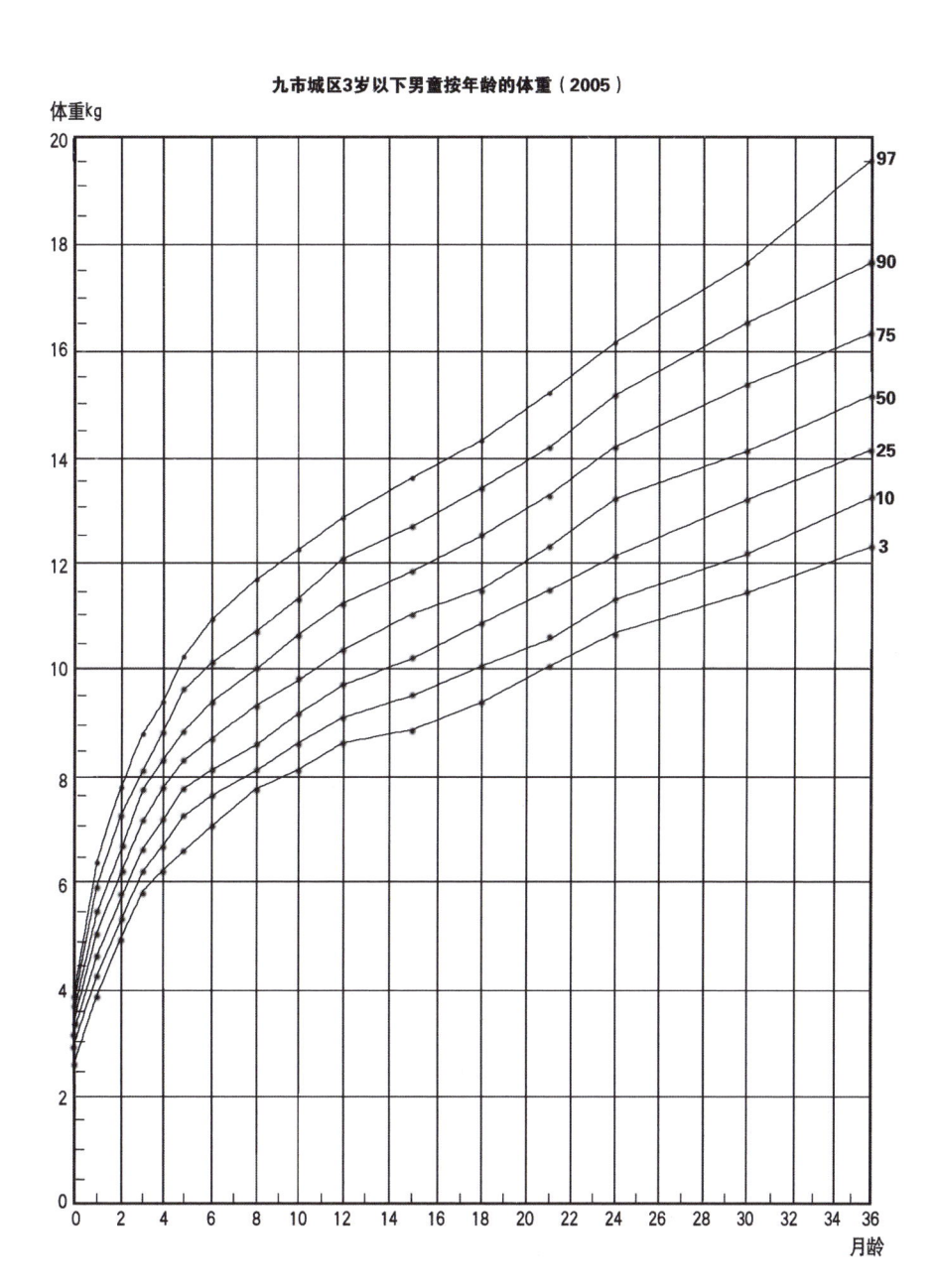

九市城区3岁以下男童按年龄的体重（2005）

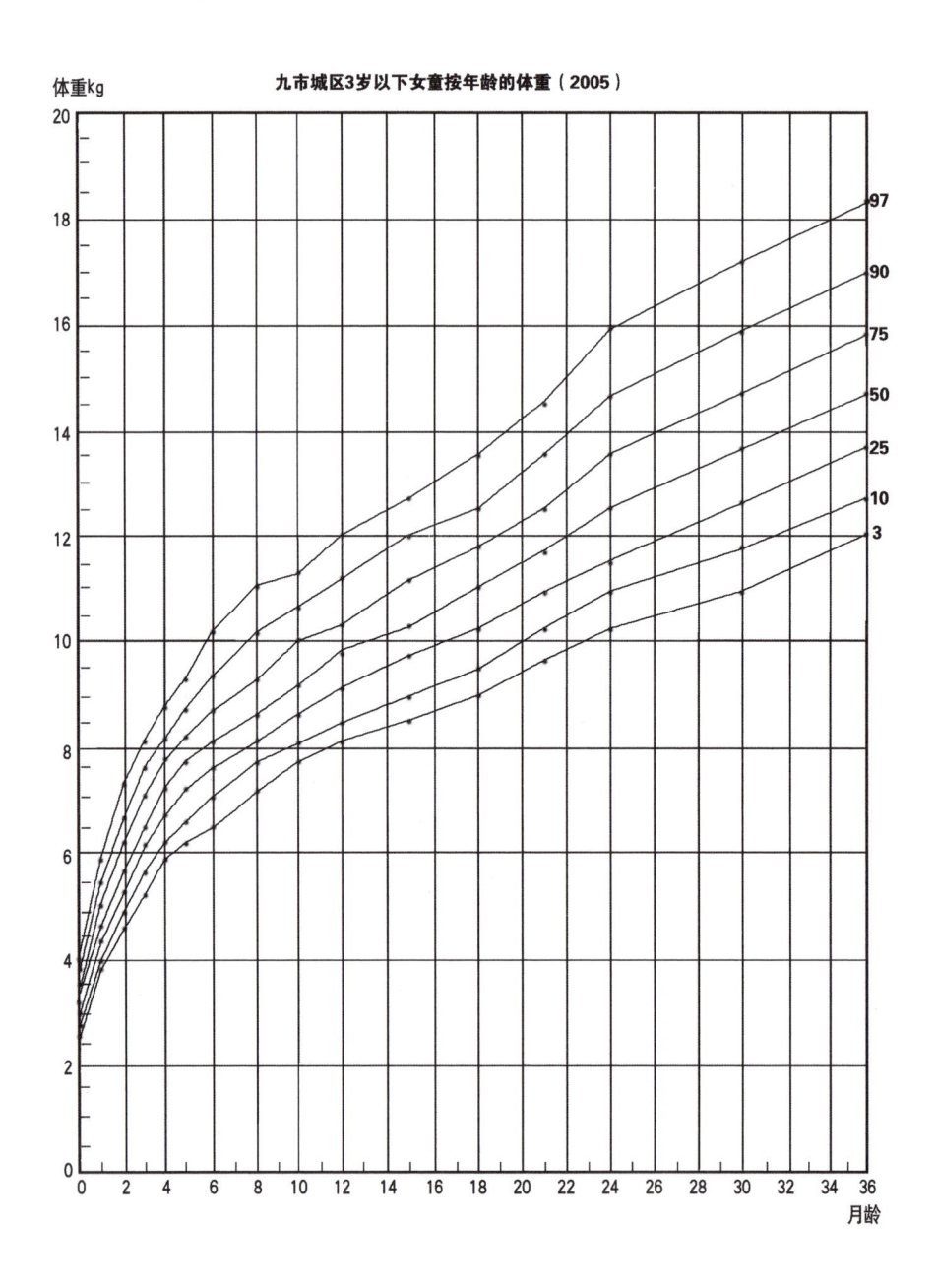

附录四 女童体重曲线图

九市城区3岁以下女童按年龄的体重（2005）

附录五 男童头围曲线图

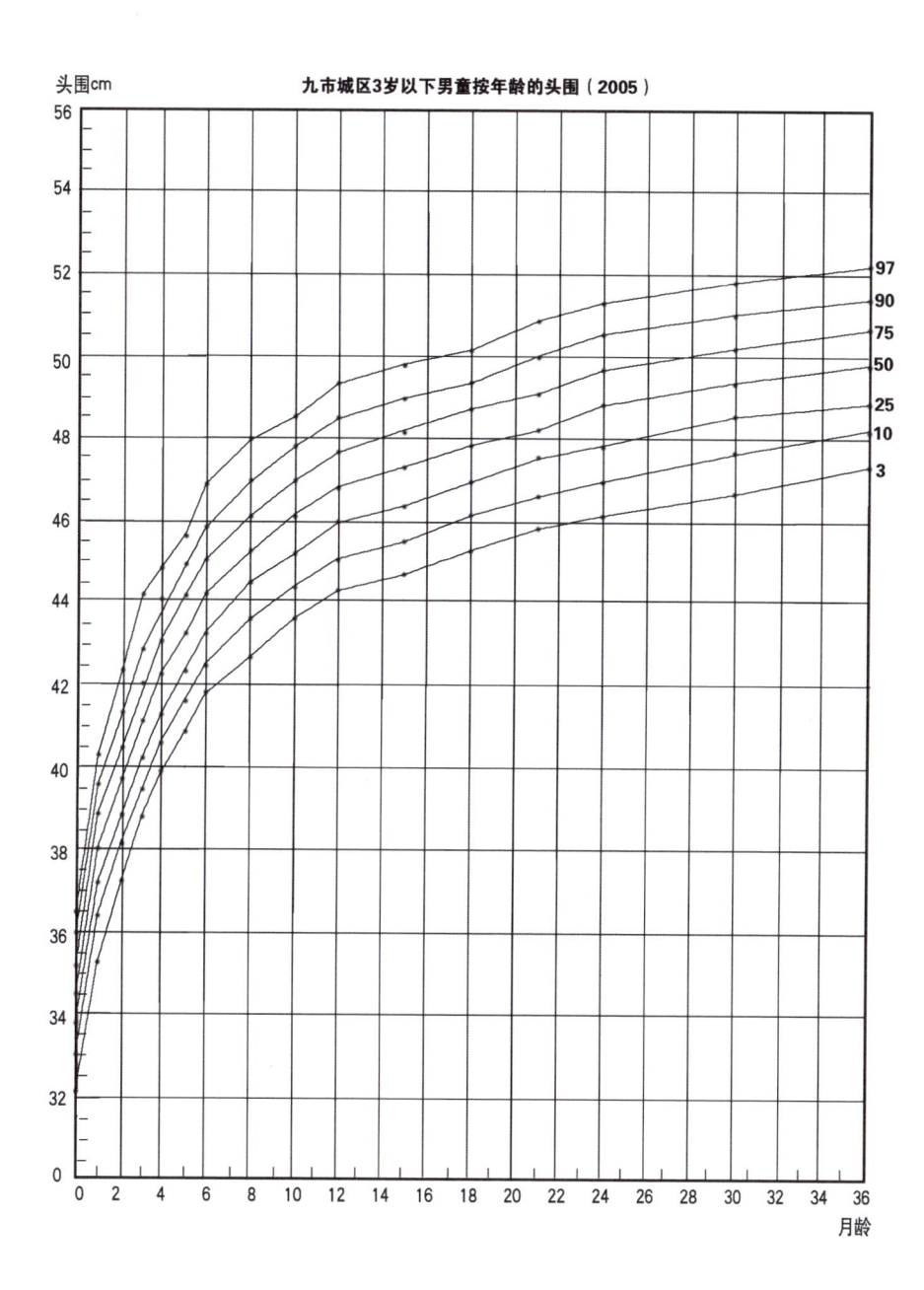

九市城区3岁以下男童按年龄的头围（2005）

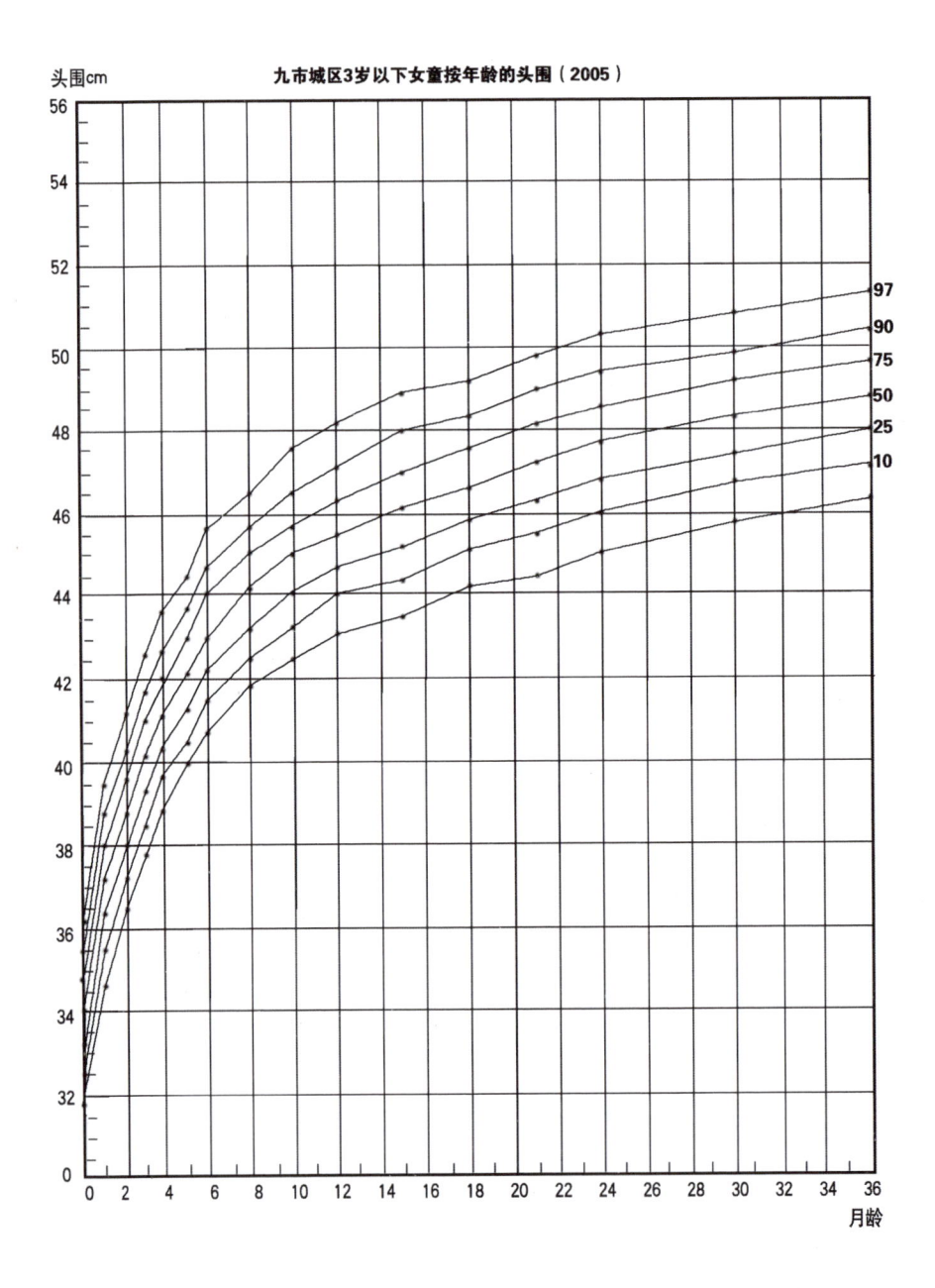

附录六 女童头围曲线图

附录七 扩大国家免疫规划疫苗免疫程序

疫苗	接种对象月（年）龄	接种剂次	接种部位	接种途径	接种剂量剂次	备注
乙肝疫苗	0、1、6月龄	3	上臂三角肌	肌内注射	酵母苗5微克每0.5毫升、CHO苗10微克每1毫升、20毫克每1毫升	出生后24小时内接种第1剂次，第1、2剂次间隔≥28天。
卡介苗	出生时	1	上臂三角肌中部略下处	皮内注射	0.1毫升	第1、2剂次，第2、3剂次间隔均≥28天。
脊灰疫苗	2、3、4月龄，4周岁	4		口服	1粒	第1、2剂次，第2、3剂次间隔均≥28天。
百白破疫苗	3、4、5月龄，18—24月龄	4	上臂外侧三角肌	肌内注射	0.5毫升	
白破疫苗	6周岁	1	上臂三角肌	肌内注射	0.5毫升	
麻风疫苗（麻疹疫苗）	8月龄	1	上臂外侧三角肌下缘附着处	皮下注射	0.5毫升	
麻腮风疫苗（麻腮疫苗、麻疹疫苗）	18—24月龄	1	上臂外侧三角肌下缘附着处	皮下注射	0.5毫升	
乙脑减毒活疫苗	8月龄、2周岁	2	上臂外侧三角肌下缘附着处	皮下注射	0.5毫升	
A群流脑疫苗	6—18月龄	2	上臂外侧三角肌附着处	皮下注射	30微克每0.5毫升	第1、2剂次间隔3个月。
A+C流脑疫苗	3周岁、6周岁	2	上臂外侧三角肌附着处	皮下注射	100微克每0.5毫升	2剂次间隔≥3年；第1剂次与A群流脑疫苗第2剂次间隔≥12个月。
甲肝减毒活疫苗	18月龄	1	上臂外侧三角肌附着处	皮下注射	1毫升	
出血热疫苗（双价）	16—60周岁	3	上臂外侧三角肌	肌内注射	1毫升	接种第1剂次后14天接种第2剂次，第3剂次在第1剂次接种后6个月接种。

疫 苗	接种对象月(年)龄	接种剂次	接种部位	接种途径	接种剂量剂次	备 注
炭疽疫苗	炭疽疫情发生时，病例或病畜间接接触者及疫点周围高危人群	1	上臂外侧三角肌附着处	皮上划痕	0.05毫升(2滴)	病例或病畜的直接接触者不能接种。
钩体疫苗	流行地区可能接触疫水的7—60岁高危人群。	2	上臂外侧三角肌附着处	皮下注射	成人第1剂0.5毫升，第2剂1.0毫升，7—13岁剂量减半，必要时7岁以下儿童依据年龄、体重酌量注射，不超过成人剂量1/4	接种第1剂次后7—10天接种第2剂次。
乙脑灭活疫苗	8月龄(2剂次)、2周岁、6周岁	4	上臂外侧三角肌下缘附着处	皮下注射	0.5毫升	第1、2剂次间隔7—10天。
甲肝灭活疫苗	18月龄、24—30月龄	2	上臂三角肌附着处	肌内注射	0.5毫升	2剂次间隔≥6个月。

注：1. CHO疫苗用于新生儿母婴阻断的剂量为20微克/毫升。

2. 未收入药典的疫苗，其接种部位、途径和剂量参见疫苗使用说明书。

附录八　食物营养成分表（以100g食物计算）

食物项目	食部(%)	水份(g)	蛋白质(g)	脂肪(g)	碳水化合物(g)	热量(千卡)kcal	钙(mg)	磷(mg)	铁(mg)	胡萝卜素(mg)	硫胺素(mg)	核黄素(mg)	尼克酸(mg)	抗坏血酸(mg)
米	100	13.0	8.2	1.8	75.5	351	10	221	2.4	0	0.22	0.06	1.8	0
面粉（富强粉）	100	13.0	9.4	1.4	75.0	350	25	162	2.6	0	0.24	0.07	2.0	0
面粉（标准粉）	100	12.0	9.9	1.8	74.5	354	38	268	4.2	0	0.46	0.06	2.5	0
面条	100	33.0	7.4	1.4	56.4	268	60	203	4.0	0	0.35	0.04	1.9	0
青稞	100	9.6	12.0	2.7	72.1	361	56	344	7.0	0	0.47	0.12	3.6	0
燕麦片	100	7.9	14.0	7.0	68.0	391	69	392	3.8	0	0.60	0.14	1.0	0
小米	100	11.1	9.7	3.5	72.8	362	29	240	4.7	0.19	0.57	0.12	1.6	0
高粱米	100	11.4	8.4	27	75.6	360	7	188	4.1		0.26	0.09	1.5	0
芝麻	100	2.5	21.9	61.7	4.3	660	564	368	50.0					0
黄豆	100	10.2	36.3	18.4	25.3	412	367	571	11.0	0.40	0.79	0.25	2.1	0
红豆	100	9.0	21.7	0.8	60.7	337	76	386	4.5		0.43	0.16	2.1	0
绿豆	100	9.5	23.8	0.5	58.8	335	80	360	6.8	0.22	0.53	0.12	1.8	0
豇豆	100	13.0	22.0	2.0	55.5	328	100	456	7.6		0.33	0.11	2.4	0
豆浆	100		5.2	2.5	3.7	58	27	88	1.7	0.05	0.12	0.04		0
蚕豆	100	13.0	28.2	0.8	48.6	314	71	340	7.0	0	0.39	0.27	2.6	0
豌豆	100	10.0	24.6	1.0	57.0	335	84	400	5.7	0.04	1.02	0.12	2.7	0
豆腐	100	90.0	4.7	1.3	2.8	60	240	64	1.4		0.06	0.03	0.1	0
黄豆芽	100	77.0	11.5	2.0	7.1	92	68	102	1.8	0.03	0.17	0.11	0.8	4
绿豆芽	100	91.9	3.2	0.1	3.7	29	23	51	0.9	0.04	0.07	0.06	0.7	6
毛豆	42	69.8	13.6	5.7	7.1	134	100	219	6.4	0.28	0.33	0.16	1.7	25
四季豆	95	92.0	1.7	0.5	3.8	27	61	43	2.6	0.26		0.10	0.5	6
甘薯	87	67.1	1.8	0.2	29.5	127	18	20	0.4	1.31	0.12	0.04	0.5	30
马铃薯	88	79.9	2.3	0.1	16.6	77	11	64	1.2	0.01	0.10	0.03	0.4	16
山药	95	82.6	1.5	0.0	14.4	64	14	42	0.3	0.02	0.08	0.02	0.3	4
芋头	85	78.8	2.2	0.1	17.5	80	19	51	0.6	0.02	0.06	0.03	0.07	4
胡萝卜	79	89.3	0.6	0.3	8.3	38	19	29	0.7	1.35	0.04	0.04	0.4	12
白萝卜	78	91.7	0.6	0	5.7	25	49	34	0.5		0.02	0.03	0.3	30
春笋	30	92.0	2.1	0.1	4.4	27	11	57	0.5					
冬笋	39	88.1	4.1	0.1	5.7	40	22	56	0.1	0.08	0.08	0.08	0.6	1
藕粉	100	10.2	0.8	0.5	87.5	358	4	8	0.8					
大白菜	89	96.0	0.9	0.1	1.7	11	45	29	0.6		0.01	0.04	0.5	46
油菜	100	95.2	1.2	0.2	1.6	13	181	40	7.0					
苋菜	46	92.2	1.8	0.3	3.3	23	200	46	4.8	1.87	0.04	0.13	0.3	38

食物\项目	食部(%)	水份(g)	蛋白质(g)	脂肪(g)	碳水化合物(g)	热量(千卡)kcal	钙(mg)	磷(mg)	铁(mg)	胡萝卜素(mg)	硫胺素(mg)	核黄素(mg)	尼克酸(mg)	抗坏血酸(mg)
菠菜	89	91.8	2.4	0.5	3.1	27	72	53	1.8	3.87	0.04	0.13	0.6	39
茭白	45	92.1	1.5	0.1	4.6	25	4	43	0.3	微量	0.04	0.05	0.6	3
菜花	53	92.6	2.4	0.4	3.0	25	18	53	0.7	0.08	0.06	0.08	0.8	88
南瓜	81	97.8	0.3	0	1.3	6	11	9	0.1	2.40	0.05	0.06		4
冬瓜	76	96.5	0.4	0	2.4	11	19	12	0.3	0.01	0.01	0.02	0.3	16
黄瓜	86	96.3	0.9	0.2	1.6	12	15	33	0.4	0.13	0.04	0.04	0.3	9
茄子	96	93.2	2.3	0.1	3.1	23	22	31	0.4	0.04	0.03	0.04	0.5	3
番茄	97	95.9	0.8	0.3	2.2	15	8	24	0.8	0.37	0.03	0.02	0.6	8
黄岩蜜桔	80	88.3	0.7	0.1	10.0	44	41	14	0.8					
苹果	81	84.6	0.4	0.5	13.0	58	11	9	0.3	0.08	0.01	0.01	0.1	微量
京白梨	76	83.6								0.01	0.02	0.01	0.2	3
香蕉	56	77.1	1.2	0.6	19.5	88	9	31	0.6	0.25	0.04	0.05	0.7	6
花生仁	90	8.0	26.2	39.2	22.1	546	67	378	1.9	0.04	1.07	0.11	0.5	0
猪肉	100	29.3	9.5	59.8	0.9	580	6	101	1.4		0.53	0.12	4.2	
猪血	100	79.1	18.9	0.4	0.6	82								
牛肉	100	68.6	20.1	10.2	0	172	7	170	0.9	0	0.07	0.15	6.0	
羊肉	100	58.7	11.1	28.8	0.8	307				0	0.07	0.13	4.9	0
人乳	100	87.6	1.5	3.7	6.9	67	34	15	0.1	250	0.01	0.04	0.1	6
牛乳	100	87.0	3.6	4.0	5.0	69	120	93	0.2	140	0.04	0.13	0.2	1
羊乳	100	86.9	3.8	4.1	4.3	69	140	106	0.1	80	0.05	0.13	0.3	
乳酪	100	31.6	28.8	35.5	0.3	440	590	393	0.6	1280	0.08	0.50	0.1	
黄油	100	14.0	0.5	82.5	0	745	15	15	0.2	2700	0	0.01	0.1	0
米粉	100		6.3	1.0	81.1	358	17	132	0.4	微量	0.16	0.05	1.3	0
鸡	34	74.2	21.5	2.5	0.7	111	11	190	1.5		0.03	0.09	8.0	
鸭	24	74.6	16.5	7.5	0.5	136					0.07	0.15	4.7	
鸡蛋	85	71.0	14.7	11.6	1.6	170	55	210	2.7	1440	0.16	0.31	0.1	
鸡蛋黄	100	53.5	13.6	30.0	1.3	330	134	532	7.0	3500	0.27	0.35	微量	0
鸭蛋	87	70.0	8.7	9.8	10.3	164	71	210	3.2	1380	0.15	0.37	0.1	
小黄鱼	63	79.2	16.7	3.6		99	43	127	1.2		0.01	0.14	0.7	
带鱼	72	74.1	18.1	7.4		139	24	160	1.1		0.01	0.09	1.9	
鲤鱼	62	77.4	17.3	5.1	0	115	25	175	1.6		微量	0.10	3.1	
鲫鱼	40	85.0	13.0	1.1	0.1	62	54	203	2.5		0.06	0.07	2.4	
墨鱼	73	84.0	13.0	0.7	1.4	64	14	150	0.6		0.01	0.06	1.0	
巧克力	100		5.5	27.4	65.9	531	95	192	3.4	85	0.03	0.13	0.5	0
猪油	100	1.0	0	99.0	0	891	0	0	0	0	0	0.01	0.1	0
植物油	100	0	0	100.0	0	900	0	0	0	0.03	0	0.04	0	0

附录九 矿物质功能、需要量及来源

营养素	功 能	缺 乏	过 多	每日需要量	来 源
钠与氯	调节体内酸碱度和水分交换,保持渗透压的平衡	缺钠时酸中毒,缺氯时碱中毒	口渴、肾功能不全者水肿	氯化钠1-2克,新生儿0.25克	食盐、食物(一般饮食内不缺)
钾	调节神经和肌肉活动,维持酸碱平衡	肌肉无力或麻痹,心电图异常,心音低弱	心脏传导阻滞	氯化钾1-2克,新生儿0.25克	大多数食物含钾、橘汁、胡萝卜汁、乳、肉含量特多
碘	制造甲状腺素	甲状腺功能不足(甲状腺肿、地方性克汀病)	饮食含量无害	45-150微克	海藻类
镁	构成骨骼,牙齿;调节神经和肌肉活动	烦躁,震颤或惊厥,缺氧时心肌迅速失镁	饮食含量无害	100-300毫克,新生儿40-70毫克	五谷、豆、肉、乳、坚果(胡桃等)
钙	构成骨骼、牙齿	佝偻病、手足搐搦症	磷盐沉淀	0.6-1.2克	乳、蔬菜
磷	构成骨骼、肌肉、神经	佝偻病	消耗人体钙质	0.4-1.2克	乳、肉、豆、五谷
铁	制造血红蛋白	小细胞性贫血	饮食含铁过多并无害处	15-18毫克	肝、蛋黄、血、红瘦肉、绿色蔬菜、桃、杏、黑李
锌	构成几种酶	食欲不振、味觉差	可致胃肠道症状	5-15毫克	初乳、各种食物
铜	为很多酶系统的重要成分	贫血	饮食含铜多并无害处	1-3毫克	肝、肉、鱼

附录十 维生素功能及来源

营养素	生化功能	缺乏	过多	来源
维生素A	对弱光敏感，在暗处视物时起作用	暗适应能力降低，造成夜盲、干眼病	可产生胡萝卜素血症，致皮肤黄染	肝、肾、鱼肝油、乳类、蛋黄、绿色蔬菜与黄色水果中
维生素B_1	参与糖代谢过程，抑制胆碱脂酶的活性	易倦、健忘、不安、易怒、食欲不振、消化不良、头痛、失眠、活动后心动过速	无害	肝、肉（特别是猪肉）、乳类、米糠、麦麸、豆类、硬壳果
维生素B_2	参与氨基酸、脂肪与碳水化合物的代谢和细胞呼吸，视网膜色素代谢和对光的适应	畏光、视物模糊、眼睛烧灼和痒感、口角疮	无害	蛋黄、乳类、肝、瘦肉、鱼、绿色蔬菜、全麦和豆类
叶酸	参与嘌呤、嘧啶的合成，是核酸合成的主要原料	巨幼红细胞贫血	尚未明了	绿色蔬菜
维生素B_6	参与蛋白质代谢、脂肪代谢	婴儿缺乏时发生躁动不安、惊厥、低色素性贫血	尚未明了	蛋黄、肉、鱼、乳、谷物、蔬菜
维生素B_{12}	增加叶酸的利用，促进红细胞的发育与成熟	营养性巨红细胞贫血	尚未明了	肝、肉类、蛋、鱼、乳
维生素C	促进铁的吸收和叶酸的代谢	坏血病伤口愈合慢，牙质和骨样组织形成停滞	每日超过2克，可发生尿石等症	橘子、柚子、山楂、鲜枣等新鲜水果、番茄、辣椒、白菜、萝卜等新鲜蔬菜
维生素D	调节小肠钙磷的吸收	佝偻病，婴儿手足搐搦症，生长障碍，骨软化症	骨化过度甚至软组织钙化	肝、蛋、鱼肝油
维生素E	保护胡萝卜素、维生素A和亚油酸在小肠不被氧化	早产儿溶血、共济失调、周围神经病、眼肌瘫痪	尚未明了	麦胚油、豆类和蔬菜
维生素K	促进凝血酶原合成	出血	早产儿服用正常剂量可致高胆红素血症	绿叶植物及肝

参考文献

《实验诊断临床指南》徐勉忠主编,科学出版社,1999年8月版。

《实用儿科学》(上、下册)吴瑞萍、胡亚美、江载芳主编,人民卫生出版社,1959年12月版。

《儿童保健学》潘建平主编,陕西科学技术出版社,1998年9月版。

《塑造最佳的人生开端》鲍秀兰等著,中国商业出版社,2001年9月版。

《雷默博士育儿书》Remp.H.Largo著,吕鸿、赵静、刘刚译,中国商业出版社,2003年1月版。

《小儿养育手册》上海市儿童医院编,上海科学技术出版社,2001年10月版。

《临床儿童口腔学》文玲英、杨富生主编,世界图书出版社,2001年10月版。

《实用眼科学》刘家琦、李凤鸣主编,人民卫生出版社,1984年7月版。

《现代小儿耳鼻喉科学》郭玉德主编,人民卫生出版社,2000年5月版。

《发育行为儿科学》邹小兵、静进主编,人民卫生出版社,2005年11月版。

《语言本能》(英)史迪芬·平克著,洪兰译,汕头大学出版社,2000年4月版。

《趣论眼睛》李发科著,中南大学出版社,2005年3月版。

《中国0-6岁儿童营养与健康状况》主编 荫士安,副主编 赖建强,人民卫生出版社,2008年2月第1版。

《2005年中国九市7岁以下儿童体格发育调查研究》主编 九市儿童体格发育调查研究协作组,人民卫生出版社2008年,12月第1版。

后 记

■郑玉巧

《郑玉巧育儿经》胎儿卷、婴儿卷、幼儿卷首次出版于2004年。2010年，我开始着手修订这套育儿经，经过2年的努力，终于要和读者见面了，心情澎湃，久久难以平静。

8年过去了，这套三卷本育儿书，获得了众多父母和宝宝看护人的认可，我因此也受到读者们的拥戴，让我有种做明星的感觉。与此同时，也受到了同道们的支持和谅解，感激之情溢于言表。但我从未敢停歇下来，从未有过一丝的骄傲和自满。读者给我的越多，我越感到肩上的担子重，为此，我在继续做一线临床医生的同时，抓紧时间学习儿童保健知识，研修儿童健康管理体系，希望能给爸爸妈妈和宝宝的看护人传播更多、更好、更实用的育儿知识。为此，我少了娱乐休闲时间，少了与家人团聚的时间，但我无怨无悔，比起我所获得的，付出显得那样的少。

想到8年前等待出版时的忐忑不安，想起曾经帮助我、支持我、爱护我的所有亲朋好友和众多的养育孩子的父母们，一切的艰辛付出都是那样的值得。在第二版即将出版之际，我仍怀揣感激，感谢一路陪伴我走来给我力量的朋友们，让我有信心写一本中国人自己的育儿经。我深知，我做的还很不够，还有很长的一段路要走，我会继续努力。

感谢我尊敬的前辈，妇产科专家刘玉兰老师，她是新中国培养的第一批妇产科医生，也是我所在医院的第一任院长。"做一个让患者信任的好医生不是件容易的事，需要你终身为之奋斗！"正是这句话，让我从一个刚刚走出校门的医科学生，怀揣着梦想走上从医之路，那年我22岁……30年过去了，老院长的话仍牢记心中，激励着我做个好医生，永远不敢有一丝的懈怠。

感谢儿科专家张春瑞和张孝萱老师，他们是我走向儿科临床的第一任老师，他们把丰富的临床经验毫无保留地传授给我。时至今日，他们那兢兢业业、一丝不苟、认真负责的职业操守仍是我学习的榜样。还有许许多多我的前辈，他们广博的专业知识、精湛的医术、出色的人品，都给予我极大的帮助和影响，使我成长为一个值得信赖的好医生，还能为医学科普写作作点贡献，我把这当做对他们的回报。

感谢我所在医院的第三任院长陈妍华女士，我所取得的许多业绩都离不开她的关怀与支持。她鼓励我在做好临床诊治的同时，从事临床科学研究，承担科研课题，是她让我知道不但要重视临床经验的积累，还要学会用科学的方法分析和研究临床难题。是她让我进一步认识到科普写作服务于大众意义之重大。她不但是我的院长，更是我的知心朋友。

感谢为本书提供照片的所有爸爸妈妈，是他们无私地把自己孩子可爱的照片奉献出来，为这本书增添了一道靓丽的风景线。没有这些照片，就不能生动地反映出中国宝宝成长发育的真实情景。还要感谢潘晓敏、王丽、杜洋、丫丫、刘宣宇等众多朋友对我的帮助。在这里，我特别要感谢李巍、罗月暖夫妇，他们为了让读者看到更好、更实用的照片，不惜购买价格昂贵的摄影器材，在家中搭设影棚，给他们的孩子和其他小朋友拍照……我真的好感动。

感谢弟弟郑成武先生，他是位资深媒体人，有着哲学家的头脑和演说家的口才，有敏锐的洞察力和卓越的领导力。他一贯以培养人才为目的地对待他的属下，从来都是毫无保留地把他所学所知所悟传授给他的属下和朋友。在我的科普写作和成长过程中，一直给予我极大的支持和帮助，可以说，我的科普生涯与弟弟休戚相关。同时还要特别感谢弟妹张云杰女士，她是杂志资深主编，有极好的文字编辑能力，衷心感谢她所做的文字统筹。

感谢蒋涛和王亮夫妇，他们曾为育儿经的推广做出了很大的努力。还要感谢贺燕霞、王慧子、任意女士，感谢周海东、赵旭、张瑶先生为本书出版所做的工作。

感谢二十一世纪出版社张秋林社长慧眼识书，感谢责任编辑林云和杨华女士兢兢业业的辛勤工作，为这本中国人自己的育儿经出版所做的努力。感谢用心编辑这本书的所有编辑，是你们给读者呈现一本实用而又时尚的经典育儿著作。

感谢所有为《郑玉巧育儿经》、《郑玉巧教妈妈喂养》和《郑玉巧给宝宝看病》的出版做出贡献的人们。《郑玉巧育儿经》能够出版，是无数知名和不知名的人们倾注了对中国的妈妈和宝宝的爱的结果。作为作者，总有一股暖流在心中，在这部书出版之际，唯有献上我深深的感激。

感谢我的丈夫王德宪先生，他是位从事化学专业的优秀工程师。我钦佩他掌握多门外语，而这正是我的欠缺。尽管他的工作很忙，却总是挤出时间，从国外专业网站和国外原版专业书籍中为我查询、翻译或购买有关的最新医学资料。没有他的帮助，我就不能更多地掌握国际医学进展。他的不善言辞时常让人误解，但我知道，他是用心爱家，爱妻子，爱女儿。

感谢我的女儿王进，她的健康成长让我有勇气撰写这套育儿丛书。想想我当年挺着硕大的肚子，坚持在临床第一线，直到顺利的自然分娩；想想下班后，尤其是夜班后，女儿急着要妈妈喂奶的可爱表情；想到女儿18个月时，跟她商量能否不再吃妈妈的奶，女儿含着泪点头，尽管两个月后才真正想通了……二十几年过去了，仍难以忘怀。女儿健康的身心和优良的品德，是妈妈永远的骄傲。

最后，请允许我深深地感激生我养我的父母，是他们给了我生命，培养我长大成人。九泉之下的老父亲安息吧，女儿没有辜负您的期望——老老实实做人，踏踏实实做事。希望健康豁达年过八旬的老母，还像8年前那样，一字一句读我的书，找出几个令我汗颜的错别字，那将是我最幸福的时刻。

2011年8月于北京